AF499519

550

6819

Le Traité

(Conserver la Couverture)

6819

de la Rage

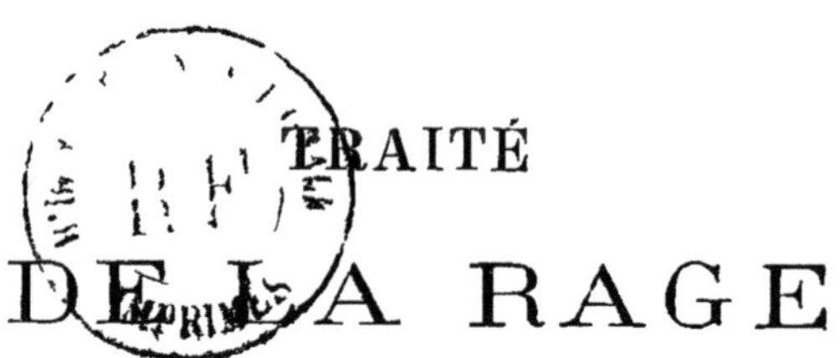

TRAITÉ
DE LA RAGE

TRAITÉ

DE

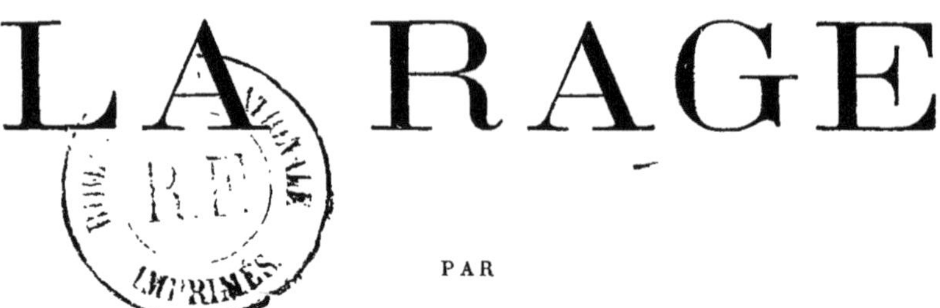

LA RAGE

PAR

Le Professeur Dr Victor BABES

DIRECTEUR DE L'INSTITUT DE PATHOLOGIE ET DE BACTÉRIOLOGIE
DE BUCAREST

---

*Avec 11 figures dans le texte, un tableau graphique
et 5 planches lithographiques coloriées*

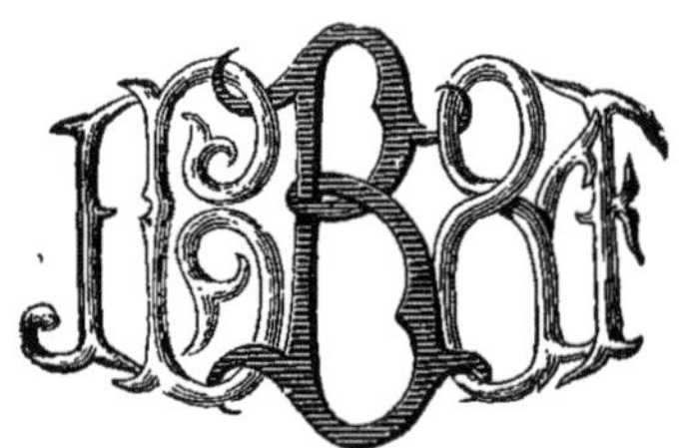

PARIS
LIBRAIRIE J.-B. BAILLIÈRE ET FILS
19, RUE HAUTEFEUILLE, 19

1912

PRÉFACE

La publication d'un traité renfermant toutes les principales connaissances actuelles sur la rage me paraît être devenue d'une nécessité indiscutable.

Grâce à l'existence des nombreux Instituts antirabiques, on sait aujourd'hui que la rage est beaucoup plus répandue qu'on ne le croyait jadis. Actuellement, une centaine d'Instituts antirabiques travaillent assidûment au développement de nos connaissances sur cette maladie.

Cependant nous ne possédons pas de travaux spéciaux qui puissent nous renseigner sur tous les faits acquis par la science dans le vaste domaine de la rage.

Il existe en langue allemande un seul travail assez complet sur la rage, il est dû à Högyes. En France, nous ne possédons qu'une étude expérimentale, excellente d'ailleurs, de A. Marie.

Le livre de Marie, ainsi que l'indique son titre, n'est pas une monographie complète ; l'auteur s'occupe seulement de la partie expérimentale.

Nous nous sommes proposé également, dans notre monographie, de réserver une large place à l'étude expérimentale de la maladie, mais nous nous sommes attaché aussi à donner une importante étendue à d'autres chapitres qui exigent un plus grand développement.

Ainsi nous avons traité, plus en détail, l'historique de la rage ; nous suivons en ceci le conseil de Roux, qui dit dans la préface d'un petit aide-mémoire de A. Marie : « Parmi les « maladies virulentes, il n'en est point dont l'histoire soit « plus intéressante que celle de la rage. » Or, dans les deux livres de Marie, l'histoire de la rage occupe une place tout à fait secondaire.

Les chapitres non moins importants de la législation, de la police sanitaire, de la clinique, de l'anatomie pathologique et surtout ceux qui traitent de la rage chez l'homme sont largement développés dans notre travail.

Nous avons exposé de plus dans ce manuel nos recherches personnelles, ainsi que celles des auteurs peu connus ou dont les idées ont été mal interprétées.

Nous y faisons la critique des dernières recherches sur l'étiologie et sur le traitement de la rage, recherches qui en partie n'existaient pas encore à l'époque de l'apparition du livre de A. Marie.

Nous espérons que cette monographie, née dans un Institut spécial, sera utilement consultée dans les nombreux Instituts antirabiques, où l'on se trouve journellement en face de cas qui exigent un renseignement rapide, ou une orientation précise.

Enfin nous avons consigné dans ce livre, en dehors de nos recherches, nos propres idées personnelles sur toutes les questions auxquelles nous nous sommes particulièrement attaché.

Dans la rédaction de cette monographie, certains chapitres, marqués par un astérisque (1), ont été rédigés en grande partie par M. P. Remlinger. Je n'ai fait que développer plus amplement mes propres recherches et ajouter des observations critiques et des faits nouveaux sans en changer beaucoup la rédaction.

Je suis bien aise d'exprimer ici toute ma gratitude à ce savant — un des plus compétents en la matière — pour sa très précieuse collaboration.

V. Babes.

(1) A savoir les chapitres V, VIII, XV, XVI, XVII, XVIII, XIX, XXI, XXV, XXVII, XXIX, XXXII, XXXIII, XXXV.

TRAITÉ DE LA RAGE

CHAPITRE PREMIER

ORIGINE DE LA RAGE. PREMIÈRES DONNÉES DÉFINITION. HISTORIQUE DE LA RAGE JUSQU'AUX TRAVAUX DE PASTEUR

1. Origine. Premières données. — 2. Synonymes ; Définition. — 3. La rage dans l'antiquité. — 4. La rage au moyen-âge. — 5. Ere nouvelle jusqu'au XIXe siècle. — 6. Le XIXe siècle jusqu'à 1870. La rage ne serait qu'une simple psychose. « Les Lysses. » Expériences sur la contagion de la rage. Virulence du sang, du lait, du système nerveux. Rage des herbivores. Spontanéité de la rage. Influences saisonnières. Excitation sexuelle. Colère. Substances putrides pouvant provoquer la rage. Transmission de la rage par l'air, le sperme, la sueur. Transmission par l'homme. Thérapeutique de la rage avant Pasteur. — 7. Les précurseurs de Pasteur.

1. — ORIGINE DE LA RAGE. PREMIÈRES DONNÉES

L'origine de la rage se perd dans la nuit des temps, en sorte qu'il est bien difficile de déterminer l'espèce animale chez laquelle la maladie s'est déclarée tout d'abord. Le fait qu'aujourd'hui dans les contrées civilisées le chien est, par excellence, l'animal propagateur de la rage, n'est pas une preuve suffisante pour avancer que les chiens aient été les premiers animaux atteints. L'agglomération, la promiscuité des chiens expliquent la fréquence de la rage canine et la dissémination de la maladie autour de cet animal. Dans les pays moins civilisés, on observe assez souvent des épizooties de rage parmi les renards, les loups, les chacals, etc. L'origine canine de ces épizooties est donc douteuse. Il est possible que la rage se soit développée primitivement chez d'autres espèces que chez le chien, chez certains rongeurs, par exemple.

Λύττα et λύσσα, qui veulent dire « Furie », sont les noms les plus anciens que l'on trouve dans la littérature pour désigner la maladie qui va nous occuper.

La Bible mentionne cette maladie, les Egyptiens la connaissaient.

Teucrus, dans l'Iliade, apostrophe Hector en l'appellent κύνα λυσσερα ou chien enragé. Mais faut-il en conclure qu'Homère connaissait les symptômes de la rage ? Peut-être voulait-il tout simplement comparer Hector à un chien en furie? *Ce qui est certain c'est que la rage canine était connue bien avant la rage humaine.* Cinq siècles avant Jésus-Christ, Démocrite considère les chiens enragés comme atteints d'une inflammation des nerfs, et ne mentionne cependant pas la rage humaine.

Hippocrate dans ses œuvres ne fait aucune allusion à la rage. Aristote, 60 ans plus tard, parle couramment de la rage des chiens et des animaux, mais il ignore l'existence de cette maladie chez l'homme. Il affirme en effet que « les chiens sont sujets à la rage en devenant furieux, et que tout animal qu'ils mordent devient enragé. L'homme seul échappe à la maladie ». (*Canes tribus laborant vitiis, rabie, angina, podagra; facit rabies furorem, et quæ morderint, omnia furiunt, excepto homine. Intersunt canes hoc morbo, etc.*) (1). Doit-on cependant attribuer ce passage à Aristote? Mercurialis (2) en doute, quant à Virchow il est convaincu que l'on se trouve en présence d'un texte mal reconstitué. Xénophon dans l'*Anabase* décrit la rage canine. Plutarque cite le médecin Athénodon, qui soutient que la rage avait été observée en Italie, cent ans avant Jésus-Christ, à l'époque d'Asclépiade.

2. — SYNONYMES ET DÉFINITION

Beaucoup plus tard, les auteurs romains, Celsus (3), Aurélian (4), Galien (5), décrivent la rage humaine sous les noms d'hydrophobie, *rabies, furor, horror aquæ, aquifuga.* D'autres synonymes sont employés : *Hygrophobia, Aerophobia, Panophobia, Pantophobia, Cynauthropia, Brachypotea.*

Plus tard la rage reçoit d'autres noms qui varient avec l'idée que l'on se faisait soit de l'étiologie, soit des symptômes de cette maladie; ainsi Fothergill (6) lui donne le nom d'*Angina spasmodica,* Baumer (7), celui de *Toxicose rabique;* Girard l'appelle :

(1) ARISTOTE, Historia animalium, liber VIII, cap. XII, opera omnia.
(2) MERCURIALIS, Tractatus de maculis pestiferis et de hydrophobia. Padua, 1580.
(3) CELSUS, De med., lib., V cap. XXVII (trad. Fouquier. Paris, 1824, p. 292).
(4) CAELIUS AURELIANUS, 230 (?) après J.-C. Acutos morbos, lib. VIII, Amstel., 1722, p. 218.
(5) GALENUS, De locis affectis, lib. IV, cap. V.
(6) FOTHERGILL, Case of Hydrophobia. London, 1778.
(7) BAUMER, Instruction sur une méthode de traiter l'homme et les animaux qui ont été mordus par un chien enragé. Erfurth, 1765, in-4.

Tetanos rabic; on lui donne aussi le nom de *Phobodipsie.* En allemand on l'appelle : *Hundswut, Tollwut, Wut, Wasserscheu;* en anglais : *madness, rabidity ;* en italien : *rabbia;* en espagnol : *rabia hydrophobre*; en hongrois : *vesszettség;* en roumain : *turbare.* Le terme « rage » s'applique tout aussi bien à la rage des hommes qu'à celle des animaux ; on désigne simplement la première sous le nom de rage humaine ; l'autre sous la dénomination de rage animale. On mentionne une *rage muette*, une *rage furieuse, paralytique, apoplectiforme, épileptiforme*, une *pseudo-rage, etc.*

Définition. — *Il faut considérer la rage comme une maladie infectieuse produite par la morsure d'un animal enragé ou par l'introduction dans une plaie récente*, rarement par d'autres voies, *de traces de substance spécifique de la rage. Elle est caractérisée : 1° par une incubation d'une durée longue et très variable ; 2° par la localisation du virus ; 3° par des lésions pathologiques surtout dans les centres nerveux.* L'infection naturelle est ordinairement produite par l'introduction dans l'organisme de salive provenant d'un animal enragé.

La rage est caractérisée par des symptômes d'irritabilité réflexe surtout des centres de la déglutition et de la respiration, ainsi que des centres moteurs, spinaux ; elle est souvent accompagnée d'une hyperesthésie générale avec excitation psychique suivie d'une période de paralysie ; dans d'autres cas, la maladie évolue et se termine comme une paralysie bulbaire ou médullaire. La rage humaine déclarée et scientifiquement établie est toujours mortelle ; il en est de même de la rage naturelle des animaux. La durée de la maladie est de 1 à 10 jours.

3. — ANTIQUITÉ

Nous avons vu que la rage était connue dès la plus haute antiquité. Mais il faut arriver au premier siècle de notre ère pour trouver des renseignements plus précis concernant cette maladie. Celse, dans une brillante monographie, faisant partie de ses œuvres médicales, traite non seulement de la rage canine, mais aussi de la rage humaine. Il se rapporte, ainsi que Coelius Aurelianus (l. c.) et Galien (l. c.), aux auteurs anciens Artémidor de Cidas et Aridreas de Carest qui, deux siècles avant Jésus-Christ, décrivent la rage humaine. Celse connaissait la transmission de la maladie du chien à l'homme et supposait qu'elle était de nature essentiellement nerveuse. Il donna des indications pour prévenir le mal, ainsi que des remèdes contre la maladie déclarée.

Ces observations n'appartenaient cependant pas à Celsus lui-même. Plaute (*Ita me rabiosa fœmina observat canis, Menaechmi*, sc. 2, acte 5 ; *Dudam uxorem suam aiebat esse rabiosum canem. Ibid.*, sc. 5, acte 5); Lucène (*Spumat rabies vesana per ora*) mentionnent la rage humaine et dans la littérature de leur temps on trouve des conseils multiples pour prévenir et guérir la maladie. Celse n'avait eu qu'à compiler les données antérieures; il conseille d'extraire le virus par des ventouses ou la succion, puis de cautériser la plaie à l'aide de cautère ou de caustiques. La consommation de vins généreux était tout indiquée pour prévenir la maladie. Si toutefois la rage se déclarait, Celse recommande, pour traiter le malade, de le jeter dans un réservoir d'eau froide, de le laisser même couler à fond; après cette immersion violente, on porte le malade dans un bain d'eau chaude. Ce traitement, plutôt héroïque, donnait quelquefois, d'après les auteurs du temps, d'excellents résultats.

Les empiriques de l'école d'Alexandrie se perdent dans de longues et savantes dissertations sans valeur et sans aucune base d'observation. *Les médecins arabes* ne font, de même, que paraphraser et commenter toutes les doctrines fantaisistes de cette école, en introduisant, de plus, de nombreuses erreurs thérapeutiques qui vivent encore de nos temps. Ces préjugés transmis par les traditions jusqu'à nos jours ont empêché tout progrès dans la conception et l'étude de la rage.

4. — MOYEN-AGE

Vers la fin de l'Antiquité et pendant toute la durée du moyen âge, de très nombreux écrits traitent de la rage. Dans tous on trouve des doctrines erronées ainsi que des formules mystérieuses et bizarres devant guérir la terrible maladie : claie de Saint-Hubert, potion cabalistique, thériaque fiente de chèvre bouillie dans du vinaigre, etc. (1).

Tous ces ineptes moyens, dépourvus de toute vertu thérapeutique, ne servaient peut-être qu'à calmer les pauvres malades tourmentés par l'angoisse et de terribles appréhensions. Les écrivains les plus illustres, comme Galien (2), Dioscoride (3), Pline (4), Razès, répétèrent et confirmèrent les mêmes doctrines et les mêmes erreurs thérapeutiques. On trouve cependant chez Galien, Sérapion, Aétius (5), Razès certaines recommandations moins fantaisistes; ainsi Aétius recommande de ne pas laisser se refermer la plaie de cautérisation et de la maintenir en suppuration pendant 2 mois. Sérapion et Razès insistent de même sur la *cau-*

(1) Girard, Sur la non-existence de virus rabique. Lyon, 1827. Essai sur le tétanos rabien, 1809.
(2) *Loc. cit.*
(3) Dioscoride, Opera, lib. VII, cap. II.
(4) Plinius, Opera, lib. III, cap. I; lib. VIII, cap. XLI; lib. XXIX, cap. V.
(5) Aetius, Tetrabillos. Venise, 1534.

térisation des plaies, tandis que Galien (1) préconise l'extirpation de la partie mordue.

Avicenne (2) recommande l'ingestion de cantharide jusqu'à ce que les urines deviennent sanguinolentes et affirme que les caillots sanguins ainsi éliminés sont de petits chiens.

5. — LA RAGE DANS L'ÈRE NOUVELLE JUSQU'AU XIXe SIÈCLE

A l'époque de la Renaissance, on trouve sur la rage quelques données plus justes qui marquent un certain progrès dans la mentalité médicale. Ainsi Fracastor (3) soupçonne la nature vivante de la substance contaminante, en donnant au virus rabique le nom de « semina » (semence morbide). Au XVIIe siècle on trouve quelques recherches anatomiques sur la rage et Martin Lister donne de bonnes descriptions symptomatiques de la maladie.

Jusqu'à la fin du XVIIIe siècle, on s'est contenté de ressasser les vieilles notions, tout en essayant de prévenir et de guérir la maladie par tous les moyens empiriques et superstitieux. Parmi ces derniers le pèlerinage à la chapelle de Saint-Hubert des Ardennes était des plus en vogue.

Le premier ouvrage traitant plus sérieusement de la rage date de 1767, il est intitulé : *Tentamen de cane rabioso* de Mead (4). Le commentaire de Van Swieten (1771) (5) donne aussi une description assez précise de la rage humaine; on y trouve la première description de la forme paralytique, tandis que Hunauld (6) décrivait la rage muette des chiens. Morgani (7), dans son ouvrage intitulé : *De sedibus et causis morborum* (opera VIII), détruit de nombreux préjugés classiques dans l'histoire de la maladie.

On disait ainsi couramment que la rage était due à un ver vivant dans le cerveau; Pline, Aromatorius et Ed. Müller affirmaient qu'il existait sous la langue des chiens de petits vers qui provoquaient la maladie, si on ne prenait pas la peine de les extraire.

Morgagni démontre le mal fondé de ces préjugés, tout en admettant cependant avec Zwingler que la morsure d'un chien non enragé peut dans certains cas donner la rage à d'autres animaux.

En France, les travaux d'Andrée Enaux, Chaussier (8), Rouge-

(1) *Loc. cit.*
(2) AVICENNE, Canon, liv. IV, f. VI, v. 4, cap. v.
(3) FRACASTOR, De morbis contagiosis, lib. II, cap. x, op. omnia. Venise, 1584.
(4) MEAD (R.), Opera medic. Gœttingen, 1749, I, II, p. 100, et Tentamen de cane rabioso in oper. omnia, t. I, p. 78, in-8, Paris, 1767.
(5) VAN SWIETEN, Commentaire. Parisiis, 1771, vol. III, p. 535.
(6) HUNAULD, Entretiens sur la rage et ses remèdes. Château-Gontier, 1714.
(7) MORGAGNI, De sedibus et causis, etc., 1760. Iva d. Des Paris, 1820, lettre 8, lettre 61.
(8) ENAUX et CHAUSSIER, Méthode de traiter les morsures des animaux. Paris, 1875.

mont (1) précisent surtout les données que l'on avait à ce moment sur la rage.

6. — XIXe SIÈCLE JUSQU'A 1870

Au commencement du XIXe siècle, Bosquillon (2) et Bellenger soutiennent qu'il n'existe pas de virus rabique et que la peur seule donne l'hydrophobie. Comme preuve à l'appui de leur théorie ils font remarquer que la rage n'éclate jamais ni chez les enfants ni chez les idiots. Girard (3) ne veut pas admettre l'existence de la rage et décrit un tétanos rabique. Ces idées ont eu des partisans jusqu'à la fin du XIXe siècle ; ainsi Lorinser de Vienne affirme avoir vu de nombreux cas de rage sans aucune morsure ; il confond ainsi la rage avec un tétanos accompagné de symptômes de furie.

Marochelli (4), en 1821, affirme avoir vu, quelques jours après la morsure, sous la langue des individus mordus, des vésicules qu'il appelle « des lysses » et dont l'extirpation guérit la rage.

Certains auteurs (5), qui ne semblent pas connaître l'origine ancienne du mot « Lyssa », croient que le nom de lysses donné par Marochelli à ces vésicules est l'origine de la dénomination allemande « Lyssa » de la rage.

En 1867, Auzias-Turenne montre à l'Académie de médecine de Paris la langue d'un chien tué pendant l'incubation de la rage et présentant une soi-disant vésicule rabique (Marochelli). Il s'agissait d'un nodule ou pustule du volume d'un grain de millet, proéminent à la partie droite de la base de la langue. Cette formation ne présentait pas de canal et les tissus environnants étaient normaux. Dans la même séance, Colior et Leblanc considèrent cette formation comme une glande salivaire un peu hypertrophiée et n'ayant rien de caractéristique.

A cette époque paraissent des monographies bien documentées sur la maladie ; parmi celles-ci il faut citer les travaux de Krügelstein (6) (1826) et de Faber (7) (1846).

Depuis 1846 jusqu'en 1870 paraissent des recherches expérimentales, des statistiques et des études cliniques assez importantes.

1° Expérience sur la contagion de la rage. — Plusieurs auteurs se sont occupés de la virulence de la salive. En 1804,

(1) ROUGEMONT (I.-C.), Abhandlung von der Hundswuth. Frankfurt, 1798, in-8.
(2) BOSQUILLON, Mém. sur les causes de l'hydrophobie. Paris, 1802.
(3) GIRARD, Essai sur le tétanos rabieux, 1809.
(4) MAROCHELLI, Obs. sur l'hydrophobie. Saint-Pétersbourg, 1821. In *Journ. de Phys.*, 1826.
(5) MARIE, la Rage expérimentale. Doin, Paris, 1908.
(6) KRÜGELSTEIN, Die Geschichte der Hunswuth und der Wasschen. Gotha, 1829.
(7) FABER, Die Wuthkrankheit der Thiere und des Menschen. Carlsruhe, 1846.

Zincke (1) badigeonna, avec de la salive provenant d'un chien enragé, des plaies récentes faites à un chien, à un lapin, à un coq; tous ces animaux prirent la rage après 8, 11 et 12 jours. Il faut cependant faire des réserves sur la valeur de ces résultats; la rage en effet ne se déclare jamais aussi rapidement chez le coq et on ne peut jamais le faire mourir aussi vite par la rage. Le même auteur affirme que la salive traitée par l'acide arsénieux ou par le phosphore a perdu sa virulence. Les expériences de Grüner et du comte de Salm-Reifferscheidt (1813) paraissent être les premières à démontrer que l'on peut reproduire la rage en introduisant de la salive de chien enragé dans une plaie faite à un chien sain.

A la suite d'expériences défectueuses, Huzard et Dupuy affirment la non-virulence de la salive des herbivores enragés.

Le travail de Berndt (2) éclaircit la question de la virulence de la rage dans différentes espèces animales. L'auteur constate que non seulement la bave des chiens, mais encore celle de tout autre animal enragé peut transmettre la maladie; il établit aussi que chez les chiens l'horreur de l'eau est loin d'être la règle, et que la paralysie médullaire est constante dans les derniers temps de la maladie; il distingue une rage furieuse, une rage tranquille et une rage foudroyante. Magendie (3) (1821) et Hertwig (4) expérimentent d'une façon plus méthodique; ce dernier emploie de la salive pure extraite de la parotide et réussit ainsi à reproduire la rage.

Pendant ce temps, on discutait longuement sur la virulence du sang et des muscles. Gohier (5) publiait deux séries d'expériences faites sur des chiens. Deux de ces animaux étaient morts de rage, l'un 11 jours, l'autre 80 jours après avoir mangé de la viande d'animal enragé. Cependant les expériences de contrôle faites par Delafond, Lafosse (6), Renault, quoique multiples et très variées, n'ont pu confirmer les données de Gohier. Un seul chien de Lafosse mourut de rage.

Hertwig, dans son travail remarquable intitulé: *Maladies des chiens*, affirme que le virus de la rage, de nature fixe, se trouve aussi dans le sang. Virchow (*l.c.*) à son tour affirme que le sang de la veine jugulaire et du cœur droit serait virulent. Les auteurs français : Brechet, Magendie, Dupuytren (7), Renault (8) plaident au contraire pour l'innocuité du sang.

(1) ZINCKE, Neue Ansichten der Hundswuth. Iéna, 1804.
(2) BERNDT, Nouvelles expériences sur l'hydrophobie, 1822, et Expériences d'inoculation de la rage des herbivores. In *Recueil de méd. vétér.*, 1826.
(3) MAGENDIE, *Journal de physiol.*, 1821-3.
(4) Beiträge zur näheren Kenntniss der Wutkrankheit. Berlin, 1829.
(5) GOHIER, Mémoires et observations, etc. Lyon, 1813.
(6) LAFOSSE, *Traité de méd. vétérin.* 1861.
(7) BRESCHET, DUPUYTREN et MAGENDIE, *Comptes rendus de l'Acad. des Sciences*, 1840.
(8) RENAULT, *Recueil de méd. vét.* 1852.

Renault, après avoir opéré la transfusion du sang d'un chien enragé dans les veines d'un chien sain, n'obtint que des résultats négatifs, tandis que les expériences ultérieures d'Eckel et de Lafosse (l. c.), de Toulouse, montrèrent au contraire des résultats positifs. La question était restée dans le doute et ne put être résolue que dans ces derniers temps.

On doit prêter bien peu de foi aux observations citées par Virchow : ce savant prétend que la rage a pu être, dans certains cas, transmise par des instruments ayant servi à la saignée d'animaux enragés, ou par des épées polluées de sang de chien hydrophobe.

Virulence du lait. — Baudot (1), en 1770, dans ses *Essais antihydrophobiques*, cite le cas d'une femme qui fut, ainsi que ses enfants, atteinte de rage après avoir bu du lait provenant d'une vache enragée.

Cette affirmation est certainement très peu vraisemblable et de nombreux faits démontrent que le lait des animaux enragés n'est pas virulent, au moins quand il est absorbé par les voies digestives. Les expériences entreprises à ce sujet par Baumgarten, Renault (l. c.), Valentin (2) n'ont donné que des résultats négatifs. Les quelques observations où des enfants, ou des jeunes animaux, avaient contracté la rage peu de temps après leur naissance ne sont pas concluantes; il est beaucoup plus rationnel, d'invoquer dans ce cas la contagion par les baisers, les caresses et les morsures de la mère. Les urines et les mucosités paraissent de même ne jouer aucun rôle dans la transmission de la maladie.

Les premières années du XIXe siècle virent se dérouler des discussions restées célèbres, sur la virulence de la substance nerveuse des animaux atteints de rage.

Rossi, de Turin, affirmait qu'il avait inoculé la rage en introduisant dans une incision un morceau de nerf crural provenant d'un chien enragé ; Virchow (l. c.) se montre très sceptique sur ces résultats. Bouley, à son tour, se basant sur de nombreuses expériences, conclut à l'innocuité des éléments nerveux (3).

A la même époque, Huzard affirmait que les herbivores n'étaient pas susceptibles de transmettre la rage et Dupuy s'efforçait de démontrer cette thèse en frottant une plaie avec de la bave d'herbivore enragé ; il constatait que les animaux en expériences ne prenaient pas la maladie, tandis que d'autres qui avaient été infectés par de la bave de chien avaient succombé (4). Les mêmes résultats étaient obtenus à Alfort, à Lyon, et à Tou-

(1) BAUDOT, Essais antihydrophobiques. Paris, 1771.
(2) VALENTIN, Lettre sur la rage. In *Journal gén. de méd.* 1807, t. XXX, p. 417.
(3) Dict. des sciences médicales. Art. *Rage*.
(4) Dict. des sciences médicales.

louse par Girard, Rey (1), Lafosse (l. c.), Renault (l. c.). Cependant Delafond (2) rapporte un cas d'inoculation directe de rage à la suite d'une morsure de vache. En 1826, Berndt (3), de Greifswald, publie des expériences qui prouvent la virulence de la bave des herbivores. Il introduisait de la bave de bœuf enragé dans des incisions faites dans les téguments de quelques moutons; ceux-ci furent atteints de rage paralytique 24 à 30 jours, après l'inoculation. Brechet (4) et surtout Rey (5), répétant ces expériences, virent que la bave du mouton enragé est parfaitement virulente pour le mouton, surtout si on prend le soin de faire des inoculations très profondes à la lancette au niveau des lèvres ou du nez. Ce virus pouvait infecter le cheval, mais non le chien. Rey en conclut que la rage des herbivores est en général moins virulente que celle des chiens; peut-être à cause de la plus grande viscosité de la salive des herbivores. Cet état réfractaire des chiens, dans les expériences de Rey, indique en partie l'atténuation du virus pour le chien, après passage par le mouton. J'avais en effet confirmé le fait dans une série d'expériences en inoculant au chien de la substance nerveuse provenant d'un mouton et de vaches enragés (voyez le chapitre de la rage des herbivores).

Cependant les cas de transmission à l'homme se multipliaient. Tardieu fait connaître le cas d'un berger qui prit la rage à la suite d'une morsure de mouton. Youatt publie un cas de transmission produite par la morsure d'un cheval enragé. La rage des oiseaux était observée par le docteur Zincke (6), d'Iéna, qui affirmait être parvenu à donner la rage au coq; King, de Clifton, aurait réussi à transmettre la rage du bœuf à une poule qui en serait morte après 75 jours.

Les animaux sauvages peuvent aussi prendre la rage. Tout le monde connaît les cas d'hydrophobie du loup. Dans les statistiques françaises officielles, on ne mentionne pas la rage de cet animal. Cependant Hoine, de Dijon (7), décrivait déjà en 1761 le cas de 17 personnes mordues par un loup enragé. Dans les Indes-Anglaises on avait déjà décrit, en 1829, de nombreux cas de morsures de chacals et de hyènes enragés. On cite en 1838 des épizooties rabiques qui touchaient le gibier, les renards et les blaireaux. Tout en supposant que *le rat* pouvait contracter la rage, on ne

(1) Rey, Inoculation de la rage des herbivores. In *Recueil de méd. vét.*, 1841-2, 1856.

(2) *Recueil de médecine vétérinaire.*

(3) Berndt, *Recueil de méd. vét.*, 1826.

(4) Breschet, *Journ. de l'Expérience*, VI, 1840. Breschet, Dupuytren et Magendie, *Comptes rendus de l'Acad. des Sciences*, 1840.

(5) Rey, Incubation de la rage. *Gaz. méd.* Lyon, 1863. Inoculation de la rage aux herbivores. *Recueil de méd. vétér.*, 1841, 1872, 1856.

(6) Zincke, Neue Ansichten der Hundwuth. Iena, 1804.

(7) Hoine, Histoire de 17 personnes mordues par un loup enragé, 1761, t. XV, p. 99.

connaissait pas de véritables épizooties décimant ces rongeurs.

Spontanéité de la rage. — La spontanéité de la rage a été très longtemps discutée; on avait cependant renoncé à la faire intervenir dans la rage humaine. Seuls les chiens et les chats pouvaient prendre la rage en eux-mêmes.

En 1841, Fleury rapporte qu'avant 1804 la rage était inconnue *au Pérou;* à cette époque elle se déclara pendant les fortes chaleurs d'été dans les vallées du Nord et se répandit dans le Sud. La maladie s'attaqua à tous les quadrupèdes; on affirma même que plusieurs personnes présentèrent les symptômes de rage sans avoir été mordues. Le même auteur ajoute que plusieurs personnes devinrent hydrophobes après avoir mangé de la viande d'animaux enragés. En 1808, l'épidémie disparut complètement. Dans la suite on prit des mesures sanitaires rigoureusement observées; on détruisit, au printemps, tous les chiens de Lima.

Ces données, très inexactes en partie, peuvent s'expliquer assez facilement : des chiens enragés s'étaient sans doute introduits par le nord du Pérou, propageant l'épizootie qui devait forcément prendre fin après le massacre de ces animaux.

Les faits sur lesquels repose la conception de la spontanéité de la rage nous paraissent aujourd'hui tout à fait insuffisants. Il est à se demander comment elle a pu persister aussi longtemps et l'on doit s'étonner du manque d'esprit critique et d'observation scientifique de cette époque.

On avait affirmé d'abord que les *influences météorologiques* produisaient la rage et on citait à l'appui de cette hypothèse des cas de recrudescence périodiques de la maladie dans certaines régions.

Cependant on aurait pu facilement voir que ces contrées se trouvaient dans les mêmes conditions météorologiques que d'autres où l'on ignorait absolument l'existence de cette maladie; on aurait pu de même facilement se convaincre que la disparition de l'épidémie ne coïncidait pas avec les changements météorologiques, mais au contraire avec l'application rigoureuse des mesures sanitaires (destruction des chiens). Une autre preuve venant plaider contre l'influence des agents météorologiques nous est procurée par *l'épidémie de rage* qui a sévi *sur les renards* pendant plus de 30 ans (1803-1837) sur la Suisse jusqu'au grand-duché de Bade, sur la Bavière, la Hesse, etc.

Pendant cette épizootie, tandis que la rage canine était arrêtée par des mesures sanitaires, la rage des renards n'était nullement influencée par ces moyens; elle dura jusqu'à la disparition de tout le gibier de ces régions.

On s'est demandé pendant longtemps si l'éclosion de la rage ne dépendait pas des *influences saisonnières, du climat.*

On invoquait les grandes *chaleurs;* mais comment expliquer

que, dans de nombreux pays très chauds, la rage est inconnue, tandis que, dans les froides régions arctiques, la rage fait de nombreuses victimes ?

Bouley (1) a recueilli 3.096 cas de rage qu'il répartit par groupe de 3 mois. Il comptait 755 cas en hiver, 857 au printemps, 788 en été, 698 en automne. La statistique de Bourrel montre 344 cas en hiver, 350 au printemps, 334 en été et 321 en automne. Saint-Cyr cite 54 cas en hiver et 38 cas en été.

Tardieu (2) considère l'élévation de la température comme une condition prédisposante pour la rage ; Bouley suppose que c'est surtout en automne que la rage diminue. Il explique la fréquence relative de la maladie au printemps en faisant remarquer que cette époque coïncide avec celle du rut ; à ce moment, il se fait des agglomérations de chiens, qui constituent une condition favorable pour la propagation de la rage, comme d'ailleurs pour toutes les épidémies.

L'excitation sexuelle envisagée comme cause de la rage. — Capello (3) en 1823 soutient que la rage se développe chez les chiens qui ne peuvent satisfaire leur passion génésique. Cette croyance était basée sur des faits d'observations qui nous paraissent aujourd'hui tout à fait enfantins. Leblanc en 1863 citait les faits suivants devant l'Académie de médecine : « Il suffit d'avoir été témoin de l'état d'exaspération d'un chien qui est à côté d'une chienne en chaleur pour comprendre combien peut être grand le trouble fonctionnel qui résulte des besoins sexuels non satisfaits ; j'ai vu encore, tout récemment, un chien qui était resté pendant assez longtemps à côté d'une chienne en chaleur dont il a été séparé par une barrière. Ce chien avait été constamment irrité. Son maître, qui le conduisit à la promenade pour le distraire, remarqua que, contre son habitude, ce chien cherchait querelle à tous les chiens qu'il rencontrait dans la rue ; quelques jours plus tard, des signes formels de la rage se manifestèrent ».

D'après Leblanc, la plupart des cas de rage observés à Paris débutent ainsi. On conçoit l'insuffisance de cette argumentation, car la rage existe à Paris pendant toute l'année, tandis que les chiens ne sont en rut qu'au commencement du printemps ; on sait de plus que la rage débute très souvent par une agitation sexuelle même sans le voisinage d'une femelle.

Il est inutile de citer d'autres observations du même genre. Dans la plupart des cas, on affirme que le chien n'a jamais été mordu. Cependant Bouley remarque très judicieusement qu'il est très difficile de constater si les chiens même les mieux gardés n'ont

(1) Bouley, Diction. Encyclop. de Dechambre, 1874.
(2) Enquête sur la rage, 1850-1868. *Recueil du comité consult. d'hygiène publ.*
(3) Capello, *Arch. générales de médecine*, t. VI, 1824, p. 271.

pas eu de contact à un moment donné avec un autre animal (chien, chat, rat) qui aurait pu les mordre en passant. On conserve peu quelquefois le souvenir de certains petits incidents lorsqu'on n'a pas l'attention attirée sur eux; et ceux-ci peuvent avoir cependant une importance capitale. Combien de fois ne nous a-t-on pas affirmé qu'un chien n'avait jamais été mordu tandis que la plaie provenant de la morsure était évidente. Weber cite ainsi un cas de rage survenu chez une chienne qu'on affirmait n'avoir eu aucun contact depuis des mois avec d'autres chiens; à l'autopsie, on trouva des fœtus dans son utérus.

Tout aussi fantaisistes sont les affirmations qui prétendent que la rage peut éclater sous *l'influence des matières putrides* ou sous l'influence de la colère et de la souffrance. Pour soutenir cette thèse, on confond toujours la cause avec l'effet; ainsi on enlève à une chienne ses petits, immédiatement la rage se déclare. D'autrefois, on conduit un chien au bain et on le jette trois fois dans l'eau froide; immédiatement le chien sort avec les mâchoires écartées, signe évident de rage paralytique. Cependant, chose difficile à croire, Tardieu, savant si distingué, se basait sur de pareilles observations, tout en sachant très bien que la rage avait un temps d'incubation et que par suite ni la colère, ni la souffrance ne pouvaient produire la maladie. Dans ces cas, les chiens avaient été infectés très certainement quelques jours auparavant et la rage s'était déclarée sous l'influence de ces circonstances.

Certains auteurs affirmaient que *la salive pouvait devenir accidentellement virulente sous l'influence de la colère*, bien que l'animal ne présentât aucun symptôme de rage.

Tardieu (1) cite à l'appui de cette affirmation l'histoire d'un garçon boucher qui, en 1860, fut mordu par un chien furieux; neuf mois après, il mourut avec des symptômes manifestes de rage.

L'enquête à laquelle Tardieu procéda apprit que l'animal qui avait mordu était encore parfaitement sain.

Un fait semblable a été signalé par le Dr Putegnat, de Lunéville (l. c.), en 1847 : un enfant fut mordu par un chien qui poursuivait une chienne en chaleur; après 18 jours l'enfant mourait avec tous les symptômes de la rage, tandis que la chien incriminé restait sain. Ce docteur conclut que le chien peut dans une fureur vénérienne donner la rage par morsure.

Piétrement (2) rapporte un cas, assez embrouillé d'ailleurs, où un chien en aurait mordu un autre qui serait devenu enragé.

Ce dernier à son tour mord un cheval qui également meurt de rage, tandis que le premier reste sain.

(1) TARDIEU, Expériences nouvelles sur la rage. In *Annales d'hygiène*, t. IV, 1861.
(2) *Journal de médecine vétérinaire militaire*, 1863, p. 82.

Decroi publie l'histoire d'un chien enragé qui fut mordu 10 jours auparavant par un autre qui continua à se bien porter. Les symptômes de la rage se déclarèrent déjà le lendemain de la morsure. Pas un seul de ces cas n'est certain et chacun d'eux peut être interprété de différentes façons. Il n'est pas prouvé en effet que les chiens ou les hommes qui meurent enragés n'ont pas été mordus auparavant par des animaux véritablement enragés. Cependant certains faits publiés par Pasteur, Babes, Hoegyes et Loete, sur la possibilité de la guérison, au moins de la rage expérimentale, permettent une autre interprétation qui sera développée dans un des chapitres qui suivent.

Bouley conclut de tous ces faits que la spontanéité de la rage canine n'est qu'une croyance à l'appui de laquelle on ne peut citer aucune preuve d'une valeur véritablement scientifique. Dès 1828, Delabère-Blaine (1) était du même avis.

Les auteurs du XVIIIᵉ siècle (*la Rage*, par Villernie et Folliet) (2) affirment que *l'air*, *le sperme*, *la sueur* peuvent communiquer la rage à l'homme et aux animaux.

Mais dès le XIXᵉ siècle on était convaincu que la bave seule transmettait la rage à l'homme, lorsque celui-ci présentait une solution de continuité de l'épiderme; la bave était ordinairement introduite dans l'économie par une morsure. Certains auteurs attribuent de la toxicité non seulement à la sécrétion salivaire, mais encore à l'écume bronchique. Raynaud (3) insère une glande parotide d'homme enragé dans une plaie faite à un chien et ne peut ainsi déterminer la rage.

D'autre part, dans la rage, les glandes salivaires paraissent peu altérées, tandis que les voies aériennes sont enflammées.

De tout temps on se figurait que les hommes enragés se jetaient sur leurs semblables pour les mordre; on allait même jusqu'à incriminer leur *haleine*, comme très dangereuse. La bave rabique peut, disait-on, communiquer la rage, lorsque, par une cause quelconque, elle se trouve déposée sur des téguments absolument sains et dépourvus de toute solution de contuinité.

Sauvage (4) et Van-Swieten (l. c.) citent en effet le cas de deux jeunes gens qui, ayant introduit la main dans la gorge d'un chien ou d'un loup enragé, moururent ensuite de la rage. De petites éraflures de la peau s'étaient produites très probablement, dans ce cas, qui servirent de porte d'entrée au virus rabique. On cite de même des cas (Paulniser, Portat, Mathieu) où le contact des

(1) DELABÈRE-BLAIN, Pathologie canine. Trad. par DELAGUETTE, Paris, 1828.
(2) VILLERNIE et FOLLIET, Art. *Rage*. Dict. des sciences médicales. Paris, 1828.
(3) RAYNAUD, Incubation de la rage. *Gaz. méd.*, Lyon, 1863.
(4) SAUVAGE, Diss. sur la nature et la cause de la rage. Toulouse, 1749 et 1759.

lèvres d'un individu ayant embrassé son chien malade détermina la rage; des personnes ayant bu au verre d'un malade atteint d'hydrophobie prirent la maladie; d'autres sujets devinrent enragés en portant simplement à leur bouche des objets souillés de salive rabique.

C'était une opinion généralement admise que la rage était transmissible par *l'atmosphère*. Aussi craignait-on d'incinérer les hydrophobes; on se contentait de les étouffer. Pour le même motif on hésitait d'ouvrir les cadavres des individus morts de rage. Souvent, tout le personnel d'un hôpital où l'on avait pratiqué l'autopsie d'un homme succombé à la rage restait pendant des mois dans les transes de prendre la maladie. Cette peur des enragés existe d'ailleurs encore de nos jours. En Roumanie, on refuse, par exemple, dans certains hôpitaux de Bucarest, de recevoir les personnes mordues par des chiens enragés, ainsi que les individus atteints de la maladie.

On s'était demandé cependant depuis fort longtemps *si un homme enragé* peut transmettre la rage. Souvent des médecins avaient été mordus par des personnes enragées sans prendre la maladie. Cependant, on admet, grâce aux traditions transmises, que la mère de Malpighi mourut de la rage après avoir été mordue par un individu enragé.

Magendie et Brechet (l.c.) en 1813, prenant la salive d'un homme enragé, l'inoculèrent à un homme valide; ce dernier devint hydrophobe.

Plus tard, Earle affirme avoir inoculé, avec succès, la rage de l'homme au lapin et au cobaye. En tout cas, on supposait déjà à ces époques assez éloignées que la rage en passant par l'homme perdait une partie de sa virulence.

Nous ne donnerons pas ici l'historique de la symptomatologie, ni de l'anatomie pathologique de la rage, leur réservant une place à leurs chapitres respectifs.

Quant à *la thérapeutique antérieure aux travaux de Pasteur*, on peut dire que presque tous les remèdes, efficaces pour les autres maladies, furent essayés dans la rage.

Brouardel, dans l'article « Rage » du Dictionnaire encyclopédique de Dechambre, cite tous ces essais, parmi lesquels certains ont joui pendant longtemps d'une certaine réputation; aucun de ces remèdes n'avait cependant fait ses preuves. Sans tenir compte des innombrables remèdes populaires et superstitieux, comme l'extirpation des lysses ou les coupures pratiquées à la partie inférieure de la langue (Roumanie), notons l'électricité, les bains, les douches froides prolongées, l'inoculation de venin de vipère.

Parmi les remèdes végétaux, l'opium, la feuille de calabare, le haschisch, le kurkumis, la datura strammonium, l'absinthe, l'aïl, la coloquinte ont joui d'une certaine réputation. Les cantharides, l'asa fœtida, le castoreum, le musc, le frêt, le foie, l'urine, etc., ont de même été employés. Parmi les substances employées pour prévenir la rage, il faut citer : l'ammoniac, l'arsenic, le chlore, le cuivre, la quinine, le tartre stibié et surtout le mercure.

Dans ces derniers temps même, on a cessé d'employer tous ces remèdes, qui n'ont aucun effet, ni sur l'incubation, ni sur le traitement de la maladie.

Il faut tout d'abord distinguer le traitement préventif du traitement curatif. Toutes les manœuvres et tous les remèdes, destinés à prévenir la rage, sont sujets à caution.

Pas un seul de ces moyens ne résiste à une critique sérieuse et surtout à l'expérimentation. Sachant que la rage ne se déclare que chez 5-10 pour cent, à peine, des mordus, il est facile à comprendre que n'importe quel moyen, employé chez les 90 autres pour prévenir la rage, avait gagné un cercle d'adeptes; ces sujets auraient tout aussi bien échappé à la maladie, s'ils n'avaient suivi aucun traitement.

On peut citer parmi les moyens primitifs la *sudation*, produite par les bains de vapeur, l'exercice, l'excitation sécrétoire des fonctions de la peau, des reins, du foie, des intestins, etc.. l'emploi du jaborandi comme stimulant sudorifique. Tous ces moyens ont été recommandés et leurs effets confirmés en partie par des médecins distingués tels que Bouisson, Miroff (1), Gosselin (2) (sudation), Cutinto, Gubler (3) (jaborandi).

Plus tard la *médication mercurielle*, conseillée par Ravelly (4) (1690) jouit d'une grande réputation : les uns firent prendre le mercure à l'intérieur, les autres en frictions.

En 1783 et en 1852, l'Académie de médecine constate que les résultats de ce traitement sont nuls, car les deux tiers à peine des personnes traitées préventivement par cette méthode ont échappé à la maladie.

7. — LES PRÉCURSEURS DE PASTEUR

Les recherches récentes sur la rage, quoique constituant un domaine assez bien circonscrit, touchent cependant à toutes les grandes questions, à toutes les découvertes de la médecine moderne.

Nous avons vu que les recherches sur la rage se sont dégagées lentement de la complication inextricable de préjugés de toutes sortes et d'une quantité de données fausses ou non con-

(1) Miroff, *Bull. de thérapeutique*, 1839, XVII, p. 387.
(2) Gosselin, *Bull. de l'Acad. de méd.*, 1863.
(3) Gubler, *Bull. de thérapeut.*, 1874, p. 161.
(4) Ravelly, Traité de la maladie de rage.

trôlées, qui les empêchèrent d'être jugées à leur juste valeur.

Il n'existe certainement pas de maladie qui n'ait fait couler plus d'encre sur ses causes et sur son traitement, sans donner moins de résultats.

Il est curieux de constater que les travaux des autorités médicales les plus connues n'ont pas été le point de départ des nouvelles recherches sur la rage. Les écrits de Morgagni (l. c.), Magendie (l. c.), Hertwig (l. c.), Virchow (l. c.), Bouley (l. c.), Brouardel (l. c.), Bollinger (l. c.) ont fourni, il est vrai, des contributions expérimentales et critiques importantes, mais ces travaux n'ont été en état, ni de détruire les opinions erronées, ni d'établir les principaux points de l'étiologie et de la pathologie de la rage.

Il a été très difficile de démontrer définitivement la contagiosité de la rage, attendu que de nombreux auteurs rapportaient toujours de nouveaux cas de maladie spontanée. Aujourd'hui encore, beaucoup de médecins croient, sinon à la rage spontanée, du moins à une rage produite médiatement chez le chien.

De nombreuses contradictions s'élevèrent entre les différents auteurs, surtout en ce qui concerne la *localisation du virus rabique ;* Hertwig par exemple soutenait qu'il avait pu transmettre la rage par l'inoculation du sang et jamais par celle des cellules nerveuses.

L'anatomie pathologique de la rage n'avait donné dès le début aucune espèce de constatations caractéristiques et les auteurs s'étaient beaucoup occupés de chercher les *lysses de la langue*, dont la destruction devait empêcher l'éclosion de la rage.

Malgré les rares expériences prouvant le contraire, on croyait que la rage des herbivores n'était pas transmissible. On avait démontré depuis longtemps expérimentalement la contagiosité et l'infectiosité de la salive; mais d'autre part on admettait à la suite des recherches de Virchow (1), Rose (2), Gründler (3), Putegnat (4), Tardieu, etc., que la morsure des chiens simplement excités ou méchants pouvait donner la rage. On soutenait que les grandes plaies produites par la morsure d'un animal enragé étaient moins dangereuses que les petites, et qu'une certaine constitution ou un certain *tempérament nerveux* favorisait l'éclosion de la rage, tandis que, d'autre part, on admettait une *résistance naturelle* contre cette maladie. Aussi l'opinion de certains auteurs, tels que Lorinser (5), soutenant que *la rage était une pure psychose* produite par

(1) Virchow, la Rage, dans son Manuel de pathologie et de thérapie, 1868.
(2) Rose, « Verhaltniss des Tetanus zur Hydrophobie », dans Pitha-Billroth, Hdb. d. allg. u. spez. Chirurgie, 1870.
(3) Grundler, « Lyssa hum. » oder spontane Hydrophobie. *Deutsche milit. Iahrb.*, 1874.
(4) Putegnat, *Lancet*, 1860.
(5) Lorinser, Opfer Hundswuth Wien, *med. Woch.*, nos 14 et 15, 1874.

la crainte de la maladie, comptait beaucoup d'adeptes. On considérait la rage comme une simple inflammation de l'œsophage, de l'appareil respiratoire ou une espèce de tétanos traumatique. La contagion spécifique de la maladie était mise en doute, à cause de la longue période d'incubation pendant laquelle on n'observe aucune espèce de symptômes. La durée variable de cette incubation et le fait qu'un petit nombre seulement de mordus deviennent malades contribuèrent à appuyer cette négation. Enfin, même jusque dans ces derniers temps, on avait publié de nombreux *cas de guérison* soit spontanée, soit à la suite d'application de différents remèdes.

Vers la fin de l'année 1870 apparaissent différentes observations et travaux critiques combattant la plupart de ces fausses assertions et établissant que la rage est une maladie contagieuse, toujours produite par la pénétration de la salive des animaux enragés dans des plaies. Ces plaies peuvent être soit récentes, produites par la morsure des animaux, soit déjà existantes. Les expériences de Magendie et Brechet (1), dans lesquelles ces savants avaient produit la rage par l'inoculation de salive de chiens enragés, n'avaient pas été tout d'abord confirmées par les auteurs.

Ce sont surtout les recherches de Galtier (2) qui ont établi définitivement la contagiosité de la rage, en donnant une base solide à l'opinion de certains auteurs plus anciens, tels que de Virchow (3), d'une action fermentaire du virus rabique. Très importants étaient aussi les travaux de Brown-Séquard et Duboué qui, se basant sur des considérations physiologiques, ont rapporté au système nerveux central le siège principal des lésions rabiques. Ces conceptions, quoique non démontrées expérimentalement, ont donné un point d'appui à l'opinion de Boerhave, de Kriegelstein, de Jaccoud (4), etc., qui considéraient depuis bien longtemps la rage du chien comme une maladie nerveuse. Les recherches histologiques du système nerveux central dans la rage ont donné une base certaine à cette conception. Ces résultats, ainsi que les études critiques et statistiques de Bollinger (5), Bouley, Brouardel (6), Leblanc (7), etc., constituent assurément la base principale des travaux décisifs de Pasteur.

Les données fausses sur la rage étaient basées sur une observation insuffisante ou inexacte. Aussi ont-elles pu être corrigées par des observateurs et des expérimentateurs soigneux. La diffi-

(1) Breschet, Dupuytren et Magendie, *Comptes rendus de l'Acad. des Sciences.*, 1840.
(2) Galtier, la Rage du lapin. *Comptes rendus de l'Ac. des Sc.*, 1879.
(3) Virchow, *loc. cit.* Manuel de pathologie et thérapie.
(4) Jaccoud, Traité de pathol. du syst. nerv. 1871, t. II, p. 785.
(5) Bollinger, Ziemssens Handbuch der Path. ñ. Thér., Leipzig, 1874.
(6) Bouley et Brouardel, Rage, dans l'Encycl. de Dechambre, 1874.
(7) Leblanc, Documents pour servir à l'Histoire de la rage, *Acad. de Médecine*, Paris, 1878.

culté des recherches résidait dans les conditions spéciales où l'on se trouvait en ce temps; on ne pouvait, par exemple, obtenir à l'état de pureté la salive virulente.

Les résultats de l'inoculation de la salive étaient tantôt positifs, tantôt négatifs, suivant le degré de virulence de la salive, sa richesse plus ou moins grande en germes pathogènes étrangers et suivant que le virus rabique atteignait ou non les centres nerveux.

Les recherches faites dans de différentes directions s'égaraient souvent; il fallait un esprit critique pour les interpréter et de nouvelles recherches expérimentales très suivies pour les compléter, afin de pouvoir les faire aboutir à des résultats définitifs.

Les méthodes statistiques de police sanitaire furent d'abord couronnées de succès. Elles eurent, comme point de départ, les lois appliquées, surtout en Angleterre, pour la prophylaxie des maladies par la lutte contre leur cause. Sitôt que les statistiques eurent démontré que la rage était produite surtout par la morsure des chiens enragés, on appliqua des *mesures de police* pour régler la question des chiens. On institua des quarantaines, on fit tuer les chiens errants. On ordonna de tenir les chiens en observation, de les empêcher de s'enfuir et de mordre.

Pendant les épidémies de rage on insista sur l'*extermination des chiens errants*, sur les ordonnances de police forçant les propriétaires à tenir les chiens à la chaîne et à leur mettre des muselières. Cette pratique fut suivie des meilleurs résultats. Partout où elle avait été appliquée, on remarquait que le nombre des chiens et des hommes enragés devenait excessivement petit.

Tandis qu'au commencement du XIXe siècle et même jusque vers 1870 *l'Allemagne* était considérée comme un pays où les cas de rage étaient des plus fréquents, depuis l'application très sévère des mesures de police sanitaire, la rage a tellement diminué que les victimes de cette maladie ne sont maintenant que de très rares exceptions.

Les ordonnances de police sanitaire, du commencement du XIXe siècle, ont donc été, dans la lutte contre la rage, d'une importance tout à fait capitale.

D'autres expériences, faites dans un tout autre ordre d'idées, amenèrent aussi, avant les recherches de Pasteur, l'étude de la rage à des résultats définitifs; ce furent les recherches *des lésions fines du système nerveux central dans la rage*.

Dès le début, on rencontre aussi sur ce terrain des erreurs d'observation et de conclusions. A côté de constatations importantes, on décrivit, comme lésions caractéristiques de la rage certaines modifications artificielles, de sorte qu'on avait fini par rejeter comme erronées la plupart des descriptions de lésions réelles du système nerveux central. Aussi peut-on s'expliquer que les lésions rabiques de la substance grise, de la moelle allongée et de la moelle épinière, si nettes et si caractéristiques, ont pu passer inaperçues ou être niées par les neurologistes les plus autorisés, alors que dans d'autres maladies on avait à la même époque décrit et reconnu des lésions beaucoup plus fines du système nerveux.

En effet, Meynert, Benedikt et Hammond avaient déjà trouvé des proliférations nucléaires à l'adventice et des foyers miliaires à la périphérie des vaisseaux; à côté de ces lésions, ils ont décrit une série de productions artificielles et des choses insignifiantes comme étant tout aussi importantes (corps gras de Weller, dégénérescence amyloïde des vaisseaux, désintégration granulaire, etc., etc.). D'autres chercheurs considéraient toutes les constatations de Benedikt, comme dépourvues d'importance (Forel, Schultze).

Les minutieuses recherches de Kolesnikow, de Gowers et de Gombault démontrent l'existence de lésions histologiques du système nerveux dans la rage, sans toutefois faire valoir toute leur importance.

L'école même de Pasteur n'admettait au commencement que des lésions insignifiantes et non caractéristiques du système nerveux dans la rage.

Aux *vétérinaires* surtout revient l'honneur d'avoir envisagé la rage d'une manière plus critique, et de s'être livrés à des expériences suivies et rationnelles. L'article de Bouley dans le dictionnaire de Dechambre ainsi que ses travaux personnels ont jeté beaucoup de lumière sur la question si embrouillée de la pathogénie de la rage.

Galtier (l. c.), de Lyon, étudia le premier la rage du lapin, qui devint dans la suite l'animal de choix, pour élucider la pathogénie de cette maladie; cet auteur affirmait que la lymphe des animaux enragés était constamment virulente, assertion non confirmée par les recherches ultérieures.

Cependant il constate l'innocuité du sang et il ne réussit pas à reproduire la maladie chez les lapins, en leur introduisant sous la peau du suc de cerveau et de moelle allongée, provenant de chiens morts de rage (1).

Galtier le premier immunisa des moutons et des chèvres par injection de salive de chien enragé dans le torrent circulatoire (2).

Pasteur, au moment de ses communications sur la rage, avait connaissance de ces résultats qu'il contestait d'ailleurs, et constatait que par ce procédé on ne pouvait immuniser le chien. Les deux savants ne pouvaient s'entendre sur cette question, car ils

(1) *Académie de médecine*, 25 janvier 1881.
(2) *Académie des sciences*, 1er août 1881.

expérimentaient sur des animaux d'espèce différente ; depuis on a démontré que seuls les ruminants pouvaient être immunisés par ce procédé.

Galtier annonce de plus que la salive mélangée avec de l'eau conserve toute sa virulence après 24 et 36 heures. La plupart de ces expériences furent confirmées plus tard par Bouchard. A la même époque, P. Bert démontre la virulence constante des glandes salivaires et desmucosités bronchiques. Nocard (1880) dyalisa la salive pure des chiens enragés, et constata que la partie dyalisable de la salive était dénuée de virulence, tandis que ce qui restait dans le dyaliseur pouvait reproduire la maladie. Nous avons déjà dit que Brown-Séquard insistait sur l'importance de l'élément nerveux dans l'hydrophobie.

Cet auteur regardait la rage comme une névrite ascendante.

Préparés par ces travaux, pleins de renseignements et d'idées fertiles, apparurent les premiers travaux de Pasteur sur la rage.

CHAPITRE II

DISTRIBUTION GÉOGRAPHIQUE DE LA RAGE, ÉPIDÉMIOLOGIE, STATISTIQUE.

1. Distribution de la rage en Europe, Asie, Afrique, Amérique, Océanie. — 2. Epizooties de rage. Fréquence de la rage dans différents pays. — 3. Répartition de la rage suivant les races canines. Répartition suivant l'âge du chien. Répartition suivant les espèces animales. Répartition suivant l'âge des mordus. — 4. Proportion des personnes mordues par un animal enragé et qui (sans traitement) contractent la rage. — 5. Incubation de la rage. — 6. Erreurs dans les statistiques : en ce qui concerne le nombre des chiens enragés; en ce qui concerne la mortalité des mordus; en ce qui concerne l'efficacité de la cautérisation.

1. — DISTRIBUTION DE LA RAGE

Europe. — La rage existe avec plus ou moins d'intensité dans toute l'Europe. Dans certains pays, les cas de maladie sont devenus moins fréquents vers la fin du siècle dernier sous l'influence, sans doute, des mesures sanitaires et de la disparition des animaux sauvages. Si cependant, dans ce dernier temps, le nombre des chiens enragés et des personnes mordues paraît être beaucoup plus grand, cela s'explique par le fait que les cas de morsure sont aujourd'hui mieux connus, grâce aux instituts antirabiques.

Voici une statistique, due à Dorbert (1), de la fréquence de la rage dans plusieurs pays d'Europe.

PAYS	CAS DE RAGE	1902	1903	1904	1905	1906	1907
Prusse ...	Personnes mordues.	250	307	365	368	373	405
»	Animaux enragés...	534	795	949	749	614	728
Belgique..	»	15	35	25	94	68	237
France ...	Chiens enragés.....	2.355	2.391	2.392	2.308	1.043	1.692
Autriche..	Infections..........	970	1.109	1.011	1.252	1.331	1.008
Russie ...	»	—	—	—	3.360	4.035	5.874
Pays Bas.	Animaux enragés...	—	25	1	1	52	41
Italie.....	Anim. domestiques enragés..........	428	33	229	310	792	701

Il faut avouer que ces sortes de statistique n'ont que peu de valeur. D'abord on ne connaît pas exactement le nombre des personnes mordues, ensuite le nombre des animaux enragés relevés par le service vétérinaire est ordinairement beaucoup inférieur à

(1) Dorbert, *Klinisches Jahrb.* 1909, XXI, n° 9.

celui qui est donné par les instituts antirabiques. Nous verrons plus loin confirmation de ces considérations.

Asie. — La rage est connue depuis longtemps en Syrie (Sucquet)(1) et dans tout le Levant. Tandis qu'à Constantinople la rage est assez rare chez l'homme (ce qui est dû, d'après les recherches de *Remlinger* (2), à la forme paralytique de la rage des chiens de Constantinople), la rage dans les provinces turques est assez fréquente. Ainsi, de novembre 1900 à novembre 1902, sur les 1322 personnes traitées, 317 seulement avaient été mordues à Constantinople, le reste venait de provinces et en grande partie des îles de l'Asie Mineure et de Smyrne. La maladie est fréquente dans les Indes anglaises orientales, de même qu'en Afganistan. D'Oramy (3) rapporte que la rage est commune dans la basse Cochinchine et encore plus fréquente au Tonkin et dans l'Annam; elle est assez commune en Chine et au Japon. Dans ce dernier pays on la connaît depuis les temps les plus reculés; elle est surtout fréquente à Java, dans la presqu'île de Malacca, à Singapoure. Dans cette région, elle est fréquente non seulement chez les chiens errants, mais aussi chez le chacal, le loup, les hyènes. En Sibérie, au Kamtschatka la rage est inconnue (4).

Elle est au contraire fréquente dans les parties tempérées de la Russie asiatique, où les sujets mordus par les loups sont assez nombreux. D'après Marsden, la rage n'aurait jamais été observée à Sumatra.

Afrique. — La rage était connue depuis longtemps en Abyssinie (d'après les rapports de Baker et de Rochette d'Hericourt). On affirmait au contraire au XVIIIe siècle (Volney (5), Brown (6) Larrey, Alpinns, Prince) que l'Egypte en était exempte, mais des observations plus récentes ont montré que le fait était inexact; en effet, le Dr Pruney (7) a constaté des cas de rage à Alexandrie et Burguieresbey (8) au Caire; on en observe chaque année d'assez nombreux. En Algérie la maladie était bien connue par les Arabes qui la considéraient comme très commune chez le chien et le chacal. Ils l'appellent incloud, qui veut dire enchienné; depuis l'occupation française les cas de rage sont devenus plus fréquents. On peut aussi affirmer le fait pour tout le littoral méditerranéen de l'Afrique. La maladie est très rare dans l'Afrique du Sud de même qu'à l'Est et à l'Ouest. Livingstone est porté à croire qu'elle n'existe pas dans le centre et dans la partie tropicale, cependant en 1893 des cas de rage ont été signalés au Cap et tout

(1) Sucquet, Rapport du 2 mars 1857.
(2) Remlinger, la Rareté de la rage à Constantinople. (*Revue d'hyg.*, avril 1903.)
(3) D'Oramy, Lettre de Saïgon à Bouley, 21 juin 1870.
(4) Eeman, Travels in Siberia, vol. II.
(5) Volney, Voyage en Syrie.
(6) Brown, Voyage en Égypte, 1800.
(7) Pruney, Rapport d'Alexandrie, 7 mai 1858.
(8) Burguiresbey, Rapport du Caire, 23 mars 1857.

dernièrement à Rodesia. Elle a été importée en 1892 à Madère.

Amérique. — En Amérique du Nord, la rage est connue depuis la seconde moitié du XVIIIe siècle ; elle est surtout fréquente dans les Etats-Unis, surtout à Massachusetts et à Maryland. En 1908, dix états de l'Union n'avaient pas été éprouvés : la Californie, Idaho, Maine, Montana, Nevada, New Mexico, Oregon, Utah, Washington et Wywnial. A ce moment on ne connaissait que 111 cas de rage chez l'homme sur tout le territoire de l'Union (1).

La rage est fréquente au Mexique, au Brésil, au Chili et à Cuba. Nous verrons qu'elle a été introduite en 1803 au Pérou ou elle a fait de grands ravages (A. Smith) (2). L'épidémie a complètement disparu après le massacre général des chiens en 1808.

La rage sévit de temps à autre au Brésil, mais elle serait inconnue sur le versant oriental des Andes; on ne la connaît pas à l'Equateur à Quito. A Barbades, on ne la connaissait pas avant 1741, à Saint-Domingue avant 1776, à la Jamaïque, à la Guadeloupe avant 1783 ; l'île de Saint-Maurice fut infectée en 1813.

Au Groenland méridional, la rage sévit et menace d'entraîner le dépeuplement de ces régions où l'homme ne saurait vivre sans le chien. Elle est également fréquente dans les régions arctiques. Les Philippines ont été infectées par le Groenland, et Dudley y constate 158 cas.

Océanie. — L'Australie et la Nouvelle-Zélande paraissent indemnes de la rage, ainsi que la terre de Van Diemens, Saint-Hélène et les Açores (M.-G. Fleming) (3).

2. — ÉPIZOOTIES DE RAGE

Dans le livre de Fleming: *Chronologie Hystoric of animal Plagues*, on trouve citées différentes épidémies de rage connues, jusqu'à 1867.

1586. — Epizootie de rage canine dans les Flandres, en Turquie, en Hongrie et en Autriche, pendant l'épidémie de peste qui régnait à cette époque.

1590. — Epizooties de rage sur les loups à Montbéliard (J. Bauchin, Memorabilis historia luporum).

1604. — Grande explosion de rage canine à Paris (*Journ. de Fleury*, IV, vol. III, p. 221).

1712. — Grande mortalité sur toutes les espèces animales en Hongrie. Les hommes mordus par les chiens étaient atteints de parésie et d'hydrophobie, imitaient leurs aboiements, et cherchaient à mordre ceux qui les approchaient. Plusieurs personnes contractèrent la rage en administraut des gargarismes aux chiens malades (Genselleii, *Coresp. épid. inf. Hungariæ*).

(1) Dudley, *J. Am. Méd. Ass.* 1908, 41.
(2) A. Smith, Diseases in Peru, 1881, *Edinb. med and chir. Journ.*
(3) Fleming, Rabies and Heydrophobia. London, 1872.

De *1719* à *1721*. Fréquence inusitée de la rage dans différents pays, particulièrement en France et en Silésie (Wirth).

1722. — Apparition de cette maladie en Hongrie.

1725. — En Silésie, elle se propage aux loups.

1734-1735. — En Angleterre.

1741. — Aux Barbades.

1748. — En Ecosse, dans le comté de Fife, beaucoup de vaches et de porcs en périssent.

1750. — La rage est signalée à Charlestown, dans l'Amérique du Sud, par un correspondant du Gentleman' Magazine (janvier 1751).

« Depuis le commencement de l'année 1750, y est-il dit, une espèce de rage s'est manifestée sur les chiens du pays, et a nécessité l'abatage d'un grand nombre. Dernièrement, on l'a observée sur quelques uns des chiens de la ville. On ne se souvient pas que jamais, à une époque antérieure, aucun cas de rage ait été constaté dans cette province. Je n'ai pas entendu dire que des personnes aient été mordues. Mais dès que les premiers symptômes de la rage se manifestent, les chiens s'attaquent à tous les chiens qu'ils rencontrent *et ceux-ci, peu d'heures après avoir été mordus, sont dans le même état que les agresseurs*. On suppose, à défaut d'autre cause apparente, que cette maladie a été déterminée par les chairs en décomposition de bestiaux morts dont les chiens font leur nourriture. La durée de la maladie n'est que de deux à trois jours. Les porcs en ont été affectés également ».

D'après Lajard, la rage sévissait sur les chiens de Londres et des environs, en 1759 et 1760.

Il l'attribue à la douceur exceptionnelle de l'hiver et à la venue hâtive du printemps. Un ordre fut donné par les magistrats pour que tous les détenteurs de chiens eussent à les tenir en captivité pendant un mois et pour que les agents de police et autres agents de l'autorité missent à mort tous les chiens errants. Une récompense de deux shillings était accordée pour chaque victime. Cette épizootie rabique semble avoir duré jusqu'en 1762.

En *1763*, une épizootie canine, se terminant par des symptômes rabiques, est signalée en France, en Italie et en Espagne, par Sagar. Le massacre général des chiens fut ordonné à Asti, à Alexandrie et dans d'autres villes. A Madrid on en tua plus de 900 dans une seule journée.

1768, *1770* et *1771*. — Apparitions fréquentes de la rage dans Boston et dans d'autres villes d'Amérique du Nord. Un grand nombre de chiens et de renards en furent atteints ; les porcs furent les victimes principales de leurs morsures.

Cette maladie fut considérée comme nouvelle dans cette partie du monde.

1774. — Invasion de la rage dans le Lancashire et toute l'Angleterre.

De *1776* à *1778* la rage apparaît, pour la première fois et sous la forme épizootique, dans les Indes occidentales françaises. On avait cru jusqu'alors les Antilles à l'abri de la rage, car jamais cette maladie ne s'y était montrée.

A la Guadeloupe, la rage revêtit le caractère de *rage mue* sur les premiers chiens affectés, puis ensuite elle prit celui de la *rage furieuse*. Beaucoup de personnes de race blanche ou noire périrent de cette maladie (Animal plagues, p. 486).

1783. — Apparition de la rage, sous forme épizootique, à Hispaniola (Saint-Dominique) et à la Jamaïque, où cette maladie était inconnue. Beaucoup de nègres, de chevaux, de cochons et de chèvres furent mordus et contractèrent la rage. L'origine de cette invasion n'a pas été trouvée.

1785. — Ravage de la rage dans les Etats d'Amérique du Nord; les gazettes du temps abondent en détails sur les terribles effets de cette maladie.

Au dix-neuvième siècle, la rage s'est montrée plus fréquemment, notamment en France, en Allemagne et en Angleterre ; elle a aussi remarquablement étendu ses limites géographiques. Nous avons donné plus haut l'histoire de son apparition au Pérou en 1803.

Elle fut importée en 1806 à la Plata, par des chiens de chasse, appartenant à des officiers anglais, et depuis cette époque elle n'en a jamais disparu.

1803 est la date du début d'une épizootie de rage vulpine des plus importantes ; elle fit en Europe de grands ravages pendant de longues années. Elle apparut, en décembre, au pied des Alpes jurassiennes dans les districts d'Aubonne, de Cussonay, d'Orbe et de Yverdon, et de là, se répandit dans toute la Suisse. En 1804, elle avait envahi le royaume de Wurtemberg et le grand-duché de Bade. En 1819, elle s'était considérablement accrue en intensité et en étendue. Tout le cercle du Danube supérieur ainsi que la Bavière étaient envahis; en 1825, cette épizootie sévissait dans la forêt Noire avec une extrême intensité.En 1821 et 1822, elle régnait dans la forêt de Thuringe. En 1824, les renards de la Hesse supérieure étaient infectés, et l'on a observé qu'elle se propagea, à la manière des maladies contagieuses, de district en district et du sud au nord. A cette époque, elle se répandit dans la Hesse inférieure, jusqu'aux frontières du Hanovre. Dans l'Allemagne du Sud, la maladie se prolongea pendant quelques années; en 1834, on en constata des cas nombreux dans la principauté de Hohenzollern. En l'hiver et au printemps de l'année 1837, des renards enragés furent abattus à Ulm.

Il ne paraît pas que cette épizootie de rage vulpine se soit étendue jusque dans l'Allemagne du Nord.

Les symptômes observés étaient bien ceux de la rage; les renards s'attaquaient à l'homme, dans les bois et jusque sur les grandes routes; ils entraient même dans les villages. Pendant la durée de cette épizootie, un grand nombre d'animaux domestiques de toutes les espèces, y compris les oiseaux de basse-cour, contractèrent la rage à la suite de morsures. Des blaireaux furent aussi infectés. Dans quelques pays, tous les renards moururent ; la panique était générale parmi les paysans.

En 1806, d'après Delabère-Blaine, la rage était très commune en Angleterre, et surtout dans les environs de Londres. Dans les deux années suivantes elle continua à sévir, puis elle diminua peu à peu d'intensité; mais elle continua à être plus fréquente que les années antérieures.

1807. — La rage revêt à Douvre et dans les villes environnantes une forme épizootique. Les accidents sur l'espèce humaine sont nombreux.

1810. — Apparition de la rage sous forme épizootique dans l'Amérique du Nord et plus particulièrement dans l'Etat de l'Ohio, où les chiens, les loups et les renards sont atteints.

1813. — Fréquence de la rage dans l'Ukraine. Marochetti l'observe sur quatorze personnes.

1813. — Au rapport d'Uniscoille, la rage apparaît, pour la première fois, dans l'île Maurice. On a supposé qu'elle y avait été introduite par un vaisseau anglais, venant de la Baie de Bengale, qui avait à son bord des chiens de pure race anglaise.

1815. — Fréquence inusitée de la rage en Autriche, et plus particulièrement à Vienne. Au lieu de quatre ou cinq cas de rage sporadique, constatés annuellement à Vienne et dans les environs de 1808 à 1814, on en a compté jusqu'à quarante-six en 1815. D'après le professeur Waldinger, qui décrivit cette rage, qu'il appelle épizootique, les chiens, au nombre de 43, dont il recueillit l'observation, n'auraient pas été mordus. Waldinger invoque des influences météorologiques pour expliquer la multiplicité des cas qui se sont manifestés à Vienne.

1815. — Apparition de la rage sous forme épizootique, en Danemark d'après Viberg.

1818. — Fréquence de la rage en Podolie, où Marochetti donna ses soins à vingt-six personne affectées d'hydrophobie.

1819. — Mort du duc de Richemond, gouverneur général du Canada, à la suite d'une morsure que lui fit un renard privé, atteint de rage.

1822. — Fréquence de la rage en Hollande, d'après Forster.

1824. — Rage en Suède, sous forme épizootique. Les renards, les loups, les chats et même les rennes en sont affectés.

A la même époque, cette maladie est signalée sous la même forme en Angleterre, en Norvège et en Russie.

De *1823* à *1824*, fréquence inusitée de la rage à Berlin, d'après Herting.

1829. — Ravages fait par cette maladie à Dresde, d'après le professeur vétérinaire Prinz.

De *1824* à *1830* (rapport de Bohme). — La rage fut très fréquente en Saxe et en Angleterre. A Vienne, trente-neuf cas furent constatés.

1831 et *1832.* — Grande extension de la rage dans le duché de Posen.

1833. — Cette maladie prend aux Barbades un développement alarmant.

1834 et *1835.* — Extension de la rage en Saxe et dans la Poméranie. Le gouverneur du canton de Thurgau ordonne la destruction générale de tous les renards .

D'après Fitzvoy, la rage avait envahi le Chili, et tout particulièrement la vallée de Copiapo.

1836. — Progrès de cette maladie en Poméranie. Beaucoup d'accidents rabiques chez les personnes, les chevaux, les bœufs et les moutons. A Paris aussi, les accidents sont signalés plus fréquents que d'habitude.

De *1838* à *1841.* — Fréquence de la rage à Vienne.

De *1830* à *1838.* — Très peu de cas sont signalés à Vienne, un seul est inscrit dans l'été de 1838 pour cette ville et ses environs immédiats, mais, en 1838, 17 cas sont constatés ; en 1839, il y en a 69 ; 42 en 1841 ; le chiffre s'élève tout à coup à 141 ; l'année suivante il retombe à 42, et il n'est plus que de deux en 1843.

Le rapport annuel de l'école vétérinaire de Dresde, par le professeur Prinz, signale la fréquence de la rage en 1838.

De *1839* à *1842*, elle revêtit une forme épizootique. Le professeur Hering attribue sa fréquence à la morsure des renards.

Le nombre des chiens enragés, constatés du 1er janvier 1840 à la fin de février 1842, a été de 230 mâles et de 21 femelles.

1839-1840. — Le compte rendu de l'école vétérinaire de Lyon signale très peu de cas de rage. Mais celui de 1840-1841 accuse l'entrée, dans les hôpitaux de l'Ecole, de soixante-quatre chiens suspects à la suite de morsures. Sur ce nombre trente-trois contractèrent la rage et en moururent.

De *1841 à 1842*.— La rage fut encore très fréquente à Lyon (rapport du professeur Rey); huit personnes périssent des suites de morsures reçues; soixante-six chiens moururent de rage dans les hôpitaux de l'Ecole. Par ordre de l'autorité, plus de trois mille chiens furent abattus dans la ville.

L'année suivante, grâce à l'énergie de cette mesure, les hôpitaux de l'Ecole ne reçurent que 14 chiens.

En *1847*, la rage apparaît à Malte, pour la première fois, d'après un rapport transmis à M. Fleming, par un de ses amis, le député contrôleur Rogers. Elle y causa des accidents très sérieux; plusieurs personnes périrent des suites des morsures de chiens et de chats.

Au moment de cette invasion à Malte, la rage sévissait sur un grand nombre de chiens, à Roscommon, en Irlande.

1851. — Une épizootie de rage canine est signalée dans l'Allemagne du Nord. A Hambourg seule, on en constata pas moins de 267 cas sur les chiens; d'après Schrader, il y avait vingt-trois ans que la rage ne s'était montrée dans cette ville.

De sévères mesures de police furent adoptées et près de 1800 chiens furent mis à mort, tandis que les survivants devaient être tenus rigoureusement à l'attache.

Grâce à ces moyens rigoureux, le chiffre des accidents rabiques chez les chiens baissa considérablement, pour augmenter dès que les ordonnances de police furent exécutées moins minutieusement. Cette épizootie ne s'éteignit tout à fait qu'en 1856.

Le nombre total des cas relevés pendant sa durée s'éleva à près de 600, d'après les autorités vétérinaires de Hambourg. Schrader a établi que, bien que la rage sévît sur les deux rives de l'Elbe, on n'en observa aucun cas sur les îles de ce fleuve, probablement, dit-il, parce que la contagion n'y fut pas importée.

1857. — La rage aurait été introduite, pour la première fois, à Hong-Kong, île de la baie de Canton, par un chien limier anglais (Blood-Hound). Depuis cette époque, aucun cas nouveau ne s'est manifesté.

1855 à *1860*. — Développement de la rage dans l'Allemagne du Nord, en France et en Espagne. A Vienne, au contraire, les cas sont peu nombreux pendant cette période, si ce n'est en 1855 où leur chiffre s'élève à 60.

1858. — La rage revêt en Algérie un caractère tellement inquiétant, que le gouverneur doit prescrire, par une circulaire, des mesures préventives.

1860. — La rage prend une grande extension dans l'ouest de l'Amérique, grâce au nombre des chiens et à leur liberté complète.

Fréquence de la rage à cette époque et dans les années suivantes, dans les provinces rhénanes, à Vienne et en Saxe, où elle se répandit dans tous le royaume.

Les chiffres relevés de Haubner sont les suivants : 1863 : 10 cas; 1864 : 33; 1865 : 227; 1866 : 287; 1860 : 280. Au dire de ce professeur vétérinaire, les cas observés en Saxe, avant 1860, étaient très peu nombreux.

Samuel Daker a constaté qu'en Abyssinie existait une maladie qui régnait souvent, sous forme épizootique. Les habitants, pour en préserver leurs chiens, ont recours à la singulière pratique de les faire passer à travers un foyer embrasé.

1864. — La rage prend de telles proportions, dans le Lancashire, que, pour prévenir son développement, on dut mettre à mort, à Liverpool seulement, plus de mille chiens.

700 furent détruits par la police, et 300 par leurs propriétaires.

En *1865*. — Le nombre des cas à Londres et ses environs fut très considérable au milieu de l'année.

Il en fut de même à Lyon. D'après le rapport du professeur Saint-Cyr, les hôpitaux de l'Ecole vétérinaire reçurent 78 chiens enragés et 81 suspects, dont 9 succombèrent; en résumé, 87 morts sur les 159 animaux, admis dans les hôpitaux de l'Ecole après morsures rabiques.

1866. — La maladie paraît affecter en Angleterre un caractère de virulence exceptionnelle, spécialement dans le Lancashire, où le *Register general* rapporte 36 cas de morts. Une ordonnance de police métropolitaine ayant ordonné la saisie de tous les chiens errants dans Londres, les cas de rage diminuèrent considérablement dans cette ville et ses environs.

1867. — La rage se déclare sur les chiens anglais à Schangaï, dans la Chine du Nord, pendant le courant de l'été, et dans les deux mois qui suivirent. Un grand nombre de chiens des résidants européens contractèrent cette maladie.

1868. — Fréquence des cas de rage en Belgique, où cette maladie est rare d'ordinaire. De janvier en mai (rapport des professeurs Defays et Thiernesse), trente-deux chiens, un chat et un cheval enragés furent reçus à l'école vétérinaire de Bruxelles.

1869. — Manifestation de la rage sous forme dite épizootique, dans le Lancashire d'où elle s'est propagée dans le Yorkshire, jusqu'aux frontières de l'Ecosse. En 1872, elle sévissait encore avec une intensité qui se traduisit par des cas nombreux de transmission aux bêtes. (Voir le livre de M. Fleming.)

Dans ces épizooties et épidémies on trouve plusieurs documents qui plaident en faveur de la contagion. Ainsi on constata qu'en 1806 la rage avait été importée à la Plata par des chiens de chasse appartenant à des officiers anglais. Elle s'est développée de la même façon dans l'île de Maurice (1815), à Malte (1847), à Hong-kong (1857), à Schanghaï (1867), à Charlestown (1850), à Boston (1768), aux Indes occidentales françaises (1771), à Saint-Domingue et à la Jamaïque (1783). Son apparition coïncide partout avec l'importation des chiens étrangers. Bouley insiste avec raison sur le fait que les villes maritimes, à cause de leurs relations commerciales, ont été des plus touchées par la rage.

FRÉQUENCE DE LA RAGE CHEZ DIFFÉRENTS ANIMAUX EN RAPPORT AVEC LE NOMBRE DE MORSURES. — LA RAGE CHEZ L'HOMME DANS DIFFERENTS PAYS DE L'EUROPE

Les données statistiques antérieures à la fondation des Instituts antirabiques sont très incertaines. On peut cependant citer quelques chiffres relatifs à *la fréquence de la rage dans différents pays*. D'après la statistique de Boudui, la mortalité par la rage en Prusse dans l'intervalle de 1854-1858 était en moyenne de 19,5 par année; en Bavière (1851-1856), 36 par année ; en Belgique (1856-1860), 2-6 par année ; en Angleterre, 10 par année; en Ecosse (1855-1856), 1 par année; en Suède (1776-1855), 5-8 par année.

D'après une autre statistique en Angleterre, de 1848-1885, il y a eu 25 morts de rage par an.

Le nombre des animaux enragés en Angleterre, d'après Fleming, était :

	1887	1888	1889	1890
	—	—	—	—
Chiens enragés	217	160	312	129
Bétail à cornes	4	2	9	2
Moutons enragés	5	7	11	—
Porcs euragés	3	—	4	1
Chevaux enragés	4	5	4	2
Daims enragés	257	2	—	—
Total	490	176	340	134

Il est très probable que les chiffres de ces statistiques sont de beaucoup inférieurs à la réalité et que des chiffres plus élevés signifient simplement une enquête plus sérieuse ; ainsi en 1882 on ne signale que 35 cas de rage, tandis qu'en 1895 on en constate 719.

En *France*, de 1862-1872, on ne signale que 383 personnes mordues par des chiens, tandis que depuis l'institution du traitement antirabique, chaque année il se présente de 1.200 à 2.000 personnes mordues. Ainsi :

En 1886	1923 cas.	En 1897	1521
— 1887	1425 —	— 1898	1465
— 1888	1505 —	— 1899	1614
— 1889	1497 —	— 1900	1420
— 1890	1232 —	— 1901	1321
— 1891	1331 —	— 1902	1105
— 1892	1584 —	— 1903	628
— 1893	1470 —	— 1904	755
— 1894	1161 —	— 1905	727
— 1895	1263 —	— 1906	772
— 1896	1308		

Les morsures étaient produites par différents animaux. 1.000 morsures en moyenne étaient dues à des chiens, 50 à des chats, 40 à d'autres animaux : loups, renards, blaireaux, chevaux, vaches. Il résulte de ce tableau que surtout depuis 1893 le nombre des mordus a diminué sensiblement ; ceci dépend d'abord de la création d'un grand nombre d'instituts antirabiques en France et à l'Etranger. La diminution qui se prononce de plus en plus depuis 1902 est due sans doute aux mesures sévères de police sanitaire qui ont été prises surtout à Paris en vue de combattre la rage.

En comparant cette liste avec la statistique de la fréquence de la rage chez le chien on trouve :

pour l'année	1890	1151	chiens enragés
—	1891	1947	—
—	1892	2166	—
—	1893	1260	—
—	1894	1000	—
—	1895	1619	—
—	1896	1673	—
—	1897	1794	—
—	1898	1809	—
—	1899	2206	—
—	1900	2476	—
—	1901	2455	—

Il résulte des statistiques régionales de la France que le nord et l'est ont été les plus éprouvés, tandis que le nord-est et le nord-ouest l'ont été beaucoup moins.

En *Allemagne*, il y a moitié moins d'animaux enragés qu'en France.

Le rapport entre le nombre des animaux enragés et celui des personnes infectées est surtout très petit en Allemagne.

Ainsi en 1887, on a compté 450 chiens et 60 bêtes à cornes malades, tandis que 4 personnes seulement mouraient de rage. En 1888, 2 cas de mort; en 1892, 3 seulement; en 1891, 3 personnes; en 1892, 3 personnes; en 1893, 1 seule personne mouraient d'hydrophie.

En 1895 il y avait 129 cas de rage chez le chien; 74, en 1896; 179, en 1897; 74, en 1898; 2, en 1899.

En *Allemagne*, surtout au centre, on peut constater qu'à la suite des mesures sévères de police sanitaire il n'y a que très peu de cas de rage, même chez les animaux.

Le plus grand nombre des cas de rage survient près des frontières, surtout à la frontière russe. La Silésie et la Prusse orientale en comptent à elles seules les trois quarts ; puis viennent les localités rapprochées de l'Autriche; en dernier lieu il y a eu des cas de rage près de la frontière française.

Après l'institution du traitement antirabique en Allemagne, ces données ont été un peu modifiées. On a constaté une plus grande diffusion de la rage, un plus grand nombre d'animaux enragés et surtout beaucoup plus de morsures chez l'homme ainsi qu'une mortalité plus grande.

Nombre de cas de rage chez les animaux domestiques en Allemagne depuis 1889 jusqu'à 1894.

ANNÉES	NOMBRE DE CAS DE RAGE DANS UNE SEULE ANNÉE — COMMUNES — Au commencement d'une Année : Étaient frappées par la rage	COMMUNES — Pendant d'une Année : Furent atteintes par la rage	COMMUNES — Pendant d'une Année : La rage fut éteinte	COMMUNES — A la fin d'une Année : Restèrent enragées	ANIMAUX — Devenus enragés, morts, ou tués pendant une année : Chiens	Chevaux	Bêtes à cornes	Moutons	Porcs	Chiens suspects de rage : Tués par ordre de la police	Chiens suspects de rage : Mis sous la surveillance de la police	Chiens vagabonds suspects de rage, tués
1889	69	609	620	58	410[1]	5	63	3	6	1.556[2]	230	275[3]
1890	58	815	822	51	590[4]	4	98	2	9	2.164[5]	144[6]	309[7]
1891	51	590	604	37	445[8]	11[9]	70	8[10]	4	1.253[11]	30	276
1892	37	570	580	27	387[12]	8	69	7	27	1.305[13]	60	404
1893	27	541	508	60	410[14]	3	39	7	4	1.383[15]	68[16]	213
1894	60	552	574	38	471[17]	—	73	—	—	1.201[18]	77	162[19]

(1) de plus 4 chats ; — (2) de plus 18 chats ; — (3) de plus 63 chiens suspects de rage, étant restés sous la surveillance des propriétaires ; — (4) de plus 11 chats ; — (5) de plus 37 chats ; — (6) de plus 5 chats ; — (7) de plus 29 chiens restés sous la surveillance des propriétaires ; — (8) de plus 3 chats ; — (9) de plus un âne ; — (10) de plus une brebis ; — (11) de plus 12 chats ; — (12) de plus 22 chats ; (13) de plus 14 chats et un canard ; — (14) de plus 3 chats ; — (15) de plus 31 chats 5 poules ; — (16) de plus un chat ; (17) de plus 3 chats ; — (18) de plus 18 chats ; — (19) de plus un chat.

L'Autriche compte chaque année 700 cas environ de rage canine, chiffre sans doute beaucoup inférieur à la réalité. Les statistiques officielles accusent 7.723 cas de rage canine de 1880 à 1889 et 3.822 cas de 1890 à 1894.

En Autriche la maladie est plus répandue en Bohême, en Galicie et surtout en Hongrie ; dans ce dernier pays, avant l'institution du traitement antirabique, on avait constaté de 1809 à 1818 441 morsures chez l'homme avec 252 cas de mort, c'est-à-dire 25 par an ; de 1870 à 1880 la mortalité annuelle par la rage a été de 80 ; de 1881 à 1885 on rapporte 810 morsures par des chiens enragés et 48 cas de mort de personnes.

En 1886 il y a eu 232 morsures, 22 cas de rage chez l'homme.
— 1887 — 189 — 9 — —
— 1888 — 177 — 15 — —
En 1888 il y a eu 444 animaux enragés; 564, en 1889.

Cette statistique montre une telle disproportion entre les cas de morsures et ceux de rage déclarée qu'on ne peut lui accorder aucune valeur; en effet, immédiatement après l'institution du traitement antirabique, on constata dès la première année 516 morsures; en 1895, 1.084 morsures; dans la suite, le nombre des morsures dépassa 3.000 par an.

En admettant qu'un tiers au moins des cas de morsures n'ont pas été déclarés, on peut supposer que le nombre des personnes mordues par des chiens enragés doit dépasser le chiffre de 4.000.

Les statistiques des vétérinaires et celles des Instituts Pasteur au sujet des chiens enragés sont en général en désaccord. Les Instituts Pasteur donnent un nombre beaucoup plus grand de chiens enragés que la statistique vétérinaire.

En Hongrie la distribution de la rage dans les 62 districts varie beaucoup. Il n'y a que 10 ou 11 districts où on ne signale pas de cas de rage ; ce sont des districts à population clairsemée et possédant peu de chiens. Mais l'explication la plus plausible de ce fait réside peut-être dans la négligence des autorités; celles-ci n'ont simplement pas été averties des cas de rage.

En 1890 on avait constaté 1.286 cas de rage chez le chien; en 1891 : 719; en 1892: 609; 1893: 756; 1894: 1.140; 1895: 1.227; 1896: 1.274; 1897 : 1282; 1898 : 1.219; 1899 : 1.125; en 1900 : 1.157 cas.

En *Belgique*, où la déclaration a été faite d'une manière plus rigoureuse, il y a eu en 1889 : 254; 1890 : 182; 1891 : 216; 1892 : 83; 1893 : 65; 1894 : 65; 1895 : 29; en 1896 : 67, 1897 : 118, 1898 : 260 ; 1899 : 303 ; 1900 : 122 cas de rage.

La diminution des cas de rage canine en Belgique s'explique probablement par les mesures très rigoureuses qui ont été prises dans ces dernières années.

En *Italie*, d'après les données empruntées au livre de Högyes (1), il n'y a eu de cas de rage en 1889 que dans 10 communes; en 1890 et 1891, on signale 17 communes infectées. Il n'est pas douteux que ces chiffres sont tout à fait erronés, car il y a en Italie un grand nombre d'Instituts antirabiques qui ont signalé des milliers de personnes mordues provenant de toutes les communes presque sans exception.

En *Russie*, d'après les données des Instituts antirabiques, 3.329 personnes se sont présentées en 1890 ; 2.976, en 1891 ; le nombre des animaux mordeurs dans ces deux années était :

	1890	1891
	—	—
Chiens	2.976	2.512
Chats	208	129
Loups	75	119
Porcs	8	9
Vaches	11	9
Chevaux	16	13

Dans les mêmes années, le service vétérinaire ne relève, pour l'année 1890, que 680 cas de rage canine, 588 cas de rage chez le bœuf et 40 cas chez le cheval :

En 1891	429	chiens	634	bœufs	74	chevaux.
— 1892	433	—	538	—	72	—
— 1893	521	—	678	—	81	—
— 1894	284	—	662	—	294	—
— 1895	614	—	801	—	203	—
— 1896	864	—	984	—	152	—
— 1897	1367	—	1160	—	247	—
— 1898	1314	—	1223	—	219	—

En *Suisse*, en 1889, il y a eu 7 cas de rage chez l'homme, 16 chez les chiens. En 1890 : 5 ; en 1891 : 15 ; en 1892 : 6 ; en 1893 : 7 ; en 1894 : 25 ; en 1895 : 129 ; en 1896 : 74 ; en 1897 : 179 ; en 1898 : 74. Ces données sont sans doute incomplètes. Il faut les compléter par les statistiques de l'Institut antirabique de Berne.

En *Bulgarie*, en :

1892	il y avait	7	communes infectées	par la rage.
1893	—	20	—	—
1894	—	30	—	—

Dans la *Grande-Bretagne*, la rage a presque entièrement disparu à la suite d'une intervention sanitaire énergique.

Années :	1890	1891	1892	1893	1894
	—	—	—	—	—
Rage du chien	129	79	38	93	248
Années :	1895	1896	1897	1898	1899	1900
	—	—	—	—	—	—
	672	433	155	17	9	6

En *Hollande, en Danemark, en Suède*, on ne constate que quelques cas isolés. En *Norvège*, la maladie est tout à fait inconnue.

La *Roumanie* donne les chiffres suivants (service vétérinaire).

Années :	1893	1894	1895	1896	1897	1898	1899
	—	—	—	—	—	—	—
Rage du chien	24	47	97	74	58	120	108

Nous verrons que cette statistique est tout à fait erronée et doit être rectifiée par les données des Instituts antirabiques.

La rage est fréquente en *Espagne*, en *Turquie* et en *Grèce*.

3. — RÉPARTITION DE LA RAGE CHEZ LE CHIEN

La répartition de la rage chez les différentes races canines donne certaines indications au sujet de la contamination. Les races les plus exposées à être mordues sont les plus souvent atteintes, ainsi sur 1.525 chiens enragés 419 appartiennent à la race des Terriers. Or ces chiens logent d'habitude dans les écuries, on leur laisse une assez grande liberté; de plus ils servent aussi à détruire les rats; il faut donc se demander si certains de ces chiens enragés n'ont pas contracté la rage des rats. Après les terriers viennent des chiens bâtards de rues qui fournissent surtout les chiens errants. Le chiffre des cas de rage parmi ceux-ci est 345; viennent ensuite les chiens dits « loups-loups », qui étaient très répandues au moment où on dressait cette statistique; ils fournissaient 206 cas. Beaucoup plus rares sont les cas de rage chez les chiens de chasse, les griffons, épagneuls, qui ne donnent à eux tous qu'une centaine de cas. Enfin on ne compte que 58 terreneuves, 38 caniches, 38 lévriers, 24 avant-nius, 19 braques; les carlins, les danois ne comptent que quelques cas.

Dans la statistique d'Eckel (1841), les chiens mâtinés de toutes variétés donnent 53 o/o des cas, la petite race anglaise 12 o/o; le fox hoond 6 o/o; les autres races, les chiens de Poméranie, les mastifs, les dogues de bonne race, les chiens bergers ne donnent que de 1 à 2 pour cent.

L'étude de la répartition de la rage des chiens suivant l'âge donne les résultats suivants. Les chiens d'un à deux ans fournissent de 13 à 14 pour cent des chiens enragés, de 2 à 3 ans 17 pour cent; la proportion des chiens plus âgés, jusqu'à 6 ans, est de 10 pour cent; les chiens au-dessus de 6 ans ne fournissent que très peu de cas de rage (4 ou 6 pour cent); enfin les chiens de 10 ans : 2 pour cent.

En résumé les jeunes chiens, notamment de 2 à 3 ans, sont ceux qui donnent le plus grand nombre de cas de rage. On peut en chercher la cause dans l'instinct génésique plus développé qui augmente, pendant la période du rut, les chances de morsures par des chiens enragés. Cette statistique ne comporte pas les petits chiens de quelques semaines, depuis la naissance jusqu'à 1 an; ceux-ci sont cependant assez souvent atteints de rage; leur rage paraît être très virulente.

4. — ESPÈCES D'ANIMAUX MORDEURS

D'après le Comité d'Hygiène (1850-1872), dans 717 cas de rage humaine la maladie a été produite par :

Des chiens dans	665	cas.
— loups dans	38	—
— chats dans	22	—
— renards dans	1	—
— vaches dans	1	—

Le nombre des animaux enragé sen Prusse et en Allemagne, de 1876 jusqu'en 1903, est le suivant :

A. — **Prusse** (1876-1885)

Année.	Animaux.	Chiens.	Chevaux.	Bétail.	Moutons.	Porcs.
	—	—	—	—	—	—
1876/77	720	521	9	139	27	24
1877/78	758	571	6	102	30	16
1878/79	593	474	14	43	48	14
1879/80	710	566	8	97	24	15
1880/81	906	672	15	155	46	17
1881/82	744	532	6	162	10	26
1882/83	553	431	7	87	11	17
1883/84	579	350	7	154	51	13
1884/85	761	352	7	178	8	16
1885/86	491	326	9	89	43	24

B. — **Allemagne** (1886-1903)

Année.	Animaux.	Chiens.	Chevaux.	Bétail.	Moutons.	Porcs.	Brebis.	Chats.
	—	—	—	—	—	—	—	—
1886	578	438	5	92	32	7	1	3
1887	556	423	6	99	6	17	1	4
1888	543	397	7	101	18	17	2	5
1889	493	410	5	65	3	6	—	4
1890	714	590	4	98	2	9	—	11
1891	543	445	11	70	8	4	1	3
1892	500	387	8	69	7	27	—	2
1893	466	410	7	34	7	4	—	2
1894	557	471	4	35	—	6	—	3
1895	489	431	4	190	8	8	—	1
1896	939	724	8	106	6	8	2	2
1897	905	770	11	223	3	4	1	8
1898	1.202	904	14	171	44	5	3	9
1899	1.154	911	9	155	38	17	3	7
1900	987	798	6	150	5	13	1	10
1901	676	560	6	78	5	22	—	4
1902	612	516	3	77	2	7	1	6
1903	920	795	5	104	2	6	1	7

Hongrie.

Année.	Animaux.	Chiens.	Chevaux.	Bétail.	Moutons.	Porcs.	Chats.
	—	—	—	—	—	—	—
1889	692	460	21	118	7	83	3
1890	1.410	1.286	22	59	9	34	—
1891	788	719	8	29	3	29	—

Année.	Animaux.	Chiens.	Chevaux.	Bétail.	Moutons.	Porcs.	Chats
1892......	676	609	5	32	2	28	—
1893......	880	756	15	51	17	44	—
1894......	1.348	1.140	19	66	41	82	—
1895......	1.397	1.227	13	60	1	96	—
1896......	1.433	1.274	14	74	8	62	—
1897......	1.517	1.272	22	120	40	53	—
1898......	1.327	1.219	11	25	7	51	21
1899......	1.271	1.125	12	10	68	50	11
1900......	1 258	1.157	10	27	10	52	—
1901......	1.753	1.879	14	101	36	110	—
1902......	1.875	1.449	78	147	25	114	82

En Russie, en Roumanie, en Bulgarie, en Serbie, dans l'Autriche orientale, les morsures par des loups enragés sont assez nombreuses ; dans les Indes, l'Afrique du Nord, la morsure par le chacal et la hyène enragés est commune. En Roumanie nous avons traité en quinze ans plus de 300 personnes mordues par des loups enragés et 2 personnes mordues par des ours enragés. Le chameau est assez souvent atteint de rage en Afrique et dans les steeppes kirghises (Vedervikoff).

Il faut, de plus, citer les animaux de laboratoire, les petits rongeurs enragés, tel que le lapin, le cobaye, le rat, la souris.

Nous reviendrons sur la manifestation de la rage chez les différents animaux et sur le danger qu'ils offrent pour l'homme.

5. — LA RAGE CHEZ L'HOMME SUIVANT L'AGE DES MORDUS

Les enfants surtout fournissent un grand nombre de cas de rage ; sur 386 cas il y avait :

Au-dessous de 5 ans....................	24 cas.
De 5 à 15 ans	48 —
De 15 à 20 ans..........................	36 —
De 20 à 30 ans..........................	53 —
De 30 à 60 ans..........................	164 —
De 60 à 80 ans..........................	31 —

D'après Bouley la fréquence de la rage chez les enfants s'explique par l'imprévoyance, la faiblesse, l'amitié des enfants pour les chiens, etc. En effet, on observe que les chiens, même enragés, épargnent souvent les enfants et ne les mordent que poussés à bout par les harcellements continuels auxquels les enfants se livrent sur eux.

La statistique des personnes mortes est loin d'être en rapport avec le nombre des personnes mordues. On ne connaît, en effet, qu'un petit nombre des mordus tandis que les cas de rage déclarés sont beaucoup plus souvent connus. Depuis peu de temps seulement les mordus se présentent plus régulièrement aux Instituts antirabiques.

En Roumanie, près de 20 à 30 personnes par an, mordues par des chiens enragés, meurent de la rage sans s'être présentées au traitement.

Donnons, sous réserve, la statistique de Bouley et celle du Comité d'Hygiène.

Au-dessous de 5 ans	10	morts pour	23	mordus ou	43,48	morts	pour 100.
De 5 à 15 ans . .	30	—	126	—	28,81	—	—
De 15 à 20 ans. . .	16	—	33	—	48,48	—	—
De 20 à 30 ans. . . .	24	—	40	—	60	—	—
De 30 à 40 ans. . . .	8	—	44	—	63,63	—	—
De 40 à 50 ans. . . .	23	—	50	—	46	—	—
De 50 à 60 ans. . . .	28	—	37	—	77,67	—	—
De 60 à 70 ans . . .	14	—	21	—	66,66	—	—
De 70 à 80 ans. . . .	6	—	8	—	75	—	—
De 80 à 90 ans. . . .	1	—	1	—	—	—	—
Moyenne générale. . .	180		383		47	—	—

Si nous comparons ces résultats avec nos dernières expériences nous voyons que les morsures donnent la rage moins souvent chez les enfants que chez les personnes plus âgées ; ceci ne correspond pas aux expériences récentes ; ainsi sur cent personnes au-dessous de 20 ans la mortalité serait de 31 tandis qu'au-dessus de 20 ans elle serait de 62.

On voulait expliquer ces faits en supposant que les enfants jouissent d'une certaine immunité contre la rage ; mais on sait aujourd'hui que les enfants sont au contraire plus sensibles au virus rabique. Il en résulte qu'il ne faut pas se fier à des données statistiques incomplètes et basées sur un nombre insuffisant de faits.

6. — PROPORTION ENTRE LE NOMBRE DE PERSONNES MORDUES ET LE NOMBRE DE CAS DE RAGE HUMAINE

L'insuffisance des statistiques rabiques est la cause des résultats insuffisants publiés au sujet du nombre des personnes mortes de rage. Les chiffres publiés sont certainement au-dessus de la vérité.

Ainsi en France, d'après ces statistiques, 30 personnes par an seulement succomberaient à la maladie. On ne peut en tirer aucune conclusion.

Les années où l'on a constaté peu de cas (1870-1871) sont simplement des années de guerre pendant lesquelles la statistique était encore plus négligée. De la statistique du Comité d'Hygiène, il résulterait qu'il y a beaucoup plus d'hommes mordus que de femmes et que la mortalité chez l'homme est de 52 p. 100 tandis que chez la femme elle est de 42 p. 100. On ne peut naturellement tirer aucune conséquence de ces statistiques, car ni chez l'homme ni chez la femme la mortalité après morsure ne peut être de 42 p. 100, ou de 52 p. 100. En effet, elle est de beaucoup inférieure. Plus une statistique est soignée, plus la mortalité paraît petite en rapport avec le nombre des morsures; c'est-à-dire qu'il est beaucoup plus facile de connaître les cas de rage et de mort que les cas de morsure.

La statistique de Bauer, qui est basée seulement sur les morts, est donc plus sûre. Sur 375 morts de rage, il trouve 288 hommes et seulement 87 femmes.

Voici la statistique recueillie par Pasteur sur la fréquence de la rage après des morsures de loups enragés (1) :

1706 à Saint-Julien	8 mordus,	8 morts.
1806 à Bourg	9 —	8 —
1812 à Bor-sur-Ormain	19 —	11 —
1840 à Darbois	1 —	1 —
1866 à Nant	3 —	3 —
1874 à Rochette	2 —	2 —
1882 à Eau d'Allovard	4 —	4 —
1811 à Avallon	» —	5 —
Total	100 —	82 —

Nos statistiques en Roumanie avant l'institution du traitement antirabique relèvent une mortalité de 60 p. 100 chez les mordus par des loups enragés et de 95 p. 100 chez les personnes mordues à la face. Ces statistiques sont beaucoup plus sûres que celles qui concernent les morsures de chien, car on connaît aussi bien le nombre des mordus par des loups enragés que celui des morts.

7. — DURÉE D'INCUBATION

La durée d'incubation, d'après l'enquête du Comité d'Hygiène, est à peu près la même que celle qui ressort des observations des médecins (Brouardel) et des cas recueillis par Bauer. D'après ce dernier auteur, sur 447 cas, sont mortes :

Après 12-25	jours, 33	personnes	7,38 o/o
— 26-30	— 27	—	6,04 —
— 31-33	— 35	—	7,83 —
— 36-40	— 35	—	7,83 —
— 41-50	— 71	—	15,88 —
— 51-60	— 40	—	8,99 —
plus tard	206	—	46,09 —
Total :	— 447	—	19,24 —

D'après notre statistique, celle de Nitsch et de Bauer, l'incubation est plus courte chez la femme que chez l'homme. D'après

(1) *Comptes-rendus de l'Acad. des sciences*, 1886, 12 avril.

Bauer, dans 375 cas, l'incubation moyenne chez l'homme a été de 80 jours; chez la femme de 65 jours. Ainsi que notre statistique, celle de Nitsch montre une incubation plus courte de 1-2 semaines environ chez la femme.

8. — ERREURS DANS LES STATISTIQUES CONCERNANT LA RAGE

Toutefois il est utile de montrer ici comment on peut faire, au sujet de la rage, de fausses statistiques en se basant sur des données fondamentales insuffisantes. Ces statistiques ont été le point de départ d'affirmations et de pratiques erronées souvent désastreuses.

Erreurs dans le dénombrement des chiens enragés.—Nous avons reproduit plus haut plusieurs statistiques concernant le nombre des chiens enragés; il faut cependant observer que toutes, celles qui sont antérieures au traitement de Pasteur sont absolument fausses. Avant l'institution de ce traitement on ne connaissait que le dixième, à peu près, du nombre des chiens enragés. Voici par exemple la statistique du service vétérinaire de Roumanie comparée à celle de l'Institut antirabique de Bucarest.

	Statistique du service vétérinaire.	Statistique de l'Institut antirabique.	
	—	—	
Il y avait en 1895	34	236	chiens enragés en Roumanie.
— 1896	72	225	—
— 1897	60	211	—

La statistique de l'Institut antirabique, elle-même, est nécessairement incomplète, car cet institut n'enregistre que des chiens enragés qui ont mordu des personnes. Un grand nombre d'individus mordus ne viennent pas au traitement et constituent ainsi une autre cause d'erreur dans la statistique. Ainsi en 1900 nous n'avons eu que 780 personnes traitées mordues par 419 chiens tandis qu'en 1906 1.061 personnes traitées avaient été mordues par 654 chiens.

Erreurs dans la constatation de la mortalité des mordus. — On avait affirmé, depuis longtemps, qu'une grande partie des personnes mordues mouraient de la rage; mais les chiffres donnés à l'appui de ces affirmations étaient tout à fait discordants. Certains auteurs affirmaient que 5 p. 100 des mordus succombaient à la maladie, d'autres allaient jusqu'à 80 p. 100.

Ces données statistiques étaient toujours illusoires, car on ne pouvait jamais satisfaire à la première des conditions nécessaires pour avoir une statistique exacte, c'est-à-dire qu'on ne pouvait jamais connaître le nombre exact de personnes mordues par des chiens enragés. Le nombre des personnes mortes de rage était toujours beaucoup mieux connu. Il en résultait naturellement une exagération du danger. Le chiffre de la mortalité paraissait baisser à mesure que celui des mordus augmentait. Une telle statistique serait même aujourd'hui tout à fait suspecte. Il faut de plus remarquer que bien souvent les morsures proviennent de chiens non enragés. En effet dans un grand nombre de cas on rencontre des personnes mordues par des chiens errants qu'on ne peut plus retrouver.

Une autre source d'inexactitudes est la gravité très variable de la morsure. Il est donc évident que nous ne possédons pas de base assez sûre pour pouvoir apprécier le rapport qui existe entre le nombre des cas de rage et celui des personnes mordues.

Erreurs statistiques concernant l'efficacité de la cautérisation. — Un autre exemple d'inexactitude de la méthode statistique nous est fourni par les chiffres sur lesquels on se basait pour prouver l'efficacité de la cautérisation. Nous verrons que des auteurs très consciencieux sont arrivés par leurs statistiques à des résultats tout à fait opposés. Ainsi d'après la statistique de Brouardel (1) la mortalité des mordus cautérisés serait de 30 %, tandis que celle des non-cautérisés 80 %. La statistique de Proust montre 76 morts sur 117 mordus non cautérisés et 89 décès seulement sur 249 personnes cautérisées. A l'Institut de Bucarest, en s'appuyant sur les résultats donnés par le traitement des personnes mordues par des loups, on est arrivé à des conclusions analogues ; il en est de même à l'Institut Pasteur. Cependant, en examinant de plus près ces statistiques, je me suis convaincu qu'elles reposent toutes sur des données tout à fait incertaines. En effet, les résultats ultérieurs, obtenus à l'institut de Bucarest, relatifs à des morsures de loups, ont montré au contraire plus de morts après cautérisation que chez les mordus non cautérisés. Mes expériences sur les animaux ont également confirmé l'inefficacité de la cautérisation dans la plupart des cas. Il en est ainsi dans les cas où la cautérisation est faite plus de 10 à 15 minutes après la morsure. Les statistiques antérieures étaient pourtant basées sur un grand nombre de faits et sur de vastes enquêtes.

(1) BROUARDEL, Diction. encycl. de Dechambre, 1874.

CHAPITRE III

LÉGISLATION

1. Historique des dispositions légales contre la rage. — 2. Mesures de police sanitaire prises dans différents pays. — Mesures prises contre la rage des fauves et moyens de prévenir la transmission aux animaux domestiques. — 3. Mesures internationales proposées dans différents pays, surtout contre l'invasion de la rage venue du dehors.

I. — HISTORIQUE DES DISPOSITIONS LÉGALES CONTRE LA RAGE

L'intervention de l'Etat pour combattre la rage est de date relativement récente. Cependant, des ordonnances relatives à la rage du chien ont été publiées en Prusse en 1787; en France, les articles 1382, 1383 et 1385 du Code civil établissent d'une manière très nette les responsabilités des propriétaires d'animaux domestiques (de chiens); de même, l'article 459 du Code pénal rend obligatoire la déclaration, de la part de tout détenteur ou gardien d'animaux.

Une taxe sur les chiens a été introduite à Speyer en 1779, à Zürich en 1785. La muselière obligatoire a été introduite à Berlin à 1853, à Munich de 1855-1858.

Au siècle dernier, quand on eut démontré que la contagion jouait le rôle principal dans la propagation de la maladie, des instructions furent données et des règlements furent institués dans différents pays; ils sont du reste devenus très efficaces.

Dans la seconde moitié du XVIIIe siècle, il existait déjà des statuts dans différents pays (Allemagne) visant les épidémies de rage. Vers le milieu du XIXe siècle, en même temps que la législation des maladies des animaux et des épizooties, naissaient les ordonnances sur les mesures à employer pour contrôler les chiens pendant les épidémies de rage. Nous citons ici quelques-uns de ces lois et règlements. Une des lois la plus complète est l'ordonnance prussienne de police sanitaire du 8 août 1835. Elle renferme les dispositions suivantes sur la rage.

RÈGLEMENT PRUSSIEN DE 1835 CONCERNANT LA RAGE

Diminution du nombre des chiens. — § 92. La rage étant

très répandue chez les chiens, il faut chercher à réduire le plus possible le nombre de ces animaux. Il faut surveiller l'accomplissement des ordonnances de police concernant les chiens; mais sans tenir compte de l'article dans lequel il s'agit d'une certaine amende ou de punitions corporelles.

Mise à mort des chiens enragés. — § 93. Dès que la rage se manifeste, même sous la forme la plus bénigne, chez un chien, celui-ci doit être tué immédiatement, même dans le cas où il n'aurait mordu personne. Cette obligation concerne surtout le propriétaire ou celui qui a observé le chien. On doit faire abstraction de la disposition qui prévoit une punition corporelle ou une amende (disposition établie par l'édit du 20 février 1797, 2e seg.).

Avertissement de la police. — § 94. On doit annoncer sans retard à la police, pour éviter une amende de 5 Thl. ou la réclusion pendant 8 jours, les cas de rage et fournir à la police les renseignements qu'on possède sur le chien en question.

Procédés à employer dans le cas où un chien a mordu un homme. — § 95. Si un chien enragé, ou soupçonné comme tel, a mordu une personne, le propriétaire du chien, les plus proches parents ou celui qui a pris le premier connaissance du fait, pour éviter une amende de 10 Thls. ou une punition de 14 jours, doit informer le médecin de la localité ou le chirurgien. Le chien doit être saisi, si cela est possible et ne présente pas de danger, il sera ensuite enfermé pour se trouver sous le contrôle du médecin ; il y restera tenu jusqu'à sa guérison ou jusqu'à sa mort.

Punitions légales en cas de dommages. — § 96. Dans le cas où la morsure du chien enragé a provoqué des préjudices, il faut se rapporter aux disposition légales générales qui ont en vue les préjudices causés par négligence (Allgemeines Landrecht Th. 11, fil. 20, p. 777 et 569).

Enfouissement des chiens enragés. — § 97. Dès qu'un chien enragé aura été tué ou qu'il sera mort, le cadavre devra être enfoui dans un endroit écarté avec la peau, les poils, en évitant de le toucher avec les mains. On doit creuser dans ce but une fosse d'une profondeur d'au moins 6 pieds; il faut ensuite jeter sur le cadavre une poignée de chaux, puis le couvrir avec de la terre et des pierres.

Nettoyage et destruction des objets qui ont été en contact avec le chien enragé. — § 98. Les outils qui ont touché le cadavre, les objets qui ont été en contact avec le chien enragé, les objets qui ont été salis par sa bave, ou par son sang, comme par exemple son gîte, sa chaîne, les instruments dont on s'est servi pour le tuer, doivent être désinfectés.

Il faut procéder de la même façon pour l'écurie dans laquelle a été le chien. On ne peut y loger aucun animal pendant les 12 semaines que suivent l'infection. Les contrevenants à ces dispositions, de même que ceux qui les négligent (§ 97 et 98), seront passibles d'une amende de 5 à 10 Thlr. ou d'une punition de 14 jours.

Mise à mort des chiens mordus par un chien enragé. — Les chiens qui ont été mordus, ou suspectés de morsure par un chien enragé, doivent être immédiatement tués et enterrés avec toutes les précautions nécessaires. Les propriétaires qui contreviennent à cette disposition, ou qui donnent leur chien à une tierce personne sachant qu'il a été mordu par un chien enragé, seront punis conformément au § 93.

Défense de traiter les chiens enragés ou les chiens

mordus par des chiens enragés par des personnes étrangères à la médecine. — Il n'est pas permis aux personnes étrangères à la médecine de traiter les chiens enragés, ainsi que les chiens qui ont été mordus par ceux-ci.

Les essais de traitements ne peuvent être entrepris même par les médecins ou par les vétérinaires qu'avec la permission de la police et sous sa surveillance. Ils doivent s'entourer de toutes les précautions nécessaires.

Ces dispositions ont été modifiées par les instructions du conseil confédératif du 14 février 1881; dont voici les principales dispositions.

§ 16. Les chiens atteints de la rage, ou qui en sont suspectés, devront être tués par le propriétaire ou par la personne à laquelle ils ont été confiés; sinon ils devront être enfermés jusqu'à l'intervention de la police. Si le transport d'un pareil chien est indispensable dans le but de l'enfermer à l'abri de tout accident, ce transport doit être effectué dans une cage close.

Si une personne a été mordue par un chien enragé, ou seulement suspecté de rage, le chien ne doit pas être tué. Il doit être enfermé jusqu'à l'arrivée du vétérinaire, qui examinera le chien.

§ 17. La police doit prendre des dispositions pour que le chien suspecté de rage, et qui a été enfermé comme tel, soit examiné par le vétérinaire officiel.

Si l'examen laisse des doutes en ce qui concerne la santé du chien, celui-ci doit être enfermé dans un endroit sûr, pendant 8 jours.

Si le propriétaire possède un certificat du vétérinaire officiel, qui prouve qu'il n'y a plus aucun doute sur la santé de l'animal, le chien peut être mis en liberté.

§ 18. Quand un chien suspect de rage est mort ou a été tué, la police peut demander au vétérinaire officiel de pratiquer l'autopsie de l'animal.

Il peut prendre cette disposition pour les chiens qui ont mordu des personnes ou d'autres animaux.

§ 19. L'article 37 apporte la modification suivante : « La police doit faire connaître l'apparition de la rage en se conformant aux coutumes locales et par la publication des cas de rage dans les journaux désignés à cet effet.

§ 20. L'article 38 apporte le modification suivante : Il est défendu de laisser circuler librement les chiens, sans autorisation de la police, dans les régions infectées par la rage.

Il faut considérer comme infectée toute localité dans laquelle un chien enragé ou suspect a été vu, ainsi que les localités qui sont placées à proximité de ces régions.

L'emploi des chiens destinés au charriage ne doit pas être suspendu, dans le cas où les chiens sont bien attelés et pourvus d'une bonne muselière; en dehors du temps pendant lequel on les emploie à cet effet, les chiens doivent être enfermés.

L'emploi des chiens de berger, de bouvier, et de chasse peut être admis à la condition qu'ils restent enfermés pendant qu'on n'en fait pas usage ou qu'ils soient pourvus d'une bonne muselière et conduits en laisse à la promenade.

La police doit ordonner la mise à mort immédiate des chiens errants de la région suspecte.

§ 21. Les dispositions de la police qui se rapportent à l'article 20 doivent être publiées d'après les coutumes locales, dans les journaux désignés pour de pareilles publications.

Le nom des localités infectées doit être de même publié.

B) Chats. — § 22. Les dispositions des §§ 16-21 sont aussi applicables pour les chats atteints de rage ou même suspectés de cette maladie, avec les modifications nécessaires.

C) Autres animaux domestiques. — § 23. Les autres animaux domestiques, enragés ou suspectés d'avoir été mordus par un animal enragé lui-même ou suspecté de rage, doivent être soumis au contrôle de la police pendant toute l'époque que dure le danger.

Ces animaux peuvent être livrés à la boucherie. Toutefois les parties qui présentent des morsures doivent être rejetées.

§ 24. La durée du danger est de 3 mois pour les chiens, de 4 mois pour le bétail, de deux mois pour les moutons, les chèvres et les porcs.

§ 25. Pendant la durée de l'observation par la police, les animaux ne peuvent changer de région sans autorisation préalable. Dans le cas ou les animaux changent de région, par autorisation de la police, leur observation est obligatoire dans la nouvelle région où ils ont été transportés.

§ 26. Si la permission de transporter les animaux dans un autre arrondissement a été accordée, la police de la nouvelle région doit être mise au courant de l'état sanitaire de l'animal transporté ; la police a de même l'obligation d'observer ces animaux.

§ 27. L'emploi des animaux soumis à l'observation de la police est autorisé. Le propriétaire des animaux ou un de ses employés ont le devoir de faire connaître à la police l'apparition des symptômes qui lui font croire au début de la maladie. La police est obligée en même temps de soumettre les animaux à l'examen du vétérinaire officiel et d'ordonner immédiatement la fermeture des écuries dès qu'on soupçonne l'existence de la maladie à moins que le propriétaire ne préfère tuer ces animaux.

D) Autres animaux. — § 28. Article 35.

§ 29. Article 36.

§ 30. Les cadavres des animaux morts de rage ou tués à cause de la maladie doivent être détruits par l'application de températures élevées (ils doivent être bouillis jusqu'à la destruction des parties molles, soumis à distillation sèche, ou brûlés). On peut employer des procédés chimiques et utiliser les produits résultant du traitement.

Dans le cas où un pareil traitement n'est pas applicable, il faut enterrer les cadavres après avoir rendu le cuir inutilisable par de nombreuses incisions.

L'autopsie des cadavres est défendue. Elle n'est permise qu'à un vétérinaire expérimenté.

DÉSINFECTION

§ 31. Les écuries où ont séjourné des animaux malades, les outils et les autres objets qui ont été en contact avec ces animaux malades doivent être désinfectés d'après les indications légales.

Les litières des animaux enragés ou suspectés ainsi que leur cage doivent être brûlées si elles sont en bois ou en paille.

La désinfection doit être faite d'après les dispositions du vétérinaire officiel et sous la surveillance de la police.

La propriétaire ne doit pas retarder la personne qui s'occupe de la désinfection. Le vétérinaire officiel doit faire un rapport à la police, une fois la désinfection accomplie.

Enfin les dispositions suivantes ont été introduites dans l'ordonnance de police sanitaire du 1er mai 1894.

§ 9. Les propriétaires d'animaux domestiques sont obligés de faire connaître immédiatement à la police l'apparition d'un cas de rage ainsi que tous les symptômes que présentent les animaux et qui font croire à la rage. Ils doivent immédiatement éloigner l'animal suspect du contact des autres animaux.

Le vétérinaire ainsi que toutes les personnes qui soignent les chiens sont tenus de faire une déclaration immédiate.

§ 4. Les chiens ou les animaux suspectés de rage, s'ils ne sont pas tués immédiatement, doivent être enfermés par le propriétaire ou par la personne qui s'en occupe, jusqu'au moment de l'arrivée de la police.

§ 35. Il ne faut employer aucun remède pour la guérison des chiens enragés ou des chiens suspectés de rage avant l'intervention de la police.

§ 36. Il est défendu d'abattre les animaux enragés ou suspectés de rage ; il est défendu de vendre ces animaux ou de livrer leur chair à la consommation.

§ 37. Si la rage s'est déclarée chez un chien ou chez un autre animal domestique, il faut le tuer immédiatement; on en fera de même pour les chiens et chats qui sont suspectés d'avoir été mordus par des animaux malades. Si on soupçonne d'autres animaux, ceux-ci doivent être immédiatement soumis à l'observation de la police.

Si on observe chez ceux-ci des symptômes de rage, il faut les tuer immédiatement.

Exceptionnellement on peut admettre la stricte surveillance de la police pendant 3 mois si le propriétaire s'engage à en supporter les frais.

§ 38. Si un chien enragé ou suspecté de rage a vagabondé, il faut ordonner la surveillance de tous les chiens de l'arrondissement.

On peut pendant tout le temps du péril se contenter de tenir les chiens en laisse et de les promener toujours avec une muselière. La police peut ordonner immédiatement la mise à mort des chiens qui ne sont pas muselés.

§ 39. Les cadavres des chiens enragés ou suspectés de rage doivent être immédiatement éloignés de façon à les rendre inoffensifs.

§ 65. Les contrevenants aux articles §§ 34, 35, 36 et 39 seront punis d'une amende de 10 à 150 marks ou d'un emprisonnement de plus de 8 jours à moins qu'une disposition spéciale n'exige une augmentation de la peine.

§ 66. Les contrevenants aux ordonnances relatives aux épizooties (§ 38) seront punis d'une amende de 150 marks ou d'un emprisonnement de 8 jours, à moins que la punition ne doive être augmentée.

§ 67. Si les contraventions aux §§ 65, 66 ont été faites dans le but de s'enrichir ou de dédommager quelqu'un, la punition sera portée de 50 à 200 marks, et l'emprisonnement à 3 semaines au moins, à moins qu'une disposition spéciale n'augmente encore la peine.

On voit donc qu'en Allemagne depuis l'année 1835 jusqu'à ces derniers temps les dispositions contre la rage n'ont pas beaucoup varié. Il importe de les prendre en considération, car la diminution évidente des cas de rage en Allemagne à la suite de ces instructions montre leur efficacité.

Des dispositions légales analogues se trouvent encore dans les pays suivants : Danemark : Loi du 29 décembre 1857 concernant les maladies infectieuses malignes des animaux domestiques ; Suisse : Loi fédérale du 8 février 1872 sur les mesures de police sanitaire contre les épizooties; Pays-Bas : Loi du 5 juin 1875 pour combattre la rage; Autriche : Loi du 29 février 1880 pour combattre les épizooties; France : Loi du 21 juillet 1881 sur la police sanitaire des animaux; Belgique : Loi du 30 décembre 1882 sur la police sanitaire des animaux; Angleterre : Loi du 1er octobre 1886 sur la rage des animaux domestiques ; Hongrie : Loi de 1888 sur la police sanitaire des animaux domestiques; Roumanie : Loi du 27 mai 1882 sur la police sanitaire vétérinaire.

2) *Mesures récentes.* — Nous reproduirons ici les règlements français et roumains. Ceux-ci, quoique assez concis et rationnels, pèchent surtout par la manque de garanties de leur exécution ; la loi sanitaire roumaine prévoit premièrement la déclaration obligatoire de la rage et celle des morsures faites par les animaux enragés.

La loi de police sanitaire vétérinaire prévoit la même chose pour la rage canine.

Voici les dispositions de la loi vétérinaire français :

RÈGLEMENT FRANÇAIS

Art. 127. — Quiconque observe chez un animal lui appartenant, ou chez un animal étranger, qui lui a été confié, des signes de rage, ou même s'il soupçonne l'explosion de cette maladie, est obligé ou de le faire tuer ou de l'isoler et de porter le fait à la connaissance de l'autorité locale.

Art. 128. — Les animaux qui présentent des signes qui font soupçonner la rage devront être isolés sous la surveillance d'un vétérinaire, aux frais du propriétaire, à moins que leur propriétaire ne préfère les tuer.

Art. 129. — Tous les animaux qui ont été déclarés enragés, de même les chiens et les chats qui les ont fréquentés seront tués.

Art. 130. — Les animaux domestiques mordus par un chien enragé seront tués immédiatement, excepté dans les cas où le propriétaire voudra les isoler à ses frais : *a*) Chevaux et bétail à cornes, 4 mois ; *b*) brebis, moutons, porcs et chiens, 3 mois.

Art. 131. — Si l'autorité apprend que, dans la localité, se trouve un animal vagabond enragé, on avertira, d'une part du fait, les autorités voisines ; d'autre part, on prendra toutes les mesures nécessaires pour prendre et tuer l'animal enragé.

Art. 132. — Dans les localités où on a constaté des cas de rage, où on a trouvé des chiens vagabonds enragés ou suspects, on pourra ordonner de tenir tous les chiens en laisse et de tuer tous ceux qui seront trouvés sans muselière.

Art. 133. — L'autorité pourra ordonner qu'on fasse des battues pour tuer les chiens, les loups et les renards, etc., dans le cas où l'on suppose que ceux-ci sont enragés.

Art. 134. — Il est défendu de consommer des animaux enragés, d'employer ou de vendre leurs produits ou de soigner les animaux malades ou suspectés de rage.

Art. 135. — Les animaux morts ou tués après avoir été atteints par la rage, seront détruits avec leur peau, conformément à l'article B 4.

Art. 136. — Il ne sera permis qu'aux vétérinaires de faire l'autopsie des animaux morts de rage.

Dispositions légales en France. — La rage, lorsqu'elle est constatée chez les animaux, de quelque espèce qu'ils soient, entraîne l'abatage, qui ne peut être différé sous aucun prétexte.

Les chiens et les chats suspects de rage doivent être immédiatement abattus. Le propriétaire de l'animal suspect est tenu, même en absence d'un des agents de l'administration, de pourvoir à l'accomplissement de cette prescription (code rural, art. 38).

Le décret du 22 juin 1882 contient les dispositions suivantes :

Art. 51. — Tout chien circulant sur la voie publique en liberté, ou même tenu en laisse, doit être muni d'un collier portant, gravés sur une plaque de métal, les nom et demeure de son propriétaire. Sont exceptés de cette prescription les chiens courants portant la marque de leur maître.

Art. 52. — Les chiens trouvés sans collier et dont le propriétaire est inconnu dans la localité sont abattus sans délai. Ceux qui portent le collier prescrit par l'article précédent et les chiens sans collier dont le propriétaire est connu sont abattus s'ils n'ont pas été réclamés avant l'expiration d'un délai de 3 jours passés.

Les chiens destinés à être abattus peuvent être livrés à des établissements publics d'enseignement ou de recherches scientifiques. En cas de remise au propriétaire, ce dernier sera tenu d'acquitter les frais de conduite, de nourriture et de garde, d'après un tarif fixé par l'autorité municipale.

Art. 53. — L'autorité administrative pourra, lorsqu'elle croit cette mesure utile, particulièrement dans les villes, ordonner par arrêté que tous les chiens circulant sur la voie publique soient muselés ou tenus en laisse.

Art. 54. — Lorsque un cas de rage a été constaté dans une commune, le maire prend un arrêté pour interdire pendant six semaines au moins la circulation des chiens qui ne sont pas tenus en laisse. La même mesure est prise par les communes qui ont été parcourues par un chien enragé.

Pendant le même temps, il est interdit aux propriétaires de se dessaisir de leur chien ou de le conduire en dehors de leur résidence, si ce n'est pour les faire abattre. Toutefois pourront être admis à circuler librement, mais seulement pour l'usage auquel ils sont employés, les chiens de berger et de bouvier, ainsi que les chiens de chasse.

Art. 55. — Lorsque des animaux herbivores ont été mordus par un animal enragé, le maire prend un arrêté pour mettre ces animaux sous la surveillance d'un vétérinaire délégué à cet effet. Cette surveillance sera de 6 semaines au moins. Ces animaux sont marqués et il est interdit au propriétaire de s'en dessaisir avant l'expiration de ce délai, si ce n'est pour les faire abattre. Dans ce temps, il est délivré un laissez-passer qui est rapporté au maire, dans le délai de 5 jours, avec un certificat attestant que les animaux ont été abattus. Ce certificat est délivré par le vétérinaire délégué à la surveillance de l'atelier d'équarrissage. L'utilisation des chevaux et des bœufs pour le travail peut être autorisée à condition pour les chevaux d'être muselés.

RÈGLEMENT ROUMAIN

Le règlement roumain sur la prophylaxie des maladies infectieuses prévoit les dispositions suivantes :

Art. 96. — Dans les districts où les loups font souvent leur apparition, les préfets prendront des mesures pour leur extermination, en organisant des battues. Les chiens qui ont été mordus par des loups seront tués, même dans les cas où il n'y a pas certitude de rage. Seront, de même, tués tous les chiens qui ont été mordus par des chiens enragés, ainsi que tous les chiens enragés. Dans le cas où un chien a été mordu par un autre chien, suspect ou non, le premier chien sera tué ou tenu en observation en laisse et enfermé pendant 3 mois. Il sera tenu tout ce temps sous la responsabilité du propriétaire. Si pendant ce temps les signes de rage ne se sont pas encore manifestés le chien pourra être mis en liberté.

Art. 97. — Dans le cas où il y aura plusieurs cas de rage dans une localité, les préfets des districts et les maîtres des villes prendront des mesures extraordinaires, prescrivant qu'aucun chien ne pourra sortir de la cour du propriétaire sans être pourvu de muselière. Ils publieront en même temps des conseils populaires en ce qui concerne les signes de rage chez les chiens et sur les premiers secours qu'il faut administrer aux personnes mordues. En général, les mairies des communes urbaines veilleront à la diminution du nombre des chiens, en faisant prendre et tuer les chiens dangereux et les chiens vagabonds; ils institueront des impôts sur les chiens.

Art. 98.—Les plaies des personnes mordues par des animaux enragés seront nettoyées avec un chiffon propre, sec, et seront brûlées le plus tôt possible au moyen d'un fer rougi à la flamme. Si cette mesure a été négligée, et si ces plaies n'ont pas été cautérisées avant les 3 heures qui suivent la morsure, les personnes mordues devront aller d'urgence à l'institut de pathologie et de bactériologie de Bucarest pour y être traitées.

L'administration des districts et les maires des communes viendront en aide aux malades pour leur transport et leurs dépenses d'entretien pendant le traitement. Le traitement est surtout recommandé aux personnes qui ont été mordues par des loups enragés et à toutes les personnes qui ont été mordues à la face, à la tête, au cou, par un animal enragé.

Art. 99. — Les personnes qui, après avoir été mordues, sont devenues enragées, doivent être isolées. Leurs vêtements, leurs chaussures, leur linge et leur demeure avec les meubles qu'elles contiennent seront désinfectés comme après un cas d'angine diphtérique ou de variole.

Réglementation récente relative à la rage dans les autres pays. — *Autriche.* — Abatage des chiens malades. Les chiens ayant mordu sont séquestrés jusqu'à la visite sanitaire (loi du 29 février 1880). Un circulaire du ministère de l'Intérieur, en date du 23 octobre 1899, prescrit l'envoi en traitement des personnes mordues.

Belgique. — Abatage des chiens malades et des mordus. Indemnisation du tiers de la valeur pour les bovidés, moutons, porcs, chevaux et autres solipèdes employés exclusivement à l'agriculture, du quart de la valeur pour les solipèdes employés pour tout autre usage (Arrêté du 20 septembre 1883).

Bulgarie. — Les chiens malades ou suspects sont sacrifiés ou isolés. Tout animal mordu par un animal enragé est aussitôt abattu. Les chiens sont enfermés dans les localités où la rage est constatée et dans celles où des chiens enragés ou suspects ont circulé. L'autorité peut prescrire là des battues contre les chiens, les loups et les renards supposés enragés. Tous les chiens errants doivent être capturés et abattus (loi du 14 décembre 1897, art. 96 à 105).

Danemark. — Abatage des chiens malades et des mordus. Indemnité des quatre cinquièmes de la valeur (loi du 14 avril 1893).

Grande-Bretagne. — Abatage des chiens malades et mordus. Les mesures sont prescrites par le ministère de l'Agriculture, qui ordonne le port de la muselière pour les chiens dans les localités infectées et pourvoit à l'abatage des contaminés. (Rabes Order du 23 mai 1897.) L'importation des chiens est interdite, sans licence spéciale. (Dogs Order du 7 mai 1897.)

Hollande. — Abatage des chiens malades et mordus. Les chiens des localités parcourues par des animaux enragés sont sequestrés (loi du 5 juin 1875).

Italie. — Déclaration de tout cas suspect de rage du chien. L'animal, s'il n'est pas tué, est isolé et tenu en observation, sous la surveillance du vétérinaire, pendant quatre mois au moins. Tout animal reconnu enragé est aussitôt abattu. Les animaux mordus par un animal enragé, suspect ou inconnu, sont abattus ou isolés. S'il s'agit d'animaux de boucherie, la viande peut être utilisée, après la période d'observation (4 mois) ou, si l'abatage a eu lieu, pendant la semaine qui suit la morsure, sans avis contraire de l'autorité sanitaire. Dans tous les cas où des personnes ou des animaux ont été mordus, on aura recours, autant que possible, au diagnostic expérimental (art. 154 à 158 du règlement sanitaire du 3 février 1901).

Suède. — Les animaux enragés, ainsi que les chiens et les chats mordus par des animaux atteints de rage, sont immédiatement abattus. Les herbivores mordus peuvent être conservés, à la condition d'être séquestrés pendant cent vingt jours. Les animaux suspects ou ceux qui ont mordu des personnes sont placés pendant douze jours sous la surveillance d'un vétérinaire (loi du 23 septembre 1887).

Suisse. — Afin de prévenir autant que possible l'apparition et la propagation de la rage, soit chez les hommes, soit chez les animaux, les gouvernements cantonaux sont invités à empêcher l'augmentation exagérée du nombre des chiens, en les soumettant à une taxe et en exerçant un contrôle sur ces animaux au moyen d'un registre et de marques distinctives. Les animaux atteints de rage sont immédiatement abattus et enfouis. Les chiens et les chats qui auront été mordus par un animal enragé seront aussi abattus ou séquestrés et placés en lieu sûr, sous une surveillance active de trois semaines au moins. Les autres animaux domestiques qui auront été mordus par un animal atteint de rage seront surveillés pendant trois mois au moins. Si la rage est très répandue parmi les chats, tous les animaux de cette espèce se trouvant dans la commune ou le village infecté devront être abattus (loi de 1872 et règlement de 1886).

Mesures prises contre la rage chez les fauves et moyens de prévenir la transmission aux animaux domestiques. — Il résulte de la statistique que 94 p. 100 des morsures ont été produites par des chiens. Il n'y en a que 6 p. 100 produites par d'autres animaux parmi lesquelles les morsures produites par les chats et les loups occupent le premier rang.

En Roumanie, on a souvent constate qu'à la campagne les épidémies de rage canine ont été précédées par l'apparition des loups enragés. Le même fait a été constaté en Allemagne pour les renards. Von Tschudi (1) constate que, dans les Alpes, on trouve souvent des renards enragés et que ceux-ci contaminent les chiens. Oertl, en décrivant les épizooties chez les renards, constate que ces animaux ont provoqué la rage chez des chiens et même chez l'homme.

En Orient surtout et dans les pays où les fauves sont encore nombreux, des épidémies de rage proviennent souvent de morsures de fauves et il n'est pas du tout prouvé que ce soient les chiens qui aient infecté les fauves. En ce qui concerne les renards, nous avons mentionné des épizooties de rage ayant pour cause des renards qui avaient decimé et exterminé non seulement leurs semblables, mais encore tout le gibier de régions très étendues. Mais tandis que la rage des renards peut être regardée comme provenant de morsures des chiens à cause du contact fréquent entre ces deux espèces, surtout à l'époque du rut; chez les loups cette origine est beaucoup moins probable. Il nous semble que la rage des loups qui se voit chaque année en Roumanie, surtout en été, est aussi en rapport avec l'époque du rut; à cette époque, les loups se rassemblent, se battent et s'infectent réciproquement. Beaucoup d'épizooties de rage chez les chiens, de même que de véritables épidémies chez l'homme, éclatent au moment où les loups sont enragés.

Dans les régions où apparaissaient les loups enragés, il n'y a ordinairement pas de rage canine; d'autre part, comme les loups sont assez rarement mordus par un chien enragé, tandis qu'au contraire la rage des loups se produit régulièrement et plusieurs fois par an, il est donc hors de doute qu'en Roumanie et en Russie, où les loups sont nombreux, la rage des loups se propage ordinairement non pas par la morsure des chiens, mais par celle des loups eux-mêmes. D'après mes observations il y a même certaines différences, quoique très peu prononcées, entre la rage du loup et celle du chien. Il est certainement très difficile de prévenir la rage chez les loups qui mordent annuellement des centaines d'animaux domestiques et d'hommes. Le moyen le plus efficace pour combattre la rage des loups serait leur extermination. Il existe dans différents pays des prescriptions légales pour l'extermination des loups, dont la peau est bien payée (en Roumanie la peau d'un fauve est payée 10 fr.). La loi de police sanitaire (art. 133) prévoit des chasses périodiques et systématiques pour diminuer le nombre de ces animaux. On ne se conforme cependant pas à ces dispositions, qui prévoient plusieurs battues dans chaque district; aussi, malgré le grand progrès de la civilisation en Roumanie, il y a encore beaucoup de loups dans les montagnes et dans les parties marécageuses du Danube. Un grand nombre de ces animaux deviennent enragés et il n'est pas rare de voir chaque année des bandes de 4 à 10 individus entrer dans un village et mordre un grand nombre de personnes et d'animaux domestiques. Chez les autres animaux sauvages la rage est beaucoup plus rare et moins dangereuse. Ainsi sur 10.000 personnes mordues, on n'a traité en Roumanie qu'une seule personne mordue par un renard, une par un blaireau, ainsi qu'une seule mordue par un ours enragé.

Pendant le même temps on comptait 315 personnes mordues par des loups.

2. — MESURES EMPLOYÉES DANS DIFFÉRENTS PAYS CONTRE L'INVASION DE LA RAGE DU DEHORS.

Nous avons vu que, dans certains pays, la rage est beaucoup plus fréquente dans les régions limitrophes des frontières; en Allemagne surtout la rage est généralement introduite des pays voisins. Il est donc de première nécessité de régler la question des chiens par une entente internationale.

Il est indispensable que la rage soit combattúe partout, non seulement avec les mêmes principes, mais aussi avec la même rigueur. Nous avons vu, en effet, que les dispositions légales contre la rage ne sont pas très différentes, dans les différents pays. Cependant l'Allemagne seule est restée presque indemne de la rage. Il faut attribuer ce fait non aux dispositions existantes, mais à leur exécution rigoureuse. Un pays ainsi organisé est donc en droit de demander la même rigueur de la part de ses voisins. Il est impossible de fermer entièrement sa frontière contre l'invasion des chiens; par suite, le Congrès vétérinaire de 1905 a adopté les dispositions suivantes :

« La rage ne peut être combattue et extirpée dans un état continental qu'à la condition seulement que les mesures prophylactiques de police vétérinaire soient appliquées convenablement et rigoureusement dans les pays limitrophes. Il faut donc exiger d'urgence que les mesures contre la rage deviennent internationales, étant basées dans tous les pays sur des principes uniformes. » Si en Angleterre le nombre des animaux enragés a constamment diminué, on doit l'attribuer non seulement aux mesures rigoureuses employées dans l'intérieur du pays, mais surtout à la loi spéciale qui ne permet l'importation des chiens qu'après avoir fait une quarantaine de six mois.

3. — RÉGLEMENTATION INTERNATIONALE DES MESURES APPLIQUÉES AUX CHIENS

C'est au congrès vétérinaire international de Vienne en 1865 qu'on a décidé l'établissement d'un règlement uniforme qui devait être introduit dans les divers états. Le Congrès a adopté le règlement suivant :

1° Il faudrait enregistrer les chiens dans toutes les villes et les communes, introduire une taxe pour ces animaux. Il faudrait organiser dans ce but, dans toutes les communes du pays, un cadastre pour chiens ;

2° Chaque chien doit porter dans ce but un collier muni d'une marque;

3° Il faut réduire autant que possible le nombre des chiens. L'introduction d'une taxe très élevée sur les chiens paraît être un excellent procédé pour en diminuer le nombre. Cette taxe doit être la même pour les deux sexes. Que tous les chiens subissent cette taxe. Un petit nombre des chiens peuvent en être dispensés, ce sont les chiens employés pour un service quelconque. Il est à désirer que ce nombre soit le plus petit possible ;

4° Il faudrait que la circulation des chiens et surtout le vagabondage de ces animaux soit défendu ;

5° Il faut renoncer à soumettre les chiens à la muselière dans les conditions ordinaires. Mais dans les districts où s'est déclaré un seul cas de rage les chiens devraient porter des muselières;

6° La durée de la portée de la muselière sera établie par l'autorité en accord avec les vétérinaires compétents, pour chaque cas en particulier, en tenant compte des situations spéciales. Dans les pays dans lesquels il n'existe pas de dispositions légales concernant les maladies contagieuses, tous les chiens suspects de rage ou même enragés doivent être portés sans retard devant les autorités;

7° Les chiens enragés doivent être immédiatement tués; ceux qui ont été mordus ou qui ont été en contact avec les premiers ne doivent être tués que dans le cas où il est bien établi qu'ils ont mordu des hommes. Dans le cas même où une personne aurait été mordue par ces chiens, ceux-ci ne seront tués que lorsqu'on aura constaté leur état sanitaire. Les chiens suspects de rage doivent être tenus sous une stricte observation jusqu'au moment où on aura constaté leur bon état de santé. Si ceux-ci deviennent enragés on devra les tuer. Dans le cas où les chiens ne deviendront pas enragés, il faudra les rendre à leur maître. Dans les cas où les chiens tués comme suspects de rage auront montré à l'autopsie le plus minime signe de rage, on doit tuer tous les chiens qui ont été mordus par les premiers et même ceux qui n'auraient eu que des contacts.

Dans les cas de rage, il faut prendre toutes les mesures de désinfection qu'on pratique en de pareilles occurrences;

8° Si toutes ces mesures montrent leur efficacité il sera demandé alors de la part du congrès que ces mesures soient appliquées avec les concours de vétérinaires compétents. On devra donner à chaque propriétaire, à l'occasion de l'immatriculation de leurs chiens, une instruction imprimée sur la manière dont il faut procéder pour maintenir l'animal en bon état de santé, sur la façon de reconnaître les symptômes de la rage, sur les moyens qu'il faut employer pour l'éviter et sur les procédés à employer pour faire disparaître les chiens enragés.

Nous ne pouvons entrer ici dans les détails des mesures internationales approuvées par le congrès vétérinaire de 1905 pour empêcher l'invasion d'un pays ou d'une région étendue. Il suffit d'insister sur la nécessité de la déclaration obligatoire qui n'est encore prescrite que pour les animaux enragés ou suspects et qu'on doit étendre pour tous les animaux mordus. La déclaration doit être faite non seulement par le propriétaire, mais par tous ceux qui ont connaissance d'animaux mordus par des chiens enragés (dispositions qui existent dans la législation roumaine, sans être exécutées). Une loi internationale doit encore régler : 1° les dispositions sur la déclaration, l'impôt et le cadastre de tous les chiens; 2° l'obligation pour tous les chiens de porter un collier avec un jeton mentionnant le nom du propriétaire, le numéro de l'inscription sur la liste des contributions; 3° les dispositions relatives au port des muselières; 4° l'obligation de la destruction générale et rapide de tous les chiens sans jetons et sans muselière.

Cependant toutes ces mesures, quoique introduites dans la législation de différents pays, n'ont pas été exécutées et on s'est contenté de légiférer certaines dispositions à la suite desquelles les cas de rage ont diminué dans une certaine proportion.

L'exécution rigoureuse de ces principes à Paris a déterminé dans ces dernières années une diminution très considérable des cas de rage chez le chien et la suppression totale dela rage chez l'homme.

En effet, Martel (1) constate bien sur la statistique des cas de rage chez le chien et des morsures pendant 30 ans que, tandis qu'en 1878 on comptait au département de la Seine et à Paris 846 chiens enragés, en 1907 il n'y en avait que 43. La même décroissance s'observe en ce qui concerne les morsures. En 1901, 222 personnes ont été mordues, tandis qu'en exécutant sévèrement l'ordonnance spéciale de 1902 (capture des chiens errants) en 1907 35 personnes seulement ont été mordues; pendant ces dernières années il n'y avait pas un seul cas de rage chez l'homme. Ce résultat ne tient pas aux mesures particulières, mais uniquement à l'exécution sévère des lois et règlements mentionnés, malgré la résistance fanatique de la presse et de la population. Les mesures appliquées n'étaient que la muselière, la taxe sur les chiens et l'extermination des chiens vagabonds.

(1) Martel, *la Rage à Paris et dans le département de la Seine*. Ann. d'hygiène publ. et de méd. légale, t. X, 1908, p. 385.

CHAPITRE IV

PROPHYLAXIE

1. Police sanitaire et Instituts antirabiques. — 2. Mesures destinées à régler la question des chiens. — Emoussement des dents. — Vaccination. — Extermination, massacre des chiens, diminution de leur nombre. — Empoisonnement des chiens errants. — Capture et abatage. — Cadastre des chiens. — Taxes sur les chiens. — Devoirs et responsabilités du propriétaire de chien. — Instructions populaires sur le danger que présentent les chiens et sur la rage. — Interdiction du vagabondage. — Marques attachées au collier des chiens. — Muselière. — Résumé et résultats obtenus.

1. — MESURES DE POLICE SANITAIRE ET INSTITUTS ANTIRABIQUES

L'exemple de l'Allemagne où, grâce à l'exécution rigoureuse de mesures sanitaires, la rage est devenue rare, prouve qu'en effet les mesures de police sanitaire devraient être regardées aujourd'hui comme le plus efficace des moyens pour prévenir la rage. Le traitement antirabique ne contribue en rien à la diminution de la rage canine et ne doit être regardé que comme une mesure palliative nécessaire, tant que les mesures de police sanitaire ne peuvent être appliquées avec toute leur rigueur.

On a constaté, dans certains pays, une recrudescence de la rage et il semble que cette prétendue recrudescence coïncide en partie avec l'activité des Instituts antirabiques. Ainsi, en France, depuis le traitement pasteurien inauguré en 1886, les cas de rage canine et de morsure paraissent avoir augmenté dans des proportions extraordinaires; en Roumanie, après l'institution du traitement antirabique, le nombre des chiens enragés connu a doublé ou même triplé. Ainsi en 1895 le service vétérinaire a constaté la rage chez 10 bœufs, 9 chevaux, 1 porc, 1 chat et 34 chiens; dans cette même année, 892 personnes se sont présentées aux deux Instituts antirabiques, toutes mordues par des chiens. Il est évidemment impossible que ces 34 chiens aient mordu 892 personnes; et, en effet, on a constaté à ces instituts plus de 300 chiens enragés, c'est-à-dire qu'il y avait 10 fois plus de chiens enragés qu'en avait indiqué le service vétérinaire.

En 1896, le service vétérinaire constate 19 bœufs, 2 porcs,

3 chevaux, 72 chiens et un chat enragés. Cependant, à cette époque, 650 personnes ont été traitées dans les instituts antirabiques. Ces personnes ont été mordues dans 607 cas par des chiens enragés, 28 fois par des chats, 12 fois par des loups et 1 par un porc et deux fois par un bœuf. En 1897, le service vétérinaire cite : 60 chiens, 4 chevaux, 17 bœufs et 3 chats, tandis que les instituts antirabiques traitent 734 personnes; 661 personnes furent mordues par des chiens, 29 par des chats, 21 par des loups, 7 par des lièvres, 2 par des vaches, 4 par des porcs. Ces personnes ont été mordues par 190 animaux, tandis que le rapport vétérinaire ne rapporte que 60 chiens enragés.

Il est donc évident que l'insuffisance des statistiques antérieures au traitement pasteurien et la constatation d'un nombre beaucoup plus grand de cas de morsure depuis ce traitement sont les causes principales de cette multiplication apparente des cas de rage canine.

2. — MESURES DESTINÉES A RÉGLER LA QUESTION DES CHIENS

La première mesure qui s'impose pour régler la question des chiens est le cadastre des chiens, c'est-à-dire qu'il faut connaître le nombre des chiens appartenant à des particuliers pour pouvoir les contrôler, établir les responsabilités, et surtout pour pouvoir les distinguer des chiens errants, qui doivent être exterminés.

Nous avons vu que la mesure la plus rationnelle pour arrêter une épizootie de rage a été l'extermination de tous les chiens de la région contaminée. Cependant cette mesure est totalement exclue pour le moment. Il faut donc se contenter des mesures moins radicales. On a proposé *la castration* (l'émasculation) des chiens, sauf les exceptions nécessaires pour l'entretien de l'espèce; cette mesure a été suggérée par l'idée que l'orgasme vénérien peut être une cause de rage; mais comme cette idée est erronée, la castration n'aurait pas l'effet désiré. En castrant les chiens on les transformera en des êtres sans intelligence et sans aucune des qualités qu'on apprécie chez ces animaux.

Ce qui importe, *c'est la diminution essentielle du nombre des chiens*. La principale opposition à des mesures efficaces est un certain sentiment mal placé de protection des animaux. Ainsi en Roumanie depuis vingt ans nous nous sommes efforcé d'introduire les mesures de police sanitaire, qui sont en vigueur dans tous les autres pays civilisés, mais sans résultat, à cause de l'amour excessif de la population pour les chiens. Aussi l'épizootie de rage est endémique à Bucarest et provoque chaque année de nombreuses victimes parmi les chiens et les hommes de sorte

(1) Das Tierleben der Alpenwelt. Leipzig, 1860.

que Bucarest est aujourd'hui peut-être la ville la plus infectée de rage de toutes les villes de l'Europe.

Vaccination des chiens. — Proposée déjà en 1884 par Bouley, cette vaccination a été de nouveau préconisée par Hogyes, qui recommande la vaccination des chiens de maison, de boucher, de chasse et en général des chiens de prix. Pour que cette vaccination devienne efficace, il fallait en effet vacciner tous les chiens, ce qui est absolument impraticable, car en France, par exemple, il y a à peu près 2 millions et demi de chiens; à Paris seulement il y en a plus de 200.000.

Certains amateurs de chiens s'opposeraient de plus à cette pratique, car le grand public est plus prêt à défendre les droits des chiens que ceux des hommes. Dans l'article de Bouley (1), on trouve des phrases comme celle-ci : Gardons-nous de ces mesures excessives et n'allons pas infliger à nos chiens, auxquels la société humaine est si grandement redevable, le supplice d'une mutilation que rien ne justifierait; ce serait tout à la fois de l'injustice et de l'ingratitude.

Avec cette mentalité il est difficile de faire de la police sanitaire. D'ailleurs, à tous les points de vue, la vaccination des chiens est impossible. Nocard a insisté avec raison sur la difficulté de se procurer les lapins et les vétérinaires nécessaires pour faire pendant des semaines des inoculations préventives à tous les chiens.

En adoptant même la vaccination des chiens par une seule injection de sérum-vaccin de Marie (2) (pratique dont l'efficacité n'est pas encore entièrement prouvée), il serait impossible de l'appliquer aux chiens les plus exposés à la rage, c'est-à-dire aux chiens vagabonds.

Si on pouvait même inoculer les chiens de valeur, on n'aurait rien fait pour combattre la rage, car le danger de la rage chez ces chiens de maître est petit en comparaison avec celui que présentent les chiens errants.

D'après nous, *l'extermination des chiens errants est la mesure la plus rationnelle et la plus efficace pour combattre la rage;* en effet la vaccination des chiens est elle-même peu sûre, car le chien est moins facile à immuniser que l'homme. Il m'est souvent arrivé de voir des chiens pasteurisés gagner la rage peu de temps après.

L'immunité d'après cette méthode ne dure qu'une année seulement après la vaccination. Il faudrait donc recommencer les vaccinations chaque année.

Emoussement des dents. — Cette mesure a été recommandée

(1) Diction. encycl. de Dechambre, 1874.
(2) MARIE, *la Rage expérimentale*, 1909.

par Bourell (1), qui propose de désarmer les chiens des parties acérées de leurs dents en les émoussant avec des limes ou avec des cisailles afin que les dents ne puissent plus traverser les vêtements et de ne produire sur la peau même découverte que des lésions très superficielles. En effet, cette mesure, si elle pouvait être généralisée, pourrait, dans une certaine mesure, contribuer à arrêter la propagation de la rage en rendant les blessures moins dangereuses. Il est très probable que la morsure par des dents émoussées rendrait l'inoculation antirabique plus efficace, car ce sont les morsures profondes produites par des dents acérées qui sont les plus dangereuses.

J'ai fait dans ce sens l'expérience suivante : j'ai émoussé soigneusement les dents d'un petit chien que j'ai infecté ensuite par une trépanation avec du virus des rues; le chien est devenu enragé après 13 jours, il a mordu 3 autres chiens au nez et au museaux; deux de ces chiens sont restés sains, tandis que le troisième a contracté la rage après 36 jours; ce dernier présentait une plaie de la conjonctive. Il est probable que si les dents n'avaient pas été émoussées les trois chiens auraient gagné la rage; cependant malgré cet émoussement un des chiens a gagné la rage tardivement.

Malgré cette efficacité relative il est à prévoir que cette mesure ne pourra être généralisée, elle soulèvevait des résistances fanatiques parmi des amateurs des chiens, et le plus grand nombre des chiens, surtout les plus dangereux, c'est-à-dire les chiens errants, échapperaient à cette mesure. Il faut donc s'adresser à des mesures plus efficaces et plus faciles à exécuter et à contrôler.

Extermination des chiens errants. — Nous avons vu qu'au Pérou le massacre des chiens a eu immédiatement raison d'une grande épidémie de rage.

Leblanc constate que depuis 1878 la mesure qui prescrit l'abatage des animaux mordus ou suspects a produit les meilleurs résultats, malgré les nombreux obstacles qui s'opposaient à leur exécution. Les mesures ont été les suivantes :

1° L'abatage des animaux dans les villes et dans la banlieue, alors que ces animaux sont dépourvus de collier portant le nom de leur maître ;

2° Enquête sérieuse sur les cas de rage et application immédiate de la déclaration des animaux mordus ou suspects de rage;

3° Affichage des instructions indiquant les symptômes de la rage et les mesures à prendre;

(1) Borrel, Emoussement des dents, moyen préventif. *Journal des vétér. du Midi*, 1867.

4° Poursuites contre les propriétaires de chiens qui laissent les animaux vagabonder et contre ceux dont les chiens ont mordu d'autres personnes ;

5° La séquestration ayant été reconnue comme illusoire, l'abatage a été prescrit.

Les résultats de ces prescriptions ont été les suivants. En 1878, il y avait 613 chiens enragés et 103 personnes mordues et 24 cas de mort de rage. En 1879 exécution rigoureuse des mesures mentionnées, et comme conséquence: 285 chiens et 2 chats enragés, 67 personnes mordues dont 12 meurent de rage. En 1890, il n'y avait que 201 cas de rage chez le chien et jusqu'au mois de septembre que 2 cas de mort par la rage chez l'homme. Une dernière mesure consistait de désinfecter tous les lieux où les animaux avaient pu déposer leur salive. Plus tard, toutes ces mesures étant abolies, la rage reprend à Paris avec la même intensité qu'auparavant. Ainsi, en 1893, on ne capturait que 5.992 chiens et comme conséquence le nombre de chiens enragés s'élevait de 392 à 691, et on connaissait en même temps 15 cas de rage chez l'homme. Effrayé de cette épizootie, on capture, malgré l'agitation de la presse, 26.502 chiens en 1902 et le résultat se faisait constater en 1903 où le nombre de chiens enragés diminue jusqu'à 301 et le nombre de cas de rage à 3 personnes seulement. Mais les cris de la population et les protestations de la presse effrayèrent la police. En 1903-05 on ne capture que 5-6.000 chiens et la fréquence de rage reprend, même en abattant dans la suite un nombre variant entre 9 et 17.000 chiens. Ce n'est qu'après qu'on eut capturé 2 ans de suite (1901 et 1902) 16 à 17 mille chiens que l'épizootie a été définitivement vaincue et que le nombre des chiens enragés tomba en 1902 de 846 à 428, en 1900 à 179, en 1904 à 172, en 1905 à 120, en 1906 à 74, en 1903 à 43. Dans ces dernières années, il n'y avait plus de cas de rage chez l'homme.

Nous verrons que la capture et l'abatage des chiens sont de beaucoup préférables à la séquestration.

L'Empoisonnement par la boulette de strychnine a été employée sur une large échelle pour l'extermination des chiens errants. On l'emploie même encore en Roumanie dans certains villages où c'est encore le moyen le plus usité pour se débarrasser du grand nombre de chiens errants. Cependant cette mesure ne peut être employée contre les chiens enragés; les seuls chiens qui prennent les boulettes sont justement ceux qui sont bien portants, tandis que les chiens enragés, dont l'appétit est diminué n'en font pas usage.

Cette mesure est exécutée par des sergents de ville qui, observant les chiens errants, leur jettent de ces boulettes de viande imprégnée de strychnine, qui les tuent en quelques minutes. Cette pratique a été abandonnée récemment, surtout à cause des empoisonnements fréquents qui se sont produits chez l'homme.

Capture des chiens errants. — Aujourd'hui on attrape les chiens avec des lacets; on les transporte à la fourrière où on les tient quelques jours pour que les propriétaires puissent les réclamer en échange d'une amende assez élevée. Les chiens non réclamés sont tués ordinairement par le gaz d'éclairage.

Dernièrement on a recommandé la submersion, l'eau tuant les chiens plus rapidement et sans souffrances.

Il est utile de défendre la vente des animaux capturés qui n'ont pas été réclamés, car un certain nombre de chiens capturés peuvent avoir été mordus et infectés de rage.

La capture et l'abatage des chiens errants sont sans doute les mesures les plus efficaces pour combattre la rage. Elles ont l'avantage d'exercer sur les propriétaires de chiens une grande surveillance et d'empêcher les chiens de vagabonder, même en état de santé; elles diminuent enfin le nombre des chiens, car la plupart des captifs ne sont pas réclamés à temps.

A Bucarest, la capture de chiens n'empêche pas leur multiplication. Il faudrait en prendre un nombre double pour que la quantité des chiens errants diminue.

Il faut toujours calculer le nombre des chiens qu'on doit abattre afin de détruire à peu près les chiens errants. Le nombre des chiens capturés et abattus à Marseille par exemple en 1863 et 1864 a été de 3.423. Bouley s'écrie à cette occasion : « Quelle proie enlevée à la contagion. » Je dirai au contraire que ce nombre est trop petit. L'abatage des chiens errants est inutile s'il ne réussit pas à faire diminuer sensiblement le nombre des chiens errants. Le nombre des chiens abattus doit être réglé par rapport au chiffre de la population canine. Cette mesure n'a pas été capable de diminuer le nombre des chiens errants, surtout pendant les épidémies qui sévissent depuis une dizaine d'année à Bucarest; elle ne deviendra utile qu'à condition d'être exécutée avec la plus grande rigueur jusqu'au moment où les chiens errants diminueront sensiblement ou disparaîtront complètement.

La mairie doit faire des contrats bien calculés et très précis avec l'entreprise d'équarrissage. Comme ce service ne donne à l'entrepreneur qu'un petit profit, il faut que la ville contribue aux frais et qu'elle lui donne un appui efficace de la force publique pour exécuter la capture des chiens.

A Bucarest l'entrepreneur n'ose pas capturer les chiens dans les quartiers excentriques de la ville, car il n'est pas suffisamment appuyé par la force publique.

Contrôle des chiens. — En dehors de ces mesures radicales, on emploie d'autres mesures de police sanitaire qui ont pour but de distinguer les chiens de maître des chiens errants ; elles servent en même temps à faire diminuer le nombre des chiens. Ces mesures sont : *la taxe sur les chiens. Le contrôle des chiens. La marque à l'aide d'un collier. Le musellement. La séquestration des chiens errants. La déclaration des chiens.*

La taxe sur les chiens, admise dans la plupart des lois de police sanitaire vétérinaire, est introduite à Bade, en Bavière, en Prusse, en France, en Autriche-Hongrie. Cette taxe existe à Speyer depuis 1779, à Zurich depuis 1783. Elle fut introduite plus tard dans les autres régions. La taxe doit être générale et assez élevée. Son but principal est de faire surveiller les chiens par leur propriétaire et faire diminuer le nombre de ces animaux. Plus la taxe sera élevée, moins on aura de chiens inutiles et plus les animaux seront surveillés ; on peut donc affirmer que la taxe contribue à l'amélioration de la race des chiens.

En France, on avait beaucoup compté sur la taxe pour faire diminuer le nombre des chiens, mais le but n'a pas été atteint : beaucoup de propriétaires échappent à l'impôt qui n'est pas appliqué avec assez d'énergie. Au début, le chiffre des chiens avait baissé, mais dès que les contribuables se furent habitués à la taxe, le nombre des chiens s'accrut de nouveau.

En France, la taxe n'a pas diminué le nombre de chiens pas plus que celui des cas de rage ; avant l'introduction de la taxe on constatait 27 cas de rage par an chez l'homme, après la taxe ce nombre a été de 18. Il est donc évident que cette mesure ne peut être couronnée d'aucun succès, si elle n'est accompagnée de la capture et de l'abatage rigoureux des chiens non taxés.

Voici quelques données sur les taxes sur les chiens, empruntées de l'étude de H. Martel (l. c.) sur la rage à Paris. Le nombre des chiens taxés augmente chaque année :

			Morsures
En 1885	il y avait.....	69.000 chiens taxés.....	—
— 1892	—	130.000 —	—
— 1902	—	146.000 —	224
— 1904	—	156.000 —	84
— 1906	—	163.000 —	20
— 1907	—	170.000 —	35

Il y a donc proportion inverse entre le nombre des chiens taxés et le nombre des chiens enragés et des personnes mordues. A Paris les chiens non déclarés sont surtaxés. Dans ces dernières années, ce n'est que dans la banlieue qu'on appliqua cette punition. Ainsi, en 1907, il y avait à Paris un seul chien surtaxé, tandis qu'il y avait 434 cas dans la banlieue.

Les taxes sur les chiens sont différentes dans les différents pays. On observe également que seules des taxes très élevées et progressives ont été efficaces. Ainsi (1), en 1875, il y avait en Bavière 291.800 chiens, ce qui revient à un chien pour 15 habitants; pendant la même année il y a eu, malgré la taxe sur les chiens, 458 cas de rage, dont 23 chez l'homme.

La même année la taxe fut doublée (4 Mk. 90 par chien) et en 1876 il n'y avait plus qu'un chien pour 28 habitants, 740 cas de rage seulement chez les chiens et 13 chez l'homme.

En 1877.......	140	chez les chiens et	8	chez l'homme.
— 1878........	117	—	5	—
— 1879........	45	—	1	—
— 1880........	42	—	1	—
— 1883........	18	—	1	—
— 1884........	9	—	0	—
— 1885........	11	—	0	—

Aucun cas de rage n'a été noté chez l'homme de 1883-1889. Depuis ce moment, la rage recommence à se manifester chez l'homme; on l'attribue à l'introduction de chiens enragés d'Autriche (2).

Il résulte de cette statistique que seule une taxe très élevée produit un effet certain et progressif. A Münich, tous les chiens sont contrôlés plusieurs fois par an.

A Bade, en 1832, la taxe était de 6 Mark et il y avait 26.000 chiens.

En 1844, elle est de 2 M. 60 et le nombre s'élève à 45.000.

En 1876, les chiens sont taxés 16 Mark; on ne compte plus que 28.000 chiens.

A Berlin, la taxe est de 20 Mark, aussi le nombre de chiens et de cas de rage est extrêmement restreint. A Vienne, la taxe est de 8 couronnes; il y a beaucoup de chiens et beaucoup de cas de rage.

En Angleterre, en 1886, à la suite de la taxe le nombre des chiens était tombé à 448.000. Dix ans plus tard le chiffre était remonté à 13.062.000.

A Lemberg, depuis que la taxe a été portée à dix couronnes, la rage chez l'homme est presque disparue.

Contrôle des chiens. — Cette mesure est prévue dans la plupart des lois. En effet, pour pouvoir percevoir une taxe, il faut d'abord une loi qui permette de connaître le nombre de chiens qui doivent la payer. Aujourd'hui on fait dans tous les pays civilisés le cadastre des animaux domestiques; rien ne serait plus facile que d'étendre ce cadastre aux chiens. Il faut que chaque

(1) Bollinger, Zur Prophylaxis der Wutkrankheit. *Munchner med. Wochenschrift*, 1886, n° 12.

(2) Kitt, Neueres über die Wutkrankheit. *Monatsheft für Tierheilkunde*, vol. XIII, p. 137.

chien soit inscrit sur la liste de contributions et reçoive une marque portant le nom du propriétaire, un chiffre de contribution. Cette marque doit être attachée solidement au collier et non pas à la muselière, qui n'est pas fixe. Les chiens sans marque et sans collier sont considérés comme errants, capturés et tués. On exécuta cette mesure pendant quelque temps en France ; mais sitôt la rage diminuée, elle fut abolie.

En effet, le préfet de la police déclarait en 1899 qu'il est excessif en cas de perte de la médaille indiquant que le maître du chien a acquitté la taxe légale, de faire payer au propriétaire du chien le prix d'une seconde médaille. A Bucarest, où on avait essayé le même système, on a dû en revenir à cause du vol sur une grande échelle de ces médailles.

On se contente donc du port obligatoire du collier avec marque au nom du propriétaire. Il semble que cette mesure évite des complications et remplit le même but.

En effet, le résultat brillant obtenu dernièrement à Paris par ce système, (sans recourir, ou seulement exceptionnellement, au port de la muselière) plaide hautement pour son efficacité.

Dans les pays où la police sanitaire est exécutée avec sévérité, il n'est même pas nécessaire d'établir une taxe ou une marque. Il suffit d'ordonner que chaque chien porte une marque avec le nom de son propriétaire, les chiens sans marque seront abattus afin d'enrayer les progrès de la rage. Cette organisation fonctionne à Magdebourg, où il n'existe pas de taxe sur les chiens, mais où, depuis 1866, la rage a disparu

Une autre mesure utile est l'institution de la *responsabilité du propriétaire.*

Cette responsabilité est prévue dans toutes les législations sans être toutefois exécutée dans la plupart des cas. En effet, si le propriétaire est rendu responsable pour chaque morsure de son chien même bien portant, il veillera sur lui et après un certain nombre d'amendes il tâchera de se conformer à la loi ou de se défaire de son chien. Tout dépend de l'énergie du tribunal. Ordinairement on juge ces cas d'une manière indulgente et en conséquence malgré les législations draconiennes, le propriétaire n'est jamais condamné. Nocard dit avec raison que la loi sanitaire française prescrit les mesures les plus énergiques contre la rage et que la rage aurait depuis longtemps disparu si les lois n'étaient faites pour n'être pas appliquées. Les ordonnances draconiennes relatives à la déclaration des cas de rage et à l'abatage immédiat de tous les animaux mordus sont les moins souvent exécutées. Dans ces cas surtout, la responsabilité des propriétaires devrait être engagée.

On se heurte à l'inertie ou la complicité de ceux qui doivent appliquer la loi.

A Bucarest les propriétaires de la banlieue possèdent ordinairement un grand nombre de chiens mal entretenus et non surveillés, augmentant le grand nombre de chiens vagabonds qui parcourent les rues. La police n'ose pas capturer ces chiens appartenant à des gens violents et souvent influents.

On recommande aussi, comme mesure contre la rage, les instructions populaires données dans les écoles, et l'exposition d'affiches indiquant les dangers que peuvent causer les chiens. Il faudrait, dans ces affiches, insister sur la perversion de l'esprit humain qui protège fanatiquement les animaux au détriment du genre humain. Certains *protecteurs d'animaux*, qui n'hésitent pas un instant à abattre une grande quantité d'animaux pour la nourriture de l'homme, sont capables de priver les classes les plus nécessiteuses des choses les plus indispensables à leur existence, afin de donner aux chiens une vie de luxe et pour défendre ces animaux contre les atteintes dictées par l'hygiène.

Il est vraiment difficile de s'expliquer cette passion maladive de l'homme pour le chien. Elle réside probablement dans la vanité et l'égoïsme, ainsi que dans une sensibilité et une sentimentalité maladives mal placées et enfin très souvent dans une vraie perversité. Nous verrons d'ailleurs que par des mesures radicales on tue moins de chiens que par la négligence actuelle. De plus, en tuant un nombre suffisant de chiens, on crée aux chiens de maître restants un sort meilleur. On améliore en même temps la race canine.

Dans les villes et même à la campagne les chiens sont beaucoup moins utiles qu'on ne le pense. Ils sont, en grande partie, des animaux de luxe qui menacent par leurs morsures et par leurs maladies la vie et la santé des hommes et des animaux domestiques ; ils introduisent de plus dans les maisons la saleté et une quantité de parasites.

Dans les villages, les chiens sont la cause de grandes pertes. Ainsi, en Roumanie, le nombre des bœufs et des chevaux devenus enragés après la morsure des chiens, est beaucoup plus élevé que celui des hommes. D'après une statistique de Mac Clure dans l'état d'Ochio de 1880 à 1893 plus de 1.000.000 de moutons furent tués et plus de 300.000 furent gravement mordus par des chiens enragés; la perte était de plus dè 2 millions de dollars.

Séquestration et fixation. — La séquestration d'office des chiens mordus ou suspects, soit dans des établissements spéciaux, soit sous la surveillance spéciale de l'autorité, est admise dans plusieurs législations. Ainsi, en Roumanie, la durée de l'observation est fixée à trois mois.

Il semble que cette mesure est peu rationnelle. D'abord, il y a des cas où la rage éclate après un délai de plus de trois mois; ensuite la séquestration surtout à la maison, n'est pas exempte de tout danger. Bouley propose une séquestration de 8 mois tout en constatant que l'abatage doit lui être préféré. Cependant, on se heurte toujours à ces sentiments de propriétaires qui n'admettent à aucun prix l'abatage de leurs chiens mordus. On peut, surtout en cas d'épidémie de rage, user de *la fixation à la chaîne* de tous les chiens. Si on pouvait exécuter rigoureusement cette mesure en cas d'épidémie, elle serait le moyen le plus efficace, à condition toutefois qu'on tue dans le plus bref délai tous les chiens errants.

Ainsi au Danemark, où la rage s'est déclarée subitement en 1876, cette mesure a débarrassé de nouveau et probablement pour toujours le Danemark de la maladie. La tenue en laisse ne peut jamais remplacer la fixation des chiens, car les chiens tenus en laisse peuvent être mordus tout de même et mordent même après s'être échappés. Cette mesure est appliquée en Allemagne, mais simultanément avec le port de la muselière.

L'usage d'attacher au chien un bâton pour l'empêcher de courir dans les rues n'a qu'un intérêt historique.

Le musellement. — Les opinions sur l'utilité de cette mesure diffèrent beaucoup d'après l'époque et le pays où elle est appliquée. Tandis qu'en thèse générale on met cette mesure en tête des dispositions efficaces contre la rage, certains auteurs nient son utilité. Signol (1) se prononce ainsi :

« Le musellement est une mesure absolument illusoire, simulant des moyens de contention, mais laissant à l'animal toute sa liberté, c'est-à-dire sans aucune efficacité. D'ailleurs, en supposant que le musellement fût effectué au dehors, la première chose que l'on fait en rentrant au logis, c'est de soustraire la bête à la torture de la muselière. De plus, quand le chien malade de rage s'échappe de la maison de son maître où il est généralement démuselé, c'est à l'insu de tout le monde, alors l'ordonnance est sans effet. » Signol conteste en tous points les statistiques qui tendent à prouver l'utilité du musellement, celles de Berlin, par exemple. Il nous semble cependant que ses affirmations sont gratuites, car l'auteur ne donne pas les raisons de ses contestations.

Les adversaires de la muselière affirment à juste raison que le musellement n'empêche pas les chiens d'être mordus par les chiens vagabonds. Ordinairement les chiens muselés atteints de la rage se débarrassent avant tout de la muselière, de sorte qu'on ne connaît que peu de cas de rage où les chiens enragés auraient gardé la muselière. En effet, depuis plusieurs années, la muselière a été imposée aux chiens de Bucarest et la rage existe constamment à l'état d'épizootie; chaque année plusieurs centaines de personnes sont mordues par des chiens enragés. On a été en effet assez naïf. On s'est contenté à Bucarest d'ordonner tout simplement

(1) Dictionnaire de JACCOUD, 1881.

le musellement, sans ajouter d'autres mesures pour empêcher l'extension de la rage. Au contraire, on avait confié le service des captures à la société de protection des animaux qui, loin d'exterminer le nombre nécessaire de chiens, revend les chiens capturés. Les chiens sont pris avec tant de ménagement que plusieurs employés de la société ont été mordus par des chiens enragés. Or, nulle part la police n'est plus impuissante qu'en Roumanie. Le pouvoir personnel et politique empêche toute son action. Aussi, personne ne se conforme à l'ordonnance de la mairie, et c'est plutôt une exception de voir à Bucarest des chiens muselés. Cette mesure devait donc rester illusoire et la rage fait à Bucarest de plus en plus des victimes. Il est évident que ce résultat désastreux n'incombe pas à la mesure même, mais à son exécution vicieuse.

Théoriquement l'application de la muselière semble un moyen efficace pour prévenir la rage, mais nous avons vu que, pour que cette efficacité devienne réelle, il faut des conditions indispensables et très difficiles à réaliser. La première, c'est que l'appareil adopté empêche le chien de mordre.

Ordinairement les prescriptions de police ne sont exécutées qu'en apparence, car les propriétaires, par une commisération mal placée pour leurs chiens, s'efforcent de rendre la muselière aussi inefficace que possible.

Pour que la muselière soit une garantie sérieuse, il faudrait : 1° que l'autorité impose un modèle déterminé; 2° que le musellement fût observé généralement avec une grande rigueur.

En Saxe il existe des instructions officielles relatives à la construction des muselières. La muselière doit être attachée à un collier, être fixée par une bande frontale et par une cuirasse aux parties antérieures pour empêcher complètement de mordre. La loi d'épizootie impose tout simplement une muselière solide et sûre.

Cependant les chiens de la banlieue ou ceux des villages voisins en sont exempts. Il y a à Bucarest une invasion continuelle de ces chiens. Ils entrent dans la ville surtout s'ils deviennent enragés et mordent les animaux et les hommes qu'ils rencontrent. Il faudrait donc absolument que tous les chiens sans muselière soient capturés dans le plus bref délai. Il est tout à fait erroné de faire avec la fourrière un contrat l'obligeant à tuer un nombre déterminé de chiens sans savoir combien il y a à peu près de chiens errants et de chiens sans muselière.

Il faut au contraire que la fourrière s'engage à ce que dans un délai déterminé il n'existe ni de chiens errants, ni de chiens sans muselière. Cette condition est d'autant plus nécessaire que si le port de la muselière garantit jusqu'à un certain point la santé des chiens, ceux qui en sont dépourvus sont certainement suspects. Il faut donc chercher parmi ces derniers ceux qui se sont échappés étant enragés, ou les chiens vagabonds toujours suspects de rage.

Bouley lui-même reconnaît que « le musellement obligatoire ne saurait être d'aucune utilité puisque, par la force même des choses, les chiens en pleine rage sont justement exempts de cette mesure; elle n'est imposée que pour ceux qui sont en parfait état de santé ». Comme moyen prophylactique direct et isolé le musellement ne peut donc nullement être considéré comme efficace.

Les résultats obtenus en apparence par le musellement ne sont pas dus à cette mesure, mais à la capture rigoureuse combinée à celle du musellement. On pourrait donc très bien se passer du musellement en décrétant et en exécutant la capture des chiens qui sont sans maître et sans surveillance. La muselière n'est qu'une mesure servant plutôt à reconnaître les chiens de maître et les chiens mieux surveillés. A ce point de vue le musellement rigoureusement exécuté pourrait être efficace puisqu'il force les propriétaires de chiens à s'occuper de leurs animaux. Cependant, il faut se demander si la muselière est le meilleur moyen pour faire cette distinction. Nous croyons que le port de la muselière est plutôt dangereux, en ce sens que les chiens chez lesquels la rage se déclare mordront presque certainement les personnes qui leur mettent ou leur ôtent la muselière. Il est d'autant plus dangereux de se fier au musellement, même en le combinant avec la capture, que cette mesure n'est pas suffisante pour tenir en évidence les chiens de maître. Il faut donc recommander rigoureusement de combiner cette mesure avec le cadastre, en le combinant ou le remplaçant par le port du collier avec inscription distinctive.

Le musellement est adopté dans un grand nombre de villes en France et à l'étranger. A Londres, le chef de police, s'il le juge convenable, peut donner un ordre qui oblige à museler tous les chiens non conduits en laisse et qui autorise la saisie des animaux qui ne sont pas muselés. Cette mesure est sans doute justifiée dans les localités où les cas ou les épidémies de rage sont rares, tandis que, par exemple, à Bucarest, où les épidémies de rage sont presque constantes, avec de certaines oscillations, il nous semble qu'il faut décréter des mesures stables qui doivent rester en vigueur jusqu'à ce que les chiens errants et les cas de rage aient disparu.

Dans certaines régions, où la maladie apparaît d'une façon intermittente, cette mesure, au contraire, a donné les meilleurs résultats. Il faut croire qu'ils sont dus à l'énergie avec laquelle on a supprimé tous les chiens sans muselière. En effet, en voyageant en Allemagne, on ne voit plus de chiens non muselés, tandis qu'à Bucharest, où cette mesure est obligatoire, on trouve des centaines de chiens sans muselière; les autres sont des exceptions.

Fleming donne des exemples très démonstratifs recueillis en Allemagne. D'abord il montre que, dans les districts infectés, ni la séquestration ni la mise à la chaîne des chiens n'a pu faire disparaître la rage; on ne réussit qu'avec le musellement obligatoire. En 1864, la rage apparaît dans le Wurtemberg en se multipliant jusqu'au moment où l'usage de la muselière fut rendu obligatoire dans tous les pays. En automne de 1865 l'épizootie a disparu.

Renault (1) décrit les mesures prises par la police sanitaire en 1854 à Berlin pour combattre l'épizootie de rage qui sévissait. On ordonna le musellement général et permanent de tous les chiens non enfermés et non tenus en laisse par leur maître. On avait enregistré auparavant 28 cas de rage par an à l'école vétérinaire, sans compter les nombres des autres non observés; depuis 1854 la rage est devenue au contraire extrêmement rare. Ainsi en

1854	on comptait......................	4 cas
1855	—	1 —
1856	—	1 —
1857	—	—
1858	—	—
1859	—	0 —
1860	—	—
1861	—	—

Devant ces faits l'administration française fit faire à Berlin une enquête pour étudier l'efficacité du musellement. Le résultat de cette enquête ne fut pas très encourageant. La maladie était, paraît-il, à sa période de décroissance au moment où on décréta le musellement; à ce moment même, le musellement était loin d'être exécuté avec toute la rigueur, dans les hôtels, cabarets, magasins, jardins. Les chiens n'étaient pas plus muselés à Charlottenburg; les muselières étaient peu pratiques et ne pouvaient empêcher les chiens de mordre. Cette enquête montre qu'il ne faut pas se fier aux affirmations quand on a à juger des questions aussi compliquées que le musellement des chiens; elle montre surtout que ce n'est pas le musellement qui a fait disparaître la rage. La muselière la plus parfaite n'aurait pas obtenu ce résultat, si l'on n'avait pas exterminé radicalement les chiens errants. Dans ces conditions il est incontestable que le musellement appliqué en Allemagne est une mesure excellente, non qu'il puisse empêcher les chiens de mordre ou d'être mordus, mais en fournissant un moyen pour reconnaître les chiens bien soignés et les distinguer des autres non muselés, suspects et que l'on peut immédiatement capturer.

Une enquête soigneuse faite en Saxe en 1900 par Schüder montra qu'à la suite de l'épizootie de rage de 1888 on avait imposé la muselière dans les districts infectés; depuis, le nombre des cas de rage, qui était de 16 en cette année, diminua rapidement; aussi au moment de l'enquête il n'y avait plus un seul cas de rage.

En tout cas la muselière présente beaucoup d'inconvénients;

(1) Renault, *Bull. de l'Académie de méd.*, 1854.

elle n'empêche pas que les chiens soient mordus par des chiens enragés, elle constitue une vexation pour les chiens, elle est souvent mal supportée et elle peut devenir dangereuse pour le propriétaire du chien. D'autre part, il est absurde d'affirmer que la gêne que produit la muselière constitue pour le chien un tel tourment qu'elle peut déterminer la rage.

Nous dirons donc que *la muselière comme mesure isolée n'a que peu de valeur. Elle n'est efficace que si on combine son port avec une taxe élevée sur les chiens ; ceux-ci doivent porter un collier. On doit capturer rapidement les chiens non marqués.* Il faut se demander si, en supprimant le musellement, tout en conservant les autres mesures, on n'obtiendrait pas à peu près le même résultat. En tout cas, de toutes les mesures rationnelles qui ont donné de bons résultats pour combattre la rage, le musellement seul est le moins recommandable, car, comme nous avons vu, la muselière constitue, pour les personnes qui doivent la manipuler, plutôt un danger qu'une garantie.

Les inconvénients des mesures incomplètes. — La non-exécution de prescriptions légales empêchait jusqu'à ce jour l'extinction des cas de rage. Cette non-exécution s'explique par les sentiments maladifs qu'ont les hommes pour les chiens et qui viennent empêcher l'application de toute mesure énergique. Ce sentiment est cependant peu justifié; même si l'on veut ménager les chiens, les mesures incomplètes font tuer beaucoup plus d'animaux que les mesures radicales. Il est facile à comprendre qu'en tuant à Paris par exemple à peu près 15.000 chiens par an parmi lesquels il y a plus de 800 chiens enragés, on ne diminue pas du tout le nombre des chiens. Les années suivantes on en a tué en effet le même nombre. On fait ainsi un massacre systématique de chiens sans aucune utilité. Si au contraire on se décidait à tuer en une seule fois au moins 30.000 chiens au lieu de 15.000, la rage diminuerait tellement à Paris que pendant longtemps on trouverait à peine 1.000 chiens à tuer par an. On fait en somme un élevage de chiens à abattre au lieu de supprimer une fois pour toutes cette production continuelle de chiens errants qui vivent dans la plus grande misère. La destruction de tous les chiens errants qui pullulent en France dans les grandes villes s'impose donc.

Nocard montre ce triste état de choses. A certaines époques, alors que la multiplicité de cas ou quelques accidents retentissants jettent l'alarme, l'administration intervient avec plus d'énergie. On prescrit le musellement, la tenue en laisse, on sacrifie un certain nombre de chiens, et puis aussitôt l'émotion calmée, toutes les mesures sanitaires sont délaissées. Cependant on observe toujours à la suite de ces trop courtes interventions énergiques, une diminution extraordinaire du nombre des cas de rage. Ainsi en 1878 on comptait 508 cas de rage ; 100 personnes mordues, dont 24 mortes de la maladie. Parmi celles-ci se trouvait un jeune homme *haut placé*. L'affaire fit grand bruit : la police remit en vigueur pour 2 mois les ordonnances oubliées et les cas de rage, qui avaient été de 150 par trimestre, tombèrent à 53. Il avait suffi pour obtenir ce résultat de sacrifier en juillet et en août 4.000 chiens errants. Même résultat en 1888 : en avril on compte 125 chiens enragés; le préfet de police rend une ordonnance prescrivant de saisir et d'abattre tout chien qui ne sera pas muselé ou tenu en laisse. Comme résultat le nombre de chiens enragés tombe en août à 67 ; en septembre à 52 ; en octobre à 29 ; en novembre à 27. En Angleterre la lutte contre la rage a été beaucoup plus efficace, car on avait empêché par une quarantaine l'entrée des chiens. On avait inauguré en même temps la saisie rigoureuse de chiens errants. En 1889 il y avait 123 cas de rage, on ordonne le musellement, la capture des chiens errants, le nombre des chiens errants tombe immédiatement, en 1890 à 32, en 1891 à 13, en 1892 à 30. En novembre 1892 l'ordre est abrogé, et immédiatement, la rage reprend : en 1893 il y avait 8 cas ; en 1894, 12 ; en 1895, 6, et pendant le premier semestre de 1896, 67 cas. Un ordre de la même année prescrit de nouveau le musellement et 33.000 chiens sont abattus de janvier à septembre; immédiatement après, la rage diminue et il n'y a que 10 cas dans le dernier trimestre. Au mois de mars 1897 le « Rabies order » est édicté, le pouvoir conféré aux autorités locales est rapporté au ministre de l'Agriculture. Désormais la muselière est imposée aux districts contaminés ; des inspecteurs sont chargés de faire des enquêtes dans les districts exposés à la contagion.

Voici le résultat :

Années :	1895	1896	1897	1898	1899	1900
Rage du chien :	672	438	151	17	9	1

Le même résultat a été obtenu en Norvège, en Suède, en Hollande, et surtout à Paris (voyez plus haut), à la suite de l'application de mesures analogues.

Il en résulte que, pour combattre la rage d'une manière absolument efficace et beaucoup mieux que par tout traitement, il ne faut qu'exécuter rigoureusement les lois et les règlements existants, en acceptant en même temps les mesures rationnelles internationales pour empêcher l'invasion de la rage par les pays limitrophes. En France, le respect de la loi et l'appréciation du danger ne sont entrés que tout dernièrement dans les mœurs publiques pour permettre l'exécution de ces lois sanitaires.

Aujourd'hui surtout, à Paris la rage est devenue rare chez le chien, il n'y avait que 43 cas relatés en 1907 par le service de statistique. Cependant comme parmi ces 43 chiens 11 seulement ont donné la preuve expérimentale de la rage, on peut affirmer qu'il n'y avait que 11 cas, ce qui, pour une ville de 3.700.000 habitants constitue un état extrêmement favorable ; depuis plusieurs années on n'y connaît plus de cas de rage chez l'homme.

CHAPITRE V

LA RAGE AU POINT DE VUE DE LA MÉDECINE PRATIQUE. — CONDUITE A TENIR POUR UN MÉDECIN PRATICIEN, POUR UN VÉTÉRINAIRE, POUR UNE PERSONNE MORDUE

1. *Condnite d'un médecin praticien.* S'agit-il d'une morsure? Diagnostic des morsures avec les contusions et les plaies par ratissage. Importance de l'examen des vêtements. Lavage de la plaie. Cautérisation. Qu'est devenu l'animal mordeur? L'animal est mort. L'animal a été tué. L'animal est inconnu ou a disparu. Mise en observation des animaux mordeurs. Différents cas qui peuvent se présenter. Envoi du bulbe à l'Institut antirabique. Enquête sur les méfaits de l'animal mordeur. — 2. *Conduite d'un vétérinaire.* Examen d'un animal mordeur vivant. Mise en observation. Divers cas qui peuvent se présenter. Examen d'un animal mort. Impossibilité d'une conclusion ferme. Circonspection à apporter dans la rédaction du certificat. Mesures à prendre à l'égard des animaux. — *Conduite d'une personne mordue.* Que doit-elle faire? Diagnostic de la morsure. Cautérisation. Mise en observation de l'animal mordeur. Que doit-elle ne pas faire? Tuer le chien. S'éloigner sans repérer le chien.

Nous pensons être utiles aux médecins praticiens, aux vétérinaires et aux malades eux-mêmes en précisant en termes aussi clairs que possible (en grande partie d'après Remlinger) la conduite que chacun d'eux doit tenir, en présence d'une morsure par un animal enragé ou suspect.

1. — CONDUITE D'UN MÉDECIN PRATICIEN

Il n'y a pas solution de continuité. Il est évident qu'alors il n'y a morsure qu'au sens vulgaire que le public attache à ce terme. Il s'agit en réalité d'une plaie par ratissage, produite par le tiraillement des dents de l'animal sur les vêtements de la victime et celle-ci ne court aucun danger. Les caractères de la plaie corroborent souvent le renseignement fourni par l'intégrité des habits. Au lieu des deux traces de crocs qui d'ordinaire caractérisent une morsure on trouve une plaie linéaire, le plus souvent superficielle et entourée d'une zone ecchymotique. Ces caractères de la plaie sont toutefois accessoires. C'est à l'état des vêtements qu'il convient d'accorder la plus grande importance. Cette règle que l'absence de toute solution de continuité contr'indique le traitement antirabique souffre cependant quelques exceptions. La morsure est faite parfois à travers un tissu lâche, celui d'un bas de laine, d'un tricot par exemple. Il n'est pas impossible à la dent pointue d'un chien ou d'un chat de passer entre les mailles de l'étoffe qui se referment ensuite. Le traitement antirabique peut être indiqué. D'autres fois, les morsures sont faites à travers une seule épaisseur d'un tissu fin, gant de fil, pantalon de toile, etc. Ce tissu ne subit aucune solution de continuité, mais il est humidifié par la bave qui, de cette façon, peut venir médiatement au contact de la plaie. Ici encore le traitement sera conseillé. D'autres fois, la morsure a lieu dans une région du corps qui, comme le poignet, est à la limite des parties nues et recouvertes par des vêtements. Il est difficile de savoir si la morsure a été faite à nu ou à travers les habits qui n'auraient été nullement lésés. Dans le doute, on conseillera au mordu de suivre le traitement.

Lorsque le médecin s'est assuré par un examen rapide qu'il se trouve bien en présence d'une morsure et non d'une contusion ou d'une plaie par ratissage, il doit procéder au lavage des plaies et à leur cautérisation. Le lavage, dont l'action est surtout mécanique, peut se pratiquer avec une solution de sublimé ou d'un antiseptique quelconque ou tout simplement avec de l'eau propre. Le lavage abondant d'une plaie superficielle à l'aide d'eau savonnée et puis de l'eau pure pratiqué quelques minutes après la morsure nous a donné chez le chien et chez le rat de bons résultats.

Nous reviendrons, dans un chapitre spécial, sur la cautérisation. Ici nous dirons seulement que la cautérisation sera réalisée à l'aide du thermocautère ou d'un fer rouge ordinaire. A défaut de caustique physique, on recourra aux caustiques chimiques, notamment aux acides forts. Cependant les mordus viennent bien souvent trouver le médecin une demi-heure, une heure et davantage après la morsure et les faits démontrent que, dans ces conditions, les cautérisations sont d'ordinaire inefficaces. Il y a donc lieu de se demander si ce n'est pas imposer une souffrance inutile que de pratiquer alors une cautérisation, qui, dans aucun cas, du reste ne dispense du traitement antirabique. Passé le terme d'une heure et à moins qu'il ne s'agisse de morsures particulièrement graves, nous conseillons l'abstention. Les plaies aseptisées et cautérisées sont recouvertes d'un pansement occlusif. Sa constitution, sa nature peuvent varier avec les caractères de la plaie elle-même. Il n'y a rien de spécial pour la rage. Dans quelques cas exceptionnels, quelques points de suture pourront être pratiqués. Ce serait une faute grossière que de faire subir à un mordu une autoplastie en règle, retardant de quinze jours, ainsi que nous l'avons vu une fois, son envoi à l'Institut antirabique.

Quelquefois, le médecin sera consulté non pour une morsure, mais pour des plaies fraîches que de la bave aura souillées, pour des écorchures qu'un chien suspect aura léchées. Le danger est le même que pour les morsures. Le léchage sur des excoriations même fort minimes, comme certaines petites plaies du pourtour onguéal ou certaines gerçures des lèvres, est extrêmement dangereux. Nous avons plus longuement insisté d'autre part sur le danger des coups de griffe.

Nos expériences (1) sur des chiens et sur des rats ont montré que des égratinures fraîches couvertes de virus des rues donnent souvent la rage surtout chez le rat, tandis que si la plaie est de 24 heures ou plus ancienne, le même procédé d'infection a été inoffensif.

Tout en s'occupant des plaies de son client, le médecin le questionne sur l'animal qui l'a mordu. Quel est l'animal qui vous a mordu? Pourquoi vous a-t-il mordu? et surtout : Qu'est-il devenu? Telles sont les premières questions à poser. L'animal mordeur peut être mort de lui-même; il peut avoir été tué; il peut avoir disparu ou être inconnu du mordu; il peut être vivant et bien portant, vivant mais malade. Que convient-il de faire dans ces différentes circonstances?

Beaucoup de personnes mordues par un chien ou par un chat malade ne s'inquiètent pas et ne viennent consulter que lorsque celui-ci est mort. En interrogeant le mordu sur les symptômes présentés par l'animal au cours de sa maladie, le médecin, dans quelques cas, acquerra la conviction qu'il était atteint de rage. Bien plus souvent, il demeurera dans le doute; quelquefois il aura la quasi-certitude que l'animal a succombé à une autre affection. D'une façon comme de l'autre, la règle de conduite doit être absolue. *Toute personne, mordue par un animal mort moins de dix jours après l'accident, doit suivre le traitement antirabique.* Il semble que le traitement doive être suivi même au cas où un vétérinaire ayant suivi l'animal au cours de sa maladie affirmerait qu'il a succombé à telle ou à telle affection. La rage, en effet, peut coïncider avec d'autres maladies, ce qui peut compliquer le diagnostic et surtout la mort peut surprendre un animal alors qu'il est en incubation de rage. Or, nous savons que la salive renferme le virus plusieurs jours, 2 ou 3 dit l'expérimentation; 8 ou 10 affirme la clinique, avant l'apparition des premiers symptômes. Il y a cependant des cas capables de dérouter le médecin. Ainsi nous connaissons plusieurs cas où le chien a été bien portant,

(1) Babes et Vasiliu, l'Infection ultérieure des plaies par la rage. *Bull. de la Soc. de Biologie*, 1911.

12 à 13 jours après avoir mordu. Dans l'un de ces cas 2 personnes ont été mordues. La rage éclata chez l'un des chiens le treizième jour et le lendemain déjà, chez l'un des mordus; l'autre, soumis au traitement antirabique, échappe à la maladie. On peut en conclure que, même si le chien mordeur paraît être bien portant et survit plus de 12 jours, le traitement antirabique peut être indiqué.

Lorsque les mordus viennent consulter le médecin, l'animal mordeur peut déjà avoir été tué, soit parce que l'existence de la rage ne faisait aucun doute, soit plus souvent par représaille, ignorance ou bêtise. Ici non plus, il ne saurait y avoir de doute sur la conduite à tenir. *Toute personne mordue par un animal tué moins de dix jours après l'accident doit suivre le traitement antirabique.* L'autopsie est, en effet, insuffisante à établir le diagnostic de rage. En particulier, la présence de corps étrangers dans l'estomac est à peu près sans valeur. L'existence de lésions organiques capables d'expliquer la mort n'est nullement péremptoire, car la rage peut coïncider avec elles et l'animal peut avoir été tué alors qu'il se trouvait simplement à la période d'incubation. La recherche des nodules rabiques ou des corpuscules de Négri échappe à la compétence du praticien. Les mordus doivent donc être dirigés vers un Institut.

Un certain nombre de personnes ignorent quel animal les a mordues. Elles ont été attaquées la nuit par un chien que, dans les ténèbres, elles ont à peine vu ou même — ainsi que Remlinger l'avait observé plusieurs fois — elles ont été mordues pendant leur sommeil par un animal qu'elles n'ont pas vu du tout. Elles ont été assaillies en plein jour par un chien qui s'est sauvé et n'a pu être retrouvé, par un chien qu'elles ont très bien vu, mais qu'elles ne peuvent reconnaître parce que, dans le village ou le quartier, il y a beaucoup de chiens semblables (le cas se présente très fréquemment en Orient). Dans tous ces cas, ou dans presque tous ces cas, le médecin conseillera à son client de se soumettre au traitement antirabique. Il n'y a d'exception que si le mordu a provoqué l'animal en le menaçant avec un bàton, en marchant sur lui. Si une personne a été mordue par un chien sur lequel elle a marché, il est indispensable de lui demander si le chien s'est levé ensuite et s'est sauvé, ou si, paralysé, il est demeuré au même endroit. En Orient, cette question a une importance toute particulière et ne doit jamais être négligée.

Il peut se faire enfin que l'animal mordeur soit encore en vie lorsque le mordu vient consulter le médecin. Celui-ci conseillera alors la mise en observation pendant dix jours à dater de celui de la morsure. Le mieux est naturellement que l'observation soit dirigée par un vétérinaire. A défaut de vétérinaire, tout médecin peut et doit s'en charger. Différents cas peuvent se présenter.

L'animal peut montrer des symptômes tels que le diagnostic de rage ne fait aucun doute ; il sera abattu et le mordu dirigé vers un Institut antirabique.

Voici un tableau instructif construit par Remlinger pour l'orientation du médecin en cas de morsures

ANIMAL MORDEUR

1° *Mort* moins de 10 jours après la morsure. 2° *Tué* moins de 10 jours après la morsure. 3° *Disparu* moins de 10 jours après la morsure. 4° *Inconnu* du mordu.	Traitement antirabique.
5° *Vivant*, à mettre en observation pendant dix jours.	Pendant la période de dix jours : *a*) L'animal prend la rage. — Traitement antirabique. *b*) L'animal meurt suspect de la rage ou succombe à une autre affection. — Traitement antirabique. *c*) L'animal tombe malade. Il n'est pas mort au dixième jour. — Prolongation de l'observation : traitement antirabique, si symptômes suspects de rage. *d*) L'animal est vivant et bien portant après 10 jours. — Pas de traitement antirabique.

Il est bien entendu que le médecin n'attendra pas que l'observation de 10 jours soit écoulée, pour envoyer le mordu à l'Institut rabique. Si l'animal vit et est bien portant après les dix jours, le mordu cessera de se faire inoculer.

L'animal peut au contraire ne présenter absolument aucun phénomène pathologique. Au dixième jour, il sera relâché et les mordus seront rassurés définitivement. Si les mordus ont commencé le traitement antirabique, ce traitement sera interrompu. Le chien peut mourir au cours de la période d'observation, mais la mort peut survenir au milieu des symptômes qui laissent place au doute. Le traitement antirabique sera conseillé. L'animal peut présenter certaines manifestations morbides et être encore en vie après les dix jours d'observations. Le cas peut présenter une réelle difficulté, car on a vu la rage (la forme cachectique ou intermittente en particulier) se prolonger au delà des limites de durée habituelles de la maladie. Il sera bon de soumettre l'animal à quelques jours d'observation supplémentaire. Nous ne tenons pas compte de la possibilité de la guérison de la rage clinique chez le chien. Outre que cette hypothèse n'a pas encore subi de façon suffisante la sanction de la pratique, elle est de nature à compliquer par trop la conduite du praticien.

Tels sont les principaux cas qui peuvent se présenter. Certaines situations exceptionnelles n'intéressent pas le praticien. Dans le doute, il adresse les intéressés à l'Institut où le spécialiste juge en dernier ressort. D'une façon générale, du reste, il doit être guidé par cette idée, qu'étant donnée l'innocuité presque absolue du traitement antirabique, il vaut mieux le conseiller à cent personnes, chez qui il risque d'être superflu, que de dissuader de le suivre un seul individu chez lequel il serait indiqué. En matière de rage, dans le doute, il ne faut pas s'abstenir, mais au contraire agir. Ne fût-ce que pour mettre sa responsabilité à couvert, le praticien enverra à l'Institut antirabique tous les cas qui lui paraîtront pouvoir prêter à discussion.

Quoique ces principes soient ordinairement faciles à suivre, il se présente des cas plus difficiles à juger. Des personnes craintives demandent souvent aux médecins à être traitées dans des circonstances où une infection est très peu probable. Ainsi, un monsieur qui avait touché de la main la couchette de son chien, qui quelques jours plus tard manifeste les premiers symptômes de la rage remarque quelques petites gerçures à la main, mais il ne se rappelle pas si elles existaient déjà quand il a touché la couchette de l'animal. Ou bien un monsieur portant de petites gerçures a couché avec un chien qui est devenu enragé, il ne sait si ces gerçures sont venues en contact avec le chien.

Un chien qui est devenu enragé après avoir, quelques jours auparavant, léché la main ou la figure de son maître qui croit avoir eu à ce moment des petites égratignures ou gerçures.

Nous verrons que des égratignures fermées datant de 24 heures ne peuvent pas être infectées par le simple contact des substances infectieuses (cerveau rabique). Dans ces cas, l'infection est donc à rejeter.

Un confrère affirmait qu'une personne enragée lui avait craché au visage. Je lui ai expliqué que la salive de l'homme enragé était, dans la plupart des cas, inoffensive et que le simple contact de la salive humaine avec la muqueuse conjonctive, pituitaire ou buccale, n'avait jamais donné la rage, dans mes expériences; je lui ai donc déconseillé de se faire inoculer.

Vu le haut degré d'atténuation que possède pour l'homme le virus fixe, j'ai également déconseillé le traitement aux médecins auxquels des traces du vaccin antirabique de 2 et de 3 jours est entré dans le sac conjonctival.

Lorsque le médecin a posé chez un de ses clients l'indication du traitement antirabique, il doit l'avertir de l'importance qu'il y a pour lui à suivre ce traitement le plus tôt possible et l'inciter à se mettre en route sans tarder. Il est bon qu'il remette au mordu, pour le Directeur de l'Institut antirabique, un court rapport relatant les constatations faites tant du côté de la plaie qu'au sujet de l'animal mordeur. Toutes les fois que la chose lui sera possible, il prélèvera le bulbe de l'animal et l'adressera à l'Institut dans de la glycérine — neutre et stérilisée — pour la recherche des lésions anatomiques et les inoculations expérimentales qu'il est toujours indiqué de pratiquer dans les laboratoires.

Enfin, il agira sagement en demandant à son premier client si d'autres personnes n'ont pas été contaminées par le même animal (morsures, lèchements, coups de griffe) en les faisant venir et en se comportant à leur égard comme vis-à-vis du premier malade. Bien que ceci soit surtout du ressort des autorités municipales et des vétérinaires, il peut demander aussi si des animaux n'ont pas été mordus et il conseillera de les abattre, de les mettre en observation ou de les traiter, conformément aux lois, ainsi que nous allons l'expliquer maintenant.

2. — CONDUITE D'UN VÉTÉRINAIRE

Un vétérinaire peut être appelé à examiner un animal mordeur dans deux circonstances différentes. L'animal peut lui être amené vivant ou mort.

a) **L'animal est vivant.** — Si l'on en excepte les cas fort rares où le diagnostic de rage s'impose à première vue (voix rabique, paralysie typique des masséters...) le vétérinaire évitera toujours de donner un avis immédiat. L'animal sera mis en observation. Dans la majorité des cas, on pourra, après quelques heures ou au plus tard quelques jours, formuler son opinion en toute connaissance de cause. Les animaux qui présentent des symptômes certains de rage sont abattus dès que le diagnostic est assuré. Ceux qui n'offrent aucun symptôme morbide doivent être conservés en observation pendant dix jours au moins. Nous avons vu que des personnes mordues par un chien, chez qui les premiers symptômes de la maladie ne se sont déclarés que dix jours plus tard, ont contracté la maladie. Les animaux atteints d'une maladie autre que la rage doivent être conservés en observation pendant le même laps de temps, la rage pouvant à la rigueur venir se superposer à la maladie déjà existante. Au cours de l'observation des animaux, l'attention du vétérinaire doit se porter non seulement sur l'existence des symptômes classiques de la rage, mais encore sur la possibilité d'une forme atypique de la maladie (formes apoplectique, épileptique, cachectique, etc.). Il ne semble pas non plus qu'il doive admettre comme un dogme la fatalité du pronostic de la rage et éliminer ce diagnostic chez tous les animaux qui guérissent. Il y a lieu de se demander si certains de ces animaux qui guérissent ne doivent pas être tenus pour « suspects » et s'il ne convient pas de conseiller aux personnes qu'ils auraient mordues de suivre le traitement antirabique. Cette question est du reste en discussion et nous n'insistons pas. Il m'est arrivé assez souvent que le vétérinaire avait déclaré comme non enragé le chien mordeur qui était, en effet, atteint d'une forme moins typique de rage; aussi nous ne pouvons assez insister sur la nécessité de tenir le chien mordeur en observation, de le déclarer suspect jusque à preuve contraire, et d'envoyer les personnes mordues à un institut antirabique.

b) **L'animal est mort.** — Souvent on apporte au vétérinaire un animal qui est mort de lui-même ou qui a été tué ; on le prie de déterminer si cet animal est enragé ou non. Ce que nous dirons de l'anatomie pathologique de la rage montre bien l'impossibilité qu'il y a à résoudre ce problème dans les conditions de la pratique courante de la médecine vétérinaire. La recherche des nodules rabiques ou des corpuscules de Négri échappe à la compétence du vétérinaire praticien. En Roumanie le vétérinaire est obligé d'envoyer à l'Institut antirabique le cerveau de l'animal mordeur conservé dans la glycérine, pratique que nous conseillons également aux vétérinaires des autres pays. Les corps étrangers de l'estomac manquent chez un grand nombre d'animaux enragés et se rencontrent fréquemment en dehors de la maladie. Les autres lésions macroscopiques sont des lésions aponiques sans aucune valeur pathognomonique ; d'autre part, des lésions massives susceptibles d'expliquer la mort ne prouvent rien contre la coexistence de la Rage.

A elle seule l'autopsie d'un animal n'est donc capable de fournir à peu près aucun renseignement utile. Rapprochée de certains symptômes observés pendant la vie, elle peut donner des indications intéressantes, mais nullement péremptoires. C'est ainsi que l'absence de lésions macroscopiques, à l'exception d'une forte congestion, souvent avec des petites hémorrhagies des méninges et du cerveau, ou la présence de corps étrangers de l'estomac, rapprochées de symptômes suspects notés pendant la vie, sera un fort argument en faveur du diagnostic de rage. Inversement, l'existence de lésions du poumon ou du cœur, rapprochée de symptômes pulmonaires ou cardiaques notés pendant la période d'observation, permettra de dire que l'animal a succombé à une maladie qui n'a rien à voir avec la rage, circonstance qui, ainsi que nous l'avons fait remarquer, ne contr'indique pas formellement le traitement antirabique.

Le danger des morsures des animaux en incubation de rage doit être bien présenté à l'esprit du vétérinaire, lors de la rédaction de son protocole d'observation et d'autopsie. Il peut classer les animaux en « enragés », « suspect de rage » et animaux ayant succombé à telle ou telle affection autre que la rage, mais, dans ce cas, il ne doit pas se prononcer sur l'opportunité ou l'inopportunité du traitement pasteurien; il agira sagement en laissant au directeur de l'Institut la responsabilité de la conduite à tenir.

Interrogé sur la conduite à tenir vis-à-vis d'animaux mordus par un animal enragé ou suspect, le vétérinaire engagera à tuer dans le plus bref délai possible, conformément à la loi, les chiens et les chats qui se trouveraient dans ces conditions ou seraient simplement suspects de s'y trouver. Pour ce qui est des herbivores (chevaux, ânes, bœufs, vaches, moutons, chèvres, etc...), il avertira leur propriétaire qu'il a 8 jours pour les livrer à la boucherie, que, passé ce terme, il lui est interdit de s'en défaire pendant trois mois et que, pendant ce laps de temps, ces animaux doivent en principe être maintenus séquestrés. Il conseillera le traitement par la méthode intra-veineuse ou la séro-vaccination et avertira de la nécessité de procéder aux inoculations le plus tôt possible. Chargé de pratiquer lui-même ces vaccinations, il se conformera scrupuleusement aux indications que nous donnons aux chapitres respectifs.

3. — CONDUITE D'UNE PERSONNE MORDUE

Une personne qui croit avoir été mordue par un chien ou par un chat doit regarder aussitôt si elle a vraiment été mordue, c'est-à-dire s'il existe une plaie — et au cas où l'agression s'est faite par-dessus les vêtements, si ceux-ci ont été perforés ou déchirés par les dents de l'animal. En cas de morsure véritable, elle se fera cautériser le plus tôt possible et se cautérisera au besoin elle-même, de préférence à l'aide du fer rouge. Plus la cautérisation est rapprochée du moment de la morsure, plus les garanties sont grandes. Dix à quinze minutes constituent un délai moyen. Après une demi-heure ou une heure l'effet de la cautérisation est moins sûr. Le mordu doit en même temps repérer l'animal mordeur. La chose est d'ordinaire facile en Occident, où les chiens ont un collier, une plaque, et diffèrent les uns des autres par la race, la robe, etc. Elle l'est moins en Orient où ces animaux n'appartiennent à personne et où tous se ressemblent. Hors le cas où l'animal ne pourrait être saisi sans danger, il doit être appréhendé vivant et soumis à l'observation d'un vétérinaire ou d'un médecin, le mordu doit prendre ses mesures pour suivre le traitement antirabique le plus tôt possible, au cas où celui-ci viendrait à être indiqué. En thèse générale il y a intérêt à commencer le traitement antirabique aussitôt après la morsure, quitte à l'interrompre si l'animal est reconnu sain ; cependant, le traitement commencé jusqu'au 4e jour après la morsure donne d'excellent résultats. Que faut-il ne pas faire — et que fait-on, trop souvent — lorsqu'on est mordu par un chien ou par un chat? Dans un mouvement de colère ou dans une minute d'irréflexion, on le tue. *Tuer un animal mordeur, c'est souvent se condamner à suivre le traitement antirabique*, c'est-à-dire à une perte de temps considérable et à des souffrances peu vives, il est vrai, mais parfaitement inutiles. On peut réparer en partie cette faute en faisant envoyer par un vétérinaire le cerveau de l'animal conservé en glycérine à l'Institut antirabique. Beaucoup de mordus n'attachent tout d'abord à l'incident aucune importance et négligent de repérer le mordeur. C'est quelques heures plus tard seulement, souvent la nuit suivante, qu'elles réfléchissent à leur morsure et que l'hypothèse de la rage se présente à leur esprit. A ce moment, la physionomie de l'animal leur est devenue tout à fait étrangère; elles sont dans l'impossibilité de le retrouver. Ici encore le traitement antirabique doit être suivi alors que, dans un certain nombre de cas, la mise en observation du mordeur eût pu éviter au mordu cet ennui et cette perte de temps.

Nous recommanderons à toute personne mordue par un animal suspect ou ayant eu un contact intime avec un tel animal de s'adresser immédiatement à un institut antirabique ou, s'il n'y en a pas dans la localité, à un médecin, qui disposera l'observation du chien mordeur et, s'il le trouve nécessaire, enverra la personne mordue à un institut antirabique.

CHAPITRE VI

INFECTION RABIQUE ET INCUBATION DE LA RAGE CHEZ L'HOMME

1. Les morsures, leur gravité : selon l'animal mordeur, suivant le siège de la morsure. Fréquence des morsures dans les différentes saisons. Modification des plaies de morsure. — 2. Incubation. Durée de l'incubation. Fièvre prémonitoire. Douleurs, mélancolie ; autres symptômes nerveux. Fausse rage. Maladies pouvant hâter l'éclosion de la rage. Symptômes prémonitoires prolongés.

1. — LES MORSURES

Nous avons vu que la rage est surtout provoquée par les morsures faites par les chiens enragés; puis viennent les morsures des loups, des renards, des chats et, dans les pays tropicaux, celles des chacals. On peut dire que sur 10 morsures 9 sont produites par des chiens. En thèse générale, nous avons vu que, d'après les statistiques antérieures au traitement antirabique, 40 p. 100 des personnes mordues meurent de rage. D'autres statistiques ne donnent qu'une mortalité de 20 ou de 10 p. 100.

Faber (1) trouve, sur 339 mordus, 27 cas de mort, ce qui correspond à une mortalité de 19 p. 100. Kurrimoto (2) trouve à Nagassaki une mortalité de 17 p. 100 ; en Hongrie, sur 470 mordus il en mourait 44, c'est-à-dire 9,3 p. 100. Sur les mordus de 1870 à 1875, c'est-à-dire sur 995 personnes, la mortalité a été de 15 p. 100.

La statistique de Kirchner (3) pour l'Allemagne comporte 1.453 cas, sur lesquels seulement 38, c'est-à-dire 2,3 p. 100, se sont terminés par la mort. Cette statistique n'est pas comparable aux dernières; probablement un grand nombre de chiens mordeurs n'étaient pas enragés, et d'autre part en Allemagne la rage est rare; or, plus la rage est rare, plus les morsures par des chiens non enragés deviennent relativement fréquentes.

Dans l'enquête du Comité d'hygiène de 1862 à 1872, sur 650 morsures au visage, 44 ont été mortelles.

(1) Faber, Wuthkrankheit u, Tetanus. *Zeitsch. f. St. A. K.*, 1869.
(2) Kurimoto, Die Behandlung der Lyssakranken in Japan. *Virch. Arch.*, 1899.
(3) Kirchner, Uber die Bissverlezung von Menschen durch tolle oder der Tollwuth verdächtige Tiere in Preussen während des Jahres, 1897, 1898, 1899, 1900, 1900-1901.

Voici le pourcentage de l'infection rabique suivant les morsures.

Morsures au visage	50,	mortelles	44	inoffensives	6	morts	88	p. 100
— aux mains	113	—	76	—	37	—	67,25	—
— aux membres supérieurs	40		12	—	28	—	30	—
Morsures au corps	33	—	7	—	15	—	31,81	—
— multiples (visage et mains, 6 fois)	8	—	6	—	2			
Morsures aux membres inférieurs	33	—	7	—	26	—	21,21	—

Parmi les personnes mordues par des loups enragés, j'avais constaté une mortalité de 60 à 70 p. 100; les morsures multiples à la face étaient presque toujours mortelles (plus de 90 p. 100), tandis que les morsures aux extrémités et au tronc ne produisaient qu'une mortalité de 30 à 40 p. 100.

En ce qui concerne la fréquence des morsures dans différentes saisons, nos statistiques montrent que, sur 15.400 mordus par des chiens enragés, on en constate 4.500 pendant les mois de mai, juin, juillet; 5.600 pendant les mois d'août, septembre, octobre, et seulement 5.300 pendant le reste de l'année.

Les enquêtes antérieures ont donné des chiffres analogues; ainsi de 1850 à 1876 en France il y a eu 220 cas durant la période d'été; 180 pendant le printemps; 176 en automne, et 156 en hiver.

Cette distribution s'explique surtout par la période du rut, pendant laquelle les morsures sont plus fréquentes; la rage éclate alors pendant l'été. Il faut tenir compte du fait qu'en été chiens et hommes vivent plutôt dehors, de sorte que les morsures se produisent plus facilement.

Sexe et âge. — Nous avons vu dans le chapitre des statistiques que ce sont les hommes qui travaillent dehors qui sont le plus souvent mordus; il en est de même des enfants, qui se gardent moins des morsures; les femmes au contraire sont plus épargnées. En ce qui concerne le siège de la morsure, ce sont surtout les parties découvertes (les mains, le visage) qui sont atteintes; en même temps ces parties sont aussi plus vascularisées, plus riches en fibres nerveuses, ce qui explique les faits plus nombreux de contagion.

Les morsures profondes et multiples sont surtout dangereuses. Je puis établir d'une manière approximative, d'après notre statistique, la série suivante de degré de gravité des morsures :

1° Morsures multiples et profondes produites par les loups, à la conjonctive, au bulbe et au nez, perforation du crâne, grand lambeau détaché, enlèvement du nez et des oreilles, des lèvres par les dents du loup, mortalité de près de 100 p. 100;

2° Autres morsures profondes et multiples de la face, produites par des loups enragés. Mortalité 80 p. 100;

3° Morsures multiples de la région orbitaire, nasale, produites par le chat. Mortalité 70 p. 100 ;

4° Mêmes morsures produites par les chiens. Mortalité, 60 p. 100;

5° Morsures profondes et multiples des autres parties de la tête faites par les chats et les chiens. Mortalité 50 p. 100;

6° Morsures multiples profondes, produites par les loups avec enlèvement des parties molles, au cou et aux extrémités supérieures aux parties découvertes. Mortalité 40 p. 100;

7° Morsures simples à la figure, pas trop profondes, produites par les loups et les chats. Mortalité 40 p. 100;

8° Mêmes lésions produites par les chiens. Mortalité 30 p. 100;

9° Morsures profondes, au cou et aux mains, surtout à la pulpe des doigts, produites par les loups ou les chats. Mortalité 20 p. 100;

10° Mêmes morsures produites par les chiens. Mortalité 15 o/o :

11° Morsures profondes, produites par des loups avec enlèvement des parties molles, au tronc et aux extrémités couvertes de vêtements. Mortalité 15 p. 100 ;

12° Morsures superficielles ou égratignures produites à la figure, par les dents de loups, de chats ou de chiens. Mortalité 10 p. 100;

13° Mêmes lésions aux mains. Mortalité 5 p. 100;

14° Egratignures plus profondes à la figure produites par les griffes de loups. Mortalité 5 p. 100.

15° Morsures profondes au tronc et aux extrémités inférieures à travers les habits déchirés. Mortalité 3 p. 100;

16° Lésions superficielles avec enlèvement de la couche cornée, avec petite hémorragie, aux mains et aux parties non couvertes par les habits. Mortalité 2 p. 100;

17° Mêmes lésions aux parties couvertes par des habits déchirés. Mortalité 0,5 p. 100;

18° Egratignures produites aux extrémités par les ongles des animaux qui ont eu leurs ongles infectés par de la bave. Mortalité 1 p. 1000;

19° Plaies, égratignures récentes, saignantes, qui ont été en contact avec la bave d'un animal enragé. Contact des muqueuses buccales, nasales, conjonctives génitales, même normales ou un peu irritées par le virus rabique. Mortalité un p. 1000.

20° Egratignures fermées datant de plus de 24 heures, en contact avec la bave d'un animal enragé. Mortalité o.

Enfin, nous avons vu qu'on ne peut pas nier absolument la possibilité d'une infection par des morsures qui n'ont pas traversé les tissus des vêtements, si ces habits étaient très minces, mouillés par la bave et surtout si sous cette étoffe la morsure a produit une plaie ouverte.

Les morsures produites par les herbivores ou par l'homme enragé présentent très peu de danger; je ne connais même pas de cas bien établi de contamination d'homme à homme. Le cas cité par Mirsky et Karlowsky (l. c.) n'est pas probant, car ces auteurs affirment que la rage a été transmise par le coït au premier jour de la maladie; comme le coït ne propage pas la rage, le sujet en question a été certainement infecté d'une autre façon, probablement par un chien enragé.

On cite aussi des infections médiates par différents objets, mais on ne connaît aucun cas certain d'infection ainsi provoqué.

Quelques cas rares où des personnes enragées affirment ne pas avoir été mordues, s'expliquent peut-être par des morsures imperceptibles faites par des rats ou des souris enragés ou bien par un contact inconscient d'une plaie récente avec un objet souillé récemment par la bave d'un animal enragé, c'est-à-dire dans des conditions qui ne se réalisent que très rarement.

Dans tous les autres cas non mentionnés ici, la possibilité de l'infection doit être exclue.

La plaie produite par la morsure d'un animal enragé se comporte comme toute autre plaie; elle peut être infectée par les microbes de la salive, ou secondairement par les impuretés du pansement venant du dehors ; on couvre souvent ces plaies avec de la terre ou d'autres substances infectées qui peuvent provoquer une infection grave.

Il n'est pas douteux qu'il existe un certain rapport entre l'infection de la plaie et l'éclosion de la maladie. Nous craignons surtout les plaies sinueuses, profondes, avec dilacération des tissus, et lésions étendues des nerfs ; dans des circonstances analogues une plaie suppurante ou gangréneuse est suivie plus souvent de rage qu'une plaie qui guérit d'une manière aseptique, par première intention.

2. — INCUBATION

Durée de l'incubation. — Le temps qui s'écoule entre la morsure et le début des signes de la maladie déclarée est plus ou moins long, le plus souvent, 35-50 jours. On peut admettre le chiffre de 40 jours comme moyenne ; mais il faut combattre la croyance vulgaire très répandue que l'incubation ne dépasse pas une quarantaine de jours.

Il faut plutôt admettre comme limite, dans la plupart des cas, le 90e jour. En effet, sur 221 cas, la rage s'est déclarée 139 fois jusqu'à 60 jours après la morsure. L'éclosion est encore assez fréquente entre le 60e et le 90e jour ; elle devient rare au delà du 3e mois.

L'enquête du Comité d'hygiène de 1862 à 1872 montre les chiffres suivants :

1er mois du	14e au	30e jour	38 fois
2e —	30e —	60e —	74 —
3e —	60e —	90e —	55 —
4e —	90e —	120e —	11 —
5e —	120e —	150e —	6 —
6e —	150e —	180e —	4 —
7e —	180e —	210e —	0 —
8e —	210e —	240e —	2 —

En sorte que, sur cent soixante-dix cas, cent quarante-sept fois la rage s'est déclarée dans les trois premiers mois.

Une autre statistique montre à peu près la même proportion.

1er mois	16	7e —	3
2e —	41	8e —	0
3e —	16	9e —	0
4e —	10	10e —	1
5e —	4	15e —	1
6e —	4	18e —	1

Il résulte de cette statistique, ainsi que d'autres ultérieures, que la plupart des cas de rage (presque la moitié) se déclarent pendant le deuxième mois après la morsure. Les cas où la rage se déclare avant le 15e jour après la morsure sont relativement rares ; ils ne constituent que 5 o/o de l'ensemble des cas.

Ces faits ont la plus grande importance pour l'appréciation de l'effet du traitement antirabique; en effet, après le traitement roumain, il n'y a pas de mortalité au delà du 20e jour après la morsure, si le traitement a commencé à temps; ce qui prouve que plus de 90 pour cent des personnes chez lesquelles la rage devait éclater ont été sauvées par ce traitement.

Tous les autres traitements sont inférieurs à celui-ci, car ils n'empêchent l'éclosion de la maladie que 25 à 30 jours après la morsure. Ces différents traitements ne sauvent donc que 70 à 80 o/o des personnes qui doivent prendre la rage.

On peut dire, en résumé, que 13 o/o des enragés ont gagné la maladie après le troisième mois. En supposant que 10 o/o des mordus gagnent la rage, une personne mordue, qui est encore bien portante 3 mois après la morsure a 100 chances contre 1,3 de ne plus gagner la maladie.

L'éclosion de la maladie est tout à fait exceptionnelle après le septième mois, de sorte qu'à cette époque la personne mordue peut être assurée qu'elle ne gagnera plus la maladie.

Les cas de rage à incubation prolongée sont tout de même bien établis ; ainsi Russ et Rowland ont constaté une incubation de 20 mois, Limares constate une incubation de 15 mois. Proust (1) décrit un cas de rage survenu 230 jours après la morsure. Cadet de Gassicourt note un cas ayant une incubation d'un an ; Ferréol (2) un autre cas avec incubation de 2 ans et demi ; Collin (3) décrit à l'Académie de médecine en 1880 le cas d'un homme qui fut mordu en essayant de soustraire un de ses camarades aux attaques d'un chien enragé ; tous les deux furent cautérisés, l'un mourut le 48e jour, le deuxième a gagné la maladie 4 ans et dix mois après la morsure.

Il s'agissait d'un homme d'un tempérament nerveux et qui a subi un choc moral récent de nature à troubler son intelligence. Collin n'avait pas insisté sur les lésions nerveuses et n'avait pas démontré, d'une manière expérimentale, la virulence de la salive; cependant la rage s'est manifestée avec les symptômes les plus caractéristiques.

Dans ces derniers temps, j'ai observé aussi un certain nombre de cas de rage à longue période d'incubation; ainsi sur 12 personnes mordues par un loup enragé, il y en avait une dont le bras était déchiré et qui ne s'était présentée au traitement que 15 jours après la morsure ; chez cet homme, la rage paralytique s'est déclarée 2 ans et demi après l'accident. Dans ce cas, ainsi que dans un autre cas d'incubation d'un an et demi, la moelle a été trouvée virulente; elle présentait des nodules rabiques très nets.

On cite aussi des incubations par trop longues : 10 et 15 années. Mais ces données, fournies par Guènerius, Brassavola, Sauvage (4), Schub (5), sont peu vraisemblables et il est difficile d'exclure dans ces cas la possibilité d'une morsure faite à une époque plus rapprochée de l'éclosion de la rage.

Il n'est pas sans intérêt d'étudier l'incubation de la rage après les morsures des loups. Un loup enragé avait mordu 58 personnes dont 39 succombèrent (peut-être un nombre plus grand) et

(1) PROUST, Résumé d'une enquête sur les divers cas de rage observés en France, depuis 1850. (*Bull. de l'Acad. de méd.*, 2e série, V-VI, 1877). Rapport sur les cas de rage observés en France pendant les années 1859 à 1876. (*Recueil des travaux du Comité consultatif*, V, VII.)

(2) FERRÉOL, Hydrophobie rabique, note sur un cas d'hydrophobie rabique, survenue deux ans et demi après la morsure d'un chien enragé. (*L'Union méd.*, nos 91, 92, 93, 1874.)

(3) COLIN, Observ. des deux cas de rage humaine communiquée par le même chien et se développant, l'un, quarante jours après la morsure, l'autre, près de cinq ans plus tard. (*Ann. d'hyg. publ.*, mai 1881.)

(4) SAUVAGE, Dissertation sur la nature et la cause de la rage. (Toulouse, 1749, in-4 ; *ibid.*, 1759, in-4.)

(5) SCHUH, Uber Hydroph. (Spital, t. J. 47 u. 48, 1862).

chez lesquelles l'apparition des accidents fut comprise entre le 20e jour et le 7e mois.

Une autre fois un loup enragé mordit, au mois de mai 1784, 17 personnes, dont 10 prirent la rage, la première le 15e jour après la morsure, la deuxième le 18e, la troisième le 19e, la quatrième le 28e jour, la cinquième le 30e jour, la sixième le 33e jour, la septième le 35e jour, la huitième le 43e jour, la neuvième le 35e jour, la dixième le 44e jour, la onzième le 52e jour, la douzième le 68e jour.

Il faut se demander *de quoi dépend la durée de l'incubation.* Virchow (1) avait soupçonné que l'incubation chez les enfants était moins longue. Il faut tenir compte du siège et de la gravité de la lésion, sans cela les résultats sont contradictoires.

D'après Tardieu (2), la durée de l'incubation chez les enfants serait également inférieure à celle des personnes âgées; ainsi, au-dessous de 10 ans, la moyenne du temps d'incubation serait de moins de 40 jours; au-dessous de 20 ans de 41 jours; au-dessus de 20 ans de 67 jours.

Un autre tableau tend à montrer le contraire. Le temps d'incubation étant, chez les sujets au-dessous de 10 ans, 60 jours; au-dessous de 20 ans, 70 jours ; au-dessous de 2 ans, 63 jours ; au-dessus de 50 ans la moyenne serait de 54 jours.

Cette contradiction disparaît si on prend en considération la gravité de la morsure; on trouve alors une petite différence entre la durée de l'incubation des enfants et celle des adultes; l'incubation chez l'enfant étant un peu plus courte.

Sur 139 observations, on a trouvé que la durée de l'incubation après morsures au visage est de 48 jours ; tandis qu'après les morsures aux membres elle est de 69 jours.

D'après cette statistique, nous voyons que, pendant l'enfance, les morsures au visage sont aussi fréquentes que les morsures réparties sur le reste du corps, tandis qu'après vingt ans les morsures du visage ne comprennent plus que le quart du chiffre total des blessures.

Il semble donc que la plus courte durée de l'incubation chez l'enfant dépend plutôt de la gravité plus grande des morsures.

Les statistiques ultérieures sur un plus grand nombre de cas sont plus affirmatives, en montrant que l'incubation chez les enfants est plus courte que chez les adultes. Ainsi, chez nous, en comparant les morsures à peu près de même gravité, surtout les morsures de loups, on a trouvé que les jeunes personnes au-dessous de 20 ans succombent les premières, quoique leurs morsures n'aient pas été plus graves que celles des adultes : ainsi

(1) Virchow, Manuel de pathologie, t. II, sect. VIII, pp. 342-387, Erlangen, 1855.
(2) Tardieu, Recherches sur la rage. (*Gaz. hebdom.*, 1860, 1861, 1862).

sur 11 personnes qui ont gagné la maladie le 15e jour après la morsure il y avait 8 personnes de bas âge, au-dessous de 16 ans.

Il nous semble que c'est la seule statistique à peu près probante. Pasteur affirme comme un fait bien établi que l'incubation est plus courte chez les enfants; il ne disposait pas de bonne statistique. En tout cas, il est *a priori* probable (en supposant que le virus se propage le long des nerfs et en tenant compte du fait qu'une plus grande quantité de virus produit plus rapidement la rage qu'une très petite quantité de virus) que chez les enfants, d'une part le virus étant relativement plus concentré et plus abondant, et d'autre part le chemin à parcourir jusqu'au cerveau étant plus court, la rage se déclarera plus vite.

La rage expérimentale montre que les animaux de petite taille ou jeunes gagnent la rage plus rapidement que les animaux grands ou âgés. Ainsi j'ai montré que non seulement les rats et les cobayes gagnent la rage plus rapidement que les lapins, mais encore que, chez les petits lapins, même la rage fixe se prononce plus rapidement que chez les grands lapins de l'Institut Pasteur.

FIÈVRE PRÉMONITOIRE

En 1886, j'ai constaté en collaboration avec Högyes qu'après l'inoculation de virus fixe le lapin a de la fièvre à la fin du 4e jour; en même temps il perd de son poids. Plus tard Himmel (1), Högyes et Lote (2) ont confirmé ces faits.

Cette fièvre, que nous avons dénommée « fièvre terminale », est suivie immédiatement par les premiers symptômes rabiques ; cette fièvre est tout à fait différente de la fièvre prémonitoire établie et décrite en 1886 et 1888 (3).

La rage des rues se manifeste chez le lapin par des symptômes nerveux précédés ou non d'une élévation de température. La rage atténuée n'est pas toujours accompagnée de fièvre.

Souvent de 5 à 8 jours après l'inoculation de virus des rues ou de virus modifié, la température s'élève à 39°9 ou 40° C; cette température est suivie le lendemain et les jours suivants d'une température et d'un état normal. C'est la fièvre prémonitoire.

Dans d'autres cas, cette fièvre recommence plusieurs fois et elle peut emprunter le type intermittent ou récurrent. Cette fièvre est souvent accompagnée de symptômes rabiques. Enfin se déclare une fièvre terminale, suivie d'accès de rage et terminée par la mort. Dans d'autres cas les lapins guérissent totalement.

(1) Himmel, « Experimental researches concerning Pasteur, prophylactic method ». (Lancet, 1886, II, 1124-1126.)

(2) Löte, la Temp. et le poids des lapins enragés. (*Orvosi hetilap*, 1887.)

(3) Babes, Sur une élévation de température dans la période d'incubation de la rage. (*Annal. de l'Institut Pasteur*, 1888, n° 7, p. 374.)

Les cobayes inoculés par trépanation avec de la rage atténuée peuvent montrer aussi de 4 à 8 jours après l'inoculation, pendant 1 ou 2 jours, des symptômes très prononcés de rage ; ils courent, crient, mordent, sautent et montrent même une paralysie commençante des membres, mais ils guérissent. D'autres cobayes inoculés en même temps avec le même virus succombent à la rage typique.

Chez le chien inoculé avec un virus faible ou même fort sous la peau, on observe aussi, souvent, entre le huitième et le quatorzième jour après l'inoculation, la fièvre prémonitoire avec ou sans symptômes de rage qui disparaissent en un ou deux jours ou qui provoquent la mort.

Högyes et Löte ont contesté la valeur de cette fièvre prémonitoire. Cependant à la suite d'une réponse à Högyes, Löte (1) est revenu sur sa négation et donne maintenant au contraire une grande importance à ce phénomène fébrile périodique. J'ai de plus constaté cette fièvre chez les personnes mordues gravement par des loups enragés (2). Cette fièvre, qu'il ne faut pas confondre avec la fièvre consécutive aux plaies, apparaît chez les mordus ordinairement après la guérison de celles-ci entre le 5e et le 8e jour qui suivent les morsures et après une période apyrétique. La fièvre atteint rarement 40°, elle se maintient de plusieurs heures à deux jours, pour disparaître ensuite ; elle peut se répéter plusieurs fois pendant la période d'incubation. Cette fièvre est toujours de mauvais augure, elle existe chez les personnes les plus gravement mordues, elle est ordinairement suivie de rage.

On pouvait souvent observer cette fièvre pendant les premières années de notre traitement, à l'époque où nous avions encore des cas de rage après le 30e jour. A la suite de notre traitement actuel, pendant lequel aucun des sujets traités à temps ne gagne la rage après le 20e jour, cette fièvre n'apparaît que d'une façon bien peu prononcée.

En 1888, au début de nos inoculations antirabiques chez l'homme, nous soignâmes 14 personnes mordues très gravement à la face par un loup enragé. Ces individus vinrent 6 jours après la morsure ; c'est alors que j'ai commencé immédiatement le traitement intensif, sur les indications spéciales de Pasteur. Je prenais 2 fois par jour la température de ces individus.

Un de ces hommes mourut du traumatisme, 11 jours après la morsure, son cas ne sera pas relaté dans ces résultats.

Sur ces individus, 6 moururent de rage et 7 furent sauvés. Les personnes sauvées avaient eu une faible élévation de tempé-

(1) Löte, Uber ein Symptom der experimentellen Lyssa (Das sogenannte pramonitorische Fieber). (*Central-bl. f. Bact. I Abteil.* B. XXXIX,, p. 32.

(2) Babes, *Annales de l'Institut de Path. et de Bact. de Bucarest*, vol. I, 1894.

rature 0, 1, 1, 2, 4, 3, et 4 fois pendant le traitement, tandis que ceux qui ont succombé avaient montré une élévation de température prononcée 5,5, 5, 5, 6, 7 fois pendant les 20 jours qui avaient suivi la morsure. Il faut cependant remarquer que ces individus n'ont pas eu la fièvre initiale qu'on remarque chez les lapins inoculés avec du virus fixe et qui précède d'un jour les manifestations nerveuses de la rage. Il semble donc justifié de regarder les faibles élévations de température dans les premières semaines après la morsure comme des signes prémoniteurs de rage.

Explication de la fièvre prémonitoire. — Il est hors de doute que cette fièvre, qui s'observe pendant l'incubation de la rage, a une très grande importance ; elle ne manque presque jamais chez les lapins inoculés avec le virus des rues ou avec le virus atténué. On observe la même fièvre chez les chiens inoculés avec le virus des rues ou mordus par des chiens enragés. Comme cette fièvre est souvent accompagnée de symptômes de début de la rage, il n'est pas douteux qu'elle représente une manifestation avortée de la maladie. On peut donc supposer que la rage n'est pas tout à fait latente, pendant la période d'incubation.

On peut comparer cette fièvre prémonitoire avec ce qui se passe pendant l'incubation tellement longue de la lèpre (de 5 à 20 ans). Pendant cette incubation, on observe de temps en temps des accès de fièvre et des éruptions qui disparaissent au début, pour s'installer plus tard définitivement.

Nous avons essayé, mais en vain, de surprendre cette fièvre chez l'homme traité contre les morsures des chiens, même après la fin du traitement. On observe souvent, pendant le traitement, des poussées de fièvre à la suite des injections, accompagnées d'irritations locales ou bien sans cause apparente, mais aucun caractère ne peut nous renseigner s'il s'agit là de fièvre prémonitoire. Cette question aurait pu être élucidée en renonçant au traitement antirabique, mais on comprend qu'une telle expérience est impossible.

SENSATIONS PARTANT DE LA PLAIE

Les plaies et cicatrices douloureuses sont d'un plus mauvais augure que les plaies qui ne provoquent aucune sensation de douleur. J'ai observé que les cicatrices exposées aux traumatismes, et qui de temps en temps donnent lieu à des douleurs propagées le long des nerfs, sont souvent suivies de rage ; mais d'autre part il ne faut pas croire que ces sensations sont fatalement les précurseurs de la maladie. Nous avons souvent vu à notre Institut des personnes dont la cicatrice et le trajet nerveux correspondant étaient devenus hyperhémiques et douloureux ; on leur fit subir un petit traitement complémentaire et aucune ne prit la rage.

Nous verrons que les cicatrices profondément cautérisées donnent souvent lieu à des sensations désagréables et à des douleurs ultérieures; ces sensations sont dues à la destruction des tissus; malgré ces signes, les morsures cautérisées donnent plutôt une plus petite mortalité que les morsures non cautérisées.

Vers la fin de la période d'incubation, les malades deviennent ordinairement inquiets ou mélancoliques, ils perdent l'appétit, ils ont la langue chargée, ils dorment mal, ils accusent assez souvent des troubles nerveux au niveau de la morsure et sur le trajet des nerfs correspondant à la région mordue, la cicatrice peut en même temps se gonfler et devenir hyperémique. Les mordus se plaignent de fourmillements, de chaleurs, de brûlures, de picotements et surtout de douleurs fulgurantes centripètes ou irradiées.

La blessure devient plus sensible ou au contraire anesthésique avec hyperesthésie environnante; on observe parfois de l'algidité et de la faiblesse des membres où siège la morsure. On constate fréquemment des contractions fibrillaires des muscles, sur le membre mordu. Il existe souvent en même temps une élévation de température, qui en général ne dépasse pas 39°.

FAUSSE RAGE ET CIRCONSTANCES QUI PEUVENT HATER L'APPARITION DE LA RAGE

Il faut bien distinguer de la pseudo-rage ces prodrômes ainsi que les symptômes de la rage.

Fausse rage. — De toutes ces influences, la crainte de devenir enragé a été considérée comme la plus importante, de sorte que plusieurs auteurs, parmi lesquels : Bosquillon, Gérard, Lorinser (1), ont nié longtemps la réalité de la rage; ils supposaient que la rage n'est qu'une névrose ou un tétanos traumatique, produit par la crainte qu'ont les malades de devenir enragés. Il n'est pas rare de voir en effet se développer après des morsures d'animaux non enragés un état de peur psychique ressemblant beaucoup à la rage.

Il est très probable que beaucoup de ces cas, surtout les cas mortels, étaient de véritables cas de rage, et qu'on n'avait tout simplement pas pu constater la morsure de ces personnes par des chiens. Moi-même, sur plus de 20.000 cas de personnes mordues, je n'ai jamais pu observer une seule fois la rage produite par la

(1) Lorinser, Uber Hundswuth und Hydrophobie. (*Wien med. Woch.*, XV, 19-21, 1864.)

peur, quoique souvent les mordus ont vu, à leurs côtés, devenir enragées des personnes mordues par le même chien.

On observe assez souvent, chez les femmes surtout, des symptômes nerveux, plutôt hystériques, parfois des crampes respiratoires, des états de mélancolie, des gastralgies, des vomissements, mais jamais l'ensemble complet des symptômes rabiques.

Depuis longtemps divers auteurs supposaient que les traumatismes, les excès de toute sorte, l'alcoolisme, les abus des plaisirs vénériens, les veilles prolongées, surtout les émotions vives, pouvaient avoir une influence décisive sur l'éclosion de la rage.

Dernièrement j'ai observé une femme de 35 ans, hystérique, qui, à la suite d'une forte émotion avait gagné une hydrophobie prononcée sans aérophobie qui durait quelques jours et qui revenait après des intervalles plus ou moins longs.

En Roumanie, on envoie à notre Institut un grand nombre d'enragés non traités parmi lesquels il s'en trouve qui affirment n'avoir jamais été mordus par un chien enragé.

On a cependant toujours constaté la rage chez ces sujets en inoculant leur bulbe à des lapins qui ont toujours succombé à la rage.

Il est certain que sans cette épreuve, on aurait pu prendre certains de ces cas pour de la fausse rage ; on avait en effet supposé que la fausse rage produite par la peur de la mort pouvait déterminer une issue mortelle. Les sujets, ressentant certains symptômes de rage, mais qui ne sont pas enragés, n'ont jamais succombé à la suite de ces symptômes. Ils ont toujours guéri en quelques jours.

CAUSES DÉTERMINANTES DE L'ÉCLOSION DE LA RAGE

Ces accès de peur n'ont donc rien de commun avec la rage vraie. Les enragés cependant affirment souvent que la rage s'est déclarée chez eux à la suite d'un choc nerveux, d'un traumatisme ou d'un accès de peur.

Il faut se demander si les émotions qu'on accuse souvent comme provoquant la rage ne sont pas déjà la conséquence des premières manifestations de la maladie.

Nous donnons ici quelques exemples :

Un nommé Jacquelin fut appelé par quelqu'un « reste de chien enragé » 40 jours après la morsure que lui fit un chien enragé. Cette interpellation le frappa ; il se rendit tristement chez lui, se plaignit de grandes douleurs au niveau de la blessure et fut aussitôt atteint des premiers symptômes de la rage. Dans un autre cas, une femme fut mordue au visage par un chien enragé ;

elle entre à l'hôpital, où la plaie se cicatrise. Peu après, elle entend un homme qui s'écrie: « Tiens ! elle n'est pas encore enragée » ; elle rentre tristement chez elle; éprouve de la difficulté à avaler les boissons, retourne à l'hôpital, et succombe en 8 jours à la rage. On comprend que de telles observations ne sont pas décisives. Un autre cas ne semble pas être plus probant; dans le service de Landouzy, un enfant fut pris subitement de spasmes rabiques, 33 jours après avoir été mordu, en entendant sa mère jeter de grands cris de douleur à l'occasion de la mort d'un autre de ses fils.

Il est vrai que cet enfant avait présenté déjà depuis quelques jours de l'inappétence et de la fièvre vespérale.

Expériences faites pour savoir s'il existe des causes précipitant l'éclosion de la rage.

On sait encore très peu de choses sur les causes pouvant abréger l'incubation de la rage. On sait que, chez les animaux de laboratoire, on peut produire la rage fatalement avec une précision presque mathématique, même après inoculation de virus atténué. On peut de même prévoir le moment où la rage éclatera. Dans ces cas la rage se déclare au moment prévu aussi bien chez les animaux qu'on laisse tranquilles que chez ceux qu'on excite fortement.

Dans notre Institut, tous les sujets mordus ont toujours été placés dans des conditions identiques. Ici les cas où un traumatisme, un excès ou un fort refroidissement ont précédé la rage, sont tellement rares qu'on peut très bien les interpréter comme des coïncidences.

Ainsi une jeune fille m'a affirmé que, quelques jours avant l'apparition des symptômes rabiques, elle s'était cognée violemment à l'endroit de la cicatrice. Chez deux mordus la maladie éclata le lendemain d'excès génésiques et alcooliques. Une fois la rage éclata immédiatement après l'apparition d'un rhumatisme musculaire après refroidissement.

Maintenant, parmi les milliers de mordus traités, aucun ne meurt après le 20e jour de traitement, si le traitement a été commencé à temps ; jamais nous n'avons vu éclater la rage, malgré les chocs nerveux, les crises de peur ou des traumatismes, avant le 13e jour qui suivait la morsure. D'autre part il n'est pas douteux que les malades cherchent à expliquer le début de la maladie par des émotions ou des traumatismes ; il est souvent très difficile de retrouver la vérité au milieu de ces affirmations. Pour éclaircir ces questions j'avais inoculé par trépanation du virus fixe à une série de lapins du même poids : quelques-uns furent secoués le 4e ou le 5e jour, dans un appareil ; d'autres furent traumatisés à la tête et chassés ; d'autres furent empoisonnés par des acides ou des alcalis, par l'arsenic, la cantharide, la strychnine, ou l'alcool, sans que ces procédés aient précipité l'éclosion de la maladie.

Högyes a également introduit dans l'organisme des animaux des substances irritantes sans pouvoir constater une précipitation dans la propagation du virus et sans pouvoir raccourcir l'incubation.

Il y a cependant des moyens pour retarder ou pour précipiter l'éclosion de la rage.

Les lapins qui furent constamment tenus dès le quatrième jour dans un thermostat et à 36° dans une atmosphère humide survécurent aux autres lapins, de sorte que les lapins qu'on avait laissés au calme et ceux qu'on avait maltraités devenaient enragés avant les lapins qu'on avait tenus au thermostat : ceux-ci ne gagnaient la rage qu'au 8e ou 9e jour. Pendant les grands froids les lapins montrent une plus grande irrégularité dans l'apparition de la maladie, qui se déclare un peu plus tard qu'à l'ordinaire.

Remlinger (1), en tenant les lapins trépanés plusieurs jours dans l'atmosphère sèche d'un thermostat, à une température supérieure à 40°, a pu abréger le temps d'incubation. Mais cette expérience n'infirme en rien mon résultat, car la température sèche au-dessus de 40° est nuisible aux lapins, tandis que la température humide de 36° est parfaitement supportée par ces animaux.

Il faut donc être très réservé dans l'appréciation des faits qui plaident pour l'éclosion précipitée de la rage à la suite d'excitations nerveuses ou traumatiques de moindre intensité.

Il va sans dire qu'une excitation ou une intoxication grave qui compromet la santé ou la vie d'un lapin bien portant raccourcira aussi la vie d'un lapin étant à la fin de l'incubation de la rage.

MALADIES INTERCURRENTES POUVANT HATER L'ÉCLOSION DE LA RAGE

J'avais souvent observé que, parmi les sujets mordus par des loups enragés, ceux dont les plaies terribles se sont compliquées de septicémie ou qui présentent des plaies gangrenées, sont les premiers atteints de la rage. On observe en même temps que, dans ces cas, la rage est très peu apparente et se termine rapidement par la mort.

(1) Remlinger, l'Elévation de la température du corps dans le traitement de la rage et des maladies infectieuses. (*Comptes rend. de la Société de Biologie*, séance du 16 juin 1906.)

J'ai pu constater le même fait chez un mordu qui prit un typhus exanthématique 20 jours après la morsure. Dans ce cas, la rage ne se manifestait que par un peu d'airophobie et par un peu de paralysie de la jambe droite.

La virulence du bulbe assurait cependant le diagnostic.

Dans un cas, une paralysie bulbaire s'est déclarée chez une femme 26 jours après la morsure; elle fut suivie de l'apparition de symptômes rabiques sous forme d'une grande dépression, un peu de fièvre, très peu d'excitation des réflexes respiratoires et de la déglutition. La malade succombait le lendemain après l'apparition de ces phénomènes très peu prononcés. L'expérimentation avait confirmé la rage.

Paltauf décrit 3 cas (delirium tremens, apoplexie) qui entrent probablement dans le même cadre, quoique l'auteur leur donne une autre interprétation. Nous reviendrons sur ces faits au chapitre du diagnostic de la rage.

SYMPTOMES PREMONITOIRES PROLONGÉS

Dans un cas décrit par Samson, on observa, pendant les trois semaines qui précédèrent la crise, de la céphalalgie, de l'insomnie, de l'anorexie, des angoisses précordiales, des alternatives de chaleur et de froid. Dans nos très nombreuses observations de Bucarest, nous avons souvent observé chez les sujets plus gravement mordus, même chez les enfants chez lesquels la maladie s'est déclarée, de la tristesse, de l'appréhension, des émotions prolongées au commencement ou vers la fin de l'incubation.

Tous ces faits nous prouvent qu'il existe une action quoique peu manifeste du virus rabique, même pendant l'incubation.

En examinant d'une façon attentive une grande quantité de mordus, on observe souvent non seulement une fièvre périodique prémonitoire, mais en même temps l'apparition d'autres symptômes suspects. Les mordus qui présentent la fièvre prémonitoire commencent également à maigrir rapidement; ils perdent en 2 ou 3 jours plusieurs kilogrammes de leur poids. Pendant les époques fébriles, ou même entre les accès de fièvre, on observe parfois de l'abattement, un manque d'appétit, de la céphalalgie, de la mélancolie, des insomnies, de mauvais rêves et des excitations accompagnées parfois d'une grande peur. Tous ces symptômes peuvent disparaître pour ne plus revenir, ou bien ils peuvent se répéter deux ou trois fois à des intervalles de 6 à 10 jours. Dans un de ces cas j'ai observé les mêmes symptômes avec fièvre 11 jours avant l'éclosion de la rage.

Le plus souvent la rage se déclare brusquement, sans autres prodrômes et souvent sans élévation de température.

CHAPITRE VII

SYMPTOMES ET DIAGNOSTIC DE LA RAGE CHEZ L'HOMME

1. Symptômes. *Lysses. Prodrômes.* Déclaration de la rage. Fièvre. Rage furieuse. Excitation. Hydrophobie. Dépression. Paralysie. Rage muette et paralytique. Forme tranquille. Formes atttenuées. Formes dépressives. Durée de la rage chez l'homme. — 2. Diagnostic des accidents paralytiques à la suite du traitement antirabique. Diagnostic de la poliomyélite antérieure épidémique.

1. — SYMPTOMES DE LA RAGE

Nous avons déjà mentionnées *les lysses* comme des prodrômes ou des signes de la rage qui furent le plus discutés, surtout au commencement du XIXe siècle.

Aussi y a-t-il en Roumanie des gens qui prétendent guérir la rage par l'excision de ces prétendues éruptions.

J'ai observé plusieurs cas de mort par hémorragie des artères linguales lésées par ce procédé.

D'après Marochetti ces vésicules siégeraient à l'orifice des canaux excréteurs des glandes sous-maxillaires; elles seraient visibles surtout du 3e au 9e jour après la morsure en apparaissant et disparaissant alternativement, de sorte qu'il faudrait examiner les malades une ou deux fois par jour.

Depuis, nous avons examiné d'une façon systématique des centaines de personnes mordues, sans jamais remarquer sous la langue ces vésicules, dont la forme serait tantôt ronde, tantôt conique, et qui deviendraient par suite transparentes ou d'aspect charnu. Les vétérinaires n'ont pas été plus heureux dans leurs recherches et nous-mêmes n'avons jamais observé de pareilles formations chez les animaux auxquels nous avons inoculé la rage par centaines.

Il n'est pas même probable que les glandes salivaires, dont la virulence se manifeste assez tard, et dont les lésions sont ordinairement assez peu prononcées et assez tardives, puissent présenter dans la période d'incubation de tels signes d'irritation.

On peut donc aujourd'hui faire abstraction de ces prétendues lysses.

Prodrômes de la rage furieuse. — Quelques-uns de ces symptômes, c'est-à-dire l'élévation de température, l'amaigrissement, le sommeil agité, les cauchemars et surtout les symptômes décrits au niveau de la plaie, constituent souvent un état prodromal. Cependant, d'une part, ces symptômes peuvent faire absolument défaut et, d'autre part, les mêmes symptômes, ainsi que nous l'avons constaté, peuvent se manifester pendant l'incubation de la rage, d'une manière même périodique et parfois sans être suivis de rage. Souvent quelques jours avant l'éclosion de la maladie, la cicatrice ou la plaie deviennent douloureuses, tuméfiées ; la cicatrice est le point de départ de fourmillements centripètes ; on observe parfois une lassitude, des tremblements et des secousses fibrillaires, cependant tous ces symptômes n'indiquent pas fatalement le début de la rage ; souvent leur évolution se fait sans que la rage ne se déclare.

On peut citer quelques particularités, concernant les symptômes qui se manifestent au niveau de la plaie.

Une des malades de Trélat se plaignait, quelques jours avant la manifestation de la maladie, de céphalalgie, de douleurs faciales du côté de la morsure ; la malade avait été mordue à la face.

Roux signale, chez un enfant morduau nez, des hallucinations olfactives, qui furent les premières manifestations de la rage ; chez un malade de Gamaleia, mordu également au nez, la rage débuta par des éternuements ayant une durée de 1 jour et demi ; un autre malade mordu à l'œil droit présentait tout d'abord des troubles visuels.

J'ai observé, chez les personnes gravement mordues à la face par des loups enragés, des névralgies du trijumeau, précédant de quelques jours l'éclosion de la maladie.

Chez une jeune fille de 14 ans, dont le globe oculaire droit avait été énucléé par un loup enragé, la maladie débuta par des hallucinations visuelles, en même temps que par des douleurs le long du trajet du trijumeau.

Souvent nous avons observé, avant toute autre manifestation, la langue chargée, de l'inappétence et des vomissements ; ces signes sont de mauvais augure pendant la période critique où l'on craint l'éclosion de la rage. Dans d'autres cas, une température élevée avec frissons et chaleur, un pouls fréquent marquent le début de la maladie.

Nous avons observé des cas où la manifestation de la maladie avait été précédée par un état dépressif de 4 à 6 jours, avec inappétence et sommeil agité. Pendant tout ce temps, le malade tombe dans une tristesse vague ou dans la dépression, il ne prête aucune attention à son entourage, il cherche la solitude ; souvent, alors même qu'il ignore le danger qui le menace, il se sent fatigué, il a de la répugnanee pour toute espèce de travail.

D'autres sujets éprouvent une inquiétude, une peur vague et un désir de déambulation : ils font de longues courses et trouvent dans la fatigue un peu de repos.

Chez quelques malades on remarque une prédisposition au vagabondage ; ces ymptôme décrit par Hunter et Virchow rappelle le vagabondage de la première époque de la rage du chien. La tristesse s'accentue de plus en plus, jusqu'à une véritable mélancolie accompagnée d'idées fixes ; certains malades sont persuadés que leur vie est menacée par des personnes de leur entourage. L'intensité et la forme de ces sensations et de ces prodrômes sont en rapport avec le tempérament et l'intelligence des malades, de même qu'avec le siège de la morsure. Les malades qui ont conscience du danger qu'ils courent sont les plus anxieux, les plus craintifs ; ils succombent sous le poids de la terreur qui les oppresse. Souvent ils cherchent des raisons pour se calmer et pour éloigner l'idée de rage ; alors surviennent l'insomnie ou des cauchemars terribles ; la mélancolie se change en manie de persécution ou de suicide ; quelquefois la tristesse fait place à une gaîté forcée. Les organes des sens sont doués d'une acuité extraordinaire qui va jusqu'à la douleur. Chez les femmes on trouve souvent des confusions mentales hystériques ; les fonctions cardiaques et la respiration deviennent de plus en plus agitées ; les troubles gastriques s'accentuent parfois aussi ; d'autres fois, au contraire, les malades deviennent calmes avec les progrès de la maladie.

Cette période dure de 2 à 8 jours, mais rarement aussi longtemps que dans le cas cité par Roux, où l'enfant mordu était devenu triste 3 mois avant l'apparition de la maladie.

Si l'on cherche les causes de ces symptômes prodromaux, il semble certain qu'il s'agit de l'excitation de certains centres. Ce sont surtout les centres régulateurs de la température, de la respiration et du cœur, ainsi que les centres trophiques qui sont atteints en premier lieu. En même temps il existe une irritation, de l'hyperesthésie des extrémités de l'appareil sensitif, qui se manifestent par l'irritabilité des organes des sens, ainsi que par l'hyperesthésie de la peau et des organes visuel et auditif. Enfin, le symptôme dominant est un état de dépression mentale, surtout d'ordre psychique, qui détermine la mélancolie et la tristesse.

Période d'excitation et d'hydrophobie. — Déjà à la fin de la première période on observe une certaine acuité des sens qui va jusqu'à l'hyperesthésie, l'hydrophobie et l'hyperacousie. Au commencement de la deuxième période, cette acuité devient plus grande et on constate des spasmes et une excitation plus prononcée. Cet état est accompagné dès le début de troubles de la respiration. Celle-ci devient plus pénible, oppressée, souvent même il existe de l'anxiété précordiale.

La respiration devient irrégulière, entrecoupée par des soupirs profonds, l'inspiration se fait par secousses, elle est marquée par des contractions brèves et successives du trapèze, de l'angulaire, de l'omoplate, du diaphragme. Les épaules s'élèvent et se projettent en avant de l'épigastre, à cause de l'abaissement du diaphragme (Vaugham, Gorry, Virchow). Ces troubles résultent sans doute de l'excitation du bulbe. Jusqu'à ce moment, les lésions sont surtout générales, mais peu profondes ; pendant cette période elles se localisent dans le noyau respiratoire du bulbe. Cette première localisation correspond, en effet, aux lésions précoces que j'ai trouvées justement dans ce centre.

Hydrophobie. — Bientôt l'irritation se propage aux centres de la déglutition et en général à tous les muscles innervés par le bulbe. Alors apparaissent les spasmes du pharynx et un peu plus tard ceux du larynx, puis, assez souvent, des crises d'éternuement, des hoquets. En étudiant attentivement ces spasmes, on remarque qu'ils ne sont pas très limités ; les spasmes pharyngiens et œsophagiens ne sont que l'expression d'une excitation prolongée générale du pharynx, du larynx et de tout l'appareil respiratoire.

Il nous semble que le symptôme le plus caractéristique de la rage, l'horreur de l'eau, n'est pas encore bien élucidé.

A un moment donné, lorsque le malade ou la personne mordue, qui était auparavant en bonne santé apparente, approche de ses lèvres un vase rempli d'eau ou d'un autre liquide, immédiatement il se produit dans la gorge une sensation terrible, suivie de contractions convulsives et douloureuses qui se propagent aux organes de la respiration et au cœur. Un frisson parcourt tout le corps, les mains tremblent, le regard est fixe, les mâchoires sont serrées, il y a des palpitations douloureuses, la respiration s'arrête pendant l'inspiration et parfois le sujet émet des sons rauques. Cet accès ne dure que quelques secondes, mais il laisse après lui une terreur telle que le malade, quoique tourmenté par une soif ardente, n'ose même plus penser à boire de l'eau. S'il y est encouragé par son entourage, il essaie à nouveau de boire, mais chaque essai provoque les mêmes spasmes, d'une intensité toujours croissante. Il n'est pas rare de voir ces malades mourir subitement pendant un pareil accès.

Chez beaucoup de malades ces spasmes hydrophobiques ne sont pas produits seulement par le contact du liquide avec la muqueuse buccale, la vue d'un vase brillant, ou l'incitation à boire; le seul fait de penser à un liquide suffit quelquefois pour provoquer le spasme.

Certains malades sont persuadés qu'ils seraient guéris s'ils pouvaient boire; ils parviennent alors à porter le liquide à leurs lèvres et à en boire quelques gouttes, mais aussitôt le spasme éclate. Les cas où les malades peuvent boire du vin, du bouillon, du lait, etc., sont plus rares.

Dans la forme atténuée de la maladie, on observe, surtout chez des enfants ayant subi le traitement antirabique, des spasmes qui sont, ainsi que tous les autres symptômes, excessivement atténués; ce qui indique que l'opinion de Zwingerus, Mead (1), Morgagni (2) affirmant l'existence de la rage sans hydrophobie, ne paraît pas être dépourvue de fondement.

Dans la forme atténuée de l'hydrophobie, j'ai souvent vu les malades laisser fondre dans leur bouche de petits fragments de glace, ou sucer du jus d'orange.

Dès le début de la maladie, on observe un état d'érétisme extrême qui, à cette époque même, peut déterminer des accès multiples; aussi les malades redoutent-ils toutes les nouvelles impressions. Ils ne se trouvent bien que dans l'obscurité et dans un calme absolu; les moindres impressions acoustique ou visuelle sont toujours douloureuses. Les yeux sont brillants, injectés, les pupilles largement dilatées. La lumière, les objets brillants, une surface polie, le reflet d'une glace provoquent des crises, et forcent les malades à fermer les yeux, à chercher l'obscurité, afin d'éviter l'accès.

L'ouïe devient d'une extrême finesse, le moindre bruit fait tressaillir le malade, il entend des paroles prononcées assez loin à voix basse, et souvent les troubles visuels et auditifs dégénèrent en hallucinations.

Une jeune malade de Bergerac entendait sonner les cloches, et voyait sourire des personnes imaginaires.

Un malade de Peter voyait des hommes dans son lit, des enfants sous la table.

Les crises sont provoquées aussi par la moindre irritation de la peau, par les moindres courants d'air, par le souffle d'une personne; le malade se plaint souvent du froid. L'aérophobie est tellement caractéristique que nous nous en servons pour faire le diagnostic différentiel, rapide de la rage.

Parmi les centaines de cas de rage que j'ai observés, j'ai constaté comme le signe le plus caractéristique l'aérophobie (excepté dans deux cas purement paralytiques); en soufflant au visage du malade, celui-ci éprouve un commencement de crise sous la forme

(1) MEAD, Ct. II. p. 3.
(2) MORGAGNI, Ep. VIII, art. 27.

d'une respiration profonde et pénible. Les odeurs sont très mal tolérées par les malades ; un malade se plaint de l'odeur des lilas dont il est éloigné par une distance de plus de 30 mètres ; un autre est pris d'éternuements incessants en accusant des odeurs que les assistants n'ont même pas perçues. Il s'agit donc d'une irritabilité réflexe du bulbe et du cerveau, que Charcot a comparée à celle qu'on observe dans l'hystéro-épilepsie.

Il est en effet des cas où, dans cette dernière maladie, le réflexe d'irritabilité est plus ou moins localisé ; mais ordinairement il est beaucoup plus généralisé que dans la rage et se manifeste sur tous les points du corps.

Aussi, dans la rage, les accès locaux, primitivement provoqués par des irritations extérieures, deviennent ensuite spontanés. Les spasmes ne sont plus localisés, ils se généralisent sous forme de dyspnée, d'anxiété précordiale, qui menacent les malades de mourir suffoqués : la respiration est interrompue par des sanglots, des frissons secouent les membres, la face est convulsée, les malades se roidissent comme dans un accès de tétanos, les mâchoires sont serrées.

En dehors de ces spasmes on a constaté il y a longtemps un tremblement qui a été étudié par Laufenauer et Moravisik.

Le membre mordu présente souvent des tremblements continus vers la fin de l'incubation.

Les tremblements qu'on observe au début de la maladie ont pour siège la langue et les extrémités.

Ces tremblements ressemblent, comme fréquence, à ceux de la paralysie agitante et, comme intensité, au tremblement hystérique.

Furie. — Certains malades se révoltent contre la douleur, déchirent les liens qui les maintiennent, se précipitent contre les objets environnants, se frappent la tête contre les murs, se font des plaies profondes, sans en ressentir de douleur.

J'ai observé que la violence de ces symptômes dépend beaucoup de la classe sociale à laquelle appartiennent les gens mordus ; les intellectuels, ainsi que les enfants et les femmes, sont plutôt calmes. Ce sont surtout les paysans et les ouvriers qui se livrent à ces excès de spasmes musculaires.

Aussi, à cette période, les malades de cette dernière catégorie cherchent à s'enfuir et souvent frappent ou mordent les personnes qui les entourent.

Souvent les malades, pressentant l'approche des accès de furie, défendent à leurs amis et à leur entourage de les approcher. En proie à un véritable état de furie, ils simulent tantôt les aboiements des chiens, tantôt les hurlements des loups. Les malades deviennent alors repoussants par leurs cris et par la bave dont ils sont couverts ; parfois ils déchirent leurs draps avec les dents ;

ils se font eux-mêmes des morsures profondes, mais on ne voit que très rarement des malades mordre d'autres individus. Cela arrive toutefois, lorsqu'on veut immobiliser les malades ou bien si on les empêche de se sauver ou de se faire mal. Généralement les malades avertissent les assistants de l'approche de l'accès et les préviennent de se mettre en garde. C'est surtout la nécessité de se remuer qui se manifeste chez certains malades : sous cette impulsion ils rompent leurs liens, se sauvent, se précipitent dans les champs, résistent aux gardiens et cherchent à leur échapper.

Chez certains malades l'irritabilité est plus prononcée d'un côté du corps que de l'autre. Il y a des malades chez lesquels la photophobie ou l'hyperacousie sont peu prononcées, mais chez qui, par contre, l'hydrophobie et l'aérophobie sont plus manifestes. En même temps on observe une exagération des réflexes abdominaux, crémastérien, rotulien, brachial ; les pupilles réagissent vivement, de sorte que, par suite des excitations périphériques, elles se dilatent et se contractent alternativement comme chez les hystéro-épileptiques ; l'excitabilité des muscles peut se prolonger au delà de la mort. Souvent la mort survient pendant une de ces crises générales, surtout après l'arrêt de la respiration ou pendant la dyspnée.

Intelligence. — Pendant toutes ces fureurs, l'intelligence du malade est plus ou moins conservée et souvent même exaltée, elle est complète dans les intervalles qui séparent les accès.

Niepce rapporte le fait curieux d'un idiot qui, dès le premier symptôme de rage, donna des signes non équivoques d'une grande intelligence.

On observe des changements particuliers dans l'émission de la voix, elle devient rauque, convulsive, sifflant à travers la glotte contractée. La parole est parfois brève, saccadée, basse, mais plus souvent elle est calme et douce, entrecoupée parfois par des éclats de voix. Cependant, chez la plupart des personnes intelligentes, de même que chez les enfants, elle reste affectueuse et douce, surtout pour les parents et les amis.

J'ai souvent observé une grande loquacité ; les malades, quoique gardant leur intelligence, parlent tout le temps avec une rapidité extraordinaire, en manifestant souvent plus d'intelligence que de coutume ; les personnes même peu intelligentes, ou taciturnes, parlent avec une volubilité inaccoutumée, en racontant leur accident, leur crainte, et en implorant le médecin de les sauver.

Excrétions. — Vers le 2e ou 3e jour paraît l'expectoration qui augmente encore l'horreur que les malades nous inspirent ; la langue, sèche au début, devient humide ; la bouche est remplie d'une écume blanchâtre, mousseuse, qui est rejetée par un crachotement continuel.

Les malades eux-mêmes éprouvent du dégoût pour ces crachats; ils crachent partout, autour d'eux, parfois à la figure des personnes; mais ordinairement ils recommandent de ne pas les approcher, ils craignent pour leurs amis, leur contact ainsi que celui de leurs lèvres; ils refusent de les embrasser de peur de leur communiquer leur mal.

La quantité de salive sécrétée est très grande : il y a parfois un véritable lac de salive autour du malade. Au commencement, la salive est fluide, plus tard elle devient muqueuse.

A côté de l'hyperesthésie des sens, on observe souvent le *satyriasis*, signalé déjà par Galien, Celsus, Aurelianus, van Swieten, etc., et qui peut se montrer dès le début; il est souvent douloureux et s'accompagne quelquefois d'éjaculations. Il y a des malades, surtout les gens robustes, qui sont pendant des journées entières en continuelle érection et ont même des pollutions. Ces éjaculations s'accompagnent de sensations voluptueuses et donnent à l'accès des apparences érotiques. Au début surtout les malades cherchent à satisfaire à l'excès leurs besoins vénériens; ainsi Haller cite le cas d'un malade qui se livra 30 fois en 24 heures au coït; les femmes aussi présentent parfois de pareils accès, mais surtout dans la dernière période de leur maladie.

Toutes les sécrétions du malade sont modifiées; la sueur est abondante au commencement, pour cesser plus tard; l'urine s'élimine en petite quantité, elle est plus dense et renferme de l'albumine (Landrieux) et souvent du sucre (Peter) (1). Il y a souvent dysurie ou même anurie.

Sampson (2) et Chippindale ont observé de l'hémoglobinurie et des cylindres dans l'urine. Landouzy dans plusieurs cas, moi-même dans 2 cas, nous n'avons trouvé ni sucre, ni albumine; dans un autre cas il y avait des traces d'albumine.

Les malades sont parfois capables de manger des aliments solides ou demi-solides.

J'ai observé de plus une perversité particulière du goût. Ainsi, plusieurs malades dévoraient du savon avec grand appétit. Ils sont souvent pris de vomissements violents, convulsifs, hémorrhagiques qui provoquent souvent les accès. La digestion se fait plus lentement, il y a souvent de la constipation.

Température. — La température s'élève avant l'apparition de la rage, chez l'homme moins souvent qu'on ne le remarque chez les chiens; cependant, au cours de la maladie, l'élévation de température est la règle.

J'ai souvent observé une légère fièvre vespérale, chez les malades, surtout chez les enfants. Vers la fin de la maladie, la

(1) PETER, *Union médicale*, 1868.
(2) SAMPSON, le Meilleur préservatif de la rage, 1860.

fièvre augmente souvent, elle s'élève encore après la mort. Dans nos observations nous avons donc constaté une température rectale de 37° à 38°. Le soir, surtout vers la fin de la maladie, elle monte à 39° et même à 40°. Après la mort elle peut monter jusqu'à 42°. Geoffroy cite un cas où la température s'était élevée jusqu'à 43°.

Dans un cas de Peter, la température axillaire était de 39° ; une demi-heure après la mort, elle était de 40°,8, 1 heure après elle était de 40° et enfin après une heure et demie, de 39° 2. L'activité cardiaque est augmentée, le pouls est dur, irrégulier et même intermittent ; mais au début il est plus plein, on compte jusqu'à 100 pulsations par minute ; chez les enfants il est plus fréquent encore ; vers la fin de la maladie le pouls devient filiforme et très fréquent. La respiration est difficile, irrégulière, elle affecte souvent le type de Cheyne-Stokes.

Période paralytique de la rage. — La division de la rage en trois périodes est plus ou moins artificielle, car ordinairement pendant la marche de la maladie on ne peut guère distinguer ces trois périodes. Les différents symptômes se suivent et se compliquent d'une manière très variée ; nous avons pu constater que la première période manque très souvent ; de même la période paralytique est ordinairement peu prononcée. On peut même dire que, dans la plupart des cas, la rage se termine par l'épuisement général ou à la suite d'une crise qui précède une agonie de courte durée.

La paralysie, qui se déclare assez souvent quelques heures avant la mort, est ordinairement peu prononcée ; elle est souvent limitée à certains groupes musculaires, souvent on observe des mouvements ataxiques ou des paralysies complètes de la face, de la langue, ou des yeux. Les hémiplégies, les paraplégies, la paralysie générale sont plutôt rares. Souvent la *paralysie atteint le cœur*.

Dans les dernières heures et quelquefois dans les derniers jours il se produit des améliorations apparentes.

Les malades en s'affaiblissant deviennent en même temps plus calmes, les difficultés de la respiration disparaissent, ainsi que les crampes et les crises ; la déglutition devient possible, les malades commencent à manger, souvent ils peuvent boire, mais en même temps la faiblesse devient excessive, et le malade tombe dans le collapsus ; les pupilles se dilatent davantage, l'irritabilité réflexe, la perception disparaissent ; le pouls devient filiforme, la sueur apparaît, la bouche renferme un liquide écumeux et le malade s'éteint graduellement en présentant parfois quelques secousses.

Marche et durée de la maladie. — Le cycle complet de la maladie dure de 1 à 15 jours. Les cas ayant une durée de plus de 8 jours sont très rares.

Voici une statistique de 429 cas recueillis par Proust :

Durée :		
1 jour dans		22 cas
2 —		98 —
3 —		91 —
4 —		143 —
5 —		23 —
6 —		33 —
7 —		7 —
8 —		9 —
9 —		2 —
15 —		1 —

Une statistique de Högyes portant sur 96 cas donne les résultats suivants :

La mort arrive le	1er	jour dans	17 cas
—	2e	—	40 —
—	3e	—	14 —
—	4e	—	6 —
—	5e	—	3 —
—	6e	—	4 —
—	7e	—	2 —

Les résultats sont variables, car les observateurs font débuter la maladie à des moments différents : ainsi les uns comptent les jours à partir du premier accès hydrophobique, d'autres les comptent à partir de l'apparition des symptômes moins précis, tels que la mélancolie ; la durée de la maladie dans ce dernier cas est donc plus longue.

Les enfants surtout meurent ordinairement le lendemain de l'apparition de l'hydrophobie. La plupart des cas de mort arrivent du 2e jusqu'au 4e jour. La maladie se prolonge surtout dans la rage paralytique.

Rage tranquille ou paralytique de l'homme. — Hoin (1) a observé, chez 17 individus mordus par des loups enragés, quatre cas de rage tranquille. Des cas analogues ont été cités par van Swieten, La Borde, Roussel, Gamaleia (2) et Laufenauer (3). Ce dernier a observé, dans l'intervalle de deux ans, dix malades atteints de la forme paralytique de la rage. Gamaleia en décrit 20 cas, Högyes a vu, sur 86 cas, 12 cas de rage paralytique. Gamaleia range ses 20 cas en 3 groupes: dans le premier la rage commence par la paralysie du membre mordu ; dans le second cas la paralysie est également précoce, mais elle n'atteint pas le membre mordu ; dans le dernier groupe, la paralysie survient après les symptômes communs de la rage.

(1) Hoin, *Journal de médecine*, J. XV. 1re série, 1753.

(2) Gamaleia, Etude sur la rage paralytique chez l'homme. (*Annales de l'Institut Pasteur*, 1887, pag 63.)

(3) Laufenauer, Budapest. Kp. évkönyv, 1888 orvosegyesület.

Nous ne sommes pas encore bien renseignés sur les conditions dans lesquelles se produit la rage paralytique. Pasteur affirme que chez les chiens les injections de virus dans *le sang* produisent la rage tranquille, tandis que par les injections *intravasculaires* on obtient la rage furieuse.

Mes recherches n'ont pas confirmé cette règle, toutefois j'ai constaté que la rage tranquille se déclare fréquemment après l'injection intravasculaire du virus. Mais cette forme de rage se manifeste aussi après la trépanation ou l'injection d'une grande quantité de virus ; en effet, chez l'homme, on observe cette forme surtout à la suite des morsures graves produites par des loups. Ainsi, un jeune homme, à qui un loup avait perforé le crâne dans la région temporale droite, fut pris de rage paralytique 20 jours après la morsure. Dans un autre cas, la rage paralytique s'est déclarée après une très longue incubation (315 jours).

Di Vestea et Zagari (1) affirment qu'il existe un rapport entre le siège de la morsure et la forme clinique de la rage. Ils ont trouvé que la rage furieuse paraît après les morsures à la tête et aux membres supérieurs, tandis que les morsures des membres inférieurs produisent la rage paralytique.

Ni Högyes ni nous-même ne pouvons confirmer cette affirmation ; nous avons vu des cas de rage paralytique à la suite de morsures aux extrémités inférieures. La plupart des cas de rage paralytique sont survenus à la suite de morsures multiples et profondes produites à la tête et à la face par des loups enragés.

Les observations sur les animaux ne peuvent pas résoudre cette question. Ainsi, on ne sait pas pourquoi les chiens de Constantinople prennent habituellement la rage paralytique après avoir été mordus à différents endroits de leur corps tandis que dans d'autres villes cette forme est l'exception. Peut-être s'agit-il d'une disposition particulière de la race ou des individus.

Schagobitsch a observé la forme paralytique de la rage chez les personnes névropathiques, et Podini chez les épileptiques.

J'avais constaté depuis longtemps que ce sont surtout les névropathes qui ont des paralysies à la suite du traitement antirabique, et, d'autre part, j'ai observé que ces mêmes sujets gagnent de préférence la forme paralytique de la rage.

La plupart des cas de rage paralytique observés débutent avec les mêmes symptômes que la rage furieuse.

Dans les cas typiques il y a tout de même certaines différences ; ainsi Gamaleia présente le tableau clinique typique que voici :

(1) Di Vestea et Zagari (*Annal. de l'Institut Pasteur*), 1889.

1) début par une forte fièvre avec malaise général, céphalée, vomissements, courbatures.

2) douleurs localisées dans le membre mordu, douleurs en ceinture.

3) engourdissement, contractions fibrillaires, ataxie, parésies, paralysie des muscles primitivement atteints, sensibilité conservée, ne s'éteignant que beaucoup plus tard.

4) marche envahissante de la paralysie, précédée de douleurs correspondantes, membres, tronc, rectum, vessie, muscles du visage, de la langue, des yeux.

5) lésions tardives du centre respiratoire ; changement de la phase inspiratoire ; difficulté d'avaler les liquides ; la lésion respiratoire amène des occlusions dispnéiques des muscles encore actifs.

6) reprise de la respiration normale.

7) mort par paralysie cardiaque après une durée plus longue que dans la rage furieuse.

Dans la rage tranquille, on observe un malaise général, un changement de caractère, des frissons, de la fièvre, des dérangements gastro-intestinaux, des vomissements, de la diarrhée, de la mélancolie, des douleurs fulgurantes centripètes et partant de la morsure, des mouvements ataxiques, etc. Souvent dans cette forme les phénomènes paralytiques partent de la morsure. L'extrémité mordue est raide et éprouve des sensations de lourdeur, ensuite apparaissent des douleurs, des contractions fibrillaires, des contractions convulsives, des tremblements ataxiques, des parésies et même de la paralysie des muscles avec anesthésie. La paralysie s'étend de l'extrémité libre du membre aux autres groupes musculaires dans différentes directions.

Après la morsure des membres supérieurs, Högyes a observé une monoplégie brachiale qui se propage au tronc, au bras opposé et finalement aux extrémités inférieures ; il se produit souvent une ataxie, une paraplégie, une paralysie ascendante, se propageant aux sphincters de la vessie et du rectum, ainsi qu'à la musculature intestinale, en produisant du météorisme et de la constipation.

Les muscles respiratoires et de la déglutition, ceux de la face, de la langue et des yeux sont bientôt pris.

La lésion gagne le bulbe et le cerveau, produisant des paralysies bulbaires, de l'hémiplégie et de l'aphasie.

J'ai observé des cas présentant la forme d'une paralysie de Landry ou d'une myélite ascendante, dont l'expérimentation avait confirmé le diagnostic. Van Gehuchten décrit un cas analogue à longue durée, dont le diagnostic a été confirmé également par l'expérimentation.

Gamaleia, dans un cas de morsure située derrière l'oreille, a vu débuter l'appareil symptomatique avec des vertiges et des mouvements inconscients autour de l'axe longitudinal du corps. Gamaleia rapporte ces symptômes à une irritation du cervelet, tandis que Högyes admet une lésion traumatique des canaux semi-circulaires. Nous partageons plutôt l'opinion de Gamaléia, car nous avons obtenu les mêmes effets chez les lapins, par l'injection intracranienne dans les parties postérieures du cerveau. S'il s'agissait d'une lésion primitive de l'oreille, ces manifestations auraient dû se produire dès le commencement, et d'ailleurs dans la rage nous ne connaissons pas de lésions rabiques localisées à l'oreille interne.

Voici quelques observations de rage muette qui montrent la grande variation des manifestations de cette forme.

Un homme âgé de 79 ans est mordu au poignet droit par un chien enragé. 7 mois après, en causant, il dit : « Je suis horriblement triste sans savoir pourquoi, je broie du noir. » Le lendemain il éprouve des douleurs dans l'épaule du côté mordu ; ces douleurs furent suivies d'une paralysie à peu près complète du deltoïde. Le malade se plaignait d'être obligé de prendre sa main droite avec la main gauche pour faire le signe de la croix. Dans la nuit du *1er août*, il a des nausées, des vomissements, et ce n'est que le *9 août* au matin qu'apparaît une difficulté dans la déglutition. Le malade mourut le même soir, après avoir présenté de l'agitation, de la loquacité, du spasme pharyngien et des accès de suffocation.

Un autre malade est mordu en plusieurs endroits du bras droit par un chat enragé ; le 22 juillet en lavant du linge il est effrayé par une ombre qu'il croit voir dans l'eau. En même temps il ressent de la démangeaison et une grande douleur dans le bras droit, le bras s'engourdit et se paralyse. Le soir et les 3 jours suivants il a de la fièvre, le 4e jour il commence à se plaindre d'une certaine difficulté dans la déglutition, le 5e jour l'hydrophobie est manifeste ; il a des accès furieux ; le 6e jour, du hoquet, de la diarrhée ; le médecin constate une hémiplégie et ordonne un bain qui provoque un délire furieux ; puis le malade perd la parole, celle-ci revient le lendemain. Il mourut le 9e jour.

Comme on le voit ici, il s'agit plutôt de cas *mixtes*, car dans les cas purs de rage tranquille, il n'y a ni hydrophobie, ni spasmes ; ces cas sont d'ailleurs rares.

Un des cas observés par nous présentait le type d'une paralysie ascendante presque pure, sans hydrophobie et sans accès de fureur. Il s'agissait d'un jeune homme, tsigane, mordu à la cuisse droite par un chien, 8-10 mois avant la déclaration de la maladie. Le début a lieu par une espèce d'ataxie, accompagnée de douleurs autour de la cicatrice qui était gonflée et hyperémiée. Le lendemain une hyperesthésie de la jambe se fait sentir ; puis une parésie qui passe dans l'autre jambe ; peu à peu se prononce une paralysie des extrémités, de la vessie et du rectum et la paralysie se propagea en gagnant en 8 jours la musculature de l'abdomen, de l'intestin, du diaphragme. Le malade meurt le 12e jour de la maladie, quand la paralysie s'était étendue à tous les muscles respiratoires et au cœur. Dans ce cas, un fait était important, c'était la longue durée de l'incubation et de la maladie ; comme ce cas ne pouvait être distingué d'une myélite ascendante, on inocula des lapins avec la moelle de cet individu et on provoqua la rage en 22 jours chez un des lapins. Le bulbe et surtout la moelle de cet individu, ainsi que les ganglions spinaux, renfermaient des nodules rabiques classiques.

Dans la rage paralytique, la mort arrive ordinairement par paralysie du cœur. Chez nos malades les contractions du cœur étaient irrégulières, intermittentes, rapidement affaiblies et filiformes ; dans d'autres cas, c'est la syncope ou l'asphyxie qui déterminent le mort.

En général les formes où tout état d'excitation ou d'irritabilité manque sont rares. Souvent cette période est à peine marquée; dans d'autres cas on constate dès le début une faiblesse extrême et une paralysie avec flaxidité musculaire, peu prononcée et mal localisée. Dans certains cas, c'est l'hémiplégie partant de l'extrémité mordue qui prédomine, tandis que dans d'autres on constate des hémiplégies d'origine cérébrale.

La forme paralytique dure un peu plus longtemps que la forme furieuse.

Dans 5 de mes observations la rage paralytique a duré dans :

2 cas	4 jours
1 —	5 —
1 —	6 —
1 —	12 —

Högyes a trouvé dans 2 cas de rage déclarée une durée de 2 jours :

Dans	1 cas une durée de	....	3 jours
—	2 —	....	4 —
—	2 —	....	5 —
—	4 —	....	6 —
—	1 —	....	7 —

Forme tranquille de la rage. — En dehors de la forme paralytique, j'ai observé assez fréquemment une forme particulière de rage qu'il ne faut pas confondre avec la rage atténuée décrite par Högyes. Cette *forme tranquille* évolue au contraire très rapidement, mais sans symptômes prononcés. Elle se rencontre parfois chez les enfants ou chez les jeunes personnes, et commence par un malaise, accompagné parfois de nausées, de vomissements ; il n'y a cependant ni paralysie, ni excitations. Les malades tombent dans une espèce de mélancolie, de tristesse ; parfois il y a un commencement d'irritation réflexe, mais qui n'évolue pas. Puis survient une somnolence, qui fait place aussitôt au collapsus, et la mort arrive sans transition, sans convulsions.

Toute la maladie évolue ordinairement en un ou deux jours.

Accidents toxiques. Rage de laboratoire. — On a souvent confondu la rage paralytique avec *les accidents toxiques qui se manifestent dans certains cas, après le traitement antirabique.*

Il s'agit dans ces cas de modifications morbides apportées par le traitement antirabique. Dans ces cas, on observe parfois les manifestations prodromiques, c'est-à-dire des douleurs à l'endroit de la morsure, langue chargée, vomissements, malaise suivi de troubles sensitifs et d'une paralysie locale ou générale. La maladie peut durer plusieurs jours, ou plusieurs semaines. Dans cette forme les phobies rabiques font toujours défaut.

J'ai montré que la rage paralytique n'a rien de commun avec ces accidents le plus souvent guérissables, qui se produisent à la suite du traitement antirabique, et dont personne n'a prouvé la nature infectieuse.

Dans d'autres cas, malgré le traitement antirabique, les symptômes de la rage apparaissent avec toute leur véhémence; dans un cas même j'ai observé dans ces conditions une rage paralytique présentant les symptômes d'une paralysie bulbaire.

En dehors des cas de rage toujours mortels, on a cité des *cas atténués* survenus après le traitement pastorien; nous en parlerons dans le chapitre du diagnostic.

Il y a enfin une autre forme de rage, *la rage de laboratoire*, qui peut se produire peu de temps après l'inoculation de virus fixe, mais seulement dans des cas où l'organisme n'était pas préparé suffisamment par l'inoculation de virus atténué. Cette forme extrêmement rare évolue comme la rage tranquille ou paralytique; nous en reparlerons au chapitre relatif aux accidents dus au traitement antirabique.

2. — DIAGNOSTIC DE LA RAGE CHEZ L'HOMME

Avant les travaux de Pasteur, le diagnostic de la rage n'était pas toujours facile à faire; on en était réduit à diagnostiquer la maladie d'après les symptômes cliniques, l'issue mortelle rapide et surtout d'après l'anamnèse, c'est-à-dire la constatation que le malade avait été mordu par un chien enragé.

Aujourd'hui on doit y ajouter les preuves expérimentales portant sur l'animal mordeur, sur la virulence de la bave et, après la mort du malade, sur l'examen du système nerveux.

Je n'admets pas, sans preuves expérimentales, l'existence d'une rage imaginaire ou d'une rage guérie chez l'homme. L'ensemble de la marche clinique de la maladie, de l'anamnèse et de l'expérience de laboratoire forment, dans la plupart des cas, notre conviction. Le symptôme le plus saillant, c'est-à-dire l'hydrophobie, a été considéré comme caractéristique de la rage; cependant les auteurs anciens, Andry entre autres, avaient déjà insisté sur d'autres maladies accompagnées d'hydrophobie. D'autre part, il ne faut pas abuser de la possibilité de cette éventualité, surtout lorsque les malades succombent après avoir eu de l'hydrophobie; dans ce cas il faut toujours penser à la rage, même si le malade affirme ne pas avoir été mordu par un chien.

Ainsi Benedict suppose que, dans un des cas observés par lui, il s'agissait de fausse lysse. Il était question d'un malade qui, sans avoir été mordu par un animal enragé, souffrait pendant une semaine de la peur de devenir enragé, l'hydrophobie se déclare enfin; il continue à vaquer à ses occupations, à écrire des lettres de commerce; en se forçant il boit même de l'eau, malgré les secousses spasmodiques que provoquait cet acte. Benedict croit que cet homme ne serait pas mort s'il n'avait pas été conduit à l'hôpital. Il se base sur le fait bien constaté d'après lui, pour affirmer que l'homme peut mourir de rage sans avoir été mordu par un animal enragé.

D'autre part,on connaît des gens mordus par des chiens enragés, ou réputés comme tels, qui présentèrent des symptômes furieux ressemblant plus ou moins à la rage.

Ainsi Barboutini (1) cite le cas d'un jeune chasseur qui, étant mordu par son chien, le cherche vainement pendant deux jours; ne le trouvant pas il s'imagine qu'il est devenu enragé; il devient triste et éprouve des symptômes d'hydrophobie; il a horreur de l'eau, n'avale plus de liquide. Au 6e jour de la morsure il est pris d'une agitation tellement furieuse qu'on est obligé de le ligoter; pendant deux jours il refuse toute nourriture; le 5e jour, c'est-à-dire le neuvième après la morsure, on retrouve le chien, bien portant; dès que celui-ci arrive et fait les caresses habituelles à son maître, le jeune homme reprend peu à peu le calme et se remet en quatre jours.

Nous recevons souvent des lettres de personnes s'imaginant avoir été léchées par des chiens enragés; elles se croient enragées, ou bien décrivent les prodrômes de la maladie, de l'hydrophobie; il est souvent très difficile de les persuader qu'elles n'ont rien à craindre.

Les observations de Trousseau, Renault (2), rappellent plus ou moins ces cas. Des personnes apprenant l'état de rage des chiens qui les ont blessées tombent dans la mélancolie, hésitent à boire, accusant de l'hydrophobie; elles ont des crises furieuses, pendant plusieurs jours, mais ces symptômes cessent quand on arrive à les persuader que leur maladie n'est qu'imaginaire. Parfois le

(1) Barboutini, *Journal ital. de physiologie et chimie*, janv. 1817, et *Journ. de méd.*, t. XI, p. 362.
(2) Renault, Rapport sur la rage (*Recueil de méd. vét. pratique*, 1852).

diagnostic est difficile, et plusieurs cas considérés comme guérisons de rage rentrent dans cette catégorie. Ainsi, il faut se demander, si les cas de Laveran, de Roux, de Chantemesse (dans lesquels, peu de temps après le traitement antirabique, on observe de la sensibilité de la cicatrice, de la dysphagie, symptômes qui ne tardent pas à disparaître), ne sont pas susceptibles de cette interprétation.

Un cas semblable a été publié par Novi et Poppi (1); il s'agit d'un malade mordu par un chien enragé, chez lequel le 20e jour du traitement apparaît une fièvre, une angine, la paralysie des extrémités inférieures, dysurie, crampes de la nuque; en continuant le traitement avec énergie, les symptômes disparaissent. Ces symptômes n'étaient probablement que l'effet d'une substance infectieuse ou toxique; elles ne rappellent que de loin la rage typique. Comme on n'avait pas expérimenté la salive de ce malade, on ne pouvait invoquer aucune preuve de rage. Un cas de pseudorage survenu chez un malarique a été décrit par Lebell (2).

Hydrophobies non-rabiques. — Pour distinguer la rage des autres hydrophobies, nous passerons en revue, succinctement, les différentes formes d'hydrophobie. Ce symptôme peut se produire à la suite de différentes émotions, d'excitations périphériques, comme le froid, la chaleur, l'absorption de l'eau glacée le corps étant en transpiration.

Il y a des cas où la maladie se termine par la mort, et cependant l'absence de morsure, le défaut d'excitation des sens et du spasme respiratoire permettront de repousser l'idée de la rage. Quoi qu'il en soit, les cas mortels observés dans des circonstances pareilles sont toujours suspects et devraient être contrôlés par l'expérimentation.

Chez les *hystériques*, surtout, l'hydrophobie n'est pas rare : ainsi Cazelus (3) rapporte le cas d'une femme qui, pendant les 4 premiers mois de la gestation, avait une horreur de liquides, ne pouvant même pas supporter qu'on bût en sa présence ; la vue de l'eau la faisait chaque fois tomber en syncope. Nous même connaissons un tel cas chez une hystérique. De temps en temps, surtout à la suite d'excitations, cette femme présente des crises d'hydrophobie qui ne sont pas accompagnées des autres phobies caractéristiques pour la rage.

Il faut être très réservé sur les faits rapportés d'hydrophobie mortelle, survenue à la suite de morsures non rabiques, datant d'une époque très éloignée.

(1) Novi et Pappi, *Reforma medica*, 1892.
(2) Lebell, Un cas de pseudo-rage chez un malade atteint de malaria (*Ann. Pasteur*, 1900).
(3) Cazelus, Hydrophobie pendant les quatre premiers mois de la grossesse, 1762, t. VI, p. 33.

Ainsi Malpighi rapporte que sa mère mourut d'hydrophobie à la suite d'une morsure que lui fit sa fille, pendant une attaque d'épilepsie. *Van Swieten* affirme qu'un jeune homme nerveux s'était mordu au doigt et mourut de rage en 24 heures.

Il semble que les spasmes des muscles respiratoires qui précèdent et accompagnent la rage hydrophobique sont un syndrôme jamais observé dans d'autres maladies. Certains cas de tétanos ou d'épilepsie pourraient simuler un tel syndrôme. Cependant les symptômes caractéristiques du tétanos excluent toute confusion. Il serait possible de voir des cas mixtes de rage et de tétanos.

Nous avons vu que certains auteurs affirment, cependant, que la rage n'est qu'une variété de tétanos traumatique. Ainsi Girard, Lorinser sont de cet avis. Nous ne connaissons pas un seul cas où la rage ait affecté la forme clinique du tétanos, et réciproquement. On peut admettre tout au plus que la raideur, qui se manifeste aux dernières heures de la rage puisse ressembler de loin au tétanos.

L'*épilepsie* peut, au même titre que d'autres maladies nerveuses, comme l'*apoplexie*, le *delirium tremens*, la *paralysie bulbaire*, se combiner avec la rage en provoquant parfois la manifestation de la rage se trouvant en état d'incubation; on pourrait admettre qu'il s'agit d'un épileptique mordu par un chien enragé. La dyspnée, l'aérophobie, le spasme provoqué par des objets luisants ont mis Foucher, dans un cas, sur la trace du vrai diagnostic.

Rudneff et Schivardi ont émis une théorie urémique dans la pathogénie de la rage ; cependant, bien qu'il soit possible que des accès urémiques surviennent dans la rage, les symptômes caractéristiques de la rage ne se rencontrent jamais dans l'urémie.

Certains *cas d'intoxications* agissant sur le bulbe pourraient plutôt être confondus avec la rage. Ainsi Irolliet rapporte le cas d'un enfant qui, après avoir mangé les fruits de datura, est pris d'hydrophobie, d'envie de mordre, de crachements ; il a les pupilles dilatées, le pouls fréquent, de l'hyperesthésie et du délire.

L'empoisonnement par la belladone, ainsi que l'injection de l'essence de tanaisie peuvent produire de pareilles manifestations.

Delirium tremens. — Les maladies qui rappellent le plus la rage appartiennent au groupe des maladies nerveuses ; ainsi on peut confondre certaines formes de delirium tremens avec certaines manifestations de la rage. Il y a en effet des cas de delirium tremens qui se présentent sous la forme d'une excitation maniaque : les malades ont des hallucinations de la vue, ils voient courir sur leurs lits des rats, des souris ; ces symptômes sont accompagnés de sensations de froid. Les malades veulent s'échapper, rompent leurs liens. Il y a des formes graves de delirium tremens présentant des tremblements comme dans la rage, de l'oppression, une soif extrême. Les traits sont altérés, le corps baigné de sueur ; la température élevée, le pouls est fréquent ; ces phénomènes s'accompagnent d'une difficulté d'avaler. Dans ce cas, le diagnostic devient difficile et il faut se demander si ces symptômes ne se rapportent pas à la rage évoluant chez un alcoolique.

En étudiant l'ordre d'apparition des symptômes, on trouve cependant certaines différences ; ainsi, dans l'alcoolisme, le délire et les hallucinations ouvrent la scène, tandis que dans la rage ce sont les spasmes et les troubles respiratoires. En tout cas, il faut toujours être prudent dans le diagnostic de tels cas, car, comme le dit Brouardel, il y a des crises d'alcoolisme qui se compliquent de rage. Il faut se demander si certains cas de rage sans morsure ou après morsures faites par des chiens bien portants, ainsi que les cas dont l'incubation a duré de 5 à 10 ans, n'étaient pas du delirium tremens. D'autre part, j'ai observé que le tableau clinique du delirium tremens peut cacher chez les alcooliques les manifestations de la rage.

Deux des observations de Paltauf (1) entrent dans cette catégorie.

1) Dans le premier cas de Paltauf, il s'agit d'un ouvrier alcoolique de 39 ans, mordu le 20-VI-1889. Le traitement antirabique commence tard, le 9-VII. Peu de jours après se déclare le delirium tremens typique. Le sujet succombe le 13-VIII, 52 jours après la morsure, dans un accès ayant le caractère du delirium tremens. Il avait reçu en tout 5 injections. Un lapin inoculé avec l'émulsion du bulbe de cet individu succombe avec des paralysies.

2) Un ouvrier de 38 ans, mordu le 9-XI-1908, a commencé le traitement le 29-XI, en présentant les signes de l'alcoolisme chronique.

Il tombe malade le soir même de delirium tremens et succombe le 1-XII. Il n'avait reçu qu'une seule injection. Son bulbe était également virulent.

Un troisième cas est plus difficile à interpréter. Un paysan de 66 ans a été mordu le 17-V-1906. Le 28-V il commence le traitement ; après la huitième injection il tombe frappé d'apoplexie, ce qui n'empêcha pas la continuation du traitement. Après la terminaison du traitement son état s'empire et il succombe le 13-VI. A l'autopsie, on trouve une artériosclérose de la base déterminant une encéphalomalosie étendue du cerveau. Dans ce cas, le bulbe a produit également la rage chez le lapin.

Comme Paltauf n'avait pas observé dans ces trois cas les symptômes de rage, il suppose que ces malades ont succombé simplement aux maladies intercurrentes décrites et que la virulence du bulbe prouve seulement que le bulbe peut être virulent sans que la rage éclate chez les personnes mordues par des chiens enragés.

Cette conception est cependant inadmissible (2) ; nous avons

(1) PALTAUF, Zur Pathologie der Wutkrankheit des Menschen (*Wiener klin. Wochensch*, 1909, n° 29).

(2) I. KOCH. Uber abortive Tollwut (*Zeitschrift f. Hygiène*, t. LXIV, II. nov. 1909.

plusieurs fois fait la même expérience chez des individus morts de différentes maladies après avoir été mordus par des chiens enragés, de même que chez des animaux éprouvés par des virus atténués (vaccinés ou non), et qui ont survécu. De même que nous, Remlinger (1) a contrôlé les affirmations de Paltauf sans avoir obtenu un résultat positif. Chez le chien et le lapin injectés par le virus des rues, nous avons souvent cherché par notre méthode très sensible le moment où le cerveau devient virulent (2). Jamais la virulence ne se déclarait le lendemain de l'injection, pour se maintenir pendant plusieurs semaines sans que les symptômes de la rage ne se déclarent en même temps. Dans nos expériences, de même que dans celles de Roux et de Nocard, le bulbe devient virulent quelques jours seulement avant la manifestation de la rage. J. Koch (3), qui avait trouvé que les parties terminales de la moelle montrent des lésions graves dès le lendemain de l'infection intramusculaire des chiens, avait négligé de chercher si ces parties étaient virulentes à cette époque, de sorte qu'il n'est nullement prouvé que ces lésions soient de nature rabique.

Il est donc inadmissible que les malades de Paltauf aient succombé à la suite des maladies intercurrentes. Chez eux, à la suite d'une apoplexie ou du delirium tremens, la rage qui se trouvait à l'état d'incubation s'est manifestée. Il se peut que la rage ait revêtu chez ces personnes alcooliques la forme du delirium tremens et que celui-ci ait pu déterminer un ramollissement cérébral. Dans un autre cas de rage avec varices et embolie consécutive, on peut supposer que l'embolie de l'artère pulmonaire qui avait causé la mort coïncidait avec la fin de l'incubation, relatée par le même auteur, où le bulbe est déjà virulent.

Maladie de Landry. — La maladie la plus intéressante qui peut être confondue avec la rage est le *syndrôme* de Landry. Plusieurs auteurs ont attiré l'attention sur la confusion possible.

Le cas mentionné plus haut a été diagnostiqué comme maladie de Landry aiguë; ce n'est qu'à la suite de notre interrogatoire que le malade a avoué avoir été mordu 10 mois auparavant par un chien. Il ne présentait aucun signe pathognomonique de rage. Après la mort, survenue en 12 jours, le diagnostic avait été fait par la constatation de nodules rabiques typiques, dans la substance grise des cornes antérieures et du bulbe, ainsi que par l'inoculation aux lapins. Voici le résumé du travail de Remlinger (4) se rapportant à des cas semblables.

(1) REMLINGER, *Ann. de l'Institut Pasteur*, 1911.

(2) BABES, *Virchow's Archiv.*, 1887, Société de biologie, 1908, lésions précoces de la rage, Académie des sciences, etc.

(3) P. REMLINGER, Accidents paralytiques au cours du traitement antirabique (*Ann. de l'Inst. Pasteur*, 1905, pp. 625-645).

« Il existe en effet une forme de rage paralytique dans laquelle la paralysie débute par les membres inférieurs, gagne la vessie et le rectum, s'étend aux membres supérieurs, puis aux nerfs bulbaires.

« L'hydrophobie se réduit à quelques spasmes pharyngés, qui se produisent pendant les dernières heures de la vie, au moment du passage des liquides. Ces spasmes ne sont nullement caractéristiques. On peut observer un trouble de la déglutition tout à fait analogue, au cours d'une paralysie ascendante non rabique. Nous avons observé un cas typique de cette forme de rage paralytique et nous avons trouvé plusieurs observations semblables dans la littérature médicale. On conçoit combien facilement cette forme de rage peut passer inaperçue. Le seul moyen de la diagnostiquer consiste à s'informer si, quelques semaines ou quelques mois auparavant, le malade n'avait pas été mordu ou léché par un animal enragé ou suspect.

« Cette question doit absolument être réservée. Pour le public, la rage est synonyme d'hydrophobie. A moins d'appartenir à la profession médicale, un malade ne songera pas à établir une relation entre les phénomènes paralytiques et une morsure. Il n'attirera jamais l'attention du médecin sur ce point. Or, il semble que la possibilité de la rage paralytique ne soit pas venue à l'esprit d'aucun des auteurs qui dans ces derniers temps ont traité la maladie de Landry. »

Myélites aiguës. — Il ne faut pas non plus confondre la rage paralytique avec des myélites ascendantes aiguës, pendant lesquelles j'ai trouvé dans la moelle, et surtout dans les cornes antérieures, des microbes, surtout des staphylocoques ainsi que des microbes du groupe du coli et des protéus. Il s'agissait ordinairement d'une localisation de ces microbes dans la moelle et dans des foyers inflammatoires. Les cultures des autres organes n'ont pas donné, dans la plupart des cas, de résultats positifs.

Dans un cas seulement, il y avait une néphrite produite par le même bacille, de sorte qu'on peut supposer que la lésion a dû commencer par une néphrite infectieuse.

Dans tous ces cas, la maladie présentait des symptômes septiques.

Dans un cas publié en 1897, Remlinger a démontré par des cultures et par l'examen de coupes, l'existence des streptocoques.

Ce qui distingue de la rage ces formes de myélite ascendante, ce sont surtout les lésions anatomo-pathologiques.

Ainsi j'ai trouvé, dans un cas de paralysie de Landry, des lésions parenchymateuses de la substance blanche, et peu de modifications dans la substance grise, tandis que, dans la rage paralytique chez l'homme, je n'ai constaté de lésions caractéristiques que dans la substance grise : nodules rabiques et zones embryonnaires autour des vaisseaux dilatés, leucocytes dans la corne antérieure et dans les noyaux du bulbe. L'inoculation expérimentale donnera toujours des résultats positifs en cas de rage, tandis que, dans la myélite infectieuse, le lapin inoculé par trépanation succombera souvent dans les premiers, jours après l'inoculation, d'une infection produite par les microbes infectieux de la myélite. Il faut encore attirer l'attention sur les cas de myélite ou de syndrome de Landry survenus à la suite du traitement pasteurien, ou plutôt provoqués par la toxine rabique, renfermée dans les émulsions vaccinantes.

Dans un de mes cas (1), il s'agissait d'une dame très neurasthénique, qui avait été légèrement mordue au doigt; dix jours après le traitement apparaît une parésie des extrémités inférieures qui s'étend lentement à la vessie et au rectum; elle se transforme en paralysie flasque avec réaction de dégénérescence. On continue la vaccination et malgré cela la paralysie s'étend et gagne après 15 jours les muscles de l'abdomen; après une légère amélioration, elle arrive au diaphragme et aux muscles du thorax; la malade meurt 3 mois après l'apparition de la paralysie. Dans ce cas, la rage même de forme paralytique peut être exclue, vu la longue durée de la maladie; la salive a été injectée dans les muscles d'un lapin et du cobaye, les animaux ont survécu à l'injection.

Ordinairement la paralysie produite dans ces conditions n'a pas d'issue fatale ; les myélites produites par les toxines guérissent elles-mêmes, ainsi que les paralysies des extrémités ou faciales. Leur durée peut cependant être prolongée, ces accidents ne doivent pas être confondus avec la rage.

Accidents paralytiques survenant à la suite du traitement antirabique. — On sait qu'à la suite du traitement antirabique peuvent apparaître des symptômes de parésie, de paralysie, de myélite, qu'on ne doit pas confondre avec ceux de la rage.

Ces cas ont été considérés par Laveran (2), Chantemesse et Brouardel (3), Rondot (4), et dernièrement par De Giovanni (5), comme des cas de rage atténuée par le traitement antirabique.

Rondot parle dans ces cas d'une myélite atténuée avec paralysie ascendante ou descendante. On y retrouve certains caractères particuliers : diffusion, répartition inégale des paralysies,

(1) Babes, Uber Wuttoxine (*Crtlbl. für Bacteriologie*, 1906, Bd. 27).
(2) Laveran, *Société médicale des Hôpitaux*. 1891.
(3) Chantemesse et Brouardel, *Acad. de Méd.*, 22 juillet 1887).
(4) Rondot, la Rage myélitique atténuée, Bordeaux, Imprimerie du Midi, 1898).
(5) Giovanni, Thèse, Lyon, 1907.

troubles respiratoires d'origine bulbaire, inconstance des douleurs dans le membre mordu, manque d'hydrophobie.

Ces symptômes diffèrent sans doute de ceux des myélites ordinaires, mais rien ne nous autorise à regarder ces cas comme étant de nature rabique, pas plus que ceux qui ont été décrites par Paviot et Lesieur (1), par Courmont et Lesieur.

Au Congrès de neurologie de Lille (août 1906), Brissaud, Sicard et Tanon soutenaient qu'il fallait toujours penser à la rage quand on se trouve en face du syndrome de Landry. Il semble qu'il y a en effet des cas atténués de rage paralytique prolongée, dont la nature rabique a été établie par l'expérimentation (2).

En 1902, j'avais montré, dans une étude sur la toxine rabique (3), que, dans la plupart des cas de paralysie faciale ou des membres, survenus après le traitement antirabique, la paralysie n'est pas l'expression d'une rage atténuée, mais qu'elle est due à une intoxication par les toxines rabiques renfermées dans les moelles qui servent au traitement.

Cette intoxication est favorisée par une prédisposition particulière de l'organisme (affaiblissement nerveux, alcoolisme, syphilis). Remlinger (4) confirme cette opinion.

Nous avons eu récemment l'occasion d'observer avec Mironesco un de ces cas de paralysie, dans des conditions particulières : une femme, âgée de quarante ans, maigre et nerveuse, gravement mordue par un chien enragé, entre en traitement six jours après la morsure. Après quatorze jours le traitement, de moyenne intensité, est interrompu à cause de l'apparition des symptômes de paralysie des membres inférieurs, sans aucun symptôme d'hydrophobie.

La paralysie revêtant le caractère d'une paralysie ascendante, type Landry, la malade est transportée, le 28 septembre 1907, à l'hôpital Filantropia, dans le service du professeur Maldaresco ; elle meurt le 29 septembre.

A l'autopsie on constate un œdème des méninges et du cerveau, une destruction étendue de la moelle causée par le ramollissement du segment dorsal inférieur et lombaire. Dans ces régions, on ne pouvait plus distinguer la substance grise de la substance blanche, ces deux substances étant transformées en une pulpe gris-rose ; cette transformation était surtout évidente dans la région des cordons et des cornes postérieures ; à la coupe, le dessin de la moelle n'était visible que dans les parties dorsales. On trouve encore à l'autopsie une lésion assez légère des reins, c'est-à-dire l'irritation et même l'inflammation de plusieurs systèmes glomérulaires rénaux, avec de la sclérose des glomérules et du tissu interstitiel, des hémorragies, des foyers embryonnaires et de la dégénérescence parenchymateuse. On constate un œdème limité, quoique assez prononcé, des poumons. L'inoculation du bulbe rachidien et

(1) Paviot et Lesieur, Etudes cliniques sur 3 cas de rage.
(2) Van Gehuchten, Ac. de Méd. belge, janvier 1908.
(3) Babes, *Ueber Wut-toxine*, *Leyden's Festschrift*, 1902.
(4) Remlinger, Accidents paralytiques au cours du traitement antirabique, octobre 1903.

de la moelle, pratiquée par trépanation sur des lapins, n'a pas causé la mort des animaux, même plusieurs mois après l'injection.

L'examen microscopique de la moelle, provenant des zones de ramollissement, montre une tuméfaction œdémateuse étendue des fibres nerveuses de la substance blanche, en partie avec tuméfaction ou disparition du cylindre-axe ; les vaisseaux sont entourés par une large zone embryonnaire. De ce point partent de larges réseaux et des cordons formés par un tissu particulier (petites cellules allongées avec un noyau ovalaire et bien coloré), dus en grande partie à la prolifération des éléments névrogliques et conjonctifs. Les vaisseaux de la substance grise, en partie dilatés, renferment une grande quantité de leucocytes également entourés d'une large zone embryonnaire ; la substance nerveuse elle-même est œdématiée et en grande partie remplacée par le même tissu de nouvelle formation.

Les cellules nerveuses sont atrophiées et entourées de zones embryonnaires. Dans le bulbe et dans le cerveau on observe, des lésions irritatives moins prononcées ; on ne trouve pas de corpuscules de Negri.

Les ganglions spinaux montrent une prolifération cellulaire et du tissu interstitiel. On trouve cependant par places des nodules dus à la prolifération des cellules capsulaires.

Il ne s'agit donc pas là, pas plus au point de vue anatomopathologique qu'au point de vue expérimental, d'un cas de rage. L'étude microscopique des lésions de la moelle, où l'on observe des modifications étendues, même dans la substance blanche, ne correspond pas à la rage (en effet, dans cette dernière, les lésions se trouvent plutôt limitées à la substance grise). Nous pouvons ajouter que la néphrite constatée dans ce cas a dû jouer un rôle important dans la terminaison fatale.

Tout dernièrement un cas semblable a été observé dans notre institut. Dans ce cas, la moelle injectée à 3 lapins ne déterminait pas non plus la rage.

Nous avons l'impression qu'on a confondu jusqu'ici sous le titre de rage paralytique : d'une part les cas mortels de rage paralytique, et, d'autre part, des cas plus ou moins graves d'intoxication rabique.

CHAPITRE VIII

SYMPTOMES DE LA RAGE CHEZ LES PRINCIPAUX ANIMAUX MORDEURS

Liste des principaux animaux mordeurs. — 1) *Rage du chien.* Son aspect protéiforme. *Rage furieuse.* Incubation, fièvre prémonitoire et initiale. Modifications du caractère. Irritabilité. Tendance de l'animal à se cacher. Hallucinations. Altérations de la voix. Trouble de la sensibilité générale et des sensibilités spéciales. Accès de fureur. Phase de paralysie terminale. *Rage paralytique.* Sa fréquence à Constantinople. Début par les membres postérieurs. Début par les masséters (Rage noire). Autres modes de début. *Rage apoplectique. Rage épileptique. Rage cachectique.* Diagnostic différentiel de la rage furieuse avec les coliques, les parasites intestinaux, l'épilepsie, l'empoisonnement par la strychnine, le *rhumatisme* aigu, la forme nerveuse de la maladie du jeune âge, la maladie d'Aujeszkey, etc. Diagnostic de la rage avec les corps étrangers de l'arrière-bouche, certaines paralysies de la mâchoire... etc. Règles générales de conduite. Pronostic de la Rage chez le chien. Curabilité de la Rage expérimentale. Arguments en faveur de la curabilité de la Rage clinique. 2) *Rage du loup.* 3) *Rage du chat.* Symptomatologie. Diagnostic différentiel. 4) *Rage du cheval.* Symptomatologie. Diagnostic différentiel. 5) *Rage des ruminants*, rage des bovidés, Rage du daim, des moutons, de la chèvre, du bouc. 6) *Rage du porc.* Règles de conduite applicables à tous les animaux enragés ou suspects.

PRINCIPAUX ANIMAUX MORDEURS

Les « animaux mordeurs » appartiennent à des espèces extrêmement nombreuses, mais il s'en faut de beaucoup que toutes présentent la même importance. Le chien constitue par excellence le réservoir du virus rabique. On peut dire que 93 o/o des morsures lui sont imputables. Le chat vient ensuite, dans la plupart des pays civilisés, avec un pourcentage de 5 o/o. Le loup cause, dans certains pays comme la Roumanie, 6 à 8 o/o des morsures tandis que, dans les pays où les loups sont rares, il n'y a presque pas de personnes mordues par des loups enragés. Le renard, le chacal, le cheval, l'âne, le mulet, le bœuf, la vache, le veau, le mouton, le porc, la chèvre se présentent après. La fréquence respective de leurs morsures varie beaucoup suivant les différents Instituts. Le blaireau, la hyène, l'ours, la fouine, la martre, le putois, l'écureil, la mangouste ichneumon, le chameau, le cerf, le chevreuil, le daim, le rat, la souris, le lapin, le cobaye figurent à titre exceptionnel comme animaux mordeurs dans les statistiques de quelques Instituts antirabiques. Chez tous, la rage se traduit par des phénomènes de même ordre, mais elle revêt, suivant les espèces, une physionomie clinique légèrement différente. Nous étudierons les caractères cliniques de la Rage chez les principales de ces espèces. Nous prendrons pour guide de nos descriptions les pages magistrales que Nocard et Leclainche ont consacrées à ces questions dans leur traité des Maladies microbiennes des animaux.

1° Rage du chien. — Il est classique de décrire chez le chien une forme furieuse et une forme paralytique de la rage. Rien de plus inexact. D'une part, il n'est pas de rage furieuse du chien qui ne se termine par des phénomènes paralytiques et, inversement, il est bien peu de formes paralytiques qui ne s'accompagnent à un moment donné de quelques phénomènes d'excitation.

Il existe, d'autre part, une forme apoplectique de la rage, une forme épileptique, une forme prolongée sans manifestations caractéristiques qu'il est impossible de ranger soit dans la rage furieuse, soit dans la rage paralytique. En réalité, la rage revêt chez le chien les types les plus divers ; c'est une affection essentiellement protéiforme qui échappe à toute description d'ensemble. Celles-ci, en effet, astreintes à ne rendre que la moyenne des manifestations observées, sont inévitablement imprécises. Les symptômes les plus essentiels, les plus caractéristiques, sont associés différemment ou font défaut dans certains cas, tandis que des accidents de divers ordres pourront simuler la rage classique. Le lecteur étant bien prévenu que la rage uniquement furieuse, ou uniquement paralytique, est très rare et qu'il n'existe guère en réalité que des formes mixtes où les deux ordres de symptômes sont associés en proportions variables, il n'y a pas d'inconvénient à décrire séparément, conformément à l'usage, les deux types cliniques extrêmes. Nous dirons ensuite un mot de quelques formes plus rares qu'il est impossible de rattacher à la forme furieuse ou à la forme paralytique.

Rage furieuse. — Furieuse ou paralytique, la rage éclate chez le chien après une période d'incubation très variable suivant le nombre des morsures, leur siège, leur profondeur (1)..., etc. Rarement peu inférieure à 15 jours, elle est d'autre part exceptionnellement supérieure à 80. C'est du 20e au 50e jour que, dans

(1) Nous avons vu que la rage spontanée n'existe pas et que tout cas de rage relève d'une contamination antérieure, par morsure, par léchement..., etc. On conçoit que chez les animaux la porte d'entrée du virus passe facilement inaperçue. Les poils peuvent dérober aux regards une plaie même importante. Tel chien de salon qui ne sort jamais qu'accompagné de ses maîtres et n'a pu, affirment ceux-ci, être contaminé par un autre chien, a pu fort bien être mordu par un chat, une souris ou un rat... etc.

l'immense majorité des cas, les premiers symptômes se manifestent.

Pendant l'incubation, on constate des élévations de température souvent périodiques qui atteignent 39-39°8 se maintenant plusieurs heures et se répétant dans l'intervalle de 5 à 10 jours. Cette fièvre « prémonitoire » arrive enfin à la « fièvre initiale ».

Pendant l'époque d'élévation passagère de température, le chien est parfois agité et a des tendances à mordre. Cependant le bulbe et les glandes salivaires des animaux sacrifiés pendant cette fièvre ne sont pas virulents. On peut citer comme chiffres d'incubation tout à fait extrêmes 8 jours et un an. Ainsi que nous l'avons établi [Babès (1), Ferré (2), von Löte (3)] la manifestation initiale de la maladie consiste en une élévation de température. C'est la « fièvre initiale ». Elle apparaît alors que l'animal ne présente encore aucun changement dans ses allures ; sa valeur diagnostique est considérable. La température s'élève de quelques dixièmes de degré, atteignant 39, 39, 3, 39, 6, elle se maintient pendant 2 et 3 jours ou quelquefois seulement pendant 10 ou 12 heures.

Alors apparaissent les premiers changements dans le caractère du chien. Quelques observations signalent une modification en sens inverse du caractère habituel de l'animal : un chien d'ordinaire grognon et maussade devient affectueux et caressant ; au contraire, un animal bon et doux en temps habituel répond aux appels et aux caresses par des révoltes et des morsures. Très souvent aussi on note un redoublement d'affection du chien pour son maître ; il se refuse à le quitter ; il cherche à lui lécher les mains et le visage. Morsures et souillures par la bave sont également dangereuses, car, déjà à cette période prémonitoire, la salive du chien renferme le virus rabique et elle est capable de l'inoculer (Roux et Nocard). Ces simples modifications du caractère peuvent précéder de 12, de 24 et même de 48 heures les symptômes auxquels il est déjà possible de reconnaître la rage et dont le premier est l'agitation. Le chien va et vient constamment ; de temps à autre il se repose un instant et s'étend sur le sol, puis il se relève brusquement, comme frappé par une incitation vive, pour reprendre ses mouvements interrompus.

Le chien est évidemment hanté par des hallucinations visuelles ou auditives, il voit des mouches imaginaires qu'il cherche à attraper ; il a peur des objets inoffensifs ; il aboie pour signaler des personnes imaginaires. A un moment donné, il cherche à s'échap-

(1) Babes, Sur une élévation de température dans la période d'incubation de la rage (fièvre prémonitoire) (*Annales de l'Inst. Pasteur*, juillet 1888).

(2) Ferré, Contribution à l'étude séméiologique et pathogénique de la rage (*Annales de l'Inst. Pasteur*, 1888, p. 187, et 1889.)

(3) Von Löte, Ueber ein Symptom der experimentellen Lyssa (das sogenannte pramonitorische), Fieber. Arlbl. f. Bact., 16 juin 1905.

per; il commence à mordre dans la cour, surtout les chiens, les chats; il s'en prend aux poules, et enfin il s'attaque aux hommes. Souvent il quitte alors la maison et il parcourt de longues distances en mordant les animaux et les hommes qu'il rencontre. Pendant ce vagabondage il maigrit, il est sale, il a les poils hérissés, la queue baissée ou entre les cuisses, il court ou marche d'une manière irrégulière. Parfois, il rentre dans cet état à la maison; alors il est affaibli, le train postérieur ou la mâchoire sont inertes, il reconnaît son maître, tâche de le caresser, de manger et tombe sous peu en paralysie. D'autres fois, le chien reste à la maison. Au début, l'animal est encore docile, mais il obéit moins vite, distrait par quelque préoccupation dominante. A de courtes périodes de calme ou de somnolence, succèdent des phases d'excitation : le bruit, les attouchements, les émotions de toute espèce provoquent des réactions exagérées. Parfois le chien, irrité par des personnes étrangères, par des enfants, ou surpris par un attouchement imprévu, répond par une morsure. Cependant, l'agitation augmente bientôt. L'animal, enfermé dans une cage, est toujours en mouvement ; il gratte le sol, accumule la paille de sa niche en un tas sur lequel il se couche, puis qu'il éparpille bientôt après. Dans les appartements, il se cache sous les meubles, déchire les coussins et les tapis. L'appétit est conservé et aucun symptôme fonctionnel ne se manifeste encore. Entre ses périodes d'excitation, l'animal reste soumis et caressant ; toutefois, son attention ne peut être longtemps retenue et subitement il échappe à la domination de son maître pour céder à de nouvelles hallucinations; on le voit tout à coup tomber en arrêt, aboyer et se jeter sur des objets imaginaires qu'il semble vouloir déchirer.

Les altérations de la voix apparaissent à cette période. Bouley décrit ainsi l'aboiement du chien enragé : « Il est remarquablement modifié dans son timbre et dans son mode. Au lieu d'éclater avec la sonorité normale, et de consister dans une succession d'émissions égales en durée et en intensité, il est rauque, voilé, plus bas de ton, et, à un premier aboiement fait à pleine gueule, succède immédiatement une série de 5, 6 ou 8 hurlements qui partent du fond de la gorge et pendant l'émission desquels les mâchoires ne se rapprochent qu'incomplètement, au lieu de se fermer à chaque coup, comme dans l'aboiement ordinaire. » Pour Youatt, il n'y a rien qui ressemble à l'aboiement de la rage : « Quand l'animal fait entendre ce son singulier, le plus souvent il est debout, quelquefois assis, le museau toujours porté en l'air. Il commence par un aboiement ordinaire, qui se termine tout à coup et d'une manière tout à fait singulière par un hurlement de de 5, 6 ou 8 tons plus élevé que le commencement. » Il est bon d'ajouter que ce symptôme, tout à fait caractéristique quand il se produit, manque fréquemment. Chez certains chiens, on n'entend qu'un aboiement court, rauque, voilé, sans signification; d'autres restent muets pendant toute l'évolution de la maladie et les coups ne leur arrachent qu'une plainte faible et avortée.

A cette période, apparaissent des troubles de la sensibilité générale. Il existe de l'analgésie. Les piqûres, les brûlures, le pincement de la peau sont à peine perçus. Dans quelques cas, il existe du prurit au point d'inoculation; le chien lèche la cicatrice, puis il mord et arrache les tissus sans manifester d'autre impression que la sensation de bien être qui résulte de la satisfaction du prurit. Le sens génital est excité ; le mâle entre souvent en érection et lèche à chaque instant ses parties génitales. La perversion du goût porte l'animal à se jeter avec voracité sur les substances les plus disparates : du bois, des pierres, du papier, de la paille, dont la présence dans l'estomac peut aider au diagnostic de la rage. Il n'y a jamais d'hydrophobie. Le chien boit ou essaie de boire jusqu'au moment où les contractures pharyngiennes s'opposent au passage des liquides. La salive ne peut plus alors être avalée et s'écoule hors de la bouche sous forme de bave.

Cependant les phénomènes d'excitation augmentent d'intensité et l'on voit éclater de véritables accès de fureur. Si on tend un bâton à l'animal, il se jette dessus avec force pour le mordre et, une fois attrapé, il ne le lâche pas. Il ne lâche pas plus une barre en fer chauffée au préalable au rouge; il mord de même les barreaux de sa cage; la vue d'un chien étranger ne manque jamais de provoquer une crise. Il en est de même de l'approche de personnes, des bruits aigus, des menaces, etc.

En liberté le chien enragé, trotte à une allure rapide, la queue basse, l'œil hagard, indifférent à ce qui l'entoure. Il se jette sur les chiens et sur les personnes sans les rechercher cependant. Les pupilles sont dilatées; le visage exprime souvent la férocité. L'animal peut mourir subitement au cours d'un accès de fureur. Dans le cas contraire, il ne tarde pas à présenter des signes de paralysie plus ou moins étendus. La démarche devient incertaine; le chien est maigre, couvert de poussière et de sang. Bientôt l'animal peut à peine se tenir debout; il chancelle au moindre mouvement; les flancs sont levrettés; il reste assis sur ses pattes de derrière; les yeux, ternes et enfoncés dans l'orbite, donnent à la physionomie une expression de douleur et d'angoisse. La voix est voilée, mais le hurlement ébauché conserve sa forme particulière. A une dernière période, l'animal reste étendu sur le côté; s'il est excité violemment, il soulève encore la tête et les membres supérieurs pour retomber aussitôt. La respiration est pénible, courte et précipitée; il se produit des contractions de certains groupes musculaires, des mouvements choréïques, des membres et du tronc, de la tétanisation ; la mort survient dans une prostration complète de deux à dix jours après le début de la maladie. Une période de 4-5 jours est le terme le plus ordinaire.

Rage paralytique. — Dans la plupart des pays, on peut estimer à 15 ou 20 o/o les cas de rage où les phénomènes paralytiques l'emportent sur les symptômes d'excitation. A Constantinople, on observe chez les chiens de chasse, les chiens d'appartement, etc., une proportion identique, tandis que c'est la proportion inverse que Remlinger a trouvée chez les chiens des rues. De plus, c'est chez ces animaux qu'on a le plus de chance de pouvoir observer la forme paralytique dans toute sa pureté, c'est-à-dire sans le moindre mélange de symptômes d'excitation. La maladie peut se présenter sous deux formes principales suivant que la paralysie débute par les membres postérieurs ou par la mâchoire. La première modalité paraît être la plus fréquente.

Le chien des rues qui va prendre la rage se montre triste et inquiet. Il s'isole, fait bande à part, et cela lui est d'autant plus facile que déjà à cette période prémonitoire ses congénères, avertis par un instinct extrêmement subtil, se méfient de lui et s'en écartent.

L'appétit persiste, quoique diminué, et on voit le chien se promener quelque peu dans le quartier en quête de nourriture. On est frappé alors par sa démarche hésitante, vacillante et on constate que cette allure est uniquement sous la dépendance d'une parésie des membres postérieurs. Si on saisit le chien par derrière et qu'on cherche à le faire tomber, on y arrive très aisément. Cette manœuvre ne provoque de la part de l'animal qu'une protestation insignifiante. Le lendemain, la parésie des membres postérieurs est devenue une paralysie complète. Le chien est couché le long du trottoir ; il ne boit ni ne mange plus et son regard anxieux paraît supplier qu'on le laisse mourir tranquille. Il ne mord aucune des personnes qui passent à côté de lui et le frôlent même de leurs bottines ; il ne mord pas davantage ses congénères, qui, du reste, le fuient de plus en plus. Si on l'excite avec l'extrémité d'une canne ou la pointe du soulier, il tente péniblement de se lever à l'aide de ses membres antérieurs ; il se traîne sur ses membres postérieurs l'espace de quelques mètres et retombe. Ce faisant, il pousse de petits jappements plaintifs et à peine rauques. Si on insiste et qu'on veuille le faire lever à nouveau, sa patience se lasse et il peut mordre, mais il le fait sans fureur aucune et comme à regret. De même, dans un mouvement de défense, il mord les personnes qui par mégarde viennent à marcher sur lui particulièrement la nuit, mais jamais il ne s'acharne après elles. Les morsures faites dans ces conditions sont toujours uniques. Cependant la paralysie ne tarde pas à envahir les membres antérieurs et l'animal se trouve complètement immobilisé. Les muscles de la nuque et les masséters se prennent à leur tour. Le chien est dans l'impossibilité de relever la tête ou de rapprocher ses mâchoires. La maladie dès lors marche rapidement ; la respiration devient de plus en plus pénible, de plus en plus courte, de plus en plus précipitée. Les membres et le tronc sont secoués par des mouvements choréïques et la mort ne tarde pas à survenir.

D'autres fois, après quelques heures ou quelques jours de tristesse, d'inquiétude, de tendance à lécher et à flairer les objets, c'est par les masséters que débute la rage paralytique. Le premier symptôme observé est donc la chute de la mâchoire inférieure, que l'animal est dans l'impossibilité de rapprocher de la mâchoire supérieure. La langue est pendante ; un peu de bave s'écoule de la bouche ; le regard exprime une angoisse très vive. L'animal semble avoir un os dans la gorge et il se trouve bien souvent des personnes compatissantes qui lui introduisent la main dans la gueule, cherchant à le lui enlever. L'animal, docile au début, se révolte bientôt et il arrive parfois que, dans un effort désespéré, il arrive à mordre son imprudent ami. Cette circonstance mise à part, le chien reste très calme ; il ne répond pas aux provocations ; il semble qu'il ait conscience de son impuissance. L'évolution de la maladie est rapide ; la paralysie s'étend bientôt à tous les muscles innervés par les nerfs d'origine bulbaire et la mort arrive le plus souvent après deux à trois jours. Beaucoup plus rarement la paralysie suit une marche descendante, et, à l'inverse de ce que nous avons vu dans la forme précédente, envahit successivement les muscles de la nuque, les membres antérieurs et les membres postérieurs. La maladie dure alors un peu plus longtemps, quatre à cinq jours en moyenne. Dans cette forme de rage paralytique, le chien n'aboie pas ; d'où le nom de rage mue ou muette, qui lui est souvent donné. Les auteurs rapportent que, dans des cas exceptionnels, la rage débute par une monoplégie. La paralysie débute dans un membre, se traduisant par de la faiblesse suivie d'abolition complète de la motilité. Elle se généralise ensuite. D'autres fois, ce sont les muscles des régions dorsales, abdominales ou encore le diaphragme qui sont les premiers affectés ; parfois enfin c'est de l'hémiplégie qu'on observe au début ; ces paralysies erratiques sont rapidement envahissantes ; les animaux succombent par asphyxie en 2 à 4 jours.

Formes exceptionnelles. — La forme apoplectique et la forme épileptique de la rage se définissent d'un mot. La recherche des nodules rabiques et des corpuscules de Négri qui ne se rencontrent ni dans l'épilepsie ni dans l'apoplexie suffit à faire le diagnostic. Une forme très importante à connaître, bien que paraissant peu fréquente, est celle qui se traduit simplement par un amaigrissement progressif et un certain degré d'irritabilité du caractère. L'animal recherche la solitude et mord si on vient le harceler. L'appétit est très diminué et presque aboli. Le chien dépérit rapidement et on ne constate absolument aucun autre symptôme. La mort survient en pleine cachexie, douze ou quinze jours après le début de la maladie.

Diagnostic différentiel de la Rage chez le chien. — La très grande difficulté du diagnostic de la rage chez le chien résulte nettement de la description qui précède. Des états pathologiques nombreux simulent plus ou moins la rage. Les douleurs intestinales provoquent une modification profonde dans l'état des animaux, de la tristesse, du coma et parfois une irritabilité qui se traduit par des défenses et des morsures si les malades sont tourmentés par des personnes étrangères. La coexistence de certains symptômes (vomissements, diarrhée, ictère) et l'évolution de la maladie permettent le diagnostic différentiel. Le séjour dans l'intestin de corps étrangers ou de vers intestinaux, avec ou sans perforation des parois, occasionne une série de manifestations analogues à celles de la rage ; en quelques cas seulement, des signes précis d'obstruction intestinale ou de péritonite aident au diagnostic.

La présence de l Eustrongylus gigas dans le rein (2 obs. de Lisi) ou le développement de cysticerques dans le cerveau du chien (Noack) peuvent provoquer des symptômes rabiformes. L'épilepsie peut être très difficile à distinguer de la rage. D'une part, en effet, la rage peut fort bien simuler l'épilepsie vraie ; d'autre part il existe chez le chien des pseudo-épilepsies rabiformes dont la cause est inconnue et dont le diagnostic avec la rage vraie est très difficile (1).

L'empoisonnement par la strychnine donne lieu à des crises convulsives susceptibles d'être confondues avec les secousses tétaniformes qui se produisent à la dernière période de la rage. Ce diagnostic différentiel se pose souvent à Constantinople où la strychnine est fréquemment employée par les pharmaciens ou par de simples particuliers pour la destruction des chiens des rues. Le mode de début des accidents permet de trancher la question. Certains irritants cutanés (frictions d'essence de térébenthine, d'essence de moutarde) produisent des excitations passagères simulant la rage. Les mêmes symptômes ont été observés sur des chiens à la suite de piqûres de guêpes aux lèvres et à la

(1) Mégnin, Simili-rage chez le chien (*Académie de Médecine*, 19 janvier 1897).

bouche; les animaux succombent et on trouve des corps étrangers dans l'estomac. Le rhumatisme aigu occasionne des douleurs vives lors de l'exploration des régions atteintes : le malade surexcité cherche à mordre au moindre contact. On constate pendant l'évolution de la maladie des jeunes chiens des accidents nerveux qui simulent de près la rage et qui se terminent comme elle par des paralysies envahissantes. La confusion est d'autant plus facile que l'inoculation au lapin, du cerveau des chiens ayant succombé à la forme nerveuse de la maladie, fait apparaître souvent des paralysies chez le lapin. Ces paralysies intéressent toutefois la vessie et l'intestin. De plus, alors que la rage est transmissible en séries, l'inoculation d'un deuxième lapin avec le cerveau d'un premier ne parvient jamais à reproduire la maladie.

Comme, dans cette maladie, les lésions des centres ressemblent à celles de la rage, on ne peut s'adresser à ce moyen de diagnostic pour différencier les deux maladies. La recherche des corpuscules de Negri donnera cependant des indications plus certaines.

Nous devons ajouter encore qu'Aujeszky (1) a observé non seulement chez le chien, mais encore chez le chat et chez le bœuf, une maladie nouvelle qui rappelle beaucoup la rage par sa symptomatologie (agitation sans tendance agressive, puis épuisement sans paralysie), son anatomie pathologique (absence de lésions macroscopiques) et sa bactériologie (absence de microbes visibles). Le sang cependant est virulent comme le système nerveux. La durée de la période d'incubation varie entre 30 heures et 8 jours; celle de la maladie déclarée entre 3 et 30 heures. Il existe constamment une lésion locale, cutanée ou muqueuse qui, comme pour la rage, paraît avoir été la porte d'entrée du virus.

Le diagnostic différentiel est très difficile dans les cas assez fréquents où un chien étant en pleine santé apparente a mordu ou léché une plaie et qu'on trouve mort le lendemain sans avoir présenté de signes de maladie. Faut-il dans ce cas supposer une rage foudroyante? Il y a en effet des cas où un chien inoculé avec la rage est trouvé, un matin, mort dans sa cage sans avoir présenté de symptômes de maladie. Dans deux de ces cas, de même que dans des cas analogues, survenus chez le cobaye, il s'agissait, en effet, de la rage. Dans la grande majorité des cas, la moelle de ces animaux n'était pas virulente.

Il ne faut pas négliger l'examen histologique du bulbe et de la corne d'Ammon.

Parmi les diverses formes de rage paralytique, la rage mue est la plus facilement reconnaissable. Elle peut cependant être simulée

(1) ALADAR AUJESZKY, Ueber eine neue Infektionskrankheit bei Haustieren (*Centr. f. Bact. I Abt.* Originale, 5 septembre 1902).

par des corps étrangers de la bouche ou de l'arrière-bouche, entraînant l'immobilisation de la mâchoire inférieure et l'impossibilité de la déglutition. Dauphin (1) a décrit d'autre part chez le chien une paralysie de la mâchoire inférieure simulant la rage mue, mais tout à fait indépendante de celle-ci et se terminant par guérison. Elle apparaîtrait chez les chiennes non saillies au moment où celles-ci devraient mettre bas.

La rage cachectique présente les plus grandes difficultés diagnostiques. Il y a en effet une série de maladies se terminant par une cachexie en tous points semblable à cette forme de rage. Toutefois il ne suffit pas de trouver à l'autopsie d'un chien mort en cachexie une néphrite, une entérite, une polyartérite chroniques, etc., pour pouvoir exclure la possibilité d'un cas de rage cachectique. L'expérimentation et l'examen histologique sont indispensables pour permettre le diagnostic et pour pouvoir exclure la possibilité de rage cachectique.

Règle générale de conduite. — Dans ces conditions, on conçoit que le diagnostic de rage, déjà difficile dans un grand nombre de cas pour un vétérinaire, soit impossible pour un médecin. Nous devons donc formuler ici quelques règles générales qui, le cas échéant, éviteront de commettre des impairs.

1° Tout chien dont les habitudes et le caractère paraissent brusquement modifiés doit être considéré comme suspect de rage et aussitôt séquestré. L'évolution de la maladie est en général rapide; on sera fixé après quelques jours.

2° Même à la période d'état, le diagnostic de rage n'est pas toujours facile. Le mieux est de séquestrer l'animal et de l'observer minutieusement.

3° Il est impossible d'affirmer par un simple examen extemporané la non-existence de la rage chez le chien; tout animal soupçonné doit être séquestré et observé pendant un certain temps. Cette règle de conduite est indispensable lorsqu'une personne a été mordue. Il faut savoir que la bave du chien peut être virulente non seulement 2 et 3 jours avant l'apparition des premiers symptômes de la rage, comme l'ont montré les expériences de Nocard et Roux, mais encore 8 et 10 jours avant, ainsi que l'ont prouvé certains faits cliniques. On conçoit donc qu'il puisse être indiqué de prolonger l'observation du chien pendant un quinzaine de jours.

4° En dehors des cas où leur capture et leur séquestration présentent de réels dangers, les chiens suspects ne doivent être abattus que lorsque le diagnostic est établi. L'autopsie donne des indications insuffisantes ou nulles, tandis qu'une surveillance de

(1) Dauphin, Paralysie de la mâchoire inférieure indépendante de la rage chez le chien. (*Recueil de médecine vétérinaire*, 15 janvier 1906).

l'animal peut éviter une fâcheuse incertitude. D'une façon générale tout animal qui a été tué avant d'avoir pu être observé pendant un temps suffisant par une personne compétente doit être considéré comme suspect de rage.

5° L'examen direct de la bouche des chiens ne doit être pratiqué qu'avec les plus grandes précautions, malgré les assurances données par les propriétaires, qui affirment toujours la présence de corps étrangers. Tout chien qui présente des troubles de la déglutition est suspect. Il faut le séquestrer et l'observer.

Pronostic de la rage chez le chien. — A ces règles, il est classique d'en ajouter deux autres : c'est que tout chien qui meurt quelques jours après avoir présenté des symptômes suspects doit être tenu pour enragé et inversement tout chien qui est encore en vie une semaine environ après avoir présenté ces mêmes symptômes doit être tenu pour indemne. Cette dernière proposition érige en une sorte de dogme la fatalité du pronostic de la Rage. Nous désirons présenter à ce sujet quelques observations. La rage expérimentale du chien est susceptible de guérison (Pasteur (1), Roux, Babès, Högyes (2), Remlinger (3), etc...). Le fait est admis et il a été observé aussi bien avec le virus des rues (Högyes) qu'avec le virus fixe. Pourquoi n'en serait-il pas de même de la Rage clinique? Goldschmidt (4) a observé, au cours de l'épidémie de Madère, un cas de guérison de rage chez un chien ne laissant que peu de doute sur la nature de l'affection. On trouve dans la littérature médicale un certain nombre d'observations analogues empruntées aux meilleurs auteurs : Bouley, Youatt, Camille Leblanc en particulier. D'autre part, certains chiens sont complètement réfractaires à la rage expérimentale et il paraît logique d'expliquer cette immunité par une atteinte antérieure. Il n'est pas exceptionnel non plus d'apprendre dans les instituts antirabiques qu'une personne n'ayant pas subi le traitement pastorien a succombé à la rage, alors que le chien mordeur était encore vivant. Il est donc probable que, dans des cas, exceptionnels il est vrai, la rage clinique est susceptible de guérison tout comme la rage expérimentale. On conçoit, sans qu'il soit nécessaire d'insister, l'importance qu'il y aurait à ce qu'on fût bien fixé sur la valeur de cette hypothèse (5). Si la rage est

(1) PASTEUR, ROUX, Communication orale de M. le Dr Roux.

(2) HÖGYES, Sur la guérison de la Rage chez le chien (*Académie hongroise des Sciences*, 15 avril 1889).

(3) REMLINGER, la Guérison spontanée de la rage expérimentale du chien (*Société centrale de médecine vétérinaire*. Séances du 16 mai et du 6 juin 1907).

(4) GOLDSCHMIDT, Une épizootie et une épidémie aiguës de rage à Madère (*Annales de l'Institut Pasteur*, janvier 1894).

(5) Dans sa séance du 16 mai 1907, la Société centrale de médecine vétérinaire a nommé dans ce but une Commission composée de MM. Chauveau, Barrier, Martel, Mollereau et Vallée.

susceptible de guérison, la survie du chien n'est plus un critérium absolu. Remlinger a démontré de plus que, chez les chiens guéris de rage expérimentale, la salive demeure virulente plusieurs jours après la disparition complète des symptômes. Si donc la rage clinique se comporte comme la rage expérimentale, un chien sain pourrait parfaitement transmettre la maladie. Nous ferons remarquer encore qu'une conséquence de la fatalité du pronostic de la rage chez le chien est la suppression absolue non seulement de toute thérapeutique, mais encore de toute alimentation. Or les quelques observations de guérison de rage clinique chez le chien ont trait à des animaux que leurs maîtres alimentaient de force. Peut-être la maladie guérirait-elle plus souvent si elle n'était pas absolument abandonnée à elle-même et s'il était fait quelque chose pour aider tant soit peu la *natura medicatrix*.

Toutes ces considérations sont cependant basées sur de simples hypothèses, et tant qu'on ne prouvera pas par l'expérience qu'un chien soit guéri de la rage des rues après avoir donné la rage, ou après que sa salive ait été trouvée virulente, nous ferons bien de garder une grande réserve pour affirmer la guérison de la rage des rues.

2° **Rage du loup.** — La rage du loup se manifeste par les mêmes symptômes que celle du chien. De même que chez le renard, on peut constater de vraies épizooties de rage de loup. Ainsi en 1895, en Roumanie, 5 loups enragés ont mordu 62 personnes; on a de plus trouvé à la même époque un loup paralysé, qu'on avait tué sans nous envoyer le cadavre. Comme ce loup n'avait mordu ni hommes ni animaux, il s'agissait probablement d'un cas de rage paralytique.

Le loup enragé devient dangereux pour l'homme et pour les animaux quand, quittant sa troupe ou son gîte, il parcourt de grandes distances sans se cacher; il semble même chercher des endroits habités et mord tous les hommes et animaux qu'il rencontre. Il se jette avec furie surtout sur les chiens et les hommes, qu'il atteint ordinairement à la tête, à la figure, aux mains en leur faisant plusieurs morsures profondes, brisant souvent même les os ; les autres animaux, bœufs, chevaux, porcs, moutons sont souvent atteints surtout à la tête. Il est plutôt rare qu'un homme ou un animal soit déchiré et tué net par un loup enragé, mais il n'est pas rare qu'un loup enragé morde 30 à 60 hommes et animaux, lâchant l'un pour se jeter immédiatement sur un autre.

Parfois le loup mordeur est déjà faible, présentant une faiblesse du train postérieur; parfois même la gueule pleine de bave est également faible de sorte que les morsures, quoique multiples, sont moins terribles que dans d'autres cas.

Souvent on tue le loup sans grands efforts; dans quelques cas des paysans courageux l'asphyxient en enfonçant le bras avec force dans sa gueule.

Dans un cas j'ai trouvé dans l'estomac d'un loup enragé des objets indigestes : paille, bois, terre; dans un autre cas, l'estomac était vide et la muqueuse hémorragique.

Le bulbe du loup enragé renferme des nodules rabiques et la corne d'Ammon des corpuscules de Negri de la même grandeur que chez le chien.

3° **Rage du chat. — Symptomatologie.** — La période d'incubation varie dans les mêmes limites que chez le chien.

Le chat enragé cherche en général le repos et l'obscurité; il se cache en quelque coin sombre, sous un meuble, dans une cave ; souvent, il ne sort pas de sa retraite et il meurt sans que la maladie ait pu être soupçonnée. S'il est dérangé, il entre tout à coup en fureur et inflige les plus graves morsures à toutes les personnes qui passent à sa portée. L'observation suivante recueillie par Remlinger est typique :

En 1901, dans un bain turc de Constantinople, un chat disparaissait subitement et cela n'était pas sans chagriner beaucoup son propriétaire, qui avait pour lui la plus grande affection. Il se mit en devoir de le découvrir. A un moment précisément où l'établissement était des plus fréquenté, il l'aperçut tout à coup blotti sous un large divan. Il l'appela mais l'animal demeura sourd à ses exhortations. Il voulut le déloger au moyen d'un bâton. Le chat devenu instantanément furieux s'élança sur lui, le mordit à la figure, puis se jeta sur toutes les personnes accourues à ses cris. Une lutte terrible s'engagea au cours de laquelle il attaquait à coups de dents et à coups de griffes. Il mit tout le monde en fuite et mourut le lendemain de paralysie.

Dans d'autres cas, le chat s'enfuit et vague pendant des heures ou des jours, mordant ses congénères, des chiens, d'autres animaux, des hommes. Souvent, il rentre chez son propriétaire affaibli, mais toujours prêt à mordre s'il est dérangé.

Lorsque l'animal peut être observé méthodiquement, des symptômes assez nets sont constatés. Le chat est triste, inquiet, agité; il sommeille pendant quelques instants, puis se relève brusquement, le regard fulgurant. Il flaire les objets et fait entendre des miaulements plaintifs. Le goût est perverti et l'appétit disparaît. La déglutition devient difficile ; la voix est faible, enrouée; le chat est irritable ; il répond par des morsures aux caresses. Il est rare qu'il poursuive et attaque les personnes ou les animaux, mais il se précipite avec fureur s'il se croit menacé. Dans une dernière période, la paralysie s'établit ; le train postérieur vacille ; la déglutition est impossible; une bave abondante s'écoule de la bouche. La mort arrive 3 à 6 jours après la constatation des premiers symptômes.

La rage mue est exceptionnelle. Elle est caractérisée, comme chez le chien, par l'écartement de la mâchoire inférieure et par l'impossibilité de la déglutition. Des signes de paralysie générale sont bientôt constatés et la mort survient après 2 à 4 jours, en moyenne.

Diagnostic différentiel. — Le diagnostic de la rage du chat est rendu difficile par les habitudes sournoises des malades, cachés dans quelque coin obscur, et ne montrant, en dehors des accès, que des symptômes peu précis. Certains empoisonnements, l'obstruction intestinale, la présence de vers intestinaux simulent la maladie. On sait qu'on observe assez souvent chez le chat des troubles nerveux, bruyants, vulgairement désignés sous le nom d'épilepsie et qu'on peut décrire de la façon suivante : l'animal paraît pris d'une frayeur subite ; il se livre à des mouvements désordonnés, se heurte aux objets qu'il rencontre et se précipite contre les murs. Après quelques minutes, il se blottit dans un coin obscur, reste caché pendant quelques heures abattu, et somnolent, puis reprend son aspect normal. Souvent, dans ces conditions, le chat fait des morsures aux personnes qui veulent le saisir. On commet la faute de le tuer et, si l'examen du bulbe et de la corne d'Ammon ne peut pas être fait, dans le doute, les mordus doivent suivre le traitement antirabique.

4° Rage du cheval. — Symptomatologie. — Chez le cheval, la durée de l'incubation est, comme chez le chien, de 15 à 60 jours en moyenne ; elle excède 3 mois dans 15 o/o des cas. Dans quelques observations, l'incubation aurait atteint 10, 14 et même 20 mois.

La rage débute par de la tristesse, de l'inquiétude et de l'agitation. La sensibilité générale et les sensibilités spéciales sont exaltées ; les attouchements, la lumière, le bruit provoquent des défenses et des mouvements désordonnés. L'œil exprime l'anxiété ; la pupille est dilatée ; le regard fixe devient par moments féroce et menaçant. On observe de l'excitation génésique. Il existe souvent du prurit au niveau de la morsure ; si l'animal peut atteindre la cicatrice avec ses dents, il la mord et cherche à arracher la peau de la région. L'appétit est capricieux et le goût perverti ; le malade laisse l'avoine ou les fourrages pour ingérer la litière ou le fumier ; il déglutit de la terre et des corps étrangers. Bientôt, les aliments et surtout les boissons ne peuvent plus franchir le pharynx et sont rejetés par les naseaux. La salive s'échappe en filets par la commissure des lèvres. Des accès de fureur sont provoqués par une excitation quelconque : les coups, les menaces, la vue d'une personne étrangère, l'impression brusque de la lumière, le bruit, la vue d'un chien surtout. L'animal se précipite pour mordre ; s'il ne peut y parvenir, il se jette sur les corps qui l'entourent, les mordant avec une fureur telle qu'il se brise parfois les mâchoires. Certains animaux tournent leur fureur contre eux-mêmes ; ils s'infligent des déchirures profondes dans la région de la morsure d'inoculation, arrachant par lambeaux la peau, les tendons et les muscles. Pendant les rémissions, le malade reste calme, docile et il tolère la présence des personnes qui l'approchent habituellement. Puis les crises se renouvellent à des espaces de plus en plus rapprochés. La faiblesse devient extrême ; la démarche est titubante ; des sueurs inondent le corps ; des paralysies apparaissent, localisées au niveau de la région inoculée ou étendues d'emblée à tout le train postérieur ; elles progressent très vite ; le cheval tombe pendant une crise, fait de vains efforts pour se relever et meurt par asphyxie. La durée totale de la maladie est de 3 à 6 jours en moyenne.

Diagnostic différentiel. — La rage du cheval peut être confondue, dans les premiers instants, avec diverses formes de coliques, notamment avec le vertige abdominal, caractérisé par la succession de troubles digestifs et cérébraux. Les diverses formes de méningite, les abcès du cerveau s'accompagnent encore de périodes d'excitation simulant les accès de rage. La colère, la douleur, l'excitation produite chez un animal brusquement séparé de ses compagnons déterminent des phénomènes analogues. Le diagnostic différentiel, facilité le plus souvent par les renseignements obtenus, est basé sur l'observation des paroxysmes, provoqués par la vue d'une personne étrangère ou par celle d'un chien et, à une période plus avancée, sur la constatation des paralysies envahissantes.

5° Rage des ruminants. — A) Rage chez les bovidés. — Symptomatologie. — Chez les bovidés, la rage se déclare le plus souvent de 1 à 3 mois après la morsure. Elle se montre rarement du 14ᵉ au 30ᵉ jour ou après le 100ᵉ. La période maxima paraît être plus longue que pour les autres espèces animales. On a vu la rage apparaître en effet après 20 et 23 mois. Chez le bœuf, la rage débute par des phénomènes d'excitation, de l'hyperesthésie, de la fièvre et aussi (que la maladie doive évoluer sous sa forme furieuse ou sous sa forme paralytique) par de la faiblesse des membres postérieurs. Comme chez le cheval, un prurit intense se manifeste au niveau de la morsure et les phénomènes d'irritation génitale peuvent être très violents : le taureau mugit ; il se dresse sur ses jambes de derrière et a des érections fréquentes. Tout au début de la maladie, alors que les symptômes étaient encore très obscurs, MM. Bézaguet et Emile Thierry (1) ont observé chez une vache et chez deux bœufs une hyperesthésie de l'origine de l'urèthre au niveau du col de la vessie, qui aurait une grande importance diagnostique. Il est facile d'apprécier l'existence de ce signe par l'exploration rectale. A peine a-t-on exercé une pression sur le col vésical que le sujet manifeste une très vive douleur et se laisse choir. Ce signe serait à rapprocher de la rigidité du pénis, fréquent chez l'homme. On note en même temps de la diminution de l'appétit, du ralentissement de la rumination, quelques rares et légers efforts pour fienter. Ces efforts deviennent de plus en plus violents au fur et à mesure que le mal avance ; ils peuvent entraîner le renversement du vagin (2).

Après 12 ou 24 heures, les symptômes de fureur se manifestent. On voit les mâles se précipiter en avant, frappant de la corne et poussant des beuglements rauques. Le tube digestif se paralyse, et particulièrement le feuillet. Les matières se tassent dans cet organe et y durcissent. Il se forme alors une boule énorme faisant saillie sous la paroi abdominale. Puis les troubles de la déglutition apparaissent ; la salive est rejetée sans cesse ; l'animal présente du mâchonnemement, des bâillements. La vue d'un chien réussit souvent, mais non toujours, à provoquer un nouvel accès furieux. D'après Guittard, ce signe manque souvent.

Au cours des accès, le malade cherche à mordre, frappe le mur ou grimpe dans l'auge. Dans l'intervalle des accès, il est somnolent et hébété. La mort peut survenir subitement au cours d'une crise. D'ordinaire, il y a une phase de paralysie débutant soit dans la région de la morsure, soit en plusieurs points à la fois ; d'autres fois la paralysie domine. L'animal tombe, présente quelques actes convulsifs et meurt après 5 ou 6 jours de maladie.

Les ruminants peuvent présenter d'emblée la forme paralytique; ils semblent tristes, agités, ont des coliques légères, de la parésie puis une paralysie véritable des membres postérieurs. Cette paralysie ne tarde pas à se généraliser et la mort survient au bout de 3 à 4 jours.

Diagnostic différentiel. — Chez le bœuf et chez la vache, le diagnostic de la rage peut présenter de sérieuses difficultés. Elle sera différenciée des accidents nerveux observés dans le cours de la méningite, de la congestion cérébrale, par les signes d'agitation du début, les troubles digestifs, l'altération de la voix. Les accidents causés par certaines intoxications, notamment ceux qui sont consécutifs à l'ingestion des marcs de raisin, du coquelicot, de l'ail sauvage, sont associés à du météorisme et apparais-

(1) Bézaguet et Emile Thierry. Un signe précoce et pathognomonique de la rage. (*Soc. centrale de médecine vétérinaire*, 7 juin 1906.)
(2) Guittard. la Rage chez les Bovidés. (*Progrès vétérinaire*, 25 juillet 1905.)

sent en même temps sur plusieurs animaux. L'empoisonnement par les sels de plomb provoque des contractures musculaires, de l'hyperesthésie générale, de la salivation, du ténesme et de la paraplégie; les accès de fureur manquent complètement. La pénétration d'acariens dans l'oreille interne (dermanyssus ovinus) après perforation de la membrane du tympan provoque une série de manifestations qui peuvent simuler l'accès de rage. La corne d'Ammon des bovidés succombés de la rage renferme de grands corpuscules de Negri.

B) **Rage chez le daim.** — Des épizooties de rage ont été observées en Angleterre chez le daim par Cope et Horsley (1), par Adami (2)... etc. Les symptômes en sont assez particuliers pour mériter une description spéciale. Le premier symptôme à noter chez le daim alors qu'il ne s'est pas encore séparé du troupeau est une attitude particulière de la tête et du cou. Celui-ci est tiré en arrière, peut-être grâce à des contractions opisthotoniques. L'animal renifle l'air et semble excité. Bientôt ses camarades le chassent. Il part alors soudainement, court à une petite distance et s'arrête brusquement. Il regarde autour de lui d'une façon inquiète ou se met à paître pour repartir à nouveau. A mesure que la maladie progresse, la course est de plus en plus irrégulière; le corps oscille de droite à gauche; l'animal chancelle et offre l'apparence de l'ivresse. Plus tard les jambes de derrière se prennent et il y a une parésie qui va en augmentant, accompagnée de temps à autre par des contractions toniques des muscles du dos. L'animal peut succomber à une généralisation de la paralysie où on peut observer jusqu'au bout une forme de rage dans laquelle la parésie est associée à des spasmes tétaniques. L'animal tombe fréquemment ; il a des spasmes de la tête, du corps et des jambes et il meurt au milieu de convulsions. Ces symptômes peuvent être entremêlés de symptômes de fureur. Un très grand nombre d'animaux mordent leurs pattes, leurs côtés, leurs flancs. Après la mort, on trouve de larges et récentes blessures produites par ces morsures. Il arrive aussi qu'ils s'élancent sur leurs congénères et les mordent cruellement.

C) **Rage chez le mouton et la chèvre.** — Chez le mouton, la chèvre, le bouc, l'incubation moyenne est de 15 à 30 jours. Dans un dixième des cas, elle atteint 60 à 70 jours. Les symptômes observés ne diffèrent de ceux notés chez le bœuf et la vache que par les attitudes pendant les périodes d'excitation.

Le mouton s'ébroue, grince des dents, flaire et lèche ses compagnons, puis il devient agressif, frappe du pied avec colère et se

(1) Cope et Horsley, Rapports sur une épidémie de rage parmi les daims du parc de Richemond. Londres, 1888.

(2) Adami, la Rage chez le daim (*Annales de l'Institut Pasteur*, 1889, p. 658).

précipite tête baissée sur les animaux ou les objets qui l'entourent. Les signes sont les mêmes chez la chèvre. Chez le bouc, le sens génésique, déjà très développé chez l'animal sain, est soumis à une surexcitation extrême.

6° Rage du porc. — Dès le début, l'animal inquiet grogne, s'agite, flaire et retourne sa litière en tous sens ; un prurit violent le porte à mordre ou à déchirer la cicatrice de la plaie d'inoculation. Sa voix est altérée, rauque et plaintive. Le malade déglutit le fumier et les corps étrangers. Le bruit, la lumière, les attouchements provoquent des mouvements désordonnés et des cris. Les boissons sont recherchées, mais la déglutition est de plus en plus diffuse. Des accès de fureur se produisent à certains moments, le porc se précipite en avant comme pour provoquer un ennemi ; il mord les auges ou les corps qui l'environnent et cherche à atteindre les personnes ou les animaux. La paralysie s'établit et la mort arrive 2 à 4 jours après le début de l'accident. La maladie paraît être, quoiqu'exceptionnellement, susceptible de guérison. M. Peuch (1) a publié l'observation d'une truie qui, atteinte d'une rage furieuse, puis paralytique, demeura 3 jours dans un coma absolu. Elle se mit alors à prendre quelques aliments, à se soulever sur son train postérieur et la guérison se fit petit à petit. Le contrôle expérimental démontra que l'affection dont cette truie avait été atteinte était bien la rage. A deux reprises différentes, elle fut inoculée très sévèrement avec du virus rabique et ne présenta aucun symptôme morbide. Elle avait acquis l'immunité.

Règles générales de conduite à l'égard des animaux enragés ou suspects. — Nous devons faire remarquer en terminant que les règles générales de conduite que nous avons formulées à propos de la rage du chien s'appliquent également à la rage des autres animaux. Tout animal dont les habitudes et le caractère paraissent brusquement modifiées doit être considéré comme suspect de rage et mis en observation. Cette observation est de rigueur lorsqu'une personne a été mordue. L'observation doit être prolongée pendant une semaine au moins, car la salive des animaux paraît susceptible, comme celle du chien, de renfermer le virus plusieurs jours avant l'apparition des premiers symptômes de la maladie. Le fait a été démontré pour la chèvre par Nicolas. L'autopsie donnant au point de vue du diagnostic de rage des indications insuffisantes, les animaux suspects ne doivent être abattus que lorsque le diagnostic est bien établi. Tout animal qui a été tué, ou qui meurt spontanément après avoir présenté des symptômes suspects, doit, au point de vue du traitement à faire suivre aux personnes mordues par lui, être considéré comme enragé.

(1) PEUCH, Rage chez une truie. Guérison spontanée. *Revue vétérinaire*, septembre 1890.

Inversement, nous ne croyons pas qu'un animal qui guérit après avoir présenté des symptômes paralytiques ou des phénomènes d'excitation doit forcément être tenu pour indemne. Pas plus chez les autres animaux que chez le chien, la fatalité du pronostic de la rage clinique ne paraît être un dogme infaillible. Peuch (1) a observé, ainsi que nous l'avons vu, un cas très net de guérison de rage clinique chez la truie. Les cas de guérison de rage naturelle sont cependant extrêmement rares, de sorte qu'ils ne devront pas influencer notre conduite à l'égard des animaux enragés. La guérison de la rage expérimentale est sans doute plus fréquente, elle a été notée chez la chèvre (Arloing et Lesieur) (2), chez le lapin (Vincent) (3), chez le rat (Galli-Valerio) (4).

En règle générale, il faut, dans tous les cas, lorsque une personne a été mordue, compléter l'observation de l'animal par la recherche des nodules rabiques et des corps de Negri. Comme, dans mes expériences la présence de ces formations coïncide toujours avec la rage et avec la preuve expérimentale positive, on peut s'abstenir de faire subir le traitement antirabique aux personnes mordues par des chiens suspects de rage qui n'ont pas présenté les symptômes classiques de la maladie, et chez lesquels ces formations font défaut.

(1) Peuch, *loc. cit.*

(2) Arloing et Lesieur, cités par Courmont et Lesieur. Etudes cliniques sur la rage humaine. (*Journal de phys. et de path. générale*, 15 novembre 1906).

(3) Vincent. Sur la possibilité de la guérison spontanée de la rage expérimentale. (*Société de Biologie*, 4 mai 1901).

(4) Galli-Valerio. Recherches expér. sur la rage des rats. (*Centr. f. Bakt. I Abt. Orig.* 18 sept. et 1er octobre 1906).

CHAPITRE IX

ANATOMIE PATHOLOGIQUE DE LA RAGE

1) Lésions macroscopiques chez l'homme. — 2) Lésions macroscopiques chez le chien et chez d'autres animaux. — 3) Lésions fines. — Lésions fines du système nerveux, des glandes salivaires, du pancréas et des capsules surrénales, du bulbe oculaire, de la cicatrice de morsure, du sang, du système hematopoïétique, du tube digestif, de l'appareil respiratoire, du système urogénital. Modifications chimiques des liquides et des tissus.

1. — LESIONS MACROSCOPIQUES DANS LA RAGE DE L'HOMME

On a longtemps cherché des lésions particulières dans la rage; nous avons vu qu'on regardait comme telles les lysses, cependant des auteurs très consciencieux n'ont rien remarqué de particulier sur les régions où devaient siéger ces lysses. On a constaté une dilatation des veines de la racine de la langue, parfois une irritation à l'entrée des conduits des glandes salivaires, mais ces signes n'ont rien de caractéristique. En effet, Mead et ensuite Van Swieten avaient constaté qu'en règle générale on ne trouve à l'autopsie aucun signe particulier dans la rage. « Verum aperta aliquotus cadavera hydrophoborum, nulla inflammationes signa dedisse etiam legitur ; celeberrimus Mædies pariter fatetur, quod in tali cadavere, in capite, fauciabus pectore et ventricule nihil insoliti invenit (1). »

Ordinairement on trouve les lésions d'asphyxie plus ou moins prononcées. Toutefois, à la suite de nombreuses autopsies d'enragés, j'ai su trouver des lésions dignes d'être relevées et qu'on ne peut imputer à une simple asphyxie.

Les résultats de l'autopsie sont différents suivant la forme de la maladie.

Dans la forme furieuse, chez des personnes mortes dans un accès de furie, on trouve parfois une congestion de la face, parfois même accompagnée de petites ecchymoses. J'en ai décrit également sur la conjonctive.

On voit souvent des bosses sanguines assez considérables sur

(1) BOERHAAVE, Com., t. III., p. 562.

différentes parties du corps : aux mains, à la tête ; ce sont des signes de chute ou de violences auxquelles se sont livrés les malades. Les plaies de morsures sont ordinairement cicatrisées, on n'y trouve rien d'anormal, aucun signe d'irritation au niveau des cicatrices. Seules, les déchirures produites par les loups restent souvent béantes, parfois suppurantes ou gangréneuses ; on y trouve souvent des esquilles osseuses.

Les fractures des os superficiels y sont fréquentes ; dans deux cas j'ai constaté une fracture des os du crâne. Dans un de ces cas la fracture avait été consolidée : on voyait au niveau de la région temporale droite une perforation, aux bords émoussés par un processus de réparation, ressemblant à une plaie produite par une arme à feu.

Souvent on trouve de grands lambeaux formés de tissus superficiels et profonds en voie de cicatrisation ; le cuir chevelu surtout est très souvent enlevé par larges plaques, laissant à nu le périoste couvert de bourgeons charnus.

En préparant les nerfs de la région mordue, je n'ai rien trouvé d'anormal. Les nerfs se trouvaient parfois noyés dans un tissu hyperémié, injecté et œdématié, présentant rarement au voisinage de la plaie des petites ecchymoses. Dans 3 cas, les nerfs de la région mordue n'étaient pas virulents ; dans un cas, le trijumeau déchiré par les dents d'un loup enragé a été trouvé virulent.

Le cadavre est ordinairement peu modifié, cependant on observe quelquefois une certaine raideur musculaire, les muscles étant hyperémiques, livides et donnant l'impression qu'on a devant soi le cadavre d'un sujet ayant succombé au tétanos, à une méningite, ou à une mort violente par traumatisme ou par asphyxie. Les pupilles sont souvent inégalement dilatées, les conjonctives souvent injectées ; les organes génitaux souvent turgescents, le pénis surtout se trouve souvent en demi-érection, présentant, comme dans la plupart des cas de maladies infectieuses aiguës ou dans les asphyxies, un écoulement de quelques gouttes de sperme ; les testicules de même sont ordinairement turgescents.

Tête. — *Cerveau.* En ouvrant la cavité crânienne, on trouve la diploë des os de la voûte crânienne injectée ; dans la plupart des cas le cerveau est turgescent, tuméfié, lourd, couvert par des méninges dont le réseau vasculaire est extrêmement rouge, hypérémié. Les vaisseaux des méninges sont injectés comme dans une méningite ; on est porté à rechercher du pus, qu'on ne trouve jamais dans la rage. Les méninges sont humides, comme infiltrées d'une substance un peu gélatineuse, incolore. Il n'est pas rare de trouver des taches hémorragiques, petites ou assez étendues dans les différentes parties des méninges, plus rarement à la convexité, plus souvent aux parties postérieures sur la protubérance, sur le bulbe, sur le cervelet ou sur le lobe occipital. Les circonvolutions sont aplaties et les sillons disparus, sous l'effet de l'augmentation de la pression intra-cérébrale.

En soulevant le cerveau, on trouve, à la base du crâne, une quantité de liquide sanguinolent, le cerveau est plus humide, plus mou, plus plastique; la substance corticale de même que la substanc blanche sont tuméfiées, la substance corticale est d'un gris-rose ; la substance blanche est tachée de points sanguins et quelquefois elle présente de toutes petites ecchymoses ; les ventricules renferment peu de liquide, l'épendyme étant ordinairement dans un état de ramollissement. Il n'est pas rare de trouver dans les différentes parties du cerveau des régions plus injectées et des foyers un peu ramollis ou œdématiés. On observe surtout de petites ecchymoses, parfois au niveau du plancher du 4e ventricule, parfois latérales ; ce plancher est souvent le siège d'une hyperémie remarquable, d'une tuméfaction et de petites hémorragies à peine visibles.

Moelle. — Les parties centrales de la moelle épinière, surtout la substance des cornes antérieures et du pourtour du canal central sont ordinairement un peu ramollies, un peu hyperémiques, et souvent tachetées par des petites hémorragies. Une hémorragie parfois assez abondante entre la dure-mère et la pie-mère de la région lombaire se rencontre assez fréquemment. Elle s'infiltre parfois dans la pie-mère de cette région toujours très hyperémiée. Un léger œdème de la moelle y est presque caractéristique; on trouve aussi une hyperémie des parties centrales, des cornes antérieures, ainsi que des méninges. Le sympathique et ses ganglions, les ganglions spinaux, le phrénique et le pneumogastrique sont également injectés de sang parfois œdématiés et légèrement tuméfiés. Wagner, Krukenberg, Brouardel supposent que la congestion de l'encéphale n'est qu'une conséquence de l'asphyxie.

Il est cependant facile de constater qu'ils se sont trompés : jamais l'asphyxie ne produit cet état d'hyperémie active, de turgescence, de pression intra-cérébrale; elle n'est jamais, comme dans la plupart des cas de rage, accompagnée de foyers de ramollissements plus ou moins localisés au niveau du plancher, de la substance grise médullaire.

Dans deux cas de rage paralytique observés, les lésions furent un peu différentes, car l'hyperémie et la turgescence du cerveau étaient beaucoup moins accentuées : tandis que les lésions médullaires étaient plus prononcées, le ramollissement était plutôt œdémateux, accompagné de pigmentation des méninges : à la section de la moelle, au niveau du renflement lombaire, à la section la substance médullaire faisait hernie et débordait; la substance blanche était blanchâtre et gélatineuse; la substance grise très hyperémiée et ramollie.

Tube digestif. — *Le pharynx* est toujours très injecté : j'y ai trouvé souvent de petites hémorragies, surtout au niveau de la glotte. On comprend jusqu'à un certain point la description d'Aromatorius, qui considérait ces hémorragies comme l'origine de la lésion rabique.

On ne peut nier dans la rage cette injection, cette tuméfaction souvent remarquable de l'arrière-gorge, et de la partie profonde du pharynx.

Boerhave et Van Surten décrivirent même des productions pseudo-membraneuses du pharynx. J'ai constaté, par moi-même, de ces fausses membranes produites par des mucosités visqueuses et épaissies.

Les glandes salivaires sont modifiées dans la majorité des cas, souvent elles sont très congestionnées. J'en ai vu qui étaient le siège d'hémorragies plus ou moins étendues. Ces effusions sanguines expliquent la description de Menetrios qui a vu ces glandes presque noires.

L'injection et la tuméfaction du pharynx se continuent sur la partie supérieure de l'*œsophage*.

L'*estomac*, contracté ordinairement, présente une muqueuse injectée, rose-grise, tuméfiée, ramollie, présentant souvent de petites ecchymoses et des érosions hémorragiques. Cette hyperémie se continue dans le duodénum, avec tuméfaction de l'appareil lymphatique. L'estomac est ordinairement vide, la muqueuse couverte ordinairement d'un enduit visqueux, quelquefois sanguinolent.

Les intestins sont plutôt contractés, renfermant peu de matières fécales, la muqueuse hyperémique par places, on y remarque souvent une légère tuméfaction de l'appareil folliculaire.

Le *foie* est souvent un peu hypertrophié, d'une coloration plus rouge qu'à l'ordinaire. A la section il saigne abondamment et le tissu interstitiel en est rougeâtre.

La *vésicule* biliaire est remplie de bile foncée.

Le *pancréas* est parfois tuméfié, ramolli, hyperémié, quelquefois plus humide.

Appareil respiratoire. — La *muqueuse pituitaire* est injectée, parfois œdématiée dans un cas avec de petites ecchymoses.

La *muqueuse du larynx*, surtout dans ses parties postérieures, au niveau des cordes vocales, est un peu injectée et tuméfiée. Les voies aériennes renferment souvent une grande quantité de substance écumeuse; quelquefois, on constate un état catarrhal; les muqueuses trachéale et bronchique sont alors tuméfiées, ramollies, rouges, et couvertes de mucosités.

Les poumons sont gonflés, très injectés, à la base ; souvent ils offrent ici une consistance gélatineuse. En général, à la section des poumons (surtout des parties postérieures), on trouve une grande quantité de liquide écumeux. Dans les parties déclives, ce liquide plus sanguinolent renferme très peu d'air ; on trouve souvent dans les tissus hyperémiés, des foyers mal limités d'hémorragie. Il s'agit donc d'une dilatation aiguë des alvéoles accompagnée parfois d'emphysème interstitiel, qui peut s'étendre au tissu cellulaire du médiastin et devenir sous-cutanée.

A mon avis, les lésions les plus importantes sont l'œdème aigu pulmonaire ou l'œdème moins aigu, combiné avec une grande hyperémie et hémorragie des parties inférieures et postérieures du poumon. Cet œdème est souillé ordinairement d'un grand nombre de pneumocoques.

Autres organes. — Les lésions de l'*appareil circulatoire* ont été peu décrites jusqu'à présent.

Le *cœur* est flasque, assez souvent en diastole. Le muscle, pâle, brunâtre, parfois marbré ; le péricarde est un peu tuméfié, injecté et gélatineux, montrant parfois de petites ecchymoses. Le sang du cœur est loin d'être toujours liquide, on y trouve au contraire souvent des gros caillots.

Rien à noter au sujet des gros vaisseaux.

Les *ganglions lymphatiques* sont tuméfiés, surtout chez l'enfant.

J'ai trouvé parfois une forte tuméfaction des *ganglions* du côté de la morsure. Dans la région axillaire, par exemple, les ganglions dépassent quelquefois la grosseur d'un haricot ; ils ont une consistance molle et sont injectés. Dans un cas j'ai pu constater de la tuberculose dans les ganglions, du côté mordu seulement.

Dans certains cas, chez l'enfant et chez le chien, tous les ganglions, ceux du cou, du mésentère, sont également tuméfiés.

On trouve souvent en thèse général une légère hypertrophie de tout l'appareil folliculaire lymphatique, surtout chez les enfants morts de rage.

La *rate* présente parfois une tuméfaction folliculaire et hyperémique ; la pulpe est un peu ramollie. L'organe est assez souvent parsemé de petites granulations jaunâtres, qui ne sont que des follicules en dégénérescence. Dans d'autres cas, cette dégénérescence est plutôt diffuse.

Les *capsules surrénales* sont parfois plus succulentes ; la substance corticale est jaune pâle et un peu transparente ; la substance noire bien prononcée, ainsi que la substance blanche médullaire ont été trouvées gélatineuses et hyperémiques dans certains cas.

Les *reins* sont ordinairement légèrement tuméfiés ; la capsule se détache facilement, la surface est d'un brun violacé, cyanosée comme dans les cas d'asphyxie. Quelquefois, sur un fond gris jaunâtre, on aperçoit des marbrures produites par une fine vascularisation. La surface est lisse; parfois plus fragile, plus humide, un peu plus pâle que les pyramides, avec quelques vaisseaux injectés.

Les reins se présentent donc cyanosés et en même temps comme dans une maladie infectieuse ou comme au début d'une irritation parenchymateuse ou interstitielle.

Dans la *vessie*, on trouve de l'urine diluée, souvent presque décolorée, claire; la muqueuse est un peu injectée, ainsi que celle de l'urèthre, des *vésicules séminales* et de la *prostate*.

Les *testicules* sont souvent turgescents, le parenchyme en est saillant; à la section il est très injecté, d'une coloration rouge jaunâtre. L'épididyme est aussi hyperémié. Dans les cas de rage paralytique ces organes sont ordinairement flasques et pâles.

Chez la femme, il y a souvent hyperémie et turgescence de la vulve, du vagin. La muqueuse de l'utérus est parfois tuméfiée, ramollie, hyperémique ou hémorragique. Dans la cavité de l'utérus et dans celle des trompes, on trouve parfois du sang ou un mucus sanguinolent.

2. — LÉSIONS MACROSCOPIQUES CHEZ LE CHIEN

Nocard distingue : 1° les lésions disséminées plutôt *accessoires* variables suivant la forme évolutive de la maladie, et l'espèce animale ; 2° les lésions *spéciales* siégeant dans les centres nerveux et dans les glandes salivaires. Nous ne pouvons accepter cette division, car, d'une part, on trouve souvent de la virulence dans d'autres organes que dans ceux que cite Nocard, et d'autre part j'ai trouvé des lésions dans les organes qui ne sont pas virulents. On pourrait plutôt diviser les lésions suivant les espèces animales et suivant la période de la maladie. Les lésions des carnivores se distinguent généralement de celles des ruminants et des autres animaux. Dans la rage furieuse, les lésions vasculaires et asphyxiques prédominent, tandis que, dans la forme paralytique, on trouve plutôt des dégénérescences.

Chez les carnivores il faut noter tout d'abord un amaigrissement extraordinaire, un état de négligence et de saleté, accompagné souvent de lésions traumatiques.

Les *méninges*, le *cerveau*, la *moelle* sont toujours très hyperémiés; parfois avec de petites hémorragies méningées, surtout au niveau du bulbe et de la partie lombaire de la moelle.

Le liquide céphalo-rachidien est limpide et l'épendyme est souvent ramolli. La substance grise du bulbe et de la moelle est hyperémiée et ramollie. Chez le chien, comme chez l'homme, on trouve parfois des parties où le ramollissement est plus prononcé, avec hémorragie, autour du canal central ; dans les cornes antérieures, on voit des foyer de myélite aiguë, d'où partent quelquefois des dégénérescences ascendantes qui se propagent dans le cordon de Burdach, ou vers la périphérie de la moelle.

Les muqueuses sont tuméfiées et hyperémiées. La muqueuse de la bouche couverte d'un enduit grisâtre sale, peu adhérent, dû en grande partie à de la poussière, à de la terre; elle est sèche, rouge foncé, couverte d'érosions, d'égratignures, avec petites pertes de substance.

La muqueuse du pharynx, de la glotte, de la partie supérieure, de l'œsophage, sont épaissies, couvertes de mucosités visqueuses.

Les glandes salivaires sont ordinairement turgescentes, hyperémiées, entourées d'un tissu conjonctif œdématié, hyperémique, parfois présentant des ecchymoses, ou une infiltration hémorragique.

Les glandes sublinguales et sous-maxillaires sont presque toujours plus modifiées que les parotides.

L'estomac est contracté et vide. Parfois il renferme des corps étrangers : des morceaux de bois, de la terre, des cailloux, de la paille, des poils, de l'herbe, des chiffons. La muqueuse est tuméfiée, hyperémiée, souvent ecchymosée, recouverte d'un mucus brun foncé, sanguinolent, visqueux.

L'intestin est vide et rétracté, renfermant parfois des corps étrangers. Sa muqueuse est dans le même état d'irritation que celle de l'estomac.

Le foie est ordinairement un peu tuméfié et hyperémié; la rate est ordinairement peu tuméfiée, ramollie et hyperémiée présentant dans certains cas des follicules tuméfiés.

Le pancréas est hyperémié, même ecchymosé; il est parfois tuméfié, œdématié et ramolli.

Le péritoine est injecté et parfois ecchymosé.

La muqueuse des voies respiratoires est tuméfiée et recouverte d'un abondant liquide écumeux.

Les poumons sont gonflés et œdématiés, les parties postérieures marginales parfois hyperémiques et hémorragiques, parfois atelectasiques ;

Le cœur est ordinairement flasque, le sang noir et coagulé.

Sur les plèvres et sur le péritoine, à la base du cœur, on observe souvent de petites ecchymoses, comme dans l'asphyxie.

Les reins sont tuméfiés, leur surface est cyanosée, ou bien présente un fond pâle très injecté; la substance corticale est ordinairement plus humide et plus pâle que les pyramides. L'urine contient en général du sucre, de l'albumine et des cylindres.

Les testicules sont souvent turgescents, la muqueuse génitale et celle de la vessie injectées.

Les mêmes lésions, à peu près, s'observent chez les *loups* et les *chats*.

Chez le *cheval*, Nocard remarque surtout de la congestion, de l'œdème du pharynx et du larynx. L'estomac et l'intestin grêle sont presque vides, les muqueuses ecchymosées, brunes, contenant souvent des corps étrangers. On trouve les mêmes caractères d'irritation dans le gros intestin. Chez les ruminants, la congestion des méninges est moins prononcée.

Nocard décrit chez les ruminants les lésions suivantes :

Le rumen, distendu par des gaz, contient des aliments desséchés ; le feuillet renferme aussi des masses durcies ; la caillette et l'intestin sont vides ; le plus souvent, la muqueuse est congestionnée, ecchymosée. Les reins sont peu ou pas altérés, l'urine paraît renfermer, dans tous les cas, du sucre en abondance (Percher, Rabieaux et Nicolas).

On observe enfin les mêmes lésions chez les daims.

3. — LÉSIONS FINES

Lésions fines des glandes salivaires (1). Pl. I, fig. 3 et 4. — Les glandes salivaires présentent dans la rage du chien des lésions très variées. Dans certains cas, on ne trouve dans la parotide ni de lésions macroscopiques ni de lésions microscopiques. Je n'ai remarqué alors qu'une hyperémie souvent accompagnée de tuméfaction des cellules épithéliales ; ces cellules renferment une certaine quantité de graisse ; les cellules péri-vasculaires, fixes, sont un peu tuméfiées et renferment aussi une quantité de granulations graisseuses. Les acini de la glande sont souvent dilatés, le protoplasma est clair, vacuolaire ; le noyau ne présente aucune particularité. Dans la lumière des vésicules, on trouve un liquide renfermant de petits corpuscules ronds ou allongés, hyalins, de différents volumes ; les uns à peine visibles à l'immersion, colorés en violet par le Mann, et en violet pâle par l'hématoxyline-éosine (gr.) ; ils renferment parfois de petites vacuoles et de petits corpuscules basophiles et ressemblent donc aux corpuscules de Negri.

Dans d'autres cas, on trouve une dégénérescence grave des cellules glandulaires et une vive prolifération du tissu interstitiel (Pl. I, fig. 3).

Mlle Stefanescu (2) a trouvé, dans un cas chez le chien, de tels corpuscules dans le protoplasma des cellules glandulaires, où ils sont beaucoup plus rares que dans la lumière des vésicules.

(1) Babes-V.-M. Jonesco, Lésions rab. des gl. saliv. et du pancréas. (*Comptes-rend. de la Soc. de Biol.*, 1909, t. 66, p. 137.)

(2) Stefanescu, Corpuscules de Negri dans les glandes salivaires (*Société de Biologie*, 1907).

Les conduits excréteurs sont dilatés, leur épithélium parfois comprimé ou proliféré, la lumière remplie par une substance albumineuse, colorée en violet pâle par l'hématoxyline-éosine; ils sont d'un aspect vitreux. Dans leur lumière on trouve toujours des corpuscules beaucoup plus grands que les corpuscules de Negri, allongés ou arrondis, colorés en violet pâle, ayant une sorte de capsule fine, plus foncée, avec de petites nodosités.

Dans d'autres cas, la glande, surtout la sous-maxillaire, est beaucoup plus modifiée : elle est turgescente, hyperémique, ou hémorragique ; les lésions histologiques y sont très prononcées.

Elsenberg (1) décrit dans ces cas une prolifération cellulaire abondante et du tissu cellulaire interstitiel. *Dans le voisinage des capillaires* et des filets nerveux, certains lobules glandulaires sont envahis et effacés, par une infiltration leucocytaire; les cellules sécrétantes, petites, granuleuses, renferment souvent plusieurs noyaux. Les cellules semilunaires sont hypertrophiées, granuleuses. Les acini entourés par des leucocytes émigrés, en dégénérescence granulo-graisseuse.

Ces lésions ne constituent cependant pas la règle, comme le prétend Ellenberg.

Souvent ces glandes ne contiennent que peu de tissu embryonnaire, le long des vaisseaux dilatés; l'endothélium et les cellules fixes des parois vasculaires sont tuméfiés et souvent infiltrés de graisse.

On trouve souvent une infiltration œdémateuse du tissu interstitiel, avec prolifération des cellules fixes; plus rarement une invasion leucocytaire dans le tissu glandulaire.

J'ai vu sur des préparations de sous-maxillaire colorées par le procédé de *Mann*, dans un cas de rage chez un enfant, une infiltration embryonnaire assez prononcée autour des vaisseaux et des conduits sécrétoires. Cette infiltration était formée surtout par des fibroblastes, par des cellules à prolongements, par des lymphocytes et des polyblastes. On pouvait voir de plus une tuméfaction des cellules endothéliales. Certains petits ganglions nerveux présentent des signes particuliers d'irritation et de dégénérescence (Pl. I, fig. 2).

Dans certains acini la lumière était remplacée par une série de petites vacuoles, confluentes. Ces parties glandulaires aux granulations rouges formaient la majeure partie de la glande. Par place, ces granulations manquaient tout à fait dans les canalicules. L'épithélium était bien conservé, la lumière parfois dilatée, renfermant des corpuscules particuliers. Ces corpuscules arron-

(1) ELSENBERG, Die anatomischen Veranderungen der Speicheldrüs en bei Wuthkrankheit der Hunde und Menschen (*Centralbl. für die médic. Wissensch.*, 1881, p. 225).

dis, plus petits ou plus grands que les globules rouges, se trouvent noyés dans la salive ou fixés aux cellules glandulaires. Souvent ces corpuscules sont irréguliers, confluents, leur périphérie étant mieux colorée que le centre; ils sont colorés en rouge clair.

Il serait prématuré de se prononcer sur la signification de ces granulations, de même que sur celle des granulations ressemblant aux corpuscules de Negri qu'on rencontre parfois dans les cellules glandulaires, ou dans la lumière de la glande.

Pancréas. — Cet organe se comporte dans la rage à peu près comme les glandes salivaires ; la partie glandulaire est à peine modifiée. On constate parfois une dilatation de la lumière du canal ainsi que de celle des canicules; on y voit une substance homogène ou hyaline. Les îlots de Langerhans sont bien conservés, le tissu interstitiel souvent hyperémié, l'endothélium des vaisseaux ainsi que les cellules de la paroi vasculaire sont tuméfiés, et renferment souvent de la graisse. Le tissu interstitiel contient, par places, du tissu embryonnaire, formé de petites cellules rondes, à noyau vésiculeux, à protoplasma écumeux ou renfermant de la graisse; on trouve rarement des polynucléaires. Dans certains cas ce tissu forme par place de petits nodules autour de petits vaisseaux en prolifération.

Les capsules surrénales montrent en général une disposition assez diffuse de la graisse, dans la substance corticale ; toutefois il y a des cas où la graisse est limitée à la couche glomérulaire, et souvent aussi à la couche réticulée. La couche glomérulaire est souvent un peu proliférée, les cellules glandulaires plus nombreuses et les noyaux plus foncés. La graisse dans la substance réticulée remplace souvent tout le protoplasme de la cellule; dans les couches les plus profondes, elle est remplacée par du pigment. Au milieu de la substance corticale, on trouve des nodules embryonnaires surtout le long des vaisseaux ; ce sont plutôt des cellules fixes à noyaux ronds ou prolongés, se trouvant assez souvent en karyokinèse.

Les petits vaisseaux de cette région sont également proliférés et souvent oblitérés par des masses cellulaires d'origine endothéliale et plus rarement par de la fibrine ou des leucocytes. Dans les cellules endothéliales, on trouve parfois des corpuscules hyalins ressemblant aux corpuscules de Negri.

La substance médullaire est ordinairement peu modifiée, il y a cependant des cas où elle renferme également des nodules embryonnaires, autour des vaisseaux ou autour de certaines cellules nerveuses.

Da Costa (1) avait trouvé deux fois chez le cobaye, dans les

(1) Da Costa, *Société des nat. portug.*, janvier 1908.

cellules médullaires de l'organe, des corpuscules présentant certains caractères des corpuscules de Negri, colorables en rouge par la méthode de Mann et renfermant des vacuoles.

Marinescu (1) a décrit dernièrement un cas où la substance médullaire a été envahie par un tissu embryonnaire renfermant d'abondantes cellules nerveuses. Quelques-unes de ces dernières présentaient des corpuscules de Negri.

Dans d'autres cas, la capsule surrénale est beaucoup moins altérée et elle renferme très peu de cellules nerveuses, et pas de corpuscules de Negri. Elles ne présentent qu'une petite prolifération et pas de substance médullaire et des traces d'inflammation à la limite de la substance corticale. On peut voir, le long des vaisseaux, une quantité de petites cellules embryonnaires, de nature leucocytaire.

Sang et vaisseaux. — J'avais signalé en 1887 (2) la leucocytose polynucléaire du sang des chiens enragés, j'ai même constaté l'apparition précoce de ce phénomène.

Courmont et Lesieur (3) signalent aussi cette hyperleucocytose polynucléaire.

Ces auteurs ont trouvé l'hyperleucocytose surtout pendant la période terminale; elle peut aussi manquer chez les lapins et les cobayes. D'après eux cette polynucléose apparaît en même temps que les symptômes nerveux et va en augmentant jusqu'à la mort. L'accumulation des leucocytes que j'avais décrite dans les vaisseaux des centres nerveux existe un ou même plusieurs jours avant la manifestation de ces symptômes.

D'après Courmont et Lesieur, chez les chiens, le nombre des polynucléaires normaux est de 69 tandis que, dans la rage, il serait de 93 ; chez le lapin, les polynucléaires augmentent leur nombre de 45 à 94 ; chez le cobaye, au lieu de 50 o/o, ils montent à 78 o/o.

Le sang prend une couleur foncée; il est diffluent. Son analyse chimique ne révèle rien de particulier.

Ragsky, en 1843, donne les chiffres suivants : sérum, 735; caillot, 292 o/oo; eau, 769,6 ; fibrine, 4,8 ; hémoglobine, 133 ; albumine, 80,2 ; matières extractives, 12,4.

Udrasisky, en examinant les différents tissus dans la rage, trouve que la teneur en eau du système nerveux est plus grande qu'à l'état normal. Ce fait n'aurait rien de surprenant, vu l'œdème et l'hyperémie des méninges et de la substance cérébrale. J'ai signalé dans les petits vaisseaux (surtout dans ceux des orga-

(1) Marinescu, *Comptes rendus de la Société de Biol.*, 1909, mars.
(2) Babes, *Virchow's Archiv.*, t. 100, 1887.
(3) Courmont et Lesieur, *Comptes rendus de la Société de Biologie*, 1901, p. 98. *Compt. rend. de l'Acad. des Sciences*, 1898, séance du 15 novembre.

nes modifiés par la rage) une prolifération des parois aux dépens des cellules endothéliales, une infiltration de ces parois par de petites gouttes graisseuses, des masses homogènes, hyalines et vitreuses. Ces productions remplacent souvent le sang des vaisseaux, s'infiltrent parfois dans leurs parois sous forme de globules, ressemblant par places aux corpuscules de Négri.

J'ai décrit ensuite l'augmentation du nombre de leucocytes, surtout de polynucléaires, produisant souvent une thrombose, une oblitération totale ou partielle des vaisseaux.

Ces lésions sont précoces. Cette grande prolifération des parois vasculaires, accompagnée d'une prolifération du tissu péri-vasculaire, peut se rencontrer un ou deux jours avant l'apparition des symptômes; elle est la première manifestation microscopique de la rage.

Dans les vaisseaux, surtout dans ceux des centres nerveux, il faut signaler la présence de cellules, probablement de leucocytes, dont le noyau a subi une modification particulière. Ils ressemblent aux pyroplasmes et rappellent la figure formée par deux poires unies par leur tige. A la place des noyaux, dans les cellules, on voit plusieurs corpuscules fusiformes ou en grains d'avoine (modification qu'on trouve d'ailleurs aussi dans d'autres maladies infectieuses, graves et aiguës). Ces mêmes grains se trouvent aussi dans le tissu embryonnaire qui entoure les vaisseaux. (Pl. II, fig. 7 et 10.) Il faut signaler dans l'intérieur des petits vaisseaux des méninges, auprès des masses hyalines :

1° De fines granulations rondes isolées ou en groupes, probablement de nature albumineuse, qui se colorent par le Giemsa ;

2° Des granulations plutôt anguleuses et colorables par le Ziehl, d'un diamètre d'un μ environ et se trouvant souvent dans l'intérieur de ces vaisseaux. Les hémorragies des centres nerveux ne sont pas d'origine asphyxique, ainsi que le prétendent les auteurs, mais elles ont pour cause ces graves lésions spéciales des vaisseaux.

Les gros vaisseaux sont, au contraire, peu modifiés. Je n'ai jamais pu trouver la prolifération des grosses veines. L'endocarde n'est de même pas modifié.

J'ai signalé dans plusieurs cas une *sous-péricardite*, c'est-à-dire un état hyperémique et gélatineux du péricarde, présentant au microscope non seulement une hyperémie, mais une infiltration embryonnaire plus ou moins intense, diffuse ou localisée en foyer, avec prolifération des parois vasculaires ; elle est parfois accompagnée d'une oblitération des petits vaisseaux par des thrombus leucocytaires. La couche superficielle du myocarde est parfois parsemée de granulations de graisse infiniment petites ; le reste du myocarde est rarement altéré. On constate parfois la même infiltration graisseuse fine de certains faisceaux musculaires, appartenant au système de His. L'affaiblissement du cœur, si fréquent dans la rage, est donc peu justifié par les lésions fines du myocarde.

Il ne faut cependant déprécier ni la sous-péricardite, ni l'infiltration fine de graisse, ni l'état hyperémique, œdémateux, ni l'augmentation de densité du muscle, que j'ai constatés dans la rage.

Les lésions fines de la musculature sont peu prononcées. La plupart des malades gardent leur force musculaire très longtemps; la paralysie terminale modifie peu la structure du muscle; je n'ai jamais pu, en effet, constater qu'une prolifération des noyaux du sarcolème en certains endroits, ainsi qu'une prolifération modérée des parois des petits vaisseaux.

Lésions des nerfs. — Leurs vaisseaux renferment un sang plus riche en leucocytes. Les petits filaments nerveux des muscles et des différents organes ne montrent pas de lésions appréciables au microscope. Seuls, les nerfs d'un calibre plus gros présentent un peu d'œdème, une prolifération des cellules des gaines et même des cellules situées entre les fibres. Les fibres nerveuses ne présentent ordinairement aucune lésion appréciable.

Système lymphatique. — Dans la plupart des organes, on ne trouve pas de lésions bien prononcées de ce système. Seuls les organes modifiés par la rage présentent quelquefois une dilatation et une prolifération de leur système lymphatique portant sur les racines et les petits vaisseaux qui contiennent une lymphe plus riche en leucocytes. Dans certains cas cependant l'appareil lymphatique est plus altéré. J'ai pu suivre les lésions qui partent de la plaie de morsure; les lymphatiques étaient entourés de tissu œdémateux et proliféré; la lymphe qu'ils contenaient renfermait une grande quantité de cellules; les endothéliums étaient tuméfiés, les ganglions lymphatiques épitrochléens et axillaires, tuméfiés, entourés d'un œdème jaunâtre avec des points hémorragiques. Les cellules tapissant les sinuosités étaient surtout tuméfiées et proliférées, leur protoplasme spumeux renfermait souvent de la graisse. La grande quantité de graisse contenue dans ces cellules proliférées doit être considérée comme un phénomène tout à fait particulier. Les follicules et les trabécules lymphatiques ne renferment au contraire que peu de graisse; on y trouve des cellules lymphatiques souvent gonflées, et les figures de karyokinèses des centres germinatifs sont rares. Dans certaines régions, les cellules et surtout les noyaux des sinuosités sont devenus plus pâles, et présentent des signes de dégénérescence.

Dans les ganglions, les lésions les plus profondes sont celles des vaisseaux ; ceux-ci présentent une prolifération des cellules endothéliales, qui se transforment par place en des cellules à grands noyaux dont on distingue difficilement le nucléole. Une grande partie des vaisseaux est oblitérée par des lymphocytes et des polynucléaires. La même oblitération cellulaire s'observe dans le plus grand nombre des lymphatiques. Le tissu interstitiel des ganglions est œdématié ; quelquefois l'œdème porte non seulement sur les ganglions de l'extrémité mordue, mais encore sur un grand nombre de ganglions. Tous les ganglions présentent alors à peu près le même aspect. On doit en conclure que le système lymphatique n'est pas indifférent au virus rabique. On comprend pourquoi certains ganglions lymphatiques en rapport avec la morsure ont été trouvés virulents. Dans un cas curieux, que j'ai observé, les ganglions hypertrophiés du côté de la morsure étaient devenus le siège d'une tuberculose à tubercules miliaires renfermant des bacilles. Ce cas semble indiquer que le virus rabique, en envahissant certains groupes de ganglions lymphatiques, peut quelquefois réveiller une tuberculose latente.

La rate est parfois un peu hypertrophiée et ramollie ; elle présente une hypertrophie et une prolifération endothéliale des réseaux vasculaires de la pulpe, accompagnée quelquefois d'une accumulation de graisse dans ces cellules endothéliales et dans les grandes cellules mononucléaires. La graisse se trouve surtout au voisinage des trabécules dans les régions moins colorées, contenant des noyaux gonflés et plus pâles, c'est-à-dire dans les régions de moindre vitalité. Dans d'autres cas, les follicules sont le siège d'une irritation et d'une dégénérescence centrale. Les cellules du centre se tuméfient, le noyau devient vésiculaire, pâle ; puis elles se chargent de graisse et dégénèrent. Parfois la rate est parsemée de ces follicules à centre graisseux ou même nécrosé.

La figure 5 de la planche I représente un foyer nécrotique de la rate. On y voit, au milieu d'un follicule, un foyer pâle parsemé de grains graisseux (*g*) et de masses homogènes roses présentant à leur périphérie des noyaux en croissant et à leur centre de petits corpuscules basophiles.

La langue présente ordinairement sous le microscope une prolifération des cellules superficielles de la muqueuse et souvent même une infiltration embryonnaire des papilles et des couches superficielles. Ces phénomènes sont plus prononcés autour des petits vaisseaux sanguins et lymphatiques dont l'endothélium est pâle et gonflé jusqu'à oblitération de leur lumière. On trouve une accumulation remarquable des cellules, surtout autour des conduits des glandes muqueuses. Il existe de même une prolifération cellulaire des parties tendineuses au niveau des insertions des muscles, mais pas de lésions remarquables des petits nerfs musculaires.

Les papilles de la base de la langue sont hypertrophiées, et présentent de petits foyers de ramollissement avec une quantité de petites cellules renfermant de la graisse ; la prolifération du tissu est formée surtout par une tuméfaction et une multiplication des cellules fixes, avec prolifération des cellules endothéliales.

Dans deux cas, nous avons constaté chez l'homme une infiltration embryonnaire péri-vasculaire autour des conduits excréteurs des glandes salivaires sub-linguales. Il s'agissait surtout de cellules fixes proliférées ainsi que d'une invasion de polynucléaires.

Les amygdales, ordinairement gonflées et ramollies, présentent sous le microscope une multiplication des cellules lymphatiques, des cellules fixes et des endothéliums ; ces éléments peuvent se trouver en prolifération dans toute la muqueuse du pharynx ainsi que dans les parties voisines. Les tissus présentent par place des foyers, des nodules de ramollissement, au milieu desquels apparaissent une quantité des grandes cellules à petit noyau foncé, renfermant de la graisse.

Les vaisseaux de cette région sont dilatés, renfermant une plus grande quantité de leucocytes, des masses hyalines ou des acidophiles pâles. Les cellules endothéliales sont ordinairement tuméfiées.

On constate les mêmes lésions au niveau des muqueuses de l'estomac, de l'intestin, accompagnées d'hypertrophie ainsi que de petits foyers de ramollissement du tissu lymphatique.

Le foie hyperémique présente sous le microscope peu de modifications du parenchyme. On constate souvent une augmentation du volume des cellules du tissu interstitiel, ainsi que de l'œdème autour des veines sus-hépatiques. Les veines présentent parfois une prolifération des cellules endothéliales avec karyokinèse ; ces cellules remplissent non seulement la lumière des vaisseaux, mais perforent les parois en s'étendant aussi autour de ceux-ci. On voit en même temps de petites hémorragies qui se sont produites à la suite de la destruction des vaisseaux. Ainsi se forment par places de petits nodules constitués en grande partie par des mononucléaires, par des fibroblastes et des cellules endothéliales entourées d'un tissu conjonctif, hyperémique ou hémorrhagique, et œdématié. (Planche I, n° 1.)

On y voit encore des cellules hépatiques, avec plusieurs noyaux pâles. Dans certaines cellules hépatiques on rencontre des granulations assez grandes, ovalaires, éosinophiles.

Ces nodules, quoique en petit nombre, manquant même dans certains cas, semblent être des localisations particulières de l'irritation rabique. Les canalicules biliaires sont entourés parfois d'une zone de cellules proliférées.

Appareil respiratoire. — *Le larynx, la trachée, les bronches* sont toujours en état d'irritation. Le revêtement épithélial est en état de prolifération et de desquamation partielle. La muqueuse est œdématiée et infiltrée par du tissu embryonnaire. Les vaisseaux sont dilatés ; leur endothélium est gonflé, présentant même de petites hémorragies. Dans les petites bronches, la desquamation est encore plus prononcée, remplissant souvent la lumière.

Les poumons sont généralement œdématiés, les alvéoles et les tissus périvasculaires renferment une quantité de substance homogène vacuolisée, qui se colore en violet par le Scharlach ; ils contiennent de la graisse, d'une coloration un peu brunâtre. On remarque en même temps une tuméfaction des noyaux du revêtement alvéolaire, et souvent un épaississement œdémateux accompagné d'une infiltration embryonnaire du tissu interstitiel ; avec dilatation des vaisseaux. On constate quelquefois une tuméfaction de l'épithélium embryonnaire même dans les parties non œdématiées. Les alvéoles œdématiées renferment souvent une grande quantité de pneumocoques.

Le revêtement des *grandes séreuses* de la plèvre et du péritoine est souvent hyperémié et ecchymosé. Le long des vaisseaux hyperémiés, on trouve ordinairement une prolifération modérée des cellules fixes, parfois même du tissu embryonnaire diffus ou limité et en petite quantité renfermant peu de polynucléaires. Les cellules endothéliales des cavités sont également tuméfiées, présentant souvent de la desquamation.

Système uro-génital. — *Les reins* présentent dans la rage différentes formes et différents degrés d'altération. Chez l'homme comme chez le chien, on trouve souvent une sorte d'œdème de l'organe dû à la présence d'une substance pâle, métachromatique, un peu acidophile, qui remplit non seulement une grande partie des canalicules, mais aussi le tissu interstitiel et un grand nombre des vaisseaux dilatés.

Les tubes de Henle et les pièces intermédiaires contiennent une grande quantité de graisse dans leurs cellules glandulaires. Certains groupes de tubes contournés renferment également de la graisse localisée entre les noyaux et la membrane basale. On trouve aussi de la graisse dans les cellules endothéliales et dans différents vaisseaux, parfois même dans les glomérules autour du hyle.

Dans d'autres cas, les lésions sont moins prononcées ; on ne trouve de graisse que dans le revêtement de Henle, dans les pièces intermédiaires et dans certains tubes collecteurs. Il existe alors un peu de tuméfaction des cellules tapissant les tubes contournés.

Autour de certains vaisseaux de plus grand calibre, on constate parfois une accumulation de petites cellules embryonnaires ; dans le sang de cet organe on remarque toujours une multiplication des leucocytes.

Chez le chien il y a entre la substance corticale et les pyramides, autour des veines et du tissu conjonctif environnant, une infiltration embryonnaire constituée par des mono et polynucléaires. (Pl. I, fig. 4.)

Dans d'autres cas, enfin, les modifications sont encore moindres. Rien de particulier dans les pièces microscopiques des *uretères*, de la *vessie* et de l'*urètre*.

Les testicules se présentent dans un état différent, suivant l'époque dans laquelle survient la mort. Pendant l'état d'excitation, j'ai observé dans cet organe une spermatogénèse très active, ainsi que la présence d'une grande quantité de karyokinèses. Dans ce cas le tissu interstitiel et notamment les cellules plasmatiques interstitielles sont bourrées de graisse, de sorte que par le Scharlach ce tissu se présente souvent comme une masse compacte et rouge, les cellules des canalicules séminifères sont en karyokinèse, engagées dans la formation des spermatozoïdes.

Vers le centre, avant la formation définitive des spermatozoïdes, il existe de nouveau une zone de masse graisseuse interstitielle, intercalée entre les spermatozoïdes en formation. (Pl. I, fig. 9.)

Dans certains cas on trouve dans l'épididyme de petits foyers de dégénérescence cellulaire ; les cellules glandulaires sont plus pâles, les noyaux fragmentés, et entre ces cellules apparaissent de petites vacuoles remplies de graisse renfermée en partie dans de grandes cellules à petits noyaux. Le tissu conjonctif interstitiel est proliféré ainsi que les vaisseaux qu'il contient ; on y rencontre de petits foyers embryonnaires. (Pl. I, fig. 8.)

Dans les cas de rage prolongée, l'organe est en repos ; il n'y a plus de spermatogénèse ; le tissu interstitiel ne renferme que peu de graisse, les cellules glandulaires sont en repos et près du centre elles ne produisent même plus de spermatozoïdes ; on n'y trouve que peu de graisse.

Dans un cas de rage paralytique, chez un garçon de 17 ans, il n'y avait pas de spermatogénèse active, très peu de graisse interstitielle, mais une trombose graisseuse très étendue des artères testiculaires. (Pl. I, fig. 10, *g*.)

Dans un autre cas de rage furieuse, l'organe était au contraire en pleine activité, renfermant beaucoup de graisse dans les cellules interstitielles. De plus ce tissu présentait de petits nodules de cellules mononucléaires.

Chez le lapin succombé à la rage de passage, les spermatozoïdes ont subi une transformation particulière ; leur tête est tuméfiée à sa base, la queue manque ordinairement ou bien elle est modifiée, courte et grosse. La tête présente de plus une coloration plus foncée et plus homogène. La figure 7 de la planche I présente l'état normal et la fig. 6 une section de la glande et des spermatozoïdes dans la rage.

L'ovaire présente parfois de petites hémorragies ou de petits nodules envahis par des cellules riches en graisse. Le tissu fondamental paraît être lui-même en prolifération. On ne peut cependant attribuer ces lésions à la rage.

La muqueuse des *trompes* et de l'*utérus*, gonflée et ramollie, présente une hyperémie et de l'œdème. Parfois on ne constate qu'une prolifération des cellules fixes, n'ayant rien de particulier.

Résumé. — On trouve donc dans la rage une série de lésions macroscopiques et microscopiques de différents organes, qui seulement en petite partie peuvent être attribuées à l'asphyxie. Parmi ces lésions, les plus accentuées sont les proliférations parenchymateuses et celles du tissu interstitiel des glandes salivaires et du pancréas, des capsules surrénales, des ganglions lymphatiques, des testicules et parfois du foie. Les cellules proliférées sont disposées dans certains cas en nodules périvasculaires, les vaisseaux des centres ayant également proliféré, et présentant souvent de la graisse dans leurs cellules hypertrophiées. Les vaisseaux sont souvent oblitérés par une prolifération endothéliale ou par des thrombus leucocytaires hyalins. Dans ce cas, on y rencontre une thrombose ou une embolie graisseuses ; les petites hémorragies sont la conséquence des lésions vasculaires.

Une autre série de lésions s'observe dans l'appareil lymphatique et hématopoïétïque. Ces lésions consistent en une prolifération, souvent avec infiltration graisseuse, et souvent avec formation et dégénérescence de grands éléments ronds, riches en protoplasme et en noyaux vésiculeux.

Dans la rate, les amygdales et dans certains ganglions on trouve souvent de petits nodules de ramollissement et d'infiltration graisseuse produits par les mêmes processus.

Enfin, comme lésions parenchymateuses, on observe la dilatation des vésicules et des canalicules salivaires avec destruction et compression des épithéliums et des cellules glandulaires. Ces glandes présentent des masses hyalines, albumineuses, renfermant parfois des corpuscules semblables à ceux de Negri.

On observe des lésions analogues dans le pancréas. Les cellules épithéliales ainsi que celles des différents canalicules du rein sont tuméfiées. L'épithélium des glandes, des petites bronches est desquamé. Ces bronchioles sont elles-mêmes oblitérées et œdématiées. L'épithélium des alvéoles prolifère aussi abondamment.

Il faut insister sur l'hyperactivité des glandes génitales, et, dans certains cas, sur la modification des spermatozoïdes. On constate quelquefois des nodules embryonnaires et de dégénérescence dans le rein, le foie, le testicule. Signalons l'état inflammatoire des lymphatiques, des muqueuses, ainsi que l'irritation des séreuses.

On peut se demander si certaines de ces lésions ne sont pas plus spécifiques les unes que les autres et si certaines d'entre elles ne sont pas la preuve d'une certaine localisation du virus pendant l'éclosion de la maladie. Il faut en tout cas admettre que certaines lésions, surtout celles des voies lymphatiques et celles des petits vaisseaux, semblent être en rapport intime avec le virus rabique.

Nous supposons, en effet, que les cellules endothéliales des petits vaisseaux ou des lymphatiques, surtout celles des nerfs, peuvent être la voie de propagation du virus vers les centres.

Aussi l'hypertrophie des ganglions dans la plupart des cas de rage pourrait être intérprétée comme étant l'expression d'une irritation produite par le séjour même passager du virus rabique dans ces organes.

La prolifération et la dégénérescence des cellules essentielles et folliculaires de la rate et de la moelle osseuse peuvent être également en rapport intime avec le processus rabique.

J'ai trouvé, en effet, dans certains cas, la rate infectieuse. Des ganglions lymphatiques ont été trouvés virulents par Helmann et Roux.

Le sang cependant est rarement virulent et la lymphe, qui a été trouvée virulente par Galtier, n'a pas été trouvée telle dans nos expériences.

On pourrait peut-être expliquer ce manque de virulence par la rareté et la petite étendue des lésions rabiques dans la rate et dans les organes lymphatiques.

CHAPITRE X

LÉSIONS FINES DU SYSTÈME NERVEUX DANS LA RAGE.

1. Historique. Travaux de Meynert, Albut, Benedickt, Kolesnikoff, Wasilieff, Schultze, Weller, Ivanow, Gianturco, etc. — 2. Travaux plus récents de Babes, Schaffer, Gamaleia. — 3. Lésions cellulaires, localisation des lésions, recherches de Babes, Schaffer.

1. — LÉSIONS FINES DU SYSTÈME NERVEUX DANS LA RAGE

1) **Lésions générales. — Historique.** — L'étude des lésions déterminées par la rage dans le système nerveux central est de date relativement récente. Jusqu'en 1872 les auteurs admettaient comme seules lésions des centres nerveux constatées à l'autopsie : l'hyperémie du cerveau, des méninges et du sinus longitudinal.

Meynert (1) trouva en 1872 dans deux cas de rage (outre l'hyperémie des méninges accompagnée de multiplication nucléaire de l'adventice et de désagrégation granulaire) des cavités microscopiques, une tuméfaction et une sclérose des cellules nerveuses, une dégénérescence de la myéline et du cylindre axe ainsi qu'une transformation amyloïde des vaisseaux.

La dégénérescence granulaire et cavitaire ainsi que la dégénérescence amyloïde des vaisseaux doivent être, dans ce cas, attribuées aux artifices de préparation.

Les lésions étaient plus prononcées dans le renflement lombaire où le réticulum des cordons postérieurs était épaissi par un gonflement excessif des corps étoilés. Cette dernière observation ne correspond pas non plus à des lésions rabiques.

Albut (2), la même année, signale, avec l'hyperémie, une transsudation, un épaississement, une multiplication nucléaire, des hémorragies dans la moelle allongée et l'existence d'une substance réfringente dans les vaisseaux.

Hammond (2) décrit à la surface des hémisphères des gouttelettes graisseuses et amyloïdes.

Depuis 1875 Benedikt et Kolesnikoff ont publié indépendamment l'un de l'autre une série des travaux dans lesquels ils tâchent de démontrer que le virus rabique détermine dans les centres nerveux des

(1) Meynert, Hundswut. Eulenburg. Realencyclopédie der gesammten Heilkunde 1872.

(2) Albut, Transactions of the Patholog. Society of London 1872, cité d'après Benedikt.

(3) Hammond, On the diseases of the nervous système, 1874-1876.

modifications profondes qui intéressent les vaisseaux sanguins et respectent les éléments nerveux.

Ces modifications seraient surtout la formation de foyers rappelant des abcès miliaires, l'hyperémie et la dilatation des vaisseaux, gorgés de globules de sang, la formation de thromboses dans les petites veines, l'accumulation d'exsudats plasmatiques et d'éléments migrateurs autour des vaisseaux, l'infiltration nucléaire des parois vasculaires, l'infiltration cellulaire diffuse de la substance grise et de la substance blanche, des épanchements de sang plus ou moins étendus et plus ou moins nombreux, des anévrysmes disséquants.

D'après Benedikt (1), les lésions se présentent sous la forme de foyers miliaires. Ces foyers ne sont pas les nodules rabiques que j'ai décrits plus tard ; ils étaient en effet constitués par une masse granuleuse fine ou par une masse hyaloïde, transparente, amorphe. Les masses granuleuses ne proviennent pas de la désintégration, elles ne sont que des artifices de préparations et ne renferment pas d'éléments formatifs.

Les masses hyaloïdes décrites dans l'épaisseur des vaisseaux dépourvus d'endothéliums, tandis que leurs parois intérieures paraissent soudés, ne correspondent pas aux lésions vitales de la rage.

Ces masses hyaloïdes, qui compriment le vaisseau et détruisent son adventice, dérivent d'après Benedikt de l'exsudation des tissus préexistants, ainsi que des éléments qui dérivent du sang. L'exsudat se gonfle, et finalement tout se confond en une masse vitreuse, amorphe. En dehors des masses hyaloïdes, les vaisseaux sont encore enveloppés d'un manteau de pigment, qui les recouvre comme une cuirasse. Dans ce tissu, on trouve des éléments ronds de la dimension des erythrocytes. D'après cet auteur, ces masses hyaloïdes à l'intérieur des vaisseaux dérivent de la transformation du corps protoplasmique des globules rouges, tandis que les masses pigmentaires résultent de la transformation des noyaux.

Benedikt invoque encore les lymphostases des espaces périvasculaires et les thrombus des petits vaisseaux : *de nombreux vaisseaux étaient entourés par des noyaux d'inflammation.*

Ces lésions se trouvaient dans le lobe frontal, olfactif et dans le voisinage de la fosse sylvienne.

L'extravasation du sang était plus intense entre les bandelettes optiques et les processus cérébelleux. Les vaisseaux étaient plus dilatés au voisinage du noyau moteur du trijumeau. Ce fait expliquerait les causes qui poussent les chiens enragés à mordre, ainsi que la paralysie consécutive des muscles masticateurs.

La coagulation du sang dans les petites veines doit être considérée d'après Benedikt, comme un processus primitif, comme la première manifestation de l'infection rabique. Cette oblitération d'une partie plus ou moins considérable du système vasculaire produira une augmentation de la pression sanguine et ferait naître l'inflammation hémorragique, l'hémorragie, l'épanchement sanguin dans les tissus irrigués par ces vaisseaux.

Ce processus produit par la coagulation est aussi la cause de l'extravasation particulière qui imbibe les tissus environnants, les gonfle et transforme les éléments de ces tissus ainsi que les éléments du sang en une masse finement granuleuse, ou en une masse vitreuse amorphe ; en

(1) BENEDIKT, Zur pathologischen Anatomie der LYSSA, *Virchow's Archiv.* Bd. 64, 1875, pag. 557, 565.

même temps les noyaux des globules blancs subissent une atrophie pigmentaire.

D'après Benedikt la rage est donc une intoxication du sang qui, après une longue période latente, apparaît dans le cerveau et il n'est pas impossible qu'après un examen plus minutieux on ne puisse trouver ces altérations dans d'autres organes. Les symptômes que présente l'animal enragé découlent naturellement des lésions observées. L'augmentation de la pression sanguine consécutive à la coagulation, explique les phénomènes d'excitations, tandis que les exsudations et les hémorragies qui se produisent ensuite nous rendent compte de tous les phénomènes de dépression.

Il résulte de cette description que Benedikt avait vu certaines lésions vasculaires, mais qu'il prenait pour des lésions rabiques une série de modifications qui ne sont que des artifices de préparation.

Kolesnikoff (1) examina le cerveau de 10 chiens enragés. Des modifications pathologiques furent alors trouvées dans les hémisphères, les corps striés, les cornes d'Ammon, le cervelet, la moelle allongée et la moelle épinière. *Les altérations les plus accentuées furent trouvées dans les ganglions sympathiques et vertébraux.* Kolesnikoff conclut de ses recherches :

1° Les vaisseaux sont très dilatés et remplis de globules rouges. Sur leur trajet on voit des groupes de globules rouges extravasés ainsi qu'une accumulation, dans les espaces périvasculaires, d'éléments ronds indifférents (certainement des leucocytes émigrés). Les parois des vaisseaux sont garnies d'éléments de différentes formes qui se trouvent dans la lumière des vaisseaux, les obstruent parfois en formant des thrombus. A une petite distance de ces masses on observe une accumulation de globules blancs et d'hématies décolorées. Ces deux sortes d'éléments se tranforment en corpuscules hyaloïdes ;

2° Autour des cellules nerveuses, dans les espaces péricellulaires, on trouve des amas d'éléments ronds, indifférents qui pénètrent parfois profondément dans le protoplasma de la cellule qu'ils envahissent entièrement. La forme des cellules nerveuses change tellement par la présence des cellules immigrées qu'elles prennent une forme vésiculeuse. D'autres fois les éléments nerveux présentent des dépressions dues aux éléments ronds détachés. Lorsque ces éléments pénètrent dans la cellule ils refoulent le noyau à la périphérie. Enfin, dans d'autres cas, on trouve des groupes de corpuscules ronds à la place des cellules nerveuses.

Ces altérations ont été encore vues par Kolesnikoff dans les cellules nerveuses isolées.

Wassilieff (2) a étudié les lésions rabiques, dans le cerveau d'une femme de 32 ans morte de rage en 1875. Il a trouvé les cellules nerveuses de la moelle moins nettes, avec des contours plus effacés ; des altérations analogues existaient aussi dans les cellules de Purkinje du cervelet. Dans le tissu interstitiel, il a vu des cellules rondes indifférentes surtout dans les espaces périvasculaires, où elles formaient par places des groupes de 6-10 cellules.

Wassilieff confirma encore les travaux de Kolesnikoff en ce qui concerne la présence des cellules rondes dans les espaces péricellulaires et parfois même dans le protoplasma de la cellule. Les vaisseaux étaient

(1) KOLESNIKOFF, Pathologische Veränderungen im Nervensystem bei der Wuthkrankeit (*Centr. für die medicinischen*, W. 1875, p. 853.)

(2) WASSILIEFF, Ueber die Veränderumgen des Gehirns und der Herzganglien bei der Lyssa. (*Centralbl. für die Medicinischen Wissenschaften*, 1876, page 853.)

dilatés et remplis de globules rouges; leur endothélium était gonflé par places. D'autres vaisseaux avaient leurs parois formées d'une substance jaunâtre très réfringente insoluble dans l'alcool absolu et l'essence de térébenthine. Dans les espaces périvasculaires de la couche corticale des hémisphères, existait une substance particulière brillante et très réfringente.

Cette substance était accumulée par places autour des vaisseaux; aussi sur des coupes, ceux-ci paraissaient entourés par un anneau irrégulier qui les enserrait et diminuait leur calibre. Ainsi que Benedikt, Wassilieff a observé que cette substance hyaloïde était disposée très régulièrement en petits amas autour des vaisseaux, comme un épithélium. Il remarque que ces grandes masses et foyers de substance hyaloïde se trouvent souvent dans la substance nerveuse mal traitée histologiquement.

Dans d'autres régions du cerveau, les espaces périvasculaires étaient seulement dilatés. Brigidi (1) a observé une accumulation de petites granulations dans les cellules nerveuses de la moelle, ainsi que dans celles des couches optiques. Comme à cette époque ni le microscope ni la technique microscopique n'étaient perfectionnés on ne peut attribuer à ces granulations aucune signification.

Gowers (2) a examiné 4 cas de rage chez l'homme; il signale des hyperlymphoses énormes des petites veines, de véritables foyers miliaires de leucocytes ainsi que des vaisseaux obstrués par des thrombus décolorés qui se seraient formés pendant la vie.

Friedberger et Pütz (3) ont trouvé, sur des coupes transversales, la lumière des vaisseaux remplie de corpuscules clairs de la grandeur d'un noyau de leucocyte. Les parois d'un vaisseau présentaient une cavité pleine de corpuscules analogues. Les vaisseaux contenaient à leur intérieur une masse translucide formée de corpuscules sanguins ou de substance en dérivant. Cette masse paraissait être, d'après les auteurs, de la fibrine coagulée. Les gaînes des vaisseaux et leur périphérie étaient jaunes.

Bollinger et Reder (4) se prononcent d'une façon très sceptique sur les constatations de Benedikt qu'ils déclarent, de même que Forel et Schultze, n'être que des artifices de préparations.

Coats (5) a trouvé cependant des lésions étendues dans 3 cas de rage chez l'homme: foyers miliaires surtout dans la partie axiale et dans les circonvolutions. Ces amas de cellules étaient accumulés non seulement autour des vaisseaux, mais encore autour de certaines cellules nerveuses. Coats ne peut retrouver les masses hyalines décrites par Benedikt, il décrit très bien les lésions les plus caractéristiques, mais il ne spécifie pas la topographie des lésions.

Forel (6) a examiné l'axe nerveux, chez 2 chiens, 2 chevaux, un bœuf et un homme, tous morts de la rage. Comme seule modification digne d'être signalée, il mentionne une accumulation abondante de cellules lymphatiques dans les espaces périvasculaires et une légère multiplication des noyaux dans les tissus.

(1) BRIGIDI, Recherches sur les lésions des centres nerveux dans la rage. (*Le Sprimentale*, 1876.)

(2) HAMMOND, On the disease of the nervous system, 1874, page 655.

(3) FRIEDBERGER et PUTZ, *Zeitschrift für practische Veterinär-Wissenschaft.*, IV, Iahrg. 1876, page 59.

(4) BOLLINGER et REDER, Zoonosen in Ziemssen specielle Pathologie, 2e édit., 1876.

(5) COATS, Three cases of hydrophobia, (*The Lancet*, 1877, n° 3.)

(6) FOREL, Ueber die Hiränvendungen bei Lyssa. (*Deutsche Zeitschrift für Thiermedicin und veigleichende Pathologie*, vol. III, p. 260.)

Schultze (1) n'a trouvé, dans le cas qu'il avait étudié, aucune altération de la substance cérébrale; le cerveau était tout à fait normal.

Leyden (2) est du même avis. Les vaisseaux du système nerveux central étaient remplis de sang ; dans la lumière et les parois de ces vaisseaux il y avait de nombreuses particules noires punctiformes, provenant d'après l'auteur du pigment du sang. Cette infiltration pigmentaire s'est produite à la suite de l'hyperémie permanente et prononcée qui avait déterminé de véritables hémorragies dans d'autres parties du cerveau. Dans le tissu nerveux central, les particules de pigment se trouvaient seulement isolées.

Les cellules nerveuses du bulbe et de la moelle épinière étaient grandes, bien développées, les cylindres axes n'étaient ni variqueux, ni gonflés. L'auteur n'a pas remarqué de cellules granuleuses des corps amyloïdes ou du tissu embryonnaire.

Schultze conclut de toutes ces observations que la rage fait partie des maladies dont l'apparition doit être expliquée autrement que par des lésions inflammatoires, qui jusqu'alors n'avaient pu être trouvées.

Réciproquement les processus inflammatoires du cerveau et de la moelle ne sont pas accompagnés des symptômes que nous voyons dans la rage, aussi est-il difficile d'affirmer que la rage est due à ces altérations.

Roll (3) et Bollinger (4) décrivent l'hyperémie du cerveau et des méninges comme les seules lésions constantes.

Weller (5) a étudié l'axe nerveux d'un homme et de 8 chiens enragés. Il n'a pas trouvé dans les éléments nerveux de modifications qui mériteraient d'être signalées.

Pour lui la rage se localise dans les centres nerveux sous la forme d'une inflammation qui a son point de départ dans l'appareil vasculaire. Cette inflammation est caractérisée par une exsudation périvasculaire et par une infiltration parfois diffuse du système nerveux, par des éléments lymphoïdes. En même temps des granulations grasses particulières se forment dans les espaces périvasculaires et même dans l'épaisseur des vaisseaux.

Ces granulations grasses ne seraient autre chose que la substance hyaloïde, les amas et les membranes pigmentaires décrits par Benedikt, Kolesnikoff et Wassilieff, mais ces derniers auteurs n'en avaient pas reconnu la nature graisseuse. Elles seraient, d'après Weller, le résultat des altérations de dégénérescence qui se produisent dans les éléments nerveux.

L'inflammation observée dans la rage consiste en une myélite ou encéphalite aiguë, qui ne produit pas de ramollissement, à cause de la courte durée de la maladie. Elle a son siège dans la moelle allongée où elle attaque surtout les noyaux du glosso-pharyngien, du pneumogastrique et du spinal.

Chez l'homme cette inflammation paraît se localiser seulement dans la moelle épinière, dans la moelle allongée, tandis que chez le chien elle envahit également le cerveau.

(1) Schultze, Zur Pathologischen Anatomie à der Chorea minor des Tetanus und der Lyssa. (*Deutsche Archiv. für Klinische Medicin.*, vol. 20).

(2) Leyden, Die Klinik der Rukenmarkskrankheiten, Berlin, 1874, vol. 2, page 134.

(3) Roll, Lehrbuch der Pathologie und Therapie der Haustière, 4e édition. Wien, 1876.

(4) Bollinger, Zoonosen in von Ziemssens Handbuch. 2e édition, Leipzig, 1876.

(5) Weller, Ueber die Veränderungen des Gehirns und Rückenmarks bei Lyssa. (*Archiv. für Psychiatrie uns Nervenskrankheiten.* Berlin, 1878, vol. IX, pp. 493-509.)

Les lésions vasculaires, déterminées par la rage dans le système nerveux central, ne seraient pas caractéristiques, d'après Weller ; elles ne seraient que des lésions ordinaires de myélite. Cet auteur avait trouvé la même infiltration, mais encore plus accentuée, dans la moelle épinière d'un chien qui avait succombé à la suite de convulsions nerveuses?

Les corpuscules gras (myéline ou lécithine) se sont probablement accumulés autour des vaisseaux, à la suite des artifices de préparation.

Csokor (1) avait remarqué qu'on trouve aussi des masses hyaloïdes, colloïdes ou pigmentaires dans le cerveau des chiens sains. Ces masses ne sont d'après lui que les différentes phases de transformation du pigment des globules rouges ; ce processus est totalement en rapport avec l'âge de l'animal. Nous ne sommes pas de cet avis, il faut distinguer les modifications séniles des artifices de préparation. Ces derniers donnent dans la plupart des cas les masses hyaloïdes ou granulées décrites par les premiers observateurs. Enfin faut-il distinguer les masses hyalines, qui ont un rapport avec la rage.

En 1878, Benedikt (2) revient de nouveau sur les lésions rabiques en publiant les résultats de l'examen du cerveau d'un cheval enragé.

Il a trouvé des lésions très graves dans les circonvolutions inférieures de la surface externe. Elles consistent en des lymphostases considérables des espaces lymphatiques sous-adventitiels. Les vaisseaux sont obstrués par des thrombus de globules rouges et leurs parois sont imbibés de sang. A leur périphérie on trouve des masses jaunes pigmentées dues sûrement aussi à des globules rouges.

Dans la substance grise d'une circonvolution, Benedikt trouve un vaisseau rempli de sang, sa continuité est interrompue par une masse hyaline grise. Il trouve aussi les mêmes altérations dans les autres parties du cerveau. La moelle épinière, les cornes antérieures et le commencement des pyramides présentent des foyers miliaires.

Kolesnikoff (3) revient aussi sur la nature et la signification des masses hyaloïdes. Il combat l'opinion de Weller, en ce qui concerne leur nature grasse. Pour lui, ces masses n'ont pas toutes la même composition chimique. A côté de masses formées seulement de matières albuminoïdes ou exsudatives, on trouve encore des masses colloïdes, pigmentaires, mais surtout amyloïdes. Ces masses hyaloïdes ne sont pas pathognomoniques de la rage. Popoff (4) les a décrites dans la cholémie, l'urémie, l'intoxication par le phosphore et d'autres états pathologiques.

Kolesnikoff conclut de ses nouvelles recherches que les altérations du système nerveux central des chiens rabiques sont localisées en général dans les parois vasculaires. Ces lésions sont caractérisées par une dilatation des vaisseaux gorgés de globules rouges et par une altération progressive de leurs parois. Ces lésions consistent (comme d'ailleurs dans tous les processus encé-

(1) Csokor, Ueber die Folgen der Unterbindung der Ureteren und der Nierenarterien bei Thieren im Zusammenhang mit einigen anderen patholog. Prozessen. (*Virchow's Archiv*, 1880, vol. LXXXII, pages 40-88.)

(2) Benedikt, Zur pathologischen Anatomie der Lyssa. (*Virchow's Archiv*, 1878, vol. LXXII, pages 425-431.)

(3) Kolesnikoff. Ueber die pathologischen Veränderungen des Gehirns und Rückenmarks der Hunde bei der Lyssa. (*Virchow's Archiv*, 1881, vol. LXXXV.)

(4) Popoff, Ueber die Folgen der Unterbindung der Ureterenund der Nierenarterien bei Thieren in Zusammenhang mit einigen anderen pathologischen Prozessen. (*Virchow's Archiv*, 1880, vol. LXXXII, pp. 493-509.)

phaliques aigus inflammatoires) en une prolifération des éléments des parois vasculaires et en une infiltration de toute son épaisseur par des cellules rondes. Dans le système nerveux central l'infiltration par des éléments ronds n'est pas seulement localisée dans les parois vasculaires, mais elle existe encore le long des vaisseaux, elle forme des ilôts autour des cellules nerveuses dans les hémisphères, dans la moelle et la moelle allongée.

La différence d'intensité entre les altérations des parois vasculaires et celles du tissu interstitiel du cerveau s'explique par la quantité différente de virus rabique et surtout par les durées différentes de la maladie et de son développement. Les altérations des parois vasculaires et du tissu interstitiel existent toujours et d'une façon intense dans les corps striés, la moelle allongée et la moelle épinière. Dans les hémisphères, elles ne sont pas toujours très marquées, dans le tissu interstitiel elles apparaissent sous la forme d'amas diffus. Dans tous les cas de rage on trouve, dans les parois vasculaires et à leur périphérie, des fragments ou des conglomérats amyloïdes, hyaloïdes, pigmentés, colloïdes ou exsudatifs.

Ces fragments et ces masses dérivent d'une part du sang liquide extravasé et des globules rouges, d'autre part des éléments lymphoïdes qui infiltrent les parois vasculaires. A ce changement de forme s'ajoute aussi un changement de leur nature chimique, car la plupart deviennent amyloïdes, et quelques-unes colloïdes ou pigmentées.

Ivanow (1) a remarqué, dans l'axe nerveux des chiens enragés, des modifications qui dénotent un processus inflammatoire aigu, interstitiel, atteignant son maximum d'intensité dans la moelle allongée. Ces modifications consistent en une hyperémie et en l'existence d'éléments lymphoïdes dans les espaces périvasculaires.

Dans quelques cas il avait observé des thromboses. Dans le tissu parenchymateux, les éléments lymphoïdes étaient ramassés sous la forme d'abcès miliaires. Quelques cellules nerveuses étaient atteintes et en voie de dégénérescence, mais ces modifications étaient relativement légères.

Gombault (2) constate également des lésions inflammatoires, surtout dans le bulbe, accompagnées d'une dégénérescence des cellules nerveuses.

Gianturco a fait l'examen histologique d'un cas de rage, observé cliniquement par de Vestea et Zagari, survenu à la suite d'une morsure de la paroi abdominale, il a trouvé les altérations suivantes :

A l'intérieur de la substance grise des cornes antérieures de la moelle épinière, il a observé une infiltration périvasculaire due à des

(1) Ivanow, Ueber die pathologischanatomischen Verhaltnisse des centralen Nervensystem bei Rabies canina. Dis. St. Petersburg, 1883. (*Neurolog. Centralblatt*, 1883.)

(2) Gianturco, Ricerche istologische sulla rabie. (*La Psichiatri*, 1887, *Neurolog. Centralbl*, 1889.)

cellules lymphatiques, formant de petits foyers. La même infiltration existait aussi autour du canal central ; les lésions étaient plus prononcées dans la portion lombaire de la moelle périépendymaire, c'est-à-dire autour du canal central de la moelle; elles diminuaient graduellement au fur et à mesure qu'elles s'éloignaient de la région lombaire. Dans le bulbe d'un chien inoculé par de Vestea et Zagari, il avait remarqué une infiltration prononcée de petites cellules dans la gaîne vasculaire.

Se basant sur ces recherches, Gianturco croit que, dans la rage, on ne trouve pas de lésions précises du système nerveux; mais il considère comme pathognomonique de la rage de l'homme les modifications suivantes : l'accumulation des corpuscules lymphatiques dans les espaces périvasculaires et la formation des nombreux petits foyers cellulaires, isolés ou en connexion étroite avec un vaisseau malade.

L'altération vasculaire est prédominante et produit des foyers inflammatoires et nécrotiques, qui sont en relation immédiate avec le siège de la morsure. Les cellules nerveuses ne souffrent que secondairement d'une dégénérescence régressive.

2. — TRAVAUX PLUS RÉCENTS

Moi-même, en 1886 (1) et 1887 (2), à la suite d'une longue série des recherches, je suis arrivé à établir les faits suivants : Chez le chien on observe macroscopiquement que les méninges cérébrales et médullaires présentent des altérations inflammatoires comme l'hyperémie, l'œdème, la présence d'une substance réticulée ainsi que l'exsudation du sang et des leucocytes, en dehors des vaisseaux.

Chez l'homme, dans deux cas de rage j'ai trouvé des épanchements sanguins, symétriques, dans les couches superficielles de la fosse rhomboïdale et quelques petits foyers non systématiques de ramollissement blanc-gris situés longitudinalement.

J'avais constaté les mêmes foyers dans la moelle et le bulbe des chiens morts de rage. Mais, dans d'autres cas, je n'avais pu constater microscopiquement que peu d'altérations appréciables.

Au microscope la surface du cerveau et la base du quatrième ventricule présentaient de petites hémorragies situées symétriquement dans le bulbe des hommes et des chiens morts de rage ; elles n'étaient pas libres dans les tissus, mais limitées à la gaine vasculaire externe dilatée. Autour des vaisseaux qui pénètrent dans le cerveau on voit des cellules migratrices, leur endothélium est sou-

(1) ORVOSI HETILAP. 1886 Tanulmányokà veszettsogroll.
(2) BABES, Studien über die Wuthkrankheit. (*Virchow's Archiv.* 1887, vol. CX., page 562.)

vent gonflé. Les espaces périvasculaires sont dilatés, les cellules des parois vasculaires en voie de division et les vaisseaux pleins d'une masse fibrineuse ordinairement hyaline ou de globules rouges et blancs. Les ventricules du cerveau et le canal central contiennent une substance spéciale hyaline qui se colore en rouge par le violet d'aniline; d'autrefois, ils renferment des globules rouges en quantité variables. L'épendyme du canal central est altéré, tandis que la substance hyaline pénètre dans les lacunes et dans la substance gélatineuse de la périphérie.

La substance gélatineuse et les vaisseaux sanguins du voisinage présentent des altérations hémorragiques et inflammatoires; la gaine des éléments nerveux est envahie en différents endroits par un œdème inflammatoire; elle renferme des gouttelettes graisseuses, parfois elle est finement granuleuse et colorée en jaune, tandis que le cylindre-axe est hyalin et gonflé.

Les cellules nerveuses de certains noyaux de la moelle allongée et des cornes antérieures de la moelle épinière sont atrophiées, plus réfringentes que d'habitude; leurs bords sont sinueux et souvent entourés par des cellules migratrices. La prolifération cellulaire de la périphérie des vaisseaux manque rarement.

Dans les méninges et dans les couches superficielles du cerveau j'avais constaté la présence de corps sphériques granuleux ou luisants ainsi que celle de cellules contenant des granulations jaunes. Certaines granulations restaient colorées, même par la méthode de Gram.

Ces granulations ressemblaient à des diplocoques de 0,5-0,7 microns.

Chez les animaux morts à la suite de l'inoculation de virus fixe, les altérations du système nerveux central étaient les mêmes, mais moins caractéristiques que celles qui sont décrites ci-dessus.

J'ai soutenu que ces lésions ne peuvent expliquer suffisamment les symptômes et l'étiologie de la rage. J'ai essayé d'expliquer la différence qui existe entre les lésions produites par le virus des rues et celles que l'on obtient après l'injection de virus fixe, par la rapidité de l'action du virus fixe. Celui-ci agit en effet avant que les lésions visibles n'aient pu se développer.

Schaffer (1), en étudiant la moelle d'une femme de 40 ans, morte de rage, signale des lésions analogues ainsi que l'infiltration diffuse par des cellules émigrées de la substance grise. Dans les

(1) SCHAFFER, Histolog. Untersuchung eines Falles von Lyssa. (*Archiv. für Psychiatrie* 1888, vol. 19, pp. 45-63.) Les travaux de Schaffer datent de l'année 1887, il est erroné si Högyes affirme que Schaffer avait décrit les lésions deux mois avant Babes, car la communication de Babes de 1887 n'est qu'une traduction amplifiée du travail de 1886 cité par Högyes lui-même.

cornes postérieures, ces cellules émigrées étaient disposées plus régulièrement que dans les cornes antérieures, elles étaient tantôt groupées, tantôt disséminées.

Le canal central était bourré et oblitéré par des cellules émigrées tandis que l'épithélium n'existait plus ; le canal conservait cependant sa configuration. La substance blanche contenait moins de globules sanguins. On en voyait le long des parois qui relient la pie-mère avec le réseau névrologique du canal central. Les plus gros vaisseaux de la substance grise étaient entourés par des cellules migratrices ; leur lumière était obstruée par des globules rouges et blancs, leur tunique adventice présentait une infiltration cellulaire prononcée.

Les tuniques moyennes et internes des artères ne présentaient pas d'altérations remarquables et leur gaîne endothéliale était toujours intacte. Les altérations des artères consistaient par conséquent en une perméabilité de leurs parois et une infiltration de l'adventice ; les veines aussi étaient entourées par des amas de cellules ; les gros vaisseaux de la périphérie de la moelle épinière étaient pleins de sang, mais sans infiltration de l'adventice.

Schaffer affirme que ces vaisseaux n'ont pas souffert du processus inflammatoire. Seuls les vaisseaux de la substance grise de la moelle épinière et un peu moins ceux de la substance blanche ont participé considérablement au processus inflammatoire. Les cellules nerveuses des cornes antérieures présentent une atrophie pigmentaire ; leur pigment est sensiblement augmenté, le protoplasma apparaît comme une zone périphérique dans laquelle est encadré le pigment, qui occupe toute la masse centrale. Les noyaux et les nucléoles ont disparu ; à leur place on trouve du pigment granuleux.

Les cellules nerveuses sont entourées par des espaces dilatés renfermant un exsudat inflammatoire qui exerce une pression sur la névroglie, et surtout sur la cellule. On comprend que dans ces conditions la cellule ne supporte pas seulement une compression, mais qu'elle subit aussi des troubles de nutrition ; ainsi se produit l'atrophie de la cellule. La prolifération pigmentaire est dirigée vers le centre de la cellule. Le pigment détruit d'abord le protoplasma, puis le noyau et enfin le nucléole. Lorsque le pigment a détruit entièrement la cellule, en la transformant en un simple amas de pigment, les prolongements cellulaires sont séparés de leur centre trophique. Ces prolongements détachés du corps de la cellule forment la masse granuleuse qui entoure la cellule atrophiée et tout à fait dépourvue de prolongements. L'atrophie pigmentaire des cellules motrices ne serait donc, d'après Schaffer, qu'un phénomène purement passif.

Dans les cornes postérieures, ces lésions sont beaucoup plus prononcées.

L'hémorragie pénètre dans les espaces du tissu voisin, simulant les bouchons bruns qu'on trouve dans les gros vaisseaux de la moëlle. La névroglie de certaines parties des cornes postérieures est raréfiée ou a même disparu.

La substance grise se trouve être le foyer de l'inflammation, la substance blanche ayant joué un rôle plutôt passif. Les lésions de la rage prédominent donc dans les cornes postérieures; les lésions myélitiques aiguës expliquent les troubles respiratoires, l'hyperexcitabilité réflexe et cutanée. Les lésions des cornes antérieures sont accessoires et secondaires. Ce cas montre qu'on peut obtenir par le virus rabique une myélite aiguë et complète, avec toutes ses altérations structurales.

Sans vouloir contester les localisations rabiques dans le cas décrit par Schaffer, nous pouvons cependant les regarder comme exceptionnelles, car la plupart des lésions inflammatoires et hémorragiques y sont beaucoup moins prononcées et se trouvent plus souvent localisées dans les cornes antérieures.

Pour Gamaléia (1) il n'y a pas de lésions caractéristiques de la rage. Cet auteur avait noté toujours, comme lésions microscopiques de la moelle, des foyers de ramollissement. Il conclut de ses recherches que la rage médullaire est caractérisée par la nécrose en foyers.

Le virus rabique, dit Gamaléïa, n'a pas d'action nocive directe sur le système nerveux; il détermine seulement des troubles de la circulation dans les centres nerveux. La thrombose des capillaires fait éclater les symptômes aigus de la rage, quand la compensation par les collatérales est insuffisante.

Si les troubles de la circulation ne sont pas compensés, ils déterminent l'asphyxie locale et la nécrose en foyers. Gamaléïa avait formulé la conclusion suivante :

Cliniquement et anatomiquement, la rage est caractérisée par l'asphyxie locale et la nécrose en foyers.

Cette opinion, basée peut-être sur quelques cas isolés, ne correspond pas à ce qu'on trouve ordinairement dans la rage, où la nécrose en foyers est loin d'être la règle. On ne peut non plus admettre pour la plupart des cas de rage la lésion atrophique et pigmentaire des cellules nerveuses.

Laufenauer (2), au nom d'une commission médicale instituée à Buda-Pest dans le but d'observer les symptômes cliniques de la rage de l'homme et d'étudier l'anatomie et l'histologie patholo-

(1) Gamaleia, Sur les lésions rabiques. (*Annal. de l'Institut Pasteur*, 1887.)
(2) Laufenauer, Ueber Lyssa humana. (*Centralblatt für Nervenheilkunde*, 1869, pages 258-266.)

gique de cette maladie, affirme que la moëlle épinière est le siège d'une inflammation diffuse qui intéresse en même temps la substance blanche et la substance grise; elle retentit aussi sur les cellules nerveuses qui sont atteintes par l'atrophie pigmentaire. Cette atrophie est un phénomène purement passif, ainsi que le soutient aussi Schaffer, due à la compression du corps cellulaire par l'exsudat qui occupe les espaces péricellulaires.

Cet exsudat inflammatoire pénètre aussi dans la substance blanche et produit là des modifications dans la gaîne myélinique des fibres nerveuses.

La commission conclut que les recherches histologiques dénotent l'existence d'une myélite aiguë, qui s'étend à toute la moëlle épinière, l'inflammation de la substance grise étant plus intense que l'inflammation de la substance blanche. Les cornes postérieures constituent le foyer d'où l'inflammation s'étend à la périphérie.

Il existerait d'abord une poliomyélite et ensuite une leucomyélite.

Laufenauer, se basant sur ces recherches, infirme les travaux de Benedikt, Kolesnikoff, Forel, Gowers, Coats et Weller, etc.; mais tous les auteurs qui se sont depuis occupés de l'histologie de la rage ont confirmé les lésions inflammatoires, presque toujours limitées à la substance grise. Les travaux de Laufenauer peuvent donc être regardés comme erronés.

J'avais, au contraire, donné dès le commencement aux lésions parenchymateuses une importance d'autant plus grande qu'elles permettent d'expliquer aisément un certain nombre de symptômes importants.

3. — LÉSIONS CELLULAIRES. LOCALISATION DES LÉSIONS RABIQUES

En 1890, l'anatomie pathologique de la rage entre dans une nouvelle voie, les lésions des cellules nerveuses et leur rapport avec les leucocytes commencent à attirer l'attention des observateurs.

Il est vrai que dès 1875 Pokotiloff (1) avait insisté sur les modifications qui se produisent dans les cellules nerveuses, mais ces modifications avaient été contestées ou considérées comme des lésions secondaires. Elles consistaient, d'après Pokotiloff, en un gonflement du corps cellulaire, un aspect trouble et granuleux du protoplasma et l'apparition d'un dépôt de pigment à la périphérie

(1) Pokotiloff, Pathologische Anatomie der Lyssa bei Menschen, 1875, *Journal der Moskauer Geselschaft für Chirurgie*, citation après Popoff. (*Virchow's Archiv.*, vol. 122.)

du noyau. Parfois la cellule nerveuse disparaissait complètement et était remplacée par une masse finement granuleuse.

Pokotiloff donne à ces modifications une importance considérable. Il considère, de la sorte, la rage comme une inflammation parenchymateuse du cerveau, sous la forme des petits foyers isolés, plus prononcés dans les lobes frontaux, dans la moelle allongée et dans la portion cervicale de la moelle épinière. Nous avons vu que de pareilles modifications cellulaires ont encore été observées par Meynert, Kolesnikoff, Wassilieff, sans que ces auteurs leur aient attribué une grande importance.

Weller avait dit que les cellules nerveuses des cornes antérieures étaient dépourvues de prolongements et que leurs contours étaient indécis; de même que Kolesnikoff, il avait observé des noyaux lymphoïdes dans le protoplasma de certains éléments nerveux, mais il considérait ces lésions comme secondaires.

Ivanow, Gianturco sont du même avis ; Schaffer avait également considéré l'atrophie pigmentaire des cellules comme un phénomène purement passif et ne lui avait attribué aucun rôle dans la symptomatologie de l'infection rabique. Cette atrophie pigmentaire a été retrouvée par Popoff chez un homme de 40 ans, qui avait succombé à la suite d'une infection rabique.

Contrairement à l'opinion de Schaffer, Popoff (*l. c.*) considère cette atrophie pigmentaire comme un phénomène actif dû à un trouble particulier de la nutrition cellulaire, dont les causes sont inconnues. Ces troubles cellulaires, dit Popoff, sont plus accusés dans les cornes antérieures, c'est-à-dire dans les cellules à fonctions motrices.

Dans le bulbe, qui est le siège de prédilection du virus rabique, les lésions intéressent aussi plus particulièrement les cellules motrices.

Dans l'écorce cérébrale, les cellules du lobe frontal et du lobe para-central étaient plus lésées que celles du lobe occipital.

De toutes ces constatations, Popoff conclut que le processus pathologique a une prédilection pour les éléments moteurs.

D'après cet auteur, il y aurait ainsi un parallélisme avec les symptômes cliniques, dans lesquels prédominent les troubles moteurs ; au commencement, on observe surtout des symptômes d'excitation qui font place bientôt aux symptômes de dépression des sphères motrices.

Popoff n'admet pas l'opinion de Schaffer, en ce qui concerne la localisation du virus rabique; il dit que les altérations les plus importantes n'existent pas exactement dans la portion de la moelle qui correspond au siège de la morsure.

Comme les lésions décrites par Pokotiloff et Popoff ne sont pas caractéristiques et comme les lésions cellulaires et péri-cellulaires essentielles de la rage ne sont pas décrites dans ces travaux on ne peut attribuer aux auteurs le mérite d'avoir prouvé la nature nerveuse parenchymateuse de la rage. Voici les résultats d'une série de recherches que j'ai publiées en 1899 (1). D'après mes constatations, on trouve toujours dans la rage des rues, des lésions, soit générales, soit localisées, du système nerveux et des ganglions nerveux. Les lésions générales sont : 1° l'hyperémie, la diapédèse périvasculaire avec exsudation séreuse, fibrineuse et hyaline, les dilatations des espaces lymphatiques ; 2° les hémorragies du plancher et des cornes antérieures, autour du canal central ; 3° la leucocytose polynucléaire et les embolies leucocytaires des petits vaisseaux ; 4° les masses hyalines et les vaisseaux, dans les foyers hémorragiques ; 5° *les corpuscules particuliers, ovoïdes, hyalins dans les cellules nerveuses ;* 6° *les granulations particulières* dans l'intérieur des leucocytes, dans les vaisseaux, dans *les cellules nerveuses,* surtout des neurones moteurs ; 7° l'accumulation de leucocytes autour et dans les cellules nerveuses surtout du bulbe et des cornes antérieures ; 8° une *poliomyélite* vasculaire et *parenchymateuse.*

Dans un nouveau travail basé sur l'examen clinique et histologique de 6 cas de rage chez l'homme, Schaffer (2) paraît avoir abandonné l'idée que le virus rabique est localisé habituellement dans la bulbe. Il affirme que l'examen microscopique révèle toujours des lésions importantes, *mais ces lésions ne se trouvent que dans la moelle épinière.*

La moelle allongée est seulement congestionnée, tandis que les centres nerveux supérieurs ne présentent rien de spécial à part l'hyperémie.

Les altérations de la moelle épinière présentent les caractères d'une myélite complète. Dans la substance blanche, il a trouvé une infiltration très intense ; dans la substance grise, l'infiltration était également très intense et les leucocytes étaient disposés par groupes, qui correspondaient aux distributions vasculaires, tandis que dans le corne antérieure ils correspondaient aux distributions des cellules nerveuses. Le canal central était entouré par des amas de leucocytes.

La tunique adventice des vaisseaux était très richement infiltrée. Certains vaisseaux étaient pleins de globules rouges, dilatés ou altérés ; c'est cette infiltration qui est la cause des hémorragies capillaires et même de celle des gros vaisseaux de la moelle.

Les hémorragies n'étaient pas seulement localisées dans les cornes postérieures, siège de prédilection dans la rage. Dans un

(1) *Annales de l'Institut de Bactériologie*, Bucarest, 1889.
(2) Schaffer, Pathologie und pathologische Anatomie der Lyssa. (*Zeigler's Beiträge*, 1890, vol. VII.)

cas très net il en a encore trouvé autour du canal central et dans les cornes antérieures.

Dans les grands foyers d'hémorragie on avait remarqué aussi la dégénérescence de la moelle. L'hémorragie avait refoulé les tissus de côté et déformé la moelle épinière. L'infiltration leucocytaire était répandue tout le long de la moelle.

Le segment dans lequel l'infiltration était la plus considérable correspondait toujours au siège de la morsure. Schaffer croyait même pouvoir de la sorte fixer le siège de la morsure sans savoir où elle avait été faite.

L'endothélium des vaisseaux étant gonflé, turgescent, il remplissait la lumière du vaisseau ; l'adventice présentait une infiltration hyaloïde.

Schaffer ramenait l'inflammation de la moelle à deux types :

a) Une infiltration caractéristique par des cellules rondes, masquant presque totalement les éléments nerveux ;

b) Des altérations profondes de la structure des cellules nerveuses avec une légère infiltration limitée seulement à l'adventice des petits vaisseaux.

En dehors de ces lésions caractéristiques de myélite, Schaffer revient encore une fois aux lésions des cellulles nerveuses des cornes antérieures. Ces cellules présentaient les modifications les plus variables désignées par Schaffer sous le nom de : *dégénérescence fibrillaire, dégénérescence hyaline, tuméfaction homogène, éclatement du corps cellulaire.*

Ces lésions étaient caractérisées par un nombre considérable de petites vacuoles, qui donnaient à la cellule un aspect criblé, *désagrégation granuleuse, vacuolisation et atrophie pigmentaire,* enfin *dégénérescence du noyau.*

Ces diverses formes coexistaient les unes avec les autres et Schaffer les considère comme les différents états d'une même forme de dégénérescence.

Tandis qu'auparavant cet auteur considérait l'atrophie pigmentaire comme le résultat d'un trouble nutritif déterminé par la pression de l'exsudat péricellulaire, il doute maintenant de la nature de cette atrophie et il soutient que, dans la rage, l'inflammation constitue une excitation qui provoque l'augmentation du pigment et par conséquent la dégénérescence pigmentaire. *Les altérations les plus vives existaient au niveau du 4e ventricule.* Dans cette région l'infiltration était très grande et au niveau des 8e, 10e et 12e paires crâniennes, l'extravasation des leucocytes était très intense. A la suite de l'injection sous-durale de virus, les lésions dans les centres supérieurs et la moelle allongée, étaient considérables ; si on inoculait dans les nerfs périphériques, les lésions les plus accentuées existaient dans les segments de la moelle correspondant à ces nerfs. Les lésions les plus prononcées existaient dans la moelle lombaire, lorsqu'on faisait l'inoculation soit dans le sciatique, soit dans la région cervicale, soit quand on inoculait dans le médian.

Les symptômes spinaux et bulbaires tellement intenses et violents peuvent être expliqués non seulement comme des manifestations myélitiques, mais encore comme le résultat de l'action de la toxine rabique, qui pourrait être comparée à la strychnine.

Les altérations qui apparaissent successivement nous montrent la voie suivie par le virus rabique dans sa propagation ; il n'y a pas d'exception à cette règle.

Schaffer formule ses conclusions de la façon suivante :

1. Il existe dans la rage une myélite complète qui intéresse surtout les éléments nerveux et qui est associée à une nécrose des tissus ;

2. Cette myélite aiguë apparaît sous deux formes : *a*) infiltration intense sans nécrose remarquable ;

b) Infiltration moins prononcée, mais avec des ramollissements ;

3. La destruction de la moelle épinière part de certains points du système nerveux et progresse graduellement vers les centres supérieurs ; on peut donc suivre histologiquement la voie suivie par le virus rabique.

CHAPITRE XI

TRAVAUX PLUS RÉCENTS SUR LES LÉSIONS RABIQUES.

1. Travaux sur les lésions rabiques : réseau chromatique, neuro-fibrilles, nodules rabiques. Comparaison entre les lésions fines dans la rage et dans d'autres maladies aiguës des centres nerveux. Valeur diagnostique des lésions rabiques. — 2. Travaux de Golgi. — 3. Rapport du virus avec les lésions de la cellule nerveuse. — 4. Lésions précoces des centres nerveux dans la Rage. — 5. Lésions des neuro-fibrilles dans la Rage. Travaux de Ramon y Cajal et Dalmado, Garcia, Marinesco, Babes.

1. — TRAVAUX SUR LES LÉSIONS ET LES NODULES RABIQUES

En 1892 j'avais décrit certains caractères des lésions histologiques de la rage, pouvant servir dans le diagnostic de la maladie (1).

Il arrive souvent qu'on n'a pas eu l'occasion d'observer les symptômes de l'animal mordeur; le médecin hésite alors à recommander le traitement antirabique, et le malade tarde à s'y soumettre. Lorsque la rage n'est que probable chez l'animal mordeur il est utile cependant d'avoir aussi vite que possible la certitude du fait, et de pouvoir, le cas échéant, rendre la tranquillité au malade.

Il y a des cas où les symptômes de la rage peuvent être confondus avec ceux d'une maladie différente, l'épilepsie, par exemple. Il y en a d'autres enfin où la moelle de l'animal mordeur nous arrive putréfiée, altérée, ou conservée dans l'alcool; les animaux inoculés avec cette moelle succombent alors par le fait d'une septicémie, ou restent bien portants, cependant que le chien mordeur était enragé.

Toutes ces difficultés m'ont décidé dès le commencement de mes études sur la rage, à chercher un moyen de diagnostic rapide et sûr. Cette maladie, si bien caractérisée par tout son cortège de symptômes si constants, doit présenter aussi des lésions caractéristiques dans les centres nerveux, et notamment dans les noyaux qui président à la production de ces symptômes.

(1) Babes, Sur certains caractères des lésions histologiques de la Rage. (*Annales de l'Institut Pasteur*, avril 1892.)

J'ai donc cherché l'existence de lésions dans les noyaux moteurs du bulbe, de la moelle, et surtout dans la substance grise qui circonscrit la grande cavité du cerveau.

Le résultat de mes travaux sur les lésions rabiques des centres nerveux relatés dans le précédent chapitre peuvent être résumés de la manière suivante :

1) Chez les animaux morts de la rage des rues, on trouve ordinairement une hyperémie et un œdème aigu général des méninges cérébrales et médullaires, des hémorragies aiguës et localisées autour de certains vaisseaux. On constate une multiplication des cellules plasmatiques, et l'augmentation de la substance réticulaire, de nature fibrineuse, entre les couches des méninges.

2) L'épithélium du canal central cérébro-spinal a proliféré. Dans la substance grise qui entoure le canal, et surtout dans celle du plancher, [on trouve souvent des hémorragies parfois symétriques.

Au microscope on voit souvent une oblitération ou une thrombose des vaisseaux par une substance réticulée, hyaline, pigmentée, par des leucocytes ou des globules hyalins. On observe parfois une dégénérescence hyaline ou une inflammation des tuniques vasculaires. Le sang extravasé renferme aussi beaucoup de substance hyaline. Les hémorragies sont souvent limitées par la gaîne lymphatique des vaisseaux. En même temps on trouve souvent des défauts dans l'épithélium des ventricules et du canal central. Ce dernier est parfois rempli de sang et de masses hyalines ou grenues.

3) On observe parfois à l'œil nu de petits foyers de dégénérescence dans la substance grise, mais souvent on les cherche en vain.

4) Les lésions les plus constantes sont de nature microscopique; elles se trouvent surtoutdans la substance grise qui entoure le canal cérébro-spinal, et dans les noyaux moteurs du bulbe et de la moelle. Ces lésions consistent d'abord en une hyperémie et une accumulation autour des petits vaisseaux, de cellules embryonnaires d'origine épithéliale ou migratrice.

5) Les cellules nerveuses sont quelquefois modifiées; les lésions de ces éléments sont assez caractéristiques, elles consistent en des signes de prolifération et la présence de petits globules hyalins ayant un corpuscule central entouré d'une zone claire (1).

On constate quelquefois soit la présence de plusieurs petites cellules au lieu d'une seule grande, soit une dégénérescence uniforme et souvent vacuolaire avec réduction ou disparition du

(1) Il n'est pas douteux que les corpuscules que j'avais décrits et figurés en 1892 sont les corpuscules que Négri décrivit plus tard.

noyau (pl. II, fig. 13-18) ou de son réseau chromatique. Ces cellules renferment souvent du pigment.

Souvent des éléments ronds mononucléaires, de nature lymphatique, plus rarement polynucléaires, envahissent le protoplasme même de la cellule (pl. II, 8), et remplissent les espaces péri-cellulaires dilatés en formant de petits noyaux.

6) La lésion de la substance médullaire est moins prononcée; elle consiste surtout en un œdème de la gaîne myélinique des fibres nerveuses.

7) On trouve (dans certaines cellules plasmatiques, à l'intérieur et autour des vaisseaux, souvent dans les leucocytes, dans les espaces lymphatiques, dans les parties altérées dans certaines cellules nerveuses, ou dans la gaîne dilatée des fibres nerveuses) des grains arrondis ou amiboïdes de 1 cc. de diamètre environ, pigmentés ou colorables par les couleurs d'aniline, et qui en partie semblent posséder des mouvements propres.

Les mêmes lésions ont été décrites plus tard par différents auteurs, qui ont ajouté à ces recherches des détails controversés. Ainsi Schaffer considère, comme quelque chose de particulier, certaines granulations protoplasmatiques ou pigmentaires des cellules nerveuses et du noyau, ainsi que des stries protoplasmatiques plus prononcées.

Il insiste aussi sur l'accumulation des cellules lymphatiques autour des cellules nerveuses, surtout dans les cornes antérieures. Il attribue une certaine importance aux lésions des fibres nerveuses et à l'atrophie pigmentaire trouvées dans la rage; il insiste sur la localisation des lésions au niveau des noyaux moteurs. Cependant Popoff, et moi-même, nous ne pouvons confirmer les données de ce savant sur la localisation constante indiquée de la myélite, et la spécificité du pigment ou de certaines granulations. J'ai de plus constaté, dans plusieurs autres lésions aiguës de la moelle, les lésions des cellules ganglionnaires décrites par Schaffer.

Dans un travail fait en collaboration avec M. Mihailescu (1), j'ai constaté, outre les lésions indiquées, que l'altération des cellules nerveuses est ordinairement accompagnée d'une modification de leur réseau chromatique, mise en évidence par le bleu de méthylène sur les pièces durcies dans l'alcool. J'ai démontré l'existence de ce réseau et ces modifications au Congrès international de Berlin en 1890 (fig. 1, 2 et 3, pl. VIII).

Ce *réseau chromatique*, décrit plus tard par Nissl, est disposé dans la rage d'une manière particulière. Tandis que, dans les cellules normales, la substance chromatique est distribuée d'une façon

(1) *Annales de l'Institut de bactériol, de Bucarest* et Thèse de doctorat Bucarest, 1889.

régulière dans toute la cellule, dans la rage elle est tantôt accumulée sous forme de masses stalactiformes autour du noyau, tantôt elle se trouve à la périphérie, tantôt elle produit un déplacement périphérique et une compression du noyau. Dans une période plus avancée, le réseau chromatique disparaît complètement.

Dans la même communication, j'ai figuré un autre réseau ou plutôt des *fibrilles* mises en évidence dans les cellules modifiées par des mordants et qui ne sont que des neurofibrilles épaissies, décrites plus tard par Ramon y Cajal.

Les cellules modifiées sont entourées d'une zone de cellules embryonnaires. Entre ces cellules, on distingue un réseau lymphatique dilaté et un peu de substance rigide, à l'aspect kératinisé, formant des fragments d'un mince réseau. Souvent ce foyer renferme aussi un peu de pigment noir intra et intercellulaire (fig. 7).

Comme l'état embryonnaire des petits vaisseaux, surtout des régions motrices, ainsi que les autres lésions indiquées, se retrouvent dans beaucoup d'autres troubles aigus du système nerveux central, ces lésions, quoique assez constantes, ne suffisent pas pour nous fournir un moyen de diagnostic de la rage. Les petits foyers embryonnaires bien nets, entourant soit une seule cellule nerveuse motrice, soit un très petit groupe de cellules provenant peut-être de la multiplication d'une seule cellule donnent au contraire un ensemble très caractéristique, que je n'ai retrouvé ainsi localisé dans aucune autre maladie du système nerveux.

Les lésions rabiques comparées aux lésions des autres maladies aiguës des centres nerveux. — La lésion inflammatoire occupe, dans certaines de ces maladies, des régions plus étendues, elle envahit les vaisseaux et ordinairement, en même temps, la substance médullaire. La lésion des noyaux moteurs dans les affections non rabiques est plus étendue, plus systématisée et rarement aussi aiguë; on n'y trouve pas, enfin, la localisation indiquée pour les lésions rabiques.

Pour m'assurer de la spécificité des lésions trouvées dans la rage, j'ai examiné chez le chien et chez l'homme un nombre de maladies nerveuses aiguës qui intéressent les régions motrices. Chez le chien, certains cas de maladie des jeunes chiens à forme nerveuse montrent des lésions plus ou moins semblables aux lésions rabiques. Cependant on observe facilement les différences suivantes : 1) dans la maladie des jeunes chiens, la lésion périvasculaire (diapédèse, masses hyalines) est beaucoup plus intense et surtout les foyers sont beaucoup plus étendus que dans la rage; 2) on ne trouve que rarement une localisation des foyers inflammatoires autour des cellules nerveuses; 3) on observe ordinairement des lésions manifestes de la substance blanche; 4) le bulbe, la substance grise autour du canal cérébro-spinal sont moins altérés et ne présentent pas les petits noyaux si caractéristiques dans la rage.

Dans les maladies expérimentales, toxiques ou traumatiques, décrites par Popoff (Beitr. zur Kenntn. d. acuten tox. Myelitis, 1882) et par moi-même avec Irsai (Expérim. Beitr., etc., Arch. f. Dermat., 1878), on observe une lésion plutôt parenchymateuse, avec hyperémie, exsudation de masses hyalines, dégénérescence des cellules et surtout des fibres nerveuses; les lésions inflammatoires des vaisseaux sont moins prononcées. Je n'ai pas pu constater de noyaux embryonnaires localisés autour des cellules nerveuses des noyaux moteurs.

Chez les chiens tués par asphyxie, on observe parfois, avec la congestion, la présence de cellules lymphatiques entourant certaines cellules ganglionnaires. Ces cellules lymphatiques sont peu nombreuses, les cellules ganglionnaires sont intactes; la lésion ne présente pas la topographie décrite pour la rage.

Chez l'homme, c'est surtout la paralysie bulbaire, l'atrophie musculaire progressive, la paralysie infantile et certains cas de paralysie de Landry, qui donnent des lésions quelque peu semblables aux lésions rabiques; ces lésions cependant ne peuvent jamais donner lieu à des confusions. Dans la paralysie bulbaire, la moelle est généralement intacte. Les lésions commencent par une prolifération de la névroglie; celle-ci amène une atrophie des groupes cellulaires, et je n'ai jamais pu constater la zone d'éléments embryonnaires migrateurs, si caractéristique dans la rage.

Ainsi les nodules rabiques, toujours aigus et moins limités aux cornes antérieures, ne pourront jamais être confondus avec les lésions plus anciennes, souvent sclérotiques et atrophiques, de l'atrophie musculaire.

Seule, la paralysie infantile aiguë infectieuse présente régulièrement une poliomyélite avec des nodules autour et aux dépens des cellules nerveuses. Mais ces nodules se distinguent nettement des nodules rabiques par l'apparition presque exclusive de polynucléaires qui produisent, par leur invasion en masse, la destruction plus ou moins complète des cellules nerveuses.

La myélite aiguë de l'homme est, comme on le sait, tantôt systématique, tantôt insulaire ou diffuse, transversale, ascendante ou descendante. Elle présente, même dans des cas aigus, des lésions parenchymateuses : œdème, prolifération de la névroglie, apparition de cellules granulo-graisseuses; les vaisseaux sont ordinairement moins modifiés. Ces lésions sont de plus rarement limitées à la partie grise et motrice du système nerveux central. On ne pourra donc jamais confondre les lésions bien évidentes et macroscopiques de cette maladie avec les lésions histologiques de la rage.

La myélite aiguë présente dès le début une dégénérescence bien prononcée, avec apparition autour des vaisseaux du parenchyme de globules granulo-graisseux en grandes masses, avec lésions intenses et limitées aux parties qu'on reconnaît ordinairement à l'œil nu comme étant les plus atteintes par la maladie. Il y a cependant des cas de myélite aiguë, ou on ne trouve que des lésions nodulaires microscopiques. Mais dans ce cas, pas plus que dans certains cas de maladie de Landry, on ne trouve ni de noyaux d'inflammation limitée aux régions motrices de la substance grise, ni de ces noyaux qui se trouvent autour de certaines cellules nerveuses, dans la rage.

Dans un cas de tétanos chez l'homme et dans un autre d'éclampsie puerpérale (néphritique), j'ai trouvé des lésions du système nerveux central qui ressemblaient fort aux lésions rabiques. Mais dans ces cas les accumulations cellulaires, quoique souvent miliaires, existaient surtout autour des petits vaisseaux; les régions étaient moins limitées, et les petits nodules, dont le rapport avec les vaisseaux n'étaient pas évidents, n'étaient pas situés autour des cellules nerveuses.

En supposant même que les lésions de la rage n'ont absolument rien de caractéristique, et qu'elles peuvent se trouver dans la myélite diffuse très aiguë ou dans la paralysie de Landry, je constate cependant que ni dans les livres, ni dans mes expériences personnelles, je n'ai rencontré un cas semblable. Nous pouvons donc regarder les lésions rabiques comme caractéristiques.

Dans d'autres maladies infectieuses, on avait aussi trouvé des lésions histologiques caractéristiques comme ensemble, quoique composées d'éléments non absolument spécifiques. C'est ainsi qu'on avait reconnu et regardé comme spécifiques les lésions de la tuberculose avant la découverte du bacille qui la produit; cette maladie n'offrait alors aucun élément absolument spécifique.

Dans la rage (maladie dans laquelle le cerveau et la moelle sont touchés par le virus), la virulence est peut-être liée aux éléments qui font partie des nodules caractéristiques. Il est beaucoup moins probable que ces nodules soient le résultat d'une action toxique éloignée, comme le sont, par exemple, les lésions nerveuses dans le tétanos, où la moelle n'est pas virulente. De plus, nous sommes convaincus que la moelle rabique stérilisée ne produit ni la rage, ni les nodules caractéristiques.

En comparant la moelle rabique avec celle des animaux morts de tétanos ou d'intoxication, on constate souvent, dans ces derniers cas, la même hyperémie, la même infiltration cellulaire et les mêmes masses hyalines dans les parois vasculaires. Mais on cherche en vain une localisation miliaire de ces lésions aux parties indiquées ; on ne trouve pas les îlots inflammatoires péricellulaires de la rage.

Valeur diagnostique des lésions rabiques. — Il résulte de ces examens comparatifs, et des constatations de différents auteurs sur les lésions de la rage, qu'il y a dans cette maladie des foyers miliaires, dans la substance grise et surtout dans les régions motrices. Ces foyers, par leur forme et leur siège, présentent des particularités. Le groupement des noyaux embryonnaires autour de certaines cellules nerveuses modifiées est, d'après moi, la particularité la plus caractéristique.

Pour m'assurer de la valeur diagnostique de l'ensemble des lésions rabiques, et surtout des petits foyers péricellulaires, j'examine depuis de longues années les pièces, moelle ou cerveau, qu'on nous envoie avec les personnes mordues.

Je procède de la façon suivante :

Des tranches de moelle ou de cerveau, de 5-10 mm. carrés sur 3 mm. d'épaisseur, sont durcies dans l'alcool absolu ou dans le formol, tandis qu'une partie de la moelle est inoculée par trépanation à des cobayes ou des lapins. Le lendemain on peut faire des coupes minces qu'on colore par le bleu de méthylène de Löffler ou la fuchsine phéniquée. En quelques minutes les pièces sont colorées ; on les lave à l'eau distillée ; après les avoir fait déshydrater, on les éclaircit dans l'essence de girofle et on monte dans le baume de Canada. On peut avoir les pièces microscopiques une heure après l'arrivée du cerveau en mettant une tranche mince du bulbe dans le formol pour 1/2 heure et en faisant des coupes avec le microtome à glace.

Par ce procédé, la substance médullaire n'est pas bien conservée, mais, ainsi que l'ont montré nos recherches, la substance blanche est très peu modifiée dans la rage. Ces modifications elles-mêmes sont très peu caractéristiques. On peut donc les négliger dans cet examen. Au contraire, la substance grise et les produits de prolifération et d'inflammation sont très bien conservés et très bien colorés par ce procédé rapide. On voit déjà à un faible grossissement, d'une manière éclatante, les groupes de cellules motrices des régions intéressées. Parmi ces cellules quelques-unes sont ordinairement pâles, vacuolaires, aux prolongements cassés, à noyau modifié (en karyokinèse avortée parfois), envahies par de petites cellules rondes mono-nucléaires et formant le centre d'un petit nodule, composé lui-même d'éléments migrateurs mono-nucléaires signalés plus haut. On observe, en même temps, les vaisseaux proliférés, souvent dilatés, renfermant beaucoup de leucocytes, et entourés d'espaces lymphatiques dilatés et remplis d'éléments embryonnaires, parfois pigmentés.

La présence de ces nodules péricellulaires caractérise surtout la lésion.

Voici enfin quelques-uns des premiers cas dans lesquels cet examen nous a donné des renseignements si utiles.

I. — Pétrache Grigoriu, âgé dé 37 ans, de Bâleni (Covurlui), est mordu le 15 octobre par son chien, qui revenait à la maison après une absence de 3 jours. Le même jour l'animal est abattu, et on envoie à l'Institut le bulbe et le cerveau du chien dans la glycérine. L'autopsie a été négligée.

Le 17, on reçoit les pièces ; on les fait durcir dans l'alcool, après les avoir fixées par la liqueur de Flemming. Le 20 octobre, on fait des coupes; on les colore par le bleu de méthylène. On constate d'abondants nodules rabiques autour des cellules nerveuses du bulbe, surtout dans les noyaux du pneumogastrique et du nerf hypogastrique.

Un lapin inoculé meurt de rage.

II. — Un paysan, Gavril Prepelita, âgé de 40 ans, de Ciumulesti (Suceava), est mordu le 22 octobre par un chien étranger, suspect de rage, sur lequel on ne nous donne pas de renseignements.

Le 3 novembre on reçoit le cerveau du chien dans la glycérine. On fait durcir dans l'alcool absolu et le 5 on fait des coupes. On constate au microscope de nombreux nodules rabiques au-dessous de l'épendyme du plancher du quatrième ventricule.

Un lapin injecté meurt de rage après 30 jours.

III. — M. Anton Sichni, âgé de 43 ans, de Roman, est mordu le 31 octobre par un chien suspect, qu'on a tué.

Dans les coupes faites après durcissement dans l'alcool, on observe un grand nombre de nodules rabiques caractéristiques, surtout a utour des cellules nerveuses du plancher du quatrième ventricule au-dessous de l'épendyme.

Un lapin inoculé en même temps meurt enragé le 24 novembre.

IV. — Un chien, présentant des symptômes suspects, meurt de rage à l'Institut. On constate les lésions anatomiques de la rage. On fait durcir le cerveau, le bulbe et la moelle de l'animal dans l'alcool absolu. Deux jours après on peut observer, dans les coupes colorées par la fuchsine, de nombreux nodules autour des cellules motrices dans les noyaux du plancher du IVe ventricule, surtout du nerf hypoglosse, et dans les cornes antérieures de la moelle cervicale.

Un lapin inoculé avec cette moelle meurt de rage 18 jours après la trépanation.

V. — Le même jour on fait abattre un chien suspect, on durcit le bulbe et la moelle dans l'alcool. Le lendemain, on fait des coupes. On n'observe pas de nodules péricellulaires.

Un lapin inoculé avec la moelle de ce chien reste sain.

VI. — Une enfant, Maria-Jonica Ferraru, de Slatina, âgée de 8 ans, est mordue le 7 novembre par un chien présentant des symptômes de rage.

Le 12 novembre on reçoit quelques fragments de bulbe et de cervelet conservés dans la glycérine. Après durcissement dans l'alcool absolu on fait des coupes. On constate, dans les points qui correspondent au IVe ventricule, une dilatation considérable des vaisseaux avec hémorragies, ainsi que quelques petits nodules rabiques.

Un lapin injecté meurt de rage.

VII. — Petru J. Stefanescu, ouvrier de Turnu-Severin, est mordu le 18 novembre par un chien suspect et tué le même jour.

Le 25, on reçoit le cerveau de l'animal. On fait des coupes après durcissement dans l'alcool absolu. On constate la présence de quelques petits nodules rabiques autour des cellules de la corne d'Ammon.

Un lapin injecté meurt de la rage.

VII. — Don Dragu Cescu, âgé de 21 ans, soldat de Ramnicul-Vâlcei, est mordu le 6 décembre par un chien suspect qu'on fait abattre.

On reçoit le 10 le bulbe de l'animal. Dans les coupes obtenues par le procédé indiqué, on constate des vaisseaux dilatés et des hémorragies à la base du 4e ventricule. Certaines cellules nerveuses sont entourées d'éléments embryonnaires, surtout le long du raphé. Ces cellules sont en même temps plus pâles et quelquefois sans noyau.

Dans ce cas la lésion est plus diffuse.

On voit donc que si on possède le cerveau et surtout le bulbe ou la moelle de l'animal suspect, conservés dans la glycérine, l'examen histologique de ces pièces peut compléter le résultat de l'observation et de l'autopsie du chien et faciliter ainsi le diagnostic rapide de la rage.

On doit faire des coupes intéressant les ventricules, le bulbe ou la partie cervicale de la moelle. Le lendemain, ou même une heure après avoir fait durcir les pièces, on trouvera, avec de l'hyperémie et des foyers embryonnaires périvasculaires moins caractéristiques, de petits nodules formés par une zone de cellules embryonnaires entourant une cellule nerveuse plus ou moins dégénérée ou en prolifération.

Je suis bien loin cependant de regarder cette constatation comme une preuve absolue, ou de vouloir supprimer, par l'usage de ce procédé rapide, les autres moyens de diagnostic, tels que l'observation des symptômes et l'expérimentation sur l'animal, qui donneront des preuves absolues. Mais, dans certains cas indiqués plus haut, la constatation des nodules décrits rendra des services.

Au point de vue pratique, on peut donc conclure *qu'à côté de l'observation et de l'autopsie du chien mordeur l'examen histologique de son système nerveux central ne doit pas être négligée.*

On ne devrait renoncer à cet examen que si le cerveau de l'animal mordeur est tout à fait macéré ou tellement abîmé que l'orientation anatomique soit devenue impossible.

Si on ne trouve, après un examen minutieux des parties indiquées, aucun nodule miliaire périvasculaire ou péricellulaire, il est très probable que l'animal mordeur n'était pas enragé; au contraire, la présence des lésions décrites et surtout des nodules péricellulaires plaide en faveur de la rage.

Ces nodules sont moins prononcés chez les animaux tués dans la première période de la rage ; ils sont plus apparents chez ceux qui ont succombé à la maladie. Dans les cas prolongés, l'infiltration cellulaire est très prononcée et devient plus diffuse.

2° — TRAVAUX DE GOLGI

Golgi (1) a publié une série de travaux sur les lésions déterminées par la rage dans les centres nerveux; il les résuma dans un article paru en 1894.

Il dit tout d'abord que la rage expérimentale donne des lésions très typiques. Cette opinion n'a pas été admise par les auteurs qui se sont occupés après lui des lésions rabiques.

Golgi désire attirer l'attention sur le fait que les altérations décrites et reproduites par lui peuvent être mises en évidence seulement par sa méthode de coloration. Il se propose de démontrer que sa méthode ne sert pas exclusivement à l'étude de la structure normale du système nerveux central ; elle peut aussi venir en aide à la pathologie en expliquant de nombreuses altérations pathologiques qui n'auraient pu être observées par d'autres méthodes.

Golgi expose ses recherches de la manière suivante :

I. — *Structure des noyaux.* — Ces altérations sont examinées par l'auteur :

a) Dans l'endothélium des vaisseaux, dans les cellules de la névroglie, dans les cellules épithéliales de l'épendyme ;

b) Dans les cellules nerveuses ; ce sont alors des altérations diffuses dues surtout à un commencement de developpement progressif. Il a vu, dans ces cellules, des formes qui rappellent les différentes phases de la karyokinèse (gonflement, disparition du caractère vésiculaire, apparition des fuseaux, des pelotons équatoriaux étoilés).

Cependant un examen attentif montre que les masses de chromatine ne possèdent pas la régularité et la continuité caractéristique des fibres chromatiques du stroma nucléaire actif.

Au contraire elles se présentent sous la forme de petits fragments courts, irréguliers, ainsi qu'on le voit dans les cellules en régression. Le caractère granuleux, ridé, la déformation et l'aspect atrophique de la cellule montrent qu'il s'agit plutôt là d'une régression.

Ces altérations ont été trouvées chez des lapins tués avant l'apparition des symptômes de rage paralytique. Les formes classiques de la mitose ont été trouvées dans les cellules de la surface des circonvolutions du cervelet 4 ou 5 jours après inoculation.

Cette constatation prouverait que les manifestations anatomiques de la rage peuvent être observées avant les troubles fonctionnels.

II. — *Altérations de la forme et de la structure des cellules nerveuses.* — Ces lésions étaient étendues et avaient des caractères différents. L'auteur les a groupées de la façon suivante :

a) Les cellules nerveuses deviennent plus minces, des vacuoles apparaissent dans leur intérieur et se transforment en vésicules. Dans la première phase les cellules paraissent seulement un peu tuméfiées : la substance cellulaire est plus transparente et moins avide de matière colorante ; dans la deuxième phase (de vacuolisation) apparaissent dans

(1) GOLGI, Berliner klin. Woch., 1894, n° 14.

les corps des cellules des cavités plus ou moins grandes (surtout dans la partie profonde des cellules de Purkinje) qui sont parcourues par des ramifications fines, qu'on peut reconnaître comme reste d'une substance cellulaire déchirée.

Le volume de la cellule est augmenté considérablement, mais ce qui est plus caractéristique c'est la transformation vésiculaire de la cellule. Le corps cellulaire est 3, 4, 5 fois plus grand qu'à l'état normal. La périphérie est représentée par une ligne peu réfringente qui a l'apparence d'une mince membrane. Le protoplasma cellulaire est représenté par un petit amas protoplasmatique, dans les cellules de Purkinje, occupant leur périphérie, et d'où partent les prolongements protoplasmatiques. Un reste de substance cellulaire se présente sous la forme d'une petite zone très réfringente située dans la profondeur du corps cellulaire et d'où part le cylindre-axe. Le noyau est situé d'habitude à la partie supérieure de la cellule et on le voit assez souvent au milieu de la vésicule. Ces phases d'altérations sont visibles toutes à la fois, soit sur le même animal mort de paralysie rabique, soit chez plusieurs animaux, qui présentent tantôt une phase, tantôt une autre. Ces altérations existent également dans les cellules nerveuses du cerveau, de la moelle allongée, et de la moelle épinière.

Dans cette dernière partie du système nerveux, Golgi trouve les lésions surtout dans les cas de rage des rues.

b) Les cellules ainsi que leurs prolongements sont plus ou moins altérées, on voit des tuméfactions circonscrites ou diffuses, des rides avec perte de substance, un processus d'atrophie progressive englobant les prolongements protoplasmatiques.

Les altérations des prolongements commencent de leur origine et s'étendent jusqu'aux divisions les plus fines ; ceux-ci ont un aspect encore plus variqueux qu'à l'état normal.

Les ramifications des cellules ganglionnaires des différentes parties des centres nerveux présentent des altérations assez caractéristiques ; elles perdent leur homogénéité et prennent un aspect granuleux avec des renflements diffus, de sorte qu'elles paraissent variqueuses.

Les altérations morphologiques peuvent être mises en évidence par les colorations argentiques. Les prolongements cylindraxiles paraissent plus résistants que les prolongements protoplasmatiques, et dans la substance cellulaire on peut distinguer clairement, même dans les fragments amorphes de cellules, les restes des prolongements cylindraxiles. Les altérations des cellules sont disposées en foyers. A côté de zones plus ou moins étendues formées de cellules altérées de différentes façons, on observe encore d'autres zones dont les cellules présentent un aspect normal.

c) La dégénérescence granulo-graisseuse des cellules nerveuses est très fréquente et représente une phase avancée du processus morbide.

Il existe une véritable destruction des cellules nerveuses, surtout quand la maladie est prolongée.

Le noyau est dévié dans une certaine direction, tandis que le corps cellulaire a un aspect très granuleux tuméfié ou atrophié, présentant une dégénérescence granulo-graisseuse avancée. Ces altérations éloignent la cellule du type ordinaire des cellules nerveuses centrales. Le noyau est disloqué, rejeté à la périphérie de la cellule et ordinairement dans la direction d'un prolongement. Cette dislocation du noyau est accompagnée d'altérations de sa structure propre. Le noyau est atrophié, ses contours sont moins précis et parfois il est réduit à un petit amas de substance qui se colore intensivement.

Dans quelques cellules le noyau manque complètement, tandis que dans d'autres il reste un petit amas de substance granuleuse.

Ce processus atrophique avancé se rencontre dans les phases plus avancées avec des symptômes paralytiques prononcés. Une autre altération des cellules est caractérisée par la formation dans le corps de la cellule d'une zone périphérique à aspect homogène, contenant parfois des noyaux visibles où de petits amas granuleux fortement colorés.

d) Les lésions des ganglions intervertébraux présentaient toujours un ensemble caractéristique; les cellules rondes sont accumulées et les vaisseaux dilatés. Les cellules nerveuses sont envahies par des vésicules, le protoplasma contient des granulations et la périphérie de la cellule paraît homogène. Le noyau allongé et disloqué est repoussé vers la périphérie. Quelquefois il paraît être en dehors de la cellule; il est formé d'une accumulation de granules chromatiques.

Dans la rage il y a donc des altérations anatomo-pathologiques caractéristiques.

En se basant sur ses recherches, Golgi affirme, contrairement, à d'autres auteurs, que la rage détermine toujours des lésions des centres nerveux, mais sans leur reconnaître une spécificité absolue. En les considérant isolément, on les rencontre également dans d'autres maladies; mais en tenant compte de l'ensemble des modifications, de leur succession et de leur enchaînement on peut les regarder comme caractéristiques de la rage.

La rage détermine tout d'abord un processus inflammatoire dont la première étape est caractérisée par des états inflammatoires avec troubles circulatoires, prolifération des éléments vasculaires et périvasculaires, et infiltration leucocytaire.

Plus tard, apparaissent dans les éléments fixes des modifications dont le caractère change d'après la nature des éléments que l'on considère.

Il y a enfin des processus régressifs.

Dans son ensemble, le processus anatomique serait une encéphalite parenchymateuse.

En thèse générale, on peut admettre les conclusions de Golgi, quoique cet auteur n'insiste pas sur les lésions les plus fréquentes et les plus caractéristiques de la rage.

Germano et Capobianco (1) ont retrouvé les lésions vasculaires décrites par la plupart des auteurs qui les ont précédés. Ils admettent que l'altération des cellules nerveuses des cornes antérieures peut aller jusqu'à leur destruction complète. Ils donnent pourtant une importance plus grande à l'hypertrophie de la névroglie.

L'existence d'une myélite est démontrée par une hyperémie prononcée, par l'infiltration leucocytaire progressive et diffuse, par les altérations des parois vasculaires avec hémorragies con-

(1) Germano et Capobianco, Contribution à l'histologie pathologique de la rage. (*Annales de l'Institut Pasteur*, 1895.)

sécutives, par l'altération des éléments nerveux qui va de la simple tuméfaction jusqu'à leur disparition complète.

En ce qui concerne la spécificité de ces lésions les auteurs croient comme Golgi que, sans être des lésions pathognomoniques, elles sont pourtant constantes dans leurs manifestations, dans leur distribution en foyer et dans leur ensemble. Elles sont, de même, aussi constantes dans leur ordre de succession et dans leur prédominance dans les régions motrices.

3.– RAPPORT DU VIRUS AVEC LES LÉSIONS DES CELLULES NERVEUSES.

En 1898, (1), dans une étude sur les lésions des cellules nerveuses de la moelle épinière dans différentes maladies infectieuses, j'ai traité des lésions rabiques dans leur rapport avec le virus.

Jusqu'en 1898 on ne connaissait qu'une seule maladie, la rage, dont le virus était localisé presque exclusivement dans le système nerveux central, en produisant une réaction inflammatoire. En dehors de lésions vasculaires exsudatives et hémorragiques avec prolifération des éléments fixes, j'ai pu trouver dans la rage des rues des altérations inflammatoires au niveau des cellules nerveuses, une accumulation de cellules embryonnaires et des modifications particulières de certains vaisseaux sanguins et lymphatiques qui appartiennent à la cellule. La cellule qui est à l'intérieur de ce foyer inflammatoire est envahie par des éléments étrangers d'une façon toute particulière. Ces altérations sont-elles primitives? La question n'est pas résolue. En tout cas, elles sont caractéristiques de la rage.

Les lapins tués par le virus fixe présentent au contraire à peine une altération microscopique de la moelle épinière; ils montrent seulement une diapédèse insignifiante des vaisseaux de la moelle, ainsi que des altérations localisées dans les cellules des cornes antérieures.

J'avais en 1890 établi les altérations cellulaires de la rage des rues:

1° Altérations particulières des noyaux des cellules nerveuses (fig. 4);

2° Concentration des éléments chromatophiles autour du noyau (fait décrit aussi plus tard par Marinescu);

3° Disparition des éléments chromatiques dans certaines cellules et dislocation du noyau à la périphérie;

4° Commencement de prolifération de la cellule avec figures karyokinétiques abortives;

5° Destruction des éléments chromatiques du noyau cellulaire et des prolongements. Vacuolisation du protoplasme avec déformation de la cellule;

(1) BABES, Ueber den Einfluss der verschiedenen Infectionen auf die Nervenzellen des Rückenmarkes (*Berliner klinische Wochenschrift*), 1898, N. I. 2, 3.

6° Dilatation sinueuse de l'espace virtuel péri-cellulaire occupé en partie par des cellules rondes et leur émigration dans la cellule nerveuse.

La moelle est très virulente dans toutes ses régions et il est très probable que les parties altérées, surtout les nodules rabiques, contiennent les parasites de la maladie.

Il est possible que les éléments hyalins, ronds,encapsulés, que j'avais décrits, qui existent surtout dans la cellule nerveuse (1), parfois même dans les parois des vaisseaux, sont en relation avec la maladie.

J'avais insisté spécialement sur la topographie des lésions rabiques, sur leur distribution qui leur donnent un caractère de spécificité qui ne se rencontre pas dans les autres affections du système nerveux.

Les altérations dues à la rage présentent un caractère particulier. Le virus pénètre en effet dans le système nerveux central, en suivant les nerfs périphériques, ainsi que les lymphatiques, les artères et les veines. Suivant le lieu de sa pénétration,il arrive au cerveau ou au canal vertébral et se localise dans certaines portions du système nerveux, généralement autour du canal central. Le virus produit des altérations vasculaires hémorragiques et inflammatoires, surtout dans les centres moteurs de la moelle allongée et de la moelle épinière. Comme dans les autres infections,on peut reconnaître les endroits premièrement atteints. On distingue :

1° Les invasions par le canal central ou par le sillon antérieur accompagnées d'altérations des parties médianes des cornes antérieures; 2° l'invasion par voie nerveuse ainsi que celle qui s'est faite par les vaisseaux antéro-latéraux des méninges (fig. 1. *mx*). Celle-ci est accompagnée d'altérations dans les parties latérales des cornes antérieures. On trouve dans la rage quelques grandes cellules des cornes postérieures touchées un peu plutôt et indiquant que l'infection avait attaqué dès le début les cornes postérieures. Dans les cas à marche lente, on trouve aussi autour des cellules nerveuses des lésions graves qui prouvent que les altérations des tissus sont étroitement liées à la présence du virus, qui, par sa multiplication ou par les toxines qu'il produit,provoque un foyer circonscrit, inflammatoire, péri-cellulaire (*m*).

Le bulbe présente ordinairement les mêmes lésions que la moelle, on y voit (fig. 2) l'épendyme ordinairement intact; au-dessous de l'épithélium, on observe souvent des globes hyalins. (Planche II, fig. 1-2.) Les vaisseaux de cette région sont dilatés entourés de zones embryonnaires (E), souvent remplis de bouchons leucocytaires ou hyalins; au niveau de différents noyaux de

(1) Décrits plus tard par Negri.

cellules nerveuses, on voit des nodules périvasculaires et péricellulaires caractéristiques, n', n'', n''', n''''.

Par comparaison avec la plupart des maladies infectieuses, dont l'action sur les cellules nerveuses ressemble plutôt à une intoxication qu'à une véritable infection, *la rage peut être con-*

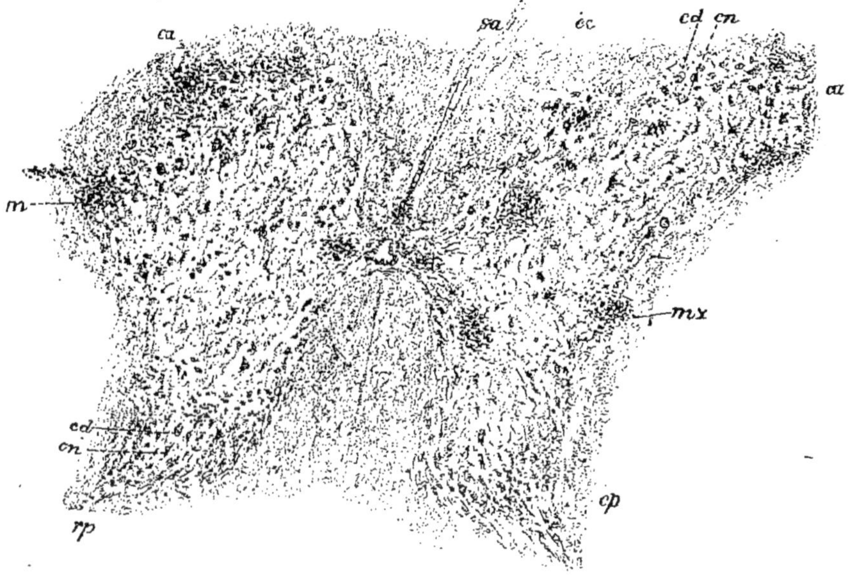

Fig. 1. — Moelle lombaire d'un chien mort de rage après infection sous-durale par la rage des rues. Bleu de méthylène polychrome ; faible grossissement.
Sa, sillon ant *ca*, corne antérieure gauche dont la partie antérieure est occupée de nodules rabiques (*nr*) confluents. Dans la corne postérieure (*cp*) ; on trouve parmi les cellules normales (*cn*) des cellules dégénérées, gonflées, pâles. A droite, il y a une série de cellules radiculaires dégénérées (*cn*). D'autres cellules paraissent être normales (*cd*). Ici les nodules rabiques (*nr*) se trouvent plutôt à la base de la corne antérieure.

sidérée comme le type d'une véritable infection déterminant une poliomyélite aiguë.

On distingue dans la rage à marche lente des lésions *péricellulaires, cellulaires et nucléaires.*

Au début on remarque une prolifération péricellulaire avec compression consécutive des cellules nerveuses, un commencement de concentration de la substance chromatique au voisinage d'un prolongement cellulaire et l'apparition des granulations chromatiques périnucléaires. La cellule est entourée par de différents éléments, dans lesquels on distingue des parties chromatiques homogènes, détachées de la cellule nerveuse (fig. 3, *cn*), des endothéliums (fig. 3, *c*) et des leucocytes, de petits éléments avec noyaux fusiformes bien colorés, parfois à l'état de karyokinèse (c', c''). L'un des prolongements cellulaires est déchiré ; le protoplasma de la cellule nerveuse est plus foncé et plus homogène ; il présente des sinuosités, des vacuoles et contient de petits restes oblongs de substance chromatique (x).

Les lésions du noyau consistent d'abord en une accumulation de substance chromatique à sa périphérie et une augmentation du nombre de ses granulations. Le nucléole est plus pâle et hypertrophié (fig. 2).

Le caractère des lésions rabiques ne consiste pas en une disposition

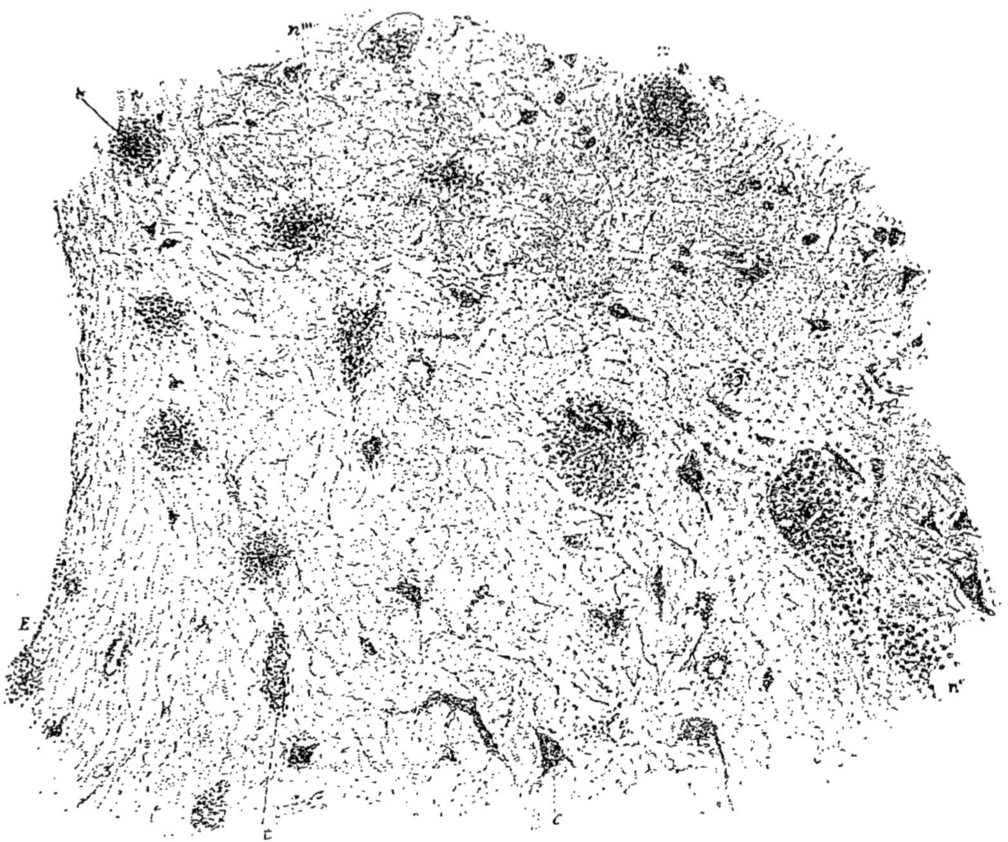

Fig. 2. — Plancher du IVe ventricule. Fuchsine phéniquée, alcool, essence, beaume. Faible grossissement.

E, épendyme, *n*, nodule périvasculaire, *n'*, autre nodule autour d'un vaisseau dilaté, *n''*, nodule embryonnaire sans rapport évident avec les vaisseaux, *n'''*, nodule rabique, autour d'une cellule nerveuse, *t*, vaisseau dilaté et rempli de leucocytes, *c*, cellule nerveuse normale.

particulière de la substance chromatique, mais dans l'ensemble des altérations qui nous indique la voie et l'effet de la pénétration du virus dans le système nerveux central.

La rage montre mieux qu'aucune autre maladie que les altérations visibles de la cellule sont en rapport direct avec la durée de l'influence exercée par le virus.

Chez les lapins, infectés par du virus fixe, on ne trouve, d'habitude, aucune lésion dans les cellules nerveuses ; tandis que les animaux infectés avec un virus d'une intensité moindre (virus des rues) présentent la série entière des altérations.

Dans un travail sur la rage expérimentale, Grigoriew et Iwanow (1) rappellent que la rage provoque une encéphalo-myélite, c'est-à-dire un processus inflammatoire qui retentit sur l'ensemble

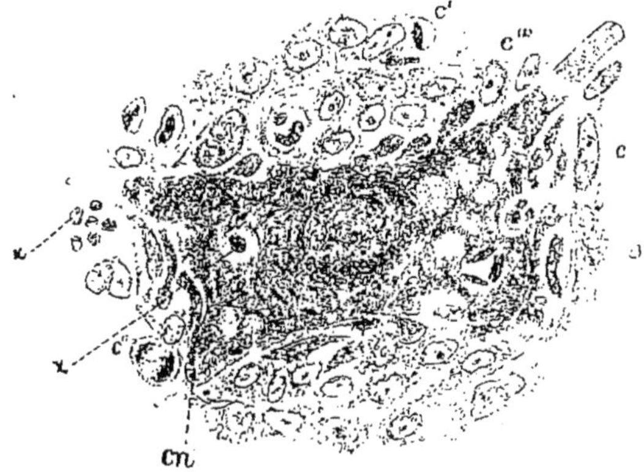

Fig. 3. — Dégénérescence d'une cellule des cornes antérieures du chien au milieu d'un nodule rabique.
Color. à la thionine, gross. 600 env.
cn, parties périphériques de la cellule détachée; *c*, cellule fixe endothéliale (?) *c'*, petit élément allongé au noyau fusiforme, *c''*, le même élément en mitose, *c'''*, cellules pâles d'origine névroglique (?). La cellule nerveuse *cd* renferme des éléments semblables à des vacuoles, le noyau est entouré de masses chromatophiles. Il renferme des granulations particulières et le nucléole est extrêmement gonflé, pâle.

du système nerveux central, et surtout sur le tronc cérébral et la moelle épinière.

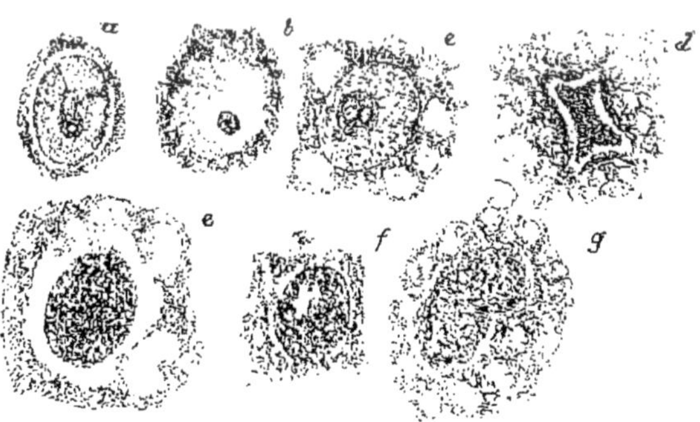

Fig. 4. — Altération des noyaux des cellules dégénérées des cornes antérieures dans la rage. Thionine, gross. 600.
a, noyau normale; *b*, disposition de la membrane du noyau qui est entouré de masses chromatiques, *c*, dégénérescence granuleuse, hypertrophie du nucléole. Le noyau est entouré de vacuoles; *d*, déformation par dépression du noyau, séquestré dans un espace limité par une substance chromophile; *e*, le noyau est isolé du reste de la cellule par des vacuoles confluentes. Dégénérescence granuleuse et nucléole hypertrophie en voie de disparition; *f*, dégénérescence avec apparition de granulations, disparition du nucléole; *g*, déformation du noyau hypertrophique et très pâle renfermant des granulations particulières.

(1) Grigoriew et Iwanow, Pathologische-anatomisch Veränderungen im centralen und peripheren Nervensystem bei experimentaler Lyssa (*Centralblatt für allgemeine Pathologie und pathologische Anatomie*, 10 février 1898).

Ces auteurs ont examiné 7 lapins morts de rage ou tués au commencement des phénomènes paralytiques. A côté des modifications vasculaires observées par tous les auteurs, ils signalent aussi des modifications dans les cellules nerveuses des cornes antérieures, consistant surtout en un degré beaucoup moins avancé de chromatolyse périphérique ou centrale et en de légères modifications du noyau.

Les modifications atteignent d'abord les cellules nerveuses, puis les vaisseaux sanguins et enfin les fibres nerveuses.

Les modifications cellulaires sont des phénomènes primaires et les auteurs n'osent les considérer comme la conséquence d'une infiltration leucocytaire.

D'après eux ces modifications constituent une dégénérescence granuleuse et homogène.

Hōgyes (1) décrit chez l'homme l'existence dans la rage d'une myélite, qui peut se présenter sous deux formes : dans l'une, prédomine l'infiltration cellulaire de la substance grise, sans modification accentuée des éléments nerveux; dans une autre, on trouve une infiltration beaucoup plus profonde, surtout dans les cornes antérieures, où les cellules présentent les différentes étapes de la dégénérescence chromatolytique. Cette dégénérescence est accompagnée d'une accumulation péricellulaire de leucocytes, constituant une modification histologique caractéristique de la rage.

Nagy (2) s'est servi de la méthode de Nissl pour étudier les modifications cellulaires déterminées par le virus rabique. Il signale encore, au commencement de l'infection, un état chromolytique particulier des cellules nerveuses, allant jusqu'à la disparition des éléments chromophiles et suivi par l'atrophie, la fragmentation ou la désagrégation cellulaire.

Marinescu (3) a étudié, en employant la méthode de Nissl, la moelle de deux lapins enragés et a observé des phénomènes de chromolyse centrale et périphérique, qu'il considère comme caractéristiques; ceux-ci provoquent *des lésions étendues, qui expliquent le phénomène principal, la paralysie.*

Caterina, Daddi (4), Sabrazes et Cabannes (5), Ewing (6), étudiant la rage de l'homme, ne signalent comme phénomènes importants que la chromatolyse des cellules des cornes antérieures, et, parfois, celle de cellules de Purkinje du cervelet et des cellules pyramidales de l'écorce.

(1) Hogyes, Nothnagel's specielle Pathologie « Lyssa ». Wien, 1897, vol. V, V^e partie.

(2) Nagy, Math. es term. tud. ert, 1894 et *Magyar err. Archiv.*, 1895.

(3) Marinescu, l'Histo-pathologie de la cellule nerveuse. (*Revue générale des Sciences pures et appliquées*, 30 mai 1897.)

(4) Daddi, Contributo all'anatomia patologica della rabbia nell'uomo. (*Boll. Soc. Med. Chir. di Pavia*, 1897.)

(5) Sabrazes et Cabannes, Note sur les lésions des cellules nerveuses de la moelle dans la rage humaine. (*Nouvelle Iconographie de la Salpêtrière*, 1898.)

(6) Ewing, Studies on ganglion cells. (*Archives of Neurologie and Psychopathology*, 1898, vol. I.)

4. — LÉSIONS PRÉCOCES DE LA RAGE

J'avais décrit en 1898 les lésions précoces des centres nerveux dans la rage (1), en employant les méthodes modernes de coloration des cellules nerveuses et de leurs éléments chromatophiles.

Dans certains cas de rage de passage du lapin, les lésions sont très peu prononcées, tandis que, dans d'autres, le virus de passage très exalté, hypervirulent, produit des lésions précoces et très prononcées. Nous possédions à un moment donné un virus qui tuait, non seulement le lapin, mais aussi le chien, en cinq à six jours après injection intracrânienne, en produisant dès le quatrième jour des lésions très prononcées de la moelle et du bulbe.

Goldscheider et Flatau (Fortschritte der Medecin, 1897) ont trouvé, dans le tétanos expérimental, des lésions précoces qui se montrent avant que les symptômes de la maladie ne se déclarent, notamment, une chromatolyse avec tuméfaction de la cellule, ainsi qu'un gonflement et une modification particulière de son noyau. Ces lésions disparaissent en grande partie après les manifestations cliniques. Nous basant sur ces faits, nous nous sommes demandé comment se comportent les lésions précoces de la rage.

Nous avons essayé ainsi de pénétrer le processus intime de la lutte du virus contre l'appareil de défense, au niveau de la substance grise centrale, la seule qui soit sérieusement atteinte dans la rage.

Notre dispositif expérimental a été très simple. Nous inoculions à plusieurs reprises des séries de lapins et de chiens par trépanation avec du virus de passage plus ou moins virulent ou avec du virus des rues ; en sacrifiant chaque jour un des animaux par décapitation, nous en examinions la moelle et le bulbe, après durcissement dans l'alcool formolisé, par la méthode de Nissl, ou en colorant avec la thionine.

Voici le résultat de nos recherches :

La substance hypervirulente produit souvent des lésions appréciables dès le troisième jour après l'infection, alors qu'aucun symptôme ne révèle encore la rage. Parfois seulement, il existe à ce moment une faible élévation de température. On observe déjà par places, surtout dans les cornes antérieures, une hyperémie prononcée, une faible leucocytose dans les capillaires du bulbe et des cornes antérieures et une faible tuméfaction des cellules des parois vasculaires, plus prononcée sur les côtés du canal central. On remarque, auprès des petites cellules rondes mononucléaires, des éléments beaucoup plus petits, de 2 μ, ovulaires, souvent en division, colorés fortement par le bleu polychrome. En même temps, quelques cellules nerveuses de cette région ou des parties latérales des cornes antérieures sont plus foncées, avec des éléments chromatiques gonflés et en voie de fragmentation. Leur noyau

(1) Babes, *Comptes rendus de l'Académie des Sc*, 14 nov. 1898.

est gonflé et presque incolore (Pl. III, fig. 1); auprès de ces cellules, il y a quelques cellules pâles en chromatolyse.

Les lésions vasculaires sont un peu plus prononcées dans la moelle cervicale que dans la moelle lombaire, mais les lésions cellulaires sont partout analogues. Dans certains cas l'hyperchromatose est encore plus prononcée (fig. 2, *cn*), les vaisseaux sont remplis d'endothéliums proliférés(*v*) et les cellules nerveuses sont entourées de grandes cellules pâles à protoplasme basophile, probablement d'origine névroglique (*cg*).

Dès le quatrième jour, les lésions sont beaucoup plus prononcées. On trouve à cette époque, chez le lapin de même que chez le chien, une leucocytose prononcée, les capillaires renferment une grande quantité de leucocytes surtout mononucléaires et des éléments décrits plus haut; les vaisseaux sont, par place, entourés d'une large zone embryonnaire, la paroi cellulaire des vaisseaux plus grands est épaissie, et l'espace périvasculaire renferme des cellules rondes mononucléaires. Ces cellules migratrices se dirigent surtout vers les cellules nerveuses formant par places de petits noyaux péricellulaires (nodules rabiques). Ce sont surtout les cellules voisines du canal central des parties latérales qui sont entourées de cellules migratrices, elles présentent des lésions très nettes qui consistent en une tuméfaction et un gonflement des éléments de Nissl. Ceux-ci pâlissent et disparaissent. Tantôt cette disparition est complète dans toutes les cellules de la corne antérieure, tantôt un nombre plus ou moins grand de cellules gardent à leur périphérie, ou autour du noyau, des éléments ou des granulations colorées. Le noyau devient plus clair, le nucléole reste ordinairement sur place sans changer d'aspect (Planche III, fig. 3), ou bien il est gonflé, pâle et entouré d'une zone de granulations colorées en violet (fig. 4).

Ces lésions sont également prononcées dans toutes les parties de la substance grise du bulbe et de la moelle chez le lapin et chez le chien infectés par la substance hypervirulente. Le virus de passage *ordinaire* produit ces effets beaucoup plus tard. Chez le lapin, il faut chercher attentivement pour trouver des lésions quatre jours après l'infection. On trouve cependant, dans certains groupes de cellules de la corne antérieure, quelques cellules gonflées, à éléments chromatiques désagrégés ; on remarque de plus une faible augmentation des éléments des parois vasculaires. Dans le bulbe, on voit, au niveau de certains vaisseaux, une accumulation de petits éléments chromatiques décrits plus haut. Chez le chien on trouve, au contraire, dès le quatrième jour, une hyperémie très accentuée au niveau de certains groupes cellulaires des cornes antérieures et des lésions vasculaires inflammatoires avec de larges zones cellulaires périvasculaires dans le bulbe. On observe surtout le long du raphé, sur les parties latérales et dans les olives, une tendance à la formation de nodules autour des cellules nerveuses qui, à leur tour, subissent les modifications décrites. Il est donc évident que les lésions rabiques commencent dans le bulbe, dès le quatrième jour après l'infection intracrânienne, par une prolifération vasculaire avec diapédèse assez diffuse.

Chez le chien, les lésions s'irradient vers le bas les jours suivants ; elles sont toujours bien prononcées après la mort. Chez le lapin au contraire on voit (seulement à la suite de l'infection avec la rage des rues ou bien avec la substance hypertoxique) des lésions prononcées des centres nerveux. Souvent ces lésions bien prononcées les quatrième et cinquième jours n'augmentent pas; souvent on trouve après la mort, survenue le septième ou le huitième jour, quelques rares cellules pâles vacuolaires et, par places, de l'hyperémie avec un peu de diapédèse cellulaire.

J. Koch (1) décrit des lésions de la moelle lombaire chez le chien déjà le 2e jour après l'infection rabique. Il s'agit de foyers nécrotiques, ramollis, avec destruction des cellules nerveuses dans la substance grise de la moelle lombaire. Nous-même n'avons jamais trouvé des lésions aussi graves et aussi précoces, dans la rage.

Il résulte de ces recherches que la rage produit des lésions vasculaires et cellulaires dans la substance grise; notamment une hyperémie, une leucocytose, une prolifération vasculaire et une diapédèse, ainsi que des lésions particulières des cellules nerveuses qui sont déjà manifestes un ou deux jours avant l'apparition des premiers symptômes rabiques.

5. — LÉSIONS DES NEUROFIBRILLES DANS LA RAGE

Ramon y Cajal et Dalmacco Garcia (2), employant la méthode du premier de ces auteurs (3), qui permet de mettre en évidence les neurofibrilles des cellules nerveuses, ont pu constater dans la rage un épaississement considérable de ces fibrilles. Cet épaississement des neurofibrilles s'observe tout aussi bien dans la rage de passage que dans la rage des rues.

Six jours après l'inoculation du virus de passage, on trouve dans les ganglions rachidiens du lapin une hypertrophie du réseau superficiel des neurofibrilles.

Cette hypertrophie devient plus nette, au commencement de la paralysie.

En même temps le réseau secondaire disparaît et les fibres épaissies se colorent plus fortement.

On observe un épaississement semblable si on expose certains animaux à une basse température. On peut suivre ainsi l'origine de l'épaississement et celle de la coloration plus intense, ou argentophilie. On constate que les fibres fines s'associent par une espèce de coalescence, puis plus tard toutes les fibrilles de la cellule subissent le même épaississement, formant tantôt des fibres isolées, tantôt des anastomoses sous la forme d'un plexus. En colorant les ganglions rachidiens par la méthode de Cajal, on constate que les neurofibrilles sont hypertrophiées, elles envoient parfois des prolongements en dehors de la cellule, tout en emprison-

(1) J. Koch, Uber abortive Tollwut (*Ztschr. f. Hygiene*, I, 1909, f. 64).

(2) Ramon y Cajal et Dalmacco-Garcia, las Lesiones del reticulo del las cellulas nervosas en la rabbia Trabbaios del Laboratorie de investigaziones biologicas de la Univ. de Madrid. I III. Dec. 1904, p 213.

(3) La méthode de Ramon y Cajal consiste dans le durcissement de pièces fraîches de 3 mm. d'épaisseur pendant 24 heures dans le liquide suivant : alcool abs. 10 gr. quelques gouttes à 1 cm. c. Laver pendant 2-3 minutes dans l'eau distillée. Ensuite immerger dans une solution de nitrate d'argent 1,50 0/0 3 à 5 jours à l'étuve à 35°-37°. Les fragments sont lavés durant 1-2 minutes dans l'eau distillée et égouttés. On les met dans un flacon contenant la solution fraîchement préparée d'acide pyrogall, 1-2 gr., Formol 10 cc. Eau dist. 100 cmc. On laisse pendant 24 heures à la température de la chambre et on lave ensuite 1-2 minutes dans l'eau distillée; on égoutte sur du papier buvard et on inclut dans la celluloïdine ou dans la paraffine. On peut colorer les coupes obtenues par le Giemsa.

nant des phagocytes dans leurs mailles; plus tard les fibrilles deviennent pâles, ne prennent plus l'argent et subissent une dégénérescence granuleuse semblable à celle que Marinescu a décrite dans le tétanos.

Nos recherches faites avec Marinescu confirment en partie ces données. Il faut cependant observer que cette hypertrophie des neurofibrilles n'est pas en rapport intime avec les nodules de van Gehuchten.

J'ai montré, par la coloration de Cajal combinée avec celle de Giemsa, que les fibres épaissies ne dégénèrent pas comme dans le tétanos; seule la colorabilité par l'argent diminue. Les fibrilles restent encore colorables par le Giemsa tout en s'épaississant très fortement (planche V, fig. 10). Les mêmes lésions des neurofibrilles existent dans les cellules nerveuses des centres. En thèse générale, les parties périphériques des cellules sont les premières atteintes et elles restent le plus longtemps colorables par l'argent. Les fibres épaissies s'écartent souvent autour d'une vacuole, d'une leucocyte, ou d'un corpuscule de Negri (planche IV, *n*, et planche V, fig. 12 N).

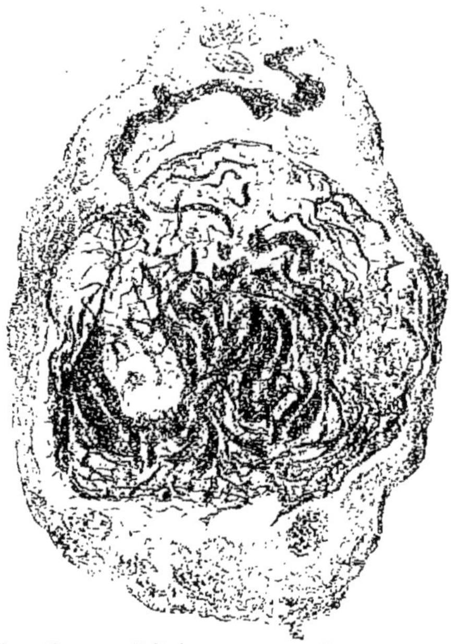

Fig. 5. — Cellule nerveuse d'un ganglion spinal provenant d'un enfant mort de rage. Coupe traitée par la méthode de Cajal. On y distingue la capsule avec des noyaux gonflés et, dans la cellule nerveuse, un gros réseau foncé à ramifications plus minces, communiquant avec le prolongement cylindraxil. Hypertrophie des neurofibrilles (Marinescu).

Les auteurs cités regardent l'hypertrophie des neurofibrilles comme un phénomène de réaction de la cellule nerveuse. Il n'est pas douteux que la paralysie rabique dépende des lésions cellulaires, mais il n'est pas prouvé qu'elle soit due à la modification des neurofibrilles.

L'épaississement des fibrilles est, en effet, plutôt sous la dépendance immédiate du changement de nutrition, elle n'est pas l'expression d'un état fonctionnel. Marinescu a pu trouver cette hypertrophie chez certains paralytiques.

Les lésions graves du protoplasma, des noyaux ou des cellules nerveuses ne sont probablement pas la cause de la paralysie, car ces phénomènes n'existent ordinairement pas chez les lapins paralysés à la suite de l'inoculation du virus de passage. On peut en dire de même pour la disparition des corpuscules de Nissl. J'avais observé, en même temps que l'épaississement des neurofibrilles, cette disparition tantôt centrale (avec déplacement périphérique des noyaux), tantôt périphérique.

Bien longtemps avant Cajal et Marinescu (1), sans avoir pu établir les rapports de ces lésions avec les symptômes de la rage, j'avais constaté l'épaississement des neurofibrilles surtout dans les cas de rage très prolongés.

Marinescu et Cajal ont essayé de présenter l'hypertrophie des neurofibrilles dans la cellule nerveuse comme une lésion constante de la rage et ayant une grande valeur pour le diagnostic de la maladie.

Franca a retrouvé cette lésion chez un renard infecté par le virus des rues. Cet auteur décrit dans les ganglions des cellules nerveuses une hypertrophie du réseau fibrillaire dont les mailles contiennent des neuronophages. Plus tard les cellules disparaissent et à leur place on trouve des nodules (2). Il nous semble cependant risqué de vouloir considérer l'épaississement des neurofibrilles comme une manifestation spécifique de la rage ; nous avons en effet vu qu'un tel épaississement se produit aussi sous l'influence du froid et de certaines intoxications. D'autre part dans la rage cette hypertrophie n'est pas toujours aussi prononcée, il y a cependant souvent au niveau de la moelle et dans les ganglions spinaux rabiques un épaississement de ces fibrilles (voyez la fig. 6 et les fig. 8, 10, 11 de la planche V) plus prononcé que dans n'importe quelle autre maladie des centres.

La recherche de cette lésion est trop difficile pour pouvoir être employée dans le diagnostic courant et rapide de la rage.

On peut sans doute obtenir des préparations démonstratives en traitant de petits morceaux qui sont restés 24 heures dans l'alcool à 40o, mais il faut ordinairement près de 8 jours pour avoir des bonnes préparations. Il est préférable de colorer les pièces après imprégnation par le Giemsa. Dans ces préparations (voir les figures 6, 8, 10, 11, 12 sur les planches VI et V), on verra non seulement des neurofibrilles épaissies, mais aussi les corpuscules de Negri, les nodules rabiques et les fines granulations que j'avais décrites dans le protoplasma des cellules nerveuses dégénérées.

Résumé des lésions fines des centres nerveux dans la rage. — Avant de quitter ce chapitre, il sera peut-être utile de résumer les faits établis concernant les lésions fines trouvées dans les centres nerveux dans la rage.

(1) Babes, les Lésions rabiques. (*Annales de l'Institut Pasteur*, avril 1892.)
(2) Franca, la Rage chez le renard. (*Compte rendu de la Société de Biologie*, page 652, an 1905, tome LVIII.)

A. ***Lésions précoces*** (planche III). Pas de lésions dans la rage de passage. Dans l'infection par le virus des rues, dès le *3e jour*, prolifération endothéliale et oblitération de certains vaisseaux par des mononucléaires. Apparition au milieu de ces cellules, de formations plus foncées, à noyau très foncé, allongé, souvent en karyokinèse. Prolifération névroglique autour des cellules nerveuses; hyperchromatose, plus rarement astromatose de ces cellules; noyau peu modifié. Dès le *4e jour*, lésions vasculaires plus prononcées, formation de nodules formées de mononucléaires, peu de polynucléaires, endothéliums et éléments névrogliques proliférés autour des petites cellules nerveuses. Disparition des éléments chromatiques de leur protoplasma. Commencement de l'invasion des éléments migrateurs dans les cellules. Lésion des noyaux; apparition des granulations chromatiques et tuméfaction du nucléole. Formations particulières plus petites que les leucocytes, noyaux pyriformes, foncés, dans les foyers cellulaires (planche II, fig. 7, *c*).

B. ***Rage des rues déclarée chez le chien et chez l'homme.*** 1° Lésions peu prononcées. — Les mêmes lésions plus ou moins prononcées. Souvent on peut à peine déceler des lésions qui consistent dans l'hyperémie, une faible leucocytose et une diapédèse de certains petits vaisseaux des cornes antérieures et des noyaux du bulbe. Ces vaisseaux montrent encore une faible infiltration graisseuse et une tuméfaction de leur endothélium. On y trouve parfois encore quelques cellules nerveuses à peine modifiées entourées de cellules rondes mononucléaires (planche II, fig. 7, *m*, *n*). La fig. 8 montre cette irritation vasculaire présentant encore des leucocytes pigmentés *p* ; et de petites granulations foncées (*gr*).

2° Lésions plus prononcées. — a) *Lésions vasculaires.* — Surtout dans les régions mentionnées, en dehors des lésions signalées plus haut on en trouve d'autres plus profondes, consistant en une dilatation (planche II, fig. 12), un gonflement œdématié ou hyalin des parois vasculaires (planche II, fig. 14, et fig. 5), avec infiltration et transformation cellulaire consécutive (fig. 10). Dans tous les cas il existe en même temps un gonflement de l'endothélium vasculaire. Dans d'autres cas, le vaisseau est oblitéré par des masses hyalines, par des leucocytes mono et polynucléaires, par des thromboses fibrineuses ou hyalines renfermant souvent des pigments, ou bien par de fines granulations renfermant des formations particulières fréquentes dans la rage (planche II, fig. 9 *c*). Souvent le vaisseau est déchiré et laisse échapper du sang et les éléments décrits plus haut. Ainsi, les espaces périvasculaires et leur voisinage peuvent présenter de petites hémorragies.

En analysant les éléments qu'on trouve dans la paroi et autour du vaisseau, on y distingue : 1° des cellules endothéliales et périthéliales proliférées (planche II, fig. 10 et 11, *c. p.*); 2° de fines granulations chromatiques, ou achromatiques; 3° peu de polynucléaires; 4° des éléments plus petits que les cellules, allongés et renfermant un noyau homogène allongé, très foncé, souvent en division (planche II, fig. 9, 10 et 11 *c*, *c'*); 4° d'autres éléments ronds plus grands, vacuolaires, parfois concentriques renfermant des fragments nucléaires, en croissant ou fusiformes, très colorés, homogènes (*c''* — *c* VI); 5° des cellules rondes renfermant des noyaux pyriformes ou ressemblant aux piroplasmes (planche II, fig. 7, *c. p.*); 6° des cellules irrégulières à noyau périphérique, renfermant dans leur protoplasme une quantité de fines granulations ou de petits bâtonnets colorés par certains mordants (pl. II, fig. 5, *cgr. cm.*); autour de ces cellules on trouve de ces bâtonnets libres.

b) *Lésions cellulaires.* — En dehors des modifications mentionnées plus haut les grandes cellules motrices montrent encore les lésions suivantes : 1° dilatation de l'espace virtuel péricellulaire qui renferme souvent des cellules mononucléaires; il existe une hyper ou hypochromatose peu prononcé, le nucléole est souvent hypertrophié et plus pâle (planche II, fig. 5 et 7 *n*). Les éléments qui se trouvent autour de ces cellules sont souvent plus abondants, formant un nodule rabique (figures 1, *nr* et 2 *nr*). Dans certains cas (fig. 5) l'espace pericellulaire très dilaté (œdématié), comprime la cellule, qui présente une lésion rabique plus ou moins prononcée; 2° nature des éléments qui entourent et envahissent les cellules nerveuses modifiées. Il s'agit des mêmes éléments qui entourent les vaisseaux, et en plus de certains éléments d'origine névroglique à protoplasme colorable et à grands prolongements (dessinés dans la planche II, fig. 2, et dans les figures dans le texte 6, 7, *c*). Ces éléments entourant la cellule nerveuse sont probablement de même origine; ils semblent se détacher de la paroi de l'espace péricellulaire qu'ils tapissent, produisant d'abord une dépression à la périphérie de la cellule

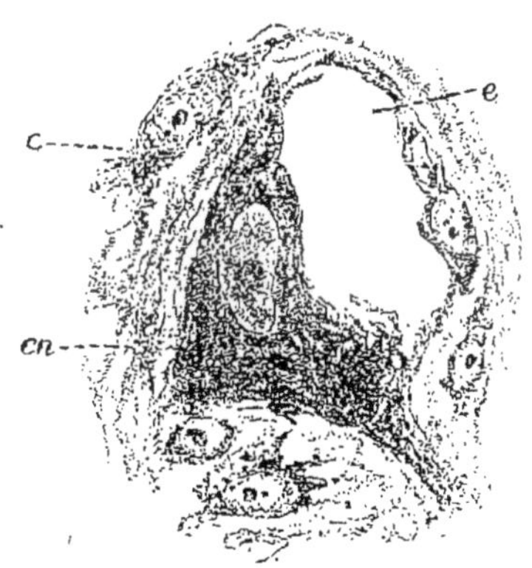

Fig. 6. — Eléments qui envahissent peu à peu la cellule nerveuse modifiée dans la rage des rues. Thionine. gross. 600 *c*, cellule (névroglique) proliférée dans le voisinage de la cellule nerveuse. La cellule nerveuse (*c n*) est comprimée par une grande vacuole latérale (*e*). On y voit deux cellules tapissant l'espace péricellulaire ; à droite on observe le commencement du détachement d'un prolongement. Compression et modification du noyau.

et s'engageant peu à peu dans son intérieur. On y trouve ordinairement de petites cellules mononucléaires rondes ou avec des prolongements. En même temps différentes granulations fines, colorables par les mordants ou les couleurs simples, entrent dans les cellules.

3° Lésions graves des cellules nerveuses. — *a*) *Formation de sinuosités à la surface, produites par l'œdème ou par des cellules en voie d'envahissement* (planche II, fig. 13, 17, 18; planche III, fig. 3, *cn'*, *cn''*). *b*) Détachement des parties périphériques de la cellule (planche 2 ; fig. 17 *d* et figure 3 du texte). *c*) Chromolyse centrale et surtout périphérique, chromolyse générale (planche II, fig. 13-18 ; planche III, fig. 3). *d*) Formation de vacuoles multiples au sein du protoplasme et autour du noyau (planche II, fig. 13-18, figures 8 et 9 du texte). *e*) Hypertrophie des neurofibrilles colorées par le mordant. *f*) Hypertrophie excessive des neurofibrilles non colorées par le mordant, colorées par le Giemsa (planche IV, fig. 6, et pl. V, fig. 10). *g*)

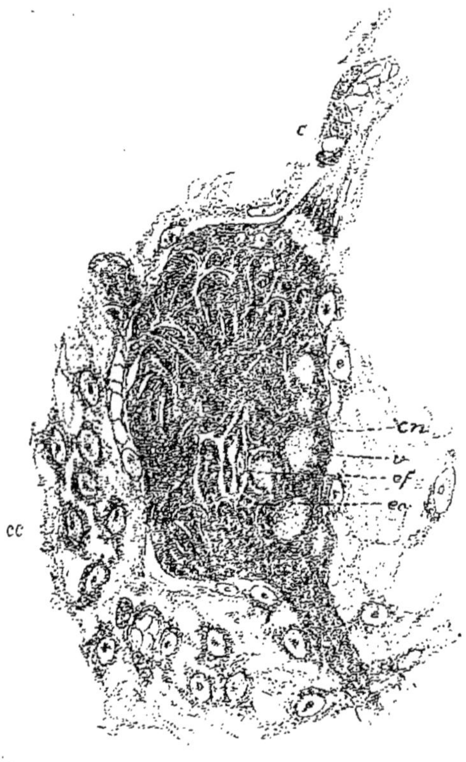

Fig. 7. — Cellule radiculaire modifiée d'une manière particulière, dans la rage du chien. Nissl, gross. 600. La cellule est entourée d'un réseau cellulaire (névroglique) abondant (*cc*). Dans la cellule même *cn*, on observe des vacuoles (*v*), des fissures superficielles en arcades *f*, et des éléments fusiformes ou polygonaux qui se trouvent entre ces fissures. Un de ces prolongements s'est détaché au niveau d'une partie chromatophile; *c*, capillaire.

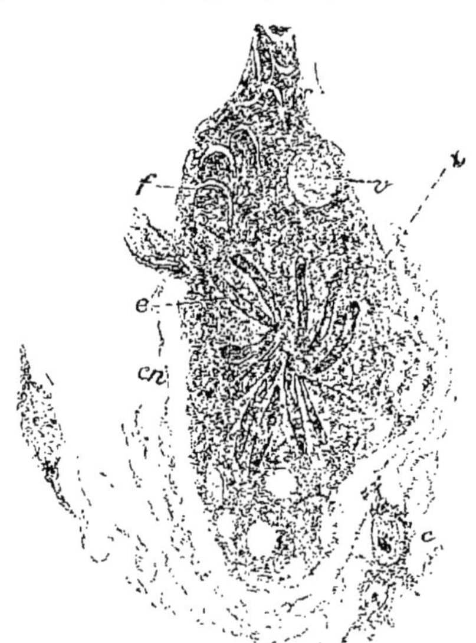

Fig. 8. — Cellule nerveuse dégénérée des cornes antérieures du chien enragé. Nissl, gross. 600. Cellule en chromatolyse, le noyau étant remplacé par des bâtonnets chromatiques disposés au centre de la cellule d'une manière radiée, simulant une figure de karyokinèse (*e*); *f*, fissures en arcades ; *v*, vacuole ; *c*, cellules (névrogliques) autour de la cellule.

Disparition des neurofibrilles (pl. V, fig. 10 *n'*; fig. 9). *h*) Apparition de fissures, sous forme d'arcades, à la périphérie des cellules (figures 7 et 8 *e* et *f* du texte). Entre ces fissures se trouvent souvent des éléments qui semblent être de petites cellules fusiformes ou polygonales (fig. 6 *e, ec*). *i*). Apparition, dans l'intérieur de la cellule nerveuse, de bâtonnets formant une étoile à son centre. Ces bâtonnets, plus foncés à leurs extrémités, sont plus pâles et granulés à leur centre. Leur signification nous échappe (fig. 8 *e*).

4° Lésions des noyaux des grandes cellules nerveuses. — Dans les cas où les cellules nerveuses sont gravement altérées, c'est surtout le noyau qui présente des lésions très manifestes et particulières.

1) Disparition de la zone périnucléaire précise et du réseau chromatique (figure 4 du texte : *a*, noyau normal, *b*, noyau modifié). Le noyau devient plus clair, plus vésiculeux, à bords mal limités et entouré de masses chromophiles; le nucléole plus foncé, hypertrophié (planche II, fig. 16).

2) Le noyau devient plus foncé ; il est entouré de vacuoles. Dans son plasma on trouve, à des distances égales, des grains fins chromophiles. Le nucléole est hypertrophié, vacuolisé, pâle, le nucléole vésiculaire (fig. *e* et pl. II, fig. 14).

3) Les vacuoles périnucléaires deviennent confluentes et le noyau se trouve libre dans une cavité sinueuse qui communique avec l'extérieur. Le noyau est plus foncé avec les grains chromophiles très prononcés, le nucléole très hypertrophié, mais pâle (pl. II; fig. 13, 17 et 18, et fig. 3 et 4, *e*, du texte).

4) Déformation du noyau, il devient plastique, allongé, bosselé, simulant des formes abortives de karyokinèse avec ses grains bien prononcés, parfois allongés (fig. 4, *g*); parfois il est déprimé. On le trouve carré, séquestré dans un espace limité par une substance hyperchromatique (fig. 4, *d*).

5) Enfin le noyau disparaît; on ne reconnaît à sa place qu'une ombre plus foncée, mal délimitée (planche V, fig. 10, *x'*).

Cette description sera complétée par celle des lésions des ganglions nerveux et par celle des corpuscules particuliers découverts dans ces derniers temps.

5° Lésions des prolongements cellulaires. — *a*) Epaississement des neurofibrilles dans le prolongement axil ou dans d'autres prolongements. Les fibrilles peuvent se prolonger dans la cellule (pl. IV, fig. 6) ou bien, entrant dans la cellule, elles y disparaissent peu à peu (pl. V, fig. 8). Quelquefois les fibrilles, entrant dans la cellule, deviennent très grosses, se colorent seulement avec le Giemsa (pl. V, fig. 10 *n*). *b*). Accumulation de la substance chromophile à la base des prolongements et rupture du prolongement à ce niveau (fig. 3 et 6 du texte). *c*) Gonflement, état sinueux et disparition des fibrilles au niveau des prolongements (pl. V, fig. 9).

6° Lésions des fibres nerveuses. — *a*) Epaississement des fibrilles dans les fibres, surtout dans les neurones longs et dans les prolongements axiles. *b*) Œdème de la gaîne myélinique avec apparition de fines granulations chromophiles. *c*) Hypertrophie, transformation hyaline avec disparition des fibrilles.

CHAPITRE XII

LÉSIONS DES GANGLIONS NERVEUX DANS LA RAGE

1. Lésions des ganglions cérébraux, spinaux et sympathiques décrites par Kolesnikoff, Nepveu, Golgi, Van Gehuchten, et Nelis. — 2. Valeur diagnostique des lésions ganglionnaires. — Critique de Nocard, travaux de Babes, de Van Gehuchten. — 3. Signification des lésions ganglionnaires. Travaux de Crocq, de Babes et Marinesco.

1. — LÉSIONS DES GANGLIONS CÉRÉBRAUX, SPINAUX ET SYMPATHIQUES

Kolesnikoff et Golgi étaient les seuls auteurs qui, jusqu'en 1900, avaient examiné les ganglions intervertébraux des animaux mort de rage. Nepveu étudia les ganglions de Gasser; Kollesnikoff eut la curiosité d'examiner les ganglions sympathiques.

En 1875, Kolesnikoff (1) affirme que les lésions cellulaires et péricellulaires qu'on observe dans l'axe nerveux se retrouvent aussi dans les ganglions intravertébraux et sympathiques. Elles y seraient même là plus intenses que dans les autres parties du système nerveux.

Golgi (2) trouva aussi des lésions dans les ganglions spinaux, mais celles qu'il décrivit n'étaient que des modifications cellulaires, dues probablement aux phénomènes de chromatolyse.

Il est juste, dit van Gehuchten (3), que Golgi parlât de cellules de nouvelle formation qui se trouvent autour des cellules nerveuses, mais l'auteur italien n'accorda à ce fait aucune importance ; il compare ce phénomène à celui des accumulations péricellulaire autour des cellules de la corne antérieure, décrit par Kolesnikoff, Coats, Babes.

Cependant, Van Gehuchten et Nelis, comme nous le verrons plus loin, n'ont apporté aucun fait nouveau, ils ont simplement donné une plus grande importance aux faits déjà établis par ces auteurs.

Nepveu (4) étudia le ganglion de *Gasser*, la moelle épinière et la moelle allongée d'un jeune homme mort de la rage 4 mois après une morsure au front, au nez et à la commissure labiale droite. Il ne trouva dans l'axe nerveux qu'une forte congestion.

Les ganglions de Gasser étaient très congestionnés, tous les vaisseaux

(1) Kolesnikoff, Pathologische Veranderungen und Nervensystem bei der Wutkrankheit (*Centralblatt fur die medizinischen Wissenschaften*, 1875, p. 853).

(2) Golgi Camillo, Ueber die pathologische Histologie der Rabies experimentalis (*Berliner klinische Wochenschrift*, 1894, n° 14).

(3) Van Gehuchten et Nelis, les Lésions histologiques de la rage chez les animaux et chez l'homme (*Bulletin de l'Acad. de Médecine de Bruxelles*, 1900, XXIV, n° 1).

(4) Nepveu et Pollaion, Un cas de rage (*Comptes rendus des Séances de la Société de Biologie*, 1872, p. 132).

étaient gorgés de globules rouges ; les troncs nerveux contenaient des cellules incolores, rondes ou ovales. On observait le même phénomène dans le ganglion, qui présentait un grand nombre de leucocytes dans l'intervalle des cellules ganglionnaires ; on en trouvait aussi dans les capillaires très injectées, et dans les fibres nerveuses.

On pouvait voir encore un grand nombre de ces cellules autour des éléments ganglionnaires ; on en comptait 12, 16 et même plus. Certaines présentaient un aspect hyalin, et n'étaient probablement que des cellules épithélioïdes de la capsule des cellules ganglionnaires ; leur volume était très augmenté.

La présence de ces éléments modifie la forme des cellules ganglionnaires. Sous l'influence de la compression elles prennent un aspect irrégulier, quelques-unes s'aplatissent dans un sens pour s'allonger dans l'autre, d'autres se compriment également en offrant un contour légèrement ondulé. Quelques-unes de ces cellules sont très granuleuses, leur matière colorante a disparu.

Les altérations des cellules nerveuses sont très variables, on trouve d'une part des cellules n'ayant souffert d'aucune modification ; d'autre part, on en voit qui sont tellement entourées de cellules blanches qu'on peut à peine distinguer la cellule primitive ; l'espace intercellulaire est doublé ou même triplé. En de certains endroits, les leucocytes sont réunis en foyer, mais le plus souvent ils sont répandus d'une manière diffuse dans tout le ganglion.

En 1900, Nelis (1) publie son premier travail, relatif à l'examen du système nerveux de 4 lapins et de deux chiens inoculés. Il relate aussi les observations de trois chiens et d'un chat morts de la rage des rues.

Les résultats de ces recherches peuvent être résumés comme il suit :

Les lésions les plus profondes s'observent, dans les ganglions cérébro-spinaux et sympathiques où la chromolyse est très prononcée ; on ne peut cependant la distinguer de la chromolyse expérimentale.

L'atrophie des cellules est caractéristique : elle commence par la rétraction du contour de la cellule qui présente des bords festonnés.

Au delà de la partie déprimée du corps cellulaire, les cellules de la capsule deviennent turgescentes, ensuite les cellules fixes viennent s'interposer entre la cellule nerveuse et la capsule.

Dans l'axe nerveux, Nelis n'a observé qu'une seule fois l'envahissement des cellules nerveuses par les cellules néoplasiques.

Lésions du noyau. — Nelis n'a pas observé de karyokinèse. Il signale la disparition de la membrane nucléaire, la fragmentation du noyau et sa réduction en petits morceaux de volumes très inégaux.

Les nodules rabiques font défaut quelquefois dans la moelle épinière, au contraire ils existent toujours dans les ganglions périphériques. Ils se présentent sous la forme d'un petit nodule, formé par des cellules embryonnaires.

La néoplasie rabique présente ce fait remarquable, dit l'auteur, que les cellules de nouvelle formation commencent par entourer la cellule nerveuse et à l'envahir progressivement.

Le nodule rabique prendrait naissance, d'après *Nélis :*

1° Dans les cellules endothéliales de la capsule péri-cellulaire ;

2° Dans le voisinage des vaisseaux, aux dépens de la névroglie ; dans la moelle épinière aux dépens des corpuscules du système conjonctif et

(1) NELIS, Etudes sur l'anatomie et la physiologie pathologique de la rage (*Archives de Biologie*, 1900).

dans les ganglions spinaux. Ces deux genèses s'effectueraient simultanément dans les ganglions spinaux, mais la genèse péri-vasculaire serait plus précoce. Ces deux espèces de proliférations deviennent rapidement confluentes et de leur envahissement résulterait une masse néoplasique d'aspect sarcomateux.

L'envahissement des cellules nerveuses par des cellules fixes et les altérations de leur protoplasma peuvent évoluer indépendamment; on trouve en réalité des cellules intactes déjà envahies, tandis que d'autres cellules présentent, avant la pénétration des éléments fixes, de la chromolyse avec des lésions du noyau.

Lésions vasculaires. — Nelis ne décrit que les lésions observées par ses prédécesseurs, il croit que ces lésions n'ont aucune importance.

Ses conclusions sont les suivantes :

La rage est une affection spéciale du neurone sensitif.

Les lésions précoces et profondes des ganglions périphériques sont plus utiles que les lésions du bulbe et de la moelle pour établir rétrospectivement dans les cas douteux le diagnostic de la rage.

Dans un travail plus complet, Van Gehuchten et Nelis (1) attaquent la valeur pathognomonique du nodule miliaire de *Babes*; ils prétendent n'avoir trouvé que très rarement une accumulation de petites cellules autour des cellules nerveuses de la corne antérieure.

Pour prouver que les centres moteurs de l'écorce et de la moelle sont intacts, si non anatomiquement, du moins fonctionnellement, ces auteurs ont fait les expériences suivantes sur un animal atteint de rage paralytique :

En excitant, au moyen de l'électricité, les racines inférieures motrices, ils ont produit la contraction des muscles du côté opposé. La voie motrice est donc intacte, disent les auteurs ; et si ces cellules motrices présentent de la chromolyse, un déplacement du noyau, etc., ces lésions ne peuvent être que secondaires et on ne peut leur attribuer aucune importance au point de vue des symptômes moteurs présentés par l'animal.

Mais si l'axe nerveux présente des lésions finales, on ne peut en dire autant des ganglions périphériques cérébro-spinaux et sympathiques.

Le virus rabique exerce son action nocive, principalement mais non exclusivement, sur les ganglions nerveux périphériques, sur les ganglions cérébro-spinaux et sur les ganglions sympathiques. Il détermine dans ces ganglions une modification profonde, dont la nature intime nous échappe encore, mais qui finit inévitablement par la destruction complète d'un nombre plus ou moins grand de cellules nerveuses. Cette destruction des cellules nerveuses n'est que la fin d'une prolifération active des éléments cellulaires de la capsule dans laquelle chacune des cellules nerveuses est contenue. Ces cellules proviennent probablement des cellules endothéliales de la capsule, en se multipliant activement par voie directe et finissant par envahir complètement la capsule correspondante.

On trouve à ce moment, dans les préparations, de nombreux amas de petites cellules entassées les unes sur les autres. Chacun de ces amas remplace une cellule nerveuse ; c'est une capsule dépourvue de sa cellule nerveuse et remplie dans sa totalité par des cellules nouvelles. Quand le processus destructif est encore plus avancé, les limites même des cellules disparaissent et tout le ganglion est constitué par un tissu nouveau composé des petites cellules au milieu desquelles on peut

(1) Van Gehuchten et Nelis, les Lésions histologiques de la rage chez les animaux et chez l'homme (*Bull. de l'acad. de méd. de Bruxelles*, 1900, XXIV, n°1).

apercevoir encore des restants de cellules nerveuses et des vaisseaux distendus et bourrés de globules.

Dans les ganglions sympathiques, on observe les mêmes modifications, mais à un degré moins prononcé.

L'intensité des lésions varie d'un animal à l'autre ; ainsi les lésions sont plus prononcées chez le chien que chez le lapin.

Chez le chien la destruction de tous les ganglions est frappante ; les nodules rabiques sont mieux délimités et le tissu de nouvelle formation n'a pas dès le début de tendance à dépasser les limites de la capsule endothéliale.

Chez le lapin, au contraire, la destruction cellulaire est moins prononcée, les capsules endothéliales ne sont envahies qu'à leur périphérie; le tissu de nouvelle formation a une tendance manifeste à dépasser les limites de la capsule, de sorte que la cellule nerveuse échappe à l'envahissement.

L'intensité des lésions varie d'un ganglion à l'autre ; de sorte que les ganglions cérébraux sont moins atteints que les ganglions spinaux. De tous les ganglions cérébraux, le plus sensible au virus rabique serait, d'après ces auteurs, le ganglion jugulaire. Celui-ci serait toujours détruit dans tous ses éléments. Dans les ganglions spinaux, au contraire, les lésions, quoique caractéristiques, respectent quelques cellules nerveuses.

Ces auteurs recommandent donc, pour faire le diagnostic de la rage du chien à l'autopsie, d'examiner le ganglion jugulaire.

Ce ganglion est situé à la partie supérieure de la région cervicale, à la base du crâne, en avant et un peu en dehors du ganglion cervical supérieur du sympathique. Il peut être bien isolé chez le lapin tandis que chez le chien ces deux ganglions semblent former une masse commune.

Van Gehuchten et Nelis ont trouvé chez l'homme une dilatation des vaisseaux de la région bulbaire, une infiltration péri-vasculaire et des épanchements sanguins. Les cellules nerveuses se trouvaient quelquefois dans une achromatose plus ou moins prononcée, avec disparition du contour vésiculeux du noyau, et hyperchromatosie nucléaire.

Degive (1) considère comme enragé tout animal chez lequel les lésions ganglionnaires sont constantes.

Hébrant (2) arrive à la même conclusion.

Nocard (3) a cherché si les lésions qu'on observe chez les chiens morts de rage sont spécifiques, et si elles ne s'observent pas aussi dans d'autres maladies infectieuses des centres nerveux. Il a enfin cherché si elles sont assez nettes dans toutes les périodes de la maladie, pour ne laisser aucun doute sur leur juste valeur.

Pour résoudre cette question, Nocard rappelle les observations de Cuillé et Vallé (4). Ces auteurs ont retrouvé chez neuf chiens morts de rage les lésions décrites par van Gehuchten et Nelis ; ils n'ont jamais trouvé ces altérations, ni chez des chiens en pleine santé ni chez ceux qui avaient succombé à d'autres maladies. Pour établir que ces lésions se manifestent prématurément, Cuillé et Vallé inoculèrent six chiens, en

(1) DEGIVE, *Bull. de l'Acad. de Médecine de Bruxelles*, n. 1, p. 76, 1900.

(2) HEBRANT, Sur les lésions de la rage chez le chien et sur le diagnostic post-mortem de cette affection. (*Annales de Medecine vétérinaire*, février 1900, p. 76.)

(3) NOCARD, Sur le diagnostic post mortem de la rage du chien. (*Bull. de Acad. de Médec.*, Paris, 1900, nos 16, p. 476.)

(4) CUILLÉ et VALLÉ, Sur l'anatomie pathologique et le diagnostic rapide de la rage. (*Revue vétérinaire*, juin 1900.)

s'efforçant de se rapprocher le plus possible des conditions produisant l'infection. Pour arriver à ce but, ils injectèrent dans le muscle demi-tendineux de chaque chien un demi cc. d'émulsion de cerveau, d'un chien mort de la rage des rues. Trois de ces chiens furent encore indemnes 63 jours après l'inoculation, les trois autres prirent la rage et furent tués plus ou moins vite après la maladie. Le premier chien, sacrifié 17 heures après l'apparition des premiers symptômes rabiques, ne présentait que de rares petits foyers d'infiltration péri-capsulaire.

Le second chien, sacrifié 12 heures après l'apparition des symptômes paralytiques, présentait de superbes lésions ganglionnaires. Le troisième chien fut tué pendant un accès de rage furieuse, après avoir mordu plusieurs chiens et de nombreux moutons. Les lésions ganglionnaires étaient insignifiantes, à peine existait-il un peu d'infiltration péri-capsulaire. Il était donc impossible de se prononcer sur la rage du chien d'après le simple examen des préparations. Cependant cliniquement la rage avait été manifeste et de plus l'inoculation du bulbe à des lapins leur avait donné la rage.

De ces recherches Nocard conclut que le diagnostic histologique de la rage a la même signification que le diagnostic nécropsique ; c'est-à-dire que si le résultat est positif on peut affirmer que le chien était enragé, mais quand le résultat est négatif, on ne peut pas dire que le chien n'était pas malade.

Dans ce cas, le diagnostic n'est pas établi, dit Nocard, et le vétérinaire est obligé de recommander strictement à la personne mordue de suivre le traitement antirabique.

Van Gehuchten (1) revient sur tous les points qu'il avait déjà étudiés.

Les ganglions spinaux présentent deux espèces de modifications, les unes primitives, qui intéressent directement les cellules nerveuses, et les autres secondaires, consistant dans la destruction des cellules nerveuses par l'accumulation des cellules endothéliales de la capsule.

Les altérations primitives ne sont pas spéciales aux cellules des ganglions cérébro-spinaux, on peut les retrouver dans toutes les cellules de l'axe nerveux.

Les altérations secondaires, au contraire, ne se voient que dans les ganglions périphériques ; quelques-unes de ces altérations ne sont pas spéciales à l'infection rabique, les autres sont au contraire tout à fait spécifiques.

Van Gehuchten reconnaît, avec Nocard et Degive, que si l'existence de ces lésions ganglionnaires est suffisante pour affirmer que le chien était enragé, leur absence n'est pas suffisante pour déclarer, au moins dans l'état actuel de la science, que le chien n'était pas malade.

En publiant sa conférence, *Van Gehuchten reconnaît que les lésions capsulaires existent seulement dans la rage des rues et qu'elles manquent chez les animaux tués par le virus fixe.*

Cet auteur remarque de plus que les lésions ne sont démonstratives que si l'animal est mort spontanément. Il conseille par conséquent de garder les animaux suspects en observation.

Voici les conclusions des travaux de Sans (2).

Des réactions péricellulaires de nature mixte existent surtout chez les chiens vagabonds enragés, elles se localisent dans le bulbe et dans la moelle (névroglie et cellules migratrices), dans les ganglions péri et inter capsulaires (cellules endothéliales et migratrices). Ces réactions

(1) VAN GEHUCHTEN, la Rage. Conférence, avril 1900, p. 33.

(2) SANS, Lésions anatomo-pathologiques de la rage chez l'homme et chez les animaux (*Annales de la Société Médico-chirurgicale d'Anvers*, 1900, mars-avril).

produisent des destructions cellulaires dans les ganglions cérébro-spinaux et sympathiques. (Babes, Van Gehuchten et Nelis.)

Van Gehuchten (1) répondant aux objections de Nocard, affirme qu'il n'avait jamais soutenu que sa méthode était applicable à tout chien suspect. Cependant chez un chien mort de rage il sera suffisant d'examiner quelques-uns des ganglions cérébro-spinaux, pour avoir la possibilité d'établir un diagnostic, en 24 heures. *Il ne s'agit pas d'un diagnostic précoce mais seulement d'un diagnostic rapide.*

L'auteur remarque de plus que les lésions ganglionnaires déterminées par le virus fixe, ne sont pas comparables à celles que produit le virus des rues. Dans la rage des rues les lésions destructives des ganglions cérébro-spinaux provoquent la destruction de la majorité des cellules nerveuses du ganglion jugulaire et d'un nombre considérable des cellules des ganglions spinaux. Ces lésions font complètement défaut dans la rage expérimentale.

Van Gehuchten rappelle qu'une constatation analogue a été faite par moi-même en ce qui concerne les foyers embryonnaires péri-vasculaires, lésions considérées comme patognomoniques de l'infection rabique.

Ces deux virus présentent donc une différence d'action fort nette et Van Gehuchten, en suivant mon exemple, croit que cette différence est due à une plus grande activité du virus fixe, qui produirait la mort avant que les lésions eussent le temps de se produire.

Van Gehuchten rétracte donc quelques faits qu'il avait publiés dans sa première comm unication.

En se basant sur l'examen histologique fait par Nelis sur les ganglions, il croyait que les chiens mort de rage après inoculation dure-mérienne présentaient aussi des lésions caractéristiques de rage naturelle.

« C'était sûrement une erreur, ajoute-il, notre collaborateur ayant confondu les ganglions dans l'enrobage des pièces. »

La différence de cette altération n'est pas due à une différence du virus, mais seulement au mode d'inoculation. Dans la rage naturelle, la bave est introduite dans l'organisme à une distance plus ou moins grande de l'axe nerveux cérébro-spinal ; dans la rage expérimentale, la substance nerveuse virulente est mise en contact direct avec les centres nerveux.

Van Gehuchten ne croit pas que la variabilité des lésions, suivant les espèces animales, soit due à une inégale résistance des animaux pour le virus rabique. Il admet que cette particularité doit être attribuée seulement au mode d'inoculation. Il se demande si, dans la rage du lapin produite par morsure, les lésions ganglionnaires ne seraient pas plus profondes.

Cuillé et Vallé ont obtenu des résultats ne concordant pas avec ceux de Van Gehuchten ; ces auteurs n'injectaient pas de la salive, mais de la substance cérébrale.

En résumé , Van Gehuchten et Nelis ont d'abord déclaré que les nodules péri-cellulaires de la moelle n'avaient pas l'importance que leur avait attribuée *Babes*, parce que on ne les trouve pas chez les lapins trépanés avec du virus fixe. Plus tard, ces mêmes auteurs furent obligés de reconnaître que les lésions capsulaires décrites par eux font défaut non seulement chez les animaux inoculés avec du virus fixe, mais encore chez les animaux inoculés, soit avec du virus fixe, soit avec du virus des rues.

(1) VAN GEHUCHTEN, A propos du diagnostic histologique de la rage des rues (*Semaine médicale*, 16 mai 1900).

Ils affirment même que les expériences de *Caillé et Vallé* ne sont pas démonstratives, parce que ces auteurs ont inoculé dans les muscles non pas de la salive, mais de la substance cérébrale.

Van Gehuchten affirme encore que, dans les cas de rage naturelle, les lésions se retrouvent d'une façon constante; cependant, dans les cas de rage observés chez l'homme, par *Sano*, les lésions ganglionnaires étaient si peu prononcées que cet auteur a craint de se prononcer sur leur importance.

Les lésions des ganglions sont-elles les altérations primitives de la rage?

Hébrant (1) répond négativement. Jusqu'ici, dit l'auteur, rien nous autorise à affirmer que la lésion des ganglions nerveux signalée par Nelis soit une lésion primitive. Avant qu'elle ne se développe, il doit exister des lésions dans les centres cérébro-spinaux du bulbe et de la moelle. Les ganglions ne participent à ce trouble que secondairement, en suivant une voie centrifuge, en vertu de l'irradiation du virus qui a son siège principal dans la substance nerveuse cérébro-spinale.

Les inoculations sous la dure-mère n'ont produit dans les mains de Hébrant aucune altération ganglionnaire.

Enfin, pour se rapprocher encore plus des conditions naturelles, cet auteur a inoculé deux chiens dans le cordon commun du pneumogastrique et du sympathique; il a trouvé dans ce cas encore des lésions typiques de rage dans les ganglions plexiforme et de Gasser.

2. — VALEUR DIAGNOSTIQUE DES LÉSIONS GANGLIONNAIRES ET VALEUR DE L'EXAMEN COMBINÉ DES LÉSIONS GANGLIONNAIRES ET CENTRALES

M. Van Gehuchten, dans ses premières publications, affirme que les lésions des centres nerveux que j'ai décrites dans la rage, et surtout les *nodules rabiques*, ne sont pas caractéristiques ; ils le seraient seulement dans les ganglions spinaux et pneumogastriques, où, d'après cet auteur, *ces lésions se trouvent sans exception dans tous les cas de rage, expérimentale ou naturelle.* J'ai affirmé au contraire, dans une communication faite à l'Académie de médecine le 10 avril 1899, que les lésions des ganglions ne sont pas plus caractéristiques que les lésions que j'avais décrites dans la moelle et le bulbe, et qu'elles sont loin d'être aussi régulières et aussi caractéristiques que l'affirme Van Gehuchten.

M. Nocard, d'autre part, a constaté que M. Van Gehuchten s'était trompé, et il a confirmé mon affirmation : que les lésions sont moins caractéristiques chez les animaux tués dans la première période de la rage que chez ceux qui ont succombé à la maladie.

M. Van Gehuchten avoue lui-même dans sa communication, faite dans le numéro du 16 mai de la *Semaine Médicale*, qu'il s'était

(1) Hébrant, Sur le diagnostic de la rage chez le chien par l'examen microscopique des ganglions nerveux (*Annales de médecine vétérinaire*, juin 1900, pag. 202).

trompé et que, dans la rage donnée au chien par trépanation, on ne trouve pas de lésions caractéristiques dans les ganglions spinaux et pneumogastriques. Il est regrettable que M. Van Gehuchten n'ait pas examiné en même temps le bulbe de ses chiens, car il aurait certainement trouvé les lésions caractéristiques.

Dans une autre publication (1), je constate que, dans les cas où le chien succombe de la rage des rues, les lésions des ganglions sont ordinairement très caractéristiques. M. Van Gehuchten suppose même que je n'ai pas examiné les ganglions de ces animaux. Je dois affirmer, au contraire, que j'ai vu beaucoup de ganglions de chiens morts de rage naturelle et que j'ai constaté le plus souvent mes *nodules rabiques* ainsi que des infiltrations considérables dans les ganglions. J'insiste cependant sur le fait que, même dans ces conditions, les lésions ne sont pas *toujours* assez prononcées et assez caractéristiques pour permettre *toujours* un diagnostic certain.

Au point de vue pratique, je n'oserai donc pas refuser le traitement antirabique aux personnes mordues par un chien ayant succombé à sa mort naturelle, même si on ne trouve pas chez lui de nodules rabiques dans les ganglions. Les lésions de la moelle et du bulbe sont souvent plus prononcées que celles des ganglions, non seulement chez les chiens qu'on a tués, mais même chez ceux qui ont succombé à une mort naturelle. L'examen de la moelle et du bulbe nous donnent donc la certitude, tandis que l'examen des ganglions seuls nous laisse parfois dans le doute.

Me basant sur mes nombreuses recherches, je dois me tenir dans la même réserve sur la signification des lésions des ganglions du pneumogastrique.

Voilà pourquoi j'insiste sur l'examen de la moelle et du bulbe, qui n'est pas plus difficile à faire que celui des ganglions. Je suis loin de suivre l'exemple de M. van Gehuchten, qui néglige absolument l'examen de la moelle et du bulbe, même après s'être convaincu de l'insuffisance de sa méthode ; *j'exige l'examen du bulbe et des ganglions*, et je suis convaincu qu'un tel examen donne une certitude beaucoup plus grande que l'examen des ganglions seuls.

Pour examiner la moelle ou le bulbe en même temps que les ganglions, on en porte des tranches minces dans une assez grande quantité de formol aqueux (1 p. 10). On fixe le lendemain la pièce sur du liège, on coupe, on colore par le bleu polychrome ou la fuchsine phéniquée diluée (de Ziehl). On décolore par l'alcool jusqu'à ce que l'on obtienne une différenciation nette de la subs-

(1) Babes, les Nodules rabiques et le diagnostic rapide de la rage. (*Presse Médicale*, n° 75, 8 sept. 1900.)

tance grise colorée en rose ou en bleu foncé. On éclaircit par l'essence de girofle et on monte dans le baume de Canada. On obtient ainsi en 24 heures des préparations démonstratives sur lesquelles on voit (au niveau du plancher, le long du raphé et surtout dans les noyaux du pneumogastrique, de l'hypoglosse, dans

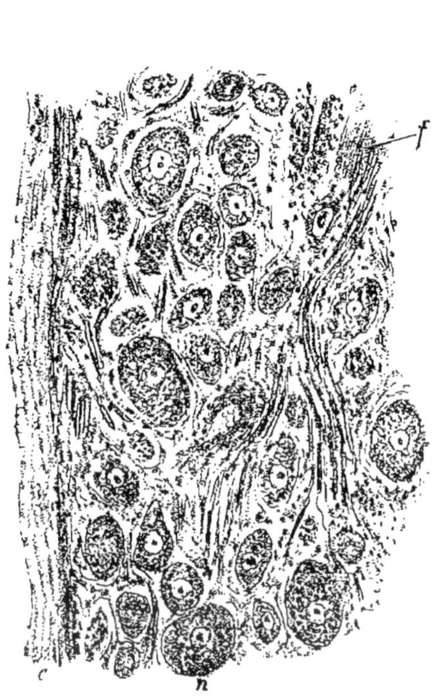

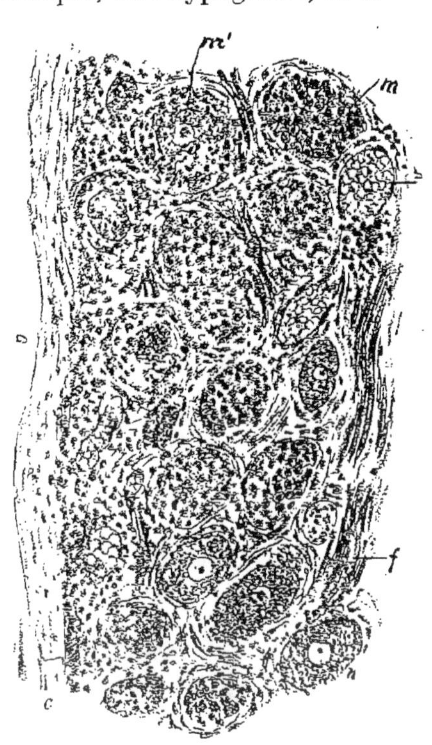

Fig. 9 — A. Ganglion spinal normal. *C*, capsules; *f*, fibres nerveuses ; *n*, cellules nerveuses.

B. — Ganglion spinal dans la rage des rues du chien mort après 5 jours de maladie. *C*, capsule ; *f*, fibres nerveuses ; *v*, vaisseau très dilaté entouré d'un tissu embryonnaire ; *n*, cellule nerveuse normale ; *nr*, nodule rabique remplaçant une cellule nerveuse ; *nr*, formation d'un nodule aux dépens d'une cellule nerveuse.

les cornes antérieures de la moelle) des nodules de tissu embryonnaire, autour des vaisseaux et autour des cellules nerveuses, des thrombus leucocytaires dans les petites vaisseaux, et souvent de petites hémorragies et des lésions de chromatolyse allant parfois jusqu'à la destruction des cellules nerveuses.

L'examen des ganglions pourra compléter avantageusement cette observation. La figure 9 A présente l'état normal du ganglion mixte du chien tandis que la figure 9 B montre les lésions très graves du même ganglion dans un cas de rage des rues. On y voit, à la place des cellules nerveuses, des nodules cellulaires composés de cellules capsulaires ayant remplacé en grande partie les cellules nerveuses. L'aspect du ganglion est cependant loin d'être aussi démonstratif dans la plupart des cas.

Voici un exemple de la supériorité d'un examen plus complet.

Un chien mord deux personnes, il reconnaît son maître, ne mange pas ; il ne mord que si on l'irrite. Il est triste et succombe le troisième jour à l'Institut avec des symptômes paralytiques peu nets, la sensibilité étant intacte. On ne trouve rien dans l'estomac, les méninges sont injectées. La section des ganglions spinaux, pneumogastriques et de Gasser ne montre que peu de lésions. Il faut beaucoup chercher pour trouver des parties plus riches en cellules embryonnaires autour de certaines cellules nerveuses (figures 10 et 11). Au contraire, dans le même cas, le bulbe

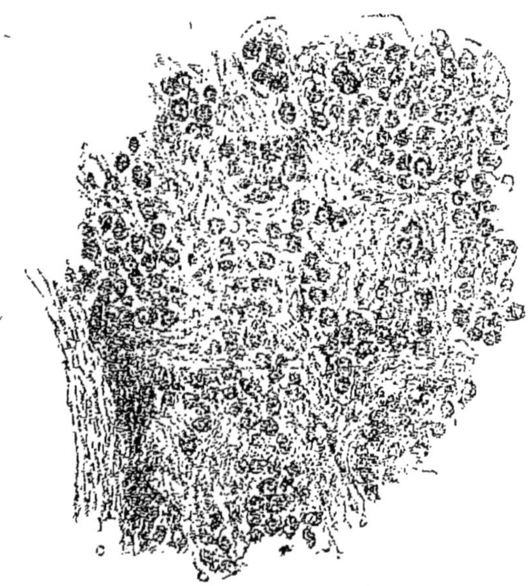

Fig. 10. — Ganglion jugulaire du pneumogastrique du même chien dont le bulbe rachidien est représenté dans la figure 2. Faible gross. *c*, capsule ; *n*, cellules nerveuses ; *i*, tissu interstitiel. Ce ganglion a une apparence normale ou presque normale.

(fig. 2) offre des lésions tout à fait caractéristiques : des nodules rabiques, et par places, une thrombose leucocytaire des vaisseaux entourée d'une zone embryonnaire.

Un lapin, inoculé par trépanation avec la moelle du chien, succombe après dix-huit jours. En se basant : 1° sur cette constatation ; 2° sur ma publication relative aux lésions précoces de la rage (Académie des sciences, 18 mars 1898) ; 3° sur les considérations cliniques qui nous forcent à admettre des lésions essentielles dans les centres nerveux, *il résulte que l'examen de la moelle et du bulbe s'impose pour le diagnostic rapide de la rage*. En effet, les lésions du bulbe et de la moelle sont souvent précoces, tandis que, dans beaucoup de cas, les lésions ganglionnaires ne deviennent manifestes que plus tard.

J'ajoute encore ce que j'avais mentionné déjà, dans une communication faite dans les *Annales de l'Institut Pasteur* en 1892, que les lésions rabiques des centres nerveux, spécifiques par leur

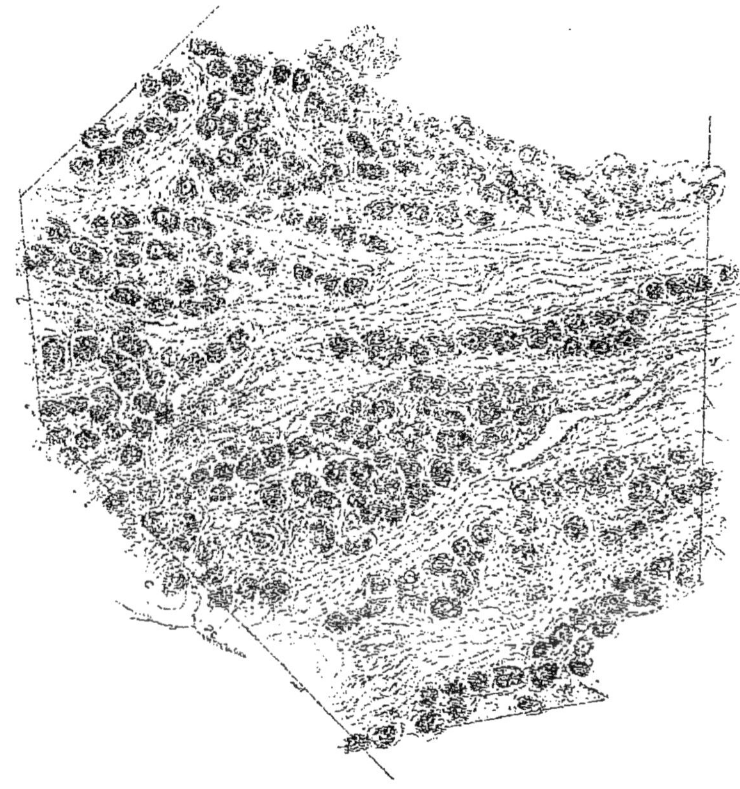

Fig. 11. — Ganglion spinal cervical du chien dont le bulbe a été dessiné dans la figure 2 ; faible grossissement.

V. vaisseau, *t.* tissu interstitiel renfermant les faisceaux nerveux, *c*, cellule nerveuse normale, *n*, prolifération peu prononcée du tissu capsulaire autour de quelques cellules nerveuses, ces dernières étant devenues pâles. Il suffit de comparer ces lésions non caractéristiques avec les lésions très prononcées du bulbe dans le même cas pour apprécier la nécessité de l'examen de ce dernier dans le diagnostic rapide de la rage.

origine et par leur topographie, ne le sont pas au point de vue histologique ; dans certaines maladies infectieuses, comme dans la maladie des jeunes chiens, on peut rencontrer, dans différents points du système nerveux, des nodules et des lésions vasculaires analogues. Ce fait a été confirmé par Marinesco (Académie de médecine, juin 1898).

J'avais constaté également des lésions ganglionnaires analogues à la suite de névrites et de traumatismes profonds des nerfs. Pour éviter les erreurs possibles, il faut donc recourir aux examens plus étendus, en tenant compte de la topographie particulière des lésions rabiques.

Celle-ci est beaucoup plus caractéristique que la constatation des nodules ou l'état de prolifération cellulaire trouvé dans un ou deux ganglions spinaux.

J'engage donc les médecins à ne pas se limiter à l'examen des ganglions, pour faire le diagnostic rapide de la rage, mais à employer en même temps mon ancienne méthode, qui consiste à examiner les centres nerveux. Dans le cas seulement où ni le bulbe, ni la moelle, ni les ganglions du chien mordeur ne présenteraient pas de thromboses leucocytaires ou de nodules périvasculaires ou péricellulaires, on peut supposer que le chien n'était très probablement pas enragé. Si le chien a succombé à sa mort naturelle, cette constatation permettra d'exclure la rage, avec certitude.

3. — SIGNIFICATION DES LÉSIONS GANGLIONNAIRES.

Crocq (1) fait aussi des restrictions, quant aux expériences de Van Gehuchten et Nelis, de Cuillé et Vallé. Il constate que si on compare les lésions décrites par Babes et contrôlées une centaine de fois pendant 12 années, avec celles de Van Gehuchten et Nelis, on doit en conclure que les néoformations péri-vasculaires décrites par Babes présentent certains caractères de constance, de localisation et d'évolution, qui leur accordent inévitablement une valeur considérable.

Crocq fait l'examen comparatif des pièces provenant d'un chien mort de rage des rues. Il trouve, dans le cerveau, de la congestion, de la dilatation vasculaire, de la diapédèse, de l'infiltration diffuse de l'écorce par des cellules plus ou moins volumineuses et plus ou moins rondes. Ces cellules arrivent en certains endroits en contact avec les cellules cérébrales pyramidales et polygonales; elles pénètrent quelquefois dans le corps même du neurone. Certaines cellules nerveuses sont profondément altérées; d'autres conservent un aspect plus ou moins normal; d'autres, enfin, étant en chromatolyse plus ou moins prononcée, sont, par là même, plus ou moins atrophiées et déformées.

Dans le bulbe, les phénomènes vasculaires sont encore plus accentués; on trouve de la congestion, de la diapédèse et même des hémorragies. Le tissu nerveux est infiltré par des cellules néoplasiques qui sont, soit disséminées, soit réunies en îlots compacts, formant ainsi les tubercules rabiques.

Dans ces régions, les cellules embryonnaires se mettent en contact avec les neurones; ils les pénètrent même assez souvent. Les cellules nerveuses sont altérées fort inégalement, quelques-unes ne présentent qu'une hyperchromatose accompagnée d'un léger déplacement du noyau, d'autres se trouvent en chromatolyse diffuse ou périphérique avec projection et hyperchromatie plus ou moins accentuée du noyau.

(1) Crocq, les Lésions anatomo-pathologiques de la rage sont-elles spécifiques? (*Journal de Neurologie*, 3e année, n° 13, 3 juillet 1900.)

Les cellules sensitives sont, d'une façon générale, plus profondément altérées que les cellules motrices, quoique les infiltrations prédominent dans la partie antérieure du bulbe.

Les altérations sont identiques dans les régions supérieures de la moelle. Les cellules des cornes antérieures sont profondément atteintes et souvent en voie de destruction ; la corne gauche est beaucoup plus altérée que la droite, on trouve aussi ici des nodules néoplasiques du bulbe.

Dans toute l'étendue de la moelle épinière, les lésions sont les mêmes. On retrouve partout la congestion, la diapédèse, les hémorragies, les productions néoplasiques, la chromatolyse et la destruction plus ou moins profonde des cellules nerveuses.

Le ganglion du pneumogastrique présente le maximum de lésions décrites par Van Gehuchten et Nelis ; il contient des masses de cellules plus ou moins arrondies et volumineuses disposées régulièrement et permettant à peine de reconnaître l'organe qu'on examine. On voit dans quelques endroits une disposition concentrique des noyaux nouvellement formés, rappelant vaguement la place qu'occupaient les cellules nerveuses ; on observe dans d'autres endroits une accumulation de cellules embryonnaires autour des espaces nutritifs. La disposition des masses de nouvelle formation permet de reconnaître la double origine de l'infiltration qui est à la fois vasculaire et capsulaire. On voit par places des cellules nerveuses profondément altérées sur le point de disparaître, etc... Les ganglions sympathiques présentent des lésions profondes. Un grand nombre des cellules persistent, la grande majorité est en chromatolyse diffuse ou périphérique avec déplacement du noyau. Les altérations cellulaires ne sont pas en rapport direct avec l'envahissement des cellules de nouvelle formation. On trouve réellement des cellules nerveuses profondément altérées, mais dont la capsule est encore intacte, tandis que d'autres, moins atteintes, présentent déjà une multiplication manifeste des cellules endothéliales.

Dans les ganglions sympathiques, de même que dans les ganglions jugulaires, l'infiltration est toujours capsulaire et vasculaire. L'infiltration endothéliale semble cependant se produire avec plus d'intensité autour des capsules endothéliales que dans leurs intérieur.

Un certain nombre de cellules nerveuses sont remplacées par des masses de nouvelle formation ; elles sont moins entassées que dans les ganglions jugulaires. Les nodules rabiques décrits par Van Gehuchten et Nelis sont mieux délimités que dans les ganglions jugulaires, où la phase avancée de l'altération empêche de bien distinguer leur distribution. Crocq finit son exposé en disant que les lésions décrites par Babes et Van Gehuchten sont toutes remarquables et présentent en même temps une telle gravité et une telle netteté qu'il comprend pourquoi ces auteurs sont arrivés à considérer ces altérations comme spécifiques.

Crocq ne croit pas à la spécificité des lésions du bulbe et de la moelle. Cependant il lui semble peu probable qu'elles puissent exister, dans d'autres maladies, avec cette même intensité et cette même localisation.

La congestion, la diapédèse, la formation des nodules néoplasiques, la destruction cellulaire, sur toute la longueur de l'axe cérébro-spinal, présentent un caractère particulier par leur intensité.

Ces altérations ne sont pas spécifiques par elles-mêmes, elles dénotent simplement un état toxi-infectieux aigu des centres nerveux.

Quoiqu'on n'ait jamais signalé, jusqu'à présent, d'altérations aussi marquées dans les centres nerveux, il faut tout de même admettre qu'elles pourraient se produire aussi sous l'influence d'autres affections.

Crocq se demande ensuite si les lésions décrites par Van Gehuchten et Nelis sont spécifiques.

Ils constate que les nodules rabiques qui, d'après Van Gehuchten et Nelis, se trouveraient primitivement dans les ganglions, dans tous les cas de rage, ne se trouve pas constamment dans la rage des rues.

L'auteur fait à ces auteurs l'objection que ceux-ci avaient faite à Babes. La lésion ganglionnaire ne peut être spécifique parce qu'on ne la retrouve pas dans tous les cas de rage.

Crocq ajoute que la lésion ganglionnaire peut exister aussi dans d'autres maladies, à un degré plus ou moins accentué. Il aurait trouvé dans les ganglions plexiformes d'un enfant mort du croup, toutes les cellules nerveuses altérées ; il trouvait à peine par places quelques cellules à peu près normales. Les cellules nerveuses présentaient à de divers degrés une chromatolyse diffuse ou périphérique. Le noyau hyperchromatique était rejeté vers la périphérie du corps cellulaire qui présentait une couleur plus ou moins foncée. Les contours de la cellule étaient plus ou moins irréguliers ; on apercevait des dépressions dans les neurones les plus altérés. La capsule péricellulaire normale, dans certains endroits, présentait en général une multiplication fort nette des cellules endothéliales. La capsule, au lieu de contenir une série régulière de noyaux disposés autour de la cellule nerveuse, contenait un nombre considérable de noyaux endothéliaux, qui formaient soit un seul capuchon situé d'un seul côté, soit une grosse gaîne régulière.

Ces capuchons et ces gaînes étaient constitués par plusieurs rangées concentriques de cellules. Envisagées dans leur ensemble, ces productions se distinguaient facilement du reste de la préparation ; ils formaient des nodules caractéristiques, au sein desquels se trouvait un corps cellulaire plus ou moins réduit et altéré.

En examinant avec attention ces préparations, on trouvait toutes les formes de cellules en commençant par celles qui possédent une capsule normale jusqu'à d'autres qui étaient entourées d'un capuchon ou d'un gros manchon constitués par des cellules endothéliales. A mesure que la cellule nerveuse diminuait de volume, les cellules endothéliales envahissaient la capsule. Elles pénétraient quelquefois aussi dans le corps cellulaire.

En poussant encore plus loin ses investigations, Crocq trouve des nodules constitués par des masses cellulaires plus ou moins irrégulières, et dont la disposition concentrique ne laissait aucun doute sur leur origine capsulaire.

Dans le croup, comme dans la rage, les altérations cellulaires semblent être indépendantes des altérations capsulaires. Dans les deux cas on trouve des cellules profondément altérées et dont la capsule est peu atteinte, tandis que d'autres cellules aussi modifiées sont enveloppées d'un gros capuchon de cellules endothéliales. Croq n'a cependant trouvé ni de congestion, ni de diapédèse, ni de lésions remarquables dans les ganglions sympathiques.

En comparant ces lésions des ganglions, provenant de l'enfant mort du croup, avec celles qu'on trouve dans la rage des rues, l'auteur établit dès le début la différence suivante :

Tandis que dans la rage les lésions sont vasculaires et capsulaires, dans le cas de croup étudié les lésions sont uniquement capsulaires. Crocq considère comme une dissociation des deux lésions, le défaut d'infiltration et de diapédèse, troubles auxquels Van Gehuchten n'attribue avec raison qu'une importance secondaire.

Le manque de lésions vasculaires prouve que l'inflammation seule n'est pas suffisante pour produire des nodules capsulaires. La production du nodule capsulaire n'est donc pas simplement inflammatoire, elle présente une signification plus précise.

L'auteur termine en disant que son but n'est pas de refuser aux lésions ganglionnaires toute importance dans la symptomatologie de la rage. L'existence des lésions ganglionnaires, alors que les lésions de l'axe nerveux sont relativement peu accentuées, prouve que les altérations capsulaires ont, elles aussi, leur importance. L'auteur fait jouer cependant un grand rôle aux lésions cérébrales, bulbaires et médullaires.

Marinescu (1) a trouvé dans les ganglions cérébro-spinaux les altérations spécialement étudiées par Van Gehuchten, mais il ne leur attribue pas la même valeur et n'en donne pas la même interprétation. En général, on pourrait dire que ces lésions sont le résultat de l'irritation exercée par un agent toxique ou infectieux sur les éléments vasculaires et interstitiels d'une part, ou sur les éléments parenchymateux d'autre part.

Le virus rabique exerce aussi certainement une action sur les cellules nerveuses. Le résultat en est très variable ; on trouve tous les degrés d'altération, depuis la plus légère chromatolyse jusqu'à la plus complète chromatose.

Le virus rabique a réellement une action élective sur les cellules nerveuses ; en effet, quand on inocule des lapins avec du virus fixe, on trouve chez ces animaux une achromatose assez prononcée dans les cellules des ganglions spinaux, tandis qu'elle manque complètement dans les cellules vasculaires interstitielles.

Van Gehuchten soutient que les lésions des cellules nerveuses sont banales ; tout aussi banales sont les lésions trouvées par lui dans les ganglions spinaux, ces dernières n'ont même pas la valeur d'une altération infectieuse.

(1) Marinescu, Communication à l'Académie de médecine de Paris, 1900.

Marinescu avait observé aussi des nodules analogues, toutes les fois que la cellule ganglionnaire disparaît.

Ainsi que l'ont montré Ladame et Babes, on trouve des nodules rabiques dans les ganglions jugulaires, même après la section du pneumogastrique.

C'est à tort que Van Gehuchten croit pouvoir expliquer tous les phénomènes de la rage par les lésions des ganglions spinaux et qu'il ne tient aucun compte des autres lésions concomitantes.

Si les lésions des ganglions sensitifs peuvent expliquer l'hyperesthésie, le délire, l'hydrophobie, il est évident que les phénomènes paralytiques ne peuvent s'expliquer que par des lésions médullaires et bulbaires qui existent certainement dans la rage paralytique.

Marinescu termine en disant que si la présence de ces lésions, soit dans le bulbe soit dans les ganglions spinaux, constitue un fait important pour le diagnostic de la rage, leur absence n'exclut en rien cette maladie.

La présence de ces lésions a une grande valeur pour établir le diagnostic ; mais il faut tenir compte du fait que des lésions pareilles se trouvent aussi dans quelques autres maladies infectieuses ou toxiques.

Hébrant (1) publie le résultat de l'examen des ganglions périphériques dans 5 cas de rage expérimentale provoquée par l'injection d'une émulsion préparée avec le bulbe d'un chien sacrifié au cours de la maladie.

Sur onze chiens enragés, six n'ont présenté que des lésions des ganglions plexiformes. Sur ces six chiens, 3 avaient été inoculés directement dans le crâne, un dans les muscles de la patte antérieure droite, un dans le nerf médian et un autre dans le nerf tibial postérieur.

Cet auteur conclut que les lésions ganglionnaires signalées par Van Gehuchten et Nelis, dans la rage des rues, ne sont pas constantes.

Le défaut de ces lésions n'exclut pas l'infection rabique.

Moi-même, sans contester absolument la valeur des lésions ganglionnaires, comme le fait Van Gehuchten à propos des lésions médullaires et bulbaires, je suis d'avis que ce sont surtout les altérations de la moelle allongée et de la moelle épinière qui correspondent aux symptômes qu'on observe dans la rage. Les altérations provoquées dans le système nerveux central par la rage sont spécifiques puisqu'elles sont causées par un virus spécifique et parce que les manifestations de la maladie sont si particulières qu'on se voit obligé d'admettre que les lésions histologiques doivent porter toujours sur certaines parties bien déterminées du système nerveux. Leur spécificité ne réside donc pas autant dans

(1) Hébrant, Sur la valeur clinique des lésions des ganglions nerveux signalés dans la rage du chien. (*Annales de médecine vétérinaire*, 10e cahier, novembre 1900.)

la forme et le groupement des cellules que dans leur localisation.

Avec cette restriction, on peut considérer comme spécifique l'entassement des cellules, autour de certains vaisseaux et certaines cellules nerveuses, auquel j'ai donné le nom de *nodule rabique*. La présence de ces lésions dans de certaines régions chez les chiens morts de la rage des rues a toujours été pour moi une preuve de rage, dans près de 1000 cas confirmés par inoculation au lapin. Quand ces lésions ont fait défaut, les lapins inoculés par trépanation ne sont jamais morts de rage.

Technique. Voici comment on procède dans notre institut:

On examine d'abord les bulbes et les moelles qui proviennent soit d'animaux sains tués par asphyxie, soit d'animaux ayant succombé à d'autres maladies, soit enfin d'animaux atteints de rage. Ce n'est qu'après avoir fait le diagnostic basé sur cet examen qu'on nous communique si l'animal est enragé ou non.

Parfois nous sommes restés dans le doute, mais jamais nous n'avons fait de diagnostic inexact.

Pour l'examen microscopique des pièces on procède de la façon suivante : de petites tranches de cerveau, de bulbe, de moelle, sont mises dans une quantité suffisante de formol à 1 pour 10 et gardées pendant quelques heures au thermostat. On fait ensuite les coupes au microtome à glace (à l'acide carbonique). Les coupes sont colorées au bleu polychrome ou à la fuchsine phéniquée (Ziehl) : on décolore ensuite par l'alcool acidulé, on déshydrate à l'aide de l'alcool ou du xylol, et on monte au baume du Canada.

Pour l'étude des lésions fines du système nerveux, on emploie aussi la méthode de Nissl, dont la technique est la suivante :

1° Durcissement de la pièce, dans l'alcool de 96° ;

2° Collage des pièces sur le bouchon avec de la colle ou de la gomme arabique;

3° Coupes;

4° Coloration au bleu de méthylène dans un verre de montre, tenu au-dessus d'une flamme à l'alcool (65°-70°), jusqu'à apparition de fines bulles dans la matière colorante.

La solution employée est la suivante : Bleu de méthylène, 3,75. Savon vénitien, 1,75. Eau distillée, 1000 ;

5° Lavage à l'alcool pendant 1 ou 2 minutes;

6° Séchage des coupes sur la lame. On colore les coupes à l'essence de Cajeput, en enlevant l'excès décolorant avec du papier buvard ; on monte ensuite au baume du Canada.

Si on veut éviter la coloration de la substance blanche, au lieu de laver les coupes pendant 1 ou 2 minutes, on les laisse au contraire plusieurs heures afin de les faire sécher.

Le séchage des coupes sur la lame doit être fait avec beaucoup de précaution ; les préparations doivent présenter une couleur d'un bleu très pâle, qui devient plus foncé par l'emploi de l'huile.

C'est seulement grâce à ce procédé qu'on a pu examiner convenablement les processus de dégénérescence. Les noyaux se colorent mal par ce procédé : pour bien les colorer il faut employer les hématoxylines nucléaires après fixation à l'acide nitrique 10 o/o ou au liquide de Flemming. Nissl a préconisé le procédé de l'équivalent des cellules ;

cette méthode consiste à tenir compte de l'image microscopique des cellules nerveuses d'un animal sain tué dans certaines conditions.

Toute déviation de l'image de l'équivalent doit être attribuée à des influences inconnues de la technique et ne doit, pour ce motif, être prise en considération.

Toutes les préparations de cellules nerveuses trouvent leurs équivalents dans les préparations provenant d'animaux bien portants ; il est évident que toute modification qu'on ne trouve pas dans les préparations faites pour servir d'équivalent, dénote une altération pathologique.

CHAPITRE XIII

LES CORPUSCULES DE NEGRI ET LES AUTRES FORMATIONS MICROSCOPIQUES PARTICULIÈRES TROUVÉES DANS LA RAGE.

1. Corpuscules hyalins et granulations fines intracellulaires de Babes. — 2. Corpuscules de Negri. Technique de la recherche de ces corpuscules. Méthode de Mann, solution de Giemsa, Ramon y Cajal-Giemsa. Méthodes simples de Babes-Stefanescu, de Volpino, de Bohne, de Lentz, etc. — 3. Morphologie, apparition et distribution des corpuscules de Negri. — 4. Nature des corpuscules, leur valeur diagnostique. — 5. Corpuscules de Babès et de Lentz.

1. — CORPUSCULES HYALINS ET GRANULATIONS FINES INTRA-CELLULAIRES (BABES).

En 1886 (1), j'ai décrit, dans les cellules nerveuses de l'homme et des animaux succombés à la rage, des corpuscules hyalins se colorant bien par les couleurs d'aniline. Ces corpuscules, d'un volume variable, sont entourés d'une zone pâle ; dans leur intérieur on observe souvent de petites granulations. On en trouve dans le cerveau, le bulbe, et dans la moelle. Je les ai représentés en 1890 dans notre « Atlas du système nerveux » ainsi que dans les Annales de l'Institut Pasteur dans mon travail « sur les lésions rabiques » (2). Il est hors de doute que ces corpuscules ne sont autre chose que les corpuscules décrits plus tard par Negri. Comme à cette époque je n'avais pu les déceler dans tous les cas de rage, je ne leur avais pas attribué toute l'importance qu'ils méritent.

J'avais de même décrit et dessiné dans mon Atlas d'Histologie pathologique du Système nerveux (Hirschwald, Berlin) des granulations d'une finesse extrême, siégeant dans le protoplasme des cellules nerveuses et se colorant par les méthodes intensives à l'aide de mordants. Toutefois je ne m'étais pas prononcé sur leur signification.

En 1904, Remlinger et de Schüder, en montrant que le virus rabique peut passer à travers certains filtres imperméables pour la

(1) Babes, Tanulmányok a vesszettségröl. Orvosi hetilap, 1886.
(2) Babes, *Annales de l'Institut Pasteur*, 1892. Sur certains caractères des lésions histologiques de la rage.

plupart des microbes, firent comprendre pourquoi les microbes de la rage n'avaient jamais été vus.

Le virus peut être rangé dans la catégorie des microbes « invisibles ». J'ai répété ces expériences et j'ai trouvé que le microbe peut passer à travers des filtres qui peuvent être traversés par de petits microbes ayant un diamètre de 0,1 μ à 0,2 μ environ. Le virus rabique est arrêté par les filtres, qui ne laissent pas passer ces microbes. On peut donc en conclure que le virus rabique est constitué par des éléments d'un diamètre d'environ 0,1 μ à 0,2 μ. Il m'est arrivé en effet de faire passer certains bacilles extrêmement fins, à peine visibles, isolés de l'eau à travers une bougie Berkefeld imperméable au virus rabique.

Dans une publication faite à l'Académie Roumaine (octobre 1904), j'ai communiqué ce résultat en concluant que le microbe de la rage, quoique très petit, doit être visible. J'ai avancé qu'il est représenté par la fine poudre colorée d'une façon très intense à l'aide des mordants que l'on observe dans les cellules dégénérées.

En effet, en traitant les pièces d'une façon très intensive par le tannin et ensuite par des couleurs basiques anilinisées ou phéniquées, j'ai observé parfois des grains d'une finesse extrême, ressemblant à une poussière colorée, remplissant les cellules nerveuses, en partie leur périphérie et ménageant leur noyau. J'ai figuré dans mon Atlas d'Histologie pathologique du système nerveux, 1898, ces grains ronds, soit doubles, soit en petites chaînettes, soit en forme de petits bâtonnets. Dans ma communication faite à l'Académie Roumaine, je conclus de la façon suivante : « Les faits résultant de nos essais de filtration du virus rabique confirment ceux que nous avions trouvés à l'examen microscopique. On voit en effet, autour des cellules nerveuses modifiées et dans leur intérieur, des régions altérées, des grains ou de petits bâtonnets de 0,1 0,2 μ de diamètre, qui ne se colorent que difficilement par certaines méthodes de fixation. Ces grains forment une sorte de fine poussière.

Dernièrement, j'ai examiné un grand nombre de microbes et de coupes de centres nerveux par la méthode de Ramon y Cajal-Giemsa et par celle que Van Ermengem emploie pour la coloration des cils ; par ces méthodes, les microbes paraissent beaucoup plus grands. J'ai pu mettre ainsi en évidence des granulations particulières dans les cellules modifiées par la rage. En traitant avec grand soin, pour éviter la formation des précipités, des coupes de moelle rabique par la méthode Ramon y Cajal combinée avec la coloration intense par le Romanowsky ou le Giemsa, on constate toujours un grand nombre de granulations très fines, noires, analogues à celles que j'avais obtenues. Elles sont moins apparentes quand on emploie la méthode de Giemsa ou le Ziehl fort, après un autre mordançage préalable.

Nous verrons que les corpuscules de Negri ne représentent pas la forme active du parasite de la rage et qu'on doit donc le chercher dans les cellules nerveuses du bulbe et de la moelle. Nous savons par les recherches de Schüder et de Remlinger que ce microbe passe à travers les filtres qui retiennent la plupart des microbes. Il est donc très petit, si petit que même les corps centraux du corpuscule de Negri ne pourront jamais être regardés comme les microbes intacts de la rage ; étant encapsulés, ils sont probablement gonflés modifiés. En effet, les corps centraux, se colorent d'après Amato et Fragella (1) par le vert de méthyl-pyronine, tandis que mes granulations ne se colorent pas par ce procédé. Ces corps centraux ne sont peut-être que des corpuscules d'origine nucléaire ou protoplasmatique renfermant seulement le virus dit « invisible ».

En traitant des préparations de bulbe et de moelle d'animaux ayant succombé à la rage par la méthode de Romanowsky-Giemsa, on observe avec un fort grossissement (par exemple le Hartglasapochromatique Reichert 2 millimètres et oculaire apochromatique 8), dans le cytoplasme des cellules dégénérées, les mêmes grains ronds, entourés d'une zone pâle, colorés en bleu ou en vert pâle, souvent en points doubles ou en petites chaînettes.

En traitant les pièces par l'argent, par la méthode de Ramon y Cajal ou de Levaditi, et en colorant par le Giemsa, on obtient des préparations très démonstratives de ces grains (planche V, 8-11 gr.). Ils sont en partie imprégnés par l'argent, formant une poussière noire d'une grande finesse. Comme l'imprégnation n'est pas toujours de la même intensité, sur certaines préparations, les grains sont un peu plus grands ou plus inégaux. Ces préparations sont moins concluantes que celles où les grains sont très fins, d'un volume à peu près égal, et entourés par une mince zone claire. Souvent on aperçoit, auprès des grains noirs, d'autres grains du même diamètre, qui n'ont pas pris l'argent et qui sont colorés en bleu pâle (pl. V, fig. 9).

Si la préparation est bonne, on ne voit que des grains noirs, d'un diamètre égal, mal limités et n'existant qu'exclusivement dans le cytoplasme des cellules dégénérées dont le noyau est respecté.

On peut voir ainsi, sur des pièces provenant d'animaux abattus au début des manifestations rabiques, que ces granulations n'existent pas dans les cellules saines ; on n'en trouve ordinairement pas dans les cellules qui renferment des corpuscules de Negri. Cependant certaines cellules nerveuses plus petites de la

(1) Amato et Fragella, Negrische et Körper, etc. (*Ztschr f. Hygiène*, t. 45, mai 1910.)

corne d'Ammon, de la substance grise des centres, ou des ganglions spinaux, renferment aussi des grains. Ceux-ci sont très nombreux dans les cellules les plus modifiées, c'est-à-dire dans les cellules radiculaires de la moelle et du bulbe, ainsi que dans les cellules des ganglions spinaux (pl. V, fig. 10).

Au début de la lésion, on voit peu de grains entre les neurofibrilles épaissies.

Ces fibrilles deviennent tellement épaisses, tout en perdant leur colorabilité par l'argent, qu'elles occupent toute la cellule ; elles remplacent tout à fait le cytoplasme. Entre ces fibrilles devenues des cordons épais, homogènes, colorés en jaune verdâtre avec bords sinueux, il existe de petits espaces clairs dont la plupart renferment, en leur milieu, un grain noir ou bleu (fig. 10, *n*).

A cette époque de la dégénérescence, on voit donc un nombre limité de grains entre les neurofibrilles hypertrophiées.

En même temps le noyau devient angulaire, homogène, peu distinct, coloré en brun vert foncé ; le nucléole est gonflé, on le distingue à peine à sa couleur bleuâtre.

Plus tard, les neurofibrilles hypertrophiées et devenues pâles disparaissent en même temps que le noyau; la cellule se présente alors comme une masse amorphe spongieuse, jaunâtre, envahie complètement par une fine poussière noire. Chaque grain, simple ou double, présente une fine zone pâle.

Les prolongements cellulaires participent ordinairement à l'épaississement et à la disparition des neurofibrilles.

Les granulations noires diffèrent des bâtonnets bruns, plus grands, décrits par Cajal; ces derniers sont probablement des restes de neurofibrilles.

Il importe bien de ne pas confondre ces granulations avec des précipités d'argent. Il arrive en effet souvent qu'une préparation est couverte d'un précipité noir formé par des grains plus ou moins fins.

Mais dans ce cas, ces précipités ne sont jamais limités seulement au niveau des cellules dégénérées de certaines régions. Jamais les grains de précipités ne sont entourés de zones claires ; jamais ils ne sont d'un volume tellement uniforme que dans les préparations de moelle rabique. Jamais on ne trouve de granulations bleues auprès des précipités; jamais ces précipités ne ménagent le noyau.

La seule objection à laquelle il est difficile de répondre est celle qui suppose que ces fines granulations colorables ne sont que des produits de la dégénérescence particulière du cytoplasme. Mais ce sont surtout les microbes qui prennent le Giemsa, réduisent l'argent et s'imprègnent d'une façon très homogène en noir tout en paraissant plus grands et plus précis. Il était à prévoir que, si le microbe de la rage prend l'argent, il se montrera ainsi plus grand et plus précis que par les autres méthodes de coloration. Aussi me semble-t-il que ces granulations noires, que je n'avais trouvées dans aucune autre lésion expérimentale ou pathologique des centres ou des ganglions spinaux (à l'exception de la polyomyélite infectieuse aiguë, maladie qui se rapproche à différents points de vue de la rage), peuvent bien appartenir en propre à la rage; elles correspondent comme grandeur, comme distribution et comme colorabilité à l'idée que nous sommes en droit de nous faire du microbe de la rage.

Nos recherches sur ces corpuscules ont été confirmées par J. Koch (1) à l'Institut des maladies infectieuses de Berlin. Cet auteur constate que les petites granulations se colorent bien par la méthode de Heidenhain à l'hématoxyline ferrique et que, par ce procédé, on trouve, auprès des corpuscules isolés, d'autres plus grands, formant de petits amas dans le protoplasme cellulaire. Il trouve ces corpuscules dans les cellules des cornes d'Ammon, de la substance corticale du cerveau, dans la substance grise de la moelle et dans les vaisseaux de ces régions. Dernièrement, il trouve les mêmes granulations, en colorant par une méthode spéciale (les pièces sont durcies dans le sublimé-alcool, les coupes colorées par le bleu polychrome d'Unna, traitées par l'acide chromique 2 o/o et ensuite par le tannin 5 o/o). Par cette méthode, les grains se présentent d'une manière méta-chromatique, ils sont plus nombreux et on en trouve aussi en dehors des cellules nerveuses. Czaplewski (2) confirme également mes recherches et mon interprétation.

2. — CORPUSCULES DE NEGRI.

Au mois de mars 1903, Negri communiqua à la Société médico-chirurgicale de Pavie, qu'il avait trouvé dans les cellules nerveuses, surtout dans les cornes d'Ammon, des animaux succombés à la rage, des formations particulières qu'on ne retrouve pas dans d'autres maladies. Il considère ces formations comme des protozoaires. Ces constatations avaient été faites d'abord chez des chiens enragés; plus tard il trouva ces corpuscules dans les cellules de Purkinje, d'une femme morte de rage. Ces données ont été confirmées par : Daddi (3), Volpino (4), Bertarelli (5), Celli (6),

(1) J. Koch, Zur Aetiologie der Tollwut. (*Zeitschr. f. Hygiene. u. Inf.*, 1910, f. 65 et 66.)
(2) Czaplewski, Société des bactériologistes allemands, 1910.
(3) Daddi, Richerchi sulla rabbia. (*Rev. critic. di clin. med.*, n°s 21-22, 1903.)
(4) Volpino, Sulla diagnosi istologica della rabbiari. (*Rivista d'igien. e di san. publ.*, 1903, n° 15.)
(5) Bertarelli e Volpino, Corpi de Negri. (*Giorn. della Acad. di med. di Torino*, Giugno, 1903.)
(6) Celli et Blasi, Il virus rabbico è filtrabile. (*Revista critica di clinica medica*, n° 42, 1903.)

Martinotti (1), d'Amato (2), Pace (3), Luzzani (4), etc. Plusieurs auteurs examinèrent ces corpuscules par des méthodes différentes et décrivirent leur structure fine, ainsi que leur prétendu cycle de développement. (Volpino (5), Schüder (6), Maresch (7), etc.) D'autres examinèrent le système nerveux normal et pathologique de différents animaux et de l'homme, sans y trouver ces corpuscules.

Technique. — Negri affirme pouvoir faire le diagnostic de la rage par un simple examen du cerveau frais, sans aucune préparation. Il admet cependant lui-même que cet examen est difficile et qu'il faut un œil très exercé pour pouvoir distinguer les corpuscules de certains éléments du système nerveux ainsi que de certaines cellules de névroglie ou de gouttes de myéline. On peut les confondre aussi avec différentes formations hyalines, ainsi qu'avec des globules rouges. Peu d'auteurs ont, en effet, réussi à constater sans les colorer la présence de ces corpuscules. Il est certain que tout observateur peut se tromper en employant cette méthode.

Negri et d'autres auteurs affirment qu'il est très facile de mettre en évidence ces corpuscules sur des pièces colorées. Suivant Negri, les corpuscules se colorent facilement par un séjour prolongé dans l'hématoxyline seule ou suivi d'un traitement à l'éosine ou à la safranine. La fuchsine aussi les colore facilement. D'autres auteurs recommandent également l'examen rapide des frottis colorés. Van Gieson propose de fixer le frottis et de le colorer au-dessus d'une flamme jusqu'à émission de vapeurs, par une solution alcoolique saturée de rosaniline violette et par le bleu de méthylène. Une autre méthode pour mettre en évidence ces corpuscules dans le frottis a été décrite par Frottingham (8) : on fait, sur une lame, un décalque d'une corne d'Ammon en fixant à l'air et en traitant par le mélange d'éosine et bleu d'Unna, puis avec une solution de bleu d'Unna.

A. Williams (9), Williams Lowden (10) traitent d'abord le frottis par l'alcool méthylique ou pendant une demi-heure par le liquide de Zenker. Ils colorent par le mélange de Mallory (éosine-bleu de méthylène) ou la solution de Giemsa. D'après ces auteurs, la méthode des frottis serait préférable à celles des coupes, non seulement à cause de sa rapidité, mais aussi parce qu'elle laisse apercevoir plus facilement la structure fine des corpuscules. Babes-Stefanescu (11), au contraire, en faisant des préparations parallèles, ont trouvé la méthode des frottis inférieure à celle des coupes.

(1) Martinotti, Cervelli gangli spinali di conigli, rabbice. (*Giorn. della R. Ac. di meddi Torino*, n° 6, 1903.)
(2) D'Amato, I corpi di Negri. (*Riforma medica*, ann. XX, n° 25, 1904.)
(3) Pace, I corpi di Negri. (*Atti. di Congr. de med. intern.*, Padova, 1903.)
(4) Luzzani, Zur Diagnose der Tollwuth. (*Zeitschr. f. Hygiene und Infect.*, 1905, B. 49.)
(5) Volpino, Sulla strutura dei corpuscoli contenuti nell' interno dei corpi di Negri. (*Rev. d'Igien. e San. publ.* 1905, t. XVI.)
(6) Schüder, Die Negrischen Erreger der Tollwut. (*Deutsche med. Woch.*, 1903, n° 39.)
(7) Maresch, Ueber die feinere Struktur der Negrischen Körperchen. (*Wien. klin. Woch.*, 25, 1905.)
(8) Frottingam, The rapid diagnosis of Rabies. (*The Journal of med. research*, 14 nov., n. 3, p. 471.)
(9) Williams, Negribodies. (*Proceed. of the New York pathol. Soc.*, 1905.)
(10) Williams et Lowden, The etiology and diagnosis of hydrophobia. (*The journal of infect. disease*, 1906, n. 3.)
(11) Babes-Stefanescu, Thèse Bucarest, juin 1907.

Souvent on ne peut même pas reconnaître avec certitude les corpuscules de Negri sur les frottis, tandis que ces formations sont souvent très nombreuses et très visibles sur les coupes prélevées au même endroit de la pièce. Nous avons mis en évidence les corpuscules sur des pièccs fixées dans le formol à 10 o/o pendant quelques heures à la température du corps. On coupe au microtome à glace, on colore par la méthode de Mann pendant 30-40 minutes, en employant la formule suivante : 35 cc. d'une solution aqueuse 1 o/o d'éosine mélangée à 35 cc. d'une solution 1 o/o de bleu de méthyl, ajoutée à 100 cc. d'eau distillée; après coloration on lave pendant quelques minutes à l'eau distillée, on passe à l'alcool absolu pour déshydrater, enfin on clarifie au xylol et on monte dans le baume. Par ce procédé simple, on obtient dans la même journée des préparations démonstratives, dans lesquelles le protoplasme cellulaire est coloré en bleu pâle, le noyau en bleu foncé, les globules rouges en rouge pâle, les corpuscules de Negri en rouge violet plus foncé, tandis que les corpuscules intérieurs se colorent en bleu. (Voyer les planches IV et V.)

Ordinairement on emploie la méthode de Mann, méthode assez compliquée, mais qui donne de bons résultats. Nous avons simplifié un peu cette méthode pour ne pas détériorer les pièces assez fragiles.

Citons encore la méthode de Bohne, avec laquelle on obtient également rapidement des préparations. On durcit les petites pièces à l'acétone, ensuite on les inclut dans la paraffine à 60° pendant 60 à 70 minutes. Le procédé ne dure que 2 heures et demie. Après avoir enlevé la paraffine, on colore par la méthode de Mann pendant quelques minutes. On traite ensuite par l'alcool, puis pendant 15-20 secondes par l'alcool abs. 30 cc. avec 5 gouttes d'une solution à 1 o/o de soude. On lave ensuite dans l'alcool abs. et dans l'eau pendant une minute ; eau acidulée deux minutes ; déshydratation ; xylol ; baume. Notre procédé ainsi que celui de Bohne, qui est plus compliqué, peut être appliqué à un matériel putréfié ou conservé longtemps dans la glycérine.

Nous pouvons encore recommander pour l'examen de l'axe nerveux le procédé de Lentz qui est une modification de la méthode de Bohne.

On prélève sur une lame un fragment de la partie postérieure de la corne d'Ammon à peu près du volume d'une lentille ; on l'étend en couche fine après une faible compression préalable à l'aide d'une seconde lame en ayant soin de ne pas détruire les cellules par une pression trop forte.

Les frottis frais sont trempés dans un petit verre renfermant de l'alcool méthylique pendant une minute et ensuite lavés dans l'alcool absolu. Ensuite on les met pour 1 minute dans une solution d'éosine 0,5 pour 100, alcool à 69 o/o, puis on lave dans l'eau, on trempe pour une minute dans le bleu de Löffler (solution alcool. de bleu de méthylène 30 pour 100 d'une solution de potasse 0,01 o/o), on lave à l'eau, on sèche et on met dans l'alcool abs. 30 cc. dans lequel on avait mis 5 gouttes d'une solution 1 o/o de soude caust. La préparation devient rose pâle. La lame est trempée dans l'alcool abs. acidulé (par 1 goutte d'acide acétique 50 o/o). On lave dans l'alcool absolu et on examine directement.

Toutes ces méthodes donnent de bons résultats dans des mains expérimentées, elles peuvent manquer facilement à la suite de la moindre faute.

D'autres auteurs recommandent différents procédés moins rapides. Ainsi j'ai moi-même inclus souvent les petits morceaux de cerveau dans la paraffine et coloré, d'après Romanowski, par le tanin-orange. D'autres fois, j'ai employé le nitrate d'argent (procédé de Ramon y Cajal) suivi d'une forte coloration au Giemsa. On peut dire en général que tous les procédés de fixation, tel que l'alcool, le sublimé acétique (Negri-Volpino), le sublimé, le liquide de Zenker, l'acide osmique, l'alcool, le formol donnent de bons résultats. Seuls les sels de chrôme ne doivent pas être employés.

Pour la coloration, les auteurs emploient les méthodes de Mallory (éosine-bleu de méthylène), de Heidenhain (à l'hématoxyline), de Fosoli, d'Apathy-Ehrlich, de Giemsa, de Volpino (carmin et bleu de méthylène), de Bielschofski, d'Unna (bleu-éosine), la méthode modifiée de Nissl avec érytrosine, bleu de méthylène (Held), celle de Gram modifiée, les corpuscules étant iodo-résistants (Néri). La méthode de Stutzer (bleu de Löffler, tannin 1 o/o) n'est qu'une modification de ma méthode, etc. Par toutes ces méthodes on réussit ordinairement à mettre en évidence les corpuscules. Cependant il est facile de voir qu'aucune méthode n'est absolument sûre. Les résultats les meilleurs et les plus sûrs, ont été obtenus dans nos mains par les méthodes Babes-Stefanescu et celle de Bohne. Il faut surtout disposer de coupes assez minces et éviter d'employer des acides dans le traitement de ces coupes. Souvent la coloration donne une teinte assez précise sans donner une coloration bien distincte des corpuscules. Par la même technique on colore les corps de Negri d'une façon plus ou moins intense et avec des nuances très différentes ; il en est de même pour les corpuscules intérieurs. La même coloration montre tantôt de très nombreux, tantôt de très rares corpuscules.

Certains auteurs trouvent des corpuscules presque dans tous les cas de rage aussi bien dans la rage des rues que dans la rage de passage. Les uns les trouvent dans toutes les parties des centres nerveux et dans les *ganglions*, tandis que d'autres n'en trouvent pas toujours et les recherchent en vain dans la rage de passage. Il semble que cette diversité des résultats est due en partie à l'imperfection de la méthode.

3. — MORPHOLOGIE, APPARITION ET DISTRIBUTION DES CORPUSCULES DE NEGRI.

Les corpuscules de Negri correspondent ordinairement exactement à la description et aux dessins que j'ai donnés en 1889 de ces corpuscules hyalins. Ils se présentent dans le protoplasme des grandes cellules nerveuses de la moelle ou du cerveau, comme des inclusions rondes ou ovalaires entourées d'une zone claire et renfermant un ou plusieurs petits corpuscules. Leur volume est très variable et oscille entre quelques μ et le diamètre d'une petite cellulle ; Negri décrit aussi des formes triangulaires ou pyriformes d'un volume de 1 à 27 μ, et chez le chien de 4 à 10 μ. Les petites formes de Negri ont 1 à 5 μ de diamètre longitudinal, les moyennes 10-15 μ, les grandes 22-23 μ et les plus grandes 27 μ.

D'après Lentz (1) le nombre des corpuscules de Negri dépend

(1) Lentz, Ganglienzellen Wut-und Stanpekranker Tiere. (*Zeitschr. fur Hygiène*, 1907, t. LXII, p. 64.)

en partie du nombre des corpuscules renfermés dans le matériel d'inoculation, en partie de l'individualité de l'animal inoculé. Leur volume dépend, en partie du volume des corpuscules renfermés dans le matériel inoculé, en partie de la durée de la maladie. Les cas prolongés présentent ordinairement des corpuscules plus volumineux. Il faut ajouter que, chez les grands animaux, on trouve plutôt les grandes formes, chez les petits animaux les lapins, par exemple, les petites formes. Les grandes formes se trouvent surtout dans les cornes d'Ammon. L'infection artificielle par la rage des rues produit les grandes formes, tandis que l'infection naturelle et le virus fixe donnent des formes moyennes et petites. Chez l'homme comme chez le chien, les corpuscules ont un diamètre de 2-8 μ.

D'après Negri ces corpuscules renferment toujours des formations particulières : les unes petites, rondes, refringentes, les autres plus grandes, ovales ou allongées, ayant une structure fine, granuleuse. Ordinairement, dans un corps de Negri il existe une seule formation plus grande au centre, entourée à la périphérie d'un certain nombre (20 de 30) de petits corpuscules. Negri a mis en évidence ces formations après fixation de la pièce dans une solution alcoolique de sublimé et par la coloration au moyen de l'hématoxyline d'Ehrlich, à la température de 35-45°. A l'aide de ce procédé, Negri constate que quelques-unes de ces formations se colorent d'une manière uniforme et intense tandis que d'autres restent incolores ; dans leur intérieur apparaissent de fines granulations de substance chromatique parfois sous forme de petits filaments. Se basant sur cette affinité pour les couleurs nucléaires, Negri considère ces corpuscules comme des noyaux et la formation entière comme un protozoaire.

Je puis recommander pour la mise en évidence de cette structure l'emploi du tannin (ma méthode ou celle de Stutzer). Chez le bœuf, Negri a trouvé des corpuscules plus grands, d'une structure particulière, c'est-à-dire remplis d'une quantité de filaments, très fins et un peu courbés, bien colorés par l'hématoxyline ferrique de Heidenhain ; il les considère comme une espèce de spore.

En examinant des frottis par la méthode de Romanowski, la masse fondamentale des corps se présente avec une couleur bleue ou violet intense; on voit, à l'intérieur, apparaître les masses nucléaires fortement colorées en bleu ou violet. Par ce procédé, Negri constate chez la vache un état plus avancé des parasites, à savoir : des granulations plus fines, ovales ou rondes, entourées chacune d'une zone incolore, qui remplissent complètement les corps de Negri.

Volpino, en colorant avec les méthodes de Laveran ou d'Ehrlich, constate que les corpuscules sont formés d'une substance homogène et entourés d'une membrane fine et hyaline. Dans l'intérieur de cette substance incolore existent des corpuscules très fins basophiles de formes différentes :

1° Corpuscules centraux 3-5 μ ;

2° Corpuscules périphériques punctiformes. Les formations internes sont considérées par Volpino comme des vacuoles.

Les corpuscules centraux, après coloration par le picrocarmin et le bleu de méthylène basique et différenciation par l'alcool picrique, laissent voir une substance jaunâtre homogène renfermant des éléments basophiles fortement colorés, presque noirs. La même structure des corpuscules a été constatée par d'Amato, Maresch, Bohne, Schiffman, Lowden, Williams, etc. Ces derniers auteurs décrivent encore un corps central chromatique qu'ils interprètent comme des formes de division ou de bourgeonnement.

D'après mes recherches, les corpuscules de Negri sont généralement, chez le chien et chez l'homme, de la grandeur d'un globule rouge ou du noyau d'un leucocyte; tantôt beaucoup plus petits, de forme ovoïde, métachromatiques, éosinophiles, hyalins, entourés par une zone claire produite par la rétraction du protoplasme avoisinant, renfermant dans leur intérieur une sorte de vacuole et une ou plusieurs granulations très fines.

Nos études faites en partie en collaboration avec Marinescu m'ont conduit aux résultats suivants :

Ces corpuscules se trouvent surtout dans les grandes cellules des cornes d'Ammon et du cervelet. Nous en avons cependant trouvé dans les ganglions nerveux et rarement dans la moelle et le bulbe.

Sur une très grande série de pièces provenant de lésions expérimentales et pathologiques non rabiques très différentes, nous n'avons jamais retrouvé ces corpuscules. Dans un cas d'intoxication du chien par l'arsenic, seulement, j'ai pu constater que certaines cellules des ganglions spinaux renfermaient des corpuscules analogues. On pouvait voir aussi des corpuscules ronds beaucoup plus grands, qui renfermaient d'autres corpuscules pigmentés (pl. IV, fig. 1, K.)

Dans la rage, on trouve rarement, dans les grandes cellules des cornes antérieures de la moelle, ces corpuscules hyalins ou des masses rondes plus grandes que les corpuscules de Negri, mal limitées, un peu métachromatiques et qui représentent une dégénérescence limitée du cytoplasme.

On a décrit des corpuscules analogues, mais plus petits, dans la corne d'Ammon, du chat non enragé. Dans la rage du chien, les corpuscules de Negri manquent quelquefois. Ils manquent également ou ils sont difficiles à mettre en évidence, dans les cas de rage de passages.

J'insisterai surtout sur les faits suivants :

1° La présence presque exclusive et presque constante des corpuscules de Negri dans la rage des rues du chien.

2° Les grands corpuscules siègent ordinairement dans certaines parties d'élection de la cellule et notamment à la périphérie, immédiatement au-dessous du noyau (pl. IV, fig. 4 et 5) et dans le long prolongement cellulaire inférieur (pl. IV, fig. 2, N,N').

3° Ordinairement la cellule et surtout le noyau de la cellule renfermant les grands corpuscules sont presque intacts (pl. IV, fig. 3 *n*), tandis que les cellules renfermant un grand nombre de petits corpuscules montrent souvent des lésions (pl. IV, fig. 3 *n'*).

Les petits corpuscules se trouvent plutôt dans une couche inférieure de cellules moins grandes, plutôt piriformes que triangulaires, à prolongement moins long et à neurofibrilles plus minces.

4° Les grands corpuscules possèdent une structure assez compliquée. Leur forme est ordinairement elliptique, ils sont bien limités ; le cytoplasme, rétracté autour des corpuscules, forme une petite vacuole dont les limites sont formées par le cytoplasme condensé. Ils possèdent deux capsules : une capsule extérieure formant la plus grande partie du corpuscule. Cette capsule est homogène, métachromatique (chromatine) ; elle se colore en jaune ou en rose par la méthode de Cajal-Giemsa ; elle se perd dans une autre capsule plus foncée, un peu grenue, qui délimite une partie claire, ronde ou ovoïde d'un diamètre variable. Cette partie claire renferme ordinairement au centre un petit corpuscule rond basophile d'un diamètre de 0,5 μ environ. Ce corpuscule se colore par les couleurs basiques comme le nucléole de la cellule, mais avec moins d'intensité. Auprès de ce corpuscule on trouve ordinairement, au centre du corps de Negri, encore d'autres granulations colorées en jaune ou en brun par la méthode de Cajal combinée avec la coloration intense par le Romanowski-Giemsa.

Dans d'autres corpuscules, il y a plusieurs parties claires ou vacuoles renfermant des corps centraux souvent disposés en rosette ou en roue. Dans ces corpuscules les granulations basophiles (plastine) sont moins évidentes. Rarement la granulation centrale se présente comme un grain noir. Le corps pâle de l'intérieur du corpuscule est parfois excentrique et renferme parfois soit un autre corpuscule comprimé sous forme de croissant ou de lentille biconcave, soit deux granulations basophiles polaires, soit une figure carrée ou triangulaire à angles noduleux (pl. IV, fig. 3 N). Dans les corpuscules de Negri siégeant à la périphérie de la cellule on observe 2 prolongements protoplasmatiques, de sorte que le tout ressemble à une cellule fusiforme dont le corpuscule serait le noyau.

En cherchant l'origine des corpuscules, j'ai réussi à observer d'abord une dégénérescence hyaline métachromatique acidophile et segmentaire des grandes cellules (pl. IV, fig. 3, N_{VI} N^{VII}). Dans l'intérieur de cette partie hyaline qui se continue sans limite précise avec le cytoplasme cellulaire, on trouve un ou plusieurs corps pâles centraux renfermant des granulations ou des figures analogues à celles que j'ai trouvées dans les corpuscules de Negri.

A une période plus avancée, la partie hyaline se détache du cytoplasme N^{VII}; elle devient elliptique, formant une espèce de séquestre au milieu du cytoplasme. Il semble, en effet, que la cellule se débarrasse par un processus de séquestration de la masse hyaline qui n'est que le résultat de la nécrose d'une partie de la cellule. Cette nécrose est probablement produite par les petits corpuscules assez irréguliers qu'on observe à l'intérieur de cette masse hyaline.

On pourrait donc interpréter les corpuscules de Negri comme étant le produit d'une défense cellulaire, d'une séquestration des corpuscules spécifiques qui ont fait invasion dans ces cellules. Ces corpuscules produisent une irritation et une dégénérescence limitée de la cellule ; mais la cellule réagit contre cette invasion en produisant autour de ces corpuscules une capsule aux dépens du protoplasma.

En même temps, les corpuscules s'entourent d'une capsule propre. Le tout, siégeant dans une perte de substance du protoplasme, forme un grand corps de Negri.

Il est très probable que les petits corpuscules centraux basophiles sont des parties modifiées du protoplasma ou du noyau renfermant le parasite invisible ou à peine visible de la rage.

Malgré les affirmations contraires, je ne puis admettre que les lésions rabiques portent seulement sur la corne d'Ammon ou le cervelet, ou que les corps de Negri représentent seuls les microbes de la rage. Les lésions rabiques les plus prononcées se trouvent en effet dans le bulbe, dans la moelle et dans les ganglions spinaux, régions qui correspondent aux symptômes rabiques. Le microbe de la rage doit être sans doute répandu dans tous les centres nerveux et surtout dans la substance grise du bulbe et de la moelle, qui est très virulente, quoique ne renfermant pas de corps de Negri, et dont un fragment, à peine visible à l'œil nu, peut déterminer la rage. Il est même probable que les corpuscules de Negri ne représentent ou ne renferment pas les microbes actifs de la rage, car les cellules qui les renferment sont ordinairement parfaitement saines ou peu modifiées et les cornes d'Ammon présentent une lésion beaucoup moins accusée que le bulbe et la moelle.

Mon interprétation des corpuscules de Negri basée sur les faits et les considérations exposés plus haut est donc la suivante :

Les corpuscules de Negri sont très probablement le résultat

d'une encapsulation et d'une séquestration du microbe de la rage par les cellules luttant contre l'action de ce microbe. Cette opinion est contraire à celle des auteurs. D'après mes recherches, ce n'est ni dans le cervelet ni dans les cornes d'Ammon qu'il faut chercher les causes des principaux symptômes de la rage ; au contraire, ces régions et certaines de leurs cellules, étant très résistantes, produisent une capsule autour du microbe et rendent ainsi l'ensemble visible.

Ce même processus a été décrit par Metchnikoff dans la tuberculose où le bacille se trouve encapsulé dans des cellules très résistantes. Lentz arrive également à des conclusions analogues et considère les corps de Negri comme le résultat d'une réaction cellulaire.

5° La résistance des cellules n'est pas absolue. Il me semble que, même dans la corne d'Ammon, il y a des cellules plus accessibles au virus rabique. Dans ces cellules, les parasites se conservent donc en plus grand nombre. La cellule produit une capsule beaucoup plus petite, de sorte qu'on y trouve de corpuscules petits, dépassant à peine la taille des granulations du cytoplasme ; on les distingue toutefois par leur métachromasie. Ces corpuscules, d'un diamètre de moins d'un μ, sont plutôt ronds, peu colorés, renferment un petit corps clair, mais ne montrent pas toujours dans leur intérieur de grain basophile.

Le cytoplasme de la cellule, tout en formant une petite zone claire autour de ce corpuscule, ne produit pas une séquestration manifeste de ces corpuscules. Le noyau de la cellule même montre certains signes de dégénérescence. Cependant, ordinairement, on ne peut parler d'une vraie dégénérescence de ces cellules. Ni les vaisseaux ni leur entourage ne montrent les lésions inflammatoires caractéristiques de la rage.

Il est donc probable que certaines cellules de cette région sont envahies d'une façon plus efficace par le parasite de la rage ; toutefois le parasite ou sa toxine ne peuvent produire, en dehors d'une action locale, cette dégénérescence profonde de la cellule nerveuse qu'on rencontre dans la moelle, et qui commence même avant l'apparition des symptômes rabiques. (Académie des Sciences, 1892, *Lésions précoces de la rage.*)

Il n'est pas douteux que c'est l'action du microbe sur la cellule nerveuse qui, tout en produisant sa dégénérescence, provoque l'accumulation caractéristique des cellules embryonnaires.

La toxine rabique se développe sans doute après l'invasion de la cellule nerveuse par le microbe. Celui-ci envahit un grand nombre de cellules nerveuses qui lui opposent une résistance variable. Les cellules les plus sensibles sont sans doute les cellules radiculaires de la moelle et du bulbe ; leur résistance est presque nulle et il faut s'attendre à une multiplication remarquable du microbe avec une sécrétion intense de sa toxine, surtout dans ces régions et autour de ces cellules.

Le fait que le virus fixe ne produit ni de grands corpuscules de Negri ni des nodules rabiques s'explique facilement par le caractère de la toxine modifiée, qui probablement ne renferme plus de substance chimiotactique positive ; elle produit à peine cette irritation particulière des cellules de la corne d'Ammon, irritation qui amène la dégénérescence hyaline et l'encapsulation du parasite.

6° Les différents auteurs ne sont pas d'accord sur le moment de l'apparition des corpuscules de Negri.

Negri, en inoculant des lapins dans le globe oculaire avec du virus des rues produisant la mort en 18-19 jours, a constaté des corpuscules vers le quinzième jour en même temps que les premiers symptômes de la rage. A cette époque les corpuscules sont rares et petits. Le même fait fut constaté chez le chien où les premiers petits corpuscules apparaissent dans les cornes d'Ammon, avec les premiers symptômes de la maladie.

Bertarelli établit la même règle en constatant de plus que la corne d'Ammon est déjà virulente 4 jours avant les premières manifestations de la maladie, alors que le cerveau ne renferme pas encore de corpuscules de Negri.

Williams et Lowden, en prétendant avoir trouvé des corpuscules déjà au 7e jour après l'inoculation de virus des rues et au quatrième jour après l'inoculation de virus fixe, se sont probablement trompés ; en effet, mes recherches en collaboration avec Stefanescu portant sur un matériel abondant montrent que l'apparition des corpuscules précède de peu les symptômes, ou coïncident avec les premiers symptômes rabiques. Ces recherches sont importantes au point de vue comparatif.

Avec Stefanescu j'ai inoculé, par trépanation, du virus des rues à 6 chiens; l'un des chiens servant de témoin avait été inoculé deux jours avant les autres. Dès le 7e jour après l'inoculation on sacrifiait chaque jour un chien ; le chien témoin montrait les premiers symptômes de rage 11 jours après la trépanation ; cependant les chiens tués le 11e jour ne montraient encore aucun symptôme de rage.

Les chiens sacrifiés le 7e jour avaient des lésions assez grandes ; je les ai décrites comme des modifications précoces de rage. Le plancher du quatrième ventricule, les noyaux gris, présentaient une grande quantité d'éléments embryonnaires de deux formes différentes : de grandes cellules à noyau vésiculeux, à protoplasme étoilé et d'autres cellules petites, analogues aux lymphocytes. Les premières de ces cellules sont nombreuses surtout autour de certaines cellules nerveuses. La structure de la corne d'Ammon est absolument normale, elle ne renferme pas de corpuscules de Negri. Le bulbe et la corne d'Ammon sont infectieux et donnent la rage en 11 et 14 jours. Le deuxième chien sacrifié le 8e jour présentait, avec cet état embryonnaire, une hyperémie du bulbe. Pas un seul corpuscule de Negri dans les cornes d'Ammon. Virulence du bulbe et de la corne d'Ammon.

Le troisième chien est trouvé mort le neuvième jour sans symptômes rabiques. Cependant le bulbe renferme une grande quantité d'éléments embryonnaires autour des vaisseaux et des cellules nerveuses. On voit des dégénérescences (chromatolyse); très peu de corpuscules de Negri dans les cornes d'Ammon; pas de corpuscules dans le cervelet, ni dans les autres parties du cerveau.

Chiens sacrifiés le dixième jour (par le chloroforme). Aucun symptôme rabique. Infiltration embryonnaire diffuse de la substance grise du bulbe, nodules rabiques, hyperémie, petite hémorrhagie ; dans la corne d'Ammon, près de la fimbrie, une certaine quantité de petits corpuscules de Negri. Pas de corpuscules, ni dans le reste de la corne, ni dans le cervelet, ni dans l'écorce du cerveau.

Chiens sacrifiés le onzième jour. Lésions prononcées, nodules rabiques, dégénérescence cellulaire dans le bulbe, quelques corpuscules de Negri dans la corne d'Ammon ; quelques corpuscules très petits dans les cellules de Purkinje. La même expérience répétée a donné le même résultat : les lésions du bulbe et les nodules rabiques paraissant toujours 2 à 3 jours avant les corpuscules de Negri, ceux-ci faisant leur apparition dans la corne d'Ammon.

Dans cette dernière expérience, on examina aussi les ganglions spinaux et pneumo-gastriques, dont les lésions sont ultérieures à celles du bulbe et de la partie supérieure de la moelle, et qui coïncident à peu près avec l'apparition des corpuscules de Negri.

Il résulte de mes expériences que la première lésion rabique est celle que j'ai décrite, dans le bulbe et dans la moelle ; elle coïncide avec le commencement de la virulence du système nerveux. Deux à trois jours plus tard apparaissent les corpuscules de Negri ainsi que les lésions prononcées des ganglions spinaux. Nous verrons que le virus rabique se propage surtout dans le centre nerveux en cheminant le long des lymphatiques des nerfs. Il est probablement contenu dans des éléments endothéliaux ; il irrite d'abord la paroi vasculaire et il se dirige ensuite vers les cellules nerveuses.

Une dégénérescence et une inflammation (nodules périvasculaires et péricellulaires) se produisent dans certaines régions du cerveau et de la moelle, d'abord dans les cellules les plus sensibles au virus; ces tissus dégénérés servent de milieu de culture au virus. Plus tard, dans les cellules nerveuses plus résistantes, apparaissent les corpuscules de Negri.

4. — DISTRIBUTION DES CORPUSCULES DE NEGRI

Avant d'aborder cette question il faut insister sur le fait qu'il n'est pas toujours facile de reconnaître les corpuscules de Negri. Nous avons vu, en effet, que dans la rage, ainsi que dans différentes maladies nerveuses, les cellules nerveuses renferment des corpuscules très différents, provenant du noyau, des nucléoles, du cytoplasme, des chromosomes, ou venant même du dehors. Tandis que les grands corps de Negri sont faciles à reconnaître, il n'en est pas de même des formes plus petites ou des formes atypiques. Ainsi j'ai décrit et dessiné toute une série de granulations hyalines, de volume très différent, se trouvant au sein de certaines cellules nerveuses. Il serait facile de construire une série conduisant de ces petites granulations aux petits corpuscules de Negri. De plus, j'ai trouvé avec Marinesco, dans la rage et dans certaines intoxications, des corpuscules simples ou compliqués, hyalins, métachromatiques renfermant parfois de petits corpuscules pigmentés ou basophiles, représentant en partie une dégénérescence limitée du protoplasme cellulaire. Il faut se méfier de toutes ces formations et surtout ne pas confondre les granulations métachromatiques des centrosomes ou du cytoplasme avec les corpuscules de Negri. On trouve figurées sur les planches II, IV et V de telles formations petites et douteuses. Nous nous prononcerons donc, avec une certaine réserve, sur la présence des corpuscules de Negri dans la rage de passage. Nous mêmes avons trouvé, dans les cas de rage, dans la plupart des cellules nerveuses dégénérées, des granulations particulières; seulement ces granulations, décrites bien avant la communication de Negri, n'ont rien de commun avec ces corps. Nous avons vu qu'elles sont extrêmement petites; leur distribution, leur structure, leur réaction sont tout à fait différentes, et nous avons vu plus haut quels sont, d'après mes travaux, leurs rapports avec les corpuscules de Negri. Il nous semble donc que les auteurs qui, dans la plupart des cas de rage de passage, n'ont pas trouvé de corpuscules de Negri, ont eu raison. Les petites granulations qu'on y trouve ne sont pas des corps de Negri.

Les corps de Negri proprement dits apparaissent d'abord dans les cellules pyramidales de la corne d'Ammon, au point de leur confluence avec la fimbrie (Bohne). Là on trouve des corpuscules dans presque tous les cas de rage des rues, chez tous les animaux. On les a trouvés chez le chien, le chat, les bêtes à cornes,le lapin, le cobaye, les rats, les souris, les oies, etc. Il faut cependant insister sur le fait que, dans certains cas de rage, surtout chez l'homme, les corpuscules de Negri font défaut. On peut affirmer qu'exception faite pour la corne d'Ammon les autres parties du système nerveux renferment rarement des corpuscules de Negri.

Il y a des cas, assez rares d'ailleurs, où le système nerveux est inondé de ces corpuscules sans qu'on puisse expliquer leur nombre. On en trouve assez souvent dans les cellules de Purkinje et dans celles de l'écorce cérébrale, beaucoup plus rarement dans les noyaux de la protubérance du bulbe, plus souvent dans les ganglions spinaux (pl. V,fig.12 N) et les ganglions de Gasser. Ils sont encore plus rares dans la substance grise de la moelle.Cette distribution de corpuscules se trouve surtout après l'inoculation intracrânienne de virus des rues. Negri les a trouvés dans les ganglions lombaires et dans la moelle après inoculation du virus des rues dans les sciatiques. Mes expériences n'ont pu confirmer cette règle; j'ai trouvé, ainsi que Bertarelli et d'autres auteurs (dans la rage naturelle après morsure, ainsi qu'après inoculation dans la sciatique) des corpuscules de Negri, presque exclusivement dans la corne d'Ammon.

Nous avons vu qu'il est difficile de préciser le moment de l'apparition des corpuscules de Negri dans la rage de passage. On réussit cependant à trouver des granulations extrêmement petites dans les cellules dégénérées. On peut ajouter que ces granulations n'ont ordinairement pas de tendance à devenir des corpuscules de Negri. Bongiovanni, en atténuant le virus fixe par l'action du radium, n'a pu observer les corpuscules de Negri dans la rage prolongée par ce procédé. Schiffman, en traitant par des passages le virus des rues, a pu observer que les corpuscules de Negri disparaissent peu à peu dans la corne d'Ammon et sont remplacés petit à petit par des corpuscules simples et enfin par des granulations punctiformes. Cette expérience confirme plutôt mon hypothèse.

E. Stefanescu, de l'Institut de Bucarest, a réussi à trouver dans un cas des corpuscules analogues à ceux de Negri, dans les cellules glandulaires de la parotide; j'ai trouvé des corps analogues, quoique moins caractéristiques, dans la lumière de certaines glandes salivaires rabiques.

Daddi, Bertarelli, Volpino et Luzzoni ont cherché les corpuscules dans les glandes salivaires, mais sans pouvoir, jusqu'à présent, les mettre en évidence; il est vrai que ces recherches sont encore peu nombreuses.

L'absence des corpuscules de Negri dans les glandes salivaires (organes souvent reconnus virulents dans la plupart de cas) met en doute le rôle pathogénique de ces corpuscules.

La technique employée a été la suivante : les pièces destinées à l'examen microscopique ont été fixées dans le formol et coupées au microtome à congélation, *on peut faire ainsi très vite des coupes assez fines, même dans le système nerveux*. On colore les préparations par la solution de Mann (35 centimètres cubes des solutions centésimales d'éosine et de bleu de méthylène additionnées d'eau, de façon à porter le mélange à 100 centimètres cubes). Nous avons modifié le procédé de l'auteur, un peu trop compliqué pour des pièces qui, n'étant pas fixées sur des lames, ne peuvent pas résister aux différentes manipulations. Après une coloration de vingt à trente minutes, on lave à l'eau, on déshydrate à l'alcool absolu, on clarifie au xylol et on monte dans le baume du Canada. Les corpuscules se colorent en rouge violet, ce qui permet de les distinguer facilement du protoplasme cellulaire, qui se colore en bleu.

Le cas observé se rapporte à un chien mis en observation à l'Institut, et qui est mort peu de jours après, avec des symptômes classiques de rage furieuse. Mlle Stefanescu, en examinant des portions de la corne d'Ammon, de l'écorce cérébrale, du cervelet, du bulbe, de la moelle épinière et de la glande parotide avait obtenu les résultats suivants :

Dans la corne d'Ammon, les corpuscules de Negri étaient assez nombreux, isolés ou groupés dans le corps et dans le prolongement des cellules pyramidales. Dans les cellules de Purkinje et les cellules de l'écorce cérébrale, on ne trouvait que des très rares corpuscules ; dans le bulbe et la moelle, l'examen était négatif.

La glande parotide un peu hyperémiée montrait, autour des canaux de sécrétion, de légères infiltrations embryonnaires; les cellules glandulaires, d'apparence normale, renfermaient, par places, des corpuscules tout à fait analogues; leur volume était celui des corpuscules moyens, ayant 4-6 μ diamètre, leur partie périphérique un peu granulée était métachromatique ; dans leur centre on trouvait une petite vacuole renfermant des grains basophiles pâles. Ces corpuscules étaient entourés d'une petite zone claire ; ils contenaient un corpuscule central et deux ou ou trois corpuscules situés dans leur protoplasme granuleux.

Moi-même, en vérifiant la présence de ces corpuscules, j'avais trouvé aussi, par places, dans la lumière de la glande, des corps semblables, métachromatiques plutôt homogènes allongés ou ronds de 1 à 25 μ de diamètre, renfermant par places de petites vacuoles, mais plus pâles et d'un volume très variable; il s'agissait peut-être de l'élimination des corpuscules par la glande salivaire.

Dans d'autres cas, provenant du chien et du loup enragés, j'ai trouvé des corpuscules de Negri dans le système nerveux, mais je n'ai pu en déceler dans la glande parotide.

Il résulte donc de nos recherches que des corpuscules analogues aux corps de Negri peuvent se trouver exceptionnellement dans la glande parotide des animaux enragés. Nous avons trouvé ces corpuscules en dehors des centres, dans les cellules des ganglions spinaux sympathiques et de Gasser, dans un ganglion nerveux renfermé dans la parotide. Marinescu et moi-même en avons trouvé dans des ganglions nerveux de la substance médullaire des capsules surrénales.

5. — NATURE DES CORPUSCULES DE NEGRI.

Negri a considéré dès le début ces corpuscules comme étant des protozoaires. Moi-même (l. c.), qui avais vu ces corpuscules avant Negri dans des régions ou ces corpuscules sont plus rares, je ne m'étais prononcé sur leur signification. Volpino suppose que, seul, le corps central doit être regardé comme le parasite, tandis que la partie périphérique représente un produit de réaction de la part de la cellule. J'ai (l. c.) démontré (planche IV, fig. 3) que les corpuscules se développent aux dépens de petites granulations qui s'entourent de protoplasme dégénéré de la cellule.

Frosch (1) résume les faits qui plaident pour le rôle parasitaire des corps de Negri : 1° leur présence exclusive dans la rage; 2° leur apparition constante (dans 98-99 o/o de cas) dans l'infection naturelle ou artificielle ; 3° leur localisation dans le système nerveux central; 4° leur structure particulière; 5° les cellules qui les renferment sont bien conservées ; ces formations ne peuvent donc être un résultat de dégénérescence ; ils sont absents dans les cellules dégénérées ; 6° leur forme qui s'est adaptée à l'entourage, ce qui plaide en faveur de leur croissance dans la cellule ; 7° certaines recherches expérimentales qui concernent leurs rapports avec le virus rabique.

Contre la nature parasitaire des corpuscules de Negri, Frosch invoque les faits suivants :

1° absence des corpuscules dans la substance virulente des glandes salivaires, dans la salive, les nerfs, leur rareté dans la moelle ; 2° même dans leur siège principal, ils manquent dans la période d'incubation au moment où l'organe est déjà infectieux; 3° le virus rabique passe à travers des filtres par lesquels les plus petites formes de corpuscules ne pourraient passer ; 4° la transmissibilité de la rage par des émulsions centrifugées ou très diluées.

1) L'énumération en faveur du rôle parasitaire des corpuscules de Negri est évidemment incomplète. D'abord on ne peut affirmer que ces corpuscules existent exclusivement dans

(1) FROSCH, *in* KOLLE et WASSERMANN, Microorganismen, 1907.

la rage, car Babes et Marinesco ont trouvé de grands corpuscules analogues dans certaines intoxications par l'arsenic. Pour ce qui est de petits corpuscules, Luzzani (1) trouve chez le chat non enragé des corpuscules qu'on ne saurait distinguer des corps de Negri; j'ai montré, dans différentes lésions nerveuses, de petits corpuscules semblables aux petits corpuscules de Negri, dans les cellules nerveuses de différentes régions (2).

2) Dans nos expériences, les corpuscules de Negri n'ont pas toujours été trouvés dans 98-99 o/o de cas.

Il est évident que si l'on considère toute espèce de granulations du protoplasme cellulaire comme des corpuscules de Negri, on arrive à ces chiffres élevés. Dans ces cas seulement on arrive à voir leur présence régulière dans la rage de passage.

Je crois avant tout que les plus petites formations ne méritent pas le nom de corpuscules de Negri et qu'une partie des petites granulations protoplasmiques ne sont pas caractéristiques de la rag .

3) Leur localisation dans certaines régions du système nerveux prouve simplement l'existence, dans les cellules nerveuses, de formations particulières ; ces formations pourraient être simplement le résultat de quelque dégénérescence limitée, produite par certains éléments irritants. J'ai attiré l'attention avec Marinesco sur les centrosômes des cellules nerveuses décrits par Nelis, présentant une structure à peu près analogue aux corpuscules de Negri. Certaines modifications de ces formations pourraient peut-être donner naissance à des corpuscules de Negri.

4) La structure des corpuscules n'est donc pas, à proprement parler, typique. Tout élément irritant entrant dans la protoplasme cellulaire pourra déterminer la formation d'une espèce de capsule produite par le protoplasme voisin dégénéré. Les centrosômes pourraient être ainsi modifiés. La structure interne des corpuscules est d'ailleurs tellement variée qu'on ne saurait lui attribuer de caractère typique.

5) Les considérations de Frosch plaident plutôt contre leur nature parasitaire, car il serait naturel que le parasite de la rage produise la dégénérescence des cellules; en effet, les cellules dans lesquels devraient se localiser les causes des symptômes rabiques sont dégénérées, sans renfermer des corpuscules de Negri. Il serait au contraire paradoxal de vouloir expliquer la rage par des parasites siégeant dans les cellules bien conservées.

6) La forme des corpuscules ne démontre pas leur croissance; elle prouve simplement que la partie dégénérée de la cellule qui forme la périphérie des corpuscules, étant devenue hyaline ou

(1) Luzzani, Zur Diagnostik der Tollwut. (*Zeitschr f. Hyg. u. Inf.*, 1905, Bd. 49.)
(2) Babes, Atlas der path. Hist. d. Nervensyst. Berlin.

hydrophile, occupe un volume un peu plus grand que le protoplasme sain.

7) Les expériences faites par Daddi (1), d'Amato (2), Bertarelli (3) di Vestea (4), ne sont pas plus convaincantes; Daddi et Bertarelli trouvent que les corpuscules de Negri sont souvent conservés dans de la substance nerveuse putréfiée ou desséchée, ne produisant plus la rage.

Frosch observe avec raison que ces faits parlent plutôt contre l'importance de ces corpuscules.

Di Vestea veut expliquer la faible virulence du virus filtré en supposant qu'il ne renferme que des parasites très petits et par conséquent atténués. Ce raisonnement est faible, car ce sont justement les corpuscules très fins qui produisent probablement la dégénérescence la plus prononcée des cellules nerveuses. De plus,il faut supposer que ce n'est pas le contenu des cellules qui passe par le filtre en plus grande quantité; le liquide filtré renferme donc très peu de parasites et sa faible virulence dépend probablement de ce fait.

Les expériences d'Amato sont tout aussi peu probantes. Il place un fragment de corne d'Ammon de lapin enragé sur la substance cérébrale d'un autre lapin.

Discussions récentes sur le rôle des corpuscules de Negri dans la rage. — Les corpuscules de Negri disparaissent peu à peu et la substance cérébrale du second lapin devient virulente sans montrer de corpuscules de Negri. Il nous semble que cette expérience montre que ce ne sont pas les corpuscules de Negri qui produisent la rage, mais des parasites imperceptibles dont le rapport avec les corpuscules de Negri n'est pas prouvé par cette expérience.

La découverte de corpuscules analogues à ceux de Negri dans la glande salivaire et la salive pourrait être interprétée en faveur du parasitisme de ces corpuscules, malheureusement, dans les glandes salivaires, les corpuscules sont très rares et ne se présentent pas d'une façon assez caractéristique pour qu'on puisse les identifier complètement avec ceux du cerveau. On trouve d'ailleurs aussi bien des corpuscules hyalins dans la glande et la salive non rabiques.

On ne peut donc, jusqu'à de nouvelles recherches, attribuer une grande importance aux rares cas dans lesquels ces corpuscules ont été trouvés dans les cellules glandulaires et dans la salive.

(1) Daddi, Sull'eziologica dell'idrofobia. (*Riv. crit. di clin. med.*, 1903, n° 12, et 1904.)
(2) D'Amato, I corpi di Negri, (*Rif. med.* 1904, n° 23.)
(3) Bertarelli, Modificazioni dei corpi de Negri. (*Riv. d'Igien. e san. publ.*, 1903.)
(4) Di Vestea, Filtrati rabici. (*Ann. d'Ig. sperim.*, 1905, t. 14. f. 3.)

Rapport entre les corps de Negri et les fines granulations intracellulaires. — Le fait qui plaide surtout contre le rôle essentiel des corpuscules c'est que ceux-ci n'existent pas ou qu'ils sont très rares dans les parties les plus modifiées des centres nerveux.

Les parties contenant les corps de Negri ne correspondent pas, d'après les recherches de Nitsch, aux parties les plus virulentes.

La filtrabilité du virus est également incompatible avec l'hypothèse du parasitisme des corpuscules de Negri. Les corpuscules invisibles qui passent à travers les filtres ne sont certainement pas les corpuscules de Negri, et il n'est pas même prouvé que ces corpuscules invisibles sont en rapport avec ceux de Negri.

En comparant donc les granulations que j'ai décrites avec les corpuscules de Negri, il semble qu'il y a plus de probabilité pour que ces premières formations soient les parasites de la rage.

Ces granulations existent toujours dès le commencement de la virulence, dans les parties les plus malades du système nerveux et notamment dans le bulbe, la moelle, les ganglions spinaux. On les trouve en grande quantité dans les cellules du bulbe et de la moelle, qui sont modifiées d'une façon caractéristique; leur volume est parfaitement compatible avec la filtration. Ils sont en rapport essentiel avec l'hypertrophie caractéristique des neurofibrilles. Leur nature parasitaire est d'ailleurs encore douteuse, de même que celle des corpuscules de Negri, mais ils se comportent vis-à-vis des réactifs, comme certains protozoaires, en se colorant par la méthode de Ramon y Cajal, celle de Giemsa et à l'aide de mordants. Je suis disposé à admettre un certain rapport entre ces corpuscules et ceux de Negri. Certaines fines granulations, à l'intérieur de ces corpuscules, ont en effet la même réaction que les grains que j'avais décrits.

On peut résumer ainsi ce qui concerne ces deux espèces de corpuscules :

Il est probable que certaines granulations très petites (0,1-0,2 μ), qu'on trouve exclusivement dans l'intérieur du cytoplasme des cellules dégénérées dans la rage, représentent le parasite de cette maladie en état d'activité. Au contraire les corpuscules de Negri n'ont pas les caractères d'un agent actif de la rage.

Les petits corpuscules — de même que d'autres microbes de très petit volume — se colorent en noir ou en bleu par le Cajal-Giemsa. Ils sont en rapport intime avec la dégénérescence des fibrilles nerveuses, dans les parties les plus atteintes du système nerveux et dans les localisations des symptômes de la rage. Les corpuscules de Negri siègent au contraire dans les cellules très peu modifiées, dans des régions qui ne sont pas en rapport intime avec les symptômes rabiques.

Ces corpuscules sont donc probablement des formes encapsulées renfermant le microbe en état d'involution ou de transformation. On peut considérer la formation de ces corpuscules comme le résultat d'une forte réaction locale de la cellule sous l'influence de l'irritation produite par l'invasion du parasite et la dégénérescence limitée de la cellule.

La réaction de la cellule se manifeste par la séquestration du segment dégénéré ainsi que des petites granulations qu'il renferme. De cette façon la partie dégénérée forme une grosse capsule entourant de petites granulations. Ces dernières ne sont pas les parasites isolés de la rage, elles sont probablement des parties de la cellule (substances nucléaires) qui renferment les parasites invisibles. Cette réaction est donc la manifestation d'une grande résistance de la cellule contre le parasite.

Ces cellules ne sont pas détruites par le virus, elles sont au contraire des éléments réfractaires capables d'encapsuler et de séquestrer le parasite. Ces cellules normales et réfractaires ne sont pas le point de départ des lésions rabiques et les corpuscules de Negri ne peuvent pas être les parasites actifs de la rage.

Discussions récentes sur le rôle des corpuscules de Negri dans la rage. — Il faut se demander si les petites granulations, ou les corpuscules de Negri sont des protozoaires, et dans ce cas à quelle espèce ils appartiennent (1). Negri affirme en effet qu'il s'agit de protozoaires qu'il dénomme, d'après Calkins, *Neuroryctor Hydrophobial*, mais, sans donner de preuves ni pour son affirmation ni pour la réalité du cycle de développement qu'il suppose pour ses corpuscules. En tout cas on ne peut conclure avec Negri que ses corpuscules après certains traitements sont composés de grains ronds renfermant par places des corpuscules de chromatine, car on observe souvent une fragmentation en grains ronds de différentes substances hyalines à réaction différente. Nous sommes donc en droit de garder encore une certaine réserve, même au sujet des dernières publications de Negri.

Williams et Lewden affirment que le cycle de développement serait analogue à celui de Guidosporidies. La plupart des auteurs ne se prononcent pas. Prowazek, se basant sur mes recherches, classe le parasite de la rage parmi les chlamidozoaires. En effet les formations que j'ai décrites dans les cellules nerveuses dégénérées, possèdent les caractères de ces parasites. Elles sont très petites, intracellulaires, se colorent par le Giemsa et après traitement par des mordants. Elles sont enfin

(1) NEGRI, Morphologie in Entwicklungscyclus des Parasiter der Tollwant (Neurosyctes Hydrophobial Calkins). (*Zeitchr. f. Hyg.*, t. 63, 1909, p. 421.)

entourées de capsules à une certaine phase de leur développement.

Les auteurs qui nient la nature parasitaire des corpuscules supposent qu'il s'agit de formations analogues à celles qu'on trouve dans la variole, le vaccin, le molluscum contagiosum, la fièvre aphteuse, le carcinome, etc. On pourrait, d'après eux, expliquer toutes ces formations par une dégénérescence limitée de la cellule, ou par la modification des éléments qui ont fait invasion dans le protoplasme cellulaire. Ainsi certains leucocytes, par exemple, dégénéreraient d'une façon toute particulière dans l'intérieur de ces cellules. Il n'est pas impossible que les corpuscules soient des granulations irritantes,quoique non parasitaires, venant du dehors, qui s'entoureraient d'une zone hyaline métachromatique.

On peut penser, ainsi que nous l'avons fait,à une modification des chromatozomes, prenant l'aspect de corpuscules hyalins à granulations centrales. On ne peut enfin exclure l'hypothèse de formations nucléaires mises en évidence par le microbe ou les toxines de la rage.

Mes recherches, celles de Apolant et Emden, ainsi que celles d'autres auteurs, montrent que les corpuscules de vaccin peuvent être regardées comme des particules nucléolaires émigrés dans le protoplasma, sous l'influence du virus vaccin et donnant lieu à des modifications protoplasmatiques. De telles formations ne sont pas rares dans les cellules végétales.

Dans les cellules nerveuses, j'ai décrit, avec Marinesco, une série de granulations d'origine nucléolaire ou protoplasmatique, en partie métachromatique. Tous ces corpuscules ne peuvent cependant pas être identifiés avec les corpuscules de Negri.

Les granulations d'origine nucléaire n'entrent pas dans le protoplasme, sans que le noyau ne présente une lésion prononcée. Celle-ci manque ordinairement dans la cellule renfermant les corpuscules de Negri.

Il est moins facile d'exclure l'hypothèse de formations protoplasmatiques. J'ai prouvé qu'une dégénérescence limitée du protoplasme joue un grand rôle dans la formation des corps de Negri, et il se peut que les granulations centrales qui déterminent cette dégénérescence ne renferment pas le parasite de la rage.

C'est au moins l'opinion de Marie et de Lentz. Sans pouvoir exclure cette possibilité, il me semble qu'on est en droit de ne pas admettre l'opinion de ces auteurs, que les corpuscules de Negri ne peuvent pas renfermer le parasite de la rage. En effet, ces auteurs ne produisent aucune preuve appuyant leur négation. Au contraire, comme il n'est pas douteux que le parasite existe dans certaines cellules nerveuses, et comme les corpuscules de Negri sont spécifiques, il est logique de supposer un rapport intime entre le virus de la rage et ces corpuscules.

Je terminerai par les conclusions que j'ai formulées dans ma communication faite à l'Académie Roumaine dans la séance du 30 juin 1906 :

Les faits exposés me paraissent suffisants pour pouvoir supposer que certaines granulations très fines, rondes, colorées en noir ou bleu (après coloration par le Cajal-Giemsa), *qu'on trouve dans la rage, exclusivement dans le protoplasme des cellules nerveuses dégénérées des parties les plus atteintes du système nerveux, représentent les agents de la rage en pleine activité. Les corpuscules de Negri, qui se trouvent dans des cellules peu ou pas modifiées, qui ne sont pas en rapport intime avec les principaux symptômes rabiques, ne sont pas les parasites actifs de la rage.* Ils ne sont probablement que des formes encapsulées renfermant le parasite en voie d'involution ou de transformation.

Je suis donc disposé à interpréter les corps de Negri comme le résultat d'une forte réaction locale de la cellule, provoquée par l'invasion du parasite et suivie de l'encapsulation et de la séquestration du parasite par la cellule.

Cette réaction est probablement le résultat d'une plus grande résistance des cellules qui renferment les corps de Negri. Ces cellules sont plus ou moins réfractaires au virus rabique et c'est précisément à cause de cet état réfractaire qu'elles aboutissent à encapsuler et à séquestrer le parasite de la rage.

6. — VALEUR DIAGNOSTIQUE DES CORPUSCULES DE NEGRI

Dans sa première communication, Negri insiste déjà sur la grande valeur diagnostique de ces corpuscules, il les constate sur 98 chiens chez lesquels l'expérimentation avait donné un résultat positif.

Dans un seul cas de rage, il n'avait pas trouvé de corpuscules; dans ce cas il n'avait examiné que la corne d'Ammon et le cervelet. Il suppose que s'il avait cherché ces corpuscules dans d'autres parties du cerveau, il les aurait trouvés dans une région présentant une localisation plus rare du parasite.

Les auteurs sont d'accord sur la fréquence des corpuscules dans les cas de rage. Ils considèrent que leur présence constitue la meilleure preuve de la maladie.

La constatation des corpuscules de Negri possède certainement plus de valeur que celle des corps étrangers dans l'estomac, de la polynucléose du liquide céphalo-rachidien (Lesieur) ou des lésions musculaires ou surrénales (Nicolas, Bonnamour, Hoschini). Ces lésions, ainsi que nous l'avons vu, ne sont ni constantes, ni caractéristiques.

Nous avons vu au contraire que les lésions rabiques que j'ai décrites, sans être tout à fait spécifiques, ont une grande valeur diagnostique. Elles l'ont surtout si on considère leur localisation; en effet, ni dans le tabès, ni dans la fièvre typhoïde, ni dans la polynévrite, ni dans la maladie des jeunes chiens on ne trouve ces lésions localisées dans les régions où elles se trouvent dans la rage.

Dans plusieurs milliers de cas, la présence de ces lésions a toujours coïncidé avec la preuve biologique.

Il faut donc se demander quelle est la recherche qui est la plus avantageuse au point de vue diagnostic : celle des lésions rabiques (Babes, Van Gehuchten), ou celle des corpuscules de Negri.

Stazzi (1) et Frottingham (2) arrivent à conclure que la constatation des corpuscules de Negri est d'une valeur supérieure à celle des nodules rabiques; toutefois ils insistent sur la nécessité de chercher les lésions de Babès pour plus de certitude, surtout dans les cas où les corpuscules n'existent pas.

Mes recherches comparatives avec Stefanescu ont donné des résultats différents. Nous n'avons trouvé les corpuscules de Negri que dans 80 o/o de cas de rage des rues. Les lésions rabiques ne faisaient défaut dans aucun des cas. Maas (3) rapporte au contraire un cas de rage chez un enfant à l'autopsie duquel on avait trouvé une infiltration embryonnaire très prononcée autour des cellules motrices de la moelle, autour du canal central et des vaisseaux, tandis qu'il était impossible de mettre en évidence les corpuscules de Negri.

J'ai trouvé également deux cas de rage chez l'homme où les corpuscules de Negri faisaient défaut, tandis que les nodules rabiques étaient très prononcés.

Cependant d'après les statistiques, surtout celles des auteurs italiens, les corpuscules de Negri existent dans 98-99 o/o des cas.

D'après Negri, Volpino, d'Amato et Daddi, sur 297 cas de rage démontrée expérimentalement, les corpuscules ne manquaient que 9 fois.

Luzzani (4) en conclut que « si chez un animal suspect de rage on trouve les corpuscules endocellulaires de Negri, l'animal était

(1) Stazzi, Das Negrische Körperchen und die Schnelldiagnose der Wut. (*La Clin. vet.*, 1904, n° 42.)
(2) Frottingham, The rapid diagnosis of Rabies. (*The Journal of medic. researches*, 14, n° 3.)
(3) Maas, Ein Fall von Lyssa humana. (*Munchener medicinische Wochenschrift*, n° 3, 1905.)
(4) Luzzani, Zur Diagnose der Tolluwut, (*Zeitschrift f. Hyg. u. Inf.*, 1905, t. 49.)

enragé, et on peut se dispenser de faire la preuve biologique, qui doit être tentée seulement dans les cas négatifs.

Il résulte donc des recherches d'un grand nombre d'auteurs, que les corpuscules ne font défaut que dans 3 à 5 o/o de cas de rage des rues et que dans les cas positifs la preuve expérimentale est toujours positive. On peut être aussi affirmatif en ce qui concerne la présence des lésions rabiques décrites par moi, surtout pour la rage des rues des chiens. Il faut alors se demander laquelle de ces deux méthodes de diagnostic rapide on doit préférer.

1. Je recommande l'emploi des deux méthodes. Je crois cependant que la mise en évidence des corpuscules de Negri est plus difficile que celle des nodules rabiques. En effet : le bulbe et la moelle des chiens sont plus faciles à trouver (même chez un animal en putréfaction) que la corne d'Ammon et surtout que la partie voisine de la fimbrie.

2. Les lésions rabiques sont plus faciles à reconnaître dans un cerveau en putréfaction que les corpuscules de Negri.

3. Il faut beaucoup moins de connaissances d'histologie fine et des grossissements moins forts pour reconnaître les lésions et surtout les nodules rabiques, visibles et avec un faible grossissement, que les corpuscules de Negri et notamment les petits corpuscules.

4. La technique, pour mettre en évidence les lésions rabiques, est beaucoup plus simple et plus expéditive que celle qu'il faut employer pour les corpuscules de Negri. On peut, en effet, constater les nodules rabiques quelques heures après avoir enlevé une partie de cerveau suspect.

On avait il est vrai, fait les mêmes affirmations pour les corpuscules de Negri. On a fait, dans notre Institut, de nombreux essais pour mettre en évidence rapidement les corpuscules de Negri et on s'est convaincu qu'il était quelquefois bien difficile de reconnaître les corpuscules, surtout sur les frottis. On les met mieux en évidence dans des pièces durcies rapidement par l'acétone ou par le formol ; mais on perd beaucoup de préparation en employant cette méthode rapide. Parfois en employant cette méthode, nous n'avons pas trouvé de corpuscules dans des cerveaux qui nous avaient fournis de beaux corpuscules avec des méthodes moins rapides.

5. Les différentes méthodes de coloration pour mettre en évidence les corpuscules de Negri sont plus compliquées et ne donnent pas toujours le même résultat ; de sorte qu'on peut beaucoup moins s'y fier qu'à la coloration extrêmement simple (bleu de Méthylène) qui sert à la recherche des lésions rabiques.

6. Le diagnostic de la rage ne peut être fait que si les corpuscules de Negri sont assez grands et présentent leur structure com-

plète. Malheureusement, souvent, on ne trouve, par la méthode rapide, que des corpuscules dont la structure est peu apparente. Parfois on ne trouve que des corpuscules petits, peu caractéristiques, de sorte qu'il serait précaire de se fier seulement à leur présence pour diagnostiquer la rage.

La question du diagnostic de la rage est donc plus compliquée qu'on ne le suppose et je crois ne pas me tromper en affirmant que la plupart des auteurs qui ont constaté la fréquence des corpuscules de Negri n'ont pas employé la méthode rapide.

Je dois avouer que je ne suis arrivé qu'à peine, dans plus de la moitié des cas, à avoir en quelques heures des préparations convaincantes de corpuscules de Negri. Ces résultats ne sont même obtenus qu'après une longue expérience. Les lésions rabiques au contraire sont mises en évidence avec la plus grande facilité, toujours quelques heures après l'envoi du cerveau de l'animal suspect.

Il n'est donc pas douteux que, pour faire le diagnostic rapide de la rage, la recherche des lésions rabiques est plus simple que celle des corpuscules de Negri.

On procède de la façon suivante à l'Institut de Bucarest :

On enlève une petite partie du bulbe et de la corne d'Ammon pour chercher et les lésions rabiques et les corpuscules de Negri. On obtient toujours de bonnes préparations montrant les lésions rabiques. Dans la moitié des cas positifs seulement on voit également les corpuscules de Negri. Dans les cas douteux ou en l'absence de lésions caractéristiques, on procède immédiatement à la preuve biologique.

7. — LES CORPUSCULES DE BABÈS ET DE LENTZ

En dehors des corpuscules de Negri, j'avais décrit et figuré dans la rage plusieurs autres formations particulières (1).

1) On trouve des formations analogues aux corps de Negri en dehors des cellules nerveuses au milieu des réseaux où des formations fusiformes protoplasmiques.

2) On trouve à la surface des cellules nerveuses de petits éléments fusiformes (de petites cellules) dont le noyau est remplacé par un corps de Negri (Planche IV, fig. 2, n^{II}, n^{III}, fig. 3 sp. N^{II}).

3) Dans certains cas de rage du chien on trouve dans les grandes cellules de la corne d'Ammon des corpuscules de Negri d'un volume extraordinaire. J'avais donné à ces corpuscules le nom de « lymphocytoformes », car ces corpuscules avec leur partie hyaline

(1) Babès, Untors über Negrische Korps. (*Zeitschr. f. Hyg.*, t. LVI, 1907.)

mince et leur grand corps central entouré d'une membrane basophile ressemblent à un lymphocyte. Au milieu on trouve un corpuscule pâle comme un nucléole. Le corps est entouré d'une membrane nucléaire.

Il s'agit peut-être en effet d'une petite cellule englobée dans une cellule nerveuse et qui a subi une transformation particulière. On trouve d'ailleurs dans la même pièce des formes de transition entre ces corpuscules et les corps typiques de Negri.

Après quelques heures, Lentz (1) trouve d'une manière constante, dans la corne d'Ammon des lapins qui ont succombé à la rage de passage, des corpuscules analogues à ceux de Negri et donnant la même réaction de coloration.

Il serait cependant erroné de renoncer à la recherche des corps de Negri, car les cas dans lesquels on trouve des lésions et des nodules peu caractéristiques et où on trouve des corps de Negri sont également assez fréquents.

Il a pu se convaincre que ces corpuscules sont le résultat de la transformation des noyaux de certaines petites cellules nerveuses. Cet auteur n'a jamais trouvé cette transformation nucléaire dans les autres maladies ; il l'a constatée une fois seulement sur 134 cas de rage des rues du lapin, 10 fois sur 32 cas dans le second passage du virus des rues sur le lapin et 48 fois sur 53 cas de virus de passage. Aussi attribue-t-il à ces corpuscules un caractère de spécificité pour le virus de passage. Cependant, comme il a pu suivre les développements de ces corpuscules en partant d'une dégénérescence particulière homogène et acidophile du noyau, et d'une déformation du nucléole et de la substance basophile (Piastine), il se prononce catégoriquement contre la nature parasitaire de ces corpuscules. La partie colorée en rouge par son procédé n'est donc que le noyau de la cellule nerveuse et la partie bleu central représente le nucléole modifié. Lentz interprète de la même façon les corpuscules de Negri. Le corps central ne serait que de la substance nucléaire et la substance rouge une transformation acidophile du cytoplasme.

Il en conclut que les corpuscules de Lentz sont aussi spécifiques que ceux de Negri, mais qu'ils ne renferment pas le parasite de la rage. Leur formation serait due au virus rabique. L'auteur ne donne cependant aucun fait démontrant l'absence de parasistes à l'intérieur de ces corpuscules.

En admettant même que les corpuscules renfermés dans ces corps ne sont pas des parasites, on ne peut exclure la possibilité que ces corpuscules renferment les parasites invisibles de la rage.

(1) Lentz, Uber spezifische Veränderungen an den Ganglienzellen Wut-und Staupe kranker Tiere. (*Zeitschrift f. Hyg.*, 1908, f. 62, I, p. 63.)

On peut adresser la même critique à Marie, qui suppose que le corps de Negri est un produit de la toxine rabique.

Plusieurs auteurs se sont occupés de ces corpuscules en arrivant à des conclusions contradictoires; ainsi Kozewaloff (1) trouve dans les corps de passage une substance fondamentale composée de plastine et d'inclusions en fins bâtonnets placés à la périphérie des corpuscules. Il s'agissait donc de parasites. Pizans (2) affirme avoir trouvé des corpuscules de Lentz après intoxication par injection intracranienne de toxine diphtérique. Il nie donc la spécificité de ces corpuscules tandis que Keysser (3), se basant sur de nombreuses recherches de contrôle, appuie sur leur spécificité.

L'apparition de ces corpuscules chez le lapin, dès le 2e passage du virus des rues, indique la transformation rapide du virus des rues en virus fixe. Il faut cependant continuer ces recherches pour voir si tous les virus des rues se comportent de la même façon, ce qui est peu probable. Nous savons en effet que la transformation du virus des rues en virus fixe se produit dans les différents cas avec une rapidité très variable et qu'il existe même des virus qui se comportent dès le début comme un virus de passage.

Lentz recommande la recherche de ces corpuscules « de passage » pour établir si une personne mordue et traitée par la méthode de Pasteur et qui succombe de la rage est morte de la rage des rues ou de la rage de passage (à la suite du traitement).

En attendant de nouvelles expériences, nous réservons notre opinion à ce sujet.

(1) Kozewaloff, S., Struckme d. Passagewatkorpercher v Lentz. (*Ctrlbl. f. Bact.*, t. LII, 1909, p. 6.)

(2) Pizani, Vorvammen der Lentzschen passagewatkorperchen. (*Centralbl. f. Bact.*, t. LI, 1909, p. 522.)

(3) Keysser, Bedeutung à Spezifizitat d. Lenz'scher Pass. Korp. (*Ztschr. f. Hyg.*, t. LXVI, 27 juill. 1910, p. 262.)

CHAPITRE XIV

BACTÉRIES TROUVÉES DANS LA RAGE

1) Premières recherches de Hallier, Valli, Klebs, Pasteur, Bouchard, Roux, Gibier, Babès, Fol, Dowsdewel, Rivolta — 2) Recherches plus récentes. — Recherches de Babès. — Théorie des microbes invisibles associés à d'autres microbes accidentels. — Microbes de Bruschettini, de Sormani, de Lévi. — Recherches de Marie, de Abba et Bertarelli. — Bacille de Busila, de Babès et Bobes.

I. — RECHERCHES BACTÉRIOLOGIQUES

Hallier, en cultivant du sang de personnes atteintes de rage, avait isolé une espèce de champignon qu'il désignait sous le nom de *Lyssophyton*. Polli décrivit des infusoires. Klebs affirme également avoir isolé le microbe rabique. Pasteur, dans sa première communication sur la rage (1), décrit un microbe qui n'était autre que le pneumocoque; il dit qu'il serait téméraire d'affirmer que ce microbe n'a aucun rapport avec la maladie. Dans une autre communication, Pasteur (2) s'exprime de la façon suivante : « N'y aurait-il donc pas de microbe rabique? me disait à ce propos, au mois de mai dernier, notre confrère M. Bouley. Tout ce que je puis vous assurer, lui répondis-je, c'est que si vous me présentiez un cerveau rabique et un cerveau sain, je saurais dire, à l'examen microscopique des matières des deux bulbes : celui-ci est rabique, celui-là ne l'est pas. Tous deux offrent un nombre immense de granulations moléculaires; mais le bulbe rabique en montre de plus fines, de plus nombreuses et on est tenté de croire à un microbe d'une petitesse infinie, n'ayant ni la forme de bacille, ni celle d'un microcoque étranglé ; ce sont de simples points.

« Une seule méthode nous a permis, jusqu'à présent, d'isoler ces granulations de tous les autres éléments de la matière nerveuse.

« Cette méthode consiste à injecter dans les veines d'un animal rabique, au moment où l'asphyxie commence, du virus pur

(1) Sur une maladie nouvelle provoquée par la salive d'un enfant mort de la rage. (*Comptes rend. de l'Académie des Sciences*, 24 janvier 1885.)

(2) Nouvelle communication sur la rage. (*Comptes rend. de l'Académie des Sciences*, 15 février 1884.)

emprunté au bulbe d'un animal mort de rage. En très peu d'heures, soit que les éléments normaux de la matière nerveuse se fixent dans les capillaires, ou plutôt que le sang les digère, il ne reste dans ce dernier fluide que les granulations infiniment petites dont nous venons de parler. En outre dans ces conditions toutes particulières, on peut les rendre colorables aisément par les couleurs dérivées de l'aniline. »

Bouchard et Roux décrivent également des granulations ressemblant aux microcoques qu'ils ont trouvés dans le bulbe; Gibier (1) trouve des granulations analogues dans l'émulsion de cerveau ainsi que dans les méninges. J'ai constaté aussi des granulations semblables, et les ai identifiées avec les différentes granulations du protoplasme cellulaire, des leucocytes, des cellules plasmatiques et des Mastzellen d'Ehrlich. Fol (2) décrit, en 1885, dans la moelle, des granulations dans les espaces compris entre la névroglie et le cylindre-axe. J'ai vu et figuré (3) des granulations analogues dans les cornes postérieures, mais probablement il ne s'agit pas de microbes, mais d'une décomposition des gaines nerveuses. Les microbes que Fol prétend avoir cultivés appartiennent à des espèces différentes et la maladie produite par eux ne présente pas le caractère de la rage. Dowsdewel (4) décrit des granulations dans le protoplasme des cellules nerveuses sans donner de caractères suffisants pour pouvoir les distinguer des granulations pathologiques de la cellule. Rivolta (5) décrit une méthode par laquelle il affirme avoir réussi de mettre en évidence, sur des coupes des centres nerveux, des microbes particuliers. Moi-même, au contraire, dans des centaines de cas, je n'ai jamais trouvé de bactéries dans les coupes de système nerveux frais dans des cas de rage franche.

2. — RECHERCHES PLUS RÉCENTES

Tout en suivant les progrès de la technique bactériologique, j'ai (6) fait plus de mille essais de cultures en partant du système nerveux central rabique de différents animaux enragés sacrifiés ou morts de la maladie. J'ai ensemencé sur la gélatine, le bouillon, la gélose simple ou glycérinée le sérum d'homme, de cheval, etc., mais surtout sur des milieux auxquels j'ajoutais de la substance cérébrale de différents animaux, ou même sur cette subs-

(1) GIBIER, Recherches expérimentales sur la rage. Thèse, Paris, 1884.
(2) FOL, *Comptes rend. de l'Ac. des Sc.*, 14 déc. 1885.
(3) DOWSDEWEL, Thèse. *Vétérinair journal*, XXIII, pag. 18, 1886.
(4) RIVOLTA, Il virus rabide. *Giornale di annal. fisical. path.*, XVIII, 1886.
(5) BABÈS, *Virchow's Arch.*, tome CX, 1887.
(6) BABÈS, *Atlas d'Hist. des Nervensystems*, *Berlin*, *Hirschwald*.

tance brute. Les tubes ensemencés étaient portés à la température de la chambre ou à celle du corps. Certains échantillons furent cultivés en présence d'oxygène; d'autres furent traités à la façon des anaérobies.

Dans la grande majorité des cas, les milieux ensemencés sont restés stériles. Cependant, dans 150 cas, il y eut un développement de colonies microbiennes. On voyait, surtout dans la profondeur de la gélose, des stries grisâtres à peine visible à la surface. Ces colonies étaient formées par des diplocoques ayant 0,6 à 1μ m. de diamètre, disposés parfois en courtes chaînettes ou en groupes arrondis plus denses et moins colorés au milieu.

Avec un fort grossissement on voyait les microbes divisés par des lignes transversales en deux ou trois segments colorés d'une façon différente par le bleu de méthylène; on pouvait distinguer des segments bleus et d'autres violet foncé.

Une culture de 8 jours provenant d'une seconde génération (pour éviter la possibilité de l'action de la partie de système nerveux, ensemencée) fut inoculée à 8 lapins et à 6 cobayes par trépanation.

2 lapins succombèrent en 10 et 14 jours avec des symptômes de rage. Leur bulbe était également virulent.

Un cobaye inoculé de la même façon succombait le 7e jour, de rage, tandis qu'un autre cobaye montrait après 14 jours des symptômes caractéristiques, puis se remettait. Deux lapins inoculés montraient également une fièvre prémonitoire et un commencement de paralysie. Un autre lapin présentait, le 7e jour après l'inoculation, de la fièvre et une perte de poids; il se remettait ensuite. Les microbes isolés dans d'autres cas très rares d'ailleurs n'ont produit aucun symptôme rabique. Comment expliquer le résultat positif obtenu avec les microbes cultivés dans un assez grand nombre de cas; il s'agit probablement de microbes associés au virus rabique, qui d'une part se cultivent plus facilement que le virus et d'autre part facilitent la culture artificielle de ce virus.

« La rage n'a donc pas été provoquée par ces microbes mais par un autre virus ne pouvant pas être mis en évidence par les moyens actuels d'investigation. » Pour me convaincre de la réalité de cette hypothèse j'ai inoculé par trépanation à trois reprises différentes la gélose à la substance nerveuse que j'avais ensemencée avec de la substance nerveuse rabique, et sur laquelle il ne s'était développé aucune culture visible. Les animaux inoculés restèrent indemnes. La moelle rabique introduite dans ces substances nutritives inoculées à des animaux après un séjour de 8-10 jours à la température du corps n'a pas déterminé la rage.

Malgré cet insuccès, les expériences citées plus haut semblent indiquer qu'exceptionnellement dans certaines conditions, surtout favorisées par une association bactérienne avec un microbe qui se trouve assez souvent dans les centres nerveux des animaux enragés, le virus rabique est susceptible d'être cultivé artificiellement, tout en s'atténuant beaucoup.

Bruschettini (1) propose une gélatine additionnée de lécithine du jaune d'œuf ou de cérébrine extraite du cerveau de chien ou de lapin. Il ensemence des parcelles de bulbe d'un lapin mort de rage de passage. Après 24-36 heures (à 36°) apparaissent des petites colonies confluentes, transparentes, constituées par des bacilles courts, très petits, ou des diplocoques rappelant le pneumocoque de Fränkel. Ce microbe cultivé sur bouillon, se colore en violet par le bleu de Löffler, il pousse bien à 16°, mieux à l'air que dans le vide; il est immobile. Injecté dans la dure-mère, il tue le lapin en 5-8 jours avec paralysie; le bulbe de ce lapin inoculé transmet « la rage ». On retrouve le microbe sur les coupes des centres nerveux. Ce microbe ressemble donc à l'un des microbes que j'ai décrits, ce n'est pas le microbe spécifique de la rage.

En reprenant les expériences de Bruschettini à l'Institut Pasteur, on reconnut qu'on trouve souvent en effet, dans les centres nerveux des lapins enragés un microbe analogue qui provoque des paralysies chez le lapin.

Toutefois : 1° comme on retrouve le microbe chez les lapins non enragés ; 2° comme on ne parvient pas à provoquer la rage furieuse en inoculant ce microbe au chien ; 3° comme on ne peut pas rendre réfractaires à la rage les animaux vaccinés avec ce bacille, on ne peut le considérer comme l'agent spécifique de la rage.

On peut ajouter qu'on trouve très souvent des microbes associés au virus rabique. Plusieurs d'entre eux, sans être pathogènes par voie sous-cutanée, produisent parfois des méningites après leur introduction directe dans les méninges ou le cerveau.

Il faut se méfier de ces microbes qui souvent ont donné lieu à des interprétations erronées.

Nous ne nous arrêterons pas à la description des microbes signalés par Sormani (2) sous le nom de cocco-bacillus polymorphus lyssæ. Il s'agit de microbes d'un volume et d'une forme variables se développant surtout dans la gélose en cultures aérobies ou anaérobies, sous forme de colonies jaunes. Il s'agit peut-être du

(1) Bruschettini, Bacteriologische Unters üb. Hundsont. (*Ctrlbl. f. Bacteriol.*, xx, 1896, p. 203.)

(2) Sormani, Ricerche sperimentali sull'eziologia della rabbia. (*Gaz. med. ital.*, n° 54, 1903.) — Sormani, Ricerche sull'eziologia della rabia. (*La Riforma medica.*, vol. 19, 1903.)

(3) Lévy (F.), Contributo all'etiologia e alla patagenesi della rabbia. (*Giorn. d. R. Accad. Med. di Torino*, 16 genaio, page 797.)

microbe décrit par Lévy (3), cultivé par cet auteur après ensemencement de parcelles de tissus nerveux ou de glandes salivaires sur gélose à 32-25°. Il pousse sous forme de colonies jaunes formées de diplocoques. Comme ces microbes produisent la mort parfois de 3 à 7 heures après l'injection sous-durale, il n'est pas douteux qu'il ne s'agit pas du microbe de la rage. Abba et Bertarelli (1) ont montré en effet qu'on peut isoler, du système nerveux des animaux rabiques, des microbes semblables produisant la méningite. Le staphylocoque doré peut produire également des symptômes analogues qui sont tout à fait étrangers à la rage.

Recherches de Busila.—Dernièrement, Busila, se basant sur des recherches assidues faites pendant des années à l'institut de bactériologie de Bucarest, est arrivé à cultiver un microbe qui paraissait réaliser toutes les conditions nécessaires pour pouvoir être considéré comme le microbe de la rage.

Cependant M. Busila s'est trompé, car, malgré des essais sur des centaines d'animaux, malgré des cultures nombreuses et des expériences multiples pour prouver la spécificité de son microbe, des erreurs se sont glissées dans ses expériences.

Ce travail formidable nous montre de nouveau les difficultés auxquelles on se heurte quand on entreprend des recherches sur la rage.

Voici la communication de M. Busila telle qu'elle a été insérée dans les Comptes rendus de la Société de Biologie (réunion de Bucarest) du 31 juillet 1908.

Dans les centres nerveux ou dans le liquide céphalo-rachidien d'animaux atteints de rage (rage expérimentale chez le lapin et le cobaye, rage humaine), j'ai très souvent isolé une bactérie qui, inoculée aux animaux, donne une maladie très particulière.

C'est un bâtonnet, légèrement mobile, sporulé dans les cultures, prenant le Gram, de la taille d'un bacille charbonneux et poussant, difficilement d'abord, facilement après quelques passages en tubes, sur les milieux les plus différents (gélose, bouillon, pomme de terre, lait, gélatine). Il forme en bouillon un voile très fin, liquéfie lentement la gélatine et pousse au sortir de l'organisme, surtout sur les tranches de cerveau.

Chez les animaux inoculés avec du virus rabique, on ne peut isoler ce microorganisme des centres qu'avant l'apparition des symptômes rabiques : nous ne sommes pas parvenus à l'isoler une fois la maladie déclarée, sauf chez l'homme, où nous l'avons trouvé dans le liquide céphalo-rachidien.

Malgré son aspect banal, ce microorganisme donne lieu à une maladie expérimentale des plus singulières et qui rappelle la symptomatologie de la rage. Nous avons pu reproduire la maladie, aussi bien avec les premières cultures isolées de l'animal qu'avec des cultures du 250e passage en tubes de gélose et qui provenaient de cultures chauffées

(1) Abba et Bartarelli, Sul cosi dette « Saccharomyces aurans lyssae ». (*Giorn. di R. Accad. di Med. di Torino*, pp. 4-5, 1903.)

préalablement à 110 degrés, dans le but de détruire les formes végétatives.

La maladie se donne aux lapins, cobayes et chiens par inoculations sous-cutanées, intra-musculaires ou intra-cérébrales. L'incubation par voie sous-cutanée est de quinze jours à trois mois ; de douze à vingt jours, par voie intra-oculaire; de sept à quinze jours, par voie intra-cérébrale.

« L'animal devient triste et se paralyse, la paralysie débutant par le train postérieur, continuant par le train antérieur, puis se généralisant à tout le système musculaire. La maladie déclarée se termine par la mort et dure de un à trois jours. Parfois la maladie prend une forme furieuse, surtout chez le chien et le cobaye, rarement chez le lapin.

« Le chien aboie, sans que son cri ressemble au hurlement rabique, il mord les barreaux de sa cage, et mord aussi les animaux qui se trouvent avec lui ; le cobaye crie, court,se heurte aux parois de sa cage, les accès de fureur étant séparés par des intervalles de calme.

« Dans les centres nerveux des animaux morts de cette maladie, on trouve des corpuscules de Negri abondants, surtout dans la corne d'Ammon, et des nodules, semblables aux nodules rabiques, dans le bulbe.

« Ces symptômes et ces lésions se produisent, quelle qu'ait été la voie d'inoculation.

« Les centres nerveux des animaux morts de cette maladie expérimentale la reproduisent en série quand on les inocule à des animaux, *constamment, et quelle que soit la voie d'inoculation.*

« Nous avons inoculé les centres nerveux de ces mêmes animaux, dans la chambre antérieure de l'œil, à 3 lapins vaccinés contre la rage par la méthode pasteurienne et dont l'immunité avait été éprouvée par une inoculation intra-oculaire de virus fixe. Ces trois animaux ont résisté, tandis que 4 lapins employés comme témoins, et inoculés dans les mêmes conditions, ont succombé.

« Notre microbe donne une agglutination positive à 1/150 avec le sérum antirabique du Dr A. Marie (Institut Pasteur de Paris), et à 1/125 avec le sérum antirabique de l'institut de Bucarest. Le sérum normal ne donne qu'une agglutination de 1/5.

Nous avons cherché à vérifier ces affirmations suprenantes. Elles nous semblent en contradiction avec nos expériences, et avec nos connaissances générales sur l'étiologie des maladies infectieuses.

Nous avons cherché à isoler le microbe de Busila, mais sans résultat, dans un grand nombre de cas de rage expérimentale ou naturelle du chien, du lapin, du cobaye et de l'homme.

M. Busila nous a confié des cultures de son microbe. C'est un bacille qui (d'après nos recherches en collaboration avec Al. Babes) appartient au groupe du *Subtilis*. Il serait même difficile de trouver un caractère distinctif entre ce microbe et certains représentants de ce groupe. Nous avons constaté qu'il pousse vite et très facilement à la température de la chambre sur tous les milieux de cultures. Il possède des cils nombreux ; il présente de petites granulations chromatiques qu'on rencontre aussi en dehors du bacille.

M. Busila affirme que ce bacille, en dehors de l'organisme, pousse surtout sur de la substance cérébrale.

En reprenant ce procédé, en travaillant avec toutes les précautions pour éviter l'introduction dans nos milieux d'un subtilis de l'air, nous n'avons jamais rien obtenu.

Il est vrai que M. Busila affirme qu'on ne peut isoler ce microbe de l'organisme dans la rage expérimentale que quelque temps avant l'apparition des symptômes rabiques. Chez l'homme seulement M. Busila est parvenu à isoler son microbe dans la maladie déclarée, notamment dans le liquide céphalo-rachidien.

Ces données sont assez bizarres : en effet, on ne connaît pas de maladies virulentes pendant le cours desquelles on ne peut déceler de microbe, tandis qu'on le verrait facilement avant les symptômes caractéristiques.

Chose bizarre, chez l'homme seul, on trouverait le bacille pendant la maladie déclarée. M. Busila d'ailleurs est revenu sur son affirmation. Il admet aujourd'hui qu'on peut le voir quelquefois une fois les symptômes déclarés. On pourrait l'isoler non seulement sur substance cérébrale, mais encore sur gélose.

Il est peu probable que, chez l'homme, le microbe de la rage se trouve dans le liquide céphalo-rachidien; on sait en effet que ce liquide recueilli avec soin n'est ordinairement pas virulent.

Il existe donc une contradiction entre les résulats de Busila, qui affirme la présence de cette bactérie chez les animaux atteints de rage, et les nombreux faits constatés par nous-mêmes ainsi que par tous les auteurs qui se sont occupés de la question. Personne, en somme, n'a trouvé dans la rage ce bacille si facile à cultiver. L'introduction d'un bacille du groupe du *Subtilis* de l'air explique seule les données de l'auteur.

M. Busila affirme que ce microbe donne une maladie expérimentale qui rappelle la rage, même après 250 passages.

Nos expériences de contrôle nous ont donné des résultats tout à fait contraires. Sur 25 lapins injectés par voie cérébrale avec ce microbe, aucun ne mourut de 7-15 jours après l'inoculation. Quelques animaux mouraient le lendemain, à cause de l'action irritante de l'injection; tous les autres résistaient pendant des mois.

Six chiens inoculés de la même façon avec des cultures diluées à 1/10-1/20 sont encore vivants, une année après la trépanation.

Les cobayes sont plus sensibles à l'action de ce microbe; la plupart succombent le lendemain de l'inoculation. Cependant, les animaux qui résistent restent souvent bien portants pendant des mois; d'autres succombent de maladies intercurrentes ou de cachexie, rarement de paralysie, mais, même dans ce cas, sans que leur substance nerveuse soit virulente.

Pour éviter l'action immédiate des cultures, nous avons injecté non seulement des émulsions très concentrées mais aussi de fortes dilutions. Chez le chien l'injection de plus grandes quantités de cultures concentrées n'a jamais donné ni d'accidents, ni le moindre symptôme rabique. Chez le lapin les cultures concentrées donnent souvent la mort dans les deux jours qui suivent l'injection. Avec des émulsions plus diluées, les animaux résistent.

Les lapins meurent tantôt le lendemain de l'inoculation, tantôt ils résistent; il arrive cependant que certains animaux succombent plus tard, après des mois, en présentant des symptômes analogues à ceux qu'on observe chez les animaux de laboratoires opérés ou même neufs longtemps enfermés dans de petites cages. On sait, en effet, que les animaux, surtout les lapins et les cobayes, sont difficilement observables pendant des mois. Ces animaux meurent, même sans avoir été expérimentés, d'épizooties, de cachexie ou de paralysie, sans présenter de virulence des centres nerveux. On ne doit pas confondre cette paralysie, avec la paralysie rabique.

Il est donc inexact d'affirmer que le microbe de Busila détermine chez les animaux une maladie analogue à la rage; en effet, sur une centaine d'animaux injectés par nous avec le bacille, pas un ne montra le moindre symptôme de rage. On ne peut nous objecter que cet insuccès est dû à une faute de la technique de la trépanation, de l'inoculation ou du diagnostic de la rage, puisque dans notre institut, on trépane journellement et toujours avec succès, 3 ou 4 lapins pour les rendre rabiques.

M. Busila affirme qu'après l'inoculation l'animal devient triste, puis qu'il est atteint d'abord de paralysie du train postérieur, puis de paralysie généralisée. La maladie déclarée se termine par la mort après 1 ou 3 jours.

Ces symptômes se rencontrent en effet souvent chez les lapins soumis à différentes expériences et même chez les animaux neufs; ils ne sont pas suffisants pour pouvoir diagnostiquer la rage.

Busila affirme cependant que parfois la maladie prend une forme furieuse surtout chez les chiens et les cobayes. Il trouve de plus, dans les centres nerveux des animaux morts, des corpuscules de Negri et des nodules rabiques. D'après cet auteur, trois lapins vaccinés contre la rage par la méthode pasteurienne ont été éprouvés sans effet, par des centres nerveux d'animaux morts après inoculation du bacille; les témoins auraient succombé. Le microbe donnerait une agglutination positive à 1 : 150 ou 1 : 500 avec le sérum antirabique. Le sérum antirabique donnerait avec ce bacille la réaction positive de Bordet et Gengou. D'après M. Busila, il ne s'agirait donc plus d'une maladie rappelant la symptomatologie de la rage, mais de la rage elle-même.

Nous avons vu, en effet, certains animaux de M. Busila atteints de rage classique, et présentant à l'autopsie des lésions rabiques dans les centres nerveux.

Nous avons cependant montré que le bacille décrit par Busila ne provient pas d'un animal enragé et qu'il ne produit pas de rage.

Nous sommes donc obligé de supposer qu'une erreur s'est glissée dans les expériences de M. Busila. Un des chiens en expérience aurait peut-être pris la rage au moment où il était en expérience et aurait propagé ensuite la maladie en série ? Peut-être aurait-on fait une confusion d'animaux ?

De plus M. Busila n'a pas su éviter une infection accidentelle de ses milieux de culture et il a confondu probablement avec la rage les quelques cas de paralysie qui se sont déclarés chez ses animaux.

Dans nos expériences, au contraire, les quelques animaux succombant après paralysie, ont été soigneusement examinés. Leurs centres nerveux ne renfermaient ni nodules rabiques, ni corpuscules de Negri ; leur cerveau, leur moelle, n'étaient pas virulents. Enfin aucun de nos chiens inoculés par trépanation avec le bacille n'a succombé.

Nous n'avons jamais trouvé, pendant la rage ou avant les manifestations de cette maladie, le bacille si facile à cultiver de M. Busila. Nous avons inoculé une centaine d'animaux par trépanation, par voie sous-cutanée, intra-musculaire, intra-oculaire ou sous-méningienne, avec le bacille de M. Busila. Pas un n'est mort de rage. Le bacille de Busila ne peut donc pas être le microbe provoquant la maladie décrite par cet auteur ; maladie qui est certainement la rage. Lorsque M. Busila nous montre des animaux et des lésions rabiques, ces lésions ne peuvent être attribuées au bacille ; elles doivent être le résultat d'une confusion.

Nous ne nous sommes pas limités à vérifier les expériences de Busila, nous avons de plus inoculé une série de 19 souris avec son bacille sans obtenir un seul cas de rage. Nous avons trépané des cobayes avec le bacille : plusieurs cobayes sont morts le lendemain ou après 2 ou 3 jours, rarement après plusieurs semaines, sans aucun symptôme de rage. Nous avons, ensuite, avec le cerveau de ces animaux, trépané d'autres cobayes qui ont résisté.

Nous avons aussi trépané des cobayes avec des cerveaux de lapins morts de cachexie ou de paralysie, longtemps après l'inoculation. Les cobayes résistaient ou mouraient à la suite de maladies intercurrentes. Nous avons, avec le cerveau de ces cobayes, trépané d'autres cobayes et lapins, sans jamais reproduire la rage. Comme le cobaye est l'animal de choix pour fortifier et purifier le virus, il est évident que les substances inoculées aux cobayes ne renfermaient pas de virus rabique.

Dernièrement M. Busila reprend la question.

Il affirme qu'il trouve son bacille dans tous les cas de rages, et il montre que l'émulsion de son bacille forme avec le sérum antirabique un système fixant le complément hémolytique. Cependant une émulsion de bactéridie charbonneuse détermine la même fixation. Busila affirme cependant que son bacille ne forme pas ordinairement un système avec le sérum normal tandis que le bacille du charbon fixe le complément en présence du sérum normal.

Il est évident que ces expériences ne prouvent pas que le bacille de Busila soit le microbe de la rage. Le cerveau rabique forme également avec le sérum rabique un système qui fixe le complément, mais cette fixation se produit souvent tout aussi bien en employant comme anticorps le sérum normal.

Il résulte donc de cette critique, et de mes nombreuses recherches de contrôle, que le bacille de Busila ne joue aucun rôle dans l'étiologie de la rage.

CHAPITRE XV

SIÈGE DU VIRUS RABIQUE

1. *Méthodes.* — 2. *Le virus rabique dans la salive et les glandes salivaires.* Comment arrive-t-il à la sous-maxillaire ? A quel moment apparaît-il dans la salive ? Expériences de Roux et Nocard. Persistance du virus dans la bouche des animaux guéris. Virulence des glandes salivaires dans la série animale ? La salive de l'homme enragé est-elle virulente ? Innocuité de la salive recueillie après injection de pilocarpine. Le virus rabique existe-t-il chez les animaux sains ? — 3. *Le virus rabique dans le système nerveux central et périphérique.* Expériences primordiales de Pasteur. Particularités de la répartition du virus. Virulence inconstante du liquide céphalo-rachidien. — 4. *Le virus rabique dans d'autres organes.* Dans les glandes lacrymales, le lait, le mucus bronchique, le pancréas, les capsules surrénales, l'humeur aqueuse, la rate, le sang, etc. — 5. Où ne trouve-t-on pas le virus rabique ? — 6. Passage de la mère au fœtus. — 7. Diffusion *post mortem*. Expériences de Bujwid et de Nitsch. Conclusions.

1. — MÉTHODES

Si la recherche de la localisation du virus rabique a donné lieu à des résultats contradictoires, il faut en chercher la cause dans les méthodes employées.

Faisons abstraction des méthodes défectueuses employées avant Pasteur, et constatons que les auteurs se sont contentés jusque dans ces derniers temps, d'admettre la virulence d'un organe ou d'un tissu dans le cas seulement où un animal inoculé avec ce tissu mourait enragé.

J'avais cependant démontré (1), il y a plus de 20 ans, que la fièvre prémonitoire est une réaction beaucoup plus sensible. J'ai pu aussi constater la virulence du sang, de la rate bien avant la manifestation de la maladie. Il est vrai que l'existence de la fièvre prémonitoire avait été mise en doute par Högyes.

Dernièrement l'ancien assistant de Högyes, M. Löte (2), a dû se rendre à l'évidence, en constatant que la fièvre périodique qu'on observe pendant l'incubation de la rage est une réalité et qu'on ne la trouve jamais chez l'animal normal. Konradi, se basant sur cette fièvre, nommée « rage recurrente » par Löte, a pu con-

(1) Babes, *Annales de l'Inst. Pasteur.* — Konradi, *Centralbl. f. Baktériol.*, 1908, juill., t. XLVII.
(2) Löte, *Clbl. f. Baktériologie*, t. XXXIX.

firmer la virulence du sang et établir le passage de la rage de la mère au fœtus.

1. Il faut donc : prendre régulièrement la température et le poids des animaux en expérience. Si l'on constate cette fièvre périodique, lors même que l'animal se remet d'une manière définitive, on peut admettre une infection rabique.

2. J'ai insisté (1) sur la sensibilité particulière du cobaye pour la rage qui permet d'arriver au virus fixe après quelques passages seulement. Dans le même travail j'insiste aussi sur la grande sensibilité du rat. Ces animaux peuvent donc servir de réactifs très sensibles plus facilement que le lapin.

3. Comme source d'erreur dans l'appréciation de la virulence des différents organes on peut citer le fait suivant, dernièrement découvert, qu'après la mort de l'animal le virus rabique diffuse d'un organe virulent vers les tissus et les organes voisins. Il faut donc pour établir la virulence d'un organe ne pas attendre la mort de l'animal, mais le sacrifier et séparer immédiatement l'organe à examiner. Nous reviendrons à la fin de ce chapitre sur les particularités de cette propriété du virus rabique.

4. Löte et Konradi (2) insistèrent dernièrement sur le fait que les animaux inoculés avec un poison peu virulent présentent souvent une très longue incubation allant jusqu'à 18 mois; il faut donc observer les animaux d'expériences beaucoup plus longtemps que ne le font les auteurs Sans contester cette possibilité, il me semble que ces auteurs attribuent une trop grande valeur à ces longues incubations. D'après mon expérience personnelle, la rage se déclare rarement chez le lapin, le cobaye et le chien, 2 mois après l'infection, lorsqu'on a employé un virus atténué. D'autre part ces animaux et surtout les lapins ne supportent que difficilement une observation prolongée; ils succombent à différentes maladies, même à des paralysies qu'on ne doit pas confondre avec la rage.

Les données de ce chapitre doivent donc être contrôlées par des méthodes plus sensibles.

Ces données ont toujours leur valeur, car les traces de virulence décelées par ma méthode ou par celle de Löte-Konradi sont importantes du point de vue scientifique, mais sont souvent négligeables dans la pratique.

Il est souvent difficile de dire si un animal est mort de la rage ou d'une autre maladie. Les lapins, par exemple, meurent 8 à 20 jours après la trépanation, même à la suite de l'inoculation de substances toxiques ou même inoffensives.

Certains sujets montrent avant la mort des paralysies analogues à celles qu'on observe dans la rage; d'autres lapins meurent

(1) Babès, *Virchows' Arch.*, 1887.
(2) Konradi, *l. c.*

sans symptômes appréciables ou à la suite de cachexie. Souvent le passage de la substance nerveuse ne donne pas de résultats très nets. Il faut alors recourir à la trépanation du chien et du cobaye.

Ce dernier animal est surtout indiqué pour fixer la certitude, car il succombe au troisième passage à une rage classique, en 6-10 jours, même avec de très petites quantités de virus.

2. — LE VIRUS RABIQUE DANS LES GLANDES SALIVAIRES

La rage se transmettant par morsure, la démonstration expérimentale de l'existence du virus dans la salive ne devait, semble-t-il, présenter aucune difficulté et pouvait, de longue date, être réalisée de façon péremptoire.

Il n'en a rien été. Au premier chapitre de cet ouvrage, nous avons consacré quelques pages à ce sujet. Nous ne ferons donc ici qu'en résumer l'historique. Bien que Zincke (1) ait montré dès 1804 l'infectiosité de la salive du chien, cette étude n'a été faite de façon pleinement satisfaisante qu'à une époque relativement récente. Il faut chercher les raisons de cette anomalie dans ce fait que, dans la bave de l'animal enragé, le virus rabique ne se rencontre pas à l'état de pureté, mais mêlé à de nombreux micro-organismes. Il en résulte que :

1° Les inoculations ne peuvent être pratiquées ni sous la dure-mère, ni dans l'œil du chien ou du lapin, mais seulement dans les muscles ou sous la peau. Or ces procédés exposent à de fréquents insuccès.

Tout dernièrement l'inoculation sous-cutanée des souris nous a donné des résultats meilleurs.

2° Nombre d'animaux inoculés succombent à des infections autres que la rage mais dont les symptômes rappellent cette maladie. Il y avait là une nouvelle cause d'erreur particulièrement importante, à une époque où les infections expérimentales n'étaient pas connues comme aujourd'hui. La longue liste des insuccès et des erreurs dues à l'un ou à l'autre de ces facteurs serait sans intérêt. Pour ne citer que des faits positifs, nous dirons que Magendie et Breschet paraissent avoir reproduit la rage avec la salive humaine en 1823 et Rey avec la bave des herbivores en 1842. C'est à Pasteur qu'on doit d'avoir vu clair au milieu du chaos des expérimentations antérieures.

On sait aujourd'hui que, chez le chien enragé, la salive mixte est toujours virulente et que, recueillies isolément, les salives parotidiennes, sous-maxillaires, sublinguales peuvent également se montrer infectantes. Si on expérimente avec les glandes et non

(1) ZINCKE, Neue Ansicht der Hundswuth, Iéna, 1804, p. 180.

plus avec leur produit de sécrétion, on obtient des résultats analogues. Toutefois la virulence des glandes salivaires est moins constante peut-être que celle de la salive mixte. Le fait est dû à ce que telle ou telle glande peut n'être point virulente alors que d'autres le sont déjà. L'ordre et le moment de l'envahissement des glandes ne paraissent avoir rien de bien précis. Il faut aussi faire remarquer que ce sont les glandes sous-maxillaires qui ont été le plus souvent trouvées virulentes, tandis que les parotides ont donné des résultats moins constants. En tenant compte de la fièvre prémonitoire, nous avons pu déceler d'une manière presque constante la présence du virus dans toutes les glandes salivaires.

La rage n'est pas une maladie primitive des glandes salivaires, mais du système nerveux. On pouvait donc supposer a priori que c'était par la voie des nerfs périphériques que, des centres nerveux, le virus est transmis à ces organes. La démonstration de ce fait a été tentée par Bertarelli (1).

Il isole d'un côté la sous-maxillaire d'un chien et on lie les nerfs qui s'y rendent. L'animal inoculé par trépanation est sacrifié dès l'apparition des premiers symptômes rabiques; les deux sous-maxillaires sont extirpées et inoculées à des lapins. Les animaux inoculés avec la sous-maxillaire du côté sain contractent la rage, tandis que les autres demeurent indemnes. Si on répète l'expérience en respectant les nerfs, mais en détruisant tous les vaisseaux, on voit que les lapins inoculés avec la sous-maxillaire ainsi isolée contractent la rage, comme ceux qui furent inoculés avec la sous-maxillaire saine. En cherchant à répéter ces expériences, j'ai trouvé parfois, même sans ligature des nerfs, la sous-maxillaire non virulente. Une autre fois, j'ai vu, tout au contraire, que, malgré la ligature des nerfs, la sous-maxillaire produisait la rage. Il faut donc garder une certaine réserve dans l'interprétation des expériences qui précèdent. On peut toutefois en conclure, avec un certain degré de probabilité, que ce n'est pas par voie vasculaire, mais par voie nerveuse, que le virus rabique parvient aux glandes salivaires.

A quel moment y arrive-t-il ? Les recherches de Roux et Nocard ont établi ce fait très important, que deux à trois jours avant l'apparition de tout changement dans les allures d'un chien, sa bave peut être virulente. Ces savants recueillent, au moyen d'un pinceau, la salive d'un chien depuis le jour de l'inoculation jusqu'à celui de l'élévation thermique, première manifestation, comme on sait, de la maladie. Cette salive est délayée dans l'eau, puis injectée dans les muscles du cou de lapins et de cobayes. Ceux de ces animaux qui ont été inoculés 24, 48 ou même

(1) Bertarelli, Ueber die Wege, auf denen das Wutvirus in der Speicheldrüsen des Hundes gelangt. (*Centr. f. Bakt.* I Abl., Originale. Bd XXXVII, 17 octobre 1904).

72 heures avant l'apparition de la maladie contractent la rage. Un chien peut donc avoir toutes les apparences extérieures de la santé et déjà être à même d'inoculer la rage à une personne qu'il aura mordue accidentellement. Les expériences de Roux et Nocard (1) ont été confirmées par de nombreux auteurs. Rabieaux (2) trouve virulente la salive sous-maxillaire d'un chien de 2 à 4 jours avant l'apparition des premiers symptômes. Nicolas (3), qui a expérimenté avec la salive mixte, dit : de 1 à 5 jours. Ainsi que l'avaient prévu Roux et Nocard, les observations cliniques montrent que ces chiffres sont inférieurs à la réalité. Pampoukis (4) a rapporté l'observation d'une personne morte de rage, alors que le chien n'avait présenté les premiers symptômes de la maladie que 8 jours après la morsure. Zaccaria (5) a cité le cas d'un chien qui, mordu 13 jours avant que le mordeur ne prît la rage, contracta néanmoins la maladie. J'ai observé 2 cas analogues dans la même ville (Craiova). Un enfant, gravement mordu par un chien, succombe après 14 jours, alors que le chien mordeur était encore vivant. Ce chien avait montré des signes d'excitation à l'époque où il avait mordu l'enfant ainsi que d'autres personnes ; il s'était calmé ensuite, mais la rage éclata chez lui le douzième jour après qu'il eût mordu. Deux autres personnes mordues ont été soumises avec succès au traitement antirabique, après la mort de l'enfant.

Deux ans après, dans la même ville, un chien avait mordu plusieurs personnes, il s'était calmé ensuite, pour devenir enragé 8 jours après. Les personnes mordues ont suivi le traitement anti-rabique. Remlinger (6) a attiré l'attention sur un phénomène en quelque sorte inverse du précédent. Dans les laboratoires, il n'est pas exceptionnel de voir les chiens guérir de la rage expérimentale et il est très probable que la rage clinique ne se comporte pas d'une façon différente. Or le virus rabique peut persister dans la salive 6 jours au moins après la disparition des derniers symptômes de la maladie. Nous reviendrons sur les conclusions à tirer de ce fait.

Cependant, la virulence de la salive est également à étudier chez des animaux autres que le chien. Les glandes salivaires ne

(1) Roux et Nocard, A quel moment le virus rabique apparaît-il dans la bave des animaux enragés ? (*Annales de l'Institut Pasteur*, t. IV, 1890 p. 163.)

(2) Rabieaux, Contribution à l'étiologie de la rage, (*Société de Biologie*, 17 janvier 1903.)

(3) Nicolas, Apparition de la virulence dans la salive mixte des animaux rabiques. (*Société de Biologie*, 31 mars 1906.)

(4) Pampoukis, Quelques observations sur la rage. (*Annales de l'Institut Pasteur*, 1900, p. 111.)

(5) Zaccaria, Transmission de la rage pendant la période d'incubation. (*Giorn. della R. Societa e Accad. veterin. Italiana*, 1903, n° 47).

(6) Remlinger, Persistance du virus rabique dans la salive du chien guéri de la rage. (*Société de Biologie*, 4 mai 1907).

paraissent pas participer avec la même activité que dans toutes les espèces animales. Chez la chèvre, les résultats diffèrent peu de ceux qu'on obtient chez le chien. Nicolas (1) a noté la virulence de la salive jusqu'à 6 jours avant l'apparition des premiers symptômes. Chez le rat, les glandes salivaires se montrent virulentes dans la grande majorité des cas (C. Nicolle (2), B. Galli-Valerio (3)). Il n'en est pas de même chez le lapin. Les glandes salivaires des lapins de passage ne sont virulentes qu'une fois sur quatre et ne contiennent que peu de virus (C. Nicolle) (4). Pour Bertarelli (5) il y aurait un rapport entre l'infectiosité de la salive et la durée de l'incubation. Les glandes salivaires seraient plus souvent infectieuses chez les lapins inoculés avec du virus des rues qu'avec du virus fixe, chez les animaux inoculés sous la peau ou dans les muscles, que chez les lapins trépanés. C'est chez l'homme enragé que la bave et les glandes salivaires paraissent avoir la virulence la plus faible et la moins fréquente. En dépit des expériences de Magendie et de Breschet, pour Trousseau, la morsure de l'homme enragé ne déterminait jamais la rage et, en 1891, Pasteur disait ne connaître aucun fait clinique de ce mode de contagion. Depuis cette époque, quelques observations ont été publiées qui rendent probable la possibilité de la contamination humaine. Expérimentalement, les résultats ont été pendant longtemps contradictoires. J'ai pris la sous-maxillaire d'un enfant très peu de temps après la mort ; je l'inoculai sous la dure-mère du lapin qui contracta la rage au 21e jour. Dans 4 autres cas (un enfant et 4 adultes) l'inoculation de la glande n'a fourni qu'un résultat négatif ; dans un autre cas le lapin inoculé présenta 2 fois la fièvre prémonitoire, mais il guérit. Ces expériences prouvent que les glandes sous-maxillaires de l'homme sont rarement virulentes ou qu'elles présentent un très faible degré de virulence. Bardach (6) donna la rage au lapin avec des glandes salivaires d'homme enragé. Bordoni (7) n'arriva au moyen de la salive recueillie pendant la vie qu'à des résultats négatifs et il incrimina dans les expériences de son devancier une diffusion du virus *post mortem*. Par la suite, la majorité des auteurs se rangea à l'avis de Bordoni.

(1) NICOLAS, *loc. cit.*
(2) C. NICOLLE, Faits et expériences concernant la rage. (*Annales de l'Institut Pasteur*, 25 octobre 1904.)
(3) B. GALLI-VALERIO, Recherches expérimentales sur la rage des rats avec observation sur la rage du surmulot, de la souris et du mulot. (*Centr. f. Bakt.*, orig. Bd., XXXX, H. 2 et 3, 16 décembre 1905 et 15 janvier 1906.)
(4) C. NICOLLE, *loc. cit.*
(5) BERTARELLI, Experimentelle Untersuchungen und Beobachtungen über die Tollwut. (*Centr. f. Bakter.* I Abb., Orig. Bd., XXXIX, K. S., 22 sept. 1905.)
(6) BARDACH, Nouvelles recherches sur la rage. (*Annales de l'Institut Pasteur*, janvier 1888.).
(7) BORDONI, La Rabbia canina e la cura Pasteur. Turin, 1889.

Toutefois il faut se demander comment a pu se produire cette prétendue diffusion. Ce n'est pas par les nerfs de la glande, car le tissu conjonctif qui les entoure n'a jamais été trouvé virulent dans mes recherches.

Remlinger (1) filtre à travers une bougie Berkefeld V la bave de 2 personnes atteintes de rage et inocule le filtrat à la dose d'un cent. cube sous la dure-mère de 8 lapins. Aucun d'eux ne contracta la maladie. Dans une deuxième expérience, un lapin qui avait reçu dans les muscles de la nuque 15 cent. cubes de salive d'un enfant enragé demeura également indemne. Bertarelli et Volpino (2) ont obtenu des résultats négatifs avec la salive, les glandes sous-maxillaires, sublinguales et parotides d'une personne morte de rage et positifs au contraire avec ses capsules surrénales et son pancréas. Plus récemment, Bertarelli (3) filtra lui aussi à travers une bougie Berkefeld V la salive d'un enfant enragé et inocula le filtrat sous la dure-mère de 4 lapins; 3 d'entre eux contractèrent la rage après incubation de 18 à 20 jours. L'importance des cas positifs est considérable. La salive de l'homme enragé peut donc être virulente, mais elle ne l'est qu'exceptionnellement.

Même chez le chien, la quantité de virus renfermée dans les glandes salivaires est peu considérable. Si on excite la sécrétion à l'aide de la pilocarpine, la salive recueillie est totalement dépourvue de virulence (Remlinger) (4). Ce fait est à rapprocher du suivant mis en évidence par quelques expérimentateurs. Si on fait mordre par un même chien enragé un grand nombre d'animaux, les derniers mordus ont moins de chance de contracter la maladie que les premiers. Le fait est toutefois beaucoup moins net que pour les morsures de serpent, et chez l'homme il est loin de s'être trouvé vérifié de façon constante. Il s'observe moins fréquemment à la suite des morsures de loup qu'à la suite des morsures de chien. J'ai observé en Bucovine un même loup enragé ayant mordu 30 personnes et 32 animaux domestiques. Plusieurs hommes qui avaient été mordus par le loup en tout dernier lieu succombèrent à la rage. Quant aux animaux, ils prirent tous la maladie, à peu près en même temps, et on ne put constater aucune différence entre ceux qui avaient été mordus les derniers et les premiers. Au contraire, j'ai

(1) Remlinger, La salive d'un homme atteint de rage est-elle virulente? (*Soc. de Biologie*, 23 janvier 1907.)

(2) Bertarelli et Volpino, Morphologische und Biolog. Beobachtungen über einen Fall von Wutkrankheit beim Menschen. (*Centr. f. Bakt.*, I Abb., Orig. Bd., XXXV. nº 2, p. 221.)

(3) Bertarelli, Experim. Untersuchungen und Beobachtungen über die Tollwut. (*Centr. f. Bakt*, I. Abb., Or. Bd., XXXIX., H. 4. p. 408.)

(4) Remminger, La salive recueillie chez les animaux enragés après injection de pilocarpine n'est pas virulente. (*Soc, de Biologie*, 29 octobre 1904.)

fait mordre à la tête une série de dix chiens, par un chien enragé; 4 des 5 premiers mordus succombèrent du vingtième au trente-deuxième jour, tandis que sur les cinq derniers, trois seulement prirent la rage et presque chaque fois avec un retard considérable (25, 35, 62 jours). L'animal mordu le dixième échappa à la maladie.

Quoi qu'il en soit, il y a lieu d'être surpris que la petite quantité de virus rabique déposée par une morsure dans le derme produise si souvent la rage, alors que l'inoculation d'une quantité infiniment plus considérable de salive ou de substance nerveuse virulente demeure fréquemment sans effet. L'agent pathogène de la rage se trouverait peut-être dans la salive sous une forme spéciale. Le fait peut cependant s'expliquer également par la nature du traumatisme, l'attrition des tissus déterminée par la morsure se prêtant à l'ensemencement d'un grand nombre de filets nerveux.

Une dernière question se pose au sujet de l'existence du virus rabique dans la salive : l'agent pathogène de la rage se trouvera-t-il chez le chien normal, comme l'agent de la pneumonie, de l'érysipèle se rencontre chez l'homme sain? Il existe dans la littérature médicale quelques observations de personnes qui auraient contracté la rage après avoir été mordues par un chien nullement enragé; les faits ne sont pas tous à l'abri de la critique (doute sur le diagnostic de la maladie ayant entraîné la mort, sur l'existence de morsures antérieures à la morsure incriminée et sur l'identité de l'animal mordeur). D'un autre côté, on peut concevoir qu'un animal sain communique la rage sans avoir chez lui le virus à l'état normal, soit qu'il ait eu la maladie et qu'il ait guéri, soit qu'il ait eu récemment les lèvres et la langue souillées par la bave d'un autre chien vraiment enragé. Les recherches de Remlinger sur l'existence du virus rabique dans la bouche des chiens de Constantinople — recherches trop peu nombreuses, il est vrai, pour être absolument probantes — ont donné des résultats négatifs. Rien ne permet donc aujourd'hui d'affirmer la présence du virus rabique dans la salive des chiens sains. Remarquons encore que certains cas cliniques qui semblent plaider pour une telle possibilité peuvent trouver leur explication dans l'existence chez le chien de manifestations abortives de la maladie (fièvre prémonitoire, diminution de poids, irritabilité) parfaitement curables et aussi dans la guérison peut-être plus problématique de cas de rage bien caractérisée.

D'après mes recherches, la rage abortive expérimentale du chien doit être assez fréquente. La plupart des chiens inoculés avec des substances peu virulentes (rate, sang) présentent la fièvre prémonitoire qui n'est que la première manifestation de la rage. Elle disparaît pour se répéter, ou elle évolue en rage manifeste. Löte (1), en confirmant la réalité de ma conception (2), a dénommé cette forme de rage, « rage récurrente ». Dans cette forme j'ai trouvé une fois, de même que Konradi (3), le cerveau virulent, tandis qu'un fragment de glande salivaire ne l'était pas.

3. — LE VIRUS RABIQUE DANS LE SYSTÈME NERVEUX

Chez l'animal enragé le virus se rencontre non seulement dans la bave et les glandes salivaires mais aussi dans le système nerveux central ou périphérique. Tel fut le point de départ des brillantes découvertes de Pasteur sur la prophylaxie de la rage. Cette constatation faite par lui — en collaboration avec Chamberland, Roux et Thuillier (4). — Un moyen sûr de conférer la maladie consiste donc à inoculer par trépanation un fragment de système nerveux d'un autre animal atteint de rage.

Quelques auteurs anciens et surtout Duboué (de Pau) (5), en 1879, avaient, il est vrai, émis l'opinion que le système nerveux et surtout le bulbe rachidien devaient être intéressés dans la rage, mais les recherches expérimentales de Galtier (6) qui avaient porté sur le cerveau, le cervelet, la moelle allongée, etc., avaient toutes fourni des résultats négatifs. Pour Pasteur, le virus rabique se rencontre non seulement dans le bulbe rachidien, mais dans tout l'encéphale; il se trouve dans la moelle cervicale, dorsale ou lombaire; il existe au même degré dans la substance grise et dans la substance blanche. Des fragments du nerf pneumogastrique recueillis soit à son origine, à la sortie du crâne, soit en des points plus éloignés ainsi que des fragments de nerf sciatique se sont également montrés capables d'engendrer la rage. Bref, tout le système nerveux, du centre à la périphérie, est susceptible de cultiver le virus rabique. En 1887, j'ai montré (7) que la partie antérieure du cerveau tuait les lapins plus vite que la partie inférieure de la moelle et que si les gros nerfs étaient toujours virulents, les petits, le plus souvent, ne l'étaient pas.

Depuis ces premiers travaux, des recherches très minutieuses et très précises dues en particulier à Nitsch (8) ont permis de serrer le problème de plus près. Le virus rabique ne se trouve pas, ainsi que le croyait Pasteur, également réparti dans les différentes par-

(1) Babès, *Virchow's Arch.*, 1887.
(2) Löte, *Centralb. f. Baktériol.*
(3) Konradi, *Centralb. f. Baktériol.*, juill. 1908, 47.
(4) Babès, *l. c.*
(5) Pasteur, Chamberland, Roux et Thuillier, *Académie des Sciences*, 30 mai 1881.
(6) Duboué, Physiologie pathologique et traitement rationnel de la rage. Paris, 1879.
(7) Galtier, Leçons de la rage. (*Journal de médecine vétérinaire et de zootechnie*. Lyon, 1886.)
(8) Nitsch, Expérience sur la rage de laboratoire (virus fixe), IIe partie. (*Bulletin de l'Académie des sciences de Cracovie*, décembre 1904.)

ties du système nerveux central, dans la substance blanche et la substance grise. La substance blanche est moins virulente. Dans les hémisphères cérébraux, le rapport des deux virulences est de 1/50. Il n'est que de 1/10 dans la moelle. C'est dans les cellules que le virus paraît à peu près exclusivement localisé. Les fibres ne contiennent qu'une petite quantité de virus. La plus grande partie de celui-ci se trouve localisée au voisinage immédiat des cellules. Ces différences sont toutefois moins nettes pour le virus des rues que pour le virus fixe.

Le cerveau serait plus virulent que le cervelet et le bulbe; ceux-ci sont plus virulents que la moëlle; elle-même est plus virulente que les nerfs périphériques.

Dans le cerveau, c'est le lobe frontal qui serait le plus virulent; le lobe temporal vient ensuite, puis les parties postérieures.

Les corps striés, les tubercules quadrijumeaux antérieurs ont une virulence sensiblement égale à celle des lobes frontaux, supérieure par conséquent à celle de la protubérance et du bulbe. Les tubercules quadrijumeaux postérieurs, la couche optique, les lobes olfactifs paraissent un peu moins virulents.

Les auteurs sont peu fixés sur la virulence de la corne d'Ammon. La grande abondance des corps de Negri à ce niveau fit croire à tort à une virulence considérable. La partie moyenne de la moelle paraît moins toxique que les parties antérieure et postérieure. Le grand sciatique, le médian, le pneumogastrique sont 200 fois moins virulents que l'écorce cérébrale; le moteur oculaire commun 250 fois, le nerf optique 500 fois (Nitsch). La rétine, expansion du nerf optique, est toujours virulente. De la rétine, le virus peut, en vertu probablement de son pouvoir diffusif, imprégner la choroïde, le corps vitré, l'humeur aqueuse (Orloff) (1).

Nous devons faire remarquer, à propos des expériences de Nitsch, que l'appréciation du degré de virulence est chose délicate et sujette à bien des causes d'erreur. Ces expériences ont besoin d'être répétées par différents auteurs avant qu'on en puisse tirer des conclusions fermes. En effet, les travaux récents de Fermi (2) arrivent à un résultat bien différent. Tandis que d'après Nitsch la corne d'Ammon serait relativement peu virulente, Fermi affirme que cette partie du cerveau serait la plus virulente; le cervelet et le bulbe seraient un peu moins virulents.

Beaucoup moins virulents, sont la moelle dorsale, le lobe frontal; celui-ci, d'après Nitsch, serait la partie la plus virulente de l'organisme; puis viennent le lobe occipital, le corps strié et la substance blanche. Cette distribution correspond à la distribution des corpuscules de Negri.

(1) ORLOFF, *Weishnik ophtalmologie*, t. XXII, 1905, p. 645.
(2) FERMI, Verteilung des Lyssavirus im Nervensyst. (*Ctrlbl. f. Bakt.*, t. XL, 4, p. 438.)

On peut cependant adresser à Fermi les mêmes critiques qu'à Nitsch. C'est en effet l'insuffisance de la méthode employée qui explique les grandes divergences dans les résultats obtenus. Un petit flocon, une cellule nerveuse virulente peut exister dans une dilution très faible d'émulsion rabique et peut produire la rage; au contraire dans quelques gouttes d'une dilution moins faible il peut manquer d'un tel élément particulièrement virulent.

La virulence du liquide céphalo-rachidien a été diversement appréciée; Pasteur l'admettait. Il semble que si, au cours de l'aspiration, on prend soin de ne pas contaminer la seringue avec de la substance nerveuse, ou si l'on prend le liquide immédiatement après avoir sacrifié l'animal les résultats sont négatifs, tandis que si la seringue est contaminée par la substance nerveuse ou si le liquide cérébro-spinal est contaminé, en vertu du pouvoir diffusif du virus, on aura un résultat positif. De fait, Wyssokowitch (1) a échoué en inoculant sous la dure-mère du lapin la sérosité ventriculaire de la moelle et celle du quatrième ventricule de 2 hommes et de 3 chiens. Lesieur (2) a eu des résultats négatifs chez 3 hommes; Claudio Fermi (3) chez 21 lapins, 13 chiens et 13 rats. Poor (4) a inoculé sans résultat sous la dure-mère du cobaye le liquide cérébro-spinal d'un enfant mort de rage. Moi-même dans 4 cas de rage humaine, j'avais trouvé une seule fois le liquide cérébro-spinal virulent. Dans 2 cas ce liquide recueilli pendant la vie n'était pas virulent.

4.— LE VIRUS RABIQUE DANS QUELQUES AUTRES ORGANES ET TISSUS

La virulence habituelle des glandes salivaires a donné l'idée d'étudier la virulence des organes de structure analogue.

Des expériences faites au Laboratoire de Pasteur ont établi que les glandes lacrymales sont parfois virulentes.

La mamelle et le lait peuvent être virulents. Nocard (5) obtient la rage 1 fois sur 4, par l'inoculation du lait recueilli purement chez la chienne. Roux (6) réussit une fois à transmettre la rage en inoculant le lait et la glande mammaire d'une lapine infectée. Bardach (7) constata de même la virulence du lait chez

(1) Wyssokowitch, Zur Frage von der Localisation des Tollwuthvirus im Organismus der Thiere. (*Centr. f. Bakt. und Parasitenheilkunde*, 1891, pp. 45-52.)

(2) Lesieur, Cytologie et virulence du liquide céphalo-rachidien chez les rabiques. (*Soc. de Biol.*, 26 nov. 1904.)

(3) Claudio Fermi, Le liquide céphalo-rachidien des animaux rabiques n'est pas virulent. (*Giornale della R. Societa italiana d'igiene*, 1906.)

(4) Poor, Pouvoir infectieux des tissus aux différents stades de la rage. (*Proc. of the New-York Path. Soc.*, t. VI, avril et mai 1906, pp. 85-91.)

(5) Nocard, in Nocard et Leclainche. Maladies microbiennes des animaux, p. 460.

(6) Roux, Comm. orale.

(7) Bardach, Le virus rabique dans le lait. (*Annales de l'Institut Pasteur*, 1887, p. 180.)

une femme enragée, la veille et l'avant-veille de la mort. Nicolas (1), par contre, n'a pas réussi à mettre en évidence le virus rabique dans le lait des herbivores enragés, ou de ceux qui avaient reçu dans les veines des émulsions virulentes.

P. Bert (2) et ses élèves ont vu le mucus bronchique virulent. Toutefois il n'a pas été rigoureusement démontré qu'il possédait une virulence propre, c'est-à-dire indépendante de celle de la salive tombée dans la trachée.

La virulence du pancréas, démontrée tout d'abord par Pasteur, a fait l'objet de plusieurs travaux. Högyes, Bordoni, Uffreduzzi, Bertarelli et Volpino (3) ont constaté souvent cette virulence chez les animaux. Par contre, j'ai eu souvent des résultats négatifs. Chez l'homme, Babès, Bertarelli et Volpino ont trouvé fréquemment le pancréas virulent. Dans un de mes cas, j'ai tout récemment obtenu un résultat positif chez un enfant, alors que l'inoculation des glandes salivaires était négative. Nicolle et Chaltiel (4) ont inoculé comparativement à des lapins les glandes salivaires et le pancréas de 4 personnes ayant succombé à la rage. Celui-ci s'est montré virulent presque aussi fréquemment que celles-là (2 fois sur 4 au lieu de 2 fois sur 3). Gargano (5) a fait porter des expériences sur des lapins inoculés avec du virus fixe et des chiens inoculés avec du virus des rues. Certains de ces animaux furent sacrifiés avant leur mort naturelle; on attendit la mort des autres. Des résultats positifs furent obtenus dans chacune de ces conditions, mais de façon inconstante. Pour répondre à l'objection que la pulpe pancréatique agit par les nerfs qu'elle contient, Gargano a fait chez plusieurs chiens une fistule pancréatique par le procédé de Claude Bernard et inoculé sous la dure-mère du lapin le liquide ainsi recueilli. Dans un cas, il a obtenu un résultat positif. La virulence du suc pancréatique a été, d'autre part, constatée par Rabieaux (6), une fois sur 3. Les capsules surrénales (Babès, Bombici (7), Bertarelli et Volpino) (8) ont été trouvées virulentes dans quelques observations. D'après Poor (9), elles le sont une fois sur deux. Nous avons déjà noté la virulence des mem-

(1) Nicolas, De la non-virulence du lait des animaux rabiques ou soumis à des injections intra-veineuses de virus rabique. (*Journal de médecine vétérinaire et de zootechnie*, 31 décembre 1905, p. 721.)

(2) P. Bert, Contribution à l'étude de la rage. (*Comptes rendus de l'Ac. des Sciences*, 1882, p. 1253.)

(3) Bertarelli et Volpino, *loc. cit.*

(4) Nicolle et Chaltiel (*Archives de l'Institut Pasteur de Tunis*, janvier 1907.)

(5) Gargano, Virulence du pancréas et du suc pancréatique chez les animaux rabiques. (*Rivista crit. di clin. medica*, n° 23, 1904.)

(6) Rabieaux, Contribution à l'étiologie de la rage. (*Soc. de Biol.*, 17 janvier 1903).

(7) Bombici, Sulla virulenza del capsule surrenali dei coniglio della Rabbia (*Rif. méd.* 1890, VI, 471.)

(8) Bertarelli et Volpino, *loc. cit.*

(9) Poor, *loc. cit.*

branes et des milieux de l'œil. J'ai constaté, en 1887, dans plusieurs cas la virulence de l'humeur aqueuse des lapins de passage pendant leur vie. Celle de l'humeur aqueuse des lapins de passage après leur mort a été particulièrement étudiée par Courmont et Nicolas (1). Ils ont vu que, recueillie à l'autopsie et inoculée par trépanation, elle déterminait, dans la moitié des cas, l'apparition de la rage.

Le sang passait jusqu'à ces derniers temps pour ne jamais renfermer de virus. Magendie, Breschet, Renault, Galtier, Pasteur avaient obtenu des résultats négatifs. Même la transfusion à un chien sain de tout le sang d'un chien enragé avait échoué entre les mains de P. Bert. En 1887, j'avais (2) cependant observé un certain degré de virulence du sang des lapins enragés, mais mes expériences étaient passées inaperçues.

Voici quelques-unes de mes observations. En injectant aux lapins (dans la veine de l'oreille ou dans la jugulaire) du sang d'un animal enragé, ordinairement l'animal survivait, en montrant toutefois le 6e-12e jour après l'injection, une élévation de température parfois répétée de 39,9 — 40,2 et qui se maintient 1 à 3 jours. Cette fièvre prémonitoire périodique doit être regardée comme un réactif beaucoup plus sensible que la déclaration de la rage manifeste. Ainsi le sang des animaux infectés par la voie sanguine introduit dans le sang d'autres animaux ne produit pas la rage, mais seulement une fièvre analogue à la fièvre prémonitoire (3).

En examinant le sang des lapins infectés, pendant la fièvre prémonitoire ou initiale on trouve une certaine irrégularité des hématies qui ne sont modifiées ni comme nombre, ni comme intensité de coloration. On trouve cependant une leucocytose polynucléaire et les leucocytes, renfermant de fines granulations souvent allongées, jouissant d'une mobilité énergique. Dans le sérum on trouve une grande quantité des plaques sanguines et des grains pigmentés ou incolores.

Récemment Marie (4) a constaté, 2 fois sur 20, la virulence du sang chez des rongeurs infectés avec le virus fixe. Dans un cas, il s'agissait d'une souris qui avait reçu sous la peau de la patte 3 cent. cubes du sang défibriné d'un cobaye paralysé depuis la veille; dans un autre cas d'un lapin ayant reçu dans le cerveau 1 cent. cube de sérum sanguin, d'un autre lapin mourant de rage. Galli-Valerio (5) est également parvenu, dans un cas, à donner la rage

(1) Courmont et Nicolas, Etude sur la virulence de l'humeur aqueuse des lapins morts de la rage. (*Soc. de Biol.*, 12 déc. 1903.)
(2) Babès, *Virch. Arch.* 1887, t. CX.
(3) Id., Studien über die Wutkrankheit. (*Virchow's Arch.*, t. CX, 1887, p. 580.)
(4) Marie, Virulence du sang chez les animaux rabiques. (*Soc. de Biologie*, 25 mars 1905.)
(5) B. Galli-Valerio, Recherches expérim. sur la rage des Rats.... etc. (*Centr. f. Bakt*, 16 déc. 1905 et 15 janv. 1906.)

avec le sang d'un rat mort de cette maladie. L'existence dans le sang du virus rabique permettrait d'expliquer certains faits, particulièrement le passage de la maladie de la mère au fœtus. Toutefois, Heller et Bertarelli (1), Remlinger n'ont obtenu que des résultats négatifs.

Les recherches récentes de Konradi (2) donnent des résultats positifs. En se servant de ma méthode (recherche chez les animaux en expérience de la fièvre prémonitoire), il put confirmer mes résultats, c'est-à-dire la virulence du sang. Il serait cependant exagéré d'affirmer que le sang est toujours virulent.

Konradi attribue par erreur à Löte la découverte de la forme périodique de la rage ; ce dernier n'avait fait que confirmer mes recherches en donnant à cette forme le nom de rage récurrente.

J'ai étudié l'état de la rate dans la rage (3). J'injecte d'abord du virus de passage dans la jugulaire d'un lapin ; l'animal est sacrifié 5 jours après et une émulsion de sa rate est injectée sous la dure-mère d'un autre lapin. 7 jours après, élévation de température à 40°7. 7 jours plus tard état très irrité, l'animal dans sa fuite se cogne violemment ; en même temps une nouvelle élévation de température, inappétence ; 4 jours après, l'animal s'est complètement remis.

Dans un cas sur 6 lapins, un seul inoculé avec de la rate d'un lapin succombé au virus de passage, meurt de la rage après 14 jours.

Un lapin inoculé avec de la rate d'un autre lapin, mort de la rage après inoculation dans le sang de virus fixe, reste bien portant.

Il résulte de ces recherches ainsi que de la présence dans la rate de nodules irritatifs et parfois même nécrotiques trouvés dans certains cas de rage de l'homme et des animaux que cet organe renferme parfois le virus rabique, pouvant produire dans cet organe des lésions analogues à celles des centres nerveux. Il est même probable que la présence du virus dans la rate est précoce et coïncide avec l'apparition de la fièvre prémonitoire, surtout dans certains cas d'injection du virus dans le sang.

Pace (4) a avancé récemment que, chez les personnes qui prennent la rage, la cicatrice de la morsure renferme du virus ; ceci pourrait être en rapport avec les phénomènes phlogistiques et nerveux que cette cicatrice présente souvent au début de la maladie. Cette opinion n'a pas été confirmée par les recherches ultérieures, celles de Bertarelli et Volpino (5) en particulier.

(1) Heller et Bertarelli. Beitrag zür Frage der Bildung toxischer Substanzen dürch Lyssavirus. (*Centr. f. Bakt.*, I Abl. originale Bd XXXVI, n° 2, 28 mai 1904.)
(2) Konradi, *loc. cit.*
(3) Babès, Studien über die Wutkrankheit. (*Virchow's Arch.*, t. CX, 1887, p. 580.)
(4) Pace, Sur l'existence du Virus rabique dans le siège de la morsure d'un enfant mort de rage. (*Annales de l'Institut Pasteur*, 1903, p. 293.)
(5) Bertarelli et Volpino, Morph. und biologische Beobachtungen über einen

Tout dernièrement j'avais injecté sans résultat l'émulsion obtenue après trituration fine des cicatrices de trois personnes mortes de la rage, dont deux avaient été mordues par des loups enragés à la face. L'injection de l'émulsion avait été faite sous la dure-mère et dans les muscles.

5. — OU NE TROUVE-T-ON PAS LE VIRUS RABIQUE ?

Les humeurs, tissus et organes autres que ceux que nous avons cités paraissent ne pas renfermer de virus rabique, surtout si on emploie pour s'en convaincre une autre méthode que celle de la trépanation des lapins en attendant la mort de l'animal.

Si certains auteurs et moi-même avions obtenu des résultats différents, cela dépend en partie de ma méthode qui consiste à établir même un faible degré de virulence. Ainsi, en ce qui concerne la lymphe, Galtier constate dans certains cas un certain degré de virulence de ce liquide. On n'en a pas trouvé dans la bile, dans l'urine. Nous avons vu que certains auteurs de l'époque antipasteurienne attribuent une certaine virulence au sperme, aux tissus cartilagineux, osseux, médullaire; le poumon, le cœur, le foie ne semblent pas en contenir, de même que les reins, les testicules. Les ganglions, au contraire, ont été trouvés virulents dans des recherches de Roux, et moi-même j'ai constaté un faible degré de virulence (fièvre prémonitoire avec diminution du poids) dans les ganglions hypertrophiés du membre mordu,.., etc. Il faut remarquer cependant que le virus rabique se rencontre dans les nerfs périphériques d'un certain calibre. Ceux qui se rendent aux organes splanchniques ne font pas exception. On peut donc concevoir que les différents organes et tissus énumérés renferment une petite quantité de virus. Cependant les résultats positifs de quelques expérimentateurs ont été un peu plus fréquents avec le tissu musculaire, plus riche que d'autres en ramifications et en terminaisons nerveuses.

6. — PASSAGE DU VIRUS RABIQUE DE LA MÈRE AU FŒTUS

Le passage du virus rabique de la mère au fœtus n'a jamais pu être mis en évidence chez l'homme. Récemment encore, Krokiewicz (1) a publié l'observation d'une femme qui mourut de la rage au neuvième mois de la grossesse. Deux lapins furent inoculés par trépanation, l'un avec le bulbe de la mère, l'autre avec celui de l'enfant. Le premier contracta la rage, le deuxième survécut.

Fall von Wüt-krankheit beim Menschen. (*Centr. f. Bakt.* I, Abt. Orig. Bd XXXV, n° 2, p. 223.)

(1) KROKIEWICZ, *Wiener klinische Wochenschrift*, 6 février 1902.

Chez l'animal, les résultats sont plus inconstants. Aux nombreux faits négatifs de Pasteur, de Bordach, de Lagari, de Celli et Blasi, de Bombici, d'Högyes, de Galtier, de Babès-Talasescu, d'Abba, de Rotz, on ne pouvait opposer jusqu'à ces derniers temps que deux faits positifs. D'abord il faut remarquer que dans mes cas on pouvait constater une certaine influence de la rage de la chienne sur le fœtus; en effet les petits inoculés avec du virus rabique, tout en prenant la rage, montraient une durée très longue (jusqu'à 14 jours) de la maladie. Les cas positifs se rapportent l'un à un cobaye (Perroncito et Carita) (1), l'autre à un lapin (Loir) (2). Une lapine inoculée par ce dernier auteur, met bas neuf jours après la trépanation, un petit qui meurt 4 heures plus tard. Un premier lapin inoculé avec le bulbe prend la rage au huitième jour; un deuxième inoculé avec l'extrémité postérieure de la moelle prend la rage au dixième jour. La mère succombe 3 jours après cet avortement. Il semblerait donc que non seulement la transmission peut s'effectuer mais qu'elle s'effectue encore de façon précoce. La question a été reprise récemment par Konradi (3); les expériences ont porté d'une part sur le lapin inoculé avec du virus fixe et d'autre part sur le chien inoculé avec du virus des rues. Des cobayes inoculés par trépanation avec le bulbe des fœtus ont, dans chacune des deux séries d'expériences, succombé à la rage mais beaucoup plus tardivement que les animaux inoculés avec le bulbe de la mère, ce qui s'explique par la petite quantité de virus ayant traversé le placenta. La période d'incubation s'est élevée jusqu'à 105, 210, 475 jours même, dans une observation. Konradi insiste sur ce que les inoculations faites avec la substance nerveuse du fœtus doivent être pratiquées non pas sur des lapins, mais sur des cobayes plus réceptifs; ces animaux doivent être gardés en observation pendant un an et demi au moins. Nous avons vu que le sang des animaux rabiques peut exceptionnellement, il est vrai, et en très petite quantité, renfermer du virus. De même que pour le charbon, la fièvre typhoïde, la tuberculose... etc., il est très probable que c'est par l'intermédiaire du sang que le virus rabique passe de la mère au fœtus.

7. — DIFFUSION DU VIRUS RABIQUE POST MORTEM.

On ne peut qu'être frappé de l'inconstance des résultats obtenus par les auteurs qui, chez l'homme ou l'animal atteint de rage,

(1) PERRONCITO et CARITA, De la transmission de la rage de la mère au fœtus. (*Annales de l'Inst. Pasteur*, t. I, 1887.)
(2) LOIR, la Rage dans l'Afrique du Sud. (*Annales de l'Inst. Pasteur*, 1903, p. 298.)
(3) KONRADI, Ist. die Wut wererbbar. (*Centr. f. Bakt.*, I, Abt. Orig, 1908, Bd. XXXVIII H. 1, p. 60.)

ont recherché la virulence des glandes salivaires, du pancréas, des capsules surrénales..., etc. L'inconstance de ces résultats paraît due en majeure partie au pouvoir que possède le virus rabique de diffuser après la mort, c'est-à-dire de quitter le système nerveux pour envahir les tissus environnants. Le pouvoir diffusif est bien mis en évidence par l'expérience suivante de Bujwid (1).

Bujwid prend un cerveau sain de veau; il le recouvre d'un cerveau rabique et place ces deux organes sur de l'acide pyrogallique dans une atmosphère privée d'oxygène. Après huit jours de contact, le cerveau du veau est capable de donner la rage au lapin. Nitsch, qui a répété avec succès cette expérience, a vu que si on plonge un cerveau rabique dans de l'eau distillée ou de la solution physiologique, le virus apparaît rapidement dans ce liquide. Il a montré qu'une diffusion analogue se produit dans l'organisme animal pendant les heures qui suivent le décès. L'absence absolue d'oxygène n'est pas une condition indispensable à la production du phénomène. Une diminution de ce gaz, comme celle qui se rencontre chez le cadavre, est suffisante. A partir de la douzième heure qui suit la mort, la substance grise abandonne de sa virulence à la substance blanche, en sorte que les deux toxicités tendent à s'équilibrer. Il est vraisemblable qu'une diffusion analogue se produit dans toutes les parties de l'organisme, du tissu nerveux aux éléments qui l'entourent. On conçoit donc que des résultats très différents soient obtenus avec un liquide prélevé pendant la vie ou après la mort, avec un organe extirpé un nombre d'heures plus ou moins considérable après le décès. C'est surtout à partir de la douzième heure que la diffusion s'opère d'une façon active. Si ces recherches sont vérifiées et complétées il sera prudent d'accepter seulement les conclusions des expériences faites pendant les douze heures qui suivent la mort. Cette donnée est de date récente. Tous les expérimentateurs dont nous avons cité les travaux n'ont pas opéré dans ces conditions. Ainsi s'expliquent peut-être les résultats contradictoires signalés, et la nécessité s'impose de reprendre, dans des conditions plus rigoureuses, un certain nombre de recherches qui précèdent.

(1) Bujwid cité par Nitsch, Expériences sur la rage du laboratoire. Virus fixe, IIIe partie. (*Bulletin de l'Académie des sciences de Cracovie*, juin 1905.)

CHAPITRE XVI

NATURE DU VIRUS RABIQUE

Le virus rabique traverse les filtres. — Notions sur les organismes ultra-microscopiques. — Précautions à prendre pour leur étude. — Énumération des principaux d'entre eux. — Caractères généraux des microbes de ce groupe. — Démonstration directe de la traversée du Berkefeld V par le virus rabique. — Conditions du passage. — Démonstration indirecte. — Filtration du virus des rues. — Passage du virus à travers les Berkefeld N et W. — Les bougies Chamberland ne laissent pas passer le virus. — Caractères de la rage conférée par le virus filtré. — Allongement de la période d'incubation. — Particularités de la maladie déclarée. — Nécessités des passages en séries. — Filtration de la toxine indépendamment du virus. — L'agent pathogène de la rage n'est pas un sporozoaire visible. — Expériences de centrifugation du virus filtré. — Ce n'est pas un contage liquide vivant. — C'est un organisme ultra-microscopique. — Sa place dans la classification. — Dimensions et rapports avec les granulations intra cellulaires et les corpuscules de Negri. — Mobilité ou immobilité. — État aérobie ou anaérobie. — Production de toxine.

Nous avons vu où se trouvait le virus rabique; nous avons étudié de quelle manière, expérimentalement ou cliniquement, il était susceptible de pénétrer dans l'économie, puis quels étaient ses modes de propagation; nous avons passé en revue les facteurs susceptibles d'augmenter, de diminuer sa virulence ou au contraire de la maintenir intacte. Nous devons nous demander maintenant quelle est sa nature intime. Chose curieuse, bien que peu de problèmes aient sollicité davantage l'attention des chercheurs, la solution de cette question se fit bien longtemps attendre. Encore comporte-t-elle aujourd'hui plusieurs inconnus.

Nous avons vu qu'après de nombreuses recherches infructueuses, Pasteur avait, avec juste raison, renoncé à chercher parmi les microbes visibles, le parasite de la rage. Déjà en 1881, il émettait avec une intuition merveilleuse l'opinion que le virus rabique était trop petit pour être vu au microscope. Cette conception se heurta malheureusement aux expériences de Nocard et de Paul Bert qui faisant passer à travers du plâtre la salive d'animaux enragés, constataient l'innocuité du filtrat. Ultérieurement, les recherches de Puech (1), d'Aurep (2), de de Blasi et Russo-Travati (3), de Guarnieri (4) parurent prouver de même que le virus rabique ne rentrait pas dans la classe des virus filtrables. En 1903, Remlinger (5) et presque simultanément di Vestra (6) démontrent l'inexactitude de cette proposition et fournissent la preuve que, contrairement à l'opinion classique, le virus rabique traverse les filtres (7). Ces travaux furent confirmés bientôt par ceux de Schüder (8), de Bertarelli et Volpino (9), de Belli et de de Blasi (10), de Babès (11)... etc. Il est admis aujourd'hui que le virus rabique rentre dans la classe des organismes ultra-microscopiques. Avant d'étudier en détail le « microbe invisible » de la Rage, nous devons dire un mot sur la classe des microorganismes à laquelle il appartient.

Notions sur les organismes ultra-microscopiques. — Les Bactéries sont susceptibles de présenter des variations de dimensions très considérables. Les objectifs les plus puissants ne permettent pas de distinguer un corpuscule de moins de 0 µ 1. Or il est certain que les dimensions des microbes ne s'arrêtent pas justement à celles que le microscope permet d'apercevoir. C'est à ce monde d'êtres invisibles pressenti depuis longtemps, mais auxquels les travaux de ces dernières années seulement ont donné une réalité, que s'applique le terme d' « organismes ultra-microscopiques ». La caractéristique de ces germes est essentiellement fournie par le fait qu'ils traversent les filtres, ou du moins certains filtres. L'expérience est délicate à réaliser car, d'une part, on peut classer sans raison suffisante un microbe parmi ceux qui traversent les filtres, et d'autre part on est exposé à considérer comme

(1) PUECH, Contribution à l'étude de la rage. (*Revue Vétérinaire*, 1889.)

(2) AUREP, Uber die Ptomaine der Hundsweit. (*Petersb. Archiv., f. Vet. Med.*, 1889. *Virch. Hirch Jabrush.* 1889, p. 551.)

(3) DE BLASI et RUSSO-TRAVATI, Ricerche sulla Rabbia. (*Riforma Medica*, 1890, nos 19 et 20.)

(4) GUARNIERI, Ricerche sulla etiologia e della pathogenesi della Rabbia. (*Clin. mod. Firenza Jahrg*, IX, n° 14.)

(5) REMLINGER et RIFFOT BEY, Le virus rabique traverse la bougie Berkefeld (*V. Soc. de Biologie*, 13 juin 1903) et sur le passage du virus rabique à travers la bougie Berkefeld. (*Soc. de Biol.*, 11 juillet 1903.)

(6) DI VESTRA, De piu recenti studii circa la natura del virus rabido. (*Academia medica di Pisa*, 28 juin 1903.) Ulteriori ricerche sulla biltrabilita del virus della rabbia. (*Academia medica di Pisa*, 8 mars 1904.)

(7) P. REMLINGER, Le passage du virus rabique à travers les filtres. (*Annales de l'Institut Pasteur*, décembre 1903 et mars 1904.) P. REMLINGER, le Virus rabique traverse la bougie Berkefeld N et W (*Annales de l'Inst. Pasteur*, 30 janvier 1904.) P. REMLINGER, le Passage du virus rabique à travers les filtres. Une question de priorité. (*Ann. d'Ig. sperim.*, 1904.)

(8) SCHÜDER, Der Negrische Erreger der Tollwut. (*Deutsche Med. Wochenschrift*, 24 septembre 1903.)

(9) BERTARELLI et VOLPINO, Ricerche ed osservarioni sperimentali sulla Rabbia. (*Rivista d'Igiene e sanita publica*, 16 novembre 1903, p. 874.)

(10) CELLI et DE BLASI, Ist das Wutgift filtrierbar? (*Deutsche Med. Wochenschrift*, 10 décembre 1903, p. 945.)

(11) BABÈS, Les corpuscules de Négri et les Parasites de la Rage. (*Presse Médicale*, 20 octobre 1906.)

arrêté par une bougie un germe qui en réalité la franchit. Comment éviter cette double difficulté ?

Pour ne pas conclure trop rapidement à l'infiltrabilité d'un germe, il importe de ne jamais se départir des règles suivantes (1) : Qu'elle soit en porcelaine, en alumine, en charbon, en terre d'infusoires, la bougie employée doit être neuve. Elle aura été stérilisée à l'air sec ou à la vapeur d'eau, cette dernière pratique rendant les bougies moins poreuses que la première. La filtration doit être extemporanée. Plus elle est courte et plus la sécurité est grande. Sa durée ne dépassera jamais deux heures. Pratiquer une filtration sous une pression de plusieurs atmosphères est une faute grave. L'idéal serait de se passer de la pression ou de l'aspiration, en se servant d'entonnoirs Garros. Il n'y a cependant aucun inconvénient à effectuer une filtration sous la pression d'une poire de caoutchouc ou avec une aspiration de 50 à 500 mm. de Hgobtenu à l'aide d'une trompe à eau. Les opérations doivent être faites à la température ambiante. Une température un peu élevée, celle de 37°, par exemple favorise beaucoup le passage de germes. Les témoins ont, en la matière, une importance capitale. On les mélangera toujours au liquide à filtrer. La préférence sera donnée aux très fins vibrions qui se trouvent dans la plupart des eaux, l'eau de Seine notamment. Il faut savoir que ces bacilles ne se développent que dans les milieux nutritifs extrêmement pauvres. Les filtrats ne doivent donc pas être ensemencés en bouillon, mais à la surface d'un cube de gélose, ou plus simplement conservés tels quels à la température du laboratoire. A défaut de vibrions des eaux, les microbes mobiles seront toujours préférés, comme témoins aux germes immobiles.

Pour éviter de conclure indûment qu'un germe est arrêté par une bougie, il importe de ne pas se servir d'un filtre trop serré (Chamberland B, Berkefeld W.), mais d'une bougie dont la porosité soit à la limite de la perméabilité pour un témoin convenable. On se méfiera du colmatage des parois filtrantes par les matières albuminoïdes. On forme ainsi sur le premier filtre un deuxième à mailles plus serrées. Le premier moyen d'éviter cette cause d'erreur est d'opérer avec des dilutions étendues, surtout lorsque le liquide à filtrer est albumineux. Le deuxième consiste à pratiquer une première filtration à travers une bougie très perméable, telle que la Berkefeld V usée au couteau à verre. Le filtrat obtenu est à la fois riche en virus et débarrassé à peu près complètement de substances albuminoïdes susceptibles d'obstruer les pores d'une deuxième bougie à travers laquelle une

(1) Roux, Sur les microbes dits invisibles. (*Bulletin de l'Inst. Pasteur*, 1903, nos 1 et 2.) — P. Remlinger, les Microbes filtrants. *Ibid.*, 1906.

deuxième filtration sera effectuée [Remlinger (1)]. Le colmatage est enfin d'autant plus marqué que la durée de l'opération est plus longue. Il peut donc être indiqué de se servir des premières gouttes de liquide fournies par le filtre. Les virus les plus filtrables sont partiellement retenus par les bougies. Il est bon, par conséquent, d'inoculer à la fois une grande quantité de filtrat à un nombre considérable d'animaux, en se rappelant d'une part qu'un seul fait positif, indubitable a plus de valeur que cent faits négatifs ; d'autre part, qu'un seul cas positif sur 100 cas négatifs doit être toujours examiné de très près pour éviter les erreurs auxquelles on est exposé dans les travaux sur la rage et sur lesquelles nous avons insisté à plusieurs reprises. Cette rétention a pour conséquence une prolongation souvent très marquée de la période d'incubation. Il ne faut donc pas se hâter de conclure à un résultat négatif. Il importe enfin de connaître les causes qui peuvent endiguer le flot montant de microbes qui traversent les filtres — les pores de certaines bougies filtrantes paraissent avoir été récemment intentionnellement resserrées (2). Telle bougie qui, il y a quelques mois, se laissait traverser par tel virus, le retient aujourd'hui. Il peut donc y avoir intérêt à employer des bougies de fabrication ancienne ou encore — puisqu'il n'existe pas de rapport mathématique entre le débit d'une bougie et la traversée d'un virus — à se servir de bougies faites sur commande et notées d'après le débit fourni, pour une pression déterminée dans l'unité de temps (3).

C'est en opérant ainsi — à l'abri, semble-t-il, de toute cause d'erreur — qu'on est arrivé dans ces dernières années à constituer un groupe de microrganismes bien distinct, doué de caractères très particuliers et comprenant les agents pathogènes de la fièvre aphteuse, de la péripneumonie, de la peste bovine, de la myxœdematose du lapin, de la mosaïque du tabac, de la horse sickness, de la peste aviaire, de la fièvre jaune, de la clavelée, du molluscum contagiosum, de l'acné varioliforme, de l'agalassie contagieuse des ovins, de la septicémie des merles, de la fièvre catarrhale du mouton, de la vaccine, de la maladie des jeunes chiens, de l'anémie pernicieuse du cheval, de la pneumo-entérite des porcs, etc... Outre qu'ils sont en général invisibles, incultivables et doués de mouvement, ces différents virus présentent un certain nombre

(1) Remlinger (P.), les Microbes filtrants. (*Bulletin de l'Institut Pasteur*, 1906, pp. 337-345 et 385-392.)

(2) P. Remlinger, Une cause d'erreur dans l'étude des organismes ultramicroscopiques. (*Soc. de Biologie*, 24 juin 1905.)

(3) Rappelons ici qu'il existe deux types de bougies Chamberland, le modèle B plus dur et le modèle F plus perméable. De même, suivant que les bougies Berkefeld sont très perméables à l'eau, moyennement ou peu perméables, on les désigne par les lettres V (abréviation pour *viel* qui donne beaucoup d'eau) N (*normal*) et W (abréviation pour *wenig*. qui donne peu d'eau.)

de caractères communs qu'il est intéressant de mettre en relief :

1° Ils sont peu résistants aux différents agents d'atténuation, à la température en particulier;

2° Une conséquence de cette faible résistance est que les maladies à microbes invisibles se prennent presque toujours par contact ou par inoculation directe. L'eau, le sol, les poussières, les vêtements..., etc., ne jouent dans leur étiologie qu'un rôle très effacé;

3° Ils déterminent des lésions anatomo-pathologiques à peu près analogues. Dans toutes les affections à organismes ultra-microscopiques, on rencontre les mêmes inclusions protoplasmiques, que rien n'autorise cependant à considérer comme des parasites. La réaction de l'organisme vis-à-vis du virus se traduit, d'après Borrel, essentiellement par la « prolifération des épithéliums » et, d'après Bosc, par une « prolifération cellulaire pure épithéliale ou conjonctive, de type néoplasique, avec mononucléose légère de la lymphe et du sang ». D'où les noms d'épithélioses, de maladies bryocytiques donnés à ces affections.

De tous les organismes ultra-microscopiques, l'agent pathogène de la rage est certainement un des plus importants et des plus intéressants. Nous devons l'étudier maintenant avec quelques détails.

Le « microbe invisible » de la rage. — a) **Son passage à travers les bougies.** — Le passage du virus rabique à travers les filtres peut être démontré directement. Les expériences suivantes de Remlinger en font foi :

Expérience I. — Le 16 avril 1903, le cerveau d'un lapin ayant succombé au virus fixe est trituré à l'aide d'une baguette de verre, et converti en une pulpe fine à laquelle on incorpore peu à peu 200 grammes d'eau de conduite. On ajoute 4 tubes de bouillon d'une culture virulente du choléra des poules et on filtre par aspiration à travers Berkefeld V. Le filtrat est ensemencé dans 12 tubes de bouillon et, d'autre part, inoculé à la dose de 1/8 à 1/4 de cent. cube sous la dure-mère de 11 lapins.

2 lapins meurent accidentellement : le premier le 20, le 2e le 22 avril. Les préparations et ensemencements pratiqués avec le sang du cœur, les pulpes hépatiques et spléniques ne dénotent la présence d'aucun microorganisme, en particulier, aucune pasteurellose. Le 26 avril (10e jour), un 3e lapin présente un commencement de paralysie des membres antérieurs. Le 27, rage paralytique classique. Mort dans la nuit du 27 au 28. On fait un passage avec le bulbe. Le lapin pris le 10e jour succombe le 12e et la rage est ensuite transmise régulièrement de lapin à lapin à l'aide de ce virus. Le 1er mai (15e jour) un 4e lapin présente des phénomènes paralytiques ne différant en rien de ceux de la rage ordinaire. Il meurt le surlendemain. Le bulbe sert à faire un passage chez 2 lapins. Ceux-ci sont pris le 12 mai (9e jour) et succombent le 14. Un nouveau passage fournit un résultat identique. 7 lapins sont demeurés indemnes. Les ensemencements sont restés stériles, aussi bien à 37° qu'à 22.

Expérience II. — Le 12 mai 1903, le cerveau d'un lapin ayant succombé au virus fixe est pilé dans un mortier et converti en une pulpe extrêmement fine. On lui incorpore très lentement 200 grammes d'eau de conduite et on obtient de la sorte une émulsion plus ténue et plus homogène que dans l'expérience précédente. On ajoute 4 tubes de bouillon d'une culture virulente de choléra des poules et on filtre à travers Berkefeld V. Le filtrat est inoculé après trépanation sous la dure-mère de 10 lapins mais cette fois à la dose de 1/4 à 1/2 cc.

Aucun lapin ne succombe soit accidentellement soit du choléra des poules.

Un 1er lapin présente le 29 mai (onzième jour) une paralysie classique et meurt le 31. Passage chez 2 lapins. Ceux-ci pris le 8 juin (huitième jour) succombent le 10.

Un 2e ou 3e lapins pris le 30 mai (douzième jour) meurent le 1er juin. Ici encore les passages viennent confirmer le diagnostic de rage.

Enfin, un 4e lapin pris le 30 mai, comme les deux précédents, meurt comme eux le 1er juin. Les symptômes étant identiques, on juge inutile de faire un passage.

6 lapins sont demeurés indemnes. Les ensemencements du filtrat à 37° ou à 22° sont demeurés stériles.

Expérience III. — Le 11 juin, le cerveau d'un lapin ayant succombé au virus fixe est pilé au mortier et converti en une pulpe très fine. Cette pulpe est incorporée peu à peu à 300 grammes d'eau de conduite. On ajoute 4 tubes de bouillon d'une culture virulente de choléra des poules. Le tout est filtré au travers d'une bougie Berkefeld V, neuve et stérilisée à l'autoclave. La filtration est opérée rapidement par aspiration à la trompe et le filtrat (stérile d'après les ensemencements) est inoculé à la dose de 1/2 à 1 cm. cube sous la dure-mère de 8 lapins.

Le 20 juin, un de ces lapins présente de l'anorexie et de la tristesse. Le 21, commencement de paralysie des membres postérieurs. Le 22, la rage paralytique est classique. Mort le 23 (douzième jour). Le bulbe est inoculé sous la dure-mère de 3 lapins. Tous succombent à la rage dans les délais habituels.

Le 22 juin, début de la paralysie chez un deuxième lapin. Mort le 24 (treizième jour). Il est fait 2 passages. L'un et l'autre confirment le diagnostic de rage. Le 21 juin (dixième jour), un troisième lapin montre de la tristesse, de la somnolence, de l'anorexie et on croit qu'il va prendre la rage. De fait, le lendemain, il présente un commencement de paralysie des membres antérieurs. Il est trouvé mort le 23 au matin. Passages négatifs.

Sur 29 lapins inoculés dans ces 3 expériences, 3 ne doivent pas entrer en ligne de compte, 18 sont demeurés indemnes (69, 23 o/o), 8 ont pris la rage (30, 76 o/o). C'est cette proportion de 30 o/o qui se retrouve à peu près identique dans la majorité des expériences. Mais de même que nous avons donné les conditions générales de réussite des expériences de filtration, nous devons indiquer quelques conditions particulières à la filtration du virus rabique.

1° Il faut opérer sur un cerveau de lapin entier qu'on triturera dans un mortier à l'aide d'un pilon, de façon à convertir la substance nerveuse en une pulpe extrêmement fine. A cette pulpe, on incorporera goutte à goutte de 300 à 400 grammes d'eau de conduite. Cette façon de procéder est indispensable pour l'obtention d'une émulsion homogène, bien exempte de grumeaux ;

2° Le filtrat doit être inoculé sous la dure-mère du lapin à raison non pas de quelques gouttes, mais de 1/2 à 1 mc.cube et au delà par tête d'animal. L'injection étant poussée lentement, progressivement, il ne s'en suit de troubles d'aucune sorte.

3° Il est nécessaire d'opérer chaque fois sur un nombre élevé de lapins, une dizaine par exemple. Pour des raisons que nous indiquerons, le diagnostic de rage sera toujours assuré par la méthode des passages.

Le passage du virus rabique à travers les filtres peut non seulement être démontré directement, ainsi que nous venons de le voir, mais encore prouvé de façon indirecte. Cette preuve est fournie par la possibilité d'immuniser le lapin contre la rage à l'aide d'inoculations sous-cutanées de virus filtré. Beaucoup moins sensible à la rage par la voie sous-cutanée que par la voie sous-dure-mérienne, le lapin ne prend qu'exceptionnellement la maladie lorsqu'on lui injecte sous la peau une petite quantité de filtrat Berkefeld V et il acquiert de ce fait un certain degré de résistance qui pourra devenir une immunité complète, si les inoculations sont répétées à doses croissantes, convenablement choisies et espacées. Lorsque la dose totale injectée sous la peau dépasse 500 cm. cubes, il supporte sans réagir l'épreuve sévère de l'inoculation intra-oculaire et parfois même celle de l'inoculation sous-dure-mérienne de virus fixe. Ce fait constituera une preuve de la traversée de la bougie V par le virus rabique, s'il est démontré que cette immunité n'est due ni à des cadavres microbiens, ni à une toxine. Or cette démonstration résulte avec beaucoup de probabilité des deux constatations suivantes :

1° L'injection sous-cutanée de virus filtré à travers une bougie plus serrée que Berkefeld V, c'est-à-dire Berkefeld W ou Chamberland F ne confère au lapin aucune immunité ;

2° La stérilisation par l'éther fait perdre au virus filtré à travers Berkefeld V toutes ses propriétés immunisantes.

a) *L'inoculation sous-cutanée de virus filtré à travers la Bougie Berkefeld V immunise le lapin contre la rage.*

Expérience. — Un lapin de 1.500 grammes reçoit sous la peau, du 21 mars au 6 juin 1903, 500 cmc. de virus rabique filtré à travers la bougie Berkefeld V. La progression a été la suivante :

12 mars, 10 cmc. ; 28 mars, 10 cmc. ; 9 avril, 15 cmc. ; 16 avril, 20 cmc. ; 20 avril, 20 cmc. ; 30 avril, 40 cmc. ; 4 mai, 40 cmc. ; 10 mai, 60 cmc. ; 16 mai, 65 cmc. ; 21 mai, 70 cmc. ; 30 mai, 70 cmc. ; 6 juin, 80 cmc. ; Total : 500 cmc.

Le 12 juin, l'animal est trépané avec du virus fixe. Alors que deux témoins succombent dans les délais classiques, il ne présente aucun symptôme pathologique. Une 2e trépanation est également demeurée sans résultat.

b) *L'inoculation sous-cutanée de virus filtré à travers Berkefeld W ne confère aux lapins aucune immunité.*

Expérience I. — Du 2 juillet au 14 septembre, 2 lapins reçoivent sous la peau chacun 500 cm. cubes de virus rabique filtré à travers la bougie Berkefeld W. Le 17 septembre, ces animaux sont trépanés à l'aide de virus fixe. L'un d'eux est pris le 26 septembre et meurt le 27 (dixième jour). Le second pris le 27 meurt le 28 (onzième jour).

Le 17 septembre également, on trépane avec le même virus et dans des conditions identiques un lapin qui, du 17 juin au 15 septembre, avait reçu sous la peau 500 c. cubes de virus rabique filtré à travers Berkefeld V. Cet animal n'a présenté aucun symptôme pathologique.

Expérience II. — Du 2 juillet au 24 septembre 1903, un lapin reçoit sous la peau 700 cm. cubes de virus rabique filtré à travers Berkefeld W. Du 27 juin au 24 septembre, un second lapin reçoit sous la peau 500 cm. cubes de virus filtré à travers Berkefeld V. Ces animaux sont trépanés à l'aide du virus fixe le 26 septembre. Le premier présente à la date du 5 octobre (neuvième jour) les symptômes caractéristiques de la rage paralytique et succombe le surlendemain. Le second (500 cmc. du virus V) n'a montré aucun phénomène pathologique. Il est demeuré vivant et bien portant.

c) *La stérilisation par l'éther fait perdre au virus filtré à travers la bougie V ses propriétés immunisantes.*

Expérience. — Un cerveau de lapin ayant succombé au virus fixe est converti dans un mortier en une pulpe très fine et incorporé à 300 cm. cubes d'eau de conduite. L'émulsion obtenue est filtrée à travers Berkefeld V. Le filtrat versé dans un flacon stérile est additionné d'une égale quantité d'éther sulfurique et laissé 24 heures en présence, en ayant soin d'agiter de temps en temps. Au bout de 24 heures, l'éther est évaporé dans une cloche à vide et le filtrat injecté à doses progressivement croissantes sous la peau de deux lapins. Du 11 août au 24 septembre, ces 2 animaux reçoivent de la sorte 500 cm. cubes de virus filtré à travers Berkefeld V puis traité par l'éther. La progression a été la suivante :

14 août, 15 cmc. ; 19 août, 40 cmc. ; 27 août, 40 cmc. ; 3 septembre, 80 cmc. ; 7 septembre, 100 cmc. ; 17 septembre, 120 cmc. ; 24 septembre, 105 cmc. ; Total 500. Le 26 septembre, trépanation avec le virus fixe. Un troisième lapin ayant reçu dans le même espace de temps 500 cm. cubes de virus filtré à travers Berkefeld V mais non stérilisé sert de témoin. Cet animal n'a présenté aucun symptôme de rage. Les deux autres ont été pris le 4 octobre (huitième jour) et sont morts le 6.

Ainsi le virus filtré immunise le lapin contre la rage. Cette immunisation n'est le fait ni de la toxine rabique puisqu'elle ne se produit pas avec le filtrat W ni des cadavres microbiens puisqu'elle n'est pas réalisée avec le filtrat V stérilisé par l'éther. Il faut donc qu'elle soit causée par le virus rabique lui-même. Donc le virus traverse la bougie Berkefeld V.

Le passage du virus rabique à travers les filtres étant démontré, nous devons signaler quelques particularités de ce passage :

Le virus des rues traverse les bougies comme le virus rabique fixe (Remlinger, Celli et de Blasi-Bertarelli et Volpino), le virus de la salive le traverse comme celui de la substance nerveuse (Bertarelli) (1). Chez un enfant atteint de rage, cet auteur recueille une certaine quantité de salive. Elle est filtrée à travers Berkefeld V et inoculée sous la dure-mère de 4 lapins. Trois meurent de la rage du dix-huitième au vingtième jour. Le quatrième survit. Nous hésitons à accorder à cette expérience une valeur absolue, vu que la salive de l'homme enragé n'est ordinairement pas virulente.

Il est facile d'obtenir le passage du virus rabique à travers 2 ou 3 Berkefeld V successives. Cette bougie ne donne du reste pas exactement la limite de perméabilité des filtres Berkefeld pour le virus rabique. L'organisme ultra-microscopique de la rage paraît arrêté par les filtres moins en raison de ses dimensions que du fait du colmatage des parois filtrantes par les matières albuminoïdes de l'émulsion. On peut diminuer ce colmatage en usant au couteau une bougie Berkefeld V, en filtrant une première fois au travers l'émulsion rabique, puis en faisant traverser à ce filtrat une Berkefeld N ou W. Dans ces conditions, le passage du virus s'observe habituellement. Il est bon d'expérimenter sur des lapins jeunes et d'injecter sous la dure-mère de chacun d'eux de 1 à 1 cent. 1/2 de liquide.

Expérience I. — Le 5 janvier 1904, un cerveau de lapin est émulsionné dans 250 cmc. d'eau. L'émulsion est passée à travers une Berkefeld V dont les parois ont été usées au couteau. La filtration s'opère rapidement, beaucoup plus facilement qu'avec une bougie Berkefeld ordinaire. Le liquide obtenu est légèrement louche.

Deuxième filtration à travers Berkefeld V. Le liquide passe clair. Il est inoculé à la dose de 2 cmc. 1/2 sous la dure-mère de dix jeunes lapins. Deux animaux ont succombé le 17 et le 18 (douzième et treizième jours à une rage paralytique classique. Passages positifs).

Expérience II. — Le 6 janvier 1904, un cerveau de lapin est émulsionné de même dans 250 cmc. d'eau. Passage à travers une Berkefeld V usée au couteau. Le filtrat est louche. Passage à travers Berkefeld W. Le liquide est clair. Il est inoculé à la dose d'1 cmc. à 1 cmc. 1/2 sous la dure-mère de 10 lapins. Le 17 janvier, le plus petit des 10 animaux inoculés (poids : 1 kilogr.) présente une légère paralysie du train postérieur. Le lendemain, la rage paralytique est classique. Mort le 19 (treizième jour). Le bulbe sert à faire 2 passages. Ces 2 animaux sont pris l'un et l'autre le 26 janvier (septième jour). Ils ont succombé, l'un le 27 (huitième jour), l'autre le 29 (dixième jour).

Di Vestea est arrivé 2 fois sur 8 à faire traverser au virus rabique la bougie Chamberland. La bougie Maassen lui a fourni un résultat positif et un autre douteux. Remlinger, Bertarelli et Volpino n'ont obtenu dans ces conditions que des résultats négatifs.

Une particularité constante dans la transmission de la rage à

(1) Bertarelli, Experimentale untersuchungen und Beobachtungen über die Tollwut. (*Centr. f. Bakt.*, I. Abb. Originale, 22 sept. 1905.)

l'aide du virus filtré est le prolongement de la période d'incubation, conséquence du petit nombre de germes inoculés sous la dure-mère. On n'observe jamais de période d'incubation inférieure à dix jours. La grande majorité des animaux est prise le onzième ou le douzième. On peut cependant observer des incubations de 13 ou 14 jours, et même à de 16 et 19 jours.

Observation. — Le 14 janvier 1904, un cerveau de lapin est émulsionné dans 250 c. cubes d'eau. Filtration à travers une bougie Berkefeld V très perméable (débitant 769 c. cubes d'eau à la minute sous une pression de 3 atm.) Inoculation du filtrat à la dose de 1 c. cube sous la dure-mère de 7 lapins. 5 d'entre eux ont présenté les premiers symptômes de la rage le 24 janvier (10e jour) et sont morts le 26 (12e jour); un 6e lapin se porte très bien jusqu'au 30 janvier (16e jour), c'est seulement à cette date qu'il présente un peu de tristesse et d'inappétence. Le 31 janvier, commencement de paralysie du train postérieur. La paralysie est manifeste le 1er février et l'animal meurt le lendemain (19e jour); un 7e lapin demeure en excellente santé jusqu'au 2 février (19e jour). A cette date, le train postérieur apparaît légèrement parésié. Le lendemain, la paralysie est plus accusée. Le 4 février, état stationnaire. Le 5, la paralysie progresse mais très lentement. L'animal est couché le 6 au matin. Il meurt le 6 au soir, 5 jours après le début de la maladie, 23 jours après l'inoculation. Le diagnostic de rage a été confirmé par deux trépanations.

L'allongement de la maladie déclarée noté dans l'observation précédente est exceptionnelle. En général, la durée de la maladie est la même, qu'il s'agisse ou non du virus filtré. Elle aurait plutôt une tendance à être plus courte avec le virus filtré et dans ces cas exceptionnels il est vrai, la maladie peut revêtir une forme complètement atypique. La paralysie peut durer une journée seulement ou quelques heures. D'autres fois, on est surpris de trouver un matin, mort dans sa cage, un lapin qui, la veille au soir, présentait seulement de l'inappétence, de la stupeur et une parésie douteuse du train postérieur. Les passages sont alors indispensables pour savoir si l'animal a succombé à la rage. On sera convaincu de la nécessité de pratiquer les passages, dans tous les cas, lorsque nous aurons ajouté qu'il n'est pas exceptionnel de voir la toxine rabique traverser les bougies, particulièrement la Berkefeld N et W, indépendamment du virus, et amener la mort des animaux dans les délais classiques, avec des symptômes paralytiques tout à fait identiques à ceux de la rage, à cette différence près qu'ils ne sont pas susceptibles d'être reproduits en série... Nous reviendrons sur ces faits en détail lorsque nous étudierons la toxine rabique.

Place du virus rabique dans la classification. Ses caractères morphologiques et biologiques. — Quelles déductions peut-on tirer des faits que nous venons de relater, au point de vue de la nature du virus rabique? S'il est démontré que ce virus traverse la bougie

Berkefeld, dans des conditions où celle-ci retient les autres microorganismes, il s'ensuit que l'agent pathogène de la rage ne saurait être un microbe qui, de dimensions analogues à celles des microbes pathogènes ordinaires, se déroberait à l'investigation... grâce à des réactions spéciales vis-à-vis des matières colorantes, par exemple. Il semble dès lors que les seules hypothèses à discuter se réduisent à trois :

a) *L'agent pathogène de la rage est un sporozoaire visible ;*

b) *Le virus rabique est un contagium vivum fluidum* (Beijerinck) ;

c) *La rage est causée par un organisme ultra-microscopique.*

1° *A priori*, l'hypothèse d'un *sporozoaire visible* paraît peu compatible avec la constatation du passage d'un virus à travers une bougie filtrante. On sait cependant que le *Micromonas mesnili* qui est à la limite de la visibilité traverse les filtres et Schaudinn a émis l'hypothèse que certains protozoaires peuvent exister sous des formes très petites capables, en s'étirant, de traverser des filtres. Il ne semble guère que, pour la rage, cette hypothèse soit admissible. En effet, si le virus filtré doit ses propriétés à un parasite assez gros pour qu'il ne puisse traverser les filtres qu'en s'étirant, ce parasite se centrifugera facilement et les inoculations comparées avec le culot et le filtrat superficiel donneront des résultats très différents. Or, il n'en est rien, ainsi que le montrent les expériences suivantes.

Expérience I. — Le 13 juillet, un cerveau de lapin est réduit en pulpe et incorporé à 400 c. cubes d'eau de conduite. On filtre à travers Berkefeld V et une partie de ce filtrat est centrifugée pendant 1 heure à l'aide de l'appareil de Kraus. 7 lapins reçoivent sous la dure-mère du virus non centrifugé ; 7 autres reçoivent la partie supérieure du filtrat contenu dans les godets et 7 autres la partie inférieure, la partie moyenne du liquide ayant été rejetée. Les lapins du 2e groupe sont tous demeurés indemnes. Dans chacune des 2 autres séries, un animal a contracté la rage. Il est à noter que les 2 lapins inoculés avec les dernières gouttes des godets à centrifugation ont échappé à la maladie.

Expérience II. — Le 3 août 1903, un cerveau de lapin est incorporé de même à 300 c. cubes d'eau distillée et l'émulsion est filtrée à travers Berkefeld V. Une partie du filtrat est centrifugée pendant 1 heure 1/4 à l'appareil de Kraus, puis 30 lapins sont inoculés sous la dure-mère, 10 avec du virus non centrifugé, 10 avec le virus centrifugé superficiel, 10 avec le virus centrifugé profond. Tous les animaux — à l'exception de 2 appartenant au 2e groupe — ont succombé à la rage. Les ensemencements pratiqués avec le virus filtré sont demeurés stériles aussi bien à 37° qu'à 22°. La proportion extrêmement élevée des animaux qui ont succombé au cours de cette expérience doit être attribuée vraisemblablement à une perméabilité fortuitement plus considérable de la bougie.

Expérience III. — Même expérience le 5 septembre. Centrifugation pendant 1 heure 1/4 à l'aide de l'appareil de Kraus. Trépanation de

24 lapins. Sur 8 inoculés avec le virus non centrifugé, 1 a pris la rage. Dans le groupe des animaux ayant reçu le virus centrifugé profond, 2 animaux ont contracté la maladie. Sur 2 lapins trépanés avec les dernières gouttes restant dans les godets de centrifugation, l'un a pris la rage et l'autre est demeuré indemne. Enfin les 8 lapins trépanés avec le virus centrifugé superficiel ont tous résisté.

Expérience IV. — Même expérience le 29 septembre 1903. Centrifugation pendant 1 heure 1/4 à l'aide de l'appareil de Kraus. Trépanation de 21 lapins. Aucun des 7 lapins inoculés avec la partie superficielle du virus centrifugé n'a pris la rage. Chacun des 2 autres groupes a présenté une atteinte. L'animal qui a reçu sous la dure-mère la dernière goutte de 2 godets a résisté.

Ces expériences montrent que la centrifugation a une action évidente sur le virus rabique. Trois fois sur quatre, nous voyons la partie superficielle du virus centrifugé devenir complètement inactive, ce qui prouve que la rage est bien causée par un agent figuré et non par un contage liquide vivant. Cependant pour si nets qu'ils soient, les effets de la centrifugation ne sont que moyennement intenses. Dans l'expérience II, nous voyons le liquide superficiel encore virulent après 1 heure 1/4 de centrifugation. Les lapins inoculés avec le virus profond n'ont présenté qu'une fois sur quatre une mortalité supérieure à celle des lapins qui avaient reçu le virus non centrifugé. Enfin les animaux inoculés avec les dernières gouttes des godets échappent d'ordinaire à l'infection. Il ne semble pas que les choses se passeraient ainsi si le parasite de la rage était un sporozaire ayant traversé la bougie à la faveur d'un étirement spécial de son protoplasma. La constatation d'une action évidente — quoique peu marquée — de la centrifugation est au contraire en faveur de la nature ultramicroscopique du virus rabique. On conçoit en effet qu'un organisme ayant traversé la bougie à la faveur de ses très petites dimensions centrifugera, mais centrifugera de façon imparfaite, ainsi que nous l'avons vu dans les expériences relatées plus haut.

2° On sait que Beijerinck, ayant filtré sur porcelaine des feuilles de tabac atteintes de « mosaïque », parvint à reproduire la maladie avec le suc filtré aussi facilement qu'avec le suc non filtré. Il en conclut que la mosaïque était due à *contage fluide vivant* traversant le filtre comme une substance dissoute et l'expérience suivante lui parut en faveur de cette hypothèse. Des feuilles malades sont triturées et déposées à la surface d'une couche de gélose; après quelques jours la couche superficielle est enlevée; la couche profonde mise à nu contient le virus, puisqu'elle transmet la maladie à des plantes saines. Quelle que soit la valeur de cette expérience ou du moins celle des conclusions qu'en tire l'auteur, il a paru intéressant à Remlinger de la reproduire avec le virus rabique de la façon suivante :

Autour de tubes à essai renfermant de 2 à 3 travers de doigt de gélatine droite, on fait à l'aide du couteau à verre un trait circulaire à 1/2 centimètre au-dessous du niveau supérieur du milieu nutritif, de façon à rendre ultérieurement facile et rapide la section du tube en cet endroit. Par dessus la gélatine, on introduit 1 à 2 c. c. d'une émulsion de virus fixe bien aseptique et on laisse quelques jours en contact à la température de la chambre; au bout de 2 à 6 jours, l'émulsion est aspirée soigneusement avec une pipette, et le tube est sectionné au niveau du trait marqué au couteau. Au moyen d'un fil de platine chauffé, le cylindre de gélatine est alors divisé en trois disques, un disque supérieur qui, souillé par l'émulsion est rejeté; un disque inférieur adhérent au tube à-essai et rejeté également, enfin un disque intermédiaire, soigneusement préserve au cours des opérations précédentes de toute contamination par le virus. Ce dernier disque est recueilli dans un verre flambé, liquéfié rapidement à l'étuve à 37° et injecté après trépanation sous la dure-mère des lapins. Aucun des animaux ainsi inoculés ne contracte la rage ou ne présente de phénomènes pathologiques quelconques. Le virus rabique n'a donc pas diffusé dans la masse de la gelatine à la façon d'une substance soluble. Il n'est donc pas dû à un *contagium vivum fluidum* pour employer l'expression de Beijerink. Du reste, le fait que le virus rabique est complètement arrêté par les bougies Chamberland était déjà bien peu en faveur de cette hypothèse. Les expériences de centrifugation relatées plus haut lui sont complètement opposées.

3° La rage ne peut être causée, comme la péri-pneumonie, la fièvre aphteuse, la peste bovine... etc., que par un *organisme ultra-microscopique*. Sans trop s'aventurer dans le domaine de l'hypothèse, que peut-on dire de ses principaux caractères?

L'agent pathogène de la rage est-il une bactérie ou un sporozoaire? Organisme ultra-microscopique ne veut pas forcément dire bactérie. Le microbe de la fièvre jaune traverse les filtres. Or, le fait qu'il accomplit la plus grande partie de son existence chez la Stegomya fasciata (Finlay), le fait aussi que ce germe peut passer dans l'œuf de cet insecte (Marchoux et Simond), sont des arguments très importants en faveur de son rattachement aux Protozoaires. En est-il de même pour le virus rabique? La chose n'est pas impossible et la faible résistance du virus à la chaleur peut etre un argument en faveur de cette opinion.

Quelles sont ses dimensions? Le microbe de la péripneumonie traverse le Chamberland F. L'agent pathogène de la rage est de dimensions plus considérables puisqu'il est arrêté par elle. Cependant le microbe de Roux et Nocard est — quoiqu'imparfaitement — visible au microscope. Le microbe de la rage serait-il lui aussi, juste à la limite de la visibilité (1)? J'ai vu qu'il peut passer par des filtres qui traversent certains petits microbes ayant un diamètre de 0, 1 µ à 0,2 µ environ. Les filtres par lesquels ces microbes ne passent plus arrêtent le virus rabique on peut donc conclure que le virus rabique est constitué par des éléments d'un diamètre d'environ 0,1 µ — 0,2 µ. J'ai fait passer certains bacilles extrêmement fins, à peine visibles par une bougie Berkefeld V sur laquelle le virus rabique ne passait plus. Le microbe de la rage, quoique très petit, doit donc encore être visible. Il est très probable que le parasite de la rage est représenté par la fine poudre colorée de façon très intense à l'aide du mordant et qui se trouve dans les cellules nerveuses dégénérées. Ce sont des granulations très petites, rondes, noires ou bleues, après coloration par la méthode de Cajal-Giemsa (voyez planche 3 et 4) et exclusivement rencontrées dans le protoplasma des cellules dégénérées des parties les plus atteintes du système nerveux (2).

J. Koch en répétant ces recherches (3) a pu les confirmer par la méthode de Heidenhain (les coupes fixées sur lame sont traitées pendant 3 à 12 heures dans une solution de 2 à 5 o/o d'alun de fer violet. Ensuite on colore les coupes lavées par l'hématoxyline en solution de 0, 5 o/o. Les coupes y restent de 12 à 36 heures. Puis on met les lames avec les coupes de nouveau dans l'alun de fer jusqu'à une différenciation suffisante. On lave par un courant d'eau et traite par xylol et baume). En dehors des corpuscules décrits par moi, Koch trouve encore des amas de granulations rondes colorables un peu plus grands que les corpuscules. Dans une autre publication cet auteur recommande une autre méthode de coloration des corpuscules. On colore pendant 5 minutes dans le bleu polychrome, on lave et traite ensuite par une solution à 2 o/o d'acide chromique pendant quelques minutes, ensuite par l'acide tannique 5 o/o. On lave et traite par l'alcool, le xylol et le baume. Par cette méthode on peut colorer en dehors des corpuscules de Negri une quantité de petites granulations assez inégales, entourées d'une zone mince. Ces granulations se trouvent dans les cellules nerveuses et dans le tissu

(1) Babès, les Corpuscules de Negri et le parasite de la rage. (*Presse Médicale*. 20 octobre 1906.)

(2) Ici encore il convient d'admirer la merveilleuse intuition de Pasteur.

— N'y aurait-il donc pas de microbe rabique? lui disait un jour Bouley.

— Tout ce que je puis vous dire, répondit Pasteur ; c'est que si vous me présentiez un cerveau rabique et un cerveau sain, je saurais dire à l'examen microscopique des matières des deux bulbes : celui-ci est rabique et celui-là ne l'est pas. Tous deux offrent un nombre immense de granulations moléculaires ; mais le bulbe rabique en montre de plus fines, de plus nombreuses et on est tenté de croire à un microbe d'une petitesse infinie, n'ayant ni la force d'un bacille, ni celle d'un micrococque ; ce sont comme de simples points.... (Pasteur, Chamberland et Roux, *Comptes Rendus de l'Académie des Sciences*, 25 février 1884.)

(3) J. Koch et Piessling. Z. Aetiologie de Tallwut. (*Ztschr. f. Hyg. und Infect.*, 1910, t. LXV, p. 85, et 1910, t. LXVI, p. 143.)

environnant. J'hésiterais à identifier toutes ces granulations avec mes corpuscules. Nous reviendrons plus loin sur ces formations.

Quel est le rapport entre ces corpuscules et les corpuscules de Negri.

Les corpuscules de Negri sont très probablement le résultat d'une encapsulation et d'une séquestration de cet agent par des cellules qui résistent à l'action de ces microbes. On sait qu'un processus identique a été décrit par Metchnikoff dans la tuberculose où, le bacille de Koch se montre encapsulé dans les cellules des animaux résistants.

L'opinion de Lenz est différente de ce point de vue. Il admet la spécificité des corpuscules, tout en les regardant comme des produits de dégénérescence. En effet, les corpuscules centraux n'ont pas les caractères de parasites, ils présentent des réactions un peu différentes des petites granulations libres intra-cellulaires. Je suppose donc que les corpuscules qu'on trouve dans les corpuscules de Negri ne représentent qu'en partie les microbes de la rage ; ce sont en partie des formations protoplasmatiques ou nucléaires mais qui peuvent bien renfermer les microbes invisibles ou peu visibles de la rage. D'autre part ces corpuscules, étant dégénérés et encapsulés, ont perdu en partie leur colorabilité. On en trouve toutefois qui se colorent de la même manière que mes granulations intra-cellulaires.

En ce qui concerne les corpuscules de Negri (1), la dernière publication de cet auteur sur le *neurosyctes hydrophobiœ* (corpuscules de Negri) ne m'ont pas complètement convaincu que ces corpuscules représentent le parasite de la rage. La composition des corps de Negri, quoique un peu analogue à celle des amas des corps de la conjonctivite granuleuse et dont la nature est loin d'être élucidée, ne nous autorise pas à supposer qu'il s'y agit du cycle de développement d'un parasite particulier. Une partie des dessins de Negri sont probablement dus aux artifices de préparation. Nous renvoyons le lecteur pour les détails au chapitre traitant les corpuscules de Negri.

Au point de vue de ses dimensions, le microbe de la rage doit donc très vraisemblablement se rapprocher de 0,1μ. Il doit être très voisin du microbe de la péripneumonie, du virus claveleux (qui, retenu par Chamberland F, passe à travers F^4 et F^5), du virus vaccinal... etc.

Est-il mobile ou immobile ? Le virus péripneumonique est « mobile » (Roux et Nocard) et même « très mobile » (Cotton et Mouton). On pouvait penser que le virus rabique, plus diffici-

(1) Negri, Uber Morphologie und Entwicklungscyllus des Parasiten d. Tallwut. (*Ztschr. f. Hyg. u. Infect.*, Bd. 63, 1908, p. 421.)

lement visible que le virus péripneumonique, quoique arrêté par des bougies que celui-ci traverse, était au contraire immobile. On conçoit en effet que le défaut de mobilité puisse entraîner à la fois une difficulté plus grande de passage à travers les bougies et de visibilité au microscope. Tel n'est point l'avis de Nitsch (1) pour qui le virus rabique doit être mobile. Si on superpose un cerveau infecté et un cerveau sain, le virus rabique passe rapidement de l'un à l'autre. Il a donc des mouvements propres. L'existence de ces mouvements trouve également un argument dans le cheminement du virus le long des nerfs. On peut même supposer que le degré de mobilité n'est pas sans influence sur la nocivité du virus. Elle favoriserait l'aggression des cellules nerveuses. Le virus fixe aurait ainsi des mouvements plus développés que le virus des rues. Nous ne nous prononcerons pas dans cette discussion d'ordre essentiellement spéculative.

L'agent pathogène de la rage est-il aérobie ou anaérobie ? Dans l'obscurité et à la température de la chambre, le virus rabique fixe passe d'un cerveau infecté dans un cerveau sain lorsque les deux organes sont placés dans une atmosphère d'hydrogène. A l'air libre, le passage ne s'effectue jamais (Bujwid) (2) Nitsch) (3). On peut en inférer à la fois que le virus rabique est aérobie (Nitsch), le virus se dirigeant vers les endroits où il y a de l'oxygène ou au contraire anaérobie (Siedlecki) (4), la présence de l'oxygène étant si pernicieuse qu'elle rend impossible le passage du virus dans un cerveau sain. Dans l'impossibilité où l'on est de cultiver le virus rabique, il est bien difficile de choisir entre l'une et l'autre de ces deux opinions. Un fait moins sujet à controverse est que le virus rabique agit non seulement par sa multiplication dans l'organisme mais encore par une toxine qu'il met en liberté. Ce point très important de l'étude de l'agent pathogène de la rage sera étudié en détail dans un chapitre spécial.

C'est pour aplanir en partie les contradictions, en ce qui concerne la nature du virus, que Prowatschek a imaginé un groupe de microorganismes très petits qu'il place à l'extrémité inférieure des protozoaires et qu'il désigne sous le nom de clamydozoaires. A ce groupe appartiendrait le microbe de la rage. En effet les petits grains décrits plus haut (colorés par la méthode de Ramon y Cajal, par la méthode employée par Loffler pour la coloration

(1) Nitsch, Expérience sur la rage de laboratoire, 5e partie. (*Bulletin de l'Académie des Sciences de Cracovie*, juillet 1906.)
(2) Bujwid, cité par Nitsch.
(3) Nitsch, *loc. cit.*
(4) Siedlecki, cité par Nitsch, Expériences sur la rage de laboratoire, 5e partie. p. 674.

des cils des microbes, ou colorés par le Giemsa) possèdent les caractères des clamydozoaires.

J'accepterais donc avec une certaine réserve la conception de Prowatschek.

CHAPITRE XVII

LES MODIFICATIONS DE VIRULENCE DU VIRUS RABIQUE *

1. *Variation de virulence de la rage dans la nature.* Virus normal. — Virus naturellement renforcés. Virus naturellement atténués. Modification de la virulence dans les laboratoires. — 2. *Exaltation.* Passage par le lapin. Obtention du virus fixe. Caractères du virus fixe. Passage par le cobaye, par les muridés, par le chat, par les herbivores, par le renard, par le loup...etc. — 3. *Atténuation.* Atténuation vraie et simple, affaiblissement. Passage par le chien, par le singe, par les oiseaux. Action de la chaleur. Action de la lumière. Action de la dessiccation. Atténuation des moelles destinées aux vaccinations pastoriennes. Action de la dessiccation sur le virus rabique étalé en couche mince. Action de la dilution, du broyage, des substances chimiques, de la bile, du suc gastrique, du sérum d'animaux immunisés ou normaux, de la salive humaine. — 4. *Conservation.* Action du froid, de la pression atmosphérique, des rayons de Roentgen, du radium, de la putréfaction, de l'eau, de la cocaïne. Pouvoir fixateur de la glycérine à l'égard du virus rabique. Actions de la substance nerveuse normale et de diverses pulpes d'organes.

I. — VARIATION DE VIRULENCE DE LA RAGE DANS LA NATURE

Le virus rabique existe dans la nature à des degrés de virulence très variables. Dans la grande majorité des cas, les lapins inoculés sous la dure-mère avec le bulbe d'un animal mordeur succombent vers le quatorzième jour. Ce délai correspond à la force moyenne du virus. Mais il existe en outre des virus naturellement exaltés. D'après les expériences de Remlinger et les miennes, ces cas sont assez rares, nous l'avons noté. D'autres ont été publiés par des auteurs italiens : (Bordoni, Uffreduzzi (1), Calabrese (2), Abba (3), d'Amato (4).

Dans d'autres cas le virus est naturellement atténué.

Certains virus inoculés sous la dure-mère du lapin le tuent dès le 7e ou le 8e jour. Parmi ceux-ci, il en est, il est vrai, quelques-uns,

(1) Bordoni-Uffreduzzi, la Rabbia canina e la cura Pasteur. Turin, 1889.

(2) Calabrese, Sur l'existence dans la nature d'un virus rabique renforcé. (*Annales de l'Instit. Pasteur*, 1896.)

(3) Abba, Statistique de l'Institut antirabique de Turin. (*Annales de l'Institut Pasteur*, 1898.)

(4) D'Amato, Sur l'existence dans la nature d'un virus rabique renforcé. (*Riforma medica*, 10 février 1904.)

qui, inoculés ensuite à d'autres lapins fournissent alors un résultat différent; le délai très court observé lors de la première inoculation étant le fait moins de l'exaltation du virus que du défaut de résistance de l'animal inoculé. Mais il en est d'autres qui, régulièrement, à chaque passage, amènent la mort de l'animal en 7 et 8 jours. Deux de nos cas rentrent dans cette catégorie. D'emblée par conséquent, ils se comportent comme un virus fixe. Ce sont les « virus renforcés » très importants à connaître, car ils rendent compte de certains échecs du traitement antirabique. Il faut cependant noter que toutes les personnes (1) mordues par les chiens atteints de rage naturellement renforcée sont restées bien portantes après avoir subi le traitement antirabique à Constantinople et à Bucharest.

L'existence du virus renforcé explique l'expérience d'*Amato*, qui inocule au lapin le bulbe d'un chien enragé conservé en glycérine; le lapin meurt après 7 jours. En passant de lapin à lapin, ces animaux gagnent la rage le 4e, le 8e et le 6e jour. Il s'agissait sans doute d'un virus renforcé, qui s'est atténué un moment, le deuxième lapin étant inoculé peut-être par une trop petite quantité de virus; dans la suite le virus avait regagné sa virulence initiale (2).

Inversement, on observe des lapins qui, inoculés sous la dure-mère avec le bulbe d'un animal mordeur, succombent seulement au vingtième, au trentième jour et même bien au delà; Abba (3) a noté la mort après 97, 98, 104, 122, 150 jours; dans un cas, Bordoni, Uffreduzzi (4), a vu survenir la mort 203 jours après l'inoculation. Ce sont les virus naturellement atténués, non moins importants à connaître que les virus renforcés. Il est certainement plus difficile à juger si le virus est atténué que s'il est fortifié. Nous avons déjà insisté sur les paralysies et cachexies non rabiques des lapins, simulant la rage et déterminant parfois plusieurs mois après l'inoculation, la mort des animaux en expérimentation. Dans ces cas le passage du virus sur des lapins nouveaux s'impose. Ils expliquent pourquoi certaines morsures, bien que faites en partie par des animaux certainement enragés et nullement traités, ne sont point suivies d'effets nocifs. Il serait pourtant erroné de vouloir juger la virulence d'un virus pour l'homme uniquement d'après le résultat de l'inoculation au lapin. Ainsi j'ai montré que le virus de loup, d'une virulence extrême pour l'homme, fait mourir souvent les lapins après une incubation prolongée et que cette propriété se maintient après plusieurs passages.

(1) Babès, *Ann. de l'Institut de Bucarest*, 1888.
(2) D'Amato, Sull' existenza in natura di virus rabico rinforzato. (*Rif. med.*, *1904*, t. XX, n° 6.)
(3) Abba, *loc. cit.*
(4) Bordoni, Uffreduzzi, *loc. cit.*

Il est facile d'obtenir dans les laboratoires des modifications de virulence analogues à celles qui se trouvent réalisées dans la nature. Certains facteurs permettent d'exalter cette virulence, d'autres de l'atténuer. D'autres enfin sont sur elle sans influence ou même permettent de la fixer. Nous devons étudier successivement ces divers ordres de faits.

2. — EXALTATION DE LA VIRULENCE

Les procédés les plus efficaces dont on dispose dans les laboratoires pour augmenter la virulence d'un microorganisme donné consistent à le cultiver, dans un sac de collodion ou de roseaux enfouis dans le péritoine d'un animal réceptif ou mieux encore à faire ce qu'on appelle des passages. Le microbe est inoculé à un animal approprié; on le reprend à la mort de l'animal ou un peu avant celle-ci; on l'inocule à un second animal de même espèce et ainsi de suite. La virulence s'exalte parallèlement. Le premier de ces procédés est tout à fait inapplicable au virus rabique. Les essais de culture en sac dans le péritoine du chien ou du lapin sont rapidement suivis d'une disparition complète de la virulence (Remlinger); au contraire le passage par des animaux appropriés, tels que le lapin et le cobaye, constituent la meilleure façon d'augmenter le pouvoir pathogène. Le point très important sur lequel repose toute la vaccination antirabique a été découvert par Pasteur, Chamberland et Roux et lumineusement exposé par Pasteur au congrès de Copenhague. Nous ne pouvons mieux faire que de reproduire ses paroles dont l'importance scientifique se double aujourd'hui de l'intérêt historique.

a) Passage par le Lapin. — « Dans les derniers mois de l'année 1882, quinze vaches et un taureau mouraient de rage dans une ferme des environs de Melun, à la suite de morsures faites le 2 octobre par le chien de la ferme qui était devenu enragé.

La tête d'une des vaches, morte le 15 novembre et adressée à mon laboratoire par M. Rossignol, vétérinaire à Melun. Des expériences multipliées faites sur des chiens prouvèrent que toutes les parties suivantes, seules éprouvées, de l'encéphale, bulbe, cervelet, lobe frontal, lobe sphénoïdal, étaient rabiques. Les lapins inoculés par trépanation à l'aide de ces parties du cerveau furent pris de rage le 17e, ou le 18e jour après leur inoculation. Avec le bulbe d'un des lapins morts, on inocule deux nouveaux lapins. L'un d'eux est pris de rage le quinzième jour et l'autre le 23e après leurs inoculations respectives. Le bulbe du premier de ces lapins morts est inoculé à deux nouveaux lapins, toujours par trépanation. L'un d'eux est pris de rage après 10 jours, l'autre après 14 jours. Avec le bulbe du premier mort, on inocule encore deux nouveaux lapins; cette fois, la rage se déclare en 10 jours pour l'un, en 12 jours pour l'autre. Au 5e passage par 2 lapins, la rage s'est déclarée en 11 jours pour chacun d'eux; en 11 jours également pour le 6e passage; en 12 jours pour le 7e, en 10 et 11 jours pour le 8e, en 10 jours pour le 9e et le 10e passages; en neuf jours pour le onzième, en huit et neuf jours pour le douzième et ainsi de suite, avec des variations de 24 heures au plus jusqu'au 21e passage où la rage s'est déclarée en 8 jours et ultérieurement toujours en 8 jours jusqu'au 50e passage qui vient d'avoir lieu ces jours derniers ». Ultérieurement, après une centaine de passages, la durée de l'incubation est tombée à 6-7 jours et elle est demeurée fixée à ce taux. Moi-même et Högyes (1) avons signalé qu'on pouvait gagner un peu de temps en faisant les passages chez de petits lapins et non chez des lapins adultes. En procédant ainsi, nous avons noté que la durée de l'incubation était descendue à 7 jours au 16e passage et qu'au 65e passage elle était arrivée à 6 jours où elle s'était maintenue.

Nous verrons qu'en passant le virus par le cobaye on obtient le même résultat après 2 ou 3 passages. En thèse générale, en passant le virus fixe par le cobaye on obtient après quelques passages un virus qui donne aux lapins la rage en 4 jours et la mort en 6-7 jours (2).

A partir du moment où l'incubation a atteint ainsi sa durée minima, elle ne subit plus que des variations insignifiantes et on dit que le virus des rues a été transformé en virus fixe ou de passage. Devenu « fixe » le virus rabique conserve indéfiniment ses propriétés. Inoculé à un animal autre que le lapin, par un procédé moins sévère que la voie sous-dure-mérienne, après avoir été atténué par l'une des nombreuses méthodes que nous étudierons dans un instant, il peut amener la mort après un temps fort variable, mais repris et inoculé à nouveau au lapin par trépanation, très rapidement, souvent même après un seul passage, il retrouve ses propriétés et produit la rage après une incubation de 6 à 8 jours. Deux remarques importantes doivent trouver leur place ici.

1° Il ne faut pas exagérer la « fixité » du virus et prétendre que les lapins de passage doivent tous mourir les 9e et 10e jours, après avoir présenté une incubation de 6 et de 7 jours. Ainsi que nous l'avons déjà mentionné, de notables différences existent à ce point de vue entre les divers instituts antirabiques. La période d'incubation peut varier de 5 et même de 4 jours à 8 et à 9. La mort peut survenir du 7e et même du 6e jour au 12e et même au

(1) Högyes, *Orvosi Hetilap*, 1886, n° 47.
(2) Babès, Connaissances médicales, 1887.

13e. Dans un même Institut, on peut également observer certaines variations. L'âge des lapins, leur poids, la température extérieure, la quantité de virus demeurée sous la dure-mère après l'inoculation, sont autant de facteurs susceptibles d'intervenir pour modifier dans les limites que nous avons indiquées la durée de l'incubation ou de la maladie déclarée. Nous reviendrons à la signification de ces variations;

2° Il ne faut pas exagérer davantage la rapidité avec laquelle le virus fixe inoculé à un animal autre que le lapin recouvre pour celui-ci sa durée d'incubation propre et prétendre, par exemple, qu'un moyen certain de savoir si un homme ou un animal a succombé au virus des rues ou au virus fixe, consiste à trépaner un lapin avec son bulbe et de noter la date de sa mort. Nitsch (1) a montré la fausseté de cette opinion. Il inocule du virus fixe sous la peau ou dans les muscles d'un certain nombre de lapins, puis, à leur mort, il fait des passages sous la dure-mère d'autres lapins. Les périodes d'incubation observées sont très variables. L'existence dans la nature de virus rabiques renforcés est susceptible de constituer une nouvelle cause d'erreur dont il importe de tenir le plus grand compte.

b) Passage par le Cobaye.—Ainsi que l'ont signalé Pasteur, Chamberland et Roux dès 1884 (2), le passage par le cobaye a, sur le virus rabique, la même action exaltante que le passage par le lapin, à cela près qu'elle tue le cobaye, plus rapidement. J'ai montré que 7 à 8 passages par le cobaye, souvent même 2 ou 3 passages suffisent pour parvenir au virus fixe. La virulence se fixe alors à une durée minimum de cinq jours. L'action, sur le virus rabique, du passage par le cobaye a été, par la suite, étudiée tout particulièrement et j'ai établi de plus qu'il résulte de mes recherches qu'en passant le virus des rues par 2 ou 3 cobayes il devient du virus fixe pour le lapin. On peut aussi obtenir rapidement du virus fixe par le passage par le rat (3).

Comme le montre le tableau ci-joint, le virus fixe obtenu de la sorte par quelques passages par le cobaye conserve sa fixité pour le lapin pendant toute la série des passages par cet animal. Si le virus fixe de Pasteur s'atténue ou devient irrégulier dans son action on n'a qu'à passer ce virus par un cobaye pour obtenir de nouveau du virus fixe très fort.

En inoculant pendant une longue série de passages tantôt des lapins et de temps en temps des cobayes, on obtient un virus par-

(1) Nitsch, Expérience sur la rage de laboratoire (virus fixe), 1re partie. (*Bulletin de l'Académie des Sciences de Cracovie*, juillet 1904.)

(2) Pasteur, Chamberland et Roux, *Comptes rendus de l'académie des Sciences*, 19 mai et 11 août 1884.

(3) Babès, Studien uber die Wuitkrankheit. (*Virch. Arch*, 1887.)

ticulièrement fort pour le lapin qui, après une incubation de 3 ou 4 jours, fait mourir les animaux en 6 jours.

Le virus peut par ce procédé gagner une plus grande virulence et une plus grande toxicité aussi pour d'autres animaux et même pour l'homme.

c) **Passage par les Muridés**. — Comme je l'avais montré le passage par l'organisme de la souris et du rat a donc également sur le virus rabique une action tout aussi rapide (1). Il y a là un moyen excellent et économique de remonter la virulence d'un virus, quels qu'aient été le mécanisme et le degré de son atténuation. En passant de rat à rat ou de souris à souris, un virus rabique des rues quelconque s'exalte très vite et on voit les animaux succomber après des périodes d'incubation de moins en moins considérables. Reporté sur le lapin, ce virus se montre très actif. Trois à quatre passages par le rat suffisent pour amener la mort du lapin en 8 à 10 jours, à la suite de l'inoculation sous duremérienne et pour transformer le virus des rues en virus fixe. On peut néanmoins observer que ce virus continue à donner la rage furieuse aux Muridés. Notons enfin que la virulence du virus fixe lui-même peut se trouver renforcée par le passage par le rat. L'incubation qui était de 7 ou de 8 jours descend rapidement à 6 et même à 5 jours.

d) **Passage par le Chat**. — Le chat paraît être un peu plus sensible à la rage que le chien. Inoculé avec du virus des rues, il meurt le plus souvent en dix jours. Son bulbe transporté en séries sur d'autres chats, donne bientôt un virus très actif qui tue régulièrement cet animal en cinq jours (de Blasi et Russo-Travati (2). Reporté sur le lapin et sur le chien, il leur a donné la mort en cinq jours également. Mes propres recherches n'ont confirmé ces données qu'en partie. Jamais je n'ai obtenu la mort du chien 5 jours après inoculation de la rage du chat et dans deux cas le passage de chat à chat m'avait donné au contraire 10 jours et 14 jours après l'inoculation de la rage affaiblie et prolongée. Le virus fixe ne paraît subir aucune modification dans sa virulence, quel que soit le nombre de ses passages par le chat.

e) **Passage par les Herbivores**. — Les herbivores peuvent, eux aussi, fournir un virus renforcé. Avec le bulbe d'un mouton mort en vingt jours, Calabrese (2) a tué un lapin en huit jours. Pampoukis (3) a vu de même qu'en passant chez le lapin le virus d'une vache enragée, on obtient après 3 à 5 passages un virus fixe donnant la rage au lapin après sept jours d'incubation.

(1) De Blasi et Russo-Travati, la Rage expérimentale de chat. (*Annales de l'Institut Pasteur*, t. VIII, 1894, p. 338.)

(2) Calabrese, Sur l'existence dans la nature d'un virus rabique renforcé. (*Annales de l'Inst. Pasteur*, 1896, p. 97.)

(3) Pampoukis, le Virus rabique chez les herbivores. (*Comptes Rendus du Congrès médical panhellénique*, Athènes, 6-11 mai 1903.)

Les expériences de Pasteur ainsi que les miennes, ont cependant montré que ce fait relaté est loin d'être la règle, mais qu'ordinairement le virus obtenu des vaches enragées ne donne du virus fixe qu'après un grand nombre de passages.

f) **Passage par le Renard, le Loup..., etc.** — Nocard (1) a montré qu'après sept ou huit passages successifs de renard à renard, on obtenait un virus qui tue régulièrement le lapin en 6 jours. Di Mattei (2) a obtenu chez le loup des résultats analogues et il est très probable qu'un certain nombre d'autres espèces animales, le chacal, le mangouste par exemple, ne se comporteraient pas de façon différente. Mes propres recherches sur le virus du loup m'ont cependant donné des résultats différents. Le cerveau (bulbe) de 4 loups enragés a donné, après inoculation sous dure-mérienne, la rage en 20-24 jours et je n'ai pas réussi de fortifier ce virus par le passage par le lapin. Au contraire dans deux séries le virus s'est encore atténué et avait cessé, après 8 passages, de donner la rage.

Il est possible que ce résultat final soit dû au fait que le cerveau du loup a été un peu décomposé et que plusieurs lapins ont succombé à la suite d'une infection secondaire. On conçoit malheureusement les difficultés de toute nature que présentent ces sortes d'expérimentations. Ces différents virus exaltés jouissent d'un certain nombre de propriétés communes, quel que soit le mode de passages auquel on a eu recours pour obtenir leur exaltation. Inoculés sous la dure-mère du lapin, ils tuent cet animal dans le minimum du temps. Reportés sur le chien, ils donnent un virus rabique de chien qui dépasse de beaucoup la virulence habituelle de la rage canine et on observe du reste une exaltation analogue pour la plupart des autres espèces animales. De ce qu'un virus fixe obtenu à l'aide de trois ou quatre passages par l'organisme du chat, du rat ou du renard présente un grand nombre de caractères communs avec un autre virus fixe, résultat d'une centaine de passages par le lapin, il ne faudrait cependant pas conclure que l'un et l'autre peuvent être appliqués au même titre et avec la même innocuité à la vaccination pasteurienne. Nous aurons l'occasion de revenir sur ce point fort important.

3. — ATTÉNUATION DE LA VIRULENCE

Ce terme sert à embrasser deux ordres de faits légèrement différents :

L'atténuation conférée au virus rabique peut persister si on

(1) Nocard, in Nocard et Leclainche. Maladies microbiennes des animaux, 3e édition, page 374

(2) Di Mattei, Studien über die Weltkrankheit. (*Arch. f. Hyg.*, Bd 33, 1898.)

fait passer le virus de lapin à lapin. Les animaux continuent à mourir avec une prolongation de la période d'incubation. C'est l'atténuation vraie telle que celle qui est produite par certains passages.

D'autres fois, l'atténuation, tout à fait éphémère, ne vaut que pour le virus même sur lequel elle s'est exercée. Elle est susceptible d'être obtenue rapidement à l'aide d'un très petit nombre de passages, et parfois même d'un seul passage. C'est le simple affaiblissement tel que celui qui résulte de l'action sur le virus de la plupart des agents physiques ou chimiques.

Cette distinction, une fois posée, il n'y a aucun inconvénient à étudier ces différents faits dans un même chapitre.

Passage par le chien. — Le passage par certains animaux, au lieu d'avoir sur le virus rabique une action exaltante, semble, d'après certains auteurs, exercer sur le chien au contraire une action atténuante très marquée. Ces données cadrent mal de prime abord avec le rôle majeur que joue le chien dans la propagation de la rage; c'est chez cet animal qu'on a observé l'action atténuante la plus manifeste.

Déjà, Magendie avait remarqué qu'après un cinquième passage, la rage du chien n'était plus susceptible de se transmettre par morsure. Mais ce sont surtout les expériences de Celli et de Zuppi (1), qui semblent avoir démontré ce fait. Ces auteurs font passer le virus des rues de chien à chien. Dès la sixième trépanation, les animaux prennent la rage paralytique au lieu de la rage furieuse. Plus tard, la maladie ne se traduit plus par une paralysie mais par un amaigrissement graduel qui se poursuit jusqu'à la mort. A ce moment, la virulence est si bien perdue que le bulbe du chien ne provoque plus aucun trouble chez le lapin. De Blasi et Russo-Travati (2) ont obtenu des résultats identiques.

Se basant sur ces recherches on ne pouvait expliquer la continuation de la rage canine ; aussi de Blasi et Russo-Travati émettent l'hypothèse que la rage canine disparaîtrait après quelques passages, s'il n'y avait pas d'autres animaux perpétuant la rage. Ils pensent surtout aux chats, dont la rage ne s'atténue pas par des nombreux passages. Ces auteurs pensent donc que, pour se perpétuer, la rage du chien a besoin de passer de temps en temps par l'organisme du chat. Otto Heller (3) donne une autre explication de la continuation de la rage chez le chien ; il suppose que le parasite de la rage doit subir en dehors de l'organisme du chien quelques phases de son cycle évolutif.

(1) Celli et Zuppi, Sulla transmissione del virus rabido da cane a cane. (*Annal. d'Inst., d'Igiena della R. Univ. di Roma*, 1892, vol. II.)
(2) De Blasi et Russo-Travati, La rage expérimentale chez le chat. (*Annales de l'Inst. Pasteur*, 1891.)
(3) Otto Heller, Schutzimpfung gegen Lyssa, Fischer, Iéna, 1906.

A. Marie (1), considérant que Pasteur n'avait jamais observé cette prétendue atténuation progressive du virus chez le chien, supposant même que le virus est fixé pour le chien, reprend les expériences des auteurs italiens. Marie prend un virus des rues et un virus d'homme qui n'avait pas subi le traitement pasteurien. Chacun de ces virus servait pour des passages sur chien. Dans les deux cas les chiens inoculés présentaient au premier passage une légère augmentation de l'incubation, 16 et 13 jours, mais déjà le deuxième passage donne la rage après 15 et 10 jours, enfin après quelques oscillations le virus gagne dès le sixième ou le septième passage une certaine fixité qu'il garde encore au quinzième passage. A cette époque les chiens inoculés (par trépanation ?) gagnent la rage entre le septième et douzième jour dans une des séries, entre le huitième et neuvième jour dans l'autre. Pas une seule fois les chiens ne manquaient de succomber à la rage furieuse.

Nos recherches personnelles ainsi que celles de plusieurs auteurs sont arrivées aux mêmes résultats.

Il semble donc que dans les expériences des auteurs italiens il s'agissait de cas exceptionnels ou bien que la technique d'inoculation étant défectueuse il est arrivé à ces auteurs, ce qui arrive souvent dans ces conditions, que le virus s'est atténué étant ou impur ou injecté en quantité insuffisante à des endroits peu sensibles à l'action du virus.

Passage par le singe. — Une atténuation évidente s'observe, ainsi que l'ont vu Pasteur, Chamberland et Roux (2) à la suite de passages par le singe. Si l'on passe du chien au singe, disent-ils, et ultérieurement de singe à singe, la virulence du virus rabique s'affaiblit à chaque passage. Lorsque la virulence a été diminuée par ces passages du singe au singe, si le virus est ensuite reporté sur le chien, sur le lapin, sur le cobaye, il reste atténué.

En d'autres termes, la virulence ne revient pas immédiatement à la virulence du chien succombant à la rage des rues. L'atténuation, dans ces conditions, peut être amenée facilement par un petit nombre de passages de singe à singe jusqu'au point de ne jamais donner la rage au chien par des inoculations hypodermiques. L'inoculation par la trépanation, méthode si infaillible pour la communication de la rage, peut même ne produire aucun résultat en créant néanmoins pour l'animal un état réfractaire à la rage. Alors qu'après un premier passage sur le singe le virus tue encore le lapin en quinze jours environ, le sixième singe donne un virus qui tue le lapin en trente jours seulement.

(1) A. Marie, L'étude exp. de la rage. Paris, 1909.

(2) Pasteur, Chamberland et Roux, *Comptes Rendus de l'Académie des Sciences*, 11 août 1884.

L'homme se comporte-t-il vis-à-vis du virus rabique de la même façon que le singe? La chose est fort possible. On sait que les cas de rage d'origine humaine sont extrêmement rares et même contestés. Il est possible qu'un des facteurs de cette rareté soit l'affaiblissement que subit le virus du chien en passant sur l'homme; la cause principale de la grande rareté de la contamination par l'homme enragé est cependant le manque de virulence ou la faible virulence de sa salive.

Nous pouvons citer ici les expériences de Bertarelli sur des *marmottes* réveillées et en léthargie. Chez les marmottes réveillées la rage éclate en 19-32 jours, tandis que chez les animaux en léthargie seulement 64-88 jours après l'infection du sciatique.

Toutefois le virus n'est pas atténué à la suite de son passage par la marmotte.

Passage par les oiseaux.—Le passage par l'organisme des oiseaux a sur le virus rabique une action atténuante extrêmement rapide. Que le virus usité ait été le virus fixe ou le virus des rues, et alors même que les expériences ont porté sur les espèces les plus réceptives, on n'arrive jamais à faire plus de trois passages au maximum. Dans l'immense majorité des cas, la virulence se perd si rapidement qu'un deuxième passage est déjà rendu impossible. Reporté sur le lapin ou sur un autre mammifère, le virus des rues montre une atténuation considérable. Après un seul passage, l'activité est déjà très diminuée. L'infection du lapin est encore possible, mais elle est incertaine et on observe toujours une augmentation très marquée de la période d'incubation. Le virus fixe récupère assez vite ses propriétés par des passages en série chez le lapin.

Chaleur. — La chaleur, la lumière, la dessiccation, comme du reste un grand nombre d'autres agents physiques et chimiques atténuent rapidement le virus rabique. Ainsi que nous l'avons déjà noté, cette action diffère de celle des passages, en ce qu'elle n'est plus susceptible de se transmettre en séries. A la chaleur, le virus résiste particulièrement peu. Une émulsion de moelle rabique perd sa virulence en 24 heures à 45 degrés et en moins d'une heure à 50 degrés (Celli) (1). La virulence est affaiblie après 5 minutes de chauffage à 58°; elle a disparu après 30 minutes à 60°, en quelques minutes à 65° et presque immédiatement à 270 degrés (Babès et Talacescu) (2). D'après Galtier (3), une température de 47-48°, maintenue pendant 10 et même 5 minutes, suffirait à faire perdre au virus toute son activité. Les filtrats rabiques sont plus sensibles encore à la chaleur que les

(1) Celli, Alcune proprieta del virus. (*Rabbico. Bull. della Soc. di Med. di Roma*, 1886, p. 475.)
(2) Babès et Talacescu, *loc. cit.*
(3) Galtier. Sur la Rage. (*Journal de méd. vét.*, février-mars 1898.)

émulsions. 10 minutes à 45 degrés suffisent à les stériliser (di Vestea) (1).

Lumière. — La lumière agit puissamment. Ainsi que l'a démontré Celli (2), une exposition de 40 heures à la lumière solaire détruit le virus rabique, même si le thermomètre ne dépasse pas 30 degrés.

Dessiccation. — L'influence atténuante de l'air et de la dessiccation est la base de la méthode pasteurienne du traitement de la rage. Elle a fait l'objet d'études très minutieuses. Quelques inconnus subsistent néanmoins quant à son mode d'action.

Dans leur communication du 26 octobre 1885 à l'Académie des Sciences, Pasteur, Chamberland et Roux nous apprennent que des tronçons de moelle virulente, recueillis purement, suspendus dans l'air sec, perdent leur activité continuellement et régulièrement et que celle-ci finit par disparaître complètement. Le temps nécessaire pour l'extinction de la virulence varie avec l'épaisseur des morceaux de moelle et aussi avec la température extérieure. Plus la température est basse et plus durable est la conservation de la virulence. Exposées pendant 5 à 6 jours à 23 c. les moelles ne donnent plus la rage aux animaux, même par inoculation directe. La dessiccation était obtenue à l'aide de fragments de potasse déposés dans les flacons à deux tubulures où étaient suspendues les moelles. L'étuve à 23 degrés était plongée dans l'obscurité de façon à supprimer l'atténuation par la lumière, si variable selon les conditions de temps, de lieu, etc.

Le mécanisme de l'atténuation a été à nouveau étudié par Viala (3). La sécheresse de l'atmosphère a pour lui une part prépondérante. En effet dans le vide à 23 degrés, le virus conserve son activité même après une exposition de 33 jours. Dans l'air humide et toujours à 23 degrés, la virulence est détruite en 10 à 12 jours. Dans l'hydrogène, dans l'acide carbonique, les moelles restent actives pendant 20 et 30 jours.

Si au lieu d'agir sur des tronçons de moelle, la dessiccation s'exerce sur des couches minces de substance nerveuse, elle détruit le virus plus rapidement encore. Galtier (4) expose à l'air du papier à filtrer, imprégné de pulpe nerveuse et constate la destruction complète en quatre jours.

Ces différentes notions sont bien difficiles à concilier avec l'expérience suivante de Vansteenberghe (5). Cet auteur dessèche

(1) Di Vestea, Di alcune proprieta Biologiche dei filtratition vatia in confronto con le emulsioni ditersulio nervoso da cui prorengono. (*Acad. med. di Pisa*, 24 janvier 1905.)

(2) Celli, *loc. cit.*

(3) Viala, Sur les causes de l'atténuation des moelles rabiques. (*Annales de l'Institut Pasteur*, t. V, 1891, p. 695.)

(4) Galtier, *loc. cit.*

(5) Vansteenberghe, Procédé de conservation du virus rabique à l'état sec. (*Société de Biologie*, 19 décembre 1903.)

rapidement à l'obscurité et dans le vide sulfurique une bouillie de cerveau rabique étalée en couche très mince. Il constate que non seulement la poudre obtenue est capable de donner la maladie aux lapins dans le même délai que le cerveau frais, mais encore qu'elle n'est plus susceptible de s'atténuer par un séjour prolongé à 23 degrés sur de la potasse; à condition d'être gardée à l'obscurité, elle conserve sa virulence primitive pendant de longs mois. Remlinger et Osman Nouri (1) ont vu qu'il y avait dans les propositions précédentes une notable exagération, mais que néanmoins la bouillie de cerveau rabique rapidement desséchée en couche mince était susceptible de demeurer virulente pendant une vingtaine de jours.

Ce fait s'observe du reste même lorsque la dessiccation n'a pas été opérée en présence d'acide sulfurique. On était dès lors en droit de se demander si, dans l'atténuation des moelles par la méthode pastorienne, la température de 23 degrés ne jouait pas un rôle beaucoup plus important que la dessiccation.

Pour tenter d'élucider cette question, Remlinger et Osman Nouri suspendent dans les flacons à deux tubulures, en usage dans les Instituts antirabiques, les moelles cervicale, dorsale et lombaire de deux lapins de même poids, ayant succombé le même jour après trépanation et injections de virus fixe. Ces flacons sont, les uns garnis de potasse, les autres en sont dépourvus.

Tous sont conservés à l'obscurité et à 23 degrés. Les 4e, 5e, 6e, et 7e jours de la dessiccation, des tronçons égaux sont coupés dans les flacons garnis ou non de potasse et, après émulsion dans une même quantité d'eau, sont injectés à dose égale sous la dure-mère d'un certain nombre de lapins. Ces expériences donnent toutes des résultats concordants, montrant que les moelles desséchées sur de la potasse perdent leur virulence beaucoup plus rapidement que celles qui sont atténuées par un simple courant d'air et la température de 23 degrés. Par conséquent, à moins qu'on n'admette que la potasse agit non comme dessiccateur, mais comme antiseptique, la dessiccation joue dans l'atténuation des moelles par la méthode pastorienne un rôle très marqué et peut-être prépondérant. Reste à interpréter les faits en partie exacts signalés par Vansteenberghe. Dans des récentes recherches, Remlinger, en desséchant la moelle au-dessus de l'acide sulfurique, constate qu'elle conserve longtemps toute sa virulence (Remlinger). Il faut avouer que l'action de la dessiccation sur le virus rabique ne nous est pas encore connue dans

(1) Expériences inédites.

tous ses détails et qu'elle paraît encore susceptible de donner matière à des travaux intéressants.

Dilution. — La dilution a sur le virus rabique une action atténuante qu'on peut rapprocher de celle de la dessiccation et de la chaleur. Pasteur (1) a le premier expérimenté avec le virus dilué.

Il affirme que ce procédé atténue le virus sans lui donner de propriétés vaccinantes. Pour Högyes (2), une dilution de virus fixe à 1/10000 inoculée au lapin par trépanation ne le tue plus. Une dilution à 1/5000 ne leur donne pas toujours la rage, et l'incubation est très longue; enfin les dilutions plus faibles donnent des incubations de plus en plus courtes; à 1 1/10, à 1/100, à 1/200, elles sont aussi actives que les dilutions les plus concentrées. Les dilutions depuis 1/10000 jusqu'à 1/6000 correspondraient à des moelles desséchées à 23 degrés sur de la potasse de 14 à 8 jours. La dilution à 1/5000 équivaudrait à une moelle du 7e jour; les dilutions à 1/1000, à 1/500, à 1/200 équivaudraient à une moelle du 7e jour. Les dilutions à 1/1000, à 1/500, à 1/200 correspondraient aux moelles des 6e, 5e, 4e jours, etc... Mes propres recherches confirment celles de Högyes, à l'exception des résultats expérimentaux obtenus par cet auteur dans la vaccination antirabique par des virus dilués, de beaucoup inférieurs dans mes essais. Pour Nitsch (3), les chiffres précédents ne sont pas rigoureusement exacts. L'innocuité de la dilution à 1/10000 n'est pas absolue ; elle dépend de la quantité d'émulsion injectée. Ainsi un lapin qui reçoit sous la dure-mère un ou deux cm. cubes d'une émulsion à 1/10000 succombe toujours, tandis que celui qui a reçu seulement un ou deux dixièmes de centimètre cube ne meurt pas.

Il faudrait tenir compte également du point du système nerveux d'où provient le virus. Le bulbe est, d'après certains auteurs, moins toxique que la partie postérieure des hémisphères cérébraux. Les chiffres donnés par Högyes peuvent toutefois être tenus pour exacts.

Broyage. — Le broyage, dans certaines conditions tout au moins, atténue le virus rabique et cette atténuation peut aller jusqu'à une innocuité absolue. Barratt (4) a vu que la substance cérébrale broyée avec du sable, dans l'appareil de Macfadyan-Rowland, où l'acide carbonique a été remplacé par de l'air liquide, est encore virulente après cinq minutes. Broyée pendant

(1) Voyez les chapitres sur la vaccination antirabique.

(2) Högyes, Lyssa, 1897, p. 70.

(3) Nitsch, Expériences sur la rage de laboratoire (virus fixe), 1re partie. (*Bulletin de l'Académie des Sciences de Cracovie*, juillet 1904.)

(4) Barratt, Centrifugalisation and desintegration in relation to the virus of Rabies, (*Proc. Roy. Soc.*, 31 sept. 1903, et *Centr. f. Bakt.* I. Abt. Originale, 18 février et 19 mars 1904.)

une demi-heure, elle ne donne généralement plus la rage. Broyée plus longtemps, elle ne la donne jamais. Or, le rôle capital dans cette disparition de la virulence reviendrait à l'action mécanique, car un séjour de trois mois de la substance cérébrale rabique à la température de l'air liquide ne lui enlève pas sa virulence. Ces faits ont été récemment confirmés par Heller (1), pour qui l'atténuation est cependant moins rapide. 3 à 4 heures de trituration seraient nécessaires pour détruire complètement la virulence d'un gramme de virus fixe. Le virus ainsi traité conserverait des propriétés toxiques dues à la persistance de la toxine rabique. Se basant sur ces données, Heller a tenté de déduire une méthode nouvelle de vaccination contre la rage. Nous la retrouverons plus tard.

Substances chimiques. — On a étudié l'action atténuante, sur le virus rabique, d'un très grand nombre de substances chimiques. Un certain nombre d'auteurs se sont contentés de déterminer en combien de temps une solution titrée d'un acide, d'une base ou d'un sel quelconque était capable de détruire le virus. Nous publierons plus loin les résultats obtenus par nous-même (2). Le tableau suivant fixe les résultats obtenus surtout par des auteurs italiens (3) :

Substance chimique	Pourcentage de la solution.	Le virus rabique est tué en :
—	—	—
Acide borique	4 0/0	15 min. (de Blasi et Russo Travali).
Acide citrique	6 0/0	10 min. (Galtier).
Acide chlorhydrique	5 0/0	5 min. (de Blasi et Russo Travali).
Acide phénique	3 0/0	1 heure —
—	2 0/0	2 heures —
Acide salicylique	5 0/0	5 min. —
Acide sulfurique	10 0/0	5 min. —
Alcool	25 0/0	5 jours (Celli et de Blasi).
—	50 à 90 0/0	24 heures (Celli et de Blasi).
Ammoniaque	concentré	10 min. (de Blasi et Russo Travali).
Créoline	1 0/0	3 min. —
Nitrate d'argent	50 0/0	5 min. —
—	25 0/0	10 min. —
Permanganate de potasse	2,50/00	24 heures (Celli et de Blasi).
—	1 0/0	20 min. (de Blasi et Russo Travali).
Potasse caustique	5 0/0	immédiatement.
Sulfate de cuivre	10 0/0	10 min. (Celli et de Blasi).
Sulfate de zinc	1 0/0	10 min. (de Blasi et Russo Travali).
Sublimé	1 0/00	immédiatement (Celli, de Blasi et Calabun.)
Jus de citron	?	3 min. (Galtier).
Acide acétique	?	5 min. (de Blasi et Russo Travali).

Ajoutons encore que Sertoli et Stefanelli (4) ont vu qu'une

(1) Heller, Die Schützimtfüng gegen Lyssa. Versuche zur Herstellung eines nicht infektiösen Impfstoffes, Iéna (G. Fischer), 1906.

(2) Babes et Talasescu, *loc. cit.*

(3) Emprunté à Fermi, l'Actione di vari agenti chimici sul virus Rabido-Scanzano, 1905.

(4) Sertoli et Stefanelli, Action désinfectante de la formaline sur le virus rabique. (*Rivista d'igiene e sanita publica*, 1903.)

solution de formaline à 5 o/o mélangée à parties égales avec une émulsion de virus fixe détruisait complètement sa virulence en sept minutes, soit in vitro, soit sous la cornée.

Contrairement aux auteurs précédents, Fermi (1) a mis à profit la grande réceptivité des souris et des rats à l'inoculation sous-cutanée de virus rabique, pour rechercher quelle dose minima d'une substance chimique était capable de détruire en un quart d'heure une émulsion à 1/10 de virus fixe et à quelle dose maxima de cette même substance cette émulsion résistait encore. Les conclusions auxquelles il est arrivé sont les suivantes :

L'action rabicide des acides organiques, acétique, citrique, lactique se montre toujours sensiblement identique. Elle s'exerce dans la proportion de 1/675 environ et ne s'exerce plus autour de 1/3000. Celle de l'acide sulfurique est plus élevée. Il se montre actif aux environs de 1/1020 et inactif autour de 1/1346. Plus actifs sont quelques acides minéraux. Par exemple, l'acide sulfurique tue le virus à 1/20200 et ne le tue plus à 1/40200. L'acide chlorhydrique détruit le virus à 1/5100 et ne le détruit plus à 1/10100.

Le fluorure de sodium (1/766) est plus actif que le permanganate de potasse (1/520).

L'ammoniaque (1/2100) est beaucoup plus actif que le carbonate de soude (1/105), plus actif lui-même que l'alun (1/93).

De toutes les substances expérimentées, c'est le chlorure de sodium qui a montré l'action rabicide la moins énergique (1/8).

L'iode exerce une action moyennement énergique. Celle-ci est plus intense si on emploie l'iodolbacide, iodure d'albumine contenant 10 o/o d'iode en combinaison intramoléculaire.

Le sulfate de cuivre (1/2600) est plus actif que l'iode, le permanganate de potasse et l'acide phénique.

Quelques composés d'argent exercent une action rabicide très énergique. Il faut citer en première ligne le bactiol (actif à 1/67000, inactif à 1/130000), puis le nitrate d'argent (actif à 1/13500 et inactif à 1/36000), l'iltargan (actif à 1/13000 et inactif à 1/33000), l'argent colloïdal (actif à 1/10200 et inactif à 1/22000). En dernier lieu vient le protargol (actif à 1/1100 et inactif à 1/1350).

Le sublimé est naturellement le corps qui exerce l'action atténuante la plus manifeste. Il est actif à 1/135000 et inactif à 1/260000. L'hermophénil exerce une action infiniment plus faible. Il est actif à 1/1350 et inactif à 1/2600.

L'eau oxygénée exerce une action rabicide très faible (active à 1/20, inactive à 1/25). De même le chloroforme (actif à 1/67, inactif à 1/130). Le thymol (actif à 1/1350, inactif à 1/2600),

(1) Fermi, Azione di vari agenti chimici sul virus rabido. Scansano, 1905 (74 pages).

exerce une action rabicide beaucoup plus énergique que l'acide phénique (actif à 1/420 et inactif à 1/520), et encore plus que l'isoforme (actif à 1/220 et inactif à 1/270).

L'alumnol et l'asaprol sont peu actifs. (Alumnol actif à 1/1100; inactif à 1/1350 ; asaprol actif à 1/1350, inactif à 1/2600.) L'action du bisulfate de quinine est faible ; il est actif à 1/220 et inactif à 1/686.

Certaines couleurs d'aniline sont douées d'une action rabicide assez énergique. La larycithe (active à 1/1100, inactive à 1/1300) se montre supérieure au vert de malachite (actif à 1/2600, inactif à 1/3400), et surtout au bleu de méthylène, le moins actif des trois (actif à 1/340, inactif à 1/670). Ces différentes données se trouvent résumées dans le tableau suivant (Fermi).

Substances	Pourcentage de la solution.	Dose à laquelle le virus fixe résiste encore.	Dose à laquelle le virus fixe est détruit.
Acide acétique	2/100	1/1300	1/675
Acide salicylique	5/100	1/1346	1/1020
Acide citrique	2/100	1/1300	1/675
Acide lactique	2/100	1/1300	1/675
Acide chlorhydrique	1/100	1/10100	1/5100
Acide sulfurique	1/200	1/40200	1/20200
Permanganate de K.	5/100	1/686	1/520
Alun	10/100	1/110	1/93
Chlorure de sodium	50/100	1/12	1/8
Fluorure de sodium	1/100	1/1100	1/766
Carbonate de soude	20/100	1/130	1/105
Ammoniaque	1/100	1/2600	1/2100
Iode	1/100	1/2600	1/1350
Iodalbacide	1/100	1/5100	1/2600
Sulfate de cuivre	1/100	1/5100	1/2600
Nitrate d'argent	1/100	1/5100	1/3443
Tachiol	1/200	1/40,200	1/20,200
Utargan	1/500	1/25500	1/17166
Protargol	1/100	1/1350	1/1100
Largine	1/100	1/2600	1/1350
Argonine	1/100	1/2600	1/1350
Sublimé	1/1000	1/260000	1/135000
Ermophényl	1/100	1/2600	1/1350
Acide phénique	5/100	1/520	1/420
Thyniol	1/100	1/2600	1/1350
Lysoforme	5/100	1/270	1/220
Aluninol	1/100	1/1350	1/1100
Asaprol	1/100	1/2600	1/1350
Bisulfate de quinine	5/100	1/686	1/210
Chloroforme	1/5	1/130	1/67
Eau oxygénée		1/25	1/20
Bleu de méthylène	1/100	1/6733	1/3433
Vert malachite	1/100	1/3433	1/2600
Larycithe	1/1000	1/13500	1/11100

Il résulte de mes expériences sur l'action de divers agents antiseptiques sur le virus rabique (1) que ce virus est peu sensible

(1) Babes, Connaissances médicales, mai 1887.

à l'action de l'acide phénique. Le mélange de moelle filtrée sur papier Joseph avec 1/100 d'acide phénique conserve sa virulence pendant plusieurs heures. Il la conserve encore de quinze à trente minutes avec 5 p. 100 d'acide phénique.

Fermi constate également que l'acide phénique en dilution à 1/420 détruit en un quart d'heure le virus rabique et que cette substance n'exerce aucune action en dilution à 1/520.

D'après certains auteurs, la virulence de l'émulsion non filtrée mélangée avec l'antiseptique s'est conservée plus longtemps.

Fermi (1) affirme que l'émulsion virulente au dixième mélangée à 1 p.100 d'acide phénique peut être employée avantageusement dans le traitement antirabique. En effet, 39 p. 100 des animaux infectés sous la dure-mère ont été sauvés par l'injection sous-cutanée de 20 à 30 centimètres cubes d'émulsion phéniquée. Le meilleur moyen de combattre chez les rats l'infection sous-cutanée par le virus des rues serait de les vacciner avec 30 centimètres cubes d'émulsion fraîche additionnée de 1 p. 100 d'acide phénique et inoculés en 15 à 20 séances et en 10 à 20 jours. Ce procédé sauve 100 p. 100 des animaux. Pour cet auteur, l'efficacité du traitement dépend plutôt du nombre des inoculations et du temps employé pour la vaccination que de la quantité de vaccin. Cet auteur, en supposant que l'émulsion phéniquée a perdu toute virulence, affirme donc qu'on peut vacciner, tout aussi bien avec une substance qui a perdu toute virulence qu'avec des émulsions virulentes. Fermi recommande donc de remplacer le traitement pasteurien par l'injection d'émulsions phéniquées faciles à préparer, à conserver et à transporter, ces émulsions donnant chez le rat des résultats supérieurs.

Nos expériences faites en collaboration avec Bobes (2) ne concordent pas avec cette manière de voir :

D'abord, j'ai montré que les substances rabiques qui perdent leur virulence perdent ordinairement en même temps leur action immunisante et qu'on ne peut employer comme vaccin que certaines substances à la limite de leur virulence. Ainsi, on ne peut pas vacciner des chiens avec nos moelles séchées sept jours; seule la moelle de six jours montre un faible pouvoir immunisant (3). La moelle chauffée à 80 degrés possède un pouvoir immunisant très faible, tandis que celle qui a été chauffée à 60 degrés, employée en beaucoup plus petite quantité, constitue un bon vaccin. Enfin, il est bien constaté dans tous les instituts antirabiques que, pour immuniser des personnes gravement mordues, il faut donner de grandes quantités de vaccin et des vaccins virulents. La vaccination de l'homme contre les morsures graves au moyen de moelles dont la virulence a été abolie par l'acide phénique constituerait donc une exception à cette règle.

De plus, j'ai montré, en 1889, qu'une émulsion dont la virulence a été abolie par la chaleur possède des propriétés toxiques; il faut donc encore

(1) Contr. sp. allo stud. della rabbia. (*Giorn. della S. d'hygiène*, 1906.)
(2) Babes-Bobes, Recherches sur l'act. de l'acide phén. sur le virus rabique. (*Soc. de Biol.* déc. 1908.)
(3) Babes-Lepp, *Ann. de l'Inst. Pasteur*, juillet 1889.

se demander si les émulsions phéniquées de Fermi sont inoffensives.

Pour étudier ce problème nous avons préparé des émulsions à 1/5 et à 1/10 avec de l'acide phénique à 1 p. 100 que nous avons en partie filtré sur coton et papier. Voici les résultats obtenus en injectant sous la dure-mère d'un certain nombre de lapins une émulsion préparée le 10 juin, à la dose de 0,2, 0,3 :

Nos	ÉMULSION	DATE DE L'INOCULATION	RÉSULTATS
1	Non filtrée.	Avec l'émulsion toute fraîche.	Rage le 17 juin.
2	Filtrée.	—	Rage le 17 juin.
3	Non filtrée.	Avec l'émulsion de 3 heures.	Rage le 18 juin.
4	Filtrée.	—	Rage le 18 juin.
5	Non filtrée.	11 juin.	Rage le 18 juin.
6	Filtrée.	—	Rage le 18 juin.
7	Non filtrée.	13 juin.	Rage le 20 juin.
8	Filtrée.	—	Accident le 15 juin.
9	Non filtrée.	17 juin.	Rage le 26 juin.
10	Filtrée.	—	Rage le 27 juin.
11	Non filtrée.	22 juin.	Accident le 24 juin.
12	Filtrée.	—	Rage le 3 juillet.

Voici les résultats obtenus avec une émulsion préparée le 28 juillet :

Inoculation :

le 24 août. No 13 + le 8 sept. Cachexie. Moelle non virulente.
le 24 août. No 14 + le 25 août. Avec accidents.
le 28 août. No 15 + le 4 sept. Sans symptômes rabiques.
le 2 sept. No 16 + le 13 sept. Sans symptômes rabiques.
le 6 sept. No 17 + le 14 sept. Avec paralysie. Moelle non virulente.
le — No 18 + le 14 sept. Avec paralysie. Moelle non virulente.
le 23 sept. No 19 + le 3 oct. Sans symptômes. Moelle non virulente.

Emulsion préparée le 30 septembre.

Trépanés ;

le 30 sept. No 20 + le 7 oct. Rage. Preuve expérimentale.
le — No 20 + le 11 oct. Rage.
le 10 oct. No 22 non filtrée + 31 oct. Rage.
le — No 23 filtrée + 26 oct. Paralysie. Rage confirmée par passage.
le 20 oct. No 24 + le 26 oct. Sans symptômes.
le — No 25 + le 27 oct. Sans symptômes. Lapin trépané le 1er novembre.

Inoculé :

le 1er nov. No 26 non filtrée.
le — No 27 filtrée + 11 novembre. Paralysé.

Les expériences relatées ci-dessus prouvent que les émulsions de Fermi sont loin d'être inoffensives. Nous hésitons donc pour le moment à employer dans le traitement antirabique de l'homme une substance ayant un effet aussi peu constant sur le lapin.

Bile. — La bile jouit également de la propriété d'atténuer le virus rabique. Frantzius (1) avait prétendu que la bile des seuls lapins

(1) Frantzius, Die Galle toller Thiere als Antitoxin gegen Tollwuth. (*Centralblatt f. Bakt.*, I, Abb. Originale, Bd, 23, 1898, p. 682.)

enragés détruisait le virus et qu'il s'agissait par conséquent d'une action antitoxique. Lebell (1) s'était rangé à ses conclusions. Vallée (2) a démontré qu'on se trouvait tout au contraire en présence d'un effet antiseptique, la bile de lapins sains fournissant des résultats identiques. L'expérimentation comparée avec de la bile de lapins sains et de lapins rabiques a donné à Kraus (3), à Galavielle et à Aoust (4) les mêmes résultats qu'à Vallée.

La question a été récemment reprise par Lesieur (5). Les expériences ont porté non seulement sur de la bile de lapin, de bœuf, de porc ou de mouton, mais encore sur de la bile humaine. Qu'elles proviennent d'animaux normaux ou rabiques, toutes sont capables de neutraliser le virus in vitro au bout de quelques minutes de contact. Les sels biliaires isolés ou associés en solutions de concentration semblables à celles de la bile possèdent le même pouvoir. Enfin les injections de virus rabique neutralisé par la bile ou par les sels biliaires ne possèdent aucune action préventive sur les inoculations ultérieures de virus rabique pur.

Suc gastrique. — De l'action de la bile sur le virus rabique il faut rapprocher celle du suc gastrique démontrée par les travaux de Wyrsikowsky (6), de Tizzoni et Centanni (7), de Babès et Talasescu (8), etc. Déjà dans les dernières années du XVIIIe siècle, Percival avait eu l'idée de traiter par le suc gastrique des carnassiers, en particulier du chien et du chat, les morsures faites par des animaux enragés. D'après Wyrschikowsky, les émulsions de moelles virulentes sont stérilisées en trois heures à des températures de 16 à 36 degrés, par le mélange d'une solution d'acide chlorhydrique à 3 p. 1000 avec un extrait glycériné de glandes à pepsine de l'estomac du lapin, du bœuf, du cheval, du mouton ou du rat. Centanni, qui a essayé de tirer de l'atténuation du virus rabique par le suc gastrique artificiel un procédé de vaccination, donne des chiffres qui diffèrent sensiblement des précédents.

Si, à 37 degrés, on mélange une émulsion de virus fixe avec du suc gastrique artificiel, l'atténuation n'est manifeste qu'au bout

(1) Lebell, Recherches sur l'antitoxine dans la bile des animaux enragés. (*Centr f. Bakt.*, Bd, 26, 1899.)

(2) Vallée, Action de la bile sur le virus rabique. (*Revue vétérinaire*, 1901, tome XXVI, p. 21.)

(3) Kraus, Besitzt die Galle Lyssavirus schädigende Eigenschaften. (*Zeitschrift für Hygiene und Infektionskr*. 1900, Bd 34, p. 31.)

(4) Galavielle et Aoust, Expériences sur les propriétés de la bile rabique à l'égard du virus fixe et *Aoust*. Contribution à l'étude de la vaccination antirabique. Thèse de Montpellier, 1900.

(5) Lesieur, Neutralisation du virus rabique par la bile ou les sels biliaires. (*Soc. de Biol.*, 29 décembre 1906.)

(6) Wyrsikowsky, Action du suc gastrique sur le virus rabique. (*Archives de méd. vétérin. Russes* 1891.)

(7) Zizonni et Centanni, Il metodo italiano di vaccinazione antirabbica. (*Riforma medica*, 1892, VIII, n° 102-104.)

(8) Babès et Talasescu, Etudes sur la rage. (*Ann. de l'Inst. Pasteur*, 1894.)

de 12 heures et la perte de la virulence n'est complète qu'après 20 heures. Babès et Talasescu ont étudié l'action, sur le virus fixe, du suc gastrique naturel de chien, obtenu à l'aide d'une fistule. A 20 degrés l'émulsion d'un gramme de moelle virulente perd au contact de 20 cent. cubes de suc gastrique sa virulence en 5 heures. Après 3 et 4 heures, le mélange tue encore les animaux sans augmentation de la période d'incubation. La perte de la virulence est donc plutôt rapide. Centanni (1) est cependant arrivé à saisir certains états intermédiaires au maintien de la virulence et à sa perte définitive. Pour cet auteur, il y aurait, dans l'action du suc gastrique sur le virus, atténuation au sens propre du mot. Celle-ci en effet persisterait au cours des passages de lapin à lapin et les animaux continueraient à mourir avec une prolongation de la période d'incubation.

Qu'on admette les uns ou les autres des chiffres cités plus haut, on voit que l'action atténuante du suc gastrique vis-à-vis du virus rabique se passe dans des limites assez étroites. Toutefois, le contenu de l'estomac peut être virulent, si la salive a été déglutie depuis peu. Cette virulence est constante chez les animaux abattus pendant la première période de la maladie alors que la déglutition est encore facile et des vétérinaires ont pu contracter ainsi la rage à la suite d'une inoculation par le contenu stomacal pendant l'autopsie (Nocard et Leclainche) (2).

Sérum d'animaux normaux et immunisés. — Il nous suffira de signaler ici que le sérum d'animaux immunisés contre la rage (moutons, chiens, etc.) est capable de détruire très rapidement le virus rabique. L'action est immédiate et singulièrement énergique, une goutte de sérum (3) pouvant neutraliser jusqu'à 50 gouttes d'une émulsion centésimale de virus fixe. Evangélista (4) a prétendu que le sérum du chien normal pouvait, à la dose de 8 cent. cubes, neutraliser en 24 heures et à 37 degrés 50 cent. cubes d'une émulsion épaisse de virus fixe. Ce fait a été infirmé par Kraüsi (5), par Marie (6), et il est admis aujourd'hui que le sérum des mammifères non immunisés (lapin, cobaye, chien, mouton..., etc.) n'exerce aucune action antirabique. Il n'en est pas de même du sérum de certains oiseaux. Gibier (7) a vu que le sang du pigeon, qui jouit d'une immunité naturelle contre la rage, détruit en quinze

(1) Centanni, *loc. cit.*
(2) Nocard et Leclainche, Maladies microbiennes des animaux, II, p. 465.
(3) Babès et Lepp, *Ann. de l'Institut Pasteur*, 1889, Babès et Cerchez, *Ibid.*, 1889.
(4) Evangélista, *Riforma medica*, 1891, n° 276.
(5) Kraus et Maresch, Uber die Bildung von Immunsubstanzen gegen das Lyssavirus etc... (*Zeitsch. für Hygien*, 1902, p. 527.)
(6) Marie, Recherches sur le sérum antirabique. (*Annales de l'Institut Pasteur*, janvier 1905.)
(7) Gibier, Recherches expérimentales sur la rage chez les oiseaux. (*Comptes-rendus de l'Acad. des Sciences*, 1884, p. 531.)

heures la virulence du virus fixe et Marie (1) a constaté que cette destruction s'opérait même avec du sérum d'oiseaux parfaitement réceptifs. Inversement, la tortue terrestre, complètement réfractaire à la rage, possède un sérum entièrement dépourvu de propriétés rabicides.

Salive humaine. — Nous mentionnerons simplement, pour terminer, quelques expériences anciennes d'où il résulterait que la salive de l'homme sain serait également susceptible d'atténuer le virus. Au commencement du siècle, Zinke inocule différents animaux avec un mélange de bave de chien enragé et de salive humaine normale. Aucun d'eux ne contracte la maladie. En faveur de l'hypothèse de l'atténuation du virus par la salive, on peut citer l'impossibilité de produire la rage par inoculation dans les glandes salivaires.

4. — CONSERVATION DE LA VIRULENCE

Froid. — Un certain nombre d'agents physiques et chimiques sont sans action sur le virus rabique. De ce nombre est le froid. Roux (2) a vu qu'une température de 60° prolongée pendant plusieurs heures n'exerçait aucune action sur le virus et Barratt (3) a constaté de même qu'un séjour de 3 mois de la substance cérébrale rabique à la température de l'air liquide ne lui enlevait rien de sa virulence. Viala (4) maintient à l'abri de l'air, à une température oscillant entre — 4° et + 4°, un cerveau de lapin rabique et constate qu'au bout de cinq mois il est encore actif. Jobert (5) a conservé de même le cadavre d'un lapin entre — 10 et — 25 degrés. Dix mois plus tard, le bulbe était encore virulent. Une moelle conservée à — 4 degrés pendant 3 mois tuait le lapin après une incubation de 18 jours (Frotingham) (6). Par contre, les filtrats rabiques congelés perdent rapidement leur virulence (di Vestea) (7).

Pression atmosphérique. — L'influence de la pression atmosphèrique est également nulle. Le virus est intact après 60 heures de séjour dans l'air comprimé à 7 ou 8 atmosphères (Celli) (8), et

(1) Marie, Note sur la rage chez les oiseaux. (*Comptes-rendus de la Soc. de Biologie*, 26 mars 1904.

(2) Roux, Note sur un moyen de conserver les moëlles rabiques avec leur virulence. (*Annales de l'Inst. Pasteur*, janvier 1887.)

(3) Barratt, *loc. cit.*

(4) Viala, Sur les causes de l'atténuation des moëlles rabiques. (*Annales de l'Institut Pasteur*, 1891, p. 695.)

(5) Jobert, Sur la résistance du virus rabique à l'action du froid prolongé. (*C. R. de la Soc. de Biologie*, 1891, p. 277.)

(6) Frotingham, cité par Nocard et Leclainche.

(7) Di Vestea, Di alcune proprieta biologiche dei filtrati rabici, in confronto con le elmulsioni di tessato nervoso da cui proneugono. (*Acad. med. di Pisa*, 24 janv. 1905.)

(8) Celli, Alcune proprieta del virus rabico, (*Bull. della Soc. di med. di Roma*, 1886, p. 475.)

après 24 heures dans l'acide carbonique comprimé à 60 atmosphères (Nocard et Roux) (1).

Rayons de Röntgen. — Les rayons de Röntgen ne sont pas plus actifs; Frantzius (2) l'a signalé le premier. Calabrese (3) a dit que si on fait agir pendant une demi-heure ou une heure les rayons de Röntgen sur le virus rabique des rues, la virulence n'est en rien modifiée. Les lapins inoculés meurent avec la même période d'incubation que les témoins et c'est tout au plus s'il se manifeste parfois un retard de 24 à 48 heures. Il en est de même avec le virus fixe. Si on fait agir les rayons de Röntgen sur des lapins inoculés dans l'œil ou par trépanation avec du virus fixe et qu'on prolonge leur action pendant huit jours consécutifs, à raison de deux heures par jour, on ne sauve aucun lapin. Les trépanés meurent comme les témoins. Exceptionnellement, on peut observer, comme l'a noté Ceni (4), un retard variant d'un à six jours chez les lapins inoculés dans la chambre antérieure. Calabrese n'attache à ces retards aucune importance.

Radium. — Le Radium se comporte-t-il d'une façon différente des rayons de Röntgen? Tizzoni et Bongiovanni (5) ont avancé qu'une émulsion à 1/100 de moelle rabique soumise à l'action du Radium était rendue inoffensive pour la dure-mère du lapin et transformée en un vaccin très actif. Bien plus, si on inoculait un lapin avec le virus rabique et si on dirigeait ensuite le rayon du Radium dans l'œil de l'animal, il échappait à la Rage. Le traitement réussissait alors même que la paraplégie du train postérieur avait déjà commencé. La paralysie rétrocédait et les animaux guérissaient alors que les témoins mouraient le sixième jour. Mêmes résultats chez le chien. Malheureusement aucun des auteurs qui ont cherché à reproduire ces expériences (Calabrese (6), Novi (7), Danysz (8), n'a pu y parvenir. Il convient donc de ne les accepter qu'avec réserve.

Putréfaction. — La putréfaction ne détruit le virus que très

(1) Nocard et Roux. Cité par Nocard et Leclainche.

(2) Frantzius, Einige Bemerküngen über die Wirkung der Rontgensutrhlen auf das Gift der Tollwuit. (*Centr. f., Bakt.* I, originale, 1897, p. 261.)

(3) Calabrese, Action des rayons de Röntgen sur le virus rabique. (*Riforma medica*, 1905, n° 47.)

(4) Ceni, l'Azione del Raggi di Röntgen sul virus rabido. (*Clinica moderna*, n° 30, 26 juglio 1905).

(5) Tizzoni et Bongiovanni, l''Action du Radium sur le virus rabique. (*Académie des Sciences de Bologne*, 9 avril 1905, 28 mai 1905.) *Riforma medica*, 6 mai 1905, 29 juillet 1905, 16 décembre 1905. *Congrès international de Liège*, pour l'étude de la Radiologie, septembre 1905. (*Gazetta degli ospedali*, 22 oct. 1905, etc... etc...)

(6) Calabrese, Action du Radium sur le virus rabique XVe Congrès de la Société italienne de médecine interne (Gênes, 1905). Congrès de Médecine interne de Rome, octobre 1904. (*Riforma medica*, 1905, n° 47... etc.)

(7) Novi, Action du Radium sur le virus rabique et sur la Rage. (*Cor. à l'Acad. des Sciences de Bologne*, 20 nov. 1905.)

(8) Danisz, Action du Radium sur le virus rabique. (*Annales de l'Institut Pasteur*, 25 mars 1906.)

lentement. Tous les auteurs sont unanimes sur ce point. Galtier (1) obtient la transmision par l'inoculation de centres nerveux provenant de cadavres entiers enfouis depuis 23 jours pour le lapin, depuis 31 jours pour la brebis, depuis 44 jours pour le chien. Chez le loup, Mergel (2) trouve la matière cérébrale virulente quatorze jours après l'enfouissement. Russo Travali et Brancolione (3) constatent la virulence dans des cerveaux de lapins enfouis depuis 38 jours ou putréfiés à l'air depuis 21 jours. Von Ratz (4) conclut de ses recherches que la putréfaction des centres nerveux du lapin pendant 15 à 16 jours détermine seulement un affaiblissement peu marqué de la virulence. Mazzei (5) a vu des cerveaux rabiques résister à la putréfaction jusqu'à 69 jours. A cette date, les émulsions filtrées à travers une bougie Berkefeld selon le procédé de Remlinger donnaient encore la rage.

Eau. — Dans l'eau, comme dans l'air humide du reste, le virus rabique est susceptible de conserver 20, 40 et jusqu'à 88 jours, son pouvoir virulent.

Cocaïne. — Parmi les substances chimiques sans action sur le virus, nous citerons la cocaïne et l'olocaïne. Fermi (6) a appliqué le fait à la pratique des vaccinations antirabiques dans le but de rendre les inoculations moins douloureuses.

Glycérine. Son Pouvoir fixateur. — Roux (7) a découvert un fait beaucoup plus intéressant. La glycérine neutre à 30° Beaumé est non seulement sans action sur le virus rabique, mais elle possède encore à son égard un véritable pouvoir fixateur. Des bulbes de lapins enragés conservés pendant quatre semaines en glycérine à la température de la chambre donnent la maladie aussi rapidement que le virus frais. Des moëlles maintenues à l'étuve à 23 degrés de l'Institut antirabique pendant 10,8,6, 4 jours et immergés ensuite en glycérine conservent pendant un mois au moins la virulence correspondant à leurs degrés d'atténuation respectifs. Cette propriété très importante de la glycérine a été appliquée par Calmette à la vaccination antirabique et a été très étudiée. Combien de temps la virulence se conserve-t-elle dans ces conditions et de quelle façon disparaît-elle ? Pour Loir (8), la

(1) Galtier, Résistance du virus rabique à la dessiccation et à la décomposition cadavérique. (*Journ. de Méd. vét.*, 1888.)

(2) Mergel, Zur Frage über die Tenacität des Wutcontagiums. Pet. (*Arch. f. Vet.*, octobre 1887.)

(3) Russo Travali et Brancoleone, Sulla Resistinza del virus rabido atta putreforione. (*Riforma med.*, V., 1889).

(4) Von Ratz, Die Wiederstandsfahigkeit des Virus der Tollwuth gegen Fäulniss. (*Centr. f. Bakt.*, I Abt. Orig. 1900 p. 825).

(5) Mazzei, Résistance du virus rabique à la Putréfaction. (*Riforma medica*, 22 sept. 1906).

(6) Fermi, l'Azione di vari agenti chimici sul virus rabido.

(7) Roux, Note sur un moyen de conserver les moëlles rabiques avec leur virulence. (*Ann. de l'Inst. Pasteur*, janvier 1887.)

(8) Loir, Statistique de l'Institut antirabique de Tunis. (*Annales de l'Inst. Pasteur*, mai 1886.)

virulence des cerveaux de lapin disparaît brusquement sans transition après 2 mois 1/2. Rodet et Galavielle (1) ont vu que ce délai était trop court. Après dix mois, un cerveau conservé en glycérine peut encore être virulent. De plus, la disparition de la virulence ne s'opère pas aussi brusquement que le croit Loir. Particularité intéressante, dans les cerveaux ainsi conservés, le pouvoir vaccinant survit à la virulence et on peut, à l'aide de substance nerveuse devenue inoffensive, conférer à des lapins ou à des chiens un degré notable d'immunité. Inoculés dans l'œil ou par trépanation, ces animaux ne prennent pas la maladie, ou succombent avec un retard très marqué sur les témoins. Fermi (2) a noté que le fait d'employer de la glycérine concentrée ou diluée à 1/2 ou à 1/4 était sans importance. Conservé dans l'un ou l'autre de ces liquides, le virus fixe de l'Institut de Sassari était encore au bout de vingt jours virulent, par voie hypodermique et la période d'incubation, n'était en rien diminuée. Fermi a noté pour les Muridés, comme Loir, la disparition brusque de la virulence. Notons enfin que, d'après di Vestea (3), la glycérine conserve beaucoup moins longtemps la virulence des filtrats que celle des émulsions non filtrées.

Enrobage. — Le virus rabique peut être enrobé également dans des poudres inertes ou antiseptiques.

Le virus séché d'une manière rapide enrobé dans le camphre a été trouvé encore virulent après 34 jours, dans le talc, après 40 jours, dans l'acide borique après 42 jours, dans le sucre après 50 jours, dans le sel marin après 61 jours, dans le carbonate de soude après 14 jours (4).

Substance nerveuse normale. Pulpes d'organes. — Babes et Riegler (5) ont vu que les animaux infectés par un virus atténué auxquels on injecte sous la peau des quantités considérables de substance nerveuse normale résistent ou présentent des retards appréciables sur les témoins. Fermi obtient les mêmes résultats sur des muridés, nous y reviendrons aux chapitres de la vaccination antirabique. *In vitro*, la substance nerveuse n'exerce sur le virus rabique aucune action atténuante. Alors même que deux émulsions à 1/10 de substance nerveuse, l'une normale, l'autre rabique, sont mélangées l'une à l'autre dans les proportions

(1) RODET ET GALAVIELLE, Expériences sur le pouvoir immunisant de la matière nerveuse rabique conservée en glycérine. (*Soc. de Biologie*, 19 janvier 1901, 21 décembre 1901, et 5 juillet 1902.) — GALAVIELLE ET MARTIN.) (*Soc. de Biologie*, 7 juin 1902. — MARTIN, Contribution à l'étude expérimentale de la vaccination antirabique. Thèse de Monpellier, 1902.

(2) FERMI, l'Azione di vari agenti chimici, p. 69.

(3) DI VESTRA, Di alcune proprieta..., etc.

(4) REMLINGER, Enrobage du virus rabique dans des poudres inertes et antiseptiques. (*Arch. de Méd. expérim.* t. XXII, 1910, n° 6.)

(5) BABES et RIEGLER, Sur le traitement de la rage par l'injection de substance nerveuse normale. (*Comptes rendus de l'Ac. des Sciences*, 28 mars 1898.)

de 20 parties de la première pour une de seconde, on ne constate pas la moindre atténuation de virulence. Cette atténuation ne s'observe même pas avec le cerveau d'animaux réfractaires à la rage comme la tortue terrestre (Remlinger); les pulpes hépatique, splénique, rénale..., etc., ont été expérimentées dans les mêmes conditions que la substance nerveuse et les mêmes résultats négatifs ont été obtenus (1). Rappelons que le sérum des animaux non immunisés contre la rage est en général dépourvu de toute propriété rabicide.

(1) REMLINGER, Expériences inédites.

CHAPITRE XVIII

CONTAMINATION CLINIQUE ET PROPAGATION DU VIRUS RABIQUE *

1. *Contamination par morsure.* Principaux facteurs de gravité des morsures. — 2. *Contamination par d'autres procédés.* Contamination par léchage des plaies cutanées ou des muqueuses. Contamination par coup de griffe. Quelques modes exceptionnels de contamination de la rage. Contamination professionnelle des vétérinaires. Différentes étapes du virus rabique. — 3. *Propagation du virus rabique.* Le virus rabique se propage par les nerfs. Expériences de di Vestea et Zagari, de Babes, de Nicolas..., etc. Le virus rabique peut-il se propager aussi par voie sanguine ? par voie lymphatique ? — 4. *Vitesse de la propagation du virus.* Notions sur la vitesse de propagation du virus rabique. Envahissement du système nerveux central. Période de latence du virus. Eclosion de la maladie. Diffusion centrifuge du virus.

1. CONTAMINATION PAR MORSURE

Dans l'immense majorité des cas, c'est à la suite d'une morsure, que le virus rabique pénètre dans l'économie. Cette morsure peut être si minime que la victime n'y prête nullement attention ; l'accident a presque totalement disparu de son souvenir lorsque la maladie vient à éclater. Le pronostic de la morsure varie suivant un grand nombre de conditions. Les principaux facteurs sont :

1° Le siège de la morsure. Plus une région est riche en filet nerveux (visage, doigt, mains) et plus elle est rapprochée du système nerveux central (lèvres, nez et surtout régions orbitaires), plus il y a de chance pour que la rage s'en suive. Chez les animaux, ce sont les morsures du nez (chien), des naseaux (ruminants) qui présentent le maximum de gravité.

2° L'état de l'épiderme, qui peut être nu (visage, mains, pieds), recouvert de vêtements (homme) ou de poils (animaux). On conçoit que, lorsqu'une morsure est faite à travers les vêtements, une partie du virus se trouve absorbée par ceux-ci et que le danger soit moindre. Il peut même se faire que les vêtements n'aient subi la moindre solution de continuité. Dans ces conditions, il n'y a morsure qu'au sens vulgaire du mot. Il s'agit en réalité d'une plaie par ratissage, et le danger est nul. Chez les animaux, les bêtes à longs poils (caniches, épagneuls, moutons à laine) sont contaminés dans une proportion bien moindre que les bêtes à poils courts (dogues, bassets, moutons tondus..., etc.). Remarquons qu'il n'est pas toujours facile de dire si une personne a été ou non mordue. Il arrive que celle-ci ne se rappelle pas si une petite plaie qu'elle porte résulte d'une morsure ou d'un autre traumatisme. Souvent aussi elle ne se souvient pas plus si la bave d'un animal enragé est venue ou non au contact d'une plaie ancienne ou récente. Au poignet, au cou de pied, c'est-à-dire dans les régions situées à la limite des parties nues et des parties recouvertes par les vêtements, le diagnostic entre une morsure à nu et une plaie par ratissage à travers des vêtements n'ayant subi aucune solution de continuité peut présenter des difficultés.

Enfin, lorsque la morsure est faite à travers un tissu lâche comme celui d'un tricot ou d'un bas de laine, on est souvent embarrassé pour dire si la dent a pénétré ou non. Lorsque le tissu interposé entre la dent et la plaie est très fin (gant de fil, pantalon de toile, par exemple), on peut aussi se demander si la bave de l'animal mordeur n'a pas pu mouiller le linge qui lui ensuite aura contaminé la plaie...;

3° La nature de l'animal mordeur, ainsi qu'on l'a vu plus haut;

4° Le nombre des morsures, leurs dimensions, leur profondeur, toutes choses qui favorisent l'ensemencement, par le virus, d'un plus grand nombre de filets nerveux;

5° La souillure plus ou moins grande de la plaie par des micro-organismes autres que le virus rabique a également son importance. Soit que ces germes étrangers absorbent à leur profit l'activité phagocytaire ou le pouvoir bactéricide des humeurs, soit que par leur action sur les tissus ils favorisent l'absorption du virus, l'infection rabique peut de ce fait se trouver favorisée.

2. — CONTAMINATION PAR D'AUTRES PROCÉDÉS

Le virus rabique est susceptible d'infecter l'économie en dehors de toute morsure. Bien que moins fréquemment réalisées, ces circonstances ne sauraient être trop présentes à l'esprit du médecin. Il n'est pas rare de voir la rage se manifester à la suite de léchage de plaies superficielles, telles que ces coupures, ces crevasses, ces « envies », ces écorchures, ces gerçures qu'on a si souvent aux mains, particulièrement dans certaines professions.

Dans quelques observations, ce sont des gerçures des lèvres qui ont servi de porte d'entrée. Au début de sa maladie, le chien est pris assez souvent d'un redoublement d'affection pour ses maîtres; il se livre alors à des effusions dont on saisit tout le danger. On a vu la rage se déclarer à la suite de lèchements particulièrement bizarres. Pace (1) a relaté l'observation d'un homme de 47 ans qui, pour bien démontrer à ses camarades que son chien n'était nullement enragé, se fit lécher par lui l'intérieur des fosses nasales et succomba à la maladie. Remlinger (2) a publié de même l'histoire d'un Grec qui, au moment où il se relevait après avoir satisfait ses besoins, dans une rue de Stamboul, fut léché à l'anus par un chien qui, cinq jours plus tard, mourait de la rage. Lui-même succombait au 40e jour. Chez ces deux malades, les muqueuses nasale ou anale ne présentaient au début de la maladie déclarée de solution de continuité d'aucune sorte. Ils prétendirent qu'il en était de même au moment de l'accident initial. Dans plusieurs observations de rage consécutive à des lèchages de mains (Leclerc et Sorvonnat (3); Paviot et Nicolas (4), etc...), les malades ne se souvenaient pas davantage avoir eu à ce niveau la plus petite écorchure.

Voici une série d'expériences faites en collaboration avec Vasiliu (5) qui montrent le degré de danger que présentent les différentes plaies antérieures au contact virulent.

Il arrive souvent qu'aux instituts antirabiques il se présente des personnes portant des plaies, des gerçures, des égratignures qui ne sont pas produites directement par des animaux enragés, mais qui ultérieurement sont venues en contact d'une manière ou d'autre avec la salive d'animaux enragés.

En présence de ces cas, il faut se demander quelles sont les plaies susceptibles d'être infectées par la rage et à quel moment ces plaies peuvent être infectées.

Nous avons entrepris plusieurs séries de recherches pour élucider ces questions.

Série I. — Six chiens ont subi des égratignures à la tête sur une longueur de 3 centimètres. Ces blessures très superficielles n'ont donné que des traces de sang ou n'ont pas saigné du tout. Ces égratignures ont été enduites par de la substance bulbaire provenant de chiens morts de

(1) Pace, la Muqueuse nasale de l'homme peut-elle absorber le virus rabique? (*Atti del congresso di med. interna*. Padoue, 1903.)

(2) Remlinger, les Travaux récents sur la rage. (*Bulletin de l'Institut Pasteur*, 1904, p. 794.)

(3) Leclerc et Sarvonnat, Rage humaine par lèchement sans morsure de la peau. (*Société médicale des hôpitaux de Lyon*, 21 juin 1904.)

(4) Paviot et Nicolas, Un cas de rage consécutif à de simples lèchements. (*Société méd. des hôpitaux de Lyon*, 27 juin 1905.)

(5) Babès et Vasiliu, l'Infection ultérieure des plaies par le virus rabique. (*Soc. de Biologie*, 1911, 70, 104.

la rage des rues. On avait vérifié l'existence du virus rabique chez ces animaux (nodules, Negri, expériences).

	RÉSULTATS
Chien 1. A été infecté immédiatement après la production des égratignures.	Mort après 123 jours.
Chien 2. A été infecté immédiatement après la production des égratignures..	Vit après 7 mois.
Chien 3. Infecté 24 heures après, les blessures s'étant fermées................	Mort après 114 jours, sans symptômes ni lésions rabiques.
Chien 4. Infecté 24 heures après, les blessures s'étant fermées................	Vit après 7 mois.
Chien 5. Infecté 48 heures après, les blessures s'étant fermées................	Mort après 108 jours, sans symptômes suspects.
Chien 6. Infecté 48 heures après, les blessures s'étant fermées................	Mort après 113 jours, sans symptômes suspects.

C'est-à-dire que les chiens en expérience sont restés en vie ou bien ne sont morts que quatre mois ou plus tard même après l'infection, sans présenter de symptômes ni de lésions rabiques. Les lapins inoculés avec leur bulbe ont survécu.

Série II. — Sur six autres chiens on a pratiqué des égratignures ou des coupures un peu plus profondes intéressant l'épiderme et la surface du derme de manière à faire sortir quelques gouttes de sang. Le bulbe d'un chien mort de rage des rues vérifiée a servi à infecter les petites plaies qui ont été légèrement enduites par la substance nerveuse.

	RÉSULTATS
Chien 1. Infecté immédiatement après la production des plaies................	Mort après 23 jours, l'animal présentait la rage furieuse.
Chien 2. Infecté immédiatement après la production des plaies................	Vivait encore 6 mois après.
Chien 3. Traité 24 heures après, les blessures étant fermées..................	Mort après 135 jours, sans symptômes suspects.
Chien 4. Traité 24 heures après, les blessures étant fermées	Vivait après 6 mois.
Chien 5. Traité 48 heures après, les blessures étant fermées..................	Vivait après 5 mois.
Chien 6. Traité 75 heures après, les blessures étant fermées..................	Mort après 163 jours, sans symptômes suspects.

Un seul des deux chiens dont la plaie fraîche a été mise en contact avec la substance virulente a succombé par la rage, tandis que les autres ont survécu ou bien sont morts d'autres maladies (pas de nodules et de Negri, expériences appliquées à d'autres animaux négatives).

Série III. — On pratique sur la tête de six chiens, au-dessous de l'œil, des blessures profondes pénétrant dans les muscles, coupant les nerfs et ayant déterminé une hémorragie assez abondante. On introduit ensuite dans la profondeur de la plaie de la substance bulbaire d'un chien mort de rage de rue et conservée pendant deux jours dans la glycérine.

	RÉSULTATS
Chien 1. Infecté immédiatement après la production des plaies	Mort après 30 jours, de rage furieuse.
Chien 2. Infecté immédiatement après la production des plaies	Vit encore après 5 mois.
Chien 3. Infecté 24 heures après, les plaies étant encore ouvertes	Mort après 28 jours, de rage furieuse.
Chien 4. Infecté 24 heures après, les plaies étant encore ouvertes	Vit encore 6 mois après.
Chien 5. Infecté 72 heures après par le bulbe frais d'un autre chien ; plaie suppurée	Mort 17 jours après, de la rage furieuse.
Chien 6. Infecté 72 heures après par le bulbe frais d'un autre chien	Mort 25 jours après, de la rage furieuse.

Les mêmes séries d'expériences ont été entreprises en employant des souris blanches à la place des chiens.

Le résultat paraît être analogue et sera publié après une longue observation. D'ores et déjà, il résulte de nos expériences faites sur des chiens, chez lesquels l'infection a été essayée par des substances beaucoup plus virulentes et plus concentrées que la salive des chiens enragés, que l'infection des plaies antérieures mises en contact avec le virus n'est pas facile à obtenir.

En résumé : 1° Dans deux cas les égratignures toutes fraîches, superficielles et qui ont à peine saigné, n'ont pas pu être infectées ultérieurement par un léger frottement avec le virus de rue ;

2° Même les égratignures fraîches plus profondes traitées par le même procédé n'ont donné la rage qu'une fois sur deux ;

3° Dans 8 cas, les égratignures fermées mises en contact avec le virus de rue vingt-quatre, quarante-huit et soixante-quinze heures après n'ont pas donné la rage ;

4° Au contraire, les plaies profondes de la tête ont pu être facilement infectées par le même procédé même après soixante-douze heures. Il est vrai que parfois, même en introduisant dans de telles plaies fraîches un virus de rue un peu atténué, une partie des chiens éprouvés ne gagnent pas la rage.

On peut donc s'abstenir de faire le traitement aux personnes portant des légères égratignures fermées et qui ont été atteintes vingt-quatre heures après avoir reçu ces égratignures, ou plus tard, par la salive d'un animal enragé.

Les expériences de Remlinger (1), confirmées par celles de B. Galli Valerio (2), sur l'absorption du virus rabique par la peau

(1) REMLINGER, Absorption du virus rabique par la peau fraîchement rasée. (*Soc. de Biologie*, 22 juillet 1905.)

(2) B. GALLI-VALERIO, Recherches expérimentales sur la Rage des Rats. (*Centr. f. Bakt.*, I Abt. Orig., Bd XLII, 1906, p. 302.)

fraîchement rasée ont montré combien il suffit d'une érosion insignifiante de l'épiderme pour servir de porte d'entrée au virus. La contagion par léchage peut également se présenter chez l'animal. Wermter (1) a rapporté un cas de rage du bœuf dû au léchage des plaies de castration par un chien enragé. Chez les herbivores, la contagion se réalise parfois par le dépôt de bave virulente sur des plaies récentes résultant de coups de cornes. Un coup de griffe, une égratignure causée par un chien, un chat ou un loup enragé peut donner la rage au même titre qu'une morsure ou un léchage.

Très démonstratif est le cas du vétérinaire croate Hugo Hartmann (de Gareschima) (2). Le 2 novembre 1905, il est griffé à la lèvre inférieure par un chien de 18 mois chez lequel il venait de diagnostiquer une simple indigestion. Huit jours plus tard, le chien succombait sans avoir présenté ni modification du caractère ni paralysie. Le bulbe est envoyé à l'Institut antirabique de Budapest, qui, le 23 novembre, se basant sur les passages, télégraphia qu'il s'agissait de rage. Le traitement est commencé le 1er décembre, mais la rage éclate le 8. Mort le 11.

Moi-même j'ai eu l'occasion d'observer deux personnes qui, simplement griffées par un loup enragé, contractèrent la rage. Ces personnes, d'après les affirmations de leur entourage, n'avaient pas été mordues, mais griffées. Objectivement on ne constatait pas les délabrements considérables des morsures de loup, mais, à la face et aux mains, on constatait des plaies allongées, superficielles, parallèles les unes aux autres qui paraissaient bien avoir été causées par des griffes. Ces personnes succombèrent l'une (un enfant) 21 jours, l'autre 28 jours après l'accident. Une vingtaine d'autres personnes également griffées par des loups enragés ont échappé à la maladie, quoique n'ayant subi aucun traitement.

Le mécanisme de l'infection dans ces cas est facile à comprendre. Le chien, le chat, le loup contaminent leurs pattes et leurs griffes directement en les léchant ; le chien et le chat peuvent les contaminer aussi indirectement par l'intermédiaire de la litière sur laquelle la bave se répand. On conçoit enfin qu'en griffant les animaux dilacèrent un grand nombre de filets nerveux sur lesquels le virus s'ensemence très facilement.

Nous ne signalerons que pour être complet certains modes de contamination tout à fait exceptionnels. Palmirski et Karlowski (3) ont publié l'observation d'un homme de 33 ans qui coucha avec sa servante au 1er jour de la maladie de cette dernière. Il con-

(1) Wermter, Rapports sanitaires prussiens. (*Arch. für Thierheilkunde*, t. XXV, 1899, p. 193).

(2) Lippatl, *Tierärztliches. Centralblatt*, 10 mars 1906.

(3) Palmirski et Karlowski, Un cas de transmission de la rage par le coït. (*Medycyna*, 1900, n° 4.)

tracta la rage. Comment se fit la contagion ? Par les baisers? Par une morsure au cours du coït ? Par la souillure d'une petite plaie qu'il avait à la main ? C'est ce que l'enquête ne put établir. On est même en droit de se demander si, dans cette observation, la servante fut bien la source de la contagion.

Bien que le virus, peu abondant dans la salive, ainsi que nous l'avons vu, ne paraisse pas pouvoir vivre longtemps en dehors de l'organisme, on a signalé quelques cas de contagion médiate. Dans une observation, une écuelle où avait bu et mangé un chien enragé fut nettoyée par une vieille femme dont les mains portaient des écorchures. La rage s'en suivit. Plus fréquente est la contamination professionnelle chez les vétérinaires, au cours de l'autopsie d'animaux enragés. Le contenu stomachal — virulent souvent à cause de la salive déglutie — est incriminé dans la majorité des observations; mais on peut concevoir qu'une plaie souillée par de la substance nerveuse, de la pulpe pancréatique, surrénale... etc., peut-être exceptionnellement même par du sang, puisse également engendrer la maladie.

Il est intéressant de noter que, les cas d'infection rabique à la suite de morsure d'homme enragé sont tous plus ou moins sujets à contestation. Il n'existe en tout cas aucune observation de rage contractée à l'autopsie d'individus ayant succombé à cette maladie. Dans les instituts bactériologiques et antirabiques, le maniement du virus fixe n'a jamais été non plus la source d'infection rabique. Le fait ne paraît pas devoir s'expliquer uniquement par l'usage des inoculations préventives. Nous le retrouverons à l'occasion de la comparaison du virus fixe et du virus des rues.

Nous ferons remarquer, en terminant, que, particulièrement en Orient, il n'est pas rare d'observer des cas de rage assez paradoxaux; le malade et son entourage affirmant que jamais ils n'ont été ni mordus, ni griffés, ni léchés par aucun animal enragé ou suspect. Récemment encore un médecin municipal digne de foi rapportait à Remlinger qu'il avait examiné, quelques heures après l'accident, un groupe de villageois, qui avaient été assaillis par un loup enragé. Deux d'entre eux n'avaient été ni mordus, ni griffés; leurs téguments ne montraient pas la plus petite solution de continuité. Ils racontaient qu'ils avaient simplement senti contre leur visage l'haleine chaude du loup. Ils ne furent pas dirigés vers l'Institut antirabique et du trentième au quarantième jour tous deux succombèrent à la rage. Nous ne voulons pas nous risquer à interpréter de pareils faits... Peut-être est-il préférable de les ranger simplement dans un groupe d'attente et d'attirer sur eux l'attention des directeurs d'instituts antirabiques et des médecins cliniciens.

L'innocuité de certaines morsures pratiquées par des animaux sûrement enragés s'explique par la faible virulence de la salive ou par la minime quantité de virus qui est entrée dans la plaie.

3. — PROPAGATION DU VIRUS RABIQUE

Le virus rabique, déposé au niveau d'une effraction du revêtement cutané ou muqueux par l'un des mécanismes que nous venons d'indiquer, est quelquefois entraîné par un lavage ou détruit par une cautérisation pratiquée en temps opportun. Il peut également être détruit sur place à l'aide des seules ressources de l'organisme.

D'autres fois, il poursuit en avant sa marche offensive, susceptible encore d'être entravée à l'une ou à l'autre de ses étapes. Nous devons étudier ces différents points.

D'autres facteurs, non plus extérieurs à l'organisme, mais inhérents à lui, sont donc capables de neutraliser le virus et on peut concevoir que cette neutralisation soit le résultat d'une destruction au point même de l'inoculation, peut-être grâce à la phagocytose, à l'action bactéricide des humeurs ou à d'autres causes qui, dans l'état actuel de la science, nous échappent encore. Certaines expériences permettent de saisir sur le vif cette destruction du virus au point même où il est déposé. Des émulsions épaisses de substance nerveuse, voire des cerveaux entiers d'animaux enragés, perdent rapidement dans le péritoine du lapin ou du chien tout pouvoir pathogène. Après douze heures, la perte de virulence est absolue (Remlinger) (1). Une disparition analogue a été constatée dans des sacs de viscose enfouis non plus dans le péritoine, mais sous la peau. Ni la doctrine de la phagocytose, ni celle du pouvoir bactéricide des humeurs ne paraissent pouvoir donner de ces faits une explication suffisante. D'une part, en effet, la destruction du virus s'est, dans un grand nombre d'expériences, opérée plus rapidement lorsque l'émulsion était enfermée dans un sac de viscose que lorsqu'elle était injectée directement dans le péritoine. D'autre part, le liquide péritonéal jouit d'un pouvoir rabicide beaucoup moindre in vitro.

L'existence de filets nerveux dans la région où a été déposé le virus paraît avoir, au point de vue du développement ultérieur de la maladie, une importance majeure. Le tissu nerveux vient-il à manquer? Le virus meurt sur place. Existe-t-il? Il exerce sur le virus une attraction comparable à celle de l'aimant sur le fer. Et le virus va poursuivre sa marche offensive.

(1) Remlinger, Sur la destruction du virus rabique dans la cavité péritonéale. (*Société de Biologie*, 23 décembre 1905.)

Ainsi que l'avait théoriquement affirmé, dès 1879, Duboué (1) (de Pau), c'est par les nerfs que s'opère le transport du virus de la périphérie aux centres. La démonstration en a été donnée à peu près en même temps par di Vestea et Zagari (2) dans des expériences classiques et par moi-même (3). Ces auteurs ont vu que le virus déposé dans les nerfs atteint les centres en cultivant petit à petit le long de ces organes. Il suit le nerf jusqu'à ses origines, arrive au cerveau ou à la moelle et continue à cultiver de proche en proche jusqu'à l'infection de tout le système nerveux central. Si le point d'arrivée dans les centres est situé dans les parties postérieures de la moelle, comme dans le cas d'une inoculation par la sciatique, la section de la moelle en avant empêche l'envahissement du cerveau et du bulbe.

Inversement, lors de la pénétration du virus par les nerfs crâniens, la section limite la virulence aux parties antérieures. Une fois qu'il a cultivé dans le système nerveux central, le virus rabique passe du côté opposé à celui de la morsure ou de l'inoculation et, par voie non plus centripète, mais centrifuge, il envahit tout le système nerveux périphérique.

Les expériences de di Vestea et Zagari ainsi que les miennes ont été confirmées par celles de nombreux savants, Roux (4), Bardach (5), Cantanni (6), Nicolas (7),.... etc. Ce dernier auteur sectionne les nerfs sciatique et saphène interne du chien. Tous les opérés résistent aux inoculations consécutives dans les bouts périphériques de ces nerfs ou dans le tissu conjonctif sous-cutané, tandis que les témoins deviennent enragés. Les sections du radial et du cubital donnent des résultats identiques, alors que l'inoculation du virus rabique à doses fortes dans une région énervée ne détermine jamais la maladie ; les témoins inoculés dans les mêmes conditions deviennent enragés dans la proportion de 58 sur 70.

Après avoir enlevé un fragment de la moelle épinière entre la dernière vertèbre dorsale et la première lombaire, Nicolas inocule plusieurs chiens dans le tissu conjonctif sous-cutané et dans le nerf sciatique gauche. Les opérés restent indemnes tandis que les témoins prennent la rage. Il est à noter que le virus progresse

(1) Duboué (de Pau), Physiologie pathologique et traitement rationnel de la rage. Paris, 1879.

(2) Di Vestea et Zagari, Transmission de la rage par voie nerveuse. (*Annales de l'Institut Pasteur*, 1887, tome I, p. 492, et 1889, tome III, p. 237.)

(3) Babès, Tanulmanyok aveszettségröl, 1887 août, et Studien üb. die Wutkrankheit. (*Virch. Arch*, 1887. déc.)

(4) Roux, Notes de Laboratoire sur la présence du virus rabique dans les nerfs. (*Annales de l'Inst. Pasteur*, t. II, 1888, p. 18, et t. III, 1889, p. 69.)

(5) Bardach, Nouvelles recherches sur la Rage. (*Annales de l'Inst. Pasteur*, t. II, 1888, p. 9.)

(6) Cantanni, la Diffusione del virus rabico lungo i nervi a le inoculazioni preventive di Pasteur. *Giorn. internaz. di science med.* Napoli, 1888, pp. 657-660.)

(7) Nicolas, Sur la Pathogénie de la Rage. (*Journal de médecine vétérinaire et de zootechnie*, 30 juin 1906.)

dans les nerfs et que le sciatique droit non inoculé peut à son tour donner la rage. Un chien opéré, inoculé sous les méninges, prend la rage, mais la substance nerveuse située au delà de la solution de continuité de la moëlle ne se montra pas virulente. Cette solution interrompt donc dans un sens comme dans l'autre la marche des éléments virulents.

Le transport du virus rabique par les nerfs étant bien démontré, la question se pose de savoir si cette voie est seule susceptible de conduire le virus jusqu'aux centres. En faveur du transfert par voie sanguine, on peut citer la possibilité de la transmission de la rage de la mère au fœtus, la fréquence de la contamination à la suite des inoculations intra-vasculaires et aussi la rapidité de l'absorption dans certaines circonstances. Pasteur a vu que la rage se déclarait chez le lapin après inoculation dans la veine marginale de l'oreille, malgré l'amputation immédiate de cet organe. On peut objecter cependant qu'injecté dans les vaisseaux le virus en sort par diapédèse et reprend la voie nerveuse pour arriver aux centres. Cette transsudation est d'autant plus facile que l'injection virulente est plus copieuse et les endothéliums vasculaires moins résistants. De fait, on voit la maladie se déclarer à la suite de ces injections, d'autant plus sûrement qu'elles sont plus massives et pratiquées sur des animaux plus jeunes (Nicolas).

De Blasi et Russo Navali ont expliqué par une absorption lymphatique la rage qui se manifeste parfois à la suite de l'inoculation intra-péritonéale; à l'appui du rôle des lymphatiques, on peut aussi faire remarquer que E. Roux a trouvé plusieurs fois virulents les ganglions axillaires prélevés du côté de la morsure chez des hommes morts de rage. Toutefois, ce ne sont pas là des arguments péremptoires. Moi-même, en examinant les ganglions axillaires dans deux cas de morsures aux mains suivies de mort, j'avais trouvé ces ganglions tuméfiés et dans un cas tuberculeux sans autres lésions tuberculeuses manifestes. Dans les deux cas, les ganglions n'étaient pas virulents. Remlinger (1), voulant se rendre compte de la possibilité du transport par les lymphatiques, inocule le virus dans des ganglions pathologiquement hypertrophiés (tuberculose). La maladie se déclare seulement une fois sur quinze.

L'inoculation, pratiquée dans d'autres organes, le rein et le testicule, en particulier, donne une proportion d'atteintes légèrement supérieure. On doit en tirer la conclusion que ce n'était pas par la voie des lymphatiques, mais par celle des nerfs ganglionnaires que s'était fait le transport du virus dans les rares expériences positives. On ne voit pas en effet pourquoi les nerfs des organes splanchniques feraient exception et ne pourraient pas

(1) Remlinger, le Virus rabique et le vaccin antirabique se propagent-ils par voie lymphatique. (*Société de Biologie*, 24 mars 1907.)

eux aussi servir de conducteurs. Remarquons toutefois que, lorsqu'on dit que le virus rabique se propage par les nerfs, cela n'implique pas nécessairement qu'il chemine dans le cylindre-axe lui-même, et non dans les gaines ou dans les lymphatiques périnervins. L'agent pathogène de la rage appartenant à la classe des organismes ultramicroscopiques, il est bien difficile d'être fixé sur ce point, dont nous reparlerons plus loin.

4. — VITESSE DE PROPAGATION DU VIRUS RABIQUE

Avec quelle vitesse se propage le virus rabique? On sait que, chez l'homme comme chez les animaux, l'incubation de la rage est extrêmement irrégulière puisqu'elle peut varier de quelques jours (12 à 13) à plusieurs mois et même à plusieurs années (3 ans dans quelques observations non critiquables). Cette variabilité du temps d'incubation est-elle en rapport avec la variabilité de la progression? Oui, si on admet que la rage éclate dès que le virus rabique parvient aux centres nerveux. Mais l'inexactitude de cette notion paraît résulter des expériences suivantes (Remlinger) (1). On choisit un certain nombre, une trentaine au moins, de lapins ou de cobayes de même poids, et on leur inocule sous la peau ou dans les muscles en un point identique une égale quantité d'émulsion de virus fixe. Quelques jours après l'inoculation, on sacrifie un de ces animaux et son bulbe sert à inoculer deux lapins sous la dure-mère. La même opération est répétée chaque jour jusqu'à l'apparition des premiers symptômes de la rage chez les survivants. On se rend ainsi compte très facilement que les centres nerveux peuvent être virulents à une période précoce de l'infection rabique, onze et douze jours avant la mort du lapin ou du cobaye, de 8 à 10 jours après l'inoculation. Il est logique de supposer que, chez des animaux inoculés avec du virus des rues à incubation beaucoup plus longue, la virulence du cerveau se manifesterait à une période plus précoce encore. La démonstration de ce fait se heurte malheureusement à de grandes difficultés pratiques et à de graves causes d'erreur.

Ni l'inoculation du bulbe de personnes succombant à une maladie autre que la rage quelque temps après avoir été mordues par un animal enragé, pratiquée par Paltauf, ni la comparaison des lésions anatomo-pathologiques suivant que l'incubation a été courte ou longue, n'ont pu fournir à l'appui de ce fait des arguments irréfutables.

(1) P. Remlinger, A quel moment le bulbe des lapins rabiques de passage devient-il virulent? (*Société de Biologie*, 13 mai 1905.) — A quel moment le cerveau des hommes et des animaux mordus par un chien enragé devient-il virulent? (*Société de Biologie*, 10 juin 1905.)

Dans une deuxième série d'expériences, deux lots comprenant un nombre égal de cobayes reçoivent en un même point de tissu cellulaire une égale quantité de virus. Le premier lot est sacrifié 15 jours après l'inoculation et la virulence du cerveau éprouvée par l'injection sous la dure-mère du lapin. Les animaux de deuxième lot sont abandonnés à eux-mêmes; ils succombent peu à peu à la rage ou résistent à la maladie. Dans la majorité des cas où cette expérience est pratiquée, on constate que les animaux dont le cerveau est virulent au 15e jour sont plus nombreux que ceux qui ont succombé à la rage dans le 2e lot. Le virus rabique est donc détruit au point d'inoculation ou au cours de son ascension vers les centres moins souvent qu'on ne le croit d'habitude. Il chemine vers ces centres avec une vitesse moins inégale qu'il n'est admis. Celle-ci, toutefois, est susceptible de varier encore dans certaines limites. C'est ainsi, par exemple, que le virus du loup paraît cheminer le long des cordons nerveux bien plus rapidement que le virus du chien. Le virus des rues cheminerait plus lentement que le virus fixe..., etc. Au contraire, le virus rabique arrive aux centres nerveux plus souvent et à une époque plus rapprochée de l'accident initial qu'on ne paraissait l'admettre. Ces expériences semblent encore montrer de plus que la rage ne se développe pas franchement une fois que le virus est arrivé aux centres et elle n'éclate pas toujours aussitôt que le virus y est parvenu. Puis tout à coup il manifeste sa présence et la maladie éclate.

De même que le virus peut être détruit au point d'inoculation et très probablement aussi dans les cordons nerveux au cours de sa progression, il peut être détruit dans ces centres. Remlinger suppose donc qu'il peut demeurer dans le cerveau pendant des semaines, des mois, des années en vie latente, sans que sa présence se trahisse par aucun symptôme.

Je ne serai pas pourtant si affirmatif, car les expériences citées ne sont pas absolument probantes. Il faut notamment se demander si les lapins de contrôle ont été assez longtemps observés pour pouvoir exclure une éclosion tardive de la rage. De plus, comme les lapins succombent souvent à d'autres maladies, il faut bien savoir si des animaux morts d'autres maladies n'ont pas été comptés dans le nombre des animaux enragés.

Quelquefois la manifestation de la rage se produit sans cause. D'autres fois, c'est un refroidissement, une émotion morale, un traumatisme en particulier céphalique qui, par une sorte de phénomène de déclanchement, dont le mécanisme intime nous échappe encore, aboutissent à l'apparition des phénomènes rabiques. Ainsi que nous l'avons vu, le virus diffuse alors du système nerveux central vers le système périphérique. Il envahit par voie centrifuge les nerfs qui se rendent aux glandes salivaires et tout le système périphérique en général. La mort ne tarde pas à survenir. Les glandes salivaires sont atteintes les premières, bien avant que la maladie se traduise par des symptômes appréciables. Leur proximité du centre nerveux est probablement une des raisons de la localisation précoce du virus à leur niveau. Les glandes plus loin situées (mamelle, pancréas, capsule surrénale,.. etc.) sont envahies plus tardivement. Il peut même se faire que la mort se produise avant que cet envahissement n'ait eu le temps de se réaliser.

Pour ce qui est des autres tissus et humeurs de l'économie (foie, rate, rein, etc.), il est possible que leur action bactéricide détruise — tout au moins en partie — le virus amené par les nerfs à leur niveau.

En effet, le virus se trouve très dilué dans ces organes. La rate seule peut en renfermer une plus grande quantité, surtout après l'infection par le sang. Dans ce cas elle peut devenir virulente, d'une manière précoce.

Nous ferons remarquer, en terminant, que 1° l'éclosion tardive de la rage, après un refroidissement, par exemple; 2° l'intensité des lésions des cellules nerveuses et de la névroglie chez certaines personnes ou chez les animaux morts de rage après une longue incubation; 3° un grand nombre d'autres points un peu obscurs de l'histoire de la maladie s'expliqueraient peut-être plus facilement si on acceptait que le virus rabique peut séjourner dans le cerveau un temps plus ou moins long avant de déterminer la rage, si on admettait l'éclosion de celle-ci aussitôt ou peu après que le virus a atteint les centres.

Le fait que les incubations de plusieurs mois et de plusieurs années s'observent à peu près exclusivement à la suite des morsures aux membres inférieurs n'est pas un argument péremptoire en faveur de l'hypothèse que la variabilité de la période d'incubation est en rapport avec la variabilité de la progression du virus. La durée plus longue de l'incubation ne paraît pas en effet devoir s'expliquer uniquement par la longueur plus grande du trajet à parcourir. Il faut vraisemblablement tenir compte également de la diminution de l'activité du virus au cours de ce long parcours (voyez le chapitre XXIII). Une preuve en est qu'avec le virus fixe, mieux adapté au système nerveux des mammifères que le virus des rues, la longueur de l'incubation ne présente en général pas de ces différences. Elle est à peu de chose près la même, que l'inoculation ait été faite dans une région ou dans une autre, sous la dure-mère ou dans les muscles. Schüder a même pensé tirer de là un argument en faveur de la transmission du virus rabique par d'autres voies que la voie nerveuse.

Nous nous résumerons en disant qu'à notre avis l'étape cérébrale n'est pas la moins importante de celles que franchit le virus rabique avant de déterminer l'éclosion de la maladie. Sans pouvoir exclure d'une manière absolue le rôle de certains organes lymphatiques ou hématopoïétiques dans l'incubation de la rage, c'est dans les centres nerveux tout aussi bien qu'au point d'inoculation ou le long des nerfs périphériques que se décide le sort du mordu.

Tout en admettant (d'après mes expériences sur les lésions et la virulence précoce des centres) que le virus rabique peut arriver rapidement aux centres, nous sommes loin d'accepter la conception de Paltauf et de Kraus, qui nient la propagation du virus le long des nerfs, ainsi que le rapport qui existe entre la région mordue et l'époque de l'éclosion de la maladie.

L'arrivée très rapide du virus aux centres nerveux n'est pas la règle et même dans ce cas la longue latence du virus dans les centres supposée par Paltauf n'est pas prouvée.

Au contraire, les recherches de Remlinger (1) montrent que la neutralisation du virus par le traitement antirabique se produit, comme je l'avais affirmé en 1887, pendant que le virus chemine le long des nerfs vers les centres. Voici les expériences de Remlinger à l'appui de cette conception. Deux séries de cobayes et de chiens ont été inoculées, par voie sous-cutanée et intramusculaire, avec du virus fixe ou du virus des rues. Après l'éclosion de la rage chez le premier animal, une partie des animaux ont été sacrifiés et leur bulbe inoculé à 2 lapins. Chez les animaux sacrifiés, le bulbe a été trouvé virulent seulement dans un certain nombre de cas, tandis que le bulbe de 10 cobayes et de 5 chiens qui ont survécu et qui ont été sacrifiés 2-3 mois après l'infection n'était pas du tout virulent. Ces recherches montrent donc qu'au moment où le virus est arrivé aux centres en déterminant la rage chez d'autres animaux inoculés en même temps que le premier, mais chez lesquels la rage n'a pas éclaté, le virus n'a pas encore, dans certains cas, pénétré dans les centres. De plus, chez aucun des animaux qui ont survécu pendant 2 et 3 mois on ne pouvait déceler la présence d'un virus latent; mes propres recherches portant sur un grand nombre d'animaux qui ont survécu ou qui sont morts de maladies intercurrentes, plusieurs mois après l'infection rabique, ont donné le même résultat négatif.

(1) Remlinger, Contribution à la latence du virus rabique dans les centres nerveux. (*Ann. de l'Institut Pasteur*, t. XXIV, 1910, p. 798.)

CHAPITRE XIX

DIFFÉRENTS PROCÉDÉS D'INOCULATION DE LA RAGE DIAGNOSTIC EXPÉRIMENTAL *

1. *Différents procédés d'inoculation de la rage.* Inoculation sous dure-mérienne. Inoculation intra-cérébrale. Différentes façons de pénétrer dans le cerveau. Inoculation intra-médullaire. Inoculation intra-oculaire. Inoculation intra-musculaire. Inoculation intra-nerveuse. Inoculation sous-cutanée. Inoculation intra-dermique. Inoculation sur la peau rasée. Inoculation intra-veineuse. Différences entre les herbivores et les carnivores. Inoculation intra-artérielle. Inoculations intra-péritonéale et intra-pleurale. Inoculation par ingestion. Inoculation à la surface des muqueuses saines, en particulier de la pituitaire et de la conjonctive. Inoculation sur les muqueuses excoriées. Inoculation dans les organes splanchniques. Inoculation dans la glande sous-maxillaire. Application au diagnostic expérimental de la rage. Quelques causes d'erreur. Utilité des passage en séries. — 2. *Diagnostic expérimental de la rage.* — 3. *La poliomyélite antérieure aiguë expérimentale.*

1. — PRINCIPAUX MODES D'INOCULATION DU VIRUS RABIQUE

Après avoir vu comment le virus rabique pénètre dans l'économie cliniquement, nous devons étudier de quels procédés on dispose dans les laboratoires pour l'inoculer expérimentalement.

L'inoculation sous-dure-mérienne est de beaucoup la plus répandue. Elle est d'un usage journalier dans les Instituts antirabiques, pour la pratique des passages ainsi que pour le diagnostic expérimental. Elle se réalise très simplement chez le lapin à l'aide d'un petit trépan dont la couronne mesure environ 5 millimètres de diamètre. L'animal est fixé sur le ventre. Un aide maintient la tête appliquée sur le plateau. Les poils ayant été coupés aux ciseaux courbes et la peau désinfectée, on pratique sur la ligne médiane, à hauteur de l'œil, une incision de 3 centimètres de longueur environ, allant jusqu'à l'os. L'aide écarte les bords de la plaie (on peut les maintenir également écartés avec un blépharostat). On applique alors, sur la paroi osseuse et vers le milieu de l'incision, une couronne de trépan Collin, en s'assurant de temps en temps de la profondeur à laquelle on a pénétré. Quand la rondelle est détachée, on l'enlève avec un crochet ou simplement avec une pince. La dure-mère apparaît. Le sinus longitudinal se dessine sous forme d'une traînée bleuâtre ; on pousse l'injection sous la méninge en ayant soin de l'éviter. L'aiguille courbe sera pour cette opération préférée à l'aiguille droite. Si une petite quantité de liquide vient sourdre par l'orifice et s'étaler à la surface de la dure-mère, on l'essuie avec une boulette de papier de soie stérilisée. On suture la peau et on lave une dernière fois à la solution antiseptique.

Pour éviter le sinus longitudinal supérieur, on trépane le chien au niveau de la fosse temporale. Les chèvres et les moutons se trépanent à la base d'une corne. Pour les petits animaux : cobaye, rat, on supprime la couronne de trépan.

J'ai recommandé (1) d'employer un foret (sans couronne de trépan) dont la pénétration est limitée par une rondelle. L'emploi du foret est beaucoup plus commode que celui du trépan. Par le petit orifice on introduit l'aiguille courbée entre les méninges.

Leclainche et Morel (2) ont conseillé de substituer à l'inoculation sous-dure-mérienne l'*inoculation intra-cérébrale*. Elle peut à la rigueur se pratiquer après trépanation, mais il est plus commode de se servir d'un foret semblable à ceux qui sont d'usage courant pour le travail du bois découpé. Le crâne ayant été perforé avec cet instrument, on introduit l'aiguille à un centimètre de profondeur, par l'orifice formé, et on pousse l'injection. La plaie cutanée est fermée par un point de suture.

Ces deux modes d'inoculation constituent de beaucoup les procédés les plus sévères et il est absolument exceptionnel qu'un mammifère leur résiste. On peut même voir un animal fournir un sérum actif contre la rage et ne pas être en état de supporter l'inoculation sous dure-mérienne de virus des rues ou de virus fixe.

Oshida (3) a conseillé de pénétrer dans le crâne à travers la fente sous-orbitaire. Chez le lapin, ce procédé a pour lui la facilité et la rapidité de son exécution. Il est d'un emploi beaucoup plus délicat chez les autres animaux. Même chez le lapin il est aveugle et irrégulier dans ses effets. Des animaux inoculés par le procédé d'Oshida ont présenté des retards de plusieurs jours sur les témoins comparativement avec d'autres animaux injectés sous la dure-mère ou par la méthode de Leclainche. Quelques-uns même sont demeurés indemnes (Remlinger).

Galli-Valerio (4) a attiré l'attention sur la possibilité de péné-

(1) Babès, *Virchows Archiv.*, 1887.

(2) Leclainche et Morel, Inoculation intra-cérébrale du virus rabique. (*Annales de l'Inst. Pasteur*, 1899.)

(3) Oshida, Über die prophylaktische Impfung von Lyssa. (*Mitteilung der medic. Gesellschaft zü Tokio*, Bd XVI, 1902, n° 80.)

(4) Galli-Valerio, cité par Nocard et Leclainche.

trer dans le crâne par le trou occipital. Lebell (1) a préconisé l'injection intra-médullaire, l'aiguille passant entre la première et la deuxième vertèbre lombaire. Ces différents procédés sont très inférieurs à l'inoculation sous-dure-mérienne et à l'inoculation intra-cérébrale telles que nous les avons décrites. Ils n'ont pas de valeur pratique.

Après les divers modes d'inoculation intra-crânienne, l'*inoculation intra-oculaire* est celle qui donne les résultats les plus constants. Elle constitue un moyen certain de donner la rage au lapin et au cobaye; elle est inférieure cependant à la trépanation, car une dose minima inactive pour l'œil est active pour le cerveau. Chez le chien et le mouton, elle échoue parfois, quoique exceptionnellement. Les indications de l'inoculation intra-oculaire sont nombreuses. On l'emploie en particulier dans les laboratoires pour le diagnostic expérimental de la rage. Elle constitue le procédé de choix lorsque la pureté de la matière à inoculer est douteuse. L'inoculation intra-oculaire peut se pratiquer sous la conjonctive (Szpilmann) (2) ou dans la chambre antérieure. Ce dernier procédé est de beaucoup le plus usité. L'animal est immobilisé ; on maintient l'œil ouvert avec un blépharostat et on laisse tomber sur la cornée quelques gouttes d'une solution à 1/20 de chlorhydrate de cocaïne. La seringue ayant été incomplètement remplie avec l'émulsion virulente, on fait pénétrer l'aiguille au niveau du cercle sclérotico-cornéen, sans glisser entre les lamelles de la cornée. On aspire un peu d'humeur aqueuse en tirant le piston de la seringue, puis on pousse doucement l'injection. Lorsqu'on s'est assuré par le trouble de l'œil que l'émulsion a bien pénétré dans la chambre antérieure, on retire doucement la canule. Une petite quantité d'humeur et de liquide injecté peut s'écouler par la plaie cornéenne sans que le résultat de l'inoculation soit compromis. L'inoculation d'un produit impur entraîne parfois la suppuration de l'œil. Chez le lapin, plus souvent que chez le chien, cet accident peut être suivi d'une méningite qui amène rapidement la mort ou qui marque l'évolution de la rage. Aussi est-il utile d'inoculer plusieurs animaux. Notons encore que c'est par la voie des nerfs ciliaires et non par la voie du nerf optique que se fait la transmission du virus.

L'inoculation intra-musculaire est également d'un usage courant dans les Instituts antirabiques. Elle est employée pour le diagnostic expérimental lorsque le produit est trop souillé pour pouvoir être inoculé dans l'œil. Les muscles qui conviennent le

(1) LEBELL, Ein neuer Vorgang bei der Inoculation von Thieren mit Rabiesvirus. (*Centr. f Bakt*, I Abt. Originale, Bd 26, 1899 p. 221.)

(2) SZPILMANN, Bericht über die Arbeiten des Lemberger Instituts sur Diagnose der Wut. Osterreich. (*Monatsschrift für Thierheilkunde*, 1900, pp. 1 et 49.)

mieux sont ceux de la nuque (proximité des centres) ou de la cuisse (présence d'un grand nombre de filets nerveux). Entre autres avantages l'inoculation intra-musculaire a celui de se prêter à l'injection de fortes doses de matière virulente. Galtier (1) a réalisé par ce moyen l'infection de 122 cobayes sur 126 inoculés (97 0/0) et de 47 lapins sur 52 (90 0/0). C'est donc un procédé très sûr.

L'inoculation intra nerveuse paraît moins fidèle que l'inoculation intra-musculaire. De prime abord, le fait semble paradoxal, puisque l'injection dans les muscles doit son efficacité uniquement à la grande abondance des terminaisons nerveuses. Il s'explique principalement par la difficulté de la technique et l'impossibilité d'injecter dans un nerf une quantité de virus un peu considérable. De fait si Di Vestea et Zagari (2) et moi-même (3) nous avons obtenu toujours l'infection chez le lapin et chez le chien par l'inoculation dans le sciatique et le médian, Nocard et Roux (4) échouent par l'inoculation dans le nerf plantaire chez le cheval, l'âne et le mouton. Chez le chien la réussite est loin d'être aussi complète que permettraient de le supposer les résultats obtenus par di Vestea et Zagari. Pour ces auteurs, l'abondance du tissu conjonctif dans les nerfs du chien constitue souvent un obstacle à l'injection du virus dans la substance nerveuse même et c'est ainsi qu'ils expliquent la différence des résultats.

Chez le cobaye, il n'est pas rare d'observer également des résultats négatifs, ce qui tient vraisemblablement à la petitesse du nerf chez cet animal.

Chez le lapin les résultats sont beaucoup plus constants. Cependant Bardach (5) a montré que même chez cet animal, l'injection peut échouer quand le virus est introduit dans le névrilemne et non dans l'épaisseur du nerf. D'autre part, on échoue constamment si on injecte du virus rabique autour d'un filet nerveux dont l'intégrité est conservée.

A défaut de l'injection dans le tronc nerveux lui-même, la technique suivante est souvent employée avec succès (di Vestea et Zagari) (6). On fait une incision à la peau en un point où l'on sait découvrir un rameau nerveux superficiel ; on isole ce rameau ; on le coupe, puis on fait tomber une goutte de virus de façon à baigner les deux tronçons. La peau est alors suturée. Chez le lapin, la réussite est à peu près certaine.

(1) Galtier, Sur quelques modes de transmission de la Rage. (*Journal de méd. vét.*, 1890, p. 622.)

(2) Di Vestea et Zagari, Sur la transmission de la Rage par voie nerveuse. (*Annales de l'Instit. Pasteur*, 1889.) Nuova ricerche sulla Rabbia. La transmissione per i nervi di fronte a quella per i vasi. (*Giorn. intern. per le sciense mediche*, 1889 n° 2.)

(3) Babes, *loc. cit.*, *Virch. Arch.*

(4) Nocard et Roux, in Nocard et Leclainche, III° édition, vol. II, page 466.

(5) Bardach, Nouvelles recherches sur la Rage. (*Annales de l'Inst. Pasteur*, 1888.)

(6) Di Vestea et Zagari, *loc. cit.*

L'inoculation intra-dermique par dépôt de virus sur des piqûres, des scarifications, etc., donne assez souvent des résultats positifs. Elle a l'avantage de reproduire expérimentalement les conditions réalisées journellement dans la clinique humaine ou animale. Chez le cobaye, Galtier (1) obtient l'évolution de la rage dans 95 o/o des cas en inoculant la matière virulente par scarifications cutanées ; Fermi (2) a montré que les muridés contractaient très facilement aussi la rage dans ces conditions. Il existe toutefois, dans les résultats obtenus, des différences assez considérables suivant la région inoculée, la quantité de virus employée, sa nature, etc. La réussite est d'autant plus fréquente que la région inoculée est plus rapprochée des centres et plus riche en terminaisons nerveuses (face, extrémités des membres). Elle est plus rare avec le virus fixe qu'avec le virus des rues.

On peut également obtenir des résultats positifs au moyen d'inoculation non plus intra-dermiques, mais *intra-épidermiques*. Déjà Galtier (3) avait insisté sur la possibilité de donner la rage aux animaux en infectant avec du virus rabique des plaies extrêmement superficielles. Remlinger (4) a montré que la rage était transmissible au lapin et au cobaye au moyen de badigeonnages sur la peau fraîchement rasée, lorsqu'on évite avec le plus grand soin de faire d'autres lésions épidermiques que celles très superficielles produites par le feu du rasoir. Les expériences ont porté sur des cobayes et des lapins ; les animaux étaient rasés au niveau du dos sur une surface de 5 à 10 cent. carrés. On frottait ensuite légèrement avec un tampon d'ouate hydrophile trempé dans une émulsion de virus fixe. Une première expérience a porté sur 3 lapins et 4 cobayes. Les quatre cobayes ont succombé à une rage paralytique classique du 15e au 19e jour après l'inoculation. Les lapins ont survécu. Dans une deuxième expérience, trois cobayes et deux lapins ont pris la rage du 19e au 22e jour après l'inoculation ; quatre lapins et un cobaye sont demeurés indemnes. Ces recherches, confirmées par celles de Galli-Valerio (5), rendent compte du danger de morsures insignifiantes, à première vue, ainsi que du léchage par des animaux suspects, sur des surfaces en apparence saines.

Les effets de l'*inoculation sous-cutanée* sont très inconstants. Le virus rabique introduit et localisé dans le tissu cellulaire sous

(1) Galtier, *loc. cit.*
(2) Fermi, Réceptivité des Muridés à l'égard de l'Injection sous-cutanée du virus rabique. (*Centr. f. Bakter. Originale*, 17 janvier 1907, et *Giornale della Reale Societa Italiana d'Igiene*, 1906.)
(3) Galtier, *loc. cit.*
(4) Remlinger, Pénétration du virus rabique par la peau fraîchement rasée. (*Soc. de Biologie*, 22 juillet 1905.)
(5) Galli-Valerio, Recherches Expérimentales sur la Rage des rats, avec observations sur la Rage du surmulot et du campagnol, 1er octobre 1906. (*Centr. f. Bakteriologie*, I Abt., Originale, 18 septembre 1906.)

cutané ne produit pas l'infection. Il est susceptible au contraire de conférer l'immunité. L'issue de l'inoculation est liée à l'absorption du virus par les filets nerveux dilacérés. Les résultats varient par conséquent suivant l'animal et la région inoculée. Les résultats sont plus souvent positifs chez le lapin et chez le cobaye que chez le chien; Fermi (1) a montré que les muridés présentaient sur les autres animaux de laboratoire l'avantage d'une réceptivité bien plus considérable vis-à-vis de l'injection sous-cutanée du virus rabique. Cela tient à ce que les tissus très délicats du lapin, du cobaye, de la souris, du rat sont facilement déchirés par le liquide injecté qui, de la sorte, est facilement absorbé par les nerfs. Helman (2) a montré que si on opère chez le lapin entre les deux yeux, là où le tissu cellulaire est le moins délicat, l'injection du virus rabique peut être faite impunément.

Chez le chien et chez les ruminants, les tissus plus grossiers se laissent plus difficilement meurtrir par l'injection et, par suite, le développement de la rage, après l'inoculation sous-cutanée, est exceptionnel. Non seulement les chiens contractent rarement la maladie, mais encore, s'ils ont reçu sous la peau une quantité de virus suffisante, ils acquièrent l'immunité.

Les résultats de l'inoculation sous-cutanée varient également avec la façon de la pratiquer. Une même quantité de virus pourra conférer la rage à l'animal ou l'épargner, au contraire, suivant qu'elle aura été poussée brutalement ou introduite doucement et progressivement dans le tissu cellulaire. La nature du virus employée est enfin loin d'être indifférente. Toutes choses égales d'ailleurs et exception faite peut-être pour le lapin, la réussite de l'inoculation sous-cutanée est beaucoup plus fréquente avec le virus des rues qu'avec le virus fixe. Le fait est tout particulièrement net chez le chien.

Enfin il nous suffira de signaler ici que si on introduit du virus des rues sous la peau d'un chien, du virus des rues ou du virus fixe sous la peau d'un lapin, la maladie se produit d'autant plus sûrement que la quantité inoculée est plus considérable.

Chez le chien, au contraire, plus est grande la quantité de virus fixe injectée sous la peau, et moins l'inoculation paraît susceptible de déterminer la rage. (Pasteur (3), Kraïouchkine (4), Remlinger (5).) Nous reviendrons ultérieurement sur cette particularité en apparence paradoxale.

(1) Fermi, *loc. cit.*

(2) Helman, Action du virus rabique introduit soit dans le tissu cellulaire sous-cutané, soit dans les autres tissus. (*Annales de l'Institut Pasteur*, 1889, p. 15.)

(3) Pasteur, cité par Kraïouchkine.

(4) Kraïouchkine, Sur les effets de l'injection sous-cutanée du virus fixe de la Rage, Saint-Pétersbourg, 1897.

(5) Remlinger, l'Adaptation du virus rabique fixe à l'organisme du lapin. (*Journal de Physiologie et de Path. générale*, 15 mars 1905.)

Nous insistons enfin sur les particularités qu'offre l'inoculation par morsure. C'est un mode d'infection assez sûr, à condition qu'on fasse mordre la tête rasée d'un chien par un autre chien enragé. Ce moyen d'infection a été employé de préférence par Pasteur.

Les effets des *inoculations intra-vasculaires* sont des plus intéressants. Chez le lapin et chez le chien, l'injection de virus rabique dans la veine jugulaire détermine le plus souvent la rage. (Pasteur.) L'opinion de Krasmitski n'a été que partiellement confirmée par la suite; pour cet auteur, l'injection intra-veineuse du virus rabique est inoffensive à condition que l'émulsion soit diluée, filtrée et poussée avec lenteur. En suivant scrupuleusement les données de Krasmitski (1), Remlinger et Mustapha Effendi (2) ont vu la rage se déclarer chez le chien dans la moitié des cas. Chez les ruminants et les équidés, l'injection de salive rabique ou d'émulsion de bulbe dans la jugulaire donne la maladie beaucoup plus rarement. En outre, les animaux peuvent se trouver immunisés. (Galtier (3), Roux et Nocard (4).) Nous reviendrons à propos du traitement sur ce point très important. Il importe toutefois de faire remarquer dès maintenant que l'innocuité pour les herbivores de l'inoculation intra-jugulaire de virus rabique n'est pas absolue. Remlinger et Mustapha Effendi (5) ont vu la rage se déclarer chez le mouton dans un cinquième des cas, alors qu'ils opéraient avec des dilutions étendues et des doses faibles (5 à 10 cent. cubes) alors que les chiens dont il vient d'être question succombaient dans la moitié des cas.

Entre les herbivores et les carnivores, il n'existe donc pas, au point de vue de la réceptivité à l'inoculation intra-jugulaire, de démarcation absolue, mais un degré différent de susceptibilité que les chiffres précédents permettent de mesurer. On a voulu expliquer ce fait curieux en prétendant que, chez les herbivores, une structure spéciale des vaisseaux capillaires s'opposait au passage du virus rabique dans les centres nerveux ou permettait sa neutralisation dans le poumon. Cette explication ne cède pas à l'examen et il est préférable d'avouer notre ignorance sur ce point.

(1) Krasmitski, Injections intra-veineuses de virus rabique. (*Annales de l'Institut Pasteur*, 1902 p. 393.)

(2) Remlinger et Mustapha Effendi, Deux cas de guérison de la Rage expérimentale chez le chien. (*Annales de l'Institut Pasteur*, avril 1904.)

(3) Galtier, les Injections du virus rabique dans le torrent circulatoire ne provoquent pas l'éclosion de la Rage... etc. (*Comptes rendus de l'Acad. des Sciences*, 1881, p. 284.) — Nouvelles expériences tendant à démontrer l'efficacité des injections intra-veineuses de virus rabique. (*Ibid.*, 1888, pp. 798 et 1189.)

(4) Roux et Nocard, Expériences sur la vaccination des Ruminants contre la Rage par injections intra-veineuses de virus rabique. (*Annales de l'Inst. Pasteur*, 1888, p. 341.)

(5) Remlinger et Mustapha Effendi, Vaccination des herbivores contre la Rage. (*Recueil de Médecine vétérinaire*, 15 mai 1904.)

L'inoculation, non plus intra-veineuse, mais *intra-artérielle*, n'a été l'objet que d'un petit nombre de recherches. Injecté dans l'artère carotide, le virus rabique pourrait provoquer la rage tandis que l'inoculation dans l'artère crurale aurait les mêmes effets que l'inoculation intra-jugulaire. Cette question très intéressante appelle de nouvelles études ; il en est de même pour l'inoculation de virus rabique dans les différentes veines des herbivores.

L'inoculation du virus rabique *dans la plèvre* est souvent suivie de l'éclosion de la maladie.

L'inoculation *dans le péritoine* donne des résultats différents. Remlinger (1) a montré que le liquide péritonéal exerçait vis-à-vis du virus fixe un pouvoir rabicide très énergique. Des émulsions épaisses de substance nerveuse, voire des cerveaux entiers, perdent rapidement dans le péritoine tout pouvoir pathogène. L'atténuation du virus déjà sensible au bout d'une heure est absolue au bout de douze. Malgré la rapidité de cette destruction, on arrive parfois à donner la rage du chien au lapin et au cobaye par voie péritonéale, à condition d'injecter une quantité très élevée de virus. Les résultats sont bien plus fréquemment positifs avec le virus des rues qu'avec le virus fixe.

Les *voies digestives* se prêtent très mal à la contamination. Il n'est pas impossible que celle-ci s'opère au niveau des premières voies lorsque le virus est donné à l'animal sous une forme susceptible de léser la muqueuse buccale ou pharyngée (présence d'aiguilles osseuses), ou lorsque ces muqueuses sont le siège d'ulcérations qui s'ensemencent au passage. On peut s'expliquer de la sorte les résultats positifs obtenus par Gohier (2) avec deux chiens (sur 3 en expérience) auxquels il avait fait manger de la viande de cheval et de brebis enragés ; par Galtier (3), qui faisait ingérer au lapin (3 résultats positifs sur 30) des émulsions de moëlles virulentes ou lui badigeonnait la muqueuse buccale avec la même matière (4 résultats positifs sur 30).

Le virus rabique s'atténue rapidement au contact du suc gastrique et la contamination par ingestion proprement dite, c'est-à-dire par voie stomacale ou intestinale, ne paraît pas susceptible de s'effectuer. La plupart des auteurs ont obtenu des résultats négatifs. Nocard (4), en particulier, fait ingérer à un renard le cerveau et la moëlle de six autres renards et de plusieurs chiens morts de rage furieuse. L'animal n'est nullement incommodé. Babes (5) réussit, en faisant ingérer à 2 chiens 60 cerveaux de

(1) Remlinger, Sur la disparition de la virulence du virus rabique dans le péritoine du lapin. (*Soc. de Biologie*, 23 décembre 1905.)
(2) Gohier, Mémoire et observations de Lyon, 1813.
(3) Galtier, Traité des maladies contagieuses, etc., t. II, art. *Rage*, Paris, 1892.
(4) Nocard, Non-absorption du virus rabique par les voies digestives. (*Comm. à l'Acad. des Sciences*, le 24 février 1900.)
(5) Babes-Talasescu, *loc. cit.*

lapins enragés, de les rendre réfractaires même contre l'épreuve sous-méningienne. Claudio Ferrari (1) a prétendu récemment qu'à l'inverse du renard, du chien, du lapin, du chat, usités par ses prédécesseurs, le rat et la souris pouvaient contracter la rage en ingérant de la substance nerveuse rabique ; 60 o/o des Muridés en expérience auraient contracté la maladie de cette façon. Le rat serait un peu plus réceptif que la souris : les animaux demeurés indemnes auraient acquis l'immunité contre l'injection sous-cutanée du virus des rues ou du virus fixe, et beaucoup des résultats négatifs obtenus dans les tentatives de transmission de la rage par ingestion s'expliqueraient par la rapidité avec laquelle les animaux s'immuniseraient par ce procédé. Remlinger (2), se servant peut-être d'un virus rabique moins bien adapté que celui de Ferrari à l'organisme des Muridés, n'est pas parvenu à reproduire ces expériences. Même soumis pendant longtemps à l'ingestion de substance rabique, les souris et les rats n'ont jamais contracté la maladie et ils n'ont présenté aucune diminution de réceptivité vis-à-vis de l'inoculation sous-cutanée ou intramusculaire de virus fixe. C'est ainsi, en particulier, que trois rats blancs ayant consommé, du 27 décembre 1906 au 31 janvier 1907, chacun douze cerveaux de lapin de passage et n'ayant jamais présenté le moindre symptôme morbide sont éprouvés le 12 février par inoculation de virus fixe dans les muscles de la cuisse. Deux d'entre eux succombent le treizième jour, le troisième rat au dix-septième, à une rage typique démontrée par les passages. Il semble donc que la possibilité de la contamination de la rage par les voies digestives doit être tenue pour douteuse, aussi bien chez les Muridés que chez les autres animaux.

L'absorption par les muqueuses saines est très controversée. Galtier (3) voit la rage évoluer 11 fois sur 15 chez le lapin après dépôt de matière virulente sur la pituitaire et 1 à 3 fois sur 10 après souillure de la conjonctive. Comte (4) obtient des résultats analogues. Remlinger (5) obtient des résultats positifs (7 fois sur 12) en laissant tomber du virus rabique dans les fosses nasales du lapin. Par contre ses résultats sont négatifs avec la conjonctive. Nicolas (6) instille sur le globe oculaire de 57 animaux

(1) Fermi, les Rats peuvent-ils contracter la Rage en ingérant des produits rabiques? (*Giornale della R. Societa Italiana d'Igiene*, 1906.)

(2) Remlinger, Vaccination antirabique par voie rectale. (*Société de Biologie*, 27 avril 1907).

(3) Galtier, Transmission de la Rage par les muqueuses. (*Recueil de Médecine vétérinaire*, 1890, p. 213.)

(4) Comte, Sur l'absorption du virus par les muqueuses. (*Revue vétérinaire*, 1893, p. 568.)

(5) Remlinger, Absorption du virus rabique par la muqueuse pituitaire. (*Soc. de Biologie*, 9 janvier 1904.)

(6) Nicolas, Absorption du virus rabique par la muqueuse oculaire (*Journal de médecine vétérinaire et de zootechnie*, novembre 1904.)

(cobayes et lapins) une émulsion de virus rabique. 12 contractent la rage.

Il en tire la conclusion que la conjonctive indemne de toute lésion absorbe le virus rabique et que la projection de matières virulentes dans les yeux n'est pas exempte de danger. Par contre, Galbiati (1), dans ses expériences portant sur les différentes muqueuses (vagin, anus, estomac, cônjonctive, pituitaire) et Garcia à Izcara (conjonctive, pituitaire) n'ont eu que des résultats négatifs.

Cette question, qui de prime abord semblerait très facile à résoudre, demeure donc en suspens. Il est difficile de se rendre compte si la pituitaire ou la conjonctive d'un animal en expérience sont rigoureusement saines et si elles ne renferment pas des lésions très minimes, suffisantes pour servir de porte d'entrée au virus.

Or, pour peu que les muqueuses soient légèrement excoriées avant le dépôt de la matière virulente, elles absorbent celle-ci avec la plus grande facilité, avec plus de facilité même que la peau, les terminaisons nerveuses étant au niveau des muqueuses plus abondantes et plus délicates. La pituitaire se montre dans ces conditions une voie d'absorption très favorable. Galli-Valerio et Vera Salomon (2) obtiennent à coup sûr l'infection en traumatisant légèrement cette muqueuse avec un tampon d'ouate fixé sur une tige métallique et imprégné d'une émulsion virulente. Au moyen d'un tube de caoutchouc adapté à une seringue de Roux, Remlinger (3) injecte dans le rectum d'une série de lapins une émulsion épaisse de virus rabique. L'anus est obturé pendant une heure au moyen d'une pince à forcipressure et les inoculations sont répétées chaque semaine. Pendant les premières semaines, la moitié environ des animaux succombent à la rage, puis la mortalité cesse. Les lapins qui ont résisté sont immunisés contre l'épreuve sévère de l'inoculation intra-oculaire, dès qu'ils ont reçu dans le rectum 6 à 7 cerveaux. Il ne s'ensuit nullement que le virus rabique soit inoculable à travers la muqueuse intestinale saine.

Celle-ci, en effet, est certainement lésée par le tube de caoutchouc introduit dans le rectum. L'application à l'anus d'une pince à forcipressure produit également des fissures que le virus souille fatalement.

Il n'est pas impossible que, dans les expériences positives d'inoculation du virus rabique à travers la conjonctive ou la pitui-

(1) Galbiati, les Muqueuses saines absorbent-elles le virus rabique? (*Centr. f. Bakt.*. I Abt., Originale, 10 mars 1906.)

(2) Garcia e Izcara, L'absorption du virus rabique par les muqueuses intactes. (*Boletin del Instituto de Seroterapie*. 31 décembre 1905.)

(3) Galli-Valerio et Vera Salomon, *in* Vera Salomon, Expérimentalle Untersüchüngen über Rabics. Thèse de Lausanne, 1900.

taire, des corps étrangers, des débris alimentaires, par exemple, aient créé des voies d'entrée analogues.

On peut également arriver à déterminer la rage en inoculant le virus *dans les organes splanchniques* : le poumon, le foie, le testicule, les reins, les ganglions lymphatiques et même la trachée artère (Remlinger) (1). Les insuccès sont fréquents. Le petit nombre des résultats positifs est certainement en rapport avec la faible quantité de tissu nerveux que contiennent ces divers organes. La rage observée dans ces conditions ne se distingue par aucun caractère de celle qui se manifeste à la suite de l'inoculation sous-dure-mérienne ou intra-musculaire. On ne peut donc pas décrire une « rage splanchnique » comparable au « tétanos splanchnique » de Binot.

Celli (2) aurait vu dans un cas la rage se développer à la suite d'une inoculation de virus *dans la glande sous-maxillaire* d'un chien. Bertarelli (3), qui s'est appliqué à répéter cette expérience, en se mettant soigneusement à l'abri de toute les causes d'erreur, n'a eu que des insuccès.

Ce résultat négatif a une certaine importance théorique en raison des hypothèses qu'il suggère : élimination rapide du virus, propriétés antirabiques de la salive ou des éléments cellulaires des glandes salivaires, existence d'un cycle spécial du parasite de la rage dans ces mêmes glandes (4), etc.

2. — DIAGNOSTIC EXPÉRIMENTAL DE LA RAGE

Il est facile de faire l'application des notions qui précèdent au diagnostic expérimental de la rage. Veut-on savoir si un animal donné a succombé à cette maladie? Le cerveau et les premières portions de la moelle sont mis à découvert le plus aseptiquement possible ; avec des instruments flambés on prélève — de préférence au centre de l'organe — un fragment de bulbe d'un demi-centimètre cube de volume environ et on le dépose dans un verre stérile. La substance nerveuse est broyée au moyen d'une baguette de verre flambée et, tout en continuant la trituration, on ajoute goutte à goutte une petite quantité d'eau stérilisée. Lorsqu'on a obtenu une émulsion bien homogène, on l'aspire dans une seringue stérile et on se dispose à pratiquer l'inocula-

(1) Remlinger, Vaccination antirabique par voie rectale. (*Sté de Biologie*, 27 avril 1907.)

(2) Remlinger, Propagation de virus rabique et du vaccin antirabique. (*Sté de Biologie*, 24 mars 1906.)

(3) Celli, Congrès pathologique, 1903, cité par Bertarelli.

(4) Bertarelli, Uberdie Woege auf denen das Wutvirus zu den Speicheldrüsen des Hundes gelang. (*Centrabl. f. Bakteriologie*, I Abt., Originale, 17 octobre 1906.)

tion. Celle-ci se pratiquera sous la dure-mère ou dans le cerveau du lapin lorsqu'on est sûr de la pureté du virus, dans la chambre antérieure du même animal si cette pureté est douteuse; dans les muscles de la nuque du cobaye si la souillure est notoire. Il est prudent, du reste, d'inoculer toujours quelques cobayes dans la nuque en même temps qu'on injecte des lapins sous la dure-mère ou dans l'œil. A l'Institut des maladies infectieuses de Berlin, on inocule en plus d'un lapin deux rats tachetés qui donnent également des résultats sûrs. Quel que soit le mode d'inoculation usité, il faut toujours employer plusieurs animaux. Il va de soi que la quantité d'émulsion virulente n'étant pas limitée pour les muscles de cobaye comme elle l'est pour la dure-mère ou la chambre antérieure, il y a intérêt à injecter dans ce cas de fortes doses de virus.

Fermi a fait remarquer qu'étant donnée la grande réceptivité des Muridés à l'inoculation sous-cutanée de virus rabique, ces animaux pourraient être utilisés au même titre que le cobaye, pour le diagnostic expérimental de la rage. Il est certain que les laboratoires réaliseraient de ce fait une économie nullement négligeable. Malheureusement, et ainsi qu'il résulte des travaux de Fermi lui-même, les rats et les souris présentent une sensibilité du virus rabique très variable selon la provenance de celui-ci et ce fait doit rendre très circonspect au sujet du parti qu'on pourrait être tenté de tirer de ces animaux dans un but de diagnostic expérimental.

Les animaux inoculés doivent être marqués avec grand soin, car il arrive qu'ils demeurent au laboratoire pendant un temps fort long; on doit les examiner chaque jour avec une grande attention. On évitera de prendre pour de la rage une maladie intercurrente fortuite ou plus fréquemment des accidents infectieux causés par la souillure du produit injecté.

La chronologie des accidents fournira un premier élément d'appréciation. Les phénomènes d'infection générale ou méningée suivent d'ordinaire d'assez près l'inoculation. Au contraire, la date d'apparition des premières manifestations rabiques varie nécessairement avec la nature du produit inoculé (virus des rues, virus fixe; salive, substance nerveuse, autres produits), avec sa virulence (virus atténué, virus renforcé... etc.), avec le mode d'inoculation, mais elle n'est jamais inférieure à 7 ou 8 jours. L'affirmation de J. Koch que les lapins peuvent succomber même deux ou trois jours après l'inoculation de la rage est dénuée de fondement. Même si l'on ne trouve pas dans ces cas de mort précoce une infection de la plaie ou un traumatisme, on n'est pas en droit de supposer la rage sans en avoir la preuve histologique et expérimentale.

La durée maxima de l'incubation rabique est plus difficile à préciser. En général, la période d'incubation est de deux à huit jours, plus longue avec l'inoculation intra-oculaire qu'avec l'inoculation intra-cérébrale. Elle est bien plus prolongée en cas d'injection intra-musculaire, et peut alors atteindre plusieurs mois.

La symptomatologie lèvera les doutes dans un grand nombre de cas. Toutefois la symptomatologie de la rage expérimentale est moins caractéristique qu'il ne le semble de prime abord. Les phénomènes d'excitation et de fureur ont, lorsqu'ils viennent à être observés, une importance supérieure à celle des phénomènes paralytiques susceptibles d'être notés au cours d'affections autres que la rage. Beck (1) a signalé une cause d'erreur particulièrement intéressante. L'inoculation au lapin de substance cérébrale ou médullaire provenant de chien ayant succombé à la forme nerveuse de la maladie du jeune âge tue le lapin après quatorze à quinze jours, parfois après huit à dix jours, avec de la paralysie des membres, de la vessie et du rectum, qui peut parfaitement simuler la rage. Cette paralysie se produit à la fois après l'inoculation intra-cérébrale et intra-musculaire, mais alors que la rage est transmissible en séries, l'inoculation d'un deuxième lapin avec le cerveau d'un premier ne parvient jamais à reproduire la maladie.

Brissaud, Sicard et Tanon (2) ont attiré l'attention sur des faits très analogues. Soupçonnant la nature rabique d'un cas de maladie de Landry, ils prélèvent à l'autopsie un fragment de bulbe qu'ils inoculent à une série de lapins. Ceux-ci présentent, dans les délais classiques, des phénomènes paralytiques, qui sont pris pour de la rage. Ce furent les passages en série, qui montrèrent qu'il s'agissait d'une autre infection.

En dehors de ces causes d'erreur, la plus fréquente est la paralysie du train postérieur, à la suite d'une maladie naturelle du lapin. En effet, les lapins gardés pendant des mois au laboratoire présentent assez souvent, surtout à la suite de différents traumatismes, une paralysie transitoire ou une paralysie mortelle avec cachexie ressemblant parfaitement à la rage. Dans ces cas, ce n'est que le passage du bulbe sur d'autres animaux, ainsi que la preuve histologique qui nous donneront la certitude (3).

S'il s'agit de virus fixe, on trouvera des corpuscules de Negri dans la rétine; ce fait nous autorise à diagnostiquer la rage dans les cas douteux (4).

L'examen de la température, du poids, de l'urine de l'animal

(1) Beck, Tollwut und Hundestaupe. (*Arch. f. Thierheilkunde*, 1902, p. 506.)

(2) Brissaud, Sicard et Tanon, Syndrôme de Landry. Valeur pronostique de la polynucléose rachidienne. (XVIe congrès des médecins aliénistes et neurologistes de France, Lille, août 1906.)

(3) Babes, Abortive Wut. (*Ztschrft f. Hyg. u. Infectionsktn*, 1910.)

(4) Cornwall et Kesava Pai, Diagnosis of rabies in inocul. animals. (*Journ. of trop. vet.* V. I, 1910, p. 148.)

éprouvé, quoique utile, ne nous donne pas une certitude absolue.

Quelle que soit l'époque à laquelle se produise le décès des animaux inoculés avec du virus rabique et quels que soient les symptômes ayant précédé la mort, l'autopsie ne doit jamais être négligée.

L'absence de lésions et l'absence de cultures microbiennes fournies par le sang et les organes constituent, en faveur de la rage, une simple présomption. D'autre part l'existence de lésions, même fort accusées, ne prouve pas que l'animal n'a pas en réalité succombé à la rage ou qu'il ne se trouvait pas en incubation de la maladie. Remlinger (1) a démontré en effet que les centres nerveux des animaux inoculés avec du virus rabique peuvent être virulents à une époque beaucoup plus rapprochée de l'inoculation qu'il n'était admis. Tous les doutes seront en fin de compte levés par la méthode des passages qui, eux aussi, selon le degré d'infection du système nerveux central, pourront être pratiqués dans le cerveau ou sous la dure-mère, dans la chambre antérieure de l'œil ou dans les muscles. Il faut s'adresser au cobaye surtout s'il s'agit d'un virus atténué, car chez le lapin l'incubation peut traîner en longueur et l'animal meurt souvent de maladies intercurrentes, tandis que chez le cobaye la rage se déclare plus rapidement et le virus se fortifiera rapidement en passant par le cobaye. Ce que nous venons de dire des causes d'erreur signalées par Beck et par Brissard montre aussi que, dans certains cas, ce n'est plus à un seul, mais à une série de passages qu'il faudra avoir recours. Les passages en série constituent en définitive le seul moyen certain d'établir le diagnostic de rage chez un animal donné; en présence du moindre doute, c'est à lui qu'il convient de s'adresser.

Il ne faut pas négliger non plus l'examen histologique du cerveau et de la moelle de l'animal; la constatation des lésions rabiques et des corpuscules de Negri assureront dans beaucoup de cas le diagnostic.

3. — LA POLYOMYÉLITE ANTÉRIEURE AIGUË EXPÉRIMENTALE

En 1895 (2), j'avais insisté sur l'analogie que présentent, avec la polyomyélite aiguë, certains cas de rage paralytique. Surtout au point de vue anatomique, la rage se présente ordinairement

(1) Remlinger, A quel moment le bulbe des lapins rabiques de passage devient-il virulent? (*Sté de Biologie*, 13 mai 1905.) — A quel moment le cerveau des hommes et des animaux mordus par un chien enragé devient-il virulent? (*Sté de Biologie*, 10 juin 1905.)

(2) Babes, Myélites infectieuses. (*Ann. de l'Inst. bactériol. de Bucarest.* 1905)., Congrès français de médecine, Bordeaux, 1905.)

comme une polyomyélite très aiguë ou une lésion analogue du bulbe. Les cas de polyomyélite aiguë épidémique mortels, surtout chez l'enfant, semblent être, depuis cette observation, plus fréquents. La maladie se développe souvent à la suite d'autres maladies infectieuses (scarlatine, coqueluche, rougeole). Dans les cas aigus épidémiques, on ne trouve souvent pas de maladies infectieuses antérieures. Dans ces cas, on observe souvent des symptômes bulbaires. La maladie commence par une élévation brusque de température en même temps avec une paralysie flasque d'un ou de plusieurs membres (souvent de l'extrémité inférieure gauche). Dans d'autres cas,on observe tout d'abord une grande agitation, une respiration difficile,l'aphonie (par paralysie du larynx), paralysie de la déglutition ainsi qu'une paralysie de certains muscles du cou. Ensuite se développent, dans les cas mortels, des paralysies des muscles respiratoires et des bronchites ou pneumonies par paralysie du larynx.

La maladie s'améliore ordinairement, mais les membres paralysés ou seulement certains muscles s'atrophient et dégénèrent sous l'influence de la réaction de dégénérescence.

Les lésions spinales et bulbaires des cas aigus ressemblent beaucoup à celles qu'on trouve dans la rage.

Les vaisseaux des cornes antérieures et du bulbe sont dilatés et entourés de leucocytes. Les cellules nerveuses, surtout celles des cornes antérieures, sont en voie de dégénérescence ou d'atrophie et sont entourées de zones de cellules embryonnaires (leucocytes et cellules d'origine névroglique).

Landsteiner et Popper (1), en inoculant à deux singes (Cynocephale Hamadrias et Macacus Rhesus) dans le péritoine une émulsion de la moelle des enfants morts de la polyomyélite aiguë, ont produit après une incubation de 6-8 jours une maladie identique. Knöpfelmacher (2), en répétant ces expériences, est arrivé aux mêmes résultats.

Krause et Mainecke (3), en injectant le virus sous la peau et en l'introduisant par voie digestive, n'ont pas déterminé de maladie chez le singe, tandis que Leiner et V. Wiesner ont montré que l'injection par la voie péritonéale donne des résultats incertains, mais que la méthode la plus sûre est celle de la voie intracrânienne. Par cette voie ces auteurs ont passé le virus par 6 générations de singes. Les singes tombent malades sans fièvre avec des paraly-

(1) LANDSTEINER et POPPER, Ubertragung der Poliomyilitis acuta auf Affen. (*Zeitschs. f. Immunitäts forschung u. exp. Ther.*, 1909, Bd 2. H.4.)
(2) KNÖPFELMACHER, Experimentelle Ubertagung der Poliomyelitis acuta aut.auf Affen, (*Med. Klin.* 1909, n° 44.)
(3) KRAUSE et MAINIKE, Aetiol. d. ak. epid. Kinderlähmung. (*D. med. Woch.*, 1909, n° 42.)

sies des membres et parfois avec une paralysie faciale; ils succombent souvent en peu de jours, après avoir présenté de l'hypothermie.

Ces auteurs n'ont pas pu reproduire la maladie par l'injection de liquide céphalo-rachidien de rate ou de sang.

D'autres animaux, notamment le chien, la poule et le lapin sont réfractaires.

Landsteiner et *Levaditi* (1) ont repris ces études en constatant que la maladie peut être transmise également par voie oculaire, déterminant une lésion plus prononcée des membres antérieurs. Le virus se propage par la voie nerveuse (infection des nerfs). Les glandes salivaires sont virulentes. Le virus est filtrable par la bougie Berkefeld 12ª ; le virus filtré agit plus lentement (1).

Il résulte de ces recherches que cette maladie est infectieuse, qu'elle présente une grande analogie avec la rage ; elle s'en distingue nettement par les caractères suivants. Chez l'homme, elle possède une durée beaucoup plus longue que la rage, elle produit la dégénérescence de certains muscles et une réaction de dégénérescence ; elle guérit dans la grande majorité des cas. Chez l'homme, elle ne présente que rarement des phénomènes bulbaires (2). Elle n'est transmissible ni au chien ni au lapin. Chez le singe elle ne présente pas d'atténuation de virulence (3). On ne réussit pas à vacciner ou à immuniser par les mêmes procédés que dans la rage (Landsteiner et Levaditi). La dessiccation de la moelle ne produit pas d'atténuation successive comme dans la rage.

Il sera donc toujours facile de distinguer par leurs symptômes, de même que par l'expérimentation, les deux maladies qui présentent toutefois assez d'analogies pour pouvoir affirmer leur étroite parenté.

(1) Landsteiner et Levaditi, la Paralysie infantile expérimentale. (*Comptes rend. de la Société de Biologie*, 1909, 18 déc., t. LXVII, p. 787.)

CHAPITRE XX

SYMPTOMATOLOGIE DE LA RAGE EXPÉRIMENTALE*

1. *Rage du lapin.* Description générale de la maladie chez les lapins de passages. Etude spéciale des phénomènes thermiques, respiratoires, urinaires, sanguins. Anomalies dans la marche de la paralysie. Possibilité de phénomènes d'excitation. Mort subite. La rage chez les petits lapins. Durée plus longue de la maladie l'été que l'hiver. Modification dans la marche de la maladie suivant le virus employé, le mode d'inoculation. Allongement de la durée de l'incubation. Allongement de la période morbide. — 2. *Fièvre prémonitoire.* Rage à évolution intermittente. Possibilité de guérison. — 3. *Rage du cobaye.* — 4. *Rage du chien.* Forme furieuse ; forme paralytique. Possibilité de guérison de la rage expérimentale chez le chien. — 5. *Rage du chat.* — 6. *Rage de la souris et du rat.* Conjonctivite rabique. Exaltation du virus. Réceptivité variable des différentes espèces de Muridés. — 7. *Rage du hérisson. Rage de la marmotte.* — 8. *Rage des oiseaux.* — 9. *La rage chez les animaux à sang-froid.* La grenouille peut-elle contracter la maladie? — 10. *Animaux réfractaires à la rage.* Existe-t-il, dans les espèces réceptives à la rage, des individus naturellement réfractaires? Chiens réfractaires. Lapins réfractaires. Quelques moyens de triompher de la résistance des animaux au virus rabique.

1. — RAGE DU LAPIN

Nous avons étudié dans un précédent chapitre les symptômes de la rage clinique, tels qu'on les observe en médecine vétérinaire chez les animaux mordeurs. Cette étude a besoin d'être complétée par celle des symptômes de la rage expérimentale, tels qu'ils se présentent dans les laboratoires à la suite de l'inoculation soit du virus des rues, soit du virus fixe. Parmi les animaux que nous allons passer en revue, les uns — tels le chien et le chat — appartiennent à la fois aux animaux mordeurs et aux animaux de laboratoire. D'autres gagnent la rage exclusivement (lapins, cobayes) ou à peu près exclusivement (rats, souris) à la suite d'expériences de laboratoire. Enfin, il est intéressant d'étudier les manifestations de la rage chez des animaux d'exception (oiseaux, hérisson, marmotte, etc.) et de voir comment se comporte le virus rabique chez les espèces réfractaires (tortues, poissons, reptiles). Nous prendrons comme type de description de la rage expérimentale celle qui s'observe journellement dans les

Instituts à la suite de l'inoculation du virus sous la dure-mère du lapin. Nous verrons ensuite les particularités que la maladie présente chez cet animal suivant son poids, la nature du virus employé, le mode d'inoculation, etc. Nous étudierons enfin la rage expérimentale chez les autres animaux.

Si, avec du virus fixe de Paris, on inocule une série de lapins de 2 kilogrammes ou plus sous la dure-mère, qu'on sacrifie chaque jour un de ces animaux et qu'avec son bulbe on fasse un passage sous la dure-mère d'un autre lapin, on constate qu'à partir du troisième jour le bulbe est virulent (Remlinger). Le lapin ne présente, cependant, au 3e jour, pas plus du reste, qu'au quatrième et au cinquième, aucun symptôme morbide. C'est le sixième ou le septième qu'apparaissent les premières manifestations de la maladie sous forme d'élévation de température d'une diminution du poids de l'animal, de modification du caractère et de symptômes cérébelleux. En même temps que le thermomètre s'élève à 39,9 ou à 40, on remarque que le lapin, jusque-là vif et alerte, se tient comme s'il était pensif dans un coin de sa cage. Il a l'air de méditer et, alors que dans un grand nombre de maladies infectieuses, les animaux mangent pour ainsi dire jusqu'à la dernière minute, il refuse absolument toute nourriture.

Il n'est pas rare, à ce moment, de voir le lapin présenter du mâchonnement et du grincement des dents. Souvent aussi sa tête présente de petits mouvements d'oscillation. L'état général n'est pas encore altéré. Si on cherche à prendre le lapin à la main, le plus souvent il se laisse faire facilement. D'autres fois, dès qu'on l'a remis en place, il se met à tourner en cercle autour de sa cage ou sur lui-même. Au cours de ces évolutions, il arrive qu'il enroule autour de sa patte de derrière toute la litière de sa cage et ne peut en être délivré qu'à grand'peine. Ce petit signe, lorsqu'il se produit, serait tout à fait caractéristique de la rage (Nitsch) (1). La paralysie est alors bien prêt d'apparaître.

Dans l'immense majorité des cas, elle débute par le train postérieur. Pour se convaincre de son existence, il faut heurter l'animal subitement assez fort et par derrière de droite ou de gauche. Un lapin bien portant possède une sûreté et une agilité étonnantes des extrémités postérieures et il est impossible de le renverser.

Le lapin rabique heurté par derrière chancelle au contraire plus ou moins, parfois il se renverse sur le côté, et tâche de reprendre l'équilibre en agitant violemment les pattes postérieures; il se relève enfin avec plus ou moins de peine, et ceci se répète chaque fois qu'on heurte l'animal. La paralysie des membres postérieurs ne tarde pas à s'accentuer et à gagner les antérieurs.

L'animal, dès lors, se met à maigrir considérablement. Il

(1) NITSCH, Expériences sur la Rage du Laboratoire, 1re partie, p. 344.

meurt en accomplissant des mouvements de reptation; vingt-quatre à trente-six heures après le début de la paralysie, cette progression elle-même devient impossible. Le lapin reste étendu sur le flanc et présente parfois quelques contractions brusques, convulsives, des membres et du tronc. Le thorax est encore secoué rythmiquement par des mouvements respiratoires très étendus, ceux-ci s'atténuent de plus en plus et la mort se produit lentement par asphyxie ou par syncope, du 9e au 11e jour après la trépanation.

Il est fréquent qu'alors l'animal ait perdu jusqu'à la moitié de son poids. La plupart des symptômes dont il vient d'être question méritent d'être étudiés en détail.

Température. — La température normale du lapin est, comme on le sait, de 38°,8 à 39°,5.. Le sixième jour après la trépanation — quelquefois dès le cinquième — elle s'élève subitement d'un degré et se maintient à ce niveau jusqu'au moment où l'animal s'étend sur le côté; à partir de ce moment, elle baisse progressivement et descend jusqu'à 37°, 36° et parfois même bien au-dessous. Nous rappelons ici que la fièvre prémonitoire de la Rage caractérise essentiellement le virus des rues et ne s'observe pas par conséquent chez les lapins de passage des Instituts antirabiques (Babès).

Respiration. — Les troubles de la respiration chez les lapins trépanés ont été étudiés très minutieusement par M. Ferré (1). Immédiatement avant la phase paralytique, il se produit une accélération de la respiration. Au moment où la paralysie s'établit, elle fait place à un ralentissement. Celui-ci s'exagère de plus en plus; quelques heures avant le moment où la mort va se produire, il est si marqué que les secousses respiratoires sont souvent à peine perceptibles. Pour Ferré, il n'y aurait aucune relation de cause à effet entre les phénomènes thermiques et les phénomènes respiratoires, le maximum de la température se produisant du sixième au septième jour, le maximum d'accélération respiratoire du quatrième au cinquième, et, dans beaucoup de cas, le ralentissement respiratoire final a déjà commencé à se produire quand le maximum de la température est déjà atteint. D'après Remlinger l'accélération respiratoire se produit à une période plus tardive que ne l'a observé Ferré et il y aurait une corrélation fort étroite entre les phénomènes thermiques et les phénomènes respiratoires, comme aussi entre les phénomènes thermiques et les phénomènes circulatoires. Le pouls en effet présente également deux phases très nettes, l'une d'accélération où il peut s'élever jusqu'à 200 pulsations et une autre de ralentis-

(1) Ferré, Contribution à l'étude séméiologique et pathogénique de la Rage. (*Annales de l'Institut Pasteur*, 1888 p. 187, et 1889, p. 604.)

sement. Accélération et ralentissement nous ont toujours paru dans un rapport rigoureux avec l'augmentation et l'abaissement de la température.

Symptômes urinaires. — La polyurie est à peu près constante et apparaît peu de temps après la fièvre (Löte) (1). Les animaux, qui jusque-là n'urinaient qu'assez rarement, urinent plusieurs fois par jour jusqu'à la mort et la quantité d'urine excrétée équivaut souvent à la perte de poids du corps. En même temps que la polyurie, apparaît l'albuminurie (Kraiouchkine) (2), puis un peu plus tard la glycosurie (Nocard (3), Colasauti (4), Kraïouchkine (5), Porcher (6)...Rabieaux et Nicolas (7), etc.).Le dosage peut donner jusqu'à 16 et 20 grammes par litre. MM. Arloing et Pélissier (8) ont montré que cette glycosurie était constante quoique d'apparition tardive. Il ne s'agit pas d'un diabète rénal, car le sucre est très abondant dans le sang. Il n'y a pas non plus de superproduction de glucose dans le foie, car il y a plutôt hypoglycogénie. La glycosurie paraît être le résultat d'une économie dans la consommation du sucre chez le lapin enragé ou plutôt la conséquence de l'envahissement du bulbe par le microbe et les lésions rabiques.

Amaigrissement. — Celui-ci, quelquefois peu accusé, atteint d'autres fois 25 à 40 o/o. Löte a noté qu'il débutait avec la polyurie et qu'il était en rapports étroits avec elle, la perte de poids du corps étant sensiblement équivalente d'ordinaire à la quantité d'urine excrétée.

Phénomènes sanguins. — Ils ont été signalés dans mon travail des Archives de Virchow en 1887 et dans mes communications ultérieures. Ils ont été étudiés plus tard par Courmont et Lesieur (9), puis par Nicolas (10), ces auteurs n'avaient pas connaissance de mes travaux antérieurs. L'hyperleucocytose totale est inconstante, souvent même on voit de l'hypoleucocytose. Par

(1) Löte, Temperatur und Gewichtsverhältnisse des Kaninchens nach Wutimpfungen. (*Centr. f. Bakt*, Bd II, 1887, p. 292.)

(2) Kraiouchkine, Sur les effets des injections sous-cutanées du virus fixe de la Rage, Saint-Pétersbourg, 1897.

(3) Nocard, *in* Nocard et Leclainche,

(4) Colasauti, Uber die Glyco-albuminurie bei der Lyssa. (*Moleschott's Untersuchungen zur Naturlehre*, 1894, t. XV, p. 285.)

(5) Kraiouchkine. Sur l'effet des injections sous-cutanées de virus fixe de la Rage, Saint-Pétersbourg, 1897.

(6) Rabicaux et Nicolas, la Glycosurie dans la Rage. (*Journal de Physiologie et de Path. gén.* 15 janv. 1902.)

(7) Porcher, Recherches sur l'urologie de la Rage. (*Journal de médecine vét. et de zootechnie*, décembre 1906, et *Bulletin de la Société centrale de médecine vétérinaire*, 1898.)

(8) Arloing et Pélissier. *Société des Sciences vétérinaires de Lyon*, 7 juillet 1901.)

(9) Courmont et Lesieur, la Polynucléose de la Rage clinique ou expérimentale. (*Comptes rendus de la Société de Biologie*, 1901, p. 188.)

(10) Nicolas et Bancel, Leucocytose au cours de la vaccination antirabique chez l'homme et les animaux. (*Sté de Biologie*, 17 juin 1905, et *Journal de Physiologie*, 15 nov. 1905.)

contre la polynucléose est intense et constante. Même avec de l'hypoleucocytose, les polynucléaires sont toujours très augmentés de nombre par rapport aux autres leucocytes. La moyenne est de 82 o/o presque double de la normale. La marche de cette polynucléose est la suivante. On peut en observer quelque poussées passagères pendant les premiers jours de l'inoculation. En tout cas, vers le quatrième ou le cinquième jours, le taux des polynucléaires peut rester ou revenir à la normale. C'est au septième jour, au début des phénomènes paralytiques, que la polynucléose commence réellement à s'accentuer et marcher de pair avec les symptômes paralytiques. Notons encore que chez les lapins trépanés avec du virus fixe, l'examen cytologique du liquide céphalo-rachidien donne constamment des résultats négatifs.

Variantes. — Telle est la marche la plus habituelle de la rage chez les lapins trépanés et infectés par le virus de passage. Sa symptomatologie est toutefois susceptible de présenter certaines variantes qu'il est important de connaître.

La paralysie, au lieu de débuter par les membres postérieurs et de s'étendre ensuite aux membres antérieurs, peut frapper simultanément les quatre membres ou débuter au contraire par les pattes de devant, ce qui arrive surtout après l'inoculation du virus dans le bulbe oculaire (Babès), et gagner ensuite les pattes de derrière. Beaucoup plus rarement, on observe de l'hémiplégie suivie d'une généralisation rapide.

La maladie, au lieu de débuter par de la somnolence, de la tristesse, de l'immobilité dans un coin de la cage, peut débuter par une *phase furieuse* précédant la phase paralytique. Le plus souvent, l'animal est inquiet ; ses oreilles sont aux aguets, son regard a une vivacité particulière et si on veut le prendre à la main il s'élance et mord ; après quoi la paralysie se déclare et la maladie rentre dans le cadre classique. Plus rarement, les phénomènes furieux sont plus caractérisés ; l'animal fait des bonds désordonnés; il se jette sur les parois de sa cage et peut se fracturer les os. Lorsque la paralysie se manifeste, elle est entrecoupée de périodes d'excitation où le lapin cherche à se relever, à mordre; il pousse des cris perçants. Cette forme est d'autant plus exceptionnelle que le virus fixe employé provient d'un passage plus avancé et que la technique de la trépanation est plus perfectionnée.

La mort, au lieu d'être le résultat d'une asphyxie lente et progressive, peut se produire subitement — vraisemblablement par syncope — quelques heures après le début des phénomènes paralytiques. Cette terminaison anormale paraît plus fréquente lorsque des symptômes furieux se sont trouvés associés aux phénomènes paralytiques.

L'âge et le poids du lapin inoculé, la température extérieure exercent sur la marche et la symptomatologie de la maladie une action très appréciable. Les jeunes lapins sont plus sensibles à la rage que les vieux (Pasteur, Högyes (1), Babès (2), Nitsch (3); la fièvre apparaît chez eux déjà dès le quatrième jour, la paralysie commence le quatrième ou le cinquième jour et les amimaux succombent le septième ou huitième jour après la trépanation; mais souvent chez eux la maladie est moins typique et les différentes phases qu'on décrit dans la rage de l'animal adulte chevauchent les unes sur les autres. La maladie est toujours plus courte que chez les lapins âgés; elle peut ne durer que quelques heures. La mort subite est plus fréquente et peut se produire presque sans symptômes. On note souvent un allongement de la période d'incubation; mais, malgré cela, les petits lapins meurent toujours plus tôt que les gros.

Chez les lapins trépanés, l'incubation de la rage est sensiblement la même en hiver qu'en été, mais la maladie déclarée est susceptible de durer un et même deux jours de plus dans la saison chaude que dans la saison froide. C'est ainsi qu'il n'est pas rare, en juillet et en août, de voir un virus qui d'ordinaire tue le lapin le quatrième ou le dizième jour n'amener la mort que le onzième ou le douzième jour. Quoique ce fait ne présente d'inconvénient d'aucune sorte, on s'efforcera de maintenir dans la pièce où sont conservés les animaux de passages, une température à peu près constante.

La description qui précède concerne la rage telle qu'elle s'observe dans les Instituts antirabiques chez les lapins de passages; suivant la nature du virus employé et le mode d'inoculation, la maladie est susceptible de présenter dans sa marche et sa symptomatologie des modifications que nous mentionnerons rapidement (4).

a) *Nature du virus employé.* — Chez les lapins inoculés avec du virus des rues, les phénomènes furieux notés à titre tout à fait exceptionnel chez les animaux inoculés avec du virus fixe s'observent assez fréquemment. Un mélange en proportions très variables de phénomènes furieux et paralytiques est pour ainsi dire la règle. Il existe du reste entre les divers virus les différences les plus grandes. Les animaux inoculés avec des virus des rues présentent presque constamment des accès fébriles prémonitoires de l'apparition de la maladie, se produisant d'une manière périodique avec des intervalles de quatre à huit jours. Enfin, toutes choses égales d'ailleurs, la période d'incubation est susceptible

(1) Högyes, *Orvosi Hetilop*, 1886, n° 47.
(2) Babes, Untersuchungen über Hundswut. (*Centr. f. die med. Wissensch.*, 1887.)
(3) Nitsch, Expériences sur la Rage de laboratoire, 1re partie, pp. 327-332.
(4) Babes, Sur une élévation de la température dans la période d'incubation de la Rage. (*Annales de l'Institut Pasteur*, 1888, p. 374.)

de varier dans des limites très étendues. Il existe dans la nature des virus rabiques « renforcés » qui, inoculés au lapin par voie sous-dure-mérienne, amènent d'emblée sa mort après un délai identique à celui qui eût été obtenu avec une égale quantité de virus fixe. On rencontre des virus naturellement « atténués » qui, bien qu'injectés dans le cerveau, ne tuent le lapin qu'après plusieurs semaines. Et entre ces deux extrêmes se placent tous les intermédiaires. Il nous faut du reste noter que les virus fixes des divers Instituts antirabiques présentent eux aussi, au point de vue de la longueur de l'incubation, des différences assez sensibles. Si, dans la majorité des Instituts, les lapins de passages sont « pris » le sixième ou le septième jour et meurent du neuvième au onzième, dans d'autres (Italie, Roumanie... etc., chez les lapins de 1.000 à 1.500 grammes, employés pour le passage du virus fixe), la maladie débute le quatrième ou le cinquième jour et la mort survient le sixième ou le septième ; ailleurs les animaux sont pris le huitième, parfois le neuvième jour et la mort qui le plus souvent se produit le onzième peut se faire attendre jusqu'au treizième. Tous ces virus sont cependant également des virus fixes et ils jouissent de propriétés thérapeutiques identiques. Le virus fixe de Sassari (Fermi) mérite une mention particulière, surtout en ce qui concerne son action sur les Muridés. C'est un virus produisant la rage non seulement très régulièrement le quatrième jour chez le lapin, mais aussi chez la souris et le rat, et notamment chez ces derniers animaux après inoculation sous-cutanée.

Notre virus de Bucarest jouit à peu près des mêmes propriétés. Il a gagné cette haute virulence, de même qu'un haut degré de toxicité, à la suite de fréquents passages par le cobaye.

b) *Mode d'inoculation.* — Les modifications observées peuvent porter sur la durée de l'incubation, celle de la maladie déclarée et la symptomatologie. On peut observer tous les intermédiaires entre l'incubation de cinq à six jours, qui est celle d'un virus renforcé inoculé par voie sous-dure-mérienne, et les longues incubations d'une année et davantage, qui se voient à la suite du dépôt sur des scarifications cutanées, par exemple, d'une petite quantité d'un virus atténué. Dans ce dernier cas, la maladie déclarée, au lieu de durer 24 ou 48 heures, peut se prolonger pendant cinq, six, sept jours et même bien au delà : douze, vingt-quatre, quarante jours dans certaines observations (?). Elle peut présenter des alternatives d'amélioration et d'aggravation, montrer des rémissions complète de durée plus ou moins longue, et même guérir définitivement.

2. — LA FIÈVRE PRÉMONITOIRE ET LA RAGE INTERMITTENTE

Pasteur, Chamberland et Roux (1), les premiers, ont observé de ces intermittences dans l'évolution de la rage; dans un cas, les symptômes paralytiques qui s'étaient manifestés 13 jours après la trépanation disparurent complètement et ils ne se manifestèrent à nouveau que 43 jours plus tard. L'animal mourut rabique le 46e jour.

Dans une note publiée dans le « Journal des connaissances médicales » du 26 mai 1887, j'ai signalé, chez le lapin inoculé avec le virus de la rage des rues, une élévation assez fréquente de température qu'il ne faut confondre ni avec la fièvre qui suit souvent la trépanation, ni avec celle qui précède immédiatement les symptômes nerveux terminaux. Cette fièvre se montre ordinairement de quatre à dix jours après l'inoculation intracrânienne du virus de rage des rues ou d'un virus fixe modifié. Elle fait monter la température à 39°,9 ou à 40°, mais ne dure que un à deux jours, après quoi la température redevient normale. Ordinairement, cette fièvre recommence plusieurs fois.

M. Högyes croit ne pas devoir lui attribuer d'importance. M. Högyes prétend que les lapins en bonne santé montrent aussi parfois une pareille élévation de température. Je ne saurais accepter cette objection, car, sur 745 lapins, sains en apparence, je n'ai vu que deux cas, dans lesquels l'animal eut, au bout de quelques jours, une maladie intercurrente avec fièvre.

Dans 25 cas d'inoculation avec des moelles de différents chiens morts de la rage des rues, j'ai constaté 23 fois la présence de cette fièvre. Elle a commencé dans neuf cas, quatre jours et demi, et dans cinq cas cinq jours et demi après l'inoculation. Dans les autres cas, elle a commencé de six à dix jours après l'infection.

Dans 20 cas elle a été intermittente et a produit deux ou trois accès, d'une durée de 12 heures à deux jours, avec des intervalles également courts de un à deux jours.

Dans la plupart des cas, tous ces symptômes prémonitoires avaient pris fin dix à douze jours après l'infection, et la température redevenait normale jusqu'au moment où commençaient la fièvre terminale et les symptômes nerveux.

La fièvre prémonitoire commence en général plus tôt, chez les lapins qui meurent de treize à dix-sept jours après l'inoculation, que chez les lapins qui meurent plus tard.

Après l'inoculation intra-crânienne de virus fixe, la fièvre prémonitoire manque d'ordinaire, et on observe presque toujours une fièvre terminale, précédant immédiatement les symptômes nerveux. Au contraire, chez les lapins inoculés par la même voie

(1) Pasteur, Chamberland et Roux, Nouvelle Communic. sur la Rage. (*Comptes Rendus de l'Académie des Sciences*, 25 février 1884.)

avec le virus de la rage des rues, la fièvre prémonitoire est presque la règle, tandis que la fièvre terminale est moins fréquente. Elle a fait défaut neuf fois sur vingt-cinq.

Pour voir enfin si la fièvre « prémonitoire » n'est pas due au fait de la trépanation ou de l'inoculation intra-crânienne, j'ai trépané deux lapins en injectant entre les méninges de l'eau simple. Ces lapins, examinés pendant un mois, n'eurent pas de fièvre. En inoculant dans les méninges, ou dans la cavité péritonéale, la substance cérébrale rabique, filtrée à travers le filtre Pasteur-Chamberland, les lapins inoculés ne présentèrent pas non plus de fièvre. Ces expériences furent répétées plusieurs fois et toujours avec le même résultat. Nous avons observé exceptionnellement une élévation de température analogue, mais irrégulière, après l'introduction intra-crânienne de microbes peu offensifs et de leurs produits (bacille de Busila).

Ce phénomène est donc assez régulier et évidemment lié à l'action du virus. Son importance s'accroît, quand on songe qu'il se manifeste pendant une période où il n'y a pas d'autres symptômes de rage. *Cette fièvre prémonitoire est sans doute l'expression de l'action du virus rabique dans sa période d'incubation, longtemps avant la manifestation de la maladie.*

On peut donc regarder ces manifestations fébriles, qu'on rencontre aussi chez d'autres animaux et même chez l'homme surtout après les morsures terribles du loup (voir plus haut), comme l'expression d'une rage intermittente. En effet l'apparition de la fièvre prémonitoire est accompagnée d'une diminution de poids (surtout le lendemain de la fièvre), de polyurie, parfois de leucocytose, et de signes d'irritation. Parfois la fièvre intermittente disparaît et l'animal guérit. Voici quelques tableaux de fièvre prémonitoire du lapin.

Inoculation sous-durale de rage des rues à 2 lapins. — 1) Avant l'inoculation, température : 39°5 ; poids : 1.310 gr.

jours	température		poids	
1	39,6		1.312	gr.
2	39,7		1.320	
3	39,7		1.320	
4	39,4		1.314	
5	39,5		1.310	
6	39,5		1.312	
7	39,2		1.315	
8	39,8		1.312	
9	40,5		1.300	fièvre prémonitoire.
10	39,6		1.322	
11	39,2		1.380	
12	39,4		1.335	
13	39,6		1.315	
14	40,3		1.313	fièvre terminale.
15	35,7		1.258	
16	35,5		1.207	
17	33,4	+	—	

2) Température : 39,2 ; poids : 850.

jours	température	poids	jours	température	poids
1	39,4	850 gr.	12	39	720
2	39	820	13	39,2	760
3	39,5	826	14	39	780
4	39,3	840	15	39,4	782
5	40,2	820	16	39,9	760
6	39,6	750	17	39,6	740
7	39,5	782	18	59,4	780
8	39	800	19	39,9	700
9	38,9	790	20	38	680
10	40,1	760	21	36,2 +	
11	39,9	736			

Inoculation sous-durale de virus fixe chauffé à 58° C. pendant 12 minutes.— Température avant l'infection : 39°1 ; poids: 760 gr.

jours	température	poids	jours	température	poids
1	39	760 gr.	11	39,6	589
2	39,1	762	12	40,3	625
3	39,2	760	13	39,9	625
4	39,9	740	14	39,7	650
5	38,2	700	15	39,3	650
6	38,6	705	16	39,7	650
7	38,3	650	17	40,2	675
8	38	648	18	39,5	630
9	38,5	650	19	36,8	600 +
10	39	600			

Inoculation de virus atténué par sélection, en choisissant pour la transmission les animaux succombés les plus tard. Le lapin inoculé par trépanation ne succombe plus, tout en présentant la fièvre prémonitoire. Température : 39,2 ; poids : 600 gr.

jours	température	poids	jours	température	poids
1	39,1	616 gr.	9	40,2	585
2	39	590	10	39,9	590
3	39,2	625	11	39,3	592
4	38,9	632	12	39,2	600
5	39,5	628	13	39,1	615
6	39,5	610	14	39	620
7	40	600	15	39	618
8	39,9	580	16-40	38,9-39,2	620-630

reste bien portant.

Loete, qui avait prévu, ainsi que Högyes, la signification de cette fièvre, s'est convaincu à la suite que le lapin sain ne présente jamais cette élévation de température et que cette fièvre correspond en effet à un accès de rage avorté. Il parle (dans les cas de rage avec incubation prolongée présentant de temps en temps cette fièvre prémonitoire) d'une rage chronique et inter-

Chien ---------- Cobaye ══════

Lapin —— Fièvre prémonitoire

Fièvre terminale avec diminution de poids

Élévation de temp. jusqu'à 40°

Sympt. nerveux

Mort

mittente (1). Il me semble pourtant que Loete exagère un peu la signification et la régularité de cette élévation de température, qui possède pour nous surtout de l'importance dans le diagnostic de la rage même dans le cas où l'animal survit. C'est une preuve d'activité du virus pendant la période d'incubation.

Plusieurs fois pendant l'incubation, le virus est sur le point de faire éclater la maladie, mais il est encore trop faible ; il ne produit que des manifestations abortives en devenant de nouveau latent; puis il se multiplie pour envahir, irriter et détruire certains centres, jusqu'à ce que ce but soit atteint. Alors la fièvre se complique des autres symptômes de la rage, puis la mort survient.

Un lapin infecté par Konradi (2) par scarification cutanée avec une émulsion de glande salivaire de chien enragé se met à présenter, 412 jours après l'infection, du tremblement de la tête. Les extrémités, et en particulier le membre antérieur droit, présentent une contraction spastique. Cet état dure quelques jours, puis l'animal se rétablit. Au 567e jour, il tremble à nouveau, ne mange pas, se paralyse tout à fait et meurt. Les passages ont démontré qu'il s'agissait bien de la rage.

Un lapin, infecté de la même façon par le même auteur, présente des symptômes de rage après 507 jours et meurt après 22 jours de maladie. Son bulbe sert à faire un passage sous la dure-mère d'un deuxième lapin; onze jours plus tard, cet animal présente de la fièvre; celle-ci dure sept jours; le lapin est triste; il ne mange pas; il a perdu 200 grammes, puis il se remet et regagne et au delà le poids perdu. 157 jours après l'infection, il tombe de nouveau malade et présente des symptômes typiques de rage qui amènent la mort après 9 jours de maladie. Ces faits semblent prouver qu'il faut observer pendant un temps très long les lapins inoculés avec du virus rabique, avant de conclure au résultat négatif d'une inoculation.

Ces dernières données doivent être acceptées avec une certaine réserve, car souvent les lapins tenus pendant longtemps en cage succombent d'une paralysie ressemblant à celle qui se manifeste après l'inoculation rabique, mais sans que l'animal ait été infecté de rage. Il peut arriver qu'une série de lapins trépanés succombent successivement de paralysie non rabique.

Il faut donc, pour pouvoir se prononcer avec certitude, arriver à des incubations moins longues, ce qu'on peut obtenir au moyen du passage par le cobaye (3).

Il n'est pas impossible enfin de voir la rage du lapin guérir

(1) Babès, *loc. cit.*
(2) Konradi. Weitere Untersuchungen zur Kenntniss der Symptome und Prophylaxie der experim. Lyssa. (*Centr. f. Bakt.*, I. Abb., Orig. Bd XXXVIII, H. 2.)
(3) Babès, Studien üb. Wutkr., 1887, p. 588.

définitivement. M. Vincent (1) a observé un lapin qui, inoculé cependant par voie sous-dure-mérienne avec du virus des rues, se mit à présenter quatorze jours plus tard les symptômes d'une rage furieuse qui le faisait se jeter sur ceux qui essayaient de l'approcher et mordre violemment tout ce qu'on lui présentait. Après une semaine, survint une parésie des membres postérieurs en même temps que s'atténuaient les signes de rage furieuse. Cet animal finit par guérir de façon complète.

3. — RAGE DU COBAYE

La rage du cobaye a été mentionnée dès 1884 par Pasteur, Chamberland et Roux (2), qui ont signalé, dès cette époque, l'exaltation que subissait le virus à la suite de son passage par l'organisme de cet animal.

En effet le cobaye est plus sensible à la rage que le lapin.

Voici quelques données sur la rage expérimentale du cobaye (3). Ordinairement, le virus des rues ou atténué détermine la rage chez le cobaye après inoculation intracrânienne en 10-20 jours. Le virus de passage inoculé par la même voie produit ordinairement après 6 jours la rage furieuse. Les animaux sont très inquiets, ils s'effraient au moindre bruit, ils crient souvent continuellement, font des sauts désordonnés, mordent les parois de la cage, se battent et se mordent entre eux, mordent d'autres animaux. Ils montrent une grande excitation sexuelle. Peu à peu, les animaux se calment, ils présentent le plus souvent une paralysie du train postérieur peu de temps avant la mort. Dans d'autres cas la mort survient brusquement ou après de brèves convulsions. Le virus des rues, qui tue le cobaye en 12 jours après 2-3 passages par le même animal, le tue maintenant en 6 jours, comme le virus de passage. Ce virus gagne rapidement toutes les propriétés du virus de passage pour le lapin, de sorte qu'on peut obtenir rapidement du virus de passage en passant le virus des rues 2-3 fois par le corps du cobaye. (Voy. pl. I.)

Parfois le virus des rues produit chez le cobaye une rage paralytique analogue à celle du lapin. Dans ces cas, les cobayes, après quelques signes d'excitation, gagnent une faiblesse et une paralysie du train postérieur qui se maintient 1-3 jours, jusqu'à la mort, qui survient par la généralisation de la paralysie.

Nous fortifions notre virus de passage en le passant de temps

(1) Vincent, A propos de la guérison de la rage expérimentale chez le chien. (*Société de Biologie*, 4 mai 1907.)

(2) Pasteur, Chamberland et Roux, Nouvelle communication sur la rage. (*Comptes Rendus de l'Académie des Sciences*, 27 février 1884.)

(3) Babès, *Virchow's Arch.*, 1877, t. CX, p. 573.

en temps par le cobaye, lorsque ce virus montre de la tendance à s'atténuer. Par le même procédé nous obtenons la stérilité de notre virus de passage, dans le cas où le cerveau de nos lapins de passage contient des microbes.

4. — RAGE DU CHIEN

La rage expérimentale du chien peut, comme la rage clinique, affecter deux formes principales : la *forme furieuse* et la *forme paralytique*. Qu'il s'agisse de l'une ou de l'autre de ces deux formes, l'incubation varie de 10 à 35 jours si les animaux ont été infectés par morsure. En laissant mordre la tête préalablement rasée d'un chien, par un autre chien enragé, la rage se déclare plus vite, en 10-20 jours, et d'une manière plus certaine; l'incubation est aussi plus courte si les animaux ont été inoculés avec de la substance nerveuse sous la peau (13 à 20 jours), dans l'œil (11 à 18 jours), dans le cerveau ou la dure-mère (10 à 15 jours).

a) **Forme furieuse.** — Elle s'observe surtout avec le virus des rues. Le chien montre d'abord, dans la période d'incubation, un ou plusieurs accès de fièvre prémonitoire dans des intervalles plus ou moins réguliers (de 4-8 jours). Le premier symptôme est une nouvelle élévation de température, qui parfois précède de plusieurs jours les modifications du caractère.

Celles-ci consistent en de la tristesse, de l'irritabilité et un état d'instabilité, d'inquiétude spéciale difficile à décrire. Souvent le chien lèche ou gratte l'endroit où il a été mordu ou inoculé.

On observe en même temps une diminution de l'appétit. S'il refuse sa nourriture habituelle, en revanche il dilacère et dévore le bois, le papier, la paille qu'il peut trouver à sa portée. L'instinct génital est augmenté; la conjonctive oculaire s'injecte; les pupilles se dilatent; la respiration s'accélère et déjà à ce moment on peut observer de la paresse et de la difficulté de la marche. Bientôt les symptômes s'accentuent; la voix devient rauque; l'animal a de la tendance à mordre; il se jette avec fureur sur le bâton, même une barre de fer chauffée au rouge qu'on lui tend et qu'on arrive difficilement à lui arracher; si on lui présente un autre chien, il le mord avec acharnement, surtout à la face et à la tête. La lumière vive, les bruits aigus provoquent des accès analogues. Cet état peut durer deux ou trois jours, au cours desquels le chien s'affaiblit et s'amaigrit de plus en plus, cependant que les membres postérieurs se paralysent. La démarche du chien est hésitante et vacillante, puis la paralysie gagne les membres antérieurs ; la tête pend, la langue sort de la bouche et il s'écoule en même temps une bave sanguinolente. Le chien n'a plus la force de mordre et n'aboie à peu près plus. La respiration est accélérée et irrégulière. On voit apparaître des convulsions dans quelques parties du corps et parfois dans tout le corps. La mort arrive lentement, le plus souvent cinq à six jours après l'apparition des premiers symptômes, quelquefois plus tôt — au troisième jour par exemple — d'autres fois plus tard.

La maladie est susceptible de guérison spontanée, ainsi que Pasteur, moi-même (1) et Högyes (2) en avons cité des exemples.

b) **Forme paralytique.** — Entre la forme furieuse de la Rage expérimentale du chien et la forme paralytique, il n'existe pas de démarcation nette, mais de très nombreux états intermédiaires. On a d'autant plus de chance d'observer une forme paralytique pure qu'on a injecté à l'animal un virus fixe plus éloigné de son origine canine. Pasteur affirme avoir obtenu la rage paralytique par l'injection du virus dans les veines de l'animal. La perte de l'appétit est généralement le symptôme qui attire le premier l'attention. On constate aussi que l'animal se tient couché dans un coin de sa cage, triste, pensif, et qu'il éprouve à se lever la répugnance la plus grande. Si on le force à le faire, on voit que la démarche est hésitante, titubante, et que cet état est dû à une parésie des membres postérieurs. Celle-ci fait des progrès rapides et, en quelques heures, se transforme en une paralysie complète, qui bientôt s'étend aux membres antérieurs. L'animal alors n'a plus la force de se lever: il chancelle et tombe aussitôt. Les muscles du cou sont pris à leur tour et le malade ne peut plus relever la tête, qui reste appliquée contre le sol. Le tronc et les membres sont, par intervalles, secoués par des crises convulsives. L'animal perd connaissance; la respiration s'éteint peu à peu et la mort survient du 3e au 5e jour après le début de la paralysie.

Une autre forme débute par la mâchoire inférieure, qui, avant tout autre symptôme, se paralyse. La langue pend hors de la bouche ; les mets et les boissons introduits avec beaucoup de peine ressortent immédiatement; la sécrétion salivaire est très exagérée; la voix est rauque. Finalement les membres postérieurs, puis les membres antérieurs se paralysent, eux aussi, et la mort se produit au milieu de convulsions partielles ou généralisées.

Le pronostic de la Rage paralytique expérimentale paraît moins grave que celui de la Rage furieuse, qui est lui-même moins sévère que celui de la Rage clinique. Dans un certain nombre de cas rares, on voit l'animal, qu'on croyait déjà à peu près mort, reprendre petit à petit connaissance et chercher à s'alimenter. La paralysie rétrocède lentement d'abord, très rapidement ensuite, et en une ou deux semaines la guérison est complète. Pasteur,

(1) Babes, Studien üb Wutkrankheit. (*Virch. Arch.*, 1887, déc.)
(2) Högyes, Guérison de la Rage chez le Chien. (*Académie hongroise des Sciences.* 15 avril 1889.)

Roux (1), Babès (2), Högyes (3), Kraïouchkine (4), Courmont et Lesieur (5) ont eu ainsi l'occasion de voir des animaux présenter les principaux symptômes de la rage paralytique, puis guérir. Remlinger (6) a vu la guérison survenir deux fois chez des chiens inoculés avec du virus fixe dans la veine jugulaire et une fois chez un chien inoculé dans la chambre antérieure. Le diagnostic de Rage fut vérifié soit par l'inoculation de bave dans les muscles de la nuque du cobaye, soit par la mise en évidence des propriétés rabicides du sérum et par l'inoculation sous-dure-mérienne de ces mêmes chiens, inoculation qui demeura sans résultat, les animaux ayant acquis l'immunité. Nous reviendrons ultérieurement sur l'intérêt que peut présenter au point de vue pratique la possibilité de la guérison expérimentale des chiens.

5. — RAGE DU CHAT

Le chat présente une grande receptivité à la Rage expérimentale. Les virus atténués retrouvent vite chez lui leur virulence initiale; le virus fixe ne s'atténue jamais en passant par son organisme et les virus des rues, en passant de chat à chat, prennent beaucoup plus rapidement que chez le lapin les caractères du virus fixe. Le virus rabique trouve donc chez le chat un terrain extrêmement favorable (de Blasi et Russo Travali) (7) et nous aurons à revenir sur l'importance que présente ce fait. La symptomatologie de la rage expérimentale chez le chat diffère peu de celle de la Rage clinique d'une part, de celle de la Rage expérimentale du chien. Il suffit de remarquer d'après mes expériences que la rage furieuse est plus fréquente chez cet animal et que la rage déclarée peut traîner en longueur. Aussi la guérison de la maladie semble être plus fréquente que chez le chien. Plus difficile à manier que les autres animaux de laboratoire, le chat n'est du reste employé que rarement dans les laboratoires pour l'étude de la rage.

6. — RAGE DE LA SOURIS ET DU RAT

J'avais décrit la rage de la souris et du rat en 1887, en insis-

(1) Pasteur-Roux, Communic. orale de M. le Dr Roux.
(2) Babès, *loc. cit.*
(3) Hogyes, *loc. cit.*
(4) Kraiouchkine, Sur les effets des injections sous-cutanées du virus fixe de la Rage. (*Archives des Sciences biologiques de Saint-Pétersbourg*, t. V, nos 2 et 3, 1897.)
(5) Courmont et Lesieur, Etudes cliniques sur la Rage humaine ; rage chronique ; rage curable. (*Journal de Physiologie et de Pathologie générale*, 15 novembre 1906.)
(6) Remlinger et Mustapha Effendi, Deux cas de guérison de la Rage expérimentale chez le chien. (*Annales de l'Institut Pasteur*, 1904.) — P. Remlinger, la Guérison spontanée de la Rage expérimentale du chien et la persistance du virus rabique dans la salive des animaux guéris. (*Soc. centrale de médecine vétérinaire*, 16 mai et 6 juin 1907.)
(7) De Blasi et Russo Travali, la Rage chez le Chat. (*Annales de l'Institut Pasteur*, 1894.)

tant sur le fait que ces animaux sont très réceptifs à la rage. Chez le rat, le virus fixe injecté sous la dure-mère tue l'animal en huit à dix jours. La mort est précédée parfois par des signes de furie et des symptômes paralytiques ; la souris succombe en neuf à douze jours de la rage paralytique, *même après l'inoculation sous-cutanée* (1). Galli-Valerio et Fermi, qui ont étudié, depuis, la rage des muridés, n'ont pas eu connaissance de mes recherches antérieures. La souris et le rat peuvent être inoculés à l'aide de tous les procédés en usage dans les laboratoires.

Avec le virus fixe, la symptomatologie est celle de la rage paralytique. Il n'est pas rare cependant d'observer de la tendance à mordre. Une particularité intéressante de la rage expérimentale chez la souris blanche et le rat blanc (Remlinger) (2) est l'apparition, la veille des manifestations paralytiques, d'une conjonctivite séreuse, puis purulente bilatérale. Elle permet de prédire l'éclosion de la maladie à brève échéance. Plus rarement, cette conjonctivite n'apparaît qu'avec la paralysie. L'animal n'ouvre les yeux qu'avec difficulté ; les paupières sont agglutinées par un exsudat abondant jaune pâle, puis jaune foncé. Au microscope, cet exsudat est constitué par de nombreuses cellules épithéliales polyédriques et de très rares leucocytes. Cette conjonctivite manque chez la souris grise et le rat gris.

Avec le virus des rues, chez la souris comme chez le rat, c'est la forme furieuse de la maladie qu'on observe. Ils se jettent avec impétuosité sur les objets qu'on leur présente ; ils ont plus de tendance encore à mordre les êtres vivants et se jettent volontiers à la figure de l'homme ; ils doivent être considérés comme très dangereux ; il a été en effet démontré expérimentalement que la glande sous-maxillaire était virulente et que les animaux mordus contractaient la maladie (B. Galli-Valerio) (3).

Que le rat et la souris aient été inoculés avec du virus des rues ou du virus fixe, il n'est pas rare non plus de les voir mourir rapidement de maladie après quelques heures seulement et sans symptômes caractéristiques. Les passages sont indispensables alors pour établir le diagnostic. En général, la maladie déclarée dure de un à trois jours. La période d'incubation varie naturellement avec un certain nombre de facteurs, dont le plus important est le mode d'inoculation. Toutefois elle n'est jamais très prolongée et varie le plus souvent entre huit et vingt jours. Ainsi que nous le verrons, la virulence du virus rabique s'exalte rapide-

(1) Babes, Studien über die Wutkrankheit. (*Virchow's Arch.*, 110, t., 1887, p. 574.)
(2) Remlinger, Rage expérimentale de la souris et du rat. (*Société de Biologie, 9 janvier 1904.*) — Rôle de la souris et du rat dans la propagation de la Rage. (*Revue scientifique*, 31 mars 1906.)
(3) Bruno Galli-Valério, Recherches expérimentales sur la Rage. (*Centralblatt für Bakteriologie*, I Abb. Originale, 16 décembre 1905 ; 15 janvier 1906 ; 18 septembre et 1er octobre 1906.)

ment par le passage chez le rat et, au bout d'un très petit nombre d'inoculations, on observe une diminution de cette période d'incubation et en même temps une fréquence plus grande des atteintes. Galli-Valerio a noté que souvent les premiers rats et surmulots inoculés avec le virus des rues succombent presque sans symptômes, tandis que ceux-ci deviennent très nets après quelques passages. Notons encore que tous les muridés ne paraissent pas présenter à la rage une réceptivité absolument égale. Fermi (1) les range par ordre de sensibilité décroissante :

a) petites souris noires ;
b) vieilles souris noires ;
c) jeunes rats blancs ;
d) jeunes rats noirs ;
e) jeunes souris blanches ;
f) vieilles souris blanches ;
g) vieux rats blancs.

Galli-Valerio a observé un cas de guérison de la rage expérimentale chez le rat.

J'ai montré que le virus des rues se fortifie rapidement par le passage par le rat en tuant, après 2-4 passages, l'animal en cinq à six jours. Ce virus fortifié pour le rat garde ses qualités. En le passant par le lapin ou le cobaye, on peut obtenir très vite le virus fixe. Une particularité importante est la possibilité de tuer les muridés d'une façon certaine et rapide par l'inoculation sous-cutanée de certains virus de passage (Sassari) et très souvent aussi par le virus des rues (Fermi).

7. — RAGE DU HÉRISSON, DE LA MARMOTTE, ETC.

La rage expérimentale du hérisson a fait l'objet d'une étude fort intéressante de C. Franca (3). Deux faits caractérisent l'évolution de la maladie chez cet animal : la longueur de la période d'incubation et la longueur de la maladie déclarée. Celle-ci peut durer quinze jours et au delà. Elle est souvent entrecoupée de périodes d'accalmie, pendant lesquelles l'animal semble être en pleine santé. Les phénomènes paralytiques dominent, mais la tendance à mordre s'observe assez fréquemment. On observe d'ordinaire une salivation abondante et, chez les mâles, il est fréquent de voir apparaître, dans les dernières périodes de la vie, une inflammation de la verge et un écoulement

(1) Fermi, Différence de virulence de virus rabique de provenances diverses. (*Centralblatt f. Bakteriol.*, I Abt. Originale, 17 janvier 1907.)
(2) Babes, Studien üb. Wut (*Virchow's Arch.*, 1887.)
(3) Carlos Franco, la Rage chez le Hérisson. (*Revista de Medecina veterinaria*, 1905, n° 40, et *Archivos do Real Instituto Bacteriologico*, Camara Pestana, tome I, fasc. II, janvier 1907, Lisbonne.)

urétral. Il n'y a jamais de conjonctivite. La maladie se termine par une phase de paralysie totale, qui peut durer quatre à cinq jours, pendant laquelle l'examen minutieux de la respiration permet seul d'affirmer que le malade vit encore. L'affection peut, quoiqu'exceptionnellement, se terminer par guérison. La marmotte est plus réceptive au virus des rues qu'au virus fixe. Bertarelli (1) a signalé ces particularités intéressantes que les corps de Negri font toujours défaut et que la maladie dure plus longtemps chez les animaux en hibernation que chez ceux qui se trouvent à l'état de veille. Le virus fixe ne s'atténue cependant pas chez la marmotte en hibernation, car, celle-ci terminée, il peut encore tuer le lapin en six jours.

8. — RAGE DES OISEAUX

Les oiseaux, qui ne paraissent pas susceptibles de contracter la rage clinique, la prennent expérimentalement avec assez de facilité. (Pasteur (2), Chamberland et Roux (3), Gibier (4), Krauss et Clairmont, Marie (5), von Löte (6). La poule, l'oie, le hibou, le pigeon sont facilement infectés par l'inoculation sous la dure-mère de virus fixe ou de virus des rues. Les rapaces ou encore le très jeune poulet ou le très jeune canneton constituent les animaux de choix. Le pigeon adulte ne peut être contaminé qu'à la suite d'un jeûne prolongé. Bien que les voies intra-oculaires, sous-cutanées, intramusculaires aient donné des résultats positifs, la meilleure voie d'inoculation est la voie intra-cérébrale. L'incubation est de quatorze jours en moyenne; elle peut atteindre quarante jours et au delà chez la poule. La forme observée est toujours la forme paralytique. L'animal perd l'appétit et maigrit ; il présente de la somnolence et de la parésie des extrémités, une anémie extrême qui se traduit par la décoloration de la crête ; on ne note aucun autre symptôme. La maladie peut être de très longue durée, présenter des accalmies et des reprises, se terminer même par guérison. Il est exceptionnel que le cerveau des oiseaux rabiques puisse transmettre la maladie à d'autres oiseaux.

Marie a vu qu'en passant ainsi par l'encéphale des oiseaux le virus de la rage, non seulement perdait son activité, mais encore

(1) Bertarelli, la Rage chez la Marmotte pendant l'hibernation et pendant la veille. (*Centr. f. Bakt*., 1905.)

(2) Pasteur, Chamberland et Roux, Nouvelle commun. sur la Rage. (*Académie des Sciences*, 25 février 1884.)

(3) Gibier, Recherches expérimentales sur la rage des oiseaux. (*Comptes-rendus de l'Académie des Sciences*, 1884, p. 531.)

(4) Kraus et Clairmont, Uber exper. Lyssa bei Vögeln. (*Zeitschrift f. Hygiène*, t. XXXIV, 1900, p. 1.)

(5) A Marie, la Rage chez les Oiseaux. (*Soc. de Biologie*, 26 mars 1904.)

(6) Joseph von Löte, Contribution à l'étude de la rage expérimentale des oiseaux. (*Cent. f. Bakteriologie*, I Abb. Originale, 19 mars 1904.)

se comportait comme un vaccin vis-à-vis de l'organisme des mammifères. Malheureusement l'impossibilité de réaliser des passages en séries empêche d'appliquer ce fait aux vaccinations.

9. — RAGE DES ANIMAUX A SANG FROID

Les animaux à sang froid paraissent être réfractaires.

Chez les poissons, les amphibiens, les reptiles, les expériences, qu'elles aient été entreprises avec du virus des rues ou du virus fixe, ont régulièrement échoué. L'inoculation intra-cérébrale pratiquée chez un reptile de grosse taille, comme le Varanus Varius, a elle-même donné un résultat négatif (Bertarelli) (1).

Remlinger (2) a tenté par tous les moyens, y compris l'inoculation intra-cérébrale, de contaminer la testudo græca et n'a pu y parvenir. Il a essayé de diminuer la résistance des tortues par plusieurs procédés, en particulier en les faisant vivre à l'étuve à 35 degrés. Même dans ces conditions, toutes ont résisté.

Cette immunité ne s'explique par l'existence de propriétés rabicides ni du sérum sanguin, ni de la substance nerveuse elle-même. Des recherches dirigées dans ce sens ont fourni un résultat complètement négatif. Il se peut qu'elle soit en rapport avec l'état très rudimentaire du système nerveux des Cheloniens, dépourvus d'activité psychique, et réduits pour ainsi dire à la vie végétative. Högyes (3) dit avoir triomphé de la résistance de la grenouille en la faisant vivre à la température des mammifères, mais Babès (4), Remlinger (5), Galli-Valerio (6) n'ont jamais réussi à répéter cette expérience. Récemment, von Löte (7), inoculant des grenouilles dans le cerveau, est arrivé à conclure que la rage était transmissible des animaux à sang chaud à la grenouille, de la grenouille à la grenouille, puis de la grenouille aux animaux à sang chaud. L'incubation serait très longue et varierait entre 162 et 465 jours, et les principaux symptômes ne seraient qu'un amaigrissement et une anémie considérables. On conçoit que les expériences précédentes puissent être entachées de ce chef d'une grave cause d'erreur. La question de la transmission de la rage à la grenouille ne doit pas encore être tenue pour résolue.

Contrairement à ce qui s'observe chez les animaux à sang

(1) Bertarelli, Recherches sur la réceptivité à la rage des animaux à sang froid. (*Centr. f. Bakt.*, I Abb., Orig., 22 septembre 1905.)

(2) Remlinger, la Tortue terrestre est réfractaire à la rage. (*Soc. de Biologie*, 17 décembre 1904). — Remlinger et Osman Nouri. Réaction de la Tortue terrestre à quelques maladies infectieuses. (*Ann. de l'Institut Pasteur*, 1905, p. 266.)

(3) Högyes, Mathematikai ès termèszettudomànyi èrtesitö IV.

(4) Babès, Studien über die Wutkrankeit. (*Virchow's Archiv*, 1887.)

(5) Remlinger, *loc. cit.*

(6) Galli-Valério. *Centr. f. Bakt.*, I Abb. Originale, Bd XL, pp. 197 et 318.

(7) Von Löte, la Rage est-elle transmissible à la grenouille? (*Centr. f. Bakt.*, I Abb. Originale, 15 août 1906.)

chaud et aussi chez la tortue terrestre, il semble que le virus rabique puisse demeurer un temps assez long soit dans le cerveau, soit dans le sac lymphatique de la grenouille, sans y être détruit. Il résulte de nos recherches (1) que la lymphe de la grenouille atténue le virus rabique en le transformant peu à peu en vaccin. 15 jours après l'introduction de particules de moelle rabique, cette moelle est encore virulente. In vitro, la lymphe de la grenouille rend inoffensive l'émulsion du virus fixe.

10. — ANIMAUX RÉFRACTAIRES A LA RAGE

Les animaux à sang froid (poissons, batraciens, reptiles) ne sont donc probablement pas réceptifs à la rage. Mais existe-t-il, dans les diverses espèces animales réceptives à la maladie, des individus naturellement réfractaires? La question a été étudiée chez le chien et le lapin.

Pasteur et après lui presque tous les auteurs qui se sont occupés de la rage ont eu l'occasion d'observer des chiens qui, très résistants au virus, ne contractaient la maladie qu'à la suite de l'inoculation sous-dure-mérienne.

Plus rarement, les animaux ont paru complètement réfractaires. C'est ainsi qu'Hertwig (2) a inoculé inutilement pendant trois ans un chien par toutes les voies possibles, et toujours sans succès. Högyes (3) a cité des faits analogues. Il est possible que l'immunité de ces chiens fût le fait d'une atteinte antérieure, et non d'une immunité naturelle. La première de ces hypothèses, très vraisemblable chez le chien, l'est moins chez le lapin, où des états réfractaires ont également été signalés. Sur 900 lapins inoculés sous la dure-mère par Frisch, 14 survécurent, soit 1, 5 p. 100. Cette proportion paraîtra à bon droit beaucoup trop élevée. Remlinger a eu cependant l'occasion d'observer une fois un lapin complètement réfractaire à la rage. Cet animal, acheté quelques jours auparavant au marché de Stamboul, est trépané le 22 février 1903 à l'Institut antirabique de Constantinople et ne présente consécutivement aucun symptôme morbide. Il est trépané à nouveau le 14 avril. Même absence de réaction. Troisième trépanation, cette fois extrêmement sévère, le 9 mai. Toujours pas de réaction.

Il n'est donc pas impossible que certains individus appartenant à une espèce réceptive soient naturellement réfractaires à la rage et il est intéressant de faire l'application de cette notion à

(1) Babès et Cerchez, Atténuation du virus rabique. (*Ann. de l'Institut Pasteur*, 1891.)

(2) Hertwig, cité par A. Fermi. (*La Recettivita dei Muridi* verso l'Infezione epodermica del virus rabido, pp. 28-29.)

(3) Hogyes, *id.*

l'espèce humaine. Des faits analogues ont été cités du reste pour presque toutes les maladies infectieuses.

Cette question nous amène à dire un mot des moyens dont on dispose dans les laboratoires pour triompher de la résistance plus ou moins grande que certains animaux peuvent présenter au virus rabique. La rage ne se comporte pas différemment des autres maladies infectieuses et les procédés généraux d'atténuation de la résistance lui sont applicables (1). L'inoculation sous-dure-mérienne ou intra-cérébrale — de beaucoup la plus grave, comme on sait — permettra de triompher des immunités incomplètes. Les animaux jeunes sont en général plus sensibles à la rage que les adultes. Mes recherches (2) ainsi que celles de Kraïouchkine ont montré que la présence de microbes, déterminant une suppuration ou un phlegmon, favorisait l'apparition des symptômes de la rage. Le refroidissement du corps favorise puissamment l'infection chez les chiens inoculés sous la peau. (Kraïouchkine), et Marie (3) a montré qu'un traumatisme cérébral, une injection sous-cutanée de sulfate de quinine ou d'extrait de substance nerveuse normale pouvaient exercer une action analogue. Par contre (Kraïouchkine) le jeûne incomplet ou une perte de sang même considérable demeureraient sans influence. Il faut rappeler qu'avec le virus fixe l'augmentation des doses peut renforcer la résistance du chien au lieu de l'atténuer. Une dose faible de virus fixe détermine beaucoup plus sûrement l'apparition de la maladie qu'une dose forte, contrairement à ce qui s'observe avec le virus des rues et tous les virus en général.

On peut expliquer ce fait paradoxal en apparence par la présence de substances vaccinantes dans le virus fixe. Comme une plus grande quantité de virus fixe renferme une plus grande quantité de vaccin, elle devient capable de paralyser l'effet du virus.

Le virus des rues, ne renfermant au contraire que peu de vaccin, ne présente pas ce phénomène.

(1) Voyez Nicolle et Remlinger, Traité de technique microscopique, pages 256-260.
(2) Kraiouchkine, Sur les effets des injections sous-cutanées du virus fixe de la rage. (*Archives des Sciences Biol. de Saint-Pétersbourg*, t. V, nos 2 et 3, 1897.)
(3) Marie, Faits relatifs à la suppression de la résistance de certains animaux à la Rage. (*Soc. de Biologie*, 26 janvier 1907.)

CHAPITRE XXI

VIRUS DES RUES ET VIRUS FIXE *

1. *Différences entre les deux virus.* — Durée différente de l'incubation après l'inoculation sous dure-mérienne. — Différences quantitatives. — Différences entre les virulences respectives de la substance blanche et de la substance grise. — Atténuation du virus fixe pour le singe, pour le chien, pour l'homme. — Atténuation du virus fixe pour les tissus autres que ceux du système nerveux; Renforcement à l'égard de ce dernier. — Non-parallélisme de la dose injecté et de la durée de l'incubation, après l'inoculation sous-dure-mérienne de virus fixe. — Non-parallélisme de la dose injectée et des chances d'infection, après l'inoculation sous-cutanée. — Propriétés actives ou offensives d'une part, passives ou protectrices d'autre part, inégalement développées dans les deux virus. — Adaptation du virus fixe au lapin et désadaptation vis-à-vis des autres mammifères. — 2 *Différences essentielles entre les deux virus.* — Théorie de la différence quantitative. — Hypothèse du développement plus rapide du virus fixe. — Hypothèse d'une différence de toxine. — Hypothèse d'une affinité différente pour les cellules nerveuses. — Théorie mixte. — 3. *Applications pratiques.* — Causes d'erreur au cours des expériences sur la rage. — Le virus de transition diffère du virus fixe. — Atténuation du virus fixe pour l'homme et traitement antirabique.

Il existe, ainsi que nous l'avons vu, deux sortes de virus rabique : 1° le virus rabique des rues ou virus des animaux mordeurs, susceptible de présenter dans la nature des degrés de nocivité très variables; 2° le virus rabique fixe, usité pour les vaccinations. Ce dernier est obtenu lentement par des passages de lapin à lapin et rapidement par des passages chez d'autres animaux : cobaye, rat et chat.

La longueur de la période d'incubation observée à la suite de l'inoculation sous-dure-mérienne des deux virus n'est pas la seule différence qui existe entre eux. Il y en a d'autres, et de très nombreuses; nous les passerons en revue.

Nous étudierons ensuite la cause essentielle de ces différences, et nous en déduirons quelques applications pratiques. A moins d'indications contraires, nous envisagerons, d'une part un virus des rues de force moyenne, tuant le lapin par voie sous-dure-mérienne aux environs du 15e jour, et d'autre part le virus fixe usité dans la grande majorité des Instituts antirabiques et qui, issu des premières recherches de Pasteur lui-même, représente actuellement (juill. 1910) un 900e à 1200e passage environ. Nous éliminons tous les virus de transition obtenus soit chez des animaux autres que le lapin, soit chez le lapin au moyen de passages peu nombreux.

1. — DIFFÉRENCES ENTRE LE VIRUS DES RUES ET LE VIRUS FIXE

1° Lorsqu'on inocule, sous la dure-mère du lapin ou d'un autre mammifère, le virus des rues, la mort ne survient qu'après 15 à 20 jours en moyenne; quelquefois plus vite, quelquefois beaucoup plus tard. Après l'injection de virus fixe, la mort survient au contraire après 7 ou 10 jours;

2° D'après Nitsch, il existe entre les deux virus une différence quantitative très nette. Un millionième de gramme de substance grise provenant des parties antéro-supérieures des hémisphères du lapin mort de virus fixe provoque sûrement la mort lorsqu'on l'inocule sous la dure-mère d'un autre lapin. Au contraire, dix et même vingt millionièmes de gramme de substance grise d'un cerveau de lapin infecté avec le virus des rues ne représentent pas encore une dose mortelle pour le lapin (1);

3° Nous avons vu qu'il existe une différence notable entre les virulences respectives de la substance blanche et de la substance grise du cerveau prélevées, soit pendant les dernières heures de la vie, soit immédiatement après la mort.

Pour le virus fixe, la substance grise se montre au moins 20 et même 100 fois plus virulente que la substance blanche. Pour le virus des rues, au contraire, la substance grise ne serait qu'environ deux fois plus virulente;

4° Le virus des rues est beaucoup plus dangereux pour le singe et pour le chien que le virus fixe. Helman (2) inocule 8 singes sous la peau avec du virus fixe provenant de bulbes frais de lapins. Ils reçoivent en 8 jours de 1 à 10 grammes de matière virulente. Aucun ne tombe malade.

Marx (3) inocule deux singes dans les muscles avec de grandes quantités de virus fixe frais. Le résultat est négatif. Deux autres singes, qui reçurent dans les mêmes muscles la même quantité de virus des rues, succombent à la rage.

(1) NITSCH, Bemerkungen uber die Pasteurische Methode der Schutzimpfungen gegen Tollwuth (*Wiener klin. Wochenschrift.*, 1904, n° 38) et expériences sur la Rage des laboratoires (virus fixe). (*Bulletin de l'Académie des Sciences de Cracovie*, 1re partie, séance du 5 juillet 1904 ; IIe partie, séance du 6 décembre 1904; IIIe partie, séance du 5 juin 1905 ; VIe partie, séance du 11 juin 1906 ; Ve partie, séance du 2 juillet 1906.)

(2) HELMAN. Sommer. Résumé des recherches de C Helman sur la rage rédigé d'après les notes du défunt. (*Archives des Sciences Biologiques de Saint-Pétersbourg*, 1893.)

(3) MARX, Zur Theorie der Pasteurische Schutzimpfungen gegen Tollwuth. (*Deutsche med. Wochenschrift*, 1900, p. 1161.)

Des résultats identiques ont été obtenus chez le chien. Helman inocule du virus fixe sous la peau de 30 chiens. Aucun d'eux ne succombe à la rage. Moi-même, en introduisant du virus fixe dans des plaies profondes du nez et de la région sous-orbitale de 12 chiens, j'avais obtenu 5 cas de mort, tandis que les chiens de contrôle, infectés de la même manière avec du virus des rues, avaient succombé. Kraïouchkine (1) inocule 32 chiens par voie sous-cutanée, 10 succombèrent; 17 animaux inoculés par voie intra-musculaire donnent 13 cas de mort.

Kraïouchkine a démontré que l'inoculation du virus fixe sur une érosion de la peau du lapin produit la rage presque aussi souvent que l'inoculation intra-musculaire et plus souvent que l'inoculation sous-cutanée.

Chez le chien, il échoue toujours en employant ce même procédé; or, cela ne tient pas à ce que les érosions du lapin guérissent plus vite que celles du chien qui suppurent. La présence de microbes déterminant une suppuration ou un phlegmon n'empêche nullement l'action du virus fixe; elle semble même la favoriser.

Sur 14 chiens inoculés par Remlinger (2) sous la peau du flanc, un seul a contracté la rage; 13 ont survécu (proportion des survies 92,85 o/o).

Sur 11 chiens ayant reçu dans la veine jugulaire de 5 à 10 cc. d'une émulsion laiteuse de virus fixe, 2 ont contracté la maladie, mais ont guéri; 5 n'ont présenté aucun symptôme morbide (proportion des survies : 45,45 o/o et 63,63 o/o);

5° Le virus fixe, qui paraît moins dangereux que le virus des rues pour le chien et pour le singe, est aussi moins dangereux pour l'homme. Cette atténuation, étudiée surtout par Marx, résulte de faits nombreux que nous essayerons de grouper.

a) Ferran (3) en 1888, Bareggi (4) en 1889 injectent d'emblée du virus fixe sous la peau de personnes mordues. 85 mordus traités par Ferran ont survécu. Bareggi eut 5 décès. L'objection qu'on pourrait faire, qu'il opérait avec du virus moins adapté à l'organisme du lapin que le virus actuellement en usage, n'est pas assez justifiée.

En 1902, Wysokowicz (5) inocule du virus fixe dans les veines de 70 personnes et n'observe aucun accident.

(1) Kraiouschkine, Sur l'effet des injections sous-cutanées du virus fixe de la Rage. (*Archives des Sciences biologiques de Saint-Pétersbourg*, 1897.)

(2) Remlinger, Sur l'adaptation du virus rabique fixe à l'organisme du lapin. (*Journal de physiologie et de pathol. générale*, 1905, pp. 295-302.)

(3) Ferran, Sur la vaccination antirabique de l'homme. (*Ann. de l'Institut Pasteur*, 1888, p. 97.)

(4) Bareggi, la Quique casi di Rabbia paralytica (da laboratorio) nell'uomo. (*Gazetta medica lombarda*, 1889.)

(5) Wysokowicz, cité par Krasnitski, Injections intra-vasculaires de virus rabique. (*Annales de l'Institut Pasteur*, 1902.)

En 1903, Nitsch (1) s'injecte à lui-même, sous la peau du ventre, de 4 à 5 m/m de moelle dorsale d'un lapin mort de virus fixe, il n'en éprouve aucun trouble.

b) Dans les Instituts qui pratiquent le traitement de la Rage par la méthode de Högyes, on injecte, le premier jour, aux personnes mordues, des dilutions de bulbe virulent à 1/10000, 1,8000, 1/6000, 1/5000, à raison de 3 c. cubes de chacune; tandis que Nitsch montre qu'un lapin qui reçoit sur la dure-mère 1 à 2 c. cubes d'une dilution à 1/10000 succombe toujours.

A Buda-Pesth, à Madrid, etc., on commence donc les inoculations par une dose nuisible pour le lapin, et cette pratique n'offre pas le moindre inconvénient. Il faut cependant observer que cette considération n'est pas une preuve absolue; on ne peut, en effet, comparer l'effet d'un virus introduit sous la peau de l'homme avec celui qui est produit par l'injection intraveineuse; on a l'infection sous-durale du lapin.

c) Dans certains Instituts on injecte d'emblée, sous la peau des mordus, des moelles virulentes, donnant sûrement la rage au lapin par voie sous-dure-mérienne; cette pratique paraît comporter certains avantages; l'immunité s'établit plus rapidement, la durée du traitement peut être diminuée Citons l'exemple de l'Institut de Cracovie, où Nitsch, remplaçant le professeur Budjwid, commençait les inoculations par les moelles de 6 et de 5 jours; il poussait jusqu'aux moelles d'un jour, en employant des morceaux de 3 à 10 m/m. de long. La dessiccation ne se faisait pas à des températures constantes. En hiver, la température de l'étuve était de 7 à 11° et ne montait jamais l'été au-dessus de 16°. Il arrivait même quelquefois à Nitsch de commencer le traitement par des moelles de 4 et de 3 jours. 52 personnes ainsi traitées ne présentaient aucun symptôme fâcheux et échappèrent toutes à la rage. Budjwid ayant repris son service revient à sa méthode primitive (inoculation des moelles de 8 et 2 jours). Devant l'insuccès thérapeutique, il adopta la pratique de Nitsch.

d) A l'exception des cinq cas de Barreggi, il n'existe dans la littérature médicale aucune observation bien établie de rage consécutive au traitement pasteurien. Celui-ci est incapable de déterminer la rage furieuse. Les malades de Barreggi ne présentaient ni hidrophobie, ni photophobie, ni exaltations sensorielles, ni convulsions, ni délire, mais de la fièvre, des maux de tête, des vomissements, puis une paralysie des membres inférieurs. Or, il est très rare qu'une personne ait succombé, soit pendant, soit après le traitement antirabique, avec des symptômes rappelant plus ou moins ceux de Barreggi. Dans quelques-uns de ces cas si rares, le virus

(1) NITSCH, Exp. sur la Rage de laboratoire. (*Bull. de l'Ac des Sc. de Cracovie*, juillet et déc. 1904, juin 1905 et 1906.)

de l'animal mordeur était-il à incriminer plutôt que le virus fixe, ou bien s'agissait-il de paralysies toxiques à la suite du traitement? Il a été démontré du reste depuis longtemps que la rage paralytique existait chez l'homme bien avant la découverte de Pasteur et que sa fréquence, au lieu d'avoir augmenté depuis les vaccinations, avait diminué dans des proportions très considérables (1).

e) Il existe enfin dans la littérature médicale plusieurs observations de vétérinaires ayant contracté la rage à l'autopsie de chiens, de chevaux ou d'autres animaux. Par contre, les Instituts antirabiques se sont multipliés à la surface du globe, au point qu'on en compte aujourd'hui près d'une centaine. Le personnel de ces Instituts touche du virus fixe pendant l'ablation des moelles, la trépanation, l'émulsion des moelles, les inoculations. Jamais on a observé le moindre accident. Faut-il attribuer ce fait à ce que le personnel des Instituts se soumet régulièrement tous les deux ans à la vaccination préventive ou à ce qu'il suit le traitement antirabique à l'occasion de la moindre contamination? Nous ne le pensons pas. Nous croyons plutôt qu'il faut en conclure que le virus rabique fixe présente, à l'égard de l'organisme humain, une atténuation manifeste.

Toutefois ni l'expérimentation, ni l'expérience ne nous ont fourni jusqu'à présent de preuves assez nombreuses et indubitables de l'innocuité du virus fixe pour l'homme pour que nous soyons autorisé à inoculer le virus fixe à des milliers de personnes mordues sans qu'elles aient été préparées auparavant par l'injection de virus atténué.

Nous réservons la critique de ces données et expériences pour le chapitre sur les toxines rabiques ;

6° D'après Nitsch le virus fixe est atténué pour tous les tissus de l'organisme autres que le tissu nerveux : peau, tissu cellulaire, muscles, membranes séreuses..., etc. Le tissu sanguin fait peut-être exception.

De petites doses inoculées dans ces divers tissus demeurent sans action. Nitsch a vu que, même inoculé à des doses énormes, le virus fixe est inoffensif. Il arrive que ces fortes doses immunisent l'animal auquel elles sont inoculées.

Kraiouchkine avait démontré que le virus de la rage des rues introduit sous la peau produit la rage et détermine la mort bien plus souvent que le virus fixe.

Ce virus, inoculé dans un tissu de l'organisme autre que le tissu nerveux, se montre très dangereux. Des doses très minimes font éclater la Rage. Les doses fortes déterminent une infection mortelle avec une certitude absolue.

(1) GAMALEA, Rage paralytique et vaccins rabiques. (*Annales de l'Institut Pasteur*, 1887.)

La rapidité de la destruction du virus fixe dans le péritoine du lapin ou du chien (Remlinger) est la démonstration en quelque sorte *ad oculos* de cette atténuation. De grandes quantités de virus de la rage inoculées dans le péritoine amènent toujours la mort de l'animal. Les mêmes phénomènes s'observent dans le tissu cellulaire sous-cutané.

Contrairement à l'opinion de Kraiouchkine, le virus fixe introduit sous la peau du chien et du lapin y est détruit avec une rapidité très grande;

7° D'après Nitsch, le virus fixe est beaucoup plus dangereux que le virus des rues pour le système nerveux central. D'après Nitsch, en inoculant de petites doses de virus rabique dans les divers tissus de l'organisme du lapin — à l'exception du système nerveux central — on ne peut montrer de différences de virulence, entre le virus fixe et le virus des rues. La différence entre les deux virus s'accuserait au contraire par l'emploi de fortes doses. Mais ici encore les résultats obtenus sont loin d'être nets et demeurent fort critiquables. Notons cependant que, d'après Nitsch, l'exaltation du virus fixe ne se rapporterait pas aux centres nerveux en général, mais seulement à la substance grise de ces centres et, dans cette substance grise, aux seules cellules nerveuses;

8° En cas d'inoculation de virus fixe sous la dure-mère, la rapidité de l'incubation ne dépend pas de la dose injectée. La rapidité plus ou moins grande de l'incubation après inoculation de virus des rues est au contraire sous la dépendance de la dose injectée. En effet, de différentes quantités de virus fixe (allant de 1.000 à 10.000), inoculées sous la dure-mère n'exercent aucune influence bien nette ni sur la période d'incubation de la maladie, ni sur son issue mortelle. Il en est tout autrement avec le virus des rues où des doses de 500 et même de 1000 fournissent parfois des résultats appréciables. Le virus fixe se distingue donc par son action constante indépendante de la dose injectée. Si la dose inoculée est suffisante pour entraîner la mort, des millièmes de milligrammes agissent de même que les doses énormes de 100 milligrammes;

9° Le danger qui menace l'organisme après l'inoculation sous-cutanée ou intra-musculaire du virus des rues dépend de la dose inoculée. Au contraire, le danger qui menace l'organisme après l'inoculation du virus fixe dans les tissus autres que le tissu nerveux est jusqu'à un certain point inversement proportionnel à la dose injectée. Si on introduit en effet du virus des rues sous la peau d'un chien, d'un lapin..., etc., la maladie se produit d'autant plus sûrement que la quantité inoculée est plus considérable. Au contraire (le fait est particulièrement net chez le chien), plus est grande la quantité de virus fixe injectée sous la peau et dans les muscles, et moins l'inoculation paraît susceptible de déterminer la rage. Le point a été signalé pour la première fois par Pasteur. Il avait remarqué que la rage paraissait se déclarer plus sûrement après l'injection d'un quart de seringue qu'après celle d'une ou de plusieurs seringues.

Le fait a été par la suite confirmé par Kraiouchkine. Sur 17 chiens inoculés sous la peau par cet auteur avec une quantité d'émulsion inférieure à 1 c. c. par kilogramme d'animal, il en a succombé 7, tandis que, sur 13 chiens injectés avec une quantité supérieure à 1 c. c. d'émulsion pour kilogr. d'animal, il n'en est mort que 3.

Les expériences de Remlinger ont fourni un résultat analogue. Un grand nombre d'inoculations sous-cutanées et intra-musculaires n'ont fourni chacune qu'un cas de rage. Les deux animaux qui avaient succombé avaient reçu seulement 5 c. c. d'émulsion. Les animaux inoculés dans les muscles de la nuque avec 20 c. c. d'une émulsion épaisse, ou sous la peau avec 100 c. c. d'une émulsion forte, épaisse, également, ont résisté. Il semble que la cause de ce curieux phénomène doive être attribuée à la présence, dans le virus fixe, d'une substance immunisante distincte du microbe rabique et plus résistante que lui aux diverses causes de destruction (chaleur, dessiccation, organisme animal).

A l'appui de cette hypothèse émise pour la première fois par Pasteur on peut citer la possibilité de vacciner un animal contre la rage à l'aide de moelles tout à fait dépourvues de virulence (Pasteur-Badach, Babès), à l'aide de cerveaux conservés dans la glycérine un temps suffisant pour les rendre inoffensifs (Rodet et Galarielle). L'expérience suivante paraît susceptible de la même interprétation : Si on inocule, soit sous la peau soit dans le péritoine d'un lapin ou d'un cobaye, une certaine quantité d'un mélange d'émulsion de virus fixe et de sérum antirabique, on confère à l'animal une immunité solide contre la rage. Si l'immunisation se fait dans le cerveau avec 1 à 2 c. c. 1/2 de même mélange, le lapin ou le cobaye ne contracteront pas la rage, mais si on les inocule ensuite avec du virus fixe, ils succomberont dans les mêmes délais que les témoins (Remlinger).

Telles sont les principales différences qui existent entre le virus des rues et le virus fixe. Suivant Nitsch :

1° *Le virus des rues est doué de propriétés actives ou offensives développées plus ou moins normalement.*

Voilà pourquoi :

a) Le virus des rues inoculé sous la dure-mère n'amène la mort qu'après 15 ou 20 jours ;

b) La rapidité de son action après l'inoculation sous la dure-mère dépend de la dose ;

c) Son affinité pour les cellules nerveuses est modérée ;

d) La différence entre les virulences respectives de la substance blanche et de la substance grise n'est pas grande ;

e) La dose mortelle minima de ce virus inoculée dans le cerveau est assez forte ;

2° *Le virus fixe possède au plus haut point ces propriétés actives ou offensives.*

Aussi :

a) Le virus des rues inoculé sous la dure-mère amène la mort après 7 à 10 jours ;

b) La rapidité de son action est indépendante de la dose ;

c) Son affinité pour les cellules nerveuses est extrêmement développée ;

d) La différence entre les virulences respectives de la substance blanche et de la substance grise est très grande ;

e) La dose mortelle minima à inoculer dans le cerveau est très petite ;

3° *Le virus des rues inoculé dans un tissu autre que le tissu nerveux peut être très dangereux.*

Voilà pourquoi :

a) Le virus des rues inoculé dans un tissu autre que le tissu nerveux peut être très dangereux ;

b) Le danger qui menace l'organisme après l'inoculation sous la peau, dans les muscles, etc., dépend de la dose ;

c) Les doses même minimes, inoculées dans ces divers tissus, peuvent être dangereuses pour l'organisme ;

d) Inoculé dans un tissu autre que le tissu nerveux (et peut-être que le sang), et à doses fortes (à partir de 200 mg. de substance grise), il détermine une infection mortelle avec une certitude absolue ;

4° *Dans le virus fixe, ces propriétés passives ou protectrices sont amoindries considérablement ou peut-être même partiellement détruites.*

Aussi :

a) Le virus fixe inoculé dans un tissu autre que le tissu nerveux est beaucoup moins dangereux, et souvent même indifférent ;

b) Le danger qui menace l'organisme après l'inoculation du virus sous la peau, dans les muscles..., etc., est indépendant de la dose ;

c) Les doses minimes de virus inoculées dans des tissus autres que les tissus nerveux sont sans effets sur l'organisme (par exemple, les doses jusqu'à 1 mg. de substance grise des hémisphères centraux sur la peau) ;

d) Inoculé même en grandes quantités dans un de ces tissus chez un animal sain, il reste inoffensif ou il n'exerce qu'une action non typique et retardée ; souvent il immunise l'animal ;

5° A tous ces caractères, il faut ajouter que le virus rabique des rues présente une virulence sensiblement identique pour tous les mammifères,bien qu'un peu renforcée à vrai dire pour certains d'entre eux, comme le loup, le renard, le chacal. Au contraire, le virus rabique fixe présente une atténuation manifeste à l'égard de l'homme, du singe, du chien, et sans doute de tous les mammifères, à l'exception du lapin et peut-être des espèces voisines. Il paraît adapté dans une large mesure à l'organisme du lapin.

Nous verrons que ces conclusions ne peuvent être acceptées qu'avec certaines restrictions.

2. — DIFFÉRENCES ESSENTIELLES ENTRE LES DEUX VIRUS

Essayons maintenant de pénétrer un peu plus avant dans les propriétés du virus des rues et du virus fixe et cherchons en quoi consiste essentiellement la différence qui existe entre eux. Autrement dit, inoculons simultanément sous la dure-mère d'un lapin du virus des rues et sous la dure-mère d'un autre lapin du virus fixe. Le premier lapin inoculé mourra plusieurs jours après le second.

Pourquoi ?

Une première hypothèse est qu'entre les deux virus il y aurait une simple différence quantitative et que si un lapin meurt avant l'autre c'est qu'il aurait reçu une quantité beaucoup plus considérable de microbes rabiques. Cette hypothèse n'apporte qu'une solution très imparfaite à la question. Ainsi que nous l'avons vu, il existe certainement, entre les deux virus, une différence quantitative ; cependant elle n'est pas tout. S'il en était ainsi, en inoculant des quantités très considérables d'un cerveau atteint de rage des rues on devrait arriver à réduire la durée de l'incubation à 5 ou 6 jours. Moins on inoculerait de ce cerveau, plus longue devrait être cette même incubation. Or, il n'en est rien.

Il est impossible de nier que la quantité de virus a une influence manifeste sur la période d'incubation de la rage des rues et que des très petites quantités de cerveau (au-dessous de 0,05 mg.) prolongent la période d'incubation d'une façon considérable. Cependant, l'influence de la quantité de virus inoculé sur le développement de la maladie ne devient manifeste qu'avec des différences assez fortes. On ne réussit pas à faire tomber la période d'incubation au-dessous de dix et onze jours. Il y a donc des différences quantitatives entre le virus fixe et le virus des rues, mais elles sont incapables d'expliquer la dualité des deux virus.

On pourrait supposer une multiplication plus rapide du virus fixe. Cette théorie a récemment été adoptée par Fermi (1). Pour cet auteur, les dilutions maxima de virus fixe ou de virus des rues avec laquelle on peut encore déterminer, par injection sous-dure-mérienne et sous-cutanée, l'apparition de la rage, sont sensiblement les mêmes, elles oscillent autour de 1/50.000. Cependant la période d'incubation est très différente dans les deux cas. La différence entre les deux virus ne doit donc pas être cherchée dans un nombre plus ou moins grand de germes, mais dans la plus grande rapidité de développement du virus fixe dans le système nerveux. Quand la mort de l'animal se produit, le nombre des germes avec l'un et l'autre virus est devenu sensiblement identique. Fermi compare le virus des rues et le virus fixe à deux cultures en bouillon qui poussent l'une très vite et l'autre lentement. La première arrive plus rapidement à son maximum de développement, mais, une fois celui-ci atteint, elle reste stationnaire. L'autre la rattrape, le nombre des germes est alors identique.

Il peut se faire aussi que la différence entre le virus des rues et le virus fixe soit liée à une différence d'activité des toxines qu'ils produisent ; la toxine du virus fixe étant plus active que celle du virus des rues. La toxine rabique est malheureusement si difficile à manier qu'il est difficile de fonder cette théorie sur un fait précis.

Pour Nitsch, la différence entre les deux virus est qualitative plutôt que quantitative. Elle répond essentiellement à ce que le virus fixe a pour les cellules nerveuses une affinité 50 à 100 fois plus forte que le virus des rues. Ce serait sinon la seule, du moins une des principales causes de l'action plus énergique du virus fixe après inoculation sous-dure-mérienne.

A cause de son affinité beaucoup plus grande pour les cellules nerveuses, le virus fixe exercerait, beaucoup plus vite que le virus des rues, son action pernicieuse sur l'organisme, alors même que la toxine supposée produite par le virus fixe ne serait pas plus forte que la toxine produite par le virus des rues.

La vérité se trouve bien probablement dans une solution mixte. Le virus fixe renferme des microbes rabiques plus nombreux que le virus des rues; ceux-ci se développent plus rapidement et secrètent une toxine plus active. A la suite de leurs nombreux passages par le cerveau du lapin, ils ont acquis une affinité spéciale pour l'organisme du lapin d'une part et d'autre part pour le système nerveux de tous les mammifères.

(1) Fermi, Maximalverdünnung des frischen fixen und Strassenvirus, mit welcher man mittels hypodermischen und sutduraler Einspritzungen noch die Tollwut erzielen kann. (*Centr. f. Bakt.* I Abteilung Originale, 5 mars 1907.)

3. — APPLICATIONS PRATIQUES

Etant données les différences nombreuses et profondes qui existent entre le virus des rues et le virus fixe, on ne peut les employer l'un pour l'autre. Le virus fixe est renforcé pour le système nerveux d'une part et pour le lapin d'autre part ; il est atténué, au contraire, pour un certain nombre d'animaux et de tissus. On conçoit les erreurs que peut entraîner la confusion des deux virus. Il est bien peu de circonstances où l'on soit en droit de conclure du virus fixe au virus des rues, et réciproquement. On doit donc indiquer, dans le protocole de chaque expérience, le virus employé.

Contrairement à la pratique habituelle, le virus des rues doit, dans les travaux sur la rage, être préféré au virus fixe. Le mieux serait évidemment que toutes les expériences soient faites comparativement avec les deux variétés de virus.

Les doses employées doivent être l'objet d'une attention toute spéciale, puisque, chez le chien tout au moins, les grandes doses de virus fixe sont moins souvent suivies de l'apparition de la rage que les doses faibles, qui ne peuvent même pas vacciner l'animal.

Ces différentes précautions ont été, dans ces derniers temps, trop négligées par les expérimentateurs ; un grand nombre de travaux devraient être complètement repris, en tenant compte des faits qui précèdent.

Le virus fixe n'acquiert ses propriétés très spéciales qu'à la suite d'un grand nombre de passages par l'organisme du lapin ; on obtient très rapidement, par des passages chez le rat, le chat, le renard, etc., un virus qui se rapproche du virus fixe par le peu de durée de l'incubation après l'inoculation sous-dure-mérienne et la fixité de cette période d'incubation. Tous les autres caractères du virus fixe, tels que l'atténuation pour l'homme et pour les tissus autres que le tissu nerveux, leur font souvent défaut. La plupart de ces virus, dits de transition, sont des pseudo-virus fixes ; il y aurait inconvénient à les employer dans les vaccinations pasteuriennes.

Il faut en tout cas expérimenter à tous les points de vue de tels virus, avant de les appliquer au traitement antirabique. Il y a pourtant, comme nous allons voir, de vrais virus fixes préparés rapidement au moyen de passages par le cobaye. Mais nous verrons que ces virus mêmes peuvent gagner, par ces passages, des propriétés non prévues qui peuvent mettre en danger le résultat de la vaccination, et même la santé des personnes vaccinées.

(1) BABES, Lésions précoces de la rage. (*Académie des Sciences*, Paris, 1898, nov.)

Enfin, de l'atténuation très marquée du virus fixe pour l'organisme humain découle la possibilité de commencer le traitement antirabique avec des moelles moins atténuées et d'inoculer le virus fixe à doses plus fortes, moins espacées, etc.

L'immunité est ainsi acquise plus rapidement, la durée du traitement peut être raccourcie. Nous aurons l'occasion de revenir sur ces avantages, qui sont loin d'être négligeables, et sur les limites dans lesquelles on peut ainsi augmenter l'intensité du traitement antirabique.

CHAPITRE XXII

TOXINES RABIQUES ET AUTRES SUBSTANCES TOXIQUES POUVANT INTERVENIR DANS LA RAGE OU DANS LE TRAITEMENT ANTIRABIQUE

1. Toxines. — 2. Rapports entre les paralysies apparaissant au cours du traitement antirabique et la toxine rabique. — 3. Action des substances solubles du cerveau rabique et du cerveau normal. Comparaison des résultats de l'action des substances solubles du cerveau rabique avec ceux qu'on obtient par l'emploi des substances solubles du cerveau normal. Le Sérum névrotoxique.

1. — TOXINES RABIQUES (1)

Il est démontré que les microbes agissent moins par leur présence et leur multiplication que par des substances chimiques excrétées ou contenues dans leur corps. Il est à supposer que de telles substances chimiques actives doivent exister aussi dans la rage. Malheureusement, on ne connaît pas encore le microbe de cette maladie. La culture de cet agent résoudra définitivement la question des toxines rabiques.

Pour le moment nous avons essayé de nous orienter en employant d'autres voies, moins directes.

Les faits suivants plaident pour l'existence de toxines rabiques :

1° **La fièvre prémonitoire initiale.** Quelle que soit l'explication donnée à la fièvre dans les maladies infectieuses, on doit admettre l'existence d'échanges chimiques produisant des substances solubles enzymatiques. Une fièvre spécifique dénote par conséquent la présence d'une substance chimique toxique produite sous l'influence de l'agent spécifique de la maladie.

2° **La leucocytose**, que j'ai décrite depuis longtemps dans la rage du chien qui précède l'éclosion de la rage, en produisant surtout dans le cerveau l'obstruction des vaisseaux ainsi que des nodules particuliers. Cette leucocytose doit être considérée comme le résultat d'une irritation spécifique des organes hématopoïétiques, produite par des substances rabiques.

(1) Babès, Uber Wuttoxine, Leyden-Festschrift, t. I, p. 30, Berlin, 1902.

3° **Les nodules rabiques, et surtout les lésions vasculaires** : L'irritation cellulaire des parois vasculaires et des tissus voisins, la dilatation vasculaire et les hémorragies laissent entrevoir qu'il y a, en dehors du microbe, une substance soluble irritante, ayant une action générale indépendante de la présence du virus. Elle se trouve dans les tissus et les vaisseaux qui ne contiennent pas de virus rabique. Comme le siège du microbe de la rage est incontestablement le système nerveux central, et surtout les nodules rabiques, peut-être les cellules nerveuses dégénérées, les thrombus vasculaires, les troubles profonds de ces régions sont-ils en rapport avec les produits microbiens, dont l'action se limite au voisinage du virus.

4° On a démontré (Babès, Blasi, Russo-Travali, Galtier, Marie) la présence d'une toxine active dans la rage. En effet, des quantités plus grandes de virus filtré, chauffé, séché, atténué ou détruit, ne produisent pas la rage (tout au plus quelques symptômes isolés comme des parésies); souvent, cependant, les animaux traités par ces substances succombent dans le marasme. Ce marasme provient de l'action de la matière rabique. En effet, Celli, Jaffe, de Blasi, Russo-Travali ont montré que, par infection de chien à chien, souvent le virus s'affaiblit tellement qu'après plusieurs passages on ne produit que la rage paralytique et à la fin un marasme, une rage purement toxique. On observe le même fait chez le singe.

Nous avons constaté que par la filtration sous de hautes pressions, par la précipitation alcoolique ou par la dialyse du système nerveux central des hommes et des animaux morts après infection par le virus fixe (moins souvent par le virus des rues), on peut obtenir, en quantité plus ou moins grande, une substance complexe de nature enzymatique, soluble dans l'eau et la glycérine. Cette substance à l'état frais et à fortes doses produit, chez les chiens, les lapins et les cobayes, une maladie caractérisée par la fièvre, l'hyperesthésie, la parésie et le marasme.

Les lapins peuvent être immunisés contre cette substance par des injections répétées de quantités croissantes du même corps.

Le cerveau des animaux morts de cette maladie n'est pas virulent.

Marie (1) dit que le virus ne se conserve pas longtemps dans la glycérine quand il y a trop de glycérine, surtout si la température est élevée. La substance nerveuse virulente, ainsi conservée, inoculée dans le cerveau d'un lapin, donne souvent de la paralysie. Le bulbe de l'animal est cependant incapable de donner la rage.

Blasi et Russo-Travali injectent à des lapins le filtrat (sur

(1) MARIE, l'Etude expérim. de la rage. Paris, Doin, 1909.

bougie) d'émulsions de bulbe rabique; les animaux succombent avec des phénomènes paralytiques.

Galtier chauffe l'émulsion rabique en dessus de 100° et l'inocule dans les veines ou dans les séreuses de chien, de mouton ou de chèvre. Les animaux présentent des phénomènes d'intoxication graves, souvent mortels.

Il faut se demander si ces phénomènes ne sont pas dus, au moins en partie, à l'action toxique de la substance nerveuse normale. J'ai injecté de grandes quantités de substance nerveuse (tout un cerveau de chien ou un demi-cerveau de mouton) à des chiens. Répétant pendant longtemps chaque jour cette pratique, je n'ai jamais observé de symptômes toxiques. J'ai de plus injecté à l'homme de grandes quantités de substance cérébrale de mouton (ayant une influence curative chez les épileptiques ou neurasthéniques) sans observer le moindre symptôme toxique.

Cependant Marie cite une observation curieuse; il inocule à des animaux de la substance nerveuse filtrée, et observe des signes d'intoxication, et finalement la mort des animaux. Ces observations, encore inexpliquées, nous imposent une certaine réserve dans l'appréciation des effets produits par les filtrats de substance nerveuse.

Il n'est pas impossible que le filtrat renferme une substance toxique neutralisée soit par la lécithine, soit par d'autres substances contenues dans la substance nerveuse et ne passant pas par le filtre.

5° Nous admettons l'existence d'une toxine rabique basée sur l'existence des symptômes paralytiques et myélitiques survenant à la suite de vaccinations antirabiques. On voit rarement chez les individus sensibles (4-6 jours après le commencement de l'inoculation, surtout si on ajoute à l'émulsion virulente de l'émulsion chauffée à 60°-80°, ou si on emploie des grandes quantités d'émulsion simplement chauffée, mais sans virulence) soit des parésies, soit des paralysies passagères ou plus durables, qu'on est forcé d'attribuer à une toxine rabique, car le système nerveux des personnes mortes à la suite de ces accidents n'est pas virulent.

6° **Possibilité de la production d'un sérum antirabique.** — Mon sérum antirabique est essentiellement microbicide, car il fait disparaître in vitro la virulence de l'émulsion dans la proportion de 1 : 10 jusqu'à 1 : 100. Nos recherches, surtout celles de mon assistant le docteur Busila, montrent que les substances dont la virulence est détruite par le sérum peuvent produire, dans certaines conditions, une augmentation de toxicité de l'émulsion.

Une méthode de vaccination par des virus exactement neutralisés par des anticorps (méthode si efficace dans la diphtérie et le tétanos), n'est pas applicable à la rage, car le liquide neutralisé n'est pas vaccinant. (Académie de médecine, août 1895.)

Cette méthode ne donne aucun résultat à cause du caractère probablement bactéricide du sérum antirabique. Marie, en reprenant plus tard ce procédé, semble arriver à des résultats différents sur lesquels nous allons revenir.

De ces recherches il résulte que, dans la rage, les substances toxiques, provenant probablement des corps microbiens, jouent un rôle certain. Ces substances se trouvent aussi en petite quantité dans le cerveau des animaux enragés, mais il n'est pas possible de les extraire par l'eau.

Busila a lavé la substance cérébrale sous de fortes pressions sans qu'elle perde son action cachectisante.

Dans ce dernier temps, Marx reprit la question et émit une hypothèse séduisante sur l'action du virus fixe et du virus des rues. Cet auteur suppose que le virus fixe (virus de passage) est plus virulent pour le lapin, mais qu'il est moins résistant et moins virulent pour l'homme; il est en même temps plus toxique et plus efficace comme vaccin que le virus des rues.

Il était d'avance certain que la vaccination antirabique produirait surtout une immunité active, car l'immunité se manifeste à peine plusieurs semaines après l'inoculation.

Marx invoque à l'appui de son hypothèse la méthode de Högyes (virus fixe très dilué). Pasteur est arrivé par les vaccinations avec du virus dilué à des conclusions tout à fait opposées. (Pasteur soutenait n'avoir jamais obtenu de vaccination en expérimentant avec du matériel dilué).

La méthode de Högyes montre seulement qu'on peut vacciner avec de très petites quantités de virus non affaibli, mais ne prouve pas que le virus fixe est inoffensif pour l'homme.

Il est certain qu'à côté du virus il y a, dans le cerveau des animaux enragés ou même normaux, d'autres substances auxquelles revient en partie le pouvoir vaccinant actif ou passif. J'ai en effet montré que la substance nerveuse normale contient des substances antirabiques assez efficaces.

Tâchons d'abord de constater avec Marx si le virus, en passant par une série de lapins, devient moins résistant envers l'organisme de l'homme. Le virus-vaccin est-il toujours détruit avant d'atteindre le système nerveux central de l'homme?

Demandons-nous enfin quelles sont les substances qui, après la destruction du virus, produisent l'excitation capable de provoquer l'immunité dans les organes qui sont appelés à produire les anticorps spécifiques de la rage. Si le virus est tué il en résulte que ce sont surtout certaines toxines qui produisent l'immunité. Nous verrons, en effet, qu'on peut immuniser par des substances non virulentes ayant gardé un certain degré de toxicité.

Nous reviendrons plus loin sur la façon de vacciner contre la rage, mais demandons-nous dès maintenant si il y a une différence si fondamentale entre le virus fixe et le virus des rues. Nos expériences ne confirment qu'en partie la conception de cette dualité. Nous avons immunisé des chiens contre la rage uniquement par le virus des rues, et nous avons aussi produit la rage par l'incorporation sous-cutanée de virus fixe. En faisant des recherches de contrôle spéciales nous sommes arrivés aux résultats suivants :

1) 2 chiens qui ont reçu sous la peau du flanc 1-3 gr. par jour de virus des rues sont morts de rage.

2) 4 chiens ont été injectés sous la peau pendant 4 jours, avec 5 c. c. du virus fixe ; 2 de ces animaux ont pris la rage, 2 ont résisté, mais n'étaient plus immunisés après 6 mois.

3) 2 chiens furent injectés 8 fois avec 10 c. c. chaque fois. Ils se montrèrent résistants, même après infection par trépanation.

4) On avait en même temps traité le même nombre de chiens avec les mêmes quantités de virus des rues. Un seul chien a résisté et s'est montré réfractaire à une inoculation dans le bulbe oculaire.

En somme, sur 4 chiens inoculés avec le virus des rues, un seul a résisté, tandis que, sur 6 chiens inoculés avec le virus fixe, 4 ont résisté. Malgré ces résultats on doit se prononcer avec précaution, car, dans ces expériences, les résultats dépendent beaucoup du nombre des animaux éprouvés, de la façon d'inoculer et de la région où se fait l'injection.

On peut faire les mêmes objections aux recherches de Marx. Cet auteur distingué avait travaillé sur des singes et des guenons (cercopithèques). Un petit singe mourut de rage après avoir reçu une injection intramusculaire de virus des rues, tandis que la même quantité de virus fixe ne produisit pas la rage chez un autre petit singe.

Ces résultats, s'ils ne sont pas l'effet du hasard, peuvent être dus à bien des raisons. Dans le second cas, l'injection aurait pu ne pas pénétrer dans la substance musculaire ; ou bien l'organisme du singe, résistant vis-à-vis du virus rabique, aurait peut-être détruit le virus rabique ?

Dans une autre expérience, une guenon (cercopithèque) reçoit du virus fixe dans les muscles, sans aucun effet. Après un mois elle reçoit du virus des rues. Cette guenon prend la rage, un peu tard il est vrai. Cette expérience n'est pas démonstrative, car elle est unique.

Dans une 3e expérience, où on fit l'inoculation intraoculaire avec du virus des rues, la rage se déclara après 10 jours, avec une forme paralytique, qui chez les singes doit être considérée comme une forme atténuée.

D'après moi, cette différence d'action entre les deux virus est moins accentuée chez le chien, surtout quand on inocule ces animaux à la tête, dans des plaies profondes ressemblant à des plaies de morsure. En effet, sur 12 chiens inoculés de cette manière, 5 ont succombé. Dans ces cas une grande partie des animaux infectés avec du virus fixe meurent donc aussi rapidement que ceux qui sont infectés avec du virus des rues.

Il résulte toutefois de ces expériences qu'il existe une différence assez marquée entre les deux virus, différence cependant moins prononcée que ne le suppose Marx.

On pourrait cependant interpréter le phénomène d'une autre façon. On ne peut invoquer une diminution de résistance du virus fixe; il faudrait pour cela qu'un virus, qui est à la limite de la vitalité, immunise plus fortement qu'un virus qui est dans sa pleine virulence; or c'est le contraire qui est vrai. Les expériences de Pasteur et les miennes, au cours desquelles nous avons immunisé, au début, avec un virus de passage, des lapins et des singes, plaident contre cette manière de voir.

Contre l'opinion d'une moindre résistance du virus fixe, on peut surtout invoquer les faits suivants :

1. De petites quantités de virus fixe injectées sous la peau produisent plus sûrement la rage que de grandes quantités.

2. On peut vacciner avec du virus très dilué. Si, dans la vaccination, il ne s'agissait que d'une grande quantité de virus détruit, une très petite quantité de virus fixe ne pourrait immuniser aussi bien qu'une grande quantité de virus des rues.

3. Le virus fixe *in vitro* est tout aussi résistant que le virus des rues. Il se maintient vivant dans l'organisme des animaux pendant plusieurs semaines, tout aussi bien que le virus des rues. Il est tué par le sérum antirabique tout aussi bien que le virus des rues.

Je crois donc que l'hypothèse de Marx n'est pas suffisamment démontrée. La différence d'action des deux substances n'est pas aussi nette chez tous les animaux que chez le singe et elle peut s'expliquer aussi par le fait que les différentes espèces d'animaux modifient le virus rabique d'une façon différente. Celui-ci devient tantôt plus fort et produit des substances toxiques plus fortes, tantôt il s'affaiblit à tous les points de vue.

Nous pouvons en tout cas admettre que le virus fixe produit une toxine et un vaccin plus forts, qui prépare l'organisme plus fortement que le virus des rues contre l'invasion des microbes actifs dans le cerveau, en empêchant sa multiplication par la préparation d'anticorps plus abondants ou plus efficaces que ne les prépare le virus des rues. Il est donc inutile d'admettre que le virus lui-même est devenu plus faible. Tout ce qu'on peut admettre, c'est que le virus fixe est moins résistant vis-à-vis des autres tissus? En tous cas, pour le cerveau, il est plus virulent que le virus des rues.

La vaccination par le virus fixe doit être comprise de façon à ce que l'organisme soit excité par ce virus et ses toxines à élaborer un anticorps, dont j'avais démontré la présence dans le sérum antirabique, et qui détruit le microbe.

La leucocytose frappante qu'on trouve dans la rage indique que les leucocytes jouent un grand rôle dans la formation où la multiplication des corps immunisants. Toujours, les alexines ou compléments sont dans un rapport intime avec les leucocytes; d'après Bordet même le corps intermédiaire serait leur produit. A la suite de l'injection, il faut d'abord que l'organisme ait assez de corps intermédiaires pour fixer le virus au complément.

L'homme et le singe possèdent de plus grandes quantités de substances intermédiaires (ambocepteurs) pour l'homme que le lapin; mes recherches m'ont en effet conduit à admettre que le sang des hommes immunisés a la propriété d'immuniser plus fortement que celui des animaux (1). D'après nos recherches même le sang normal de l'homme et sa substance cérébrale préservent l'homme contre la rage et notamment mieux que le sang ou le cerveau des lapins.

Si on fait passer pendant longtemps le virus rabique par l'organisme du lapin, où il ne trouve pas d'anti-corps puissants, il est évident qu'il sera attaqué et neutralisé plus énergiquement même par les anticorps normaux de l'homme, ce processus conduit à la multiplication des corps intermédiaires, c'est-à-dire à l'immunisation.

En tout cas il sera rationnel d'employer, dans l'ancienne façon de vacciner, des doses plus grandes de matériel d'inoculation, afin d'utiliser à côté de l'action des microbes, celle des tissus et des substances actives qui y sont contenues.

Ces substances produisent d'abord une faible immunité passive, puis une action adjuvante pour la formation des substances vaccinantes qui se produisent à la suite de l'inoculation des microbes de la rage.

Il sera encore indiqué d'examiner l'émulsion virulente, ainsi que le sérum, pour voir si différents sucs d'organes ajoutés n'agiraient pas dans le sens d'un *complément* ou d'un fixateur. Il faudra voir de même si, pendant l'immunisation, il ne se produit

(1) Babes et Cerchez, Atténuation du virus rabique. (*Ann. de l'Inst. Pasteur*, 1891, t. V, p. 625.)

pas d'anti-compléments ou d'anti-fixateurs, qui empêcheraient l'élaboration des substances très actives.

Nous espérons que l'on parviendra, en suivant cette voie, au but principal de nos recherches sur la rage qui consiste en la préparation d'une substance immunisante passive agissant assez énergiquement pour pouvoir non seulement prévenir la rage après morsure, mais pour combattre la rage déclarée.

Nos études sur les toxines rabiques ont été confirmées et approuvées par la majorité des auteurs. Quelques-uns se sont cependant prononcés contre nos résultats, en affirmant qu'il n'existe pas de preuves solides démontrant l'action des toxines dans la rage. Fermi (1) dit qu'il n'existe pas de toxine rabique. Les raisons qu'il invoque sont tout à fait insuffisantes.

Cet auteur affirme que l'action toxique de la substance nerveuse normale serait presque la même que celle de la substance nerveuse rabique; affirmation que nous-même, Marie et d'autres avons combattue par les faits constatés plus haut.

D'après Fermi, la leucocytose produite par la substance nerveuse normale serait la même que celle qui est produite par la substance rabique.

Ce fait est inexact, surtout en ce qui concerne les centres nerveux; la substance nerveuse rabique provoque une accumulation de leucocytes dans les vaisseaux cérébraux qui détermine une grande partie des lésions rabiques ; la substance nerveuse normale, au contraire, ne produit jamais ces lésions.

Fermi, pour soutenir sa thèse, aurait dû combattre toutes les raisons qui plaident fatalement en faveur de l'existence des toxines rabiques, et il n'aurait pas dû se contenter, à l'appui de son idée, de quelques faits inexacts ou non prouvés.

Les arguments de Cornwall et Vesava Pai (2) contre notre conception ne sont pas mieux fondés.

Ces auteurs, tout en supposant qu'il doit exister une « excrétion des parasites de la rage ayant une action nuisible sur les tissus », ne reconnaissent pas la valeur décisive de nos preuves. Ils ne réussissent pas à empoisonner les animaux avec des filtrats de cerveau rabique.

Mais ces auteurs n'ont pas filtré avec un appareil à haute pression (ils n'ont employé que 2-3 atmosphères); il leur aurait fallu de trop grandes quantités de filtrat pour obtenir un résultat positif. L'autolyse qu'ils ont pratiquée pour obtenir des filtrats plus concentrés a l'inconvénient de modifier ou atténuer la toxine rabique, leurs expériences de contrôle laissent donc beaucoup à

(1) Fermi, Normale Hirnsubstanz und antirabischer Inpfstoff gegen Lyssa. (*Centralbl. f. Bakteriol.*, 20 Aug. 1907, f. 44, 5 p. 475.)
(2) Cornwall, *Bul. of. the Pasteur Institute Southern India*, I, 1908, Madras.

désirer, surtout qu'ils n'ont pas réussi à combattre les faits plus importants qui prouvent la réalité d'une toxine rabique.

Comme le sang des animaux succombés à la rage ne renferme qu'exceptionnellement une très petite quantité de virus, de toxine ou de substance antirabique, les essais faits avec ce sang en comparaison avec du sang normal n'ont pas grande valeur. Cornwall et Vesava ont pourtant constaté que le sérum des chèvres tuées par le virus fixe renferme une substance combinée avec une partie de son complément. Si cette substance est mise en contact avec le sérum antirabique de la chèvre, le complément y est fixé, car il a une plus grande affinité pour ce système que pour le système hémolytique. Ce résultat ne s'obtient pas si les sérums antirabique et rabique ne proviennent pas du même animal.

2.– RAPPORTS ENTRE LES PARALYSIES QUI SE MANIFESTENT AU COURS DU TRAITEMENT ANTIRABIQUE, ET LA TOXINE RABIQUE

Avant mes publications, on considérait ces accidents comme des manifestations d'une rage atténuée. J'ai montré qu'on peut produire des paralysies analogues, chez les animaux, par l'injection de virus chauffé jusqu'à destruction de sa virulence, ou bien filtré à travers des filtres qui ne permettent pas le passage du principe virulent. En 1902, j'ai rapporté plusieurs cas de paralysies survenues, chez l'homme, après le traitement antirabique. Comme, dans un de ces cas, le chien mordeur n'était pas enragé, on pouvait exclure la possibilité d'une rage atténuée.

Une de ces personnes n'avait reçu que du virus chauffé à 75 et 80 degrés, et des virus desséchés de douze, onze, neuf et huit jours, c'est-à-dire dépourvus de virulence. On pouvait donc également exclure une forme atténuée de rage produite par le traitement. J'ai cru pouvoir affirmer que ces accidents étaient dus aux toxines rabiques.

Ce point de vüe a été accepté par Remlinger, en 1905, dans son travail sur les accidents paralytiques au cours du traitement antirabique.

M. Marinesco, qui avait examiné pendant ces cinq dernières années les huit malades atteints de paralysie survenue après notre traitement antirabique, suppose également qu'il s'agit d'une intoxication.

La preuve en a été donnée par un cas mortel que j'ai rapporté en collaboration avec Mironescu dans la séance du 7 mai 1908 de notre réunion.

Le 12 septembre 1908, Remlinger revient sur cette question et admet que la cause des paralysies serait l'action d'un agent toxique qui se trouverait soit dans la substance nerveuse normale, une cytotoxine (Marinesco), soit dans une toxine rabique.

M. Remlinger, se basant sur la communication de Marinesco, suppose que ces accidents seraient « particulièrement fréquents à Bucarest tandis qu'ils feraient défaut à Budapest ». Comme, chez nous, on traite les cas graves avec de grandes quantités d'émulsion, tandis qu'à Budapest on emploie très peu de substance nerveuse, Remlinger cherche l'une des causes de la prétendue fréquence de ces paralysies chez nous, dans la grande quantité d'émulsion inoculée.

Mais cette opinion n'est pas fondée, car :

1. Pendant cinq ans il y a eu, chez nous, 8 cas de paralysie sur 6.525 traités. Si l'on juge d'après la statistique publiée par M. Remlinger, notre Institut serait donc moins éprouvé par ces accidents que plusieurs autres Instituts antirabiques (Bologne, Jassy, etc.). Il faut encore prendre en considération que, dans la plupart de nos cas (cinq), il s'est agi de paralysies de la face, très légères, limitées et peu prononcées, ordinairement unilatérales. De tels accidents sont restés probablement ignorés dans la plupart des Instituts antirabiques de l'étranger, ou ont été attribués à d'autres causes.

Cette forme de paralysie est à peine mentionnée par Remlinger dans la communication de 1905 et dans son article sur la vaccination antirabique paru, en 1908, dans la Bibliothèque de Thérapeutique.

En tout cas, M. Remlinger regarde cette forme de paralysie comme étant très rare. La statistique comparée de Remlinger est donc incomplète, car elle ne tient pas compte de cette forme de paralysie qui, chez nous, est la plus fréquente de toutes.

Ces paralysies, qui résultent du traitement antirabique, restent ordinairement ignorées. En effet, les 5 cas que nous avons signalés se rapportent à des médecins qui, en connaissance de cause, ont informé l'Institut de leur accident.

On peut donc affirmer que, sur 6.525 cas traités, il n'y a que 3 cas de paralysies comparables à ceux qui sont relatés dans la statistique de Remlinger; c'est un nombre inférieur à la moyenne des accidents survenus dans les différents Instituts antirabiques.

2. La preuve que ce n'est pas la quantité d'émulsion de substance nerveuse, normale ou rabique, qui provoque ces accidents est fournie par les faits suivants : *a*) les personnes mordues par des loups, au nombre de 400 environ, et qui ont toujours reçu une quantité de substance nerveuse au moins quadruple de celles qui avaient été mordues par des chiens, n'ont jamais présenté de paraysies; *b*) un grand nombre de personnes, atteintes de différentes maladies nerveuses, ont été traitées par moi, ainsi que par

Constantin Paul, par des injections massives de substance nerveuse normale, sans jamais présenter la moindre paralysie; *c*) nous avons injecté, avec Mironescu, de grandes masses de substance nerveuse, filtrée, normale ou rabique, à des chiens ou à des lapins. De plus, j'ai injecté, huit jours de suite, chaque jour, un cerveau entier de souris à des souris; aucun de ces animaux n'a présenté de paralysies; *d*) les personnes chez lesquelles s'est développée une paralysie ont subi un traitement faible, et pas une seule des personnes qui ont été soumises au traitement fort, c'est-à-dire à l'injection de grandes quantités de substance nerveuse, n'a présenté cet accident.

M. Remlinger, dans un article plus récent publié dans « la Presse Médicale », suppose qu'une des causes de ces paralysies est la grande quantité de substance nerveuse rabique employée dans le traitement antirabique. J'ai montré (1) que, dans notre Institut, où l'on emploie de très grandes quantités d'émulsions, le nombre des cas de paralysie n'est pas plus grand que dans les autres instituts. Mais j'ai observé qu'en employant une grande quantité d'émulsion chauffée, ou d'émulsion très virulente et pas assez préparée par des virus atténués, ces cas devenaient un peu plus fréquents.

J'ai montré, en 1889 (2), que les émulsions chauffées conservent une toxicité qui semble être supérieure à celle que possèdent les émulsions non chauffées.

La fréquence de ces accidents à Jassy, où tous les mordus sont traités exclusivement avec des moelles chauffées (17 cas contre 2), plaide en faveur de cette manière de voir.

Il faut cependant insister sur le fait que ces accidents se produisent aussi dans les Instituts où l'on ne traite les mordus que par la méthode pasteurienne. D'autre part, sur les centaines de personnes mordues par des loups enragés qui ont reçu de grandes quantités de moelle chauffée et non chauffée (au moins quatre fois autant que les personnes mordues par des chiens), il n'y a pas eu un seul cas de paralysie.

D'autre part, parmi les malades traités par la méthode de dilution de Högyes il n'y a pas un seul cas de paralysie; ce qui semble indiquer que ces accidents n'ont pas lieu lorsqu'on injecte de très petites quantités de substance nerveuse rabique. Dernièrement on avait cependant observé très peu de cas de paralysie même après ce traitement.

M. Remlinger, se basant sur l'observation publiée par moi,

(1) Babes, *Comptes-rendus de la Soc. de Biol.*, 17 novembre 1908 et 1er janvier 1909.

(2) Babes-Lepp, Recherches sur la Vaccination antirabique. (*Annales de l'institut Pasteur*, III, 1889, p. 384.)

d'une série de cas simultanés de paralysie, pense qu'on pourrait invoquer pour expliquer ces accidents une infection secondaire de l'émulsion. Je ne partage pas cette manière de voir, car elle est en contradiction avec le fait que les moelles fraîches et chauffées, qui certainement sont stériles, peuvent donner lieu à ces accidents. De plus, une émulsion fraîche de virus fixe et stérilisée par l'acide phénique à 1 p. 100 nous a donné également des phénomènes toxiques et des paralysies.

Dernièrement, en étudiant de plus près l'apparition des paralysies en rapport avec le mode de traitement, j'ai gagné l'impression *que ces paralysies sont plus fréquentes dans les instituts où on arrive rapidement et sans préparation suffisante aux moelles virulentes*. Tandis que notre traitement fort par lequel on arrive déjà au premier jour aux moelles d'un jour après avoir donné le même jour une série de moelles de 8, 7, 6, 5, 4, 3 et 2 jours ne donne pas des paralysies, un traitement qui commence avec le virus de 4 ou 3 jours, sans préparation préalable de l'organisme, donne des paralysies plus fréquentes. Ainsi nous voyons dans le rapport de l'Institut de Breslau, de l'année 1908, que, sur 259 personnes traitées, il y a eu 2 cas de paralysies, c'est-à-dire presque 1 0/0, tandis que, dans la statistique de Remlinger, sur 100.000 traités il n'y a eu que 40 cas de paralysie, ce qui revient à moins de 0,5 par mille. De même dans notre Institut, à un moment donné, on avait essayé de commencer le traitement par la moelle de 4 jours. Pendant le mois suivant, il y avait 3 cas de paralysie, ce qui nous avait déterminé à revenir à notre méthode antérieure, en préparant l'organisme par des moelles non virulentes de 7, 6 et 5 jours. Il en résulta immédiatement la disparition des cas de paralysie. C'est donc cette circonstance qui explique l'apparition simultanée de paralysie coïncidant avec une trop grande exaltation du traitement.

Il faut y ajouter encore une deuxième cause, c'est la variation du virus fixe qui à un moment donné peut devenir plus toxique. J'ai observé ce changement de notre virus à la suite du passage répété par le cobaye. Il est vrai qu'en même temps le virus devient plus efficace comme vaccin, car c'est avec ce virus que nous avions les meilleurs succès dans le traitement antirabique des personnes mordues par des loups enragés.

En remplaçant, à la suite des accidents paralytiques, notre virus par celui de l'Institut Pasteur, les accidents sont devenus plus rares, mais l'efficacité du traitement avait un peu diminué. Nous reviendrons sur ces faits de la plus haute importance.

Il en résulte donc que les accidents paralytiques produits par les injections antirabiques n'ont rien de commun ni avec le virus des rues ou de passage, ni avec une infection secondaire.

Il ne s'agit pas non plus de l'effet de la substance nerveuse normale. Il s'agit très probablement de l'action toxique des moelles chez des personnes nerveuses prédisposées. Il faut y ajouter que les paralysies deviennent plus fréquentes si l'on commence le traitement antirabique par des moelles virulentes, de 4 ou 3 jours par exemple, de même que dans le cas où le virus fixe devient plus toxique.

Il est plus difficile d'expliquer la rareté de ces accidents. Le fait que ce sont justement les personnes qui ont reçu les plus grandes quantités d'émulsions rabiques chauffées ou non chauffées, qui n'ont pas présenté d'accidents paralytiques, s'explique plus facilement, car on voit que le virus fixe renferme des substances vaccinantes non seulement contre le virus, mais aussi contre la toxine rabique, substances qui manifestent leur présence surtout après l'injection de grandes quantités de virus.

Certaines prédispositions consistent en un état de faiblesse nerveuse. Ces prédispositions sont prouvées par le fait que toutes les personnes atteintes, chez nous, de paralysies appartiennent à la classe intelligente (deux dames de la société, très nerveuses; un acteur nerveux, syphilitique et alcoolique; un propriétaire et 4 médecins). Tous étaient plus ou moins neurasthéniques ; ils avaient reçu de petites quantités d'émulsion, tandis que, parmi les milliers de paysans qui avaient reçu des quantités beaucoup supérieures d'émulsions, il n'y avait qu'un seul cas de paralysie.

La guérison a été prolongée dans deux cas, elle a été raccourcie dans deux autres par l'emploi de notre sérum antirabique : il y a eu deux cas mortels.

Notre Institut est celui qui a fourni, dans les années 1904, 1905 et 1906, le plus petit nombre d'insuccès quatorze jours après la termination du traitement. Sur un même nombre de malades traités à Bucarest, quatre personnes sont mortes, tandis qu'à Paris, à Budapest, et à Berlin, plus de vingt personnes ont succombé. En supposant même qu'à Bucarest, sur 3.000 personnes, il y ait eu un à deux cas de paralysie de plus que dans d'autres Instituts (ce qui n'est pas prouvé), ces minimes accidents ne doivent pas nous empêcher de continuer notre système de traitement, qui nous a permis de sauver une quinzaine de personnes qui auraient succombé à la rage si elles avaient été traitées à l'étranger.

3. — ACTION DES SUBSTANCES SOLUBLES DU CERVEAU RABIQUE ET DU CERVEAU NORMAL

D'après les recherches de Heller (1) on peut réussir à immu-

(1) Heller, Die Schutzimpfung gegen Lyssa. G. Fischer, Jena, 1906.

niser le lapin, au moyen d'un suc cellulaire obtenu en soumettant le cerveau rabique à l'appareil Mac Fadyan, et en le broyant dans l'appareil chargé d'air liquide.

On broie une grande quantité de virus fixe pendant 3 heures. Les animaux inoculés avec ces sucs présentent des signes d'intoxication. En procédant par inoculation sous-cutanées de doses croissantes et en éprouvant l'animal après 10 jours par injections sous-cutanées de virus des rues ou de passage, Heller obtient une immunisation assez forte.

Ces expériences avec la substance broyée n'ont pas pour le moment d'intérêt pratique; en effet, par ce broyage, le virus peut être atténué ou détruit sans qu'on puisse déterminer le degré de cette atténuation; ensuite parce que l'épreuve sous-cutanée n'est pas efficace pour nous permettre de juger le degré de l'immunité.

Marie a répété nos recherches sur l'action du virus rabique filtré sur bougie Berkefeld; il est arrivé au même résultat qu'Ascoli et que nous-même : dans quelques cas, 15-20 jours après l'introduction du filtrat, Marie a obtenu des animaux paralysés, sans que le bulbe des animaux soit devenu virulent. D'autres lapins traités par le filtrat ont montré un degré assez élevé d'immunité.

Dans une de ses expérienees Marie broie finement et émulsionne dans 4-5 cm. c. d'eau ordinaire l'encéphale d'un lapin succombé à la rage fixe. L'émulsion est passée à travers du papier, puis à travers une bougie Berkefeld. Après trois heures, on recueille 25 cm. c. d'un liquide clair; deux lapins en reçoivent chacun 10 cm. c. dans la veine de l'oreille. Le surlendemain, ils sont éprouvés ainsi que deux témoins, avec quelques gouttes (0,10 cm. c.) de virus fixe, à 1/10, dans l'œil. Les témoins gagnent la rage, le lapin traité reste bien portant. Marie cherche à expliquer ses résultats en supposant que, par la bougie Berkefeld, le microbe rabique passe en quantité trop faible pour donner la rage, mais suffisante pour conférer l'immunité.

Nous ne sommes pas du même avis; en effet, du moment où nous avons conféré l'immunité au moyen de la substance cérébrale rabique dont la virulence a été détruite d'une manière certaine, nous n'avons plus besoin d'invoquer l'action du virus vivant.

Nous avons en effet obtenu le même résultat en filtrant le virus rabique à travers des filtres, qui ne laissent pas passer le virus rabique. On confère l'immunité au lapin dans la moitié des cas en traitant l'émulsion d'un cerveau virulent par l'éther, qui détruit le virus rabique. Dans ce cas, l'immunité est peut-être produite par les corps microbiens. Cette hypothèse ne cadre cependant pas avec nos recherches relatives au virus filtré, qui ne renfermait plus le microbe de la rage ni vivant ni mort. Dans les expérien-

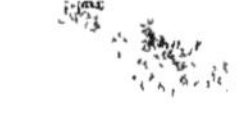

ces de Roux, ainsi que dans les nôtres et celles de Marie, on pouvait toujours constater parallèlement à l'action immunisante assez faible une action toxique prononcée.

C'est cette action toxique qui m'avait empêché d'employer *dans la vaccination antirabique* uniquement des substances filtrées ou des moelles dans lesquelles le virus avait été détruit par la chaleur ou par des antiseptiques.

4. — COMPARAISON DE CES RÉSULTATS AVEC CEUX QU'ON OBTIENT APRÈS INJECTION DE SUBSTANCES SOLUBLES DU CERVEAU NORMAL

Nous avons vu que, dans une certaine mesure et dans des conditions décrites plus haut, la substance nerveuse normale et surtout son filtrat possède une action immunisante contre la rage.

Ainsi dix grands cerveaux de lapins neufs préalablement saignés sont broyés dans l'appareil Latapie, émulsionné dans 100 cm. c. d'eau, filtrés sur bougie Chamberland F. et injectés ensuite dans les veines des lapins. Les animaux ainsi traités résistent à l'épreuve intraoculaire, mais non à l'épreuve intracranienne.

Ces filtrats provoquent en même temps une hyperleucocytose remarquable (jusqu'à 24.000 leucocytes). Après l'injection, le lapin traité maigrit, et peut succomber brusquement (1).

Nous avons vu, en effet, que la matière cérébrale contient des composés toxiques. Précipitée par le sulfate d'ammoniaque, elle peut donner la mort après injection intracranienne. Nous avons discuté l'interprétation qu'on peut donner à ces phénomènes et surtout la façon d'expliquer l'immunité que ces substances solubles peuvent déterminer (2).

5. — LE SÉRUM NÉVROTOXIQUE

Il n'est pas douteux qu'un animal qui a reçu une grande quantité de substance nerveuse puisse élaborer des substances névrotoxiques pour des animaux qui ont procuré la substance nerveuse. Toutefois les expériences de Marie montrent que le sérum des moutons ayant reçu une grande quantité d'encéphale de lapin ne possède pas de propriétés névrotoxiques pour le lapin. Le même auteur se demande cependant si un sérum névrotoxique ne pourrait pas *in vitro* exercer une modification quelconque de la substance nerveuse. Il s'est servi des cobayes traités par des injections répétées de substance nerveuse de chien.

(1) MARIE, Filtrat des substances cérébrales et vaccination antirabique. (*Soc. Biologique*, 1903, tome LV, p. 1290.)
(2) BABES, Hundswut. (*Berlin. klin. Woch.*, nos 42-43, 1900.)

Le sérum de ces cobayes tuait le chien par inoculation intracérébrale à la dose de 0,7 cm. c. par kgr., mais il n'exerçait aucun effet neutralisant sur la substance virulente de chien. C'est donc directement sur le virus rabique lui-même que porte l'action du sérum antirabique, et non sur la substance nerveuse.

6. – LE SÉRUM DES ANIMAUX ET DES PERSONNES IMMUNISÉS CONTRE LA RAGE PEUT DEVENIR HÉMOLYTIQUE

Si l'on ajoute à un centimètre cube de globules rouges lavés, et dilués à 5 o/o dans du sérum physiologique, 1. c. c. de sérum normal de chèvre ou d'âne, on obtient une hémolyse partielle.

En se servant non plus d'un sérum normal, mais du sérum d'un animal immunisé contre la rage, l'hémolyse s'obtient avec des quantités beaucoup plus petites.

Cornwall et Vesaval Paï (1) ont en effet constaté un certain rapport entre la quantité de substance rabique qui a servi pour l'immunisation de l'animal et le pouvoir hémolytique de son sérum.

Ainsi 0,25 c. c. de sérum d'une chèvre, qui avait reçu 88, 4 gr. de virus fixe, produit une dissolution complète des globules rouges du lapin.

Le sérum d'une autre qui n'avait reçu que 63, 3 gr. n'est efficace qu'à raison de 50 c. c.

Une troisième chèvre, qui n'avait reçu que 29, 3 gr. de virus fixe, possède un sérum encore plus faible. Il en faut 1 c.c. pour dissoudre les globules rouges.

Ces auteurs ont constaté également chez l'homme traité contre la rage un certain pouvoir hémolytique sur les globules du lapin. Un des patients ne présentait pas d'augmentation du pouvoir hémolytique à la suite du traitement antirabique, tandis que le sérum des deux autres montrait, après la terminaison du traitement, une augmentation prononcée du pouvoir dissolvant de leur sérum sur les globules de lapin.

L'un d'eux reçoit en 14 jours la 1/31.000e partie de son poids de virus fixe.

Avant le commencement du traitement 0,5 c.c. de son sérum produit une dissolution complète.

Après le traitement, 0,35 c. c. produit une hémolyse complète.

Un autre individu a reçu du virus : la 1/15.000 partie de son poids.

Avant le commencement du traitement, 0,35 c.c. de son sérum produit une hémolyse complète.

(1) *Bull. of. Pasteur inst.*, Madras, 1908.

Après six jours de traitement, même pouvoir hémolytique.

Après la terminaison du traitement, 0,2 c.c. dissout complètement les globules rouges du lapin.

Il sera intéressant de chercher s'il y a un rapport quelconque entre cette augmentation du pouvoir hémolytique et l'immunité obtenue par le traitement antirabique.

CHAPITRE XXIII

PATHOGÉNIE ET PHYSIOLOGIE PATHOLOGIQUE DE LA RAGE

1. Transmission de la rage par la voie nerveuse. Vestea et Zagari, Babes. Théorie de *Babes*, rôle des vaisseaux, des endothéliums, stations intermédiaires du virus. — 2. Virulence précoce des centres et des autres organes. — 3. Localisations des lésions rabiques dans les centres. — Travaux de Schaffer, Gamaleia, etc. — 4. Interprétation des symptômes rabiques. Leurs rapports avec la localisation du virus et les lésions. Travaux de la commission de Budapest, de Popoff, van Gehuchten et Nélis, Crocq, Hebrant.

1. — PROPAGATION DU VIRUS RABIQUE LE LONG DE LA VOIE NERVEUSE

En nous basant sur les expériences concluantes de Vestea et Zagari (1) ainsi que sur les nôtres, nous pouvions affirmer, en 1887, presque simultanément indépendamment les uns des autres, et contrairement à l'opinion émise par Pasteur, que le virus de la rage se propage le long des nerfs. J'avais démontré auparavant pour la lèpre que la gaine des nerfs et ses espaces nutritifs sont capables de se charger de la conduction des microbes et des toxines. Il est maintenant établi que c'est la substance nerveuse qui contient presque exclusivement le virus rabique ; si le virus suivait d'autres chemins, on devrait trouver virulents d'autres tissus et d'autres organes.

Les ganglions lymphatiques qui correspondent à la région infectée et la rate ne furent trouvés qu'exceptionnellement virulents, et seulement dans les cas où le virus avait été injecté dans le sang.

On comprend pourquoi une injection sous-cutanée du virus reste souvent sans aucun effet, tandis que les morsures et les scarifications qui produisent les lésions remarquables des nerfs, sont presque toujours suivies d'infection. La possibilité d'une méthode préventive nous permet aussi de supposer les voies parcourues par l'infection.

Dans des publications antérieures, j'avais déjà cherché à expli-

(1) VESTEA et ZAGARI, Transmissione della rabbia per la via dei nervi. (*Associazion dei naturalisti e Medici.* 30 giugno 1887.)

quer le traitement antirabique après les morsures. Voici comment je m'exprimais en 1887 (1). Il faut distinguer plusieurs stades dans l'infection rabique : 1° une période de distribution du virus ou de la toxine rabique dans l'organisme entier (voy. la fièvre prémonitoire) et sans doute aussi dans le système nerveux central ; 2° une première localisation de la matière virulente ; 3° la multiplication systématique du virus partant de ces localisations ; 4° l'explosion de la rage.

Me basant sur mes observations histologiques, je pense que les premières localisations du virus doivent être surtout certaines cellules endothéliales des petits vaisseaux lymphatiques et sanguins du système nerveux, ainsi que celles de certaines glandes ou ganglions lymphatiques, certaines cellules de la moelle osseuse et de la rate.

Le virus ne peut se cultiver et se multiplier que dans un très petit nombre de ces cellules avant de se propager vers les centres nerveux. Ces régions sont probablement celles qui ont des relations intimes avec les éléments nerveux, car on ne trouve une grande quantité de virus que dans le système nerveux.

Dans le traitement préventif de la rage, il faut donc empêcher la multiplication du virus existant à l'état latent ou en culture locale. On peut atteindre ce but par des injections répétées, relativement fortes, de substances dont la virulence doit être progressivement augmentée.

Nous sommes disposés à croire que, par ce traitement, les endothéliums des petits vaisseaux gagnent spécialement la faculté de détruire le virus ou que les cellules encore indemnes deviennent inaptes à propager le virus.

Il n'est pas indispensable que les micro-organismes contenus dans une cellule soient détruits. Je ne puis donc accepter l'hypothèse qui soutient que les microbes ne peuvent soutenir la lutte contre l'organisme s'ils sont enfermés dans une cellule.

Cette hypothèse me semble trop schématique. Mes expériences, ainsi que celles d'autres auteurs, ne l'ont pas vérifié, surtout en ce qui concerne le chemin suivi par les bacilles de la tuberculose dans l'organisme (Société anatomique, janvier 1883). Je suis convaincu que les bacilles sont d'abord enfermés dans des cellules endothéliales des petit vaisseaux et que la propagation du procès morbide se fait en partant de ces bacilles.

Le virus rabique est probablement incorporé aussi dans des cellules, sans être détruit, car il n'est pas admissible que des éléments figurés puissent rester longtemps libres dans les tissus,

(1) BABES, Tanulmányok a veszettségröl (*Orv. hetilap.*, 1886-1887) et Studien üb. Wutkrankheit. (*Virch. Arch.*, 1887, p. 110.)

sans être incorporés par des cellules; on pourrait donc admettre que le traitement préventif produit des anticorps qui affaiblissent les microbes, et qu'alors ces cellules peuvent détruire la substance virulente qui se trouve en elles. On peut supposer que, pendant le traitement, certaines cellules, qui ne sont pas encore atteintes par le virus, sont modifiées d'une façon toute spéciale. Le virus rabique, qui progresse lentement vers le centre, ne pourrait les dépasser sans être détruit par elles.

Par analogie avec d'autres maladies infectieuses, on peut supposer que le virus rabique se multiplie d'une façon régulière et continue dans certaines régions. La multiplication du virus, introduit dans l'organisme, conduit à l'éclosion de la rage, après un temps donné.

La propagation du virus se fait, au début, de façon à ce qu'il puisse être détruit par le traitement antirabique, soit, en dehors, soit, plus probablement, dans l'intérieur des cellules. Plus tard, le virus infecte un plus grand nombre de cellules qui seront plus difficilement atteintes par le vaccin.

Les éléments successivement infectés ne doivent pas être répandus d'une façon diffuse; ils doivent s'approcher peu à peu du cerveau. Ces éléments sont probablement les endothéliums, les gaines lymphatiques des nerfs et peut-être aussi les vaisseaux du cerveau ou les gaines de ces derniers.

Cette propagation a été démontrée pour une autre maladie à longue incubation: la lèpre anesthésique. Les éléments virulents libres avancent également progressivement et systématiquement vers le système nerveux central. En admettant la propagation du virus dans les nerfs, on peut expliquer la fièvre et les symptômes nerveux qui se déclarent avec tant de violence. Ces symptômes correspondaient à l'arrivée du virus aux cellules nerveuses de certains centres. Ainsi la queue de cheval et la terminaison de la moelle, après inoculation dans le corps vitreux, deviennent virulentes après le nerf optique.

L'éclosion de la maladie au moment de l'invasion des centres nerveux par le virus se fait rapidement, probablement parce que le tissu conjonctif est remplacé ici par la névroglie avec ses communications et ses lymphatiques multiples et parce que les fibres nerveuses ne possèdent plus ici les anneaux de Ranvier. Le virus se multiplie alors et envahit rapidement le cerveau et la moelle. Comme pendant l'ascension du virus le long des nerfs, un nombre toujours grandissant de cellules sont envahies; on s'explique pourquoi le traitement antirabique tardif ne peut plus avoir d'efficacité. Pasteur n'admettait pas la propagation du virus le long des nerfs, son opinion ne semble pas être justifiée. L'illustre savant a établi qu'on peut à coup sûr donner la rage par des injections intra-veineuses;

ce fait n'est pas en contradiction avec la théorie nerveuse. En effet, la rage peut être inoculée sans blessures des nerfs; il est possible que dans ce cas le virus passe par les parois des vaisseaux et n'arrive que secondairement dans les nerfs, d'où il se propage vers le centre. J'ai constaté que le virus ne se multiplie pas dans le sang, à la suite d'injections intra-veineuses, mais qu'il se reproduit dans la substance nerveuse, qui, dans ce cas, est tout aussi virulente qu'après les injections sous-cutanées ou intra-crâniennes.

Après l'infection du sang, le virus se localise peut-être d'abord dans la rate, le foie, la moelle osseuse, les ganglions lymphatiques (certaines de mes expériences montrent la virulence de la rate et des ganglions) ou dans les endothéliums de certains vaisseaux des centres nerveux, Le virus se multiplie ensuite probablement dans la substance nerveuse et peut aboutir, soit en suivant les nerfs périphériques, soit en y entrant directement, dans le système nerveux central, pour déterminer l'éclosion de la rage.

Il est probable que le virus se multiplie moins dans l'intérieur de la fibre nerveuse que sur le trajet des lymphatiques des nerfs, peut-être même dans les espaces lymphatiques du système nerveux, en s'activant ainsi peu à peu.

Les recherches histologiques sur le système nerveux central prouvent que les premiers symptômes sont précédés d'une altération des petits vaisseaux. A cette époque de l'infection, les modifications parenchymateuses semblent être moins prononcées que les lésions des vaisseaux. Si le virus rabique avait exercé son action dès le début sur les vaisseaux des centres ou sur les fibres et les cellules nerveuses, on aurait dû observer des modifications chroniques dès le commencement des symptômes nerveux. Au contraire, ce sont les lésions aiguës vasculaires et nerveuses qui ouvrent la scène.

On ne peut donc admettre que le virus arrive peu de jours après l'infection dans des endothéliums, les éléments cellulaires des méninges, les petits vaisseaux du cerveau. Une pareille hypothèse est peu probable car, dans ce cas, on devait trouver dans la rage des lésions chroniques de ces vaisseaux. Etant donnée la grande sensibilité des méninges et des centres, il serait inexplicable que ces prétendues localisations latentes ne produisent aucun symptôme pendant la longue incubation de la rage. En effet, les différentes parties du cerveau ne deviennent virulentes que peu de jours avant l'éclosion de la maladie. D'autre part, le cerveau doit être infecté d'une façon toute particulière et bien localisée pour que la rage typique se produise.

Le virus rabique arrive évidemment dans les vaisseaux du cerveau peu de temps après l'injection sous-cutanée faite avec des substances virulentes. Cependant, la rage ne se déclare pas si les nerfs ne sont pas atteints.On peut pourtant produire, d'une façon certaine, la maladie par des injections sous-durales.

Dans ces injections, la substance injectée arrive d'abord dans les espaces de l'arachnoïde; mais là le virus n'envahit pas directement le cerveau ; il chemine de bas en haut, en suivant la moelle épinière. Immédiatement après l'injection, le liquide arachnoïdien et souvent même la moelle sont virulents ; cette virulence disparaît le lendemain et ne revient que plus tard. J'ai trouvé que dans ces cas la queue de cheval devient virulente bien après le conus terminalis, qui est souvent virulent dès le 3e jour. Dans les expériences de Pasteur, la queue du cheval devenait virulente la première. Tous ces faits plaident en faveur du transport du virus le long des nerfs.

La propagation ne se fait pas toujours d'arrière en avant.

Après l'infection de la chambre antérieure ou du corps vitreux de l'œil, le virus pénètre d'abord dans les nerfs ciliaires et optique et ensuite dans le cerveau pour y provoquer des phénomènes partant de haut en bas.

La meilleure preuve qu'il ne s'agit pas dans la rage d'une simple multiplication du virus, dans les espaces sanguins ou lymphatiques, mais qu'il s'agit au contraire d'une progression lente et systématique, est fournie par le fait qu'il est indifférent d'injecter beaucoup ou relativement peu de virus jusqu'à une certaine limite, dans les méninges ou dans le cerveau, il faut attendre au moins 4 ou 5 jours jusqu'à éclosion de la fièvre et au moins 6 jours jusqu'à l'apparition des symptômes nerveux.

Ce fait peut être expliqué en supposant que le virus rabique pénètre d'abord, après les injections sous-durales, dans certains trajets nerveux,en progressant lentement vers le centre,de cellule en cellule. Cette progression dure approximativement 6 jours ; puis le virus pénètre dans les centres, où il peut rester pendant plusieurs jours sans se manifester; alors, dans la plupart des cas, la rage éclate. Les autres hypothèses sont moins probables.

Pasteur ayant constaté que le liquide céphalo-rachidien est toujours virulent, on pouvait supposer que la culture du virus se fait dans ce liquide. J'ai par contre montré que le liquide est loin d'être toujours virulent, et une série d'auteurs (voyez le chapitre 15) ont même affirmé que ce liquide, pris avec précaution, surtout chez l'animal vivant, ne produit jamais la rage. Cette supposition n'est donc pas fondée.

L'encapsulation du virus rabique dans les ganglions lymphatiques, ainsi que la lente multiplication le long des lymphatiques ou dans les vaisseaux sanguins, n'expliquent pas tous les phénomènes d'une façon aussi naturelle que la propagation du virus le long des nerfs.

La constatation de la virulence très précoce des centres nerveux dans certains cas de Remlinger n'est pas en contradiction avec notre façon de voir. Dans ces cas, la propagation par des nerfs s'est faite rapidement et le virus est resté pendant un certain temps latent dans certaines parties des centres peu sensibles à son action.

L'affirmation de Paltauf, qui prétend que le virus peut se trouver répandu en grande quantité et pendant longtemps dans les centres, chez des personnes bien portantes qui avaient subi un traitement anti-rabique, ne peut être admise. Nous reviendrons sur cette question au chapitre du diagnostic de la rage chez l'homme.

L'affirmation de J. Koch (1) que la moelle des chiens peut être le siège de lésions graves rabiques déjà le lendemain d'une injection intramusculaire est également sujette à caution ; cet auteur n'a pas vérifié si, dans ses cas, la moelle était virulente.

Ces dernières publications ne pourront donc ébranler notre hypothèse sur la propagation du virus par la voie nerveuse, l'hypothèse appuyée par les recherches ultérieures de Roux, de Helman, de Bardach, de Högyes, etc., et dont nous parlons dans les chapitres précédents, où l'on trouve également les détails des travaux de Vestea et Zagari.

2. — VIRULENCE PRÉCOCE DES CENTRES

Ayant bien établi que le virus rabique en cheminant le long des nerfs s'approche de plus en plus des centres, il est important de connaître le temps qui s'écoule entre l'infection et l'invasion des centres. Roux et Nocard (2), nous-même et surtout Remlinger et Calabrese avons pu constater que la virulence des centres est précoce et qu'elle se manifeste beaucoup avant les symptômes rabiques.

A quelle époque commence la virulence ? Remlinger (3) chez le lapin de passage trouve la moelle virulente trois jours après l'infection. Calabrese (4) constate la virulence 2 jours après l'infection par le bulbe oculaire. Les parties qui deviennent les premières viru-

(1) J. Koch, Abortive Tollwut. (*Ztschr. f. Hyg. u. Infections kr.*, 1909, nov. t. LIII, n. 2.)

(2) Roux et Nocard, A quel moment le virus rabique apparaît-il dans la bave, etc.? (*Annales de l'Instit. Past.*, t. IV, 1900, p. 165.)

(3) Remlinger, A quel moment le cerveau des hommes et des animaux mordus devient-il virulent? (*Comptes rendus de la Soc. de Biol.*, 1905, p. 973.)

(4) Calabrese, Sulla inoc. del vir. rabb. nella camera ant. Napoli, 1896.

lentes correspondent-elles aux nerfs partant du niveau de la morsure? Existe-t-il une autre localisation précoce des lésions? J'ai décrit en 1887 des lésions précoces précédant de plusieurs jours l'éclosion de la maladie, surtout à la surface des centres, sur les parois du canal central ainsi que dans les tissus voisins. J'ai pu ensuite constater des lésions précoces dans les cornes antérieures ainsi qu'au niveau des vaisseaux de la moelle et du bulbe qui pénètrent dans cette région. Ces contradictions s'expliquent probablement par l'insuffisance des méthodes employées. Ainsi, les expériences de Remlinger montrent que, dans certains cas, les centres peuvent être virulents très peu de temps après l'infection à une époque où je n'avais encore trouvé aucune lésion rabique. A l'époque où on trouve les premières lésions précoces, souvent les centres ne sont pas encore virulents. D'autre part, les méthodes employées par les auteurs pour constater la virulence des centres ne sont pas assez sensibles pour établir d'une manière certaine le commencement de la virulence; on peut donc supposer que les centres peuvent présenter une faible virulence peu de jours après l'infection. J'avais en effet constaté que, chez les lapins et chez les chiens, la fièvre prémonitoire, qui est le premier signe de la rage, se montre de 4 à 8 jours après l'infection même par un virus faible qui ne donne de manifestation de rage qu'après plusieurs semaines.

Cette fièvre ne correspond cependant pas probablement à la virulence de la substance nerveuse, car si l'on tue l'animal pendant cette fièvre, son cerveau n'est ordinairement pas virulent.

Cette expérience, que j'ai souvent répétée, semble indiquer qu'il doit y avoir une autre localisation inconnue du virus, en dehors des centres nerveux.

J'ai trouvé parfois, après injection du virus dans le sang, une faible virulence précoce de la rate. Les animaux infectés avec l'émulsion de rate par injection intracranienne ou dans le sang présentaient parfois de la fièvre prémonitoire et des commencements de symptômes rabiques, sans toutefois succomber à une rage manifeste.

D'autres organes, comme les capsules surrénales, les ganglions lymphatiques de la région mordue, montraient également, dans certains cas, une virulence précoce. On peut donc supposer que la localisation dans les centres doit être ultérieure à une autre localisation primitive, se produisant probablement dans des organes hémopoïétiques.

Il serait difficile d'admettre qu'après l'infection par la voie sanguine le virus se dépose immédiatement dans les centres nerveux, en ne produisant des lésions qu'après une ou plusieurs semaines. Il serait de même difficile d'admettre que la fièvre prémonitoire provienne d'une localisation cérébrale sans que les autres parties du cerveau qui ne président pas à l'élévation de température soient atteintes.

Il semble plus rationnel d'admettre que la première localisation ne se trouve pas dans les centres nerveux, mais dans d'autres organes dont l'irritation passagère ou périodique produit la fièvre prémonitoire.

De là le virus peut également pénétrer dans les nerfs et se diriger vers les centres, qu'il atteint assez vite. Même dans les cas de contamination par des morsures, l'hypothèse d'une première localisation s'accorde avec les particularités de l'incubation de la rage.

3. — LOCALISATION DES LÉSIONS RABIQUES DANS LES CENTRES LEURS RAPPORTS AVEC LES SYMPTOMES DE LA RAGE

Schaffer (1) suppose que, du moment où le virus pénètre dans les centres, en cheminant le long d'un nerf altéré, il se produit une localisation inflammatoire qui détermine des troubles de nutrition et des dégénérescences consécutives des éléments nerveux qui s'atrophient et dégénèrent, tandis que la névroglie entre en prolifération. Cet auteur décrit aussi des lésions et des foyers apoplectiques étendus des cornes postérieures; il cherche même à expliquer les symptômes cliniques, les troubles de la respiration par l'excitation des cellules d'origine du nerf phrénique, l'exagération considérable de l'irritabilité réflexe et l'hyperstésie cutanée proviendraient de l'irritation de la substance grise. Il s'agirait d'une myélite descendante. C'est un cas de rage paralytique de l'homme qui a servi à Scheffer de base à ses hypothèses. Il faut cependant remarquer que l'inflammation au point d'entrée du nerf touché n'est pas la règle, pas plus que les lésions graves des cornes postérieures. Ce sont, au contraire, les cornes antérieures et la région entourant le canal central qui sont ordinairement le plus affectées.

Gamaleia (2) suppose que le virus rabique n'exerce aucune action nocive directe sur le système nerveux, qu'il ne provoque que des troubles de circulation, une grande hyperémie avec une thrombose des capillaires déterminant secondairement dans les centres nerveux une asphyxie locale et une nécrose en foyers. Il faut cependant noter qu'ordinairement on ne trouve pas dans la rage cette nécrose en foyers.

Toutes ces données datent d'une époque assez éloignée. Aujourd'hui il faut tenir compte en premier lieu des lésions graves qu'on trouve surtout dans les noyaux moteurs du bulbe et des cornes antérieures de la moelle, ainsi que dans certains noyaux mixtes

(1) SCHAFFER, Nouv. Contrib. à la pathol. et histopathol. de la rage humaine. (*Annales de l'Institut Pasteur*, III, 1889, p. 644.)
(2) GAMALEIA, Sur les lésions rabiques. (*Annales de l'Inst. Past.*, 1887.)

et sensitifs. Il faut de plus prendre en considération la localisation de la plus grande virulence du virus rabique qui se trouve, comme nous l'avons vu, dans le chapitre XV, dans le lobe frontal d'après Nitsch, dans la corne d'Ammon, le cervelet et le bulbe d'après Fermi. Enfin la localisation des corpuscules de Negri peut également avoir un rôle dans la détermination des phénomènes cliniques de la rage.

Il faut surtout tenir compte du fait que, dans la rage de passage, on trouve très peu de lésions, tandis que, dans la rage des rues, on trouve des lésions précoces bien prononcées dans le bulbe et dans la moelle, à une époque ou l'animal paraît être bien portant. On ne saurait donc être assez prudent dans la recherche des rapports entre les symptômes et les lésions rabiques.

4. — INTERPRÉTATION DES SYMPTOMES RABIQUES

Une commission instituée en Hongrie pour étudier le mécanisme de la rage (1) suppose que son caractère principal serait l'exagération considérable des réflexes cutanés, musculaires et tendineux, surtout au niveau des nerfs bulbaires. Le siège principal de l'infection serait donc le bulbe. La cause principale de cette irritabilité serait l'inflammation de la substance grise. L'irritation venant de la peau se communiquerait par la voie sensitive, par les arcs réflexes de la substance grise, au pneumogastrique ascendant. L'irritation de ce nerf produit des troubles respiratoires : l'irritation se communique alors au phrénique en provoquant des spasmes du diaphragme sous forme de hoquets; elle se propage enfin à l'hypoglosse en déterminant des spasmes de la déglutition. Ainsi s'expliqueraient la mydriase spasmatique, la salivation, les troubles urinaires et ceux de la défécation.

Popoff conclut simplement de ces expériences que les symptômes cliniques de nature motrice consistent d'abord en une excitation, puis en une dépression de la sphère motrice.

Schaffer, revenant sur ses recherches, affirme que la symptomatologie clinique, surtout les manifestations spinales et bulbaires, s'expliquent par une myélite rabique. Ces troubles sont: la dyspnée, la difficulté de la déglutition, l'hyperhydrose, la dilatation des pupilles, la salivation, le hoquet, les lésions vésicales et rectales, l'irritabilité exagérée des réflexes. Les mêmes symptômes existent dans la myélite aiguë ordinaire, seulement cette maladie est limitée à certains segments, tandis que dans la rage le processus myélitique est généralisé.

Schaffer admet aussi l'action d'un agent toxique analogue à la

(1) LAUFENAUER, Lyosabizottsag jelestèse, 1886-1888. Budapest, Orvosegylet, 1888.

strychnine. Il croit de plus qu'il existe des rapports constants entre le lieu de la morsure et les symptômes; ainsi il affirme qu'après les morsures aux jambes il existe un type clinique de myélite ascendante, tandis que, après les morsures à la face ou aux extrémités supérieures, on trouve des symptômes qui correspondent à l'altération de la moelle cervicale et du bulbe.

Nous avons démontré plus haut que ce rapport entre la morsure et la lésion est loin d'être la règle et que souvent la rage paralytique se développe après des morsures à la tête. La rage paralytique représenterait plutôt une variété plus toxique de la rage.

Van Gehuchten et Nelis (1) veulent prouver que, chez l'animal paralysé, les centres moteurs de l'écorce cérébrale et de la moelle sont plutôt infectés au point de vue fonctionnel; ils font l'expérience suivante : ils excitent par l'électricité les racines motrices inférieures et déterminent des contractions des muscles de la partie opposée : ils en concluent que la voie motrice est intacte dans toute sa longueur depuis l'écorce cérébrale jusque dans les muscles périphériques. La chromolyse, la vacuolisation, le déplacement des noyaux des régions motrices ne seraient donc que des lésions secondaires sans importance.

Crocq (2), en discutant ces expériences, remarque que si l'excitation des voies motrices prouve qu'elles sont intactes, il faudrait encore démontrer que l'excitation électrique des voies sensibles, des ganglions spinaux, ne produit pas les mêmes contractions. L'excitation de la peau ne peut pas être invoquée pour résoudre la question. Il est possible que les centres moteurs soient indifférents à des excitations faibles et répondent aux excitations électriques. Crocq combat également l'interprétation de Sanot; d'après ce dernier auteur, la chromatolyse rabique indiquerait que l'intoxication rabique exerce une action élective sur les centres nerveux. Ce serait la congestion des méninges qui produirait l'hyperexcitabilité, la douleur, le délire et les crises. Les lésions des ganglions ne seraient que l'expression de leur vulnérabilité ; les paralysies rabiques seraient de nature réflexe. Crocq répond à ces suppositions en disant que « si la lésion était produite par les altérations ganglionnaires, il faudrait trouver celles-ci dans tous les cas de rage ».

La rage de laboratoire présente toute la série des symptômes, mais sans lésions ganglionnaires. Il est impossible de savoir, pendant que l'animal est en vie, si on trouvera ou non des lésions capsulaires.

(1) Van Gehuchten et Nelis, Lésions histologiques chez les animaux et chez l'homme. (*Bull. de l'Académie de Médecine de Bruxelles*, 1900, tome IV, n° 1.)

(2) Crocq, les Lésions anatomo-pathologiques de la rage sont-elles spécifiques ? (*Journal de neurologie*, 3e année, n° 13, 3 juillet 1900.)

Si la paralysie était due à l'anesthésie, il faudrait que les paralysies soient toujours accompagnées d'anesthésie, ce qui n'est pas le cas. Si les membres étaient paralysés à cause des lésions des ganglions spinaux, on pourrait expliquer pourquoi la paralysie des membres est antérieure à l'arrêt des fonctions cardio-respiratoires ; en effet, les lésions de ces ganglions sont moins prononcées chez l'homme que celles des ganglions jugulaires et plexiformes. Si la paralysie motrice était due à l'anesthésie, il faudrait que la respiration s'arrêtât avant la paralysie des membres. Du moment où les symptômes de la rage peuvent exister en dehors des lésions ganglionnaires, il faut chercher ailleurs leur origine.

Crocq et nous-même supposons que les symptômes de la rage ont leur origine dans les lésions vasculaires et cellulaires de l'axe cérébro-spinal. Ainsi s'expliquent parfaitement non seulement la paralysie et l'anesthésie, mais aussi les altérations psychiques, surtout les hallucinations. Crocq suppose notamment une toxi-infection suraiguë provoquant de profondes altérations chimiques et physiques sans caractères spécifiques proprement dits.

Ces altérations porteraient aussi bien sur le névraxe que sur les ganglions périphériques.

Hebrant (1), pour établir le rôle des ganglions spinaux, injecte dans les muscles du cou d'un chien du virus des rues et le tue 4 heures après l'apparition des symptômes. Il trouve dans les ganglions plexiformes et de Gasser des lésions cellulaires et quelques cellules de néorformation autour des capsules.

Chez un second chien infecté au niveau de la muqueuse du nez, et tué dix heures après l'apparition des symptômes, il trouve dans les ganglions de Gasser et plexiformes les lésions nettes décrites par Van Gehuchten.

Un troisième chien, injecté dans le membre antérieur gagne la rage après 25 jours avec insensibilité et parésie. Il succombe trois jours après sans lésion du ganglion de Gasser.

Un quatrième chien, injecté dans le nerf médian droit, gagne la rage après 37 jours; grande agitation suivie de paralysie. On le sacrifie le même jour; on ne trouve pas de lésion du ganglion de Gasser.

Un cinquième chien, injecté dans le nerf tibial postérieur, gagne la rage le quarantième jour et meurt 12 heures après avec des symptômes furieux. On ne trouve dans ce cas aucun nodule, mais seulement une chromatolyse des cellules du ganglion de Gasser et cervical supérieur.

Sur 12 autres chiens inoculés par différentes voies, 6 seulement présentaient des lésions des ganglions plexiformes.

Ces expériences montrent de nouveau que les nodules de Van Gehuchten ne sont nullement constants dans la rage et que les symptômes de la rage ne peuvent donc pas dépendre uniquement des lésions ganglionnaires.

(1) Hébrant, Sur la valeur chimique des lésions des ganglions nerveux signalés dans la rage de chiens enragés. (*Annales de méd. vétér.*, nov. 1900.)

CHAPITRE XXIV

HISTORIQUE DE LA DÉCOUVERTE PASTEURIENNE DU TRAITEMENT DE LA RAGE

1. — CIRCONSTANCES DANS LESQUELLES PASTEUR AVAIT COMMENCÉ SES RECHERCHES SUR LA RAGE

Pasteur s'intéressait à la rage depuis ses premières recherches sur les maladies transmissibles. Un jour le Dr Lannelongue le pria d'étudier le cas d'un enfant de 5 ans atteint d'hydrophobie, qui venait d'entrer dans son service. Ce fut le premier cas de rage étudié par l'illustre savant. Pasteur chercha le microbe de la rage en partant de la salive de cet enfant, en se basant sur le principe qu'il énonçait ainsi : « *Dans les recherches que je poursuis depuis plusieurs années concernant les maladies transmissibles, ma principale préoccupation est de découvrir celles d'entre elles qu'on peut considérer comme déterminées par la présence d'organismes microscopiques et d'en fournir une démonstration irréfutable. Nous devons donc porter toute notre attention sur l'état des liquides pendant la vie et après la mort.* » Ayant trouvé un microbe particulier dans la salive de l'enfant enragé, Pasteur commença à l'étudier. La monographie en fut si bien faite qu'il fut très facile plus tard de l'identifier avec le pneumocoque décrit par Talamon et par Fraenkel. Bientôt Pasteur abandonna cette voie et entreprit l'étude expérimentale de la rage. Il se basa, ainsi que nous l'avons vu dans le premier chapitre, sur les travaux de Galtier, Bouley, Nocard, Brouardel, Leblanc, etc.

Pasteur fut beaucoup aidé et encouragé dans ces études par M. Fallières, alors ministre de l'Instruction, par ses collègues de l'Académie des sciences et de médecine : Béclard, P. Bert, Bouley, Aimerand, Villemin, Vulpian, ainsi que par la jeune génération des Bouchard, Brouardel, Cornil, Nocard, Galtier, etc. Il fut assisté constamment dans ses recherches par Roux, Chamberland, Thuillier.

Dès lors la tendance pratique de ces études se manifesta de plus en plus. Pasteur déclarait en effet ouvertement qu'il voulait diriger ses recherches sur la rage exclusivement vers des résultats applicables en pratique, en laissant de côté les questions purement scientifiques.

Durant mes relations personnelles avec Pasteur, j'ai cherché à pénétrer les motifs qui avaient conduit l'illustre savant à s'occuper de la rage avec un tel acharnement (1).

Je suis convaincu que Pasteur a été guidé, non pas par l'intérêt de la recherche, mais par ses sentiments humanitaires et par la grande pitié qu'il avait pour ceux qui souffrent.

Lister avait du reste été poussé par le même mobile vers l'étude de l'antisepsie : il me l'a avoué lui-même.

Toute la puissance de l'intelligence et du travail de Pasteur n'a été mise en œuvre que pour suivre cette formidable impulsion du sentiment.

Nous avons vu que l'étude de la rage avait été reprise au point de vue critique et expérimental, peu de temps avant les premières recherches de Pasteur. Citons les travaux de Bouley et de Brouardel (Dictionnaire de Dechambre), les discussions sur la rage à l'Académie de médecine et les travaux de Galtier, qui avait démontré : 1° la transmissibilité de la rage du chien au lapin et du lapin au lapin; 2° la possibilité de l'immunisation des moutons et des chèvres par l'injection de virus rabique dans le sang. Galtier avait donc déjà en principe résolus, les questions les plus importantes concernant la reproduction en série de la maladie et la possibilité d'une vaccination antirabique. D'autre part, les anatomo-pathologistes avaient déjà vu des lésions particulières des centres nerveux dans la rage. Les recherches de Duboué et de Brown-Sequard apportaient une base physiologique solide aux théories de la propagation rabique dans le système nerveux et de la localisation cérébrale et médullaire. Enfin le développement de la microbiologie, l'annonce prématurée de la découverte du microbe de la rage par Klebs, les résultats obtenus par Nocard par la dialyse de la salive rabique, les travaux de Paul Bert sur la virulence de la salive avaient préparé les recherches de Pasteur.

Les résultats de Pasteur sont cependant une des manifestations les plus admirables de l'esprit humain, car les recherches antérieures étaient envahies à un tel point par des données erronées

(1) Babes, Die Hundswut in Ende des 19. Jahrhunderts. (*Berl. klin. Woch.*, 1900.)

qu'il a fallu, pour faire jaillir la vérité de ce chaos et la lumière de cette obscurité, un expérimentateur de premier ordre armé d'une logique et d'une critique inflexibles, un travailleur plein d'intuitions générales et extraordinairement consciencieux. Tel était Pasteur.

Pasteur n'a pas eu à lutter seulement contre les idées et les opinions antérieures ; ses propres travaux étaient continuellement obscurcis par des observations et des interprétations erronées qui pouvaient l'égarer.

Lui-même excusait l'insuffisance de ses premiers travaux par les mots de Lavoisier : « On ne donnerait jamais rien au public si l'on voulait atteindre le bout de la carrière qui se présente successivement et qui paraît s'étendre à mesure qu'on avance pour la parcourir. » Pasteur considère ses communications comme motivées en tant que très suggestives, en tant qu'ouvrant de nouveaux points de vue et incitant à de nouvelles recherches.

L'esprit critique de Pasteur devait donc, non seulement enregistrer les résultats expérimentaux, mais encore, au moyen de nouvelles et très nombreuses expériences, discerner la paille du blé et reconnaître toujours ce qui était le résultat essentiel de ses expériences. Pasteur savait toujours s'arrêter à un moment donné pour arriver à résoudre les principales questions pratiques.

Ainsi en étudiant la rage, sans dédaigner les résultats scientifiques, il allait droit aux applications en laissant momentanément de côté toutes les questions purement scientifiques. Il dit lui-même que : « l'homme de science ne dédaigne rien de ce qu'il peut découvrir dans le champ de la science pure, mais la foule que terrifie la pensée seule de la rage demande autre chose que des curiosités scientifiques. » Mais tout ce que Pasteur avait laissé de côté n'était pas une scorie sans valeur. On y trouve au contraire, dans ses premières communications, une quantité de données scientifiques fertiles. Pasteur ne les prenait pas en considération, car elles ne laissaient pas entrevoir, à ce moment, d'application pratique immédiate.

2. — RECHERCHES DU MICROBE DE LA RAGE PAR PASTEUR

La première communication de Pasteur à l'Académie de Sciences (1) pouvait déjà mettre en péril tout son travail ultérieur. Nous avons vu qu'il avait trouvé dans la salive d'un enfant mort de la rage un microbe sur lequel il se prononce de la façon suivante:

Je n'ai pas besoin de faire observer jusqu'à quel point, depuis le

(1) PASTEUR, CHAMBERLAND et ROUX, Sur une maladie provoquée par la salive d'un enfant mort de la rage. (*Comptes rend de l'Acad. des sc.*, 24 janv. 1881.)

commencement de ces recherches, nous nous sommes préoccupés de la relation possible entre la nouvelle maladie et la rage dont elle paraît provenir. Si les deux maladies ont un lien matériel, puisque la première s'est produite à la suite de l'inoculation de la salive d'un enfant mort de la rage, une foule de circonstances, néanmoins, les éloignent dans l'apparence. L'une de ces circonstances consiste dans l'absence d'une incubation du nouveau virus avant le moment où, chez le lapin, apparaissent les premiers symptômes de la maladie. Or, un précieux travail de M. Galtier, professeur à l'école vétérinaire de Lyon, travail qu'il a soumis à l'Académie des sciences dans le courant de l'année 1879, nous a appris : 1) que les symptômes de la rage du chien inoculée au lapin, n'apparaissent que de quatre à quarante jours après l'inoculation du virus ; 2) que le lapin mort de la rage ne présente pas de lésions anatomiques de l'ordre de celles ci-dessus indiquées ; 3) que le sang des lapins morts de la rage ne peut communiquer la maladie.

Ce n'est pas tout : nous avons inoculé à des chiens la nouvelle maladie qui a eu pour point de départ la salive de l'enfant, et les chiens, après avoir été tout de suite et tous très malades, sont morts, pour la plupart, dans l'intervalle de quelques jours et sans manifester les vrais symptômes de la rage mue ou de la rage furieuse, qui sont propres à l'espèce chien. Enfin, nous avons essayé de communiquer la vraie rage du chien, rage furieuse ou rage mue, à des lapins. Comme dans les expériences de M. Galtier, à Lyon, et de M. Nocard, à Alfort, il y a eu une incubation de durée variable pour les virus. On le voit, toutes ces circonstances ne permettent pas de rapprocher, encore moins d'identifier, la maladie qui fait l'objet de cette communication avec la rage telle qu'on la connaît aujourd'hui.

Devrions-nous donc abandonner toute recherche d'une dépendance possible et cachée entre ces affections? Ce serait vraiment tenir peu de compte de ces trois faits saisissants, savoir : que la maladie nouvelle a pris sa source dans la salive d'un enfant mort de la rage ; que la salive des lapins et des chiens atteints de la nouvelle maladie s'est montrée virulente entre nos mains ; qu'enfin nous avons inoculé à des lapins, sans résultat, sans provoquer ni maladie ni mort, des salives des lapins asphyxiés et des salives recueillies sur des cadavres humains à la suite de maladies communes.

En résumé, tant que nous n'aurons pas épuisé les combinaisons expérimentales pouvant conduire à marquer d'un trait d'union entre la rage et la maladie nouvelle à laquelle la première a matériellement donné naissance, nous considérons qu'il serait téméraire d'affirmer leur indépendance absolue.

C'est à dégager ces incertitudes et à éclairer ces obscurités que s'applique présentement une partie de nos efforts, avec l'espoir que, si la rage pouvait être attribuée à la présence d'un organisme microscopique, il ne serait peut-être pas au-dessus des ressources actuelles de la science de trouver le moyen d'atténuer l'action du virus de la terrifiante maladie, pour le faire servir ensuite à en préserver les chiens, et par suite l'homme, qui jamais ne contracte ce mal affreux que par les caresses ou la morsure d'un chien enragé.

Dans une communication ultérieure (1), Pasteur cherche encore et toujours le microbe de la rage et croit l'avoir découvert sous

(1) Pasteur, *Comptes rend. de l'Acad. des sc.*, 30 mai 1881.

la forme de petites granulations colorables par les couleurs d'aniline et qu'on peut trouver dans la substance nerveuse et même dans le sang ; il soutient qu'en se basant sur leur présence il peut distinguer le sang et le tissu nerveux, d'un animal enragé.

3. — VIRULENCE DU SYSTÈME NERVEUX ET REPRODUCTION CERTAINE DE LA RAGE

Pasteur s'exprime cependant avec précaution et laisse enfin de côté ces constatations peu certaines pour s'appuyer sur d'autres faits qui promettaient un résultat beaucoup plus sûr. Le fait le plus important fut d'abord la confirmation de la donnée de Rossi, qui soutenait que l'injection sous-cutanée de substance nerveuse produit parfois la rage. Voici textuellement la première communication de Pasteur et de ses collaborateurs sur la virulence du système nerveux, sur la reproduction certaine de la maladie et sur la diminution de durée de l'incubation (1).

L'Académie se rappellera peut-être que, depuis le mois de décembre dernier, avec l'aide de MM. Chamberland et Roux, auxquels a bien voulu s'adjoindre M. Thuillier, nous avons commencé l'étude de la rage.

En rapprochant les symptômes extérieurs de cette maladie de certaines observations histologiques faites sur le cerveau de personnes ou d'animaux morts de rage, et en considérant qu'on n'a pas jusqu'à présent communiqué l'affection par l'inoculation du sang des rabiques, on a été porté à penser que le système nerveux central et de préférence le bulbe qui joint la moelle épinière au cerveau et au cervelet sont particulièrement intéressés et actifs dans le développement du mal. Cette opinion a été soutenue, il y a deux ans, avec distinction, par M. le docteur Duboué. Cependant, les expériences récentes de M. Galtier, professeur à l'école vétérinaire de Lyon, laissent planer une grande incertitude sur le véritable siège d'élaboration du virus rabique.

Le virus rabique, dit ce savant observateur, existe dans la bave, tout le monde le sait. Mais d'où vient-il? Où est-il élaboré?

Jusqu'à présent, je n'ai constaté l'existence du virus rabique chez le chien enragé que dans les glandes linguales et sur la muqueuse buccopharyngienne...

J'ai inoculé plus de dix fois, et toujours avec le même insuccès, le produit obtenu en exprimant la substance cérébrale, celle du cervelet, celle de la moelle allongée de chiens enragés. (Galtier, *Bulletin de l'Académie de médecine*, 25 janvier 1881.)

J'ai la satisfaction d'annoncer à l'Académie que nos expériences ont été plus heureuses. A diverses reprises et souvent avec succès, nous avons inoculé le bulbe rachidien, et même la portion frontale d'un des hémisphères et le liquide céphalo-rachidien. Dans ces conditions, la rage a eu les durées d'incubation habituelles.

Le siège du virus rabique n'est donc pas dans la salive seule. Le cerveau le contient et on l'y trouve revêtu d'une virulence au moins égale à celle qu'il possède dans la salive des enragés.

(1) PASTEUR, Nouveaux faits pour servir à la connaissance de la rage. (*Comp. rend. de l'Acad. des sc.*, t. XCV, 1882.)

Une des plus grandes difficultés des recherches sur la rage consiste, d'une part, dans l'incertitude du développement du mal à la suite des inoculations ou des morsures, et, d'autre part, dans la durée de l'incubation, c'est-à-dire dans le temps qui s'écoule entre l'introduction du virus et l'apparition des symptômes rabiques. C'est un supplice pour l'expérimentateur d'être condamné à attendre, pendant des mois entiers, le résultat d'une expérience, quand le sujet en comporte de très nombreuses. On apprendra donc, je l'espère, avec un vif intérêt, que nous sommes arrivés à diminuer considérablement la durée d'incubation de la rage et à la communiquer à coup sûr.

On arrive à ce double résultat par l'inoculation directe à la surface du cerveau, en ayant recours à la trépanation, et en se servant comme matière inoculante de la substance cérébrale d'un chien enragé, prélevée et inoculée à l'état de pureté.

Chez un chien inoculé dans ces conditions, les premiers symptômes de la rage apparaissent dans l'intervalle d'une semaine ou deux, et la mort en moins de trois semaines. J'ajoute qu'aucune des inoculations ainsi faites n'a échoué. Autant de trépanations et d'inoculations sur le cerveau, autant de cas de rage confirmée et rapidement développée. Etant donné le caractère de la méthode, on peut espérer qu'il en sera toujours ainsi.

D'ailleurs la rage a été, tantôt la rage mue, tantôt la rage furieuse, c'est-à-dire la rage sous ses deux formes habituelles.

Je me borne à ce court exposé parce que nous n'avons d'autre but, aujourd'hui, que de prendre date, pour la connaissance d'une nouvelle méthode de recherches dont la fécondité d'application n'échappera à personne.

Pasteur démontra que l'émulsion de substance cérébrale ainsi que le liquide des ventricules produit toujours la rage, avec plus de certitude que la salive. Mais, par injections sous-cutanées, l'incubation est très variable, tandis que si l'on porte la substance nerveuse à la surface du cerveau au moyen de la trépanation, la rage se produit toujours, particulièrement chez le chien, après 1-2 semaines. *A la suite de ces résultats, la rage, au lieu de rester une maladie mystérieuse et à peine maniable, devient subitement une maladie qu'on peut expérimenter avec une précision presque mathématique ; elle devient ainsi accessible à toutes les recherches expérimentales.* Grâce à cette méthode, la rage est devenue la maladie expérimentale par excellence, plus facilement maniable que la plupart des maladies dont nous connaissons et cultivons le microbe.

On pouvait considérer dorénavant le système nerveux central des animaux enragés comme une culture pure de virus rabique, produisant toujours la maladie à des intervalles précis.

Dans une nouvelle communication du 11 décembre 1882, Pasteur communique la méthode qu'il emploie pour inoculer la rage à la surface même du cerveau, procédé qui lui donne toujours des résultats certains. Il constate l'indentité étiologique des différentes formes de rage, surtout de la rage de l'homme et des animaux ; il montre la conservabilité de la substance virulente déjà vue antérieurement par Galtier : il annonce la reproduction de la rage par inoculation du virus dans la voie sanguine, en provoquant ainsi la rage mue paralytique, la moelle épinière étant la première atteinte dans ce genre d'inoculation. Le point essentiel de cette communication réside dans la notion que les animaux qui ne deviennent pas malades à la suite de l'injection de la substance nerveuse n'obtiennent pas l'immunité, tandis que ceux qui, à la suite de l'inoculation, présentent un commencement de rage et se rétablissent ensuite sont préservés contre une infection ultérieure.

Pasteur montre ensuite que les chiens, après avoir présenté les premiers symptômes, peuvent paraître sains pendant des mois entiers et succomber ensuite à la rage. De ce travail, qui résume plus de deux cents expériences d'inoculations à des chiens, Pasteur conclut qu'en suivant ses méthodes on pourra trouver le moyen de vacciner les chiens contre la rage.

4. — ATTÉNUATION DU VIRUS ET VACCINATION ANTIRABIQUE

Dans une autre communication, du 25 février 1884 (1), Pasteur montra que, de fait, on parvient à immuniser les chiens contre la rage en inoculant de la substance nerveuse de différentes virulences. Il insiste sur la possibilité de prévenir, par un procédé semblable, l'éclosion de la rage même chez les hommes mordus, pendant la longue période d'incubation de la maladie. Dans cette communication, on trouve encore des données intéressantes, en ce qui concerne le résultat des inoculations par la voie sanguine, mais qui n'ont pas été confirmées par les expérimentateurs ultérieurs. Pasteur soutient que de petites quantités de virus introduites dans le sang produisent la rage furieuse, tandis que de grandes doses provoquent la rage mue. Dans ce dernier cas, si on tue l'animal au commencement de la maladie, on trouve le virus seulement dans la moelle, mais non dans le cerveau.

Pasteur fait aussi la constatation, très importante au point de vue pratique, que le virus rabique peut être affaibli ou renforcé par son passage sur différentes espèces animales. Il établit encore, dans cette communication, que, chez la poule, la rage peut apparaître plusieurs fois et se terminer soit par la guérison, soit par la mort. Les affirmations antérieures sur la possibilité d'une transmission de la rage de la mère au fœtus sont rejetées par de nombreuses expériences.

Une autre acquisition importante fut l'augmentation et l'atténuation du virus : la préparation du « *virus fixe* ». On l'obtient

(1) Pasteur, Chamberland et Roux, Nouvelle communication sur la rage. (*Comptes rend. de l'Ac. des sc.*, t. XCVIII, 1889, p. 457.)

par des passages successifs de virus introduit par trépanation à de nombreux lapins; finalement la rage apparaît chez ces animaux régulièrement le 7e ou le 8e jour.

Pasteur déclare enfin pouvoir rendre les chiens réfractaires à la maladie par des inoculations de virus atténué. Nous reproduirons ici les passages de cette communication concernant l'augmentation, l'atténuation du virus, ainsi que la vaccination.

La découverte de l'atténuation des virus, jointe aux applications qui en ont été faites à la prophylaxie de plusieurs maladies, a mis en pleine lumière ce fait capital de la production expérimentale possible de divers états de virulence pour un même virus.

La rage est, par excellence, une maladie virulente. Les effets et la nature de son virus sont entourés de tels mystères qu'il est naturel de rechercher si le virus rabique serait lui-même susceptible de manifester des virulences variées. L'expérience nous a montré que la réponse à cette question doit être affirmative. A défaut d'autres méthodes qui sont encore à l'étude, nous avons reconnu que le passage d'un virus rabique par les diverses espèces animales permet de modifier plus ou moins profondément la virulence de ce virus. Lapins, cobayes, poules, singes prennent la rage. Lorsque, par des passages successifs, le virus a atteint une sorte de fixité propre à chaque race, la virulence de ces virus est loin d'être la même, et elle diffère sensiblement de la virulence de la rage canine, virulence fixée elle-même par les nombreux passages de chiens à chiens par morsures depuis un temps immémorial. Dans ma pensée, il n'y a pas de rage spontanée.

Nous possédons présentement un virus qui donne la rage au lapin en sept ou huit jours, avec une constance si grande qu'on peut assigner, à quelques heures près, pour ainsi dire, la durée de l'incubation mesurée par un changement dans la température ou par l'apparition des premiers symptômes rabiques extérieurs. Nous possédons également un virus rabique qui donne la rage au cobaye en cinq et six jours avec non moins de certitude dans la durée de l'incubation.

Avant d'arriver à la fixité dont je parle pour les diverses espèces animales, la virulence varie sans cesse. *Nous jugeons que, pour une même espèce, la virulence est en raison inverse du nombre des jours d'incubation*, lorsque toutes choses sont égales d'ailleurs et que notamment la proportion du virus inoculé est aussi égale que possible pour un même mode d'inoculation. En général, chez les jeunes animaux, la durée de l'incubation est un peu plus courte que chez les adultes.

Comme on ignore absolument l'état que prendrait le virus rabique du chien communiqué à l'homme, après des passages successifs d'homme à homme, nous avons été conduits à essayer la rage de singe à singe. Je communiquerai plus tard les résultats de cette étude, fort digne d'intérêt, mais encore inachevée.

J'ai déjà annoncé qu'il existait dans mon laboratoire quelques chiens réfractaires à la rage pour tous les modes d'inoculation. Je puis ajouter aujourd'hui qu'ils sont réfractaires également pour toutes les natures de virus rabique. Toutefois à l'époque de ma dernière lecture à l'Académie concernant la rage, nous avions dû, par l'insuffisance de nos observations à ce moment, nous poser la question de savoir si les chiens étaient naturellement réfractaires à la rage ou réfractaires par quelque circonstance des opérations qu'ils avaient subies antérieurement.

Nous pouvons aujourd'hui faire à ces questions des réponses plus précises, quoique entourées encore de certaines réserves.

Je me crois autorisé à affirmer que nos chiens n'étaient pas réfractaires à la rage par leur constitution naturelle. Nous avons, en effet, trouvé le moyen assez pratique d'obtenir des chiens réfractaires à la rage en nombre aussi grand qu'on peut désirer. Cependant, en considération de la grande durée possible des incubations de la rage qui jette toujours quelque doute sur les épreuves de contrôle, je prie l'Académie de vouloir bien, pour un temps, faire crédit à cette assertion et permettre en outre que je me borne à lui dire actuellement que l'état réfractaire est obtenu par un système d'inoculations de virus de divers ordres. Nous possédons à ce moment vingt-trois chiens qui subissent encore sans danger des inoculations virulentes.

Pouvoir rendre des chiens réfractaires à la rage, ce serait non seulement une solution de la question de la prophylaxie de cette affection chez le chien, mais encore chez l'homme, puisque l'homme ne contracte jamais la rage qu'à la suite d'une morsure dont le virus provient directement ou indirectement du chien.

La médecine humaine ne pourra-t-elle pas profiter de la longue durée d'incubation de la rage pour tenter d'établir dans cet intervalle de temps avant l'éclosion des premiers symptômes rabiques, l'état réfractaire des sujets mordus ? Mais avant la réalisation de cette espérance, un long chemin reste à parcourir.

Dans la séance du 19 mai, Pasteur annonce qu'il a trouvé un moyen pour atténuer le virus rabique par l'inoculation de sang d'animaux rabiques. Il demanda l'institution, par le ministère de l'Instruction publique, d'une commission pour montrer devant elle qu'il était en état d'immuniser les chiens contre la rage.

Il prit 20 chiens réfractaires et 20 chiens non traités destinés à être infectés par la morsure de chiens enragés ; un autre groupe d'animaux immunisés fut infecté par trépanation à l'aide de virus des rues. Les chiens immunisés devaient rester vivants tandis que les chiens non immunisés devaient mourir de la rage. Pasteur immunisait alors les chiens en leur injectant du virus de chien atténué par plusieurs passages par le singe.

Ce virus tellement atténué était non seulement inoculé aux chiens. mais aussi à des lapins et provoquait aussi chez ceux-ci une certaine immunité. *En inoculant à des chiens d'abord le virus le plus atténué, puis ensuite un virus plus fort et à la fin le virus fixe, ces chiens gagnaient un degré très élevé d'immunité.*

Voici les passages les plus importants de cette communication.

1. — Si l'on passe le virus du chien au singe et ultérieurement de singe à singe, la virulence du virus rabique s'affaiblit à chaque passage. Lorsque la virulence a été diminuée par ces passages de singe à singe, si le virus est ensuite reporté sur le chien, sur le lapin, sur le cobaye, il reste encore atténué. En d'autres termes, la virulence ne revient pas de primesaut à la virulence du chien à rage des rues.

L'atténuation dans ces conditions peut être amenée facilement par un petit nombre de passages de singe à singe, jusqu'au point de ne jamais donner la rage au chien par des inoculations hypodermiques. L'inoculation par la trépanation, méthode si infaillible pour la communication de la rage, peut même ne produire aucun résultat en créant néanmoins, pour l'animal, un état réfractaire à la rage.

2. — La virulence du virus rabique s'exalte quand on le passe de lapin à lapin, de cobaye à cobaye. Lorsque la virulence est exaltée et fixée au maximum sur le lapin, elle passe exaltée sur le chien et elle s'y montre beaucoup plus intense que la virulence du virus rabique du chien à rage des rues. Cette virulence est telle, dans ces conditions, que le virus qui la possède, inoculé dans le système sanguin du chien, lui donne constamment une rage mortelle.

3. — Quoique la virulence rabique s'exalte dans son passage de lapin à lapin, ou de cobaye à cobaye, il faut plusieurs passages par le corps de ces animaux pour qu'elle recupère son état de virulence maximum, quand elle a été diminuée d'abord chez le singe. De même, la virulence du chien à rage de rues, qui, comme je viens de dire, n'est pas de virulence maxima à beaucoup près, exige, quand elle est portée sur le lapin, plusieurs passages par des individus de cette espèce, avant d'atteindre son maximum.

Une application raisonnée des résultats que je viens de faire connaître permet d'arriver aisément à rendre les chiens réfractaires à la rage.

On comprend en effet que l'expérimentateur puisse avoir à sa disposition des virus rabiques atténués de diverses forces ; les uns, non mortels, préservent l'économie des effets de virus plus actifs et ceux-ci de virus mortels.

Prenons un exemple : on extrait le virus rabique d'un lapin mort par trépanation à la suite d'une durée d'incubation qui dépasse de plusieurs jours l'incubation la plus courte chez le lapin. Celle-ci est invariablement comprise entre sept à huit jours à la suite de l'inoculation, par trépanation du virus le plus virulent. Le virus du lapin à plus longue incubation inoculé, toujours par trépanation, à un second lapin ; le virus de celui-ci à un troisième. A chaque fois ces virus, qui deviennent de plus en plus forts, sont inoculés à un chien. Ce dernier se trouve être ensuite capable de supporter un virus mortel. Il devient entièrement réfractaire à la rage, soit par inoculation intra-veineuse, soit par trépanation du virus de chien à rage des rues.

Par des inoculations de sang d'animaux rabiques, dans des conditions déterminées, je suis arrivé à simplifier beaucoup les opérations de la vaccination et à procurer au chien l'état réfractaire le plus décidé. Je ferai connaître bientôt l'ensemble des expériences sur ce point.

Grâce à la durée d'incubation de la rage à la suite de morsure, j'ai tout lieu de croire que l'on peut sûrement, déterminer l'état réfractaire des sujets avant que la maladie mortelle éclate à la suite de morsures.

Les premières expériences sont très favorables à cette manière de voir, mais il faut en multiplier les preuves à l'infini sur des espèces animales diverses, avant que la thérapeutique humaine ait la hardiesse de tenter sur l'homme cette prophylaxie.

On comprendra que, malgré la confiance que m'inspirent mes nombreuses expériences poursuivies depuis quatre années, ce n'est pas sans quelque appréhension que je publie aujourd'hui des faits qui ne tendent rien à moins qu'à une prophylaxie possible de la rage. Si j'avais eu à ma disposition des moyens matériels suffisants, j'aurais été heureux de ne faire cette communication qu'après avoir sollicité, de l'obligeance de quelques-uns de mes confrères de l'Académie des sciences et de l'Académie de médecine, le contrôle des conclusions que je viens de faire connaître.

C'est pour obéir à ces scrupules et à ses mobiles que j'ai pris la liberté d'écrire ces jours derniers à M. Fallières, ministre de l'Instruction publique, en le priant de vouloir bien nommer une commission à laquelle je soumettrais mes chiens réfractaires à la rage.

L'expérience maîtresse, que je tenterais en premier lieu, consisterait à extraire de mes chenils 20 chiens réfractaires à la rage qu'on placerait en comparaison avec 20 chiens devant servir de témoins. On ferait mordre par des chiens enragés successivenent ces 40 chiens. Si les faits que j'ai annoncés sont exacts, les chiens considérés par moi comme réfractaires résisteront tous, pendant que les 20 témoins prendront la rage.

Une seconde expérience, non moins décisive, aurait pour objet 40 chiens, dont 20 vaccinés devant la commission et de 20 non vaccinés. Les 40 chiens seront ensuite trépanés par le virus de chien à rage des rues. Les 20 chiens vaccinés résisteront. Les 20 autres mourront tous de la rage, soit paralytique, soit furieuse.

Au congrès international de médecine de Copenhague, le 17 août 1884, Pasteur exposa son système de vaccination antirabique ainsi que les recherches d'une commission scientifique composée de Béclard, Paul Bert, Bouley, A. Aimerand, Villemin et Vulpian. Il démontra la possibilité d'immuniser les chiens contre la rage par la méthode qu'il avait indiquée.

Le premier rapport de la commission officielle constate en effet que sur 23 chiens réfractaires aucun n'a pris la rage après avoir été mordu, tandis que, chez les non immunisés et mordus, la rage s'était déclarée depuis 2 mois dans une proportion de 66 o/o. Le deuxième rapport constate l'état réfractaire à la rage des chiens opérés par elle. Cependant à mon regret je n'ai pas trouvé des données précises au sujet des résultats de ces dernières expériences.

5. — APPLICATION A L'HOMME DU TRAITEMENT PRÉVENTIF CONTRE LA RAGE

Le 26 octobre 1885, Pasteur, critiquant lui-même les résultats qu'il avait obtenus sur les chiens, expose les recherches entreprises pour prévenir la rage chez les hommes mordus. Seul un succès dans cette direction pouvait être utile à l'humanité. L'immunité ne pouvait être provoquée par injection de virus dilué, et d'autre part la méthode primitive du passage du virus par le singe était trop coûteuse et trop compliquée; Pasteur procéda alors en procédant par la dessiccation des moelles de lapins tués par le virus fixe. Cette méthode permettait d'obtenir avec les moelles, à différents degrés de dessiccation, une série des matériaux graduellement atténués, avec lesquels on parvenait à vacciner les chiens mordus. Il fallait, pour cela, injecter les émulsions de moelles, en commençant par la moins virulente.

La connaissance de ces succès s'était très vite répandue et Pasteur fut sollicité de tous côtés à essayer sa méthode sur les hommes mordus par des chiens enragés. Il se décida enfin à appliquer la vaccination préventive (ou de nécessité) à l'homme mordu, chez un garçon de 9 ans qui présentait de nombreuses plaies profondes. Il consulta Vulpian et Grancher. Il agit comme il le disait : « non sans de vives et de cruelles inquiétudes ».

Chez les premières personnes traitées par cette méthode, la rage ne se déclara pas. Voici presque textuellement cette importante communication.

Communication faite par M. Pasteur à l'Académie des Sciences, dans la séance du 26 octobre 1885.

Méthode pour prévenir la rage après morsure.

La prophylaxie de la rage, telle que je l'ai exposée en mon nom et au nom de mes collaborateurs, dans des notes précédentes, constituait assurément un progrès réel dans l'étude de cette maladie, progrès toutefois plus scientifique que pratique. Son application exposait à des accidents. Sur vingt chiens traités, je n'aurais pu répondre d'en rendre réfractaires à la rage plus de quinze ou seize.

Il était utile, d'autre part, de terminer le traitement par une dernière inoculation très virulente inoculation d'un virus de contrôle, afin de confirmer et de renforcer l'état réfractaire. En outre, la prudence exigeait que l'on conservât les chiens en surveillance pendant un temps supérieur à la durée d'incubation de la maladie produite par l'inoculation directe de ce dernier virus, et il ne fallait pas moins quelquefois d'un intervalle de trois à quatre mois pour être assuré de l'état réfractaire à la rage.

De telles exigences auraient limité beaucoup l'application de la méthode.

Enfin, la méthode ne se serait prêtée que difficilement à une mise en train toujours immédiate, condition réclamée cependant par ce qu'il y a d'accidentel et d'imprévu dans les morsures rabiques.

Il fallait donc arriver, si cela était possible, à une méthode plus rapide et capable de donner une sécurité que j'oserai dire parfaite sur les chiens.

Et comment d'ailleurs, avant que ce progrès fût atteint, oser se permettre une épreuve quelconque sur l'homme?

Après des expériences, pour ainsi dire sans nombre, je suis arrivé à une méthode prophylactique pratique et prompte, dont les succès sur le chien sont déjà assez nombreux et sûrs, pour que j'aie confiance dans la généralité de son application à tous les animaux et à l'homme lui-même.

Cette méthode repose essentiellement sur les faits suivants :

L'inoculation du lapin, par la trépanation sous la dure-mère d'une moelle rabique de chien à rage des rues, donne toujours la rage à ces animaux, après une durée moyenne d'inoculation de quinze jours environ.

Passe-t-on du virus de ce premier lapin à un second, de celui-ci à un troisième, et ainsi de suite par le mode d'inoculation précédent, il se manifeste bientôt une tendance de plus en plus accusée dans la diminution de la durée d'incubation de la rage chez les lapins successivement inoculés.

Après vingt à vingt-cinq passages de lapin à lapin, on rencontre des durées d'incubation de huit jours, qui se maintiennent pendant une période nouvelle de vingt à vingt-cinq passages. Puis on atteint une durée d'incubation de sept jours que l'on retrouve avec une régularité frappante pendant une série nouvelle de passages allant jusqu'au quatre-vingt-dixième. C'est du moins à ce chiffre que je suis en ce moment, et c'est à peine s'il se manifeste actuellement une tendance et une durée d'incubation d'un peu moins de sept jours.

Ce genre d'expériences, commencé en novembre 1882, a déjà trois années de durée, sans que la série ait été jamais interrompue, sans que jamais, non plus, on ait dû recourir à un virus autre que celui des lapins successivement morts rabiques. Rien de plus facile, en conséquence, d'avoir constamment à sa disposition, pendant des intervalles de temps considérable, un virus rabique d'une pureté parfaite, toujours identique à lui-même ou à très peu près. C'est là le nœud pratique de la méthode.

Les moelles de ces lapins sont rabiques dans toute leur étendue avec constance dans la virulence.

Si l'on détache de ces moelles des longueurs de quelques centimètres avec des précautions de pureté aussi grandes qu'il est possible de les réaliser, et qu'on les suspende dans un air sec, la virulence disparaît lentement dans ces moelles jusqu'à s'éteindre tout à fait. La durée d'extinction de la virulence varie quelque peu avec l'épaisseur des bouts de moelle, mais surtout avec la température extérieure. Plus la température est basse et plus durable est la conservation de la virulence. Ces résultats constituent le point scientifique de la méthode (1).

« Ces faits étant établis, voici le moyen de rendre un chien réfractaire à la rage, en un temps relativement court.

« Dans une série de flacons, dont l'air est entretenu à l'état sec, par des fragments de potasse déposés sur le fond du vase, on suspend chaque jour un bout de moelle rabique fraîche de lapin mort de rage, rage développée après sept jours d'incubation. Chaque jour également on inocule sous la peau du chien une pleine seringue de Pravaz de bouillon stérilisé, dans lequel on a délayé un petit fragment d'une de ces moelles en dessiccation, en commençant par une moelle d'un numéro d'ordre assez éloigné du jour où l'on opère, pour être bien sûr que cette moelle n'est pas du tout virulente. Des expériences préalables ont éclairé à cet égard. Les jours suivants, on opère de même avec des moelles plus récentes, séparées par un intervalle de deux jours, jusqu'à ce qu'on arrive à une dernière moelle très virulente, placée depuis un jour ou deux seulement en flacon.

Le chien est alors rendu réfractaire à la rage. On peut lui inoculer du virus rabique sous la peau ou même à la surface du cerveau par trépanation sans que la rage se déclare.

Par l'application de cette méthode, je suis arrivé à avoir cinquante chiens de tout âge et de toute race, réfractaires à la rage, sans avoir rencontré un seul insuccès, lorsque inopinément se présentèrent dans mon laboratoire, le lundi 6 juillet dernier, trois personnes arrivant d'Alsace :

Théodore Vone, mordu au bras.

Joseph Meister, âgé de neuf ans, mordu à la main, aux jambes, aux cuisses, portant des plaies dont quelques-unes étaient profondes.

A l'autopsie du chien, on avait trouvé l'estomac rempli de foin, de paille, et de fragments de bois.

M. Vone avait au bras de fortes contusions, mais il m'assura que sa chemise n'avait pas été traversée par les crocs du chien. Comme il n'y avait rien à craindre, je lui dis qu'il pouvait repartir pour l'Alsace le jour même. Mais je gardai auprès de moi le petit Meister.

La séance hebdomadaire de l'Académie des sciences avait précisément lieu le 6 juillet; j'y vis notre confrère, M. le docteur Vulpian, à qui je racontai ce qui venait de se passer. M. Vulpian, ainsi que le docteur Grancher, professeur à l'Ecole de médecine, eurent la complaisance de venir voir immédiatement le petit Joseph Meister et de constater l'état et le nombre de ses blessures. Il n'en avait pas moins de quatorze.

Les avis de notre savant confrère et du docteur Grancher furent que, par l'intensité et le nombre de ses morsures, Joseph Meister était exposé presque fatalement à prendre la rage. Je communiquai alors à M. Vulpian et à M. Grancher les résultats nouveaux que j'avais obtenus dans l'étude de la rage depuis la lecture que j'avais faite à Copenhague, une année auparavant.

La mort de cet enfant paraissant inévitable, je me décidai, non sans de vives et cruelles inquiétudes, on doit bien le penser, à tenter sur Joseph Meister la méthode qui m'avait constamment réussi sur des chiens.

Mes cinquante chiens, il est vrai, n'avaient pas été mordus avant de déterminer leur état réfractaire à la rage ; mais je savais que cette circonstance pouvait être écartée de mes préoccupations, parce que j'avais déjà obtenu l'état réfractaire à la rage sur un grand nombre de chiens après morsures.

J'avais rendu témoins, cette année, les membres de la commission de la rage, de ce nouveau et important progrès.

En conséquence, le 6 juillet, à huit heures du soir, soixante heures après la morsure du 4 juillet et en présence des docteurs Vulpian et Grancher, on inocula, sous un pli fait à la peau de l'hypochondre droit du petit Meister, une demis-eringue de Pravaz d'une moelle de lapin mort rabique, le 21 juin, et conservée depuis lors en flacon à l'air sec, c'est-à-dire depuis quinze jours.

Les jours suivants, des inoculations nouvelles furent faites, toujours aux hypochondres, dans les conditions dont je donne ici le tableau.

					Une demi-seringue de Pravaz.	
Le	7 juillet.	9 heures	matin.		Moelle du 23 juin.	Moelle de 14 jours.
—	7 —	6 —	matin.		— — 25 —	— — 12 —
—	8 —	9 —	soir.		— — 27 —	— — 11 —
—	8 —	6 —	soir.		— — 29 —	— — 9 —
—	9 —	11 —	matin.		— — 1er —	— — 8 —
—	10 —	11 —	—		— — 3 —	— — 7 —
—	11 —	11 —	—		— — 5 —	— — 6 —
—	12 —	11 —	—		— — 7 —	— — 5 —
—	13 —	11 —	—		— — 9 —	— — 4 —
—	14 —	11 —	—		— — 11 —	— — 3 —
—	15 —	11 —	—		— — 12 —	— — 2 —
—	16 —	11 —	—		— — 13 —	— — 1 —

Je portai ainsi à 13 le nombre des inoculations et à 10 le nombre des jours de traitement. Je dirai plus tard qu'un plus petit nombre d'inoculations eussent été suffisantes. Mais on comprendra que dans ce premier essai je dusse agir avec une circonspection toute particulière.

Avec les diverses moelles employées, on inocula, par trépanation, deux lapins neufs, afin de suivre les états de virulence de ces moelles.

L'observation des lapins permit de constater que les moelles des 6, 7, 8, 9, 10 juillet n'étaient pas virulentes, car elles ne rendirent pas les lapins enragés. Les moelles des 11, 12, 13, 14, 15, 16 juillet furent toutes virulentes, et la matière virulente s'y trouvait en proportion de plus en plus forte. La rage se déclara après sept jours d'incubation sur les lapins des 15 et 16 juillet; après huit jours, sur ceux du 12 et du 14; après quinze jours sur ceux du 11 juillet.

Dans les derniers jours j'avais donc inoculé à Joseph Meister le virus rabique le plus virulent, celui du chien renforcé par une foule de passages de lapins à lapins, virus qui a donné la rage à ces animaux après sept jours d'incubation, après huit ou dix jours aux chiens. J'étais autorisé dans cette entreprise par ce qui s'était passé pour les cinquante chiens dont j'ai parlé. »

Lorsque l'état d'immunité est atteint, on peut, sans inconvénient, inoculer le virus le plus virulent et en quantité quelconque. Il m'a toujours paru que cela n'avait d'autre effet que de consolider l'état réfractaire à la rage.

Joseph Meister a donc échappé, non seulement à la rage que ses morsures auraient pu développer, mais à celle que je lui ai inoculée pour contrôle de l'immunité due au traitement, rage plus virulente que celle du chien des rues.

L'inoculation finale très virulente a encore l'avantage de limiter la durée des appréhensions qu'on peut avoir sur les suites des morsures. Si la rage pouvait éclater, elle se déclarerait plus vite par un degré plus virulent que celui des morsures. Dès le milieu du mois d'août, j'envisageais avec confiance l'avenir de la santé de Joseph Meister. Aujourd'hui encore, après trois mois et trois semaines écoulés depuis l'accident, sa santé ne laisse rien à désirer.

Quelle interprétation donner à la nouvelle méthode que je viens de faire connaître pour prévenir la rage après morsures ? Je n'ai pas l'intention de traiter aujourd'hui cette question d'une manière complète. Je veux me borner à quelques détails préliminaires, propres à faire comprendre le sens des expériences que je poursuis dans le but de bien fixer les idées sur la meilleure des interprétations possibles.

En se reportant aux méthodes d'atténuation progressives des virus mortels et à la prophylaxie qu'on peut en déduire, étant donnée, d'autre part, l'influence de l'air dans l'atténuation, la première pensée qui s'offre à l'esprit pour rendre compte des effets de la méthode, c'est que le séjour des moelles rabiques au contact de l'air sec diminue progressivement l'intensité de la virulence de ces moelles jusqu'à la rendre nulle.

On serait, dès lors, porté à croire que la méthode prophylactique dont il s'agit repose sur l'emploi de virus d'abord sans activité appréciable, faibles ensuite et de plus en plus virulents.

Je montrerai ultérieurement que les faits sont aussi en désaccord avec cette manière de voir. Je prouverai que les retards dans les durées d'incubation de la rage communiquée, jour par jour, à des lapins, ainsi que je l'ai dit tout à l'heure, pour éprouver l'état de virulence de nos moelles desséchées au contact de l'air, sont un effet d'appauvrissement en quantité du virus rabique contenu dans ces moelles et non un effet de son appauvrissement en virulence.

Pourrait-on admettre que l'inoculation d'un virus, de virulence toujours identique à elle-même, pourrait amener l'état réfractaire à la rage, en procédant à son emploi par quantités très petites, mais quotidiennement croissantes? C'est une interprétation des faits de la nouvelle méthode que j'étudie au point de vue expérimental.

On peut donner de la nouvelle méthode une autre interprétation encore, interprétation assurément fort étrange au premier aspect, mais qui mérite toute considération, parce qu'elle est en harmonie avec certains résultats déjà connus, que nous offrent les phénomènes de la vie chez quelques êtres inférieurs, et notamment chez divers microbes pathogènes.

Beaucoup des microbes paraissent donner naissance, dans leurs cultures, à des matières qui ont la propriété de nuire à leur propre développement.

Se pourrait-il que ce qui constitue le virus rabique soit formé de deux substances distinctes et qu'à côté de celle qui est vivante, capable de pulluler dans le système nerveux, il y en ait une autre non vivante, ayant la faculté, quand elle est en proportion convenable, d'arrêter le développement de la première? J'examinerai expérimentalement, dans une prochaine communication, avec toute l'attention qu'elle mérite, cette troisième interprétation de la méthode de prophylaxie de la rage.

Je n'ai pas besoin de faire remarquer en terminant que la plus sérieuse des questions à résoudre en ce moment est peut-être celle de l'intervalle à observer entre l'instant des morsures et celui où commence le traitement. Cet intervalle, pour Joseph Meister, a été de deux jours et demi. Mais il faut s'attendre à ce qu'il soit souvent beaucoup plus long.

Mardi dernier, 20 octobre, avec l'assistance obligeante de MM. Vulpian et Grancher, j'ai dû commencer à traiter un jeune homme de quinze ans, mordu depuis six jours pleins, à chacune des deux mains, dans des conditions exceptionnellement graves.

Je m'empresserai de faire connaître à l'Académie ce qui adviendra de cette nouvelle tentative.

Mais bientôt survinrent des cas de rage chez des personnes traitées, surtout chez des enfants qui avaient été mordus à la tête et chez des personnes mordues par des loups. Les recherches de contrôle qu'on faisait au sujet des expériences de Pasteur avaient été souvent suivies d'insuccès, aussi le monde scientifique commençait-il à douter de l'exactitude des faits avancés par Pasteur.

De longues années s'écoulèrent jusqu'au jour où Pasteur et ses élèves purent démontrer d'une part que les insuccès des vaccinations n'étaient pas dus à une rage de laboratoire, mais à l'insuffisance de la méthode de vaccination, et d'autre part que les recherches de contrôle n'avaient pas été faites assez minutieusement.

Les adversaires de Pasteur, en particulier Peter, qui combattait la nature microbienne des maladies infectieuses, se basaient sur des erreurs insignifiantes faites par Pasteur. Ces critiques furent réfutées par le perfectionnement de la méthode. Pasteur inaugura alors son « traitement intensif » par lequel les personnes mordues étaient soumises à un traitement variable, suivant la gravité des plaies. En effet, chez ceux qui présentaient des plaies graves, surtout produites par des loups, on faisait chaque jour 5 à 6 injections avec du virus de plus en plus fort et après 2 ou 3 jours on injectait le virus desséché seulement un jour ou même le virus tout à fait frais. On augmenta aussi la quantité de substance nerveuse injectée; les malades recevaient à plusieurs reprises (5 ou 6 fois) la série complète des moelles desséchées. On arriva ainsi à sauver les plus gravement mordus.

Les statistiques qui, avant la vaccination de Pasteur, montraient de 5 à 25 o/o cas de mort après morsure de chiens enragés, montrèrent, après l'application de la méthode intensive, dans les mains de Pasteur, et dans d'autres Instituts antirabiques, une moralité de 1 à 1, 5 o/o.

L'efficacité de la méthode pasteurienne, déjà démontrée expérimentalement, devenait peu à peu évidente dans ses applications chez l'homme. Pasteur, dans la séance de l'Académie des sciences du 1er mars 1886 publie la statistique suivante :

	Année	Mordus		Morts	
En	1878 dans le département de la Seine sur	103	mordus	24	morts.
—	1879	78	—	12	—
—	1880	68	—	5	—
—	1881	156	—	23	—
—	1882	67	—	11	—
—	1883	45	—	6	—

en moyenne 1 mort pour 6 mordus (17,5 0/0).

Au 12 avril, Pasteur avait traité 688 personnes, avec un seul insuccès chez un enfant gravement mordu. Cependant, sur 19 Russes gravement mordus par un loup enragé, 3 moururent malgré le traitement.

6. — RENFORCEMENT DU TRAITEMENT

Nous reproduisons ici le passage de la communication de Pasteur relatif à l'institution du traitement renforcé (Académie des sciences, 31 octobre 1886).

J'ai acquis la conviction que le traitement simple, surtout pour des morsures de ce genre, risque d'être insuffisant. Malheureusement cette conviction n'a pu être acquise que tardivement, de longs délais étant nécessaires pour conclure, à cause de la durée exceptionnelle de certaines incubations de rage.

L'histoire des Russes de Smolensk a été un premier enseignement.

Lorsque nous vîmes mourir à l'Hôtel-Dieu trois de ces dix-neuf Russes mordus par un chien enragé, le premier en plein traitement, les deux autres quelques jours après la fin de leur traitement, le Dr Grancher et moi nous fûmes très troublés. Les seize autres allaient-ils donc succomber à la rage ? La méthode était-elle impuissante contre la rage du loup ? Nous souvenant alors que tous les chiens que j'avais vaccinés avec succès avaient reçu, en dernière inoculation préservatrice, une moelle virulente extraite le jour même et que le premier vacciné, J. Meister, avait terminé son traitement par une moelle extraite la veille, nous avons fait subir un second et un troisième traitement aux seize Russes qui restaient, en allant jusqu'aux moelles les plus fraîches, celles de quatre, de trois, et de deux jours.

C'est à ces traitements répétés qu'il faut attribuer très vraisemblablement la guérison de ces 16 Russes. Une dépêche reçue ce matin m'annonce qu'ils sont toujours en bonne santé.

Encouragé par ces résultats et par de nouvelles expériences que j'exposerai tout à l'heure, je modifie le traitement en le faisant à la fois plus rapide et plus actif pour tous les cas, et plus rapide encore, plus énergique pour les morsures de la face ou pour les morsures profondes et multiples des parties nues.

Aujourd'hui, dans les cas de blessures au visage ou à la tête et pour les blessures profondes aux membres, nous précipitons les inoculations, afin d'arriver promptement aux moelles les plus fraîches.

Le premier jour, on inoculera, par exemple, les moelles de douze, de dix, de huit jours, à onze heures, à quatre heures et à neuf heures ; le deuxième jour, les moelles de six, de quatre, de deux jours, aux mêmes heures ; le troisième jour, les moelles d'un jour. Puis le traitement est repris : le quatrième jour par moelles de huit, de six, de quatre jours ; le cinquième jour par moelles de trois et de deux jours. Le sixième jour par moelle d'un jour. Le septième jour par moelle de quatre jours. Le huitième jour par moelle de trois jours. Le neuvième par moelle de deux jours. Le dixième jour par la moelle d'un jour. On fait ainsi trois traitements en dix jours et en conduisant chacun aux moelles les plus fraîches.

Si les morsures ne sont pas cicatrisées, si les personnes mordues ont tardé de venir au traitement, il nous arrive, après des intervalles de repos de deux à quelques jours, de reprendre de nouveau ces mêmes traitements et d'atteindre les périodes de quatre à cinq semaines, qui sont les périodes dangereuses, pour les enfants mordus à la face.

Depuis, Pasteur et son Institut continuèrent toujours avec le même succès le traitement antirabique en y apportant quelques petites modifications. D'autres Instituts antirabiques fournirent de même des contributions expérimentales importantes. Pasteur avait accompli sa mission : il n'avait laissé à ses successeurs qu'à perfectionner la méthode et à résoudre une série de problèmes scientifiques importants posés par lui-même.

Grâce aux travaux de Pasteur, *le problème de la lutte contre la rage du chien était résolu en principe, mais incomplètement. En effet, dans les pays où existaient des mesures sévères contre la rage du chien, mais où on n'appliquait pas encore de vaccination antirabique, en Allemagne, par exemple, la rage faisait beaucoup moins de victimes qu'en France, où on appliquait la vaccination de Pasteur.*

Cette infériorité de la France malgré le traitement antirabique dépendait premièrement de l'insuffisance et de la non-exécution des mesures de police sanitaire et secondement de l'imperfection du traitement pasteurien. L'inoculation doit être faite comme toute vaccination avec une substance virulente atténuée qui a besoin d'un certain temps pour pouvoir agir ; en effet, pour la rage du chien il faut 14 jours environ pour que l'organisme soit préparé par la vaccination à paralyser le virus introduit dans la morsure.

Chez l'homme il faut compter encore le temps qui s'est écoulé entre la morsure et le début de la vaccination, puis celui qui s'écoule entre le début de la vaccination et l'introduction des substances virulentes actives. En évaluant ce temps à 20-25 jours en moyenne, on ne peut sauver par la vaccination pasteurienne que les seuls cas où la rage ne se déclare qu'après le 20e jour qui suit la morsure. Mais la statistique nous montre que, dans beaucoup de cas, surtout chez les enfants et à la suite de plaies profondes à la tête, la rage se déclare plus tôt. Dans ces cas, la vaccination de Pasteur reste donc nécessairement impuissante.

Les rabiologues se sont toujours préoccupés de trouver des moyens actifs contre de pareils cas. On a renforcé au maximum les inoculations, pour arriver plus vite et plus tôt à des moelles virulentes, mais le succès resta problématique. Pour lutter contre cet inconvénient, qui existe surtout pour les personnes mordues par les loups enragés et qui succombent malgré les vaccinations les plus fortes et les plus massives, il fallait chercher d'autres voies et d'autres moyens.

Il est difficile de juger l'œuvre de Pasteur d'après ses communications qui reproduisent d'une façon assez incomplète les résultats obtenus, car elles sont toujours accompagnées de considérations générales et ne laissent seulement qu'entrevoir le travail immense de Pasteur et de ses collaborateurs. Il faut avoir vu ces savants à l'œuvre, et il faut savoir lire entre les lignes et surtout entre les différentes publications pour pouvoir apprécier à leur juste valeur les résultats obtenus. Le chemin parcouru par Pasteur semble être aujourd'hui assez simple et dénué de l'imprévu et de l'inexplicable qu'on trouve souvent dans l'histoire des grandes découvertes. Pasteur commença à chercher le microbe de la rage et à deux reprises il faillit compromettre la réussite de son œuvre et devenir la victime du principe qu'il avait énoncé et suivi avec succès dans ses travaux antérieurs, à savoir : qu'il fallait chercher avant tout le microbe de la maladie à étudier. Il s'est convaincu enfin qu'on ne peut faire de découvertes en suivant un principe ou un plan tracé d'avance ou un schéma unique. Il se contenta dans la suite de mettre en avant l'utilité pratique comme *primum movens* de ses recherches.

Une série d'auteurs distingués avaient établi que la rage est une maladie des centres nerveux localisée surtout dans le bulbe et la moelle. Etant en même temps une maladie contagieuse, il était indiqué de chercher le virus dans les centres nerveux et de l'introduire directement dans ce centre pour reproduire la maladie. Avant Pasteur, Rossi semble avoir provoqué la rage par inoculation de substance nerveuse; Pasteur probablement n'avait pas connaissance de ces résultats. Personne cependant avant lui n'avait pensé à l'inoculation intracranienne de la rage. Par ce procédé seul, le virus devenait maniable, plus maniable même que la plupart des microbes.

Pour atténuer le virus et pour le transformer en vaccin, il fallait essayer les procédés d'atténuation des virus établis par Pasteur. L'illustre savant avait essayé dans ce but les passages par le singe, mais il s'était aussitôt convaincu que ce procédé n'était pas pratique; il essaya la dilution du virus, mais dans ses mains la dilution ne donne pas de résultat : Högyes, au contraire, l'employa plus tard avec succès. Pasteur affirme avoir eu des succès en faisant des injections de sang d'animaux enragés; plus tard il n'en parle plus, et d'autres qui ont répété ce procédé n'ont pas réussi.

A cette époque, Pasteur étudia beaucoup les différentes formes de la rage et il crut avoir établi que l'injection dans le sang donne la rage mue, tandis que l'inoculation dans le cerveau donne la rage furieuse. Une petite quantité de virus donnerait la rage furieuse, tandis qu'une grande dose provoquerait la rage paralytique, etc. Ces faits n'ont pu être confirmés qu'en partie.

Enfin Pasteur s'arrête à la dessiccation, qui lui donna une série assez régulière de vaccins. Cependant il croyait cette série beaucoup plus régulière qu'elle ne l'est en vérité. Il essaye de vacciner par l'introduction de virus dans le sang du chien et il crut à une erreur de Galtier, qui par ce procédé avait déjà obtenu l'immunisation du mouton. Il insista beaucoup sur les variations du virus dans le passage par différents animaux; mais il affirma que le virus fixe est fortifié aussi par le chien; il ignorait l'atténuation du virus produite par l'organisme du mouton. Pasteur avait bien constaté que le virus est atténué en passant par l'organisme du singe, mais il supposait qu'il n'est pas du tout atténué en passant par l'organisme de l'homme. Il affirme ce qui suit : « Si la mort d'un enfant traité avait été due aux effets du virus des inoculations préventives, la durée de l'incubation de la rage à la suite de la seconde inoculation (partant du cerveau de l'enfant) à des lapins aurait été de sept jours au plus. »

En considérant toutes ces erreurs qui auraient détourné dès le début tout autre expérimentateur, il faut admirer la confiance, la ténacité et surtout la méthode de Pasteur, qui, grâce à la multiplicité de ses expériences et de ses idées réussissait tout de même à écarter les erreurs ou à les rendre négligeables. *Si Pasteur s'était engagé et acharné dans une voie tracée d'avance, il n'aurait jamais abouti.*

Ce qui aurait pu compromettre le plus le résultat final des travaux était la confiance exagérée que mettait Pasteur dans les données statistiques. Nous avons vu que les données antérieures au traitement de Pasteur ont toujours donné des chiffres exagérés de morts après morsure.

Le même fait est arrivé pour les mordus du département de la Seine. En effet, le nombre de 40 ou 70 personnes mordues est au-dessous de la réalité; il faut en compter le double ou le triple. On ne peut donc prendre 1 pour 6 comme taux de mortalité, mais 1 pour 20 environ.

Le résultat des premières inoculations préventives a donc été moins favorables que ne l'avait cru Pasteur. Le même fait peut être affirmé pour les résultats de la vaccination des chiens. C'est par un heureux hasard que la vaccination a donné dans les mains de Pasteur et de ses collaborateurs les résultats que nous avons relatés. D'autres expérimentateurs, comme Frisch, Babès, Högyes, etc., ont eu des résultats beaucoup moins favorables. Les résultats de Bardach, cités par Pasteur lui-même, sont également moins favorables que ceux de Pasteur.

De même, le procédé de Pasteur et de ses élèves de ne pas considérer comme insuccès les cas de rage qui se manifestent plus tôt que quinze jours après la terminaison du traitement, ne tient pas debout devant une critique serrée.

Devant les premiers résultats obtenus chez le chien et chez l'homme et surtout devant la réaction qui s'était produite après le premier enthousiasme, il fallait toute la ténacité et toute la conviction de Pasteur pour ne pas se décourager.

A un moment donné, Pasteur se décida à rendre son traitement plus intense; il obtint ainsi des résultats vraiment supérieurs.

Cependant, atteint par une nouvelle attaque d'apoplexie, il dut laisser son œuvre inachevée; le traitement préventif n'était pas encore infaillible et la rage déclarée n'avait pas trouvé son remède. Aujourd'hui seulement le traitement préventif est arrivé à être perfectionné. Ce perfectionnement s'est fait attendre si longtemps, à cause des mêmes erreurs contre lesquelles Pasteur avait dû lutter, c'est-à-dire les statistiques erronées et un trop grand optimisme dans la façon d'envisager les succès du traitement. Les instituts antirabiques se sont contentés de succès plus ou moins incomplets.

Dans l'intérêt de l'humanité, il fallait cependant renoncer à la tradition et nous sommes convaincus que Pasteur lui-même aurait vu d'un œil beaucoup plus favorable, le perfectionnement de sa méthode, qu'un arrêt dans l'évolution de son procédé incomplet.

Nous ne voulons pas terminer ce chapitre sans insister encore sur certaines découvertes de Pasteur dans le domaine de la rage, découvertes qu'il avait abandonnées, mais qu'il aurait certainement reprises s'il n'avait pas été frappé de paralysie.

1° La rage expérimentale est guérissable chez le chien et chez le lapin ; 2° le chien peut présenter des symptômes de rage, puis guérir pour des jours et des semaines, après quoi la rage peut reprendre et tuer l'animal. Ces phénomènes ont été constatés d'une façon plus régulière chez la poule. Il nous semble que ces constatations, qui s'accordent parfaitement avec la fièvre prémonitoire que j'ai observée, serviront de base à d'autres résultats pratiques qui aboutiront peut-être à la guérison de la rage déclarée.

Les expériences tendant à prouver que le sang est le propagateur du virus n'ont pas résolu définitivement la question de l'incubation et de la propagation lente du virus. Ces expériences ont tout de même prouvé qu'en injectant le virus dans le sang, celui-ci n'agit pas en infectant la plaie du vaisseau, mais en circulant dans le sang. Le virus doit donc s'arrêter quelque part, pour, de là, se propager lentement vers les centres. Il a été intéressant de constater que, par l'inoculation dans le sang, la rage évolue plus régulièrement et plus rapidement. La virulence des centres apparaît alors d'une façon toute différente qu'après l'injection intracranienne; la moelle est alors atteinte la première. Pasteur obtient des résultats positifs en vaccinant avec le sang des animaux enragés.

Tous ces faits, ainsi que d'autres sur lesquels nous avons insisté dans les chapitres précédents, constituent même, en dehors de l'œuvre mémorable du traitement préventif de la rage, un précieux héritage, rempli de promesses.

CHAPITRE XXV

ÉTUDE GÉNÉRALE DES PROCÉDÉS D'IMMUNISATION CONTRE LA RAGE *

1. *Immunisation active.*— Inoculation de virus fixe : 1° par injection dans les veines, dans le péritoine, dans le rectum, sous la peau ; 2° par ingestion. — Vaccination antirabique par la méthode de Ferran. — Inoculation de virus dilués, de virus filtrés. — Inoculation de virus atténués par le passage chez le singe, par la dessiccation, par la chaleur.— Inoculation de virus stérilisés.— Stérilisation par les antiseptiques. — Méthode de Fermi à l'acide phénique. — Stérilisation par la dessiccation, par le séjour prolongé en glycérine, par la chaleur, par le broyage.— L'immunisation par les produits stérilisés est-elle le fait de la toxine rabique ou d'une substance vaccinante distincte ?— Immunisation par la substance nerveuse normale.— 2. *Immunisation passive.* — 3. *Séro-vaccination.* — 4. Mécanisme de l'Immunité antirabique. — Théorie de Marx. — Arguments pour et contre la théorie de Marx.— Au bout de combien de temps l'immunité antirabique s'établit-elle ? Combien de temps dure-t-elle? Transmission héréditaire de l'immunité contre la Rage.—Comparaison de l'Immunité contre la Rage et contre la variole.

L'immunisation active contre la rage se produit par l'introduction du virus rabique dans l'organisme.

Ce virus n'a pas été isolé à l'état de pureté, de sorte qu'on ne peut pas exclure dans cette vaccination l'action d'autres substances.

Ainsi est-il certain que le virus fixe renferme plus de substance vaccinante que le virus des rues ?

De plus, la substance nerveuse elle-même, par certains éléments solubles qu'elle renferme, possède un certain pouvoir antirabique et il faut se demander si cette substance peut être regardée comme un vaccin ou bien s'il s'agit d'une matière toute préparée et procurant une immunité passive.

Il faut se demander si, en dehors des vaccins, il ne faut pas admettre encore une action anaphylactique ou plutôt antianaphylactique contribuant à l'immunisation antirabique.

En effet, du moment où la vaccination s'effectue par l'introduction de substances organiques et même vivantes renfermant du sang, du sérum, des cellules, il faut compter sur de tels effets.

De plus il y a dans la vaccination antirabique un fait difficile à expliquer par analogie avec les autres vaccinations, c'est-à-dire la préparation rapide de l'organisme par des substances atténuées.

Il faut supposer qu'on puisse préparer, c'est-à-dire immuniser l'organisme en quelques heures contre l'effet des vaccins virulents, ce qui n'arrive jamais dans l'immunisation active contre d'autres maladies.

Une telle préparation rapide s'observe au contraire dans l'anti-anaphylaxie.

Il est donc certain que l'immunisation classique contre la rage n'est pas une immunisation active pure, mais qu'on peut y déceler des substances et des phénomènes indiquant une action plus compliquée de la substance vaccinante.

1. — IMMUNISATION ACTIVE

L'immunisation d'un organisme contre la rage peut être obtenue à l'aide d'un très grand nombre de procédés. De même que pour la peste, le choléra, la fièvre typhoïde, le rouget et la plupart des maladies infectieuses, elle peut être réalisée d'une façon active, au moyen de vaccins, d'une façon passive à l'aide de sérum ; il y a lieu de décrire également une méthode mixte ou séro-vaccination.L'immunisation active contre la rage comporte-t-elle même de très nombreuses méthodes et tout d'abord l'inoculation du virus normal, c'est-à-dire non modifié. Cette inoculation peut se faire dans différents organes ou tissus. L'injection intra-veineuse du virus rabique constitue un mode d'immunisation à l'égard de certaines espèces animales seulement. Nous la retrouverons lorsque nous étudierons la vaccination du cheval, du bœuf, du mouton, des herbivores en général. Appliquée à la vaccination d'autres animaux, du chien, par exemple, elle donne des résultats beaucoup moins favorables, bien que dans certains cas l'immunité puisse également être conférée. L'inoculation intra-péritonéale est intéressante à signaler. Les recherches de Marx (1) ont établi que l'immunité pouvait être donnée au chien et au lapin par une seule injection, dans le péritoine, d'une dilution de 5 cent. cubes de virus fixe.

Du moment que le suc gastrique est capable de transformer le virus rabique en vaccin,il était intéressant d'essayer si l'*ingestion de la substance nerveuse ne possède pas un pouvoir vaccinal.* M. Nocard, s'appuyant sur quelques expériences, a affirmé que non. Nous avons choisi un chien de taille moyenne qui a été nourri, du 15 au 30 septembre 1892, chaque jour avec deux cerveaux frais

(1) MARX, Beiträge zur Lyssaimmunität. (*Deutsche medic. Wochenschrift*, 1899, p. 671.)

de lapins morts de rage fixe. Le 12 novembre, il est infecté sous la dure-mère avec le virus d'un loup enragé. En même temps, on en inocule un chien de contrôle. Le premier chien reçoit encore du 12 au 20 novembre, chaque jour, deux cerveaux de lapins morts de rage fixe. Le chien de contrôle gagne la rage le 25 novembre, tandis que le chien n° 1 est jusqu'à présent en parfaite santé.

Nous n'avons que cette expérience à citer, mais la question mérite, nous le croyons, d'être l'objet d'une étude plus approfondie. Si M. Nocard a échoué, c'est peut-être parce qu'il n'a pas maintenu assez longtemps l'alimentation rabique de ses animaux d'expérience (1).

Se basant sur mes expériences positives, Fermi (2) a introduit par ingestion, de la substance nerveuse aux souris et en effet toutes les souris qui ont reçu de la substance cérébrale rabique se sont immunisées contre le virus rabique introduit par la voie sous-cutanée. De plus, Fermi affirme avoir réussi à rendre réfractaires les souris auxquelles il avait introduit la même quantité de substance nerveuse normale.

Remlinger (3) a montré qu'il était facile d'immuniser le lapin contre la rage par voie rectale. L'injection dans le rectum de 6 à 7 cerveaux immunise avec certitude le lapin contre l'épreuve sévère de l'inoculation intra-oculaire de virus fixe.

L'inoculation sous-cutanée de virus fixe frais nous intéresse davantage, car elle a été appliquée à la vaccination de l'homme par Ferran (4). Nous avons insisté sur ce fait qu'adapté à l'organisme du lapin le virus fixe présente pour les autres animaux, l'homme et le chien en particulier, une atténuation manifeste. Nous avons vu aussi que ce même virus fixe est renforcé vis-à-vis du système nerveux de tous les mammifères en général et atténué vis-à-vis de leurs autres tissus. Dès lors si, sous la peau de l'homme ou du chien, on introduit une émulsion de virus fixe en ayant bien soin de ne léser aucun nerf plus important, on ne lui fait courir qu'un danger limité et si la dose injectée est considérable, on lui confère l'immunité. La chose est d'autant plus facile que les doses massives de virus fixe sont moins dangereuses pour le tissu cellulaire de l'homme ou du chien que les doses faibles. Tel est le principe de la méthode de Ferran. A vrai dire, le virus qu'il emploie ne peut pas être considéré comme tout à fait indemne d'atténuation. Il est probable qu'il est modifié quelque peu par

(1) Babes et Talasescu, Etudes sur la rage. (*Annales de l'Institut-Pasteur*, 1893.)

(2) Fermi, Possono i muridi contrarre la Rabbia ingerendo del material rabido. (*Giornale della Reale Societa Italiana d'Igiena*, 1906.)

(3) Remlinger, Vaccination antirabique par voie rectale. (*Soc. de Biologie*, 27 avril 1907.)

(4) Ferran, Instrucciones para la aplicacion de la Vacana contra la Rabia, Barcelona, 1901.

un liquide ajouté au virus au moment de l'emploi et dont la composition est tenue secrète. Ce qui suit est tout ce que — à notre connaissance — M. Ferran a laissé transpirer au sujet de sa méthode de vaccination. Dans un mortier de verre ou de porcelaine, on dépose cinquante centigrammes de virus fixe et on ajoute 2 grammes de sable stérilisé; on pile ensemble les deux substances de façon à obtenir une pâte fine homogène; on émulsionne très finement en ajoutant goutte à goutte 8 cent. cubes du liquide spécial dont nous venons de parler et que M. Ferran envoie en même temps que le virus fixe dans une bouteille spéciale, aux médecins qui désirent pratiquer des vaccinations. L'émulsion étant terminée on la laisse décanter; on aspire 6 cent. cubes dans une seringue et on l'injecte en une fois dans le tissu cellulaire sous-cutané de la région de l'abdomen. L'injection peut se faire également en 3 fois, à raison de 3 doses de deux cent. cubes chacune. L'opération est répétée cinq jours de suite. A ce moment, trente cent. cubes ont été injectés et la vaccination est considérée comme terminée. Les doses sont les mêmes pour les enfants que pour les adultes. Dans les cas très graves, cinq ou dix jours après la première série d'injections, on en recommence une deuxième, identique à la première.

M. Ferran insiste sur ce que son vaccin, inoffensif pour le tissu cellulaire sous-cutané, peut être dangereux pour le derme et ne doit pas par conséquent venir au contact d'érosions cutanées. Le cas échéant, il est indiqué de protéger ses mains au cours des manipulations au moyen de gants de caoutchouc. La mortalité, d'après M. Ferran, ne dépasserait pas 2 à 4 p. 1.000.

La vaccination antirabique à l'aide d'un virus normal ou à peu près normal (méthode de Ferran) nous conduit naturellement à la méthode hongroise du traitement de la rage ou méthode d'Högyes. Celle-ci consiste à inoculer sous la peau des individus mordus une dilution du virus rabique fixe d'abord très étendu (1/10.000, 1/5.000), puis graduellement plus concentrée, jusqu'à 1/200 et 1/100. On conçoit qu'un virus simplement dilué ne puisse guère être considéré comme un virus modifié, comme un virus atténué. Nous avons fait remarquer aussi que la dilution du virus fixe à 1/10.000 était dans la grande majorité des cas dangereux pour la dure-mère du lapin, que la dilution à 1/5.000 l'était toujours ; par conséquent Högyes commençait son traitement avec des produits parfaitement virulents.

De la vaccination à l'aide de virus dilués on doit rapprocher la vaccination à l'aide de virus filtrés, les virus filtrés n'étant en réalité que des virus dilués par un procédé spécial. Remlinger (1) a

(1) P. Remlinger, Passage du Virus Rabique à travers les filtres. (*Annales de l'Institut Pasteur,* décembre 1902, 2e mémoire.)

montré qu'à l'aide d'injection sous-cutanées de virus filtré à travers Berkefeld V (bougie perméable au virus), il était possible d'immuniser le lapin vis-à-vis même de l'injection intra-cérébrale de virus fixe. Or l'injection sous-cutanée de virus filtré à travers Berkefel W (imperméable) ne confère aux lapins aucune immunité et la stérilisation par l'éther fait perdre au virus filtré à travers la bougie V ses propriétés immunisantes. Ces faits prouvent bien que l'immunité acquise par les animaux qui ont reçu du filtrat V n'est le fait ni d'une toxine, ni de cadavres de microbes, mais de germes vivants ayant traversé la bougie et incapables de donner la rage aux lapins probablement parce que ils sont très dilués du fait de ce passage, de cette filtration même.

Dans l'immense majorité des cas, la vaccination active contre la Rage s'opère au moyen de virus modifiés dans le sens d'une atténuation, d'un affaiblissement. Le mode d'atténuation le premier en date est, comme on sait, le passage par l'organisme du singe. C'est en 1884 que Pasteur fit voir que l'atténuation par le singe du virus des rues préalablement exalté par des passages chez le lapin permettait d'obtenir une « échelle de virulence » étendue et que les inoculations successives sous la peau du chien de virus d'activité croissante ne déterminaient aucun accident et conféraient l'immunité. La complexité de cette méthode était un obstacle à son utilisation. Elle ne tarda pas à être remplacée par la dessiccation (Pasteur, Chamberland et Roux) utilisée aujourd'hui dans la très grande majorité des instituts antirabiques et que nous étudierons dans un chapitre spécial. De la vaccination à l'aide des virus desséchés on doit rapprocher la vaccination à l'aide des virus chauffés [Babès (1), Puscariu (2)]. Nous l'étudierons aussi séparément.

On peut également vacciner contre la Rage au moyen de produits dépourvus de virulence ; ainsi Pasteur avait obtenu le résultat par l'injection de sang d'animaux rabiques, qui ordinairement n'est pas virulent. La perte de la virulence, c'est-à-dire la mort des microbes rabiques, peut elle-même avoir été obtenue de différentes façons et tout d'abord par l'addition d'antiseptiques. Une émulsion de virus rabique perd sa virulence après cinq heures environ de contact avec du suc gastrique naturel ou artificiel. Tizzoni et Centanni (3) obtiennent l'immunisation du lapin, du chien et du mouton au moyen d'émulsions mélangées pendant 19 heures avec du suc gastrique artificiel. Fermi (4) a proposé d'appliquer à la

(1) Babès, Connaissances médicales, 1887. (*Virchow's Archiv*, 1887, t. 110.)

(2) Puscariu et Vesesco, Essais de vaccination antirab. avec le virus atténué par la chaleur. (*Ann. de l'Institut Pasteur*, t. IX, 1895, p. 210.)

(3) Tizzoni et Centanni, in Centanni, Il metodo italiano di vaccinazione antirabica. (*Riforma medica*, 1892.)

(4) Fermi, Studio sull'immunizzazione contre la Rabia. (*Giornale della Reale Societa Italiana d'Igiena*, 1906.)

vaccination contre la rage les émulsions de virus fixe stérilisées au moyen de l'acide phénique. Les personnes mordues recevraient matin et soir sous la peau de l'abdomen trois cent. cubes d'une émulsion à 5 o/o de cerveau de lapin mort de virus fixe, stérilisée au moyen d'acide phénique à 1 o/o. L'efficacité de la méthode serait démontrée par ce fait que 100 o/o des rats infectés sous la peau au moyen de virus des rues et traités avec 28-30 cm. cubes de vaccin phéniqué ont survécu tandis que tous les animaux témoins sans exception ont succombé à la Rage. Ces vaccins phéniqués auraient l'avantage de pouvoir se conserver et s'expédier comme un sérum quelconque, à tel point que n'importe quel médecin pourrait pratiquer la vaccination antirabique comme il pratique la sérothérapie anti-diphtérique. Il n'y aurait à craindre aucun accident local en raison de la présence d'un antiseptique ni général à cause de la stérilisation du virus. Enfin le vaccin antirabique phéniqué conserverait pendant quatre mois au moins toutes ses propriétés. Nous verrons que ces données ne résistent pas à un contrôle sévère (1).

La stérilisation du virus rabique peut être obtenue autrement que par l'addition d'antiseptiques. Les moelles desséchées à 23 degrés sur de la potasse pendant plus de six jours ne sont plus virulentes ; elles sont cependant capables de conférer l'immunité. Bardach a fait l'expérience sur six chiens avec des moelles du 7e jour. Deux d'entre eux ont résisté à l'injection intra-cérébrale du virus des rues. Si on conserve dans de la glycérine, pendant plusieurs mois, le cerveau d'un lapin mort du virus fixe ou d'un chien mort du virus des rues, il finit par perdre complètement sa virulence. Ces cerveaux totalement dépourvus de virulence injectés sous la peau du lapin sont parfaitement capables, comme l'ont vu MM. Rodet, Galavielle et Martin (2), de préserver contre l'épreuve sévère de l'inoculation dans la chambre antérieure et même sous la dure-mère. Un seul cerveau suffit à vacciner un lapin et un petit nombre d'injections suffit. Les résultats sont meilleurs avec le virus des rues qu'avec le virus fixe. J'avais démontré de même qu'en atténuant le virus rabique par la chaleur l'émulsion chauffée conserve encore une action vaccinante importante. De même encore, si, dans un broyeur spécial à l'air liquide, on triture pendant 3 ou 4 heures du virus rabique, on détruit complètement sa virulence tout en lui laissant un pouvoir immunisant énergi-

(1) Babès et Bobes, l'Action de l'acide phénique sur le virus rabique. (*Société de Biologie*, 1909.)

(2) Rodet et Galavielle, Expériences sur le pouvoir immunisant de la matière nerveuse rabique conservée en glycérine. (*Soc. de Biologie*, 19 janvier 1901, 21 décembre 1901 et 5 juillet 1902.) Galavielle et Martin, Essais d'immunisation contre le virus de la rage des rues avec des cerveaux ayant perdu leur virulence par un séjour prolongé en glycérine. (*Soc. de Biologie*, 7 juin 1902.)

que (Heller) (1). Pasteur le premier a cherché à donner une explication de ces faits. Il supposait l'existence, à côté du virus rabique, d'une substance vaccinale susceptible d'une résistance supérieure à celle du microbe. Quelle est cette substance vaccinale ? Il est à noter que le microbe rabique ayant été détruit par la chaleur ou le broyage par exemple, la substance nerveuse, qui n'est plus virulente, peut demeurer toxique. J'avais vu (2) qu'elle était susceptible à haute dose de produire la paralysie et le marasme. Heller observa les mêmes phénomènes et, comprenant l'inconvénient qui en résultait pour la pratique des vaccinations lorsqu'on employait la méthode d'atténuation par le broyage, il montra qu'il n'était pas difficile d'accoutumer les animaux à ces produits. La vaccination contre la rage se fait simultanément. Il paraît logique de dénommer ces produits : toxine rabique. Mais est-ce cette toxine qui est plus résistante que le virus à la dessiccation, à la glycérine, au chauffage, au broyage vaccine une fois que le virus a été tué ? Ou existe-t-il dans les moelles, en dehors du virus et de la toxine, une substance vaccinante et uniquement vaccinante, douée comme la toxine d'une résistance supérieure à celle du virus ? C'est ce qu'il est bien difficile d'établir à l'heure actuelle.

La vaccination antirabique à l'aide de produits dépourvus de virulence, mais encore toxiques, peut-être même de produits dépourvus à la fois de virulence et de toxicité, conduit à un mode de vaccination inoffensif par excellence : l'inoculation de substance nerveuse normale. J'ai (3) démontré que des chiens traités, après ou avant une inoculation virulente mais atténuée (virus de 2-3 jours) dans les méninges, par l'injection sous-cutanée plusieurs fois répétée d'une grande quantité de substance nerveuse, résistaient à l'infection. La protection est à la vérité assez faible. C'est ainsi que deux chiens éprouvés dans l'œil par Aujeszky (4) avec un « virus des rues faible » ont résisté tandis que les inoculés avec un virus fort ont succombé. Fermi (5) a confirmé et élargi mes résultats en employant des animaux (rats, souris) dont l'inoculation sous-cutanée du virus rabique donne la rage d'une manière certaine. Il a vu que, par l'introduction de 30 gr. de substance nerveuse de mouton en 15 jours, on peut sauver 97 o/o des rats infectés, tandis que par la méthode de Pasteur

(1) HELLER, Dei Schutzimpfüng gegen Lyssa. (*Versuche zur Herstlelung_eines nicht infectiösen Imppstoffes*, Iéna, 1906.)
(2) BABÈS, Wuttoxine, Festschrift. Leyden, 2 Bd. Berlin, 1902..
(3) BABÈS, Sur le traitement de la Rage par l'injection de substance nerveuse normale. (*Comptes rendus de l'Académie des sciences*, 28 mars 1898.)
(4) AUJESZKY, Uber Immunisirung gegen Wut mit normaler Nervensubstanz. (*Centr. f. Bakter*. I Abt. Originale, 1900, p. 5.)
(5) FERMI, Studio comp. sull potere immunizzante della subst. nerv. normala et rabica nei muridi. (*Ann. d'igiena*, Roma, 1907.)

seulement 88 o/o ont été sauvés. Ces résultats, confirmés en partie par nos propres recherches (1), donnent donc un puissant appui à l'affirmation faite dans ma première communication relative au pouvoir vaccinant de la substance nerveuse normale.

D'après Fermi (2), le jaune d'œuf, de même qu'un mélange de cholestérine et de lécithine, possèdent également un certain pouvoir immunisant pour les muridés, surtout contre l'effet du virus des rues.

La substance nerveuse des animaux immunisés contre la rage, impuissante tout comme la substance nerveuse des animaux neufs à neutraliser le virus rabique *in vitro*, exerce une action protectrice plus marquée. Elle est décelée par un retard dans l'évolution de la maladie ou même par la résistance des inoculés. Ces faits nous permettent de passer par une transition insensible de l'immunisation active contre la rage à l'immunisation passive (Babès). Celle-ci consiste, comme pour les autres maladies infectieuses, en inoculations d'anti-corps spécifiques, c'est-à-dire en injections sous-cutanées ou intra-vasculaires de sérum d'un animal (généralement le mouton, l'âne, quelquefois le chien), immunisé contre la rage.

2. — IMMUNISATION PASSIVE CONTRE LA RAGE

Elle a les défauts et les qualités des autres immunisations passives; elle est rapide, inoffensive, mais passagère. L'immunisation active au contraire est durable, solide, mais elle est longue à s'établir. On affirme couramment qu'elle n'est acquise que quinze jours environ après la fin des inoculations, mais cette supposition est erronée, comme nous le verrons plus haut. Nous aurons à discuter également la question de savoir si, avant que cette immunité ne soit complète, l'organisme ne se trouve pas momentanément sensibilisé à l'égard du virus. On a eu l'idée de chercher à combiner les avantages de ces deux modes d'immunisation. C'est la séro-vaccination (Babes et Marie-Remlinger) que nous aurons à étudier en détail.

Ces différents procédés d'immunisation contre la rage furent résumés schématiquement par Remlinger dans le tableau suivant :

(1) Babes-Simici, Sur l'act. de la subst. nerv. norm. (*Soc. de Biologie*, 1909, t. LXVIII, p. 71.)

(2) Fermi, Immunisirende Wirkung der norm. Hirsnubst, des Cholestearin, und des Lecithin. (*Centr. f. Bakt.*, 1907, I.)

DIFFÉRENTS PROCÉDÉS D'IMMUNISATION CONTRE LA RAGE

1° Immunisation active.

A) *Inoculation de virus normal* (fixe).

a) dans les veines (Méthode de Galtier, de Roux et Nocard chez les herbivores).
b) dans le péritoine.
c) par ingestion (Babès, Termi).
d) dans le rectum (Remlinger).
e) sous la peau (Méthode de Ferran).

B) *Inoculation de virus dilués* (*Högyes*), *de virus dilués par filtration* (*Remlinger*).

C). *Inoculation de virus atténués.*

a) par le passage chez le singe (Pasteur).
b) par la dessiccation (méthode pasteurienne).
c) par le chauffage (Babès, Puscariu).

D) *Inoculation de virus stérilisés.*

a) par l'addition du suc gastrique (Tizzoni et Centanni).
b) par l'addition d'acide phénique (Fermi).
c) par une dessiccation prolongée (Pasteur, Bardach, Babes).
d) par un séjour prolongé en glycérine (Rodet et Galavielle).
e) par une chaleur exagérée (Babès).
f) par le broyage (Heller).

E) *Inoculation de substance nerveuse normale* (Babès).

2° Immunisation passive (Babès).

3° Séro-vaccination (Babès, Marie-Remlinger).

Ainsi, on peut vacciner contre la rage en employant bien des méthodes, activement et passivement, au moyen de produits virulents, atténués, simplement toxiques, dépourvus à la fois de virulence et de toxicité. Certaines méthodes sont applicables à tous les animaux; d'autres à quelques espèces seulement..., etc. Tous ces procédés ont une importance bien inégale. Lorsqu'on parle d'immunisation contre la râge, on a eu en vue, dans l'immense majorité des cas, l'immunisation active au moyen de virus atténués. C'est donc plus particulièrement à cette méthode que s'appliquent les données qui suivent.

En quoi consiste la vaccination antirabique? Ainsi que nous l'avons vu, le virus rabique chemine vers le système nerveux central en suivant surtout la voie des nerfs périphériques. Le vaccin antirabique est absorbé au contraire par le sang et les lymphatiques et il immunise les centres nerveux par leur intermédiaire. Dans la grande majorité des cas, le traitement antirabique est en quelque sorte une lutte de vitesse entre le virus et le vaccin qui doit avoir immunisé les centres avant que le virus n'y parvienne.

Dans certains cas cependant, le vaccin paraît agir en neutralisant le virus dans le cerveau même. Quel est le mécanisme intime de cette immunisation, de cette neutralisation, si toutefois neutralisation il y a? Nous devons avouer notre ignorance à peu près complète. Des expériences entreprises sur les singes ont conduit Marx (1) à formuler la théorie suivante. Le virus des moelles desséchées serait facilement détruit par l'organisme et le contenu des microbes rabiques se trouverait ainsi mis en liberté; il serait alors capable d'impressionner et d'exciter les organes susceptibles de produire les anticorps spécifiques de la Rage. Nous avons exposé notre conception sur le mécanisme intime du traitement antirabique au chapitre de la toxine antirabique. Une opinion analogue est exprimée par Pampouthis (2); d'après lui les inoculations antirabiques n'ont pas pour résultat de détruire le virus, mais de renforcer les cellules protectrices de l'organisme et d'empêcher par ce procédé les microbes rabiques contenus dans le système lymphatique périnerveux d'atteindre les centres. Si des causes surviennent (froid, alcoolisme, etc.) qui affaiblissent l'organisme et son système de défense, les microbes pénètrent dans les centres nerveux et la maladie éclate. En faveur de ces théories, on peut citer le fait que Krauss et Kreissl (3) ont mis en évidence dans le sang de personnes ayant subi le traitement pasteurien : l'existence de substances rabicides. De plus l'apparition de ces substances a lieu du 15e au 20e jour, c'est-à-dire au moment où des expériences sur les chiens montrent l'établissement de l'immunité.

Cet argument aurait une valeur assez grande s'il existait un rapport étroit entre les propriétés antirabiques du sang et la résistance d'un animal à la rage. Malheureusement, il n'en est rien. Ainsi que nous l'avons vu, M. Marie a constaté que le sérum de certains oiseaux parfaitement réceptifs à la rage renfermait des substances rabicides et pouvait neutraliser une émulsion de virus fixe; Remlinger a signalé que le sang de la tortue (testudo græca), complètement réfractaire à la rage, n'exerçait pas la moindre action antirabique. Enfin dans les laboratoires il n'est pas rare de voir des animaux, des chiens en particulier, dont le sang, extrêmement riche en substances antirabiques, peut neutraliser jusqu'à 20 et 30 fois son volume d'émulsion centésimale de virus fixe et qui, inoculés par un procédé sévère comme l'inoculation sous-dure-mérienne et même intra-oculaire, succombent à la rage. On conçoit que l'argument qu'on pourrait tirer en faveur de la théorie de Marx et des consta-

(1) Marx, Zur Theorie der Pasteur'schen Schutzmpfungenn gegen Tollwut. (*Deutsche med. Wochensch.*, 1900, p. 461.)

(2) Pampouthis, Contribution à l'étude des causes d'insuccès du traitement antirabique. (*Grèce médicale*, août, 1906.)

(3) Krauss et Kreissl Uber den Nachweis von Schutzstoffen gegen Hundswut heim Menschen. (*Centr. f. Bakt.*, Bd 32, p. 810.)

tations de Krauss et Kreissl, se trouve dès lors un peu diminué. Néanmoins la théorie de Marx établit une relation séduisante et logique entre l'immunisation rabique et l'immunisation contre les autres maladies infectieuses.

Nous ferons remarquer cependant que si la théorie de Marx rend suffisamment compte de l'immunité qui s'établit à la suite de l'inoculation de virus atténués ou stérilisés, elle donne une explication moins satisfaisante du mécanisme de cette immunité après l'injection de virus rabique non modifié et surtout de substance nerveuse normale. On ne voit pas bien, en effet, un virus rabique nullement atténué et un cerveau de mouton sain produisant des anticorps spécifiques contre la rage.

Quand s'établit l'immunité antirabique et combien de temps dure-t-elle? Des expériences entreprises par Pasteur lui-même sur des chiens vaccinés au moyen de moelles desséchées ont montré que la vaccination n'avait son plein effet que quinze jours environ après la dernière injection. Un grand nombre de faits cliniques sont de nature à prouver que chez l'homme les choses ne se passent pas de façon différente. Nous venons de faire remarquer que c'est à une époque sensiblement identique que Krauss et Kreissl décèlent dans le sang de l'homme des substances antirabiques. Les résultats toutefois sont assez variables suivant les individus et ce n'est guère qu'au 22e jour qu'on rencontre avec certitude ces substances immunisantes, dans le sang.

La durée de l'immunité est facile à calculer chez le chien. Pasteur, Högyes se sont appliqués à le faire sur un très grand nombre d'animaux. La conclusion à laquelle ils sont parvenus est que l'immunité a une durée assez variable suivant les individus. Chez 21 p. 100 des chiens, elle disparaît au bout d'un an ; chez 33 p. 100 après deux ans. Chez d'autres, elle persiste pendant cinq ans au moins. Chez l'homme, la durée de l'immunité est difficile à établir avec certitude et le hasard permet seul d'acquérir quelques données à ce sujet. Une personne mordue par un chien suit le traitement antirabique. Un laps de temps quelconque, un an, deux ans, par exemple, après avoir subi le traitement, elle est mordue à nouveau par un animal enragé. Les injections ne sont pas répétées et malgré cela cette personne ne contracte pas la rage. Cette observation — il en est un certain nombre de semblables dans la littérature médicale — a très peu de valeur au point de vue de l'appréciation de la durée de l'immunité et il est superflu d'insister sur les causes d'erreur auxquelles serait exposé un calcul effectué sur une pareille base. Le fait suivant a une toute autre importance. Le gardien des chiens de l'abattoir de Palerme (1)

(1) DE BLASI ET RUSSO TRAVALI, *Annales de l'Institut Pasteur*, 1896.

est mordu le 17 décembre 1891 et suit le traitement antirabique du 19 décembre 1891 au 2 janvier 1892. Il est mordu à nouveau le 7 septembre 1895 et ne se fait pas revacciner. Le 10 décembre 1895, il meurt de rage furieuse. L'immunité a donc été inférieure à quatre années. Il n'existe, à notre connaissance, aucune observation qui permette de serrer la question de plus près. On agira donc sagement en raisonnant provisoirement pour l'homme par analogie avec ce qui se passe chez le chien et en faisant suivre un nouveau traitement aux personnes mordues plus d'un an et demi après la première série d'inoculations.

L'immunité contre la rage paraît, dans certains cas tout au moins, pouvoir se transmettre héréditairement chez le lapin. Le rôle du père est nul, mais celui de la mère est réel, surtout lorsque l'immunisation a pu être poursuivie pendant la gestation et de façon intensive. Toutefois, même dans ces conditions, l'immunité est inconstante et peu solide. Elle n'est jamais obtenue contre l'inoculation sous-dure-mérienne et rarement contre l'injection intra-oculaire (Remlinger) (1). Elle ne porte parfois que sur quelques-uns des rejetons. Sa durée exacte n'a pu être calculée; il est certain par contre que l'immunité ne s'étend qu'à la portée qui suit immédiatement la vaccination. Chez le lapin tout au moins, l'allaitement ne joue aucun rôle dans la transmission de l'immunité. De telles expériences ont été réalisées par nous chez le chien chez qui elles présentent des difficultés d'exécution assez considérables (2). Nos résultats sur les petits d'une chienne immunisée étaient négatifs, tandis que Konradi relate des cas positifs (3). On sait qu'il existe d'assez grandes différences dans la façon dont la transmission héréditaire de l'immunité s'effectue dans les différentes espèces animales. Il est donc possible que cet animal se comporte d'une façon différente du lapin et que l'immunité se montre chez lui d'une solidité plus grande et d'une durée plus longue. Le cas échéant, le fait pourrait avoir son importance dans l'industrie des chiens de luxe.

Nous ferons remarquer en terminant que le défaut de nos connaissances sur l'immunité antirabique et en particulier sur son mécanisme intime tient — tout au moins dans une certaine mesure — à ce que, de même que pour la variole et la clavelée, nous ne connaissons pas son microorganisme ou tout au moins nous ne pouvons pas le voir. Par contre, lorsqu'on vaccine des personnes pendant la période d'incubation de la variole ou des moutons pendant la période d'incubation de la clavelée, les vaccinations par le vaccin et le claveau sont incapables d'enrayer le

(1) Remlinger, Expériences inédites.
(2) Babes-Talasescu, Etudes sur la Rage. (*Ann. de l'Inst. Pasteur*, 1893.)
(3) Konradi, Ist. die Wut vererbbar. (*Ctlbl.*, t. XXXVIII, 1905, p. 60.)

mal et les injections continuent à suivre leur cours normal. Lorsqu'au contraire on vaccine des hommes ou des animaux mordus par des animaux enragés, ils sont aussi en incubation de la maladie et cependant, dans l'immense majorité des cas, tout au moins, la vaccination empêche l'éclosion de la rage. Ce fait heureux est dû à la longueur de la période d'incubation de la maladie. C'est cette longueur d'incubation que la vaccination met à profit et qui lui permet en général d'arriver à temps pour sauver les individus. Ainsi que le fait remarquer M. Metchnikoff (1), la vaccination antirabique constitue un type particulier, intermédiaire entre les vaccinations préventives proprement dites et le traitement thérapeutique. Une autre particularité du traitement anti-rabique consiste dans la possibilité de préparer l'organisme plus rapidement contre l'injection des substances virulentes que dans l'immunisation contre d'autres maladies infectieuses.

(1) E. METCHNIKOFF, l'Immunité dans les Maladies Infectieuses, p. 383.

CHAPITRE XXVI

ATTÉNUATION ET DESTRUCTION DU VIRUS RABIQUE AU POINT DE VUE PRATIQUE. TRAITEMENT DE LA PLAIE DE MORSURE

1. — Résistance du virus aux agents physiques. Action de la chaleur, du froid, de la lumière, de la pression atmosphérique et du vide, des rayons de Röntgen, du radium, de la dessiccation. Action des influences chimiques: oxygène, antiseptiques gazeux, chlore, brôme. Action de l'eau, de la dilution, de la glycérine, des antiseptiques, de l'alcool, des acides, des alcalins des corps de la série aromatique, de l'acide borique, du sublimé, des sels d'argent, du sulfate de cuivre et de zinc, du permanganate de potasse, de l'ammoniaque, des acides minéraux, de l'essence d'eucalyptus, des couleurs d'aniline, du suc gastrique, de la bile, de la putréfaction. — 2. Traitement de la plaie de morsure.

1. — DESTRUCTION DU VIRUS RABIQUE, PAR LES AGENTS PHYSIQUES

Les méthodes d'atténuation et de destruction du virus rabique exposées au chapitre XVII sont de la plus grande importance pratique pour la destruction du matériel virulent, pour le traitement de la plaie de morsure et pour la vaccination anti-rabique.

Pasteur (1), en cherchant une manière certaine d'atténuation du virus rabique, a établi qu'un froid de 12° ne tue pas le virus rabique et qu'à la température du 22° et dans l'air sec, le virus s'atténue lentement et devient inefficace après 14 jours.

Comme je me suis convaincu que la série des moelles séchées ne présente pas la régularité d'atténuation supposée par Pasteur, je me suis adressé à la chaleur pour obtenir une série de moelles rabiques accusant une atténuation plus régulière et en même temps une action vaccinante plus sûre.

Le virus peut rester virulent si on le chauffe rapidement jusqu'à 51° ou 65° ; la virulence disparaît en quelques minutes et parfois même immédiatement à 70°. Par le chauffage plus lent, la virulence disparaît à une température beaucoup moins élevée, ainsi le virus devient inoffensif si on porte 4 grammes d'émulsion de moelle virulente à 1/10 pendant 4 minutes au bain-marie à

(1) Pasteur, Roux et Chamberland, *Acad. des sc.*, 1882.

62°. On obtient le même résultat en portant la même émulsion dans un tube à essai au bain-marie à 58° pendant une heure. En chauffant une émulsion virulente à 48° pendant 5 minutes, on obtient souvent la destruction du virus. Le même résultat est obtenu à 47°-48° pendant 10 et même 5 minutes (Galtier) (1). La même atténuation s'observe si on l'expose pendant une heure à 50° ou pendant 24 heures à 45° ou même à 40°. Il faut donc toujours combiner la température et la durée du chauffage de l'émulsion si on veut obtenir des résultats stables.

J'ai établi une méthode très régulière d'atténuation du virus exposé pendant un temps variable à une température de 56°, ou en exposant les émulsions pendant un nombre déterminé de minutes à de différentes températures. On obtient ainsi une atténuation régulière du virus en exposant dans un tube à essai une émulsion pendant 2 minutes à 56°. En exposant le virus à cette température pendant 5 minutes, on arrive à la limite de la virulence; si on dépasse ce temps le virus perd son pouvoir. En exposant une émulsion pendant 4 minutes seulement dans un bain-marie à 61° 5, le virus est également détruit (2).

Les expériences de différents auteurs donnent à peu près les mêmes résultats. Roux (3), Celli (4), Högyes (5) ont expérimenté à l'abri de l'air et de la lumière et ont constaté que, dans ces conditions, le virus rabique est tué à 45° en 24 heures, à 50° en une heure (Celli), à 52°-58° en une demi-heure (Högyes), et à 60° presque immédiatement (Roux). Dans les mêmes conditions la virulence se maintient à 23° pendant 28-33 jours et à 35° pendant 20-22 jours.

La chaleur tue assez rapidement le virus, mais laisse indemnes certaines substances chimiques dans le cerveau de lapin enragé. Ainsi la moelle chauffée à 80°, qui n'est plus virulente, peut conférer l'immunité; la même émulsion chauffée peut provoquer la mort d'un animal si on l'inocule en assez grande quantité. Des moelles chauffées longtemps à 80° ou à 100° ne sont plus toxiques et ne donnent ni la rage ni l'immunité.

Lumière. — Tout en ayant une action puissante sur le virus, car Celli, tue le virus rabique par une exposition de 40 heures aux rayons solaires à 30°, elle ne peut pas être employée dans la vaccination anti-rabique ; elle peut être utilisée pour désinfecter les endroits et les objets souillés par des animaux ou des hommes atteints de rage.

(1) Galtier, Ire et IIe notes sur la rage. (*Journ. de méd. vét.*, 1898.)
(2) Babès, Connaissances médicales, 1887, mai.
(3) Roux, *Annales de l'Inst. Pasteur*, 1887.
(4) Celli, *Bull. de R. Ad. Med. Roma*, 1886-1887.
(5) Högyes, *Lyssa*, Vienne, 1897, p. 69.

Radium. — Nous avons vu que Tizzoni et Bongiovanni (1) avaient affirmé que les émanations du radium peuvent avoir une influence sur le virus fixe ainsi que le virus des rues *in vitro* et même *in vivo*, dans la chambre antérieure de l'œil. Les expériences de contrôle de Calabrese (2), Novy (3), Danysz (4) n'ont pu confirmer cette action; Novy cependant a employé une émanation beaucoup plus intense. Danysz et ces derniers auteurs ont constaté au contraire une action irritante de ces radiations sur l'appareil visuel, Tizzoni et Bongiovanni ne l'avaient pas observée.

Il faut donc renoncer aux essais de traitement de la rage par le radium ; celui-ci ne détruit pas le virus rabique et peut avoir des suites fâcheuses pour l'organisme.

Dessiccation. — Employée surtout par Pasteur, elle a été bien étudiée comme agent d'atténuation et de destruction du virus. Pasteur constata que la moelle du lapin placée dans l'air sec à l'abri de la putréfaction atténue graduellement sa virulence, celle-ci disparaît en 14 à 15 jours, à une température de 22°. A une température plus basse, l'atténuation se produit plus lentement. Ainsi, j'ai vu que des moelles de 4 jours, venant de petits lapins de Bucarest, sont virulentes à une température de 18°, tandis qu'à 22° elles sont déjà très atténuées ou mêmes inoffensives. A 10° les moelles de 14 jours conservent de même une virulence atténuée.

La pulpe nerveuse, étendue en couche mince sur du papier à filtre, est détruite en 4 à 5 jours (Galtier) (5), tandis que dans l'eau ou dans un milieu humide le virus se conserve de 20 à 80 jours (Frantzius) (6). Au contraire, la dessiccation du virus rabique en couche très mince en présence de l'acide sulfurique peut être employée pour conserver le virus à l'état sec, car la poudre obtenue conserve pendant des mois sa virulence primitive et ne s'atténue plus par la chaleur et la dessiccation. Ce résultat n'est pas dû à l'acide sulfurique, car Remlinger et O. Nouri (7) ont montré que l'essentiel est l'étalement du virus en couche extrêmement mince et la rapidité de la dessiccation. Dans

(1) Tizzoni et Bongiovanni, L'azzione dei raggi di Radio sul viro rabido in vitro et nell animale. (*Acad. des S. di Bologne*, apr. 1905.) — La cura della Rabia coi raggi di Radio 22 mai 1905. Les Mêmes. Weiteres über Behandl. d. Wut mittelst Radiumtrahlen und uber d. Mecanismus ihrer Wirkung. (*Centr. f. Bakt.*, 1906, Bd. 42, I, s. 80)

(2) Calabrese, Sull. azione dei Raggi Röntgen sul virus della Rabbia. (*Rif. med.*, 1906, t. 221, n° 47, et t. 22, n° 2.)

(3) Novy, Action du radium sur le virus rabique. (*Ac. des Sc. de Bologna*, 1905, 20, XI.)

(4) Danysz, Action du radium sur le virus rabique. (*Ann. Inst. Pasteur*, 1906, I, 20, p. 206.)

(5) Galtier, Persistance de la virulence rabique dans les cadavres. (*Soc. de biol.*, 1888, *Comptes-rendus de l'Ac. des Sc.*, 1888)

(6) Frantzius, Conservirung und Virulenzdauer des Markes toller Tiere. (*Centralbl. f. Bact.*, 1898, Bd 24.)

(7) Remlinger et Bouri, Dessiccation du virus rabique en présence de l'acide sulfurique. (*C. R. Soc. Biol.*, t. LXIV, 30 mai 1908, p. 945.)

ces conditions, le virus se conserve également en présence de la potasse ou même sans adjonction d'un corps chimique. Cependant ce virus desséché ne conserve pas sa virulence plus de trois mois.

Putréfaction. — Elle a une action très lente sur le virus rabique. Nous rappelons que Galtier pouvait transmettre la rage par l'inoculation de centres nerveux provenant de cadavres de lapins enfouis depuis 23 jours, de brebis enfouies depuis 31, et de chiens enterrés depuis 44 jours. Les cerveaux d'animaux enragés abandonnés à l'air libre à une température de —8° à + 8° conservent leur virulence pendant plus d'un mois; les cerveaux de loups (Mergel) restent virulents pendant plus de 15 jours. Ratz (1) dit que les centres nerveux de lapin subissent après 15 jours un affaiblissement de virulence. Russo-Travali (2) et Brancaleone, Mattei (3) trouvent très virulente la substance nerveuse d'un chien enfoui pendant 8 mois. Il résulte de ces travaux qu'une infection peut avoir lieu partant des centres nerveux putréfiés et enfouis.

Antiseptiques. — J'ai constaté que la virulence des moelles filtrées sur du papier et mélangées avec 1 0/00 du sublimé ou 1 0/0 d'acide phénique se conserve pendant plusieurs heures et souvent pendant plus longtemps. Il est facile de comprendre que les flocons et les particules de l'émulsion ne laissent pas pénétrer facilement l'antiseptique et gardent leur virulence plus longtemps. Ainsi les moelles simplement immergées dans l'eau ou dans la glycérine et additionnées de 5 0/0 d'acide phénique restent longtemps virulentes. La virulence est encore conservée pendant 15 à 30 minutes dans des émulsions additionnées de 5 0/0 d'acide phénique et filtrées sur papier. Nous y ajouterons quelques recherches qui ne sont pas mentionnées au chapitre XVII.

D'après nos expériences, l'émulsion de virus fixe 1/10 s'atténue en 15 minutes, au contact de la solution de Gram. Les acides minéraux forts tuent le virus immédiatement. Une émulsion de moelle rabique dans l'alcool faible, filtrée, n'est plus infectieuse.

Nous remettons au chapitre XVII l'exposé de nos travaux récents qui montrent que le virus fixe n'est nullement détruit par une solution à 1/100 d'acide phénique, comme l'affirme Fermi. Nos travaux ont été confirmés dernièrement par Sawtschenko (4), qui avait également constaté qu'une solution de 0,5 — 5 0/0 ne tue pas le virus rabique, même après un contact prolongé.

(1) RATZ, Wiederstandsfähigkeit des Virus der Tollwut gegen Fäulniss. (*Centr. f. Bakt.*, 1900.)
(2) RUSSO-TRAVALI et BRANCALEONE, Resist. del virus rabico alla putrefazione. (*Rif. Med.*, 1889.)
(3) DI MATTEI, Studi sulla rabbia. (*Ann. d'Igiene sper.*, 1898.)
(4) SAWTSCHENKO, Influence du phénol sur le virus rabique. *Ann. Inst. Pasteur*, t. XXV, 1911, p. 492.)

Les autres substances antiseptiques se comportent comme avec les microbes. Quelquefois elles sont plus ou moins nocives pour le virus rabique; De Blasi et Travalli ont vu que l'acide phénique à 5 o/o, l'acide salicylique à 5 o/o tuent le virus en 5 minutes; l'alcool à 70°, qui détruit la virulence de la partie filtrée, conserve la virulence de l'émulsion non filtrée pendant 24 heures (Celli). Après 5 jours le virus est tué par l'alcool à 25°, tandis que l'alcool à 15° altère la virulence seulement après 7 jours de contact.

De Blasi et Travalli confirmèrent plus tard mes travaux sur le pouvoir de l'acide phénique et des acides forts : ainsi l'acide chlorhydrique à 5 o/o tue le virus en quelques minutes, le sulfate de cuivre à 10 o/o, et le nitrate d'argent à 50 o/o, après 5 minutes. L'ammoniaque, le nitrate d'argent à 25 o/o tuent le virus en 10 minutes; l'acide sulfurique en 10 minutes et même en quelques instants à 2 p. 100. D'après Bokai, l'acide borique à 4 o/o fait disparaître la virulence en 15 minutes, le permanganate de potasse à 1 o/o en 20 minutes. L'eau saturée d'iode, l'acide citrique à 5 o/o stérilisent le virus en 10 minutes (Galtier). La solution de chlore (10 gouttes dans 10 grammes d'eau distillée) détruit la virulence en quelques instants; il en est de même de la solution de brôme (20 gouttes d'eau bromée dans 10 grammes d'eau). L'essence d'eucalyptus stérilise l'émulsion (Bokai et Szilagyi).

D'après Cornwall et Kesava-Pai (1), on peut détruire le virus fixe par une émulsion de cyllin à 1 p. 800 laissée en contact pendant 3-5 minutes avec le virus. Ces auteurs procèdent de la manière suivante : Ils mêlent une émulsion de cyllin 1 p. 200 et 1 p. 400 avec la même quantité de virus 1 p. 50 filtré sur papier. Après 3 minutes on centrifuge, on lave le sédiment et on éprouve des lapins par voie sous-durale.

La différence dans les résultats obtenus par les différents auteurs dépend en grande partie des procédés employés.

Il eût donc été utile que les auteurs cités décrivissent exactement leur procédé (partie du système nerveux employée, mode d'émulsion et de filtration, etc.), afin que l'on puisse comparer les résultats.

2. — TRAITEMENT DE LA PLAIE

Nous avons vu que, depuis la plus haute antiquité, on recommandait de cautériser la plaie, afin que le virus ne pénètre pas dans les tissus. On a proposé dans le même but le lavage, la succion de la plaie ou même l'amputation de la partie mordue.

Avant l'apparition du traitement de Pasteur, où il était établi

(1) Cornwal et Kesava-Pai, *Bulletin de l'Instit. Pasteur des Indes du Sud*, 1908.

que la destruction par les caustiques énergiques était le seul moyen efficace pour empêcher l'invasion du virus, on recommandait les autres mesures mentionnées plus haut, mais comme secondaires et comme devant être employées pendant le temps qui séparait le moment de la morsure de celui de la cautérisation.

Voici les procédés que l'on recommandait aux personnes mordues par des animaux enragés :

On comprime avant tout le membre atteint, au-dessus de la blessure, au moyen d'un lien énergiquement serré ; en supposant que cette pratique empêche l'absorption, et en faisant saigner la plaie, on espérait que l'écoulement du sang laverait et débarrasserait la plaie du virus. On cherchera aussi à exprimer avec la main tous les liquides de la plaie ; on lavera la plaie par un courant d'eau continu ; Bouley (1) recommande d'employer même de l'urine dans les cas où l'on ne dispose pas d'un autre liquide. Le blessé pratiquera lui-même la succion immédiate de la plaie. Si le blessé se charge de pratiquer lui-même cette succion, le mesure n'offre aucun danger, car l'absorption par la plaie est beaucoup plus à craindre que par la muqueuse buccale ; mais nous déconseillons absolument cette pratique encore en vogue, si la succion de la plaie doit être faite par des personnes trop dévouées de l'entourage du mordu.

L'effet de cette succion est d'abord bien problématique. Je n'ai jamais pu éviter l'éclosion de la rage chez un chien par l'emploi de ventouses posées sur les plaies même 1 à 5 minutes après la morsure. D'autre part, la muqueuse buccale présente souvent des fissures imperceptibles ; celles-ci, venant en contact avec le virus, peuvent être infectées.

Avant le traitement de Pasteur on pouvait recourir à cette pratique dangereuse, mais comme le traitement antirabique sauve à peu près tous les mordus, arrivés à temps, on doit s'opposer énergiquement à ce sacrifice inutile.

Le caustique réputé comme le meilleur est le fer rouge ; il est conseillé par Dioscoride et Celse.

Les diverses statistiques faites avant la période expérimentale de la rage donnent des résultats concordants. Tardieu constate que, sur 143 personnes mordues par des animaux enragés, 66, qui n'ont pas contracté la rage, ont été traitées de la façon suivante : 18 cautérisées par le fer rouge (dont 15 moins d'une heure après la morsure), 3 plus tard ; 8 ont été cautérisées à l'aide de caustiques (quatre peu de temps après la morsure et quatre tardivement) ; 9 ont été cautérisées par d'autres moyens non indiqués. Les 28 autres personnes qui n'ont pas contracté la rage n'avaient

(1) Diction. encycl. DECHAMBRE, 1874.

pas été cautérisées. Nous verrons que cette statistique n'a aucune valeur, car il n'est pas admissible que, sur 143 personnes mordues, 77 meurent de la rage, car une cautérisation faite plus d'une heure après la morsure n'est, dans la plupart des cas, d'aucun effet.

Bouley arrive à une statistique brillante avec des résultats éloquents en apparence. Mais, en analysant de plus près ces données, on doit également leur contester toute valeur ; cet auteur cite 5 blessures cautérisées non suivies de rage, mais sans insister sur les cautères appliqués et sur le temps écoulé depuis la morsure ; il trouve, parmi les morsures cautérisées, 42 cas de rage, 92 de guérisons ; c'est-à-dire une mortalité de 31 o/o. Pour les blessures non cautérisées, il trouve la rage dans 55 cas et la guérison en 10 cas ; c'est là une mortalité de 84, 8 o/o. Ceci ne correspond pas à la réalité. Il est certain que cette statistique doit être erronée; d'abord, jamais la mortalité, après les morsures de chien, n'atteint 84, 8 o/o ; ensuite la cautérisation est inefficace ou tardive au moins dans 90 o/o des cas, c'est-à-dire dans tous les cas où les mordus sont cautérisés plus de 10 minutes après la morsure. La preuve de l'insuffisance de cette statistique est donnée par le document du Comité d'Hygiène de 1869-1872. D'après ce document, on trouve, pour les blessures cautérisées par le fer rouge et le beurre d'antimoine, une mortalité de 33 o/o, tandis que, dans les cas où on a employé d'autres caustiques, comme l'acide nitrique et le nitrate d'argent, on note une mortalité de 93 o/o, c'est-à-dire plus grande que pour les blessures non cautérisées qui elles donnent une mortalité de 75 o/o. Cependant ce document est également erroné, car il est inadmissible de supposer une mortalité de 93 o/o ou même de 33 pour cent des mordus.

La même objection doit être faite aussi pour les statistiques antérieures. La cause de ces erreurs est qu'on connaissait bien le nombre des cas de rage, mais on ne connaissait pas le nombre des personnes mordues cautérisées ou non, qui avaient échappé à la rage. Des auteurs distingués, comme Brouardel (1), se sont trompés facilement faute d'une investigation complète et d'une bonne méthode expérimentale. Ainsi Tardieu rapporte le cas de Catelan, 1862, concernant 16 personnes et une ânesse mordues par un chien enragé ; toutes les personnes furent cautérisées, les unes immédiatement après la morsure, les autres tardivement; aucune d'elles n'a été atteinte de rage; l'ânesse, qui n'avait pas été cautérisée, prit seule la maladie. Dans cette observation, il manque à peu près tout pour nous convaincre. On ignore l'endroit du corps

(1) Brouardel, Diction. de Dechambre, 1874.

où ces personnes ont été mordues; et le nombre de personnes qui ont été cautérisées à temps (il semble que le terme *d'immédiatement* s'applique jusqu'à 2 heures, peut-être même plus tard, après la morsure). On ignore de plus si la plupart des mordus n'avaient pas été cautérisés d'une façon tout à fait inefficace.

Autre cas publié par le docteur Chabanon : Une louve enragée mord 23 personnes, dont 21 furent cautérisées, 5 par le chlorure d'antimoine, 16 par l'acide sulfurique concentré ; une seule des deux personnes non cautérisées meurt ; sur les 21 cautérisées, 5 seulement moururent. L'acide sulfurique avait donné les meilleurs résultats : 1 mort pour 16 cautérisés. Cette observation est de même dénuée des preuves nécessaires et suffisantes pour qu'on puisse se créer une conviction. On ne rapporte même pas si la cautérisation avait été faite immédiatement ou tardivement (peut-être le lendemain ou même plus tard). On ne sait pas non plus si les morsures avaient été faites sur les habits, au tronc ou à la tête. Il se peut très bien que les personnes mortes de la rage étaient simplement le plus gravement mordues ; c'est même l'hypothèse la plus probable.

Brouardel et d'autres insistent sur la différence essentielle qui existe entre un caustique énergique, comme l'acide sulfurique, et d'autres sans aucun effet, comme le nitrate d'argent, l'acide nitrique, le perchlorure de fer, etc. Cependant, rien n'autorise cette distinction. D'après mes expériences, l'acide nitrique pur doit être rangé parmi les caustiques les plus efficaces.

Brouardel et les chirurgiens du temps recommandent une technique très radicale, pour ces cautérisations : pour les morsures superficielles on fait une incision cruciale. On enlève les parties machées et contuses et on cautérise profondément. Si les blessures sont au corps et au visage, aux paupières, sur le globe de l'œil, aux lèvres, ou à la face interne de la bouche, la conduite est toujours la même. Il faut détruire le poison quels que soient les inconvénients. La plaie a-t-elle porté sur les os du crâne, il faudra débrider, ruginer et cautériser. Pourquoi s'arrêter devant la crainte d'un accident consécutif? Si la blessure a été faite par un animal enragé, il faut la cautériser avec hardiesse. On portera le fer rouge même au voisinage d'une artère considérable; ainsi Brouardel recommande de ne s'arrêter devant rien, de sacrifier les artères et les troncs nerveux, et dans le cas où un membre porterait de nombreuses morsures, il ne faudra pas hésiter à l'amputer. Si un ou deux doigts ou le bout des oreilles ou du nez sont mordus, il faut amputer ces extrémités, surtout dans le cas où ces tissus sont tellement détruits que la cautérisation devient illusoire.

Si ces cautérisations étaient faites quelques minutes ou une demi-heure après la morsure, elles seraient de quelque utilité ; malheureusement on cautérise habituellement trop longtemps après la morsure.

Gult (1) publie des cas favorables dans lesquels on avait cautérisé une vieille cicatrice plusieurs semaines après l'accident, alors que quelques douleurs faisaient croire à l'imminence des accidents rabiques. Brouardel recommande la cautérisation, même longtemps après la morsure.

Les auteurs anciens recommandent de faire longtemps suppurer la plaie, de l'enduire de pommades excitantes, de la saupoudrer de cantharide, de rouvrir les plaies qui se ferment trop rapidement. Brouardel suppose que le travail de suppuration peut détruire le virus.

Il me semble que toutes les incertitudes, relatives à l'efficacité des caustiques ou de la suppuration de la plaie, auraient pu facilement être dissipées par quelques expériences bien faites. En effet, je suis convaincu du peu d'efficacité de toutes ces pratiques, souvent aussi cruelles qu'inutiles.

Le virus reste-t-il dans la plaie ou se répand-il immédiatement? Il est hors de doute que les nerfs de la plaie, ceux qui partent vers le centre, sont virulents; mais cette virulence ne prouve pas que le virus reste localisé; au contraire, on trouve souvent des nerfs très éloignés de la morsure, plus virulents que les nerfs de la plaie. Ainsi Roux a montré que, chez 2 personnes mortes de rage, les nerfs de l'extrémité mordue n'étaient plus virulents. Dans un cas de rage, la virulence commençait au plexus axillaire : il existe sans doute des régions où le virus reste plus longtemps.

Helmann (2) a trouvé que si on inocule le virus dans la queue du lapin, on peut empêcher la manifestation de la rage, en amputant la queue même 12 heures après la morsure. Je me méfie un peu de ces expériences, car l'injection dans la queue est loin d'être toujours efficace, même sans amputation de cet organe.

Le retard de la propagation de virus est plus manifeste pour le globe oculaire. Bombici et Calabrese (3), en inoculant le virus dans la chambre antérieure, ont pu sauver le lapin, en énucléant le globe 24 heures après l'infection.

Ces expériences ne sont pas en mesure de détruire la théorie rapide. Ainsi, Pasteur avait déjà vu que le virus injecté à l'extrémité de l'oreille de lapin produisait la rage, même après amputation de l'oreille faite un quart d'heure après l'infection.

(1) Méd. Comment., vol. X, page 369.

(2) Helmann, Action du virus rabique introduit dans les tissus cellulaires. (*Ann. de l'Instit. Pasteur*, 1889.)

(3) Calabrese, Inocul. del vir rab. nella com. art. dell'ochio, via disna diffusione, Napoli, 1896.

Galtier pouvait encore empêcher l'infection, chez des animaux plus grands, après un temps variant de une demi-heure à deux heures. Mais ces expériences ne peuvent pas non plus être appliquées aux morsures produites par des chiens enragés. Seules les expériences ultérieures (Babes-Talasescu) (1) ont éclairci la question de la valeur pratique de la cautérisation de la plaie de morsure. Nous avons fait faire à 10 chiens, et 15 lapins, dont on avait rasé les poils de la tête, des morsures graves par des chiens enragés; à d'autres animaux nous avons introduit du virus des rues dans des plaies profondes. Les plaies furent cautérisées radicalement après différents laps de temps au thermocautère de Paquelin (deux chiens et deux lapins, restant comme témoins). Les chiens de contrôle sont morts les 18e et 21e jours, les lapins le 14e et le 16e après l'infection. Chez les chiens cautérisés après l'infection, 3 ont survécu, notamment un qui avait été cautérisé après 7 minutes, l'autre cautérisé après 25 minutes et le troisième après 24 heures. Sur les 4 lapins qui ont survécu l'un avait été cautérisé après 5 minutes, l'autre après 10 minutes, et, le 3e après 20 minutes. Les autres chiens cautérisés après 10, 60 minutes, 2, 5 et 24 heures, ainsi que les lapins cautérisés après 10, 25, 30 et 60 minutes ont tous gagné la rage.

Cette série d'expériences montre que la cautérisation ne donne aucune garantie, même lorsqu'elle est pratiquée 10 minutes après la morsure. Il est vrai que la plupart des animaux qui avaient été cautérisés avant la trentième minute qui suivait la morsure ont été sauvés. Un animal même a survécu après avoir été cautérisé 24 heures après la morsure. Cet animal aurait peut-être échappé, même sans cautérisation; il était peut-être immunisé ou sa plaie était peut-être dans des conditions moins favorables pour donner la rage.

Il résulte de ces expériences un autre fait important, c'est qu'on peut, par la cautérisation, retarder l'éclosion de la rage. Ce résultat est de la plus haute importance, dans les cas graves, car, en gagnant du temps, la vaccination antirabique peut devenir efficace dans des cas où la maladie, par sa gravité même, se serait déclarée très rapidement.

On voit que même si la rage éclate après une cautérisation, pratiquée dans les trente minutes qui suivent l'infection, elle est retardée de plusieurs jours ou même de plusieurs semaines. J'ai obtenu les mêmes résultats par la cautérisation à l'acide sulfurique ou l'acide nitrique pur. En faisant chez quatre chiens des plaies profondes à la tête, et en badigeonnant la plaie avec de la teinture d'iode, 10 minutes après l'infection, puis en faisant une injection d'un gramme de teinture d'iode autour de la plaie, j'ai pu arrêter deux fois l'éclosion de la maladie.

Voici les résultats des quelques expériences que j'ai faites avec Talasescu.

	Cautérisation après l'infection.			Résultat.
	—		—	—
Chiens N° 1	Après	7	minutes	Vit encore après 8 mois
— — 2	—	10	—	Mort de rage après 50 jours.
— — 3	—	25	—	Vit encore après 8 mois.
— — 4	—	60	—	Mort de rage après 20 jours.
— — 5	—	2	heures	— — 25 —
— — 6	—	5	—	— — 19 —
— — 7	—	24	—	Vit encore après 8 mois.
— — 8	—	24	—	Mort après 24 jours.
— — 9	Non cauterisés (contrôle)			— 18 —
— — 10	—		—	— 21 —

La même expérience faite avec des *lapins* donne le résultat suivant :

	Cautérisation après l'infection.			Résultat.
	—		—	—
N° 1	Après	5	minutes	Survit.
— 2	—	5	—	Mort après 34 jours enragés,
— 3	—	10	—	Survit.
— 4	—	10	—	Mort de rage après 20 jours.
— 5	—	20	—	Survit.
— 6	—	20	—	Survit.
— 7	—	25	—	Mort après 19 jours de rage.
— 8	—	30	—	— 13 — —
— 9	—	30	—	— 14 — —
— 10	—	40	—	— 17 — —
— 11	—	40	—	— 14 — —
— 12	—	60	—	— 18 — —
— 13	—	60	—	— 14 — —
— 14	Non cautérisés			— 14 — —
— 15	—		—	— 16 — —

Mes observations faites sur l'homme confirment pleinement ces résultats expérimentaux. A l'époque surtout où le traitement des morsures de loups enragés était encore peu efficace, on pouvait constater que, sur 24 personnes cautérisées, 4 seulement avaient succombé à la rage, quoique gravement mordues à la tête; sur 32 personnes non cautérisées, au contraire, 12 (c'est-à-dire 37, 1/2 o/o) ont gagné la rage. Il est vrai que sur ces sujets la moitié étaient atteints de morsures extrêmement graves; la cautérisation avait été pratiquée au moyen du fer rouge, ou du Paquelin, très radicalement, plusieurs heures après la morsure. Il semble donc que dans le cas de morsures de loup une telle cautérisation peut être utile quand on l'ajoute au traitement antirabique. Je suppose que grâce, à la cautérisation l'incubation dans nos cas a été prolongée : ce fait est prouvé par l'expérience. On dispose ainsi d'un temps plus long pour arriver à une immunisation efficace. Il faut cependant faire à ces statistiques les mêmes objections qu'aux précédentes. Nous ne possédons, en effet, pas de preuves suffisantes pour établir si c'est la cautérisation qui a produit une diminution de la mortalité chez les personnes cautérisées. En effet, en faisant un traitement beaucoup plus intensif, on ne constate plus de différence entre les personnes cautérisées et celles qui ne l'ont pas été. Ainsi sur 116 personnes 34 seulement furent cautérisées, et notamment plusieurs heures après la morsure.

Sur les 34 sujets cautérisés, 6 succombèrent à la rage. Chez les 82 non cautérisés, il n'y eut que 13 insuccès. Les personnes cautérisées ont donc présenté une mortalité plus grande que les non cautérisées.

Si on ne tenait pas compte de différentes circonstances, surtout de la gravité de la morsure, de l'intensité du traitement, on aurait pu affirmer que la cautérisation, loin de garantir les personnes mordues, est un moyen dangereux qui provoque la rage.

Mais il n'en est rien. Si, chez les personnes qui ont suivi un traitement moins fort, la cautérisation a plus d'effet que sur les personnes traitées par une méthode très intense, la cause en est qu'avec un traitement moins fort on a besoin d'une incubation plus prolongée qu'avec un traitement très fort qui devient efficace peu de temps après le commencement du traitement. Ce sont donc les cas traités par une méthode moins forte, qui bénéficieront de l'effet de la cautérisation qui prolonge la durée de l'incubation.

Je suis donc loin de tirer des conclusions ; je constate seulement ces cas pour prouver l'insuffisance d'une statistique qui ne tient pas compte des conditions fondamentales ; il faut en conclure simplement que la destruction du virus dans la plaie par une cautérisation faite plus d'une heure après la morsure n'est nullement prouvée et même très peu probable. En effet, plus le traitement des mordus par les loups a été perfectionné, moins on cautérisait les mordus, et cependant les résultats sont devenus de plus en plus favorables.

Ce résultat est peut-être en rapport avec une autre expérience où j'avais constaté que les plaies infectées par des microbes, comme ceux du pus, de la putréfaction, ou de la gangrène et renfermant souvent des fragments d'os, d'habits, de poils, etc., favorisent la manifestation de la rage ; j'ai de plus observé que souvent les complications toxiques, d'intoxications putrides, d'érysipèle coïncident avec l'apparition de la rage. Ces associations produisaient parfois une forme tranquille et rapide, dans laquelle les symptômes septiques dominaient la scène, à un tel point qu'il était souvent difficile de déceler les signes de la rage. Certains auteurs, Brouardel en particulier, recommandent d'ouvrir largement la plaie, de l'irriter, de provoquer la suppuration. Je pense que cette pratique a dû être désastreuse ; elle aggravait l'état de la plaie et en même temps probablement aussi l'infection rabique. Il est à se demander également si une cautérisation profonde, avec large destruction de tissus, produite quelques heures après la morsure, ne peut pas avoir le même effet, c'est-à-dire d'aggraver la situation du malade au lieu de détruire le virus et de diminuer le danger de l'éclosion de la rage.

N'est-il pas préférable de traiter la plaie d'une façon moins brutale, de la désinfecter par les procédés habituels, et de la panser d'après les indications de la chirurgie moderne.

Dans les dernières séries d'individus mordus par des loups, arrivés 1 ou 2 jours après la morsure, j'ai lavé les plaies avec du sublimé au 1/2000; je les ai cautérisées rapidement à l'acide nitrique pur. Les plaies furent lavées de nouveau et pansées avec soin; elles ne tardèrent pas à se fermer rapidement et sans aucune complication. 30 personnes furent traitées de la sorte et malgré des déchirures terribles à la face, causées par les loups enragés, on n'eut qu'un seul cas de rage, qui éclata 15 jours après la morsure. *Nous ne pouvons donc que recommander ce traitement, plutôt conservatif, de la plaie.*

CHAPITRE XXVII

TRAITEMENT DE LA RAGE PAR LA MÉTHODE PASTEURIENNE CLASSIQUE

1. Principes de la Méthode. Sa technique. Ablation de moelles. Dessiccation. Préparation des émulsions. Leur mode d'inoculation chez l'animal. Démonstration de l'efficacité de la méthode. Mode d'inoculation chez l'homme. Formules de traitement de l'Institut Pasteur de Paris. Variantes de ces formules. — 2. Début du traitement par des moelles virulentes. Inoculation de moelles à peine atténuées et même fraîches. Augmentation de la dose quotidienne du virus. Allongement de la durée du traitement. Formule de traitement en usage à Constantinople. Dessiccation des moelles à température basse. Autres variantes. Appréciation des modifications subies à la méthode pasteurienne classique.— 3. Méthode de Calmette à la Glycérine. Son principe. Sa technique. Services qu'elle rend dans les Instituts fréquentés par un petit nombre de mordus. Son emploi dans les laboratoirs plus importants.

1. — PRINCIPES DE LA MÉTHODE

1. Le traitement de la rage par la méthode pasteurienne est fondé sur l'action atténuante (Pasteur, Chamberland et Roux, 1885) exercée sur le virus rabique par la dessiccation. Des moelles de lapins tués par le virus fixe sont suspendues, avec des précautions d'asepsie parfaite, dans des flacons contenant de la potasse et maintenus à la température de 23°. Sous l'action combinée de la dessiccation, de l'oxygène de l'air et de la chaleur, la virulence des moelles diminue graduellement; après cinq ou six jours, elles ne donnent plus la rage aux animaux, même si on les inocule sous la dure-mère. Il est possible d'obtenir ainsi une série de virus d'énergie progressivement décroissante qui peuvent être injectés sans danger sous la peau de l'homme et lui confèrent l'immunité. Tel est le principe général de la méthode. Voyons maintenant son application.

Du virus fixe amenant régulièrement en 8 à 12 jours la mort des lapins est entretenu à l'aide de passages dans le cerveau ou sous la dure-mère. On sait que le virus fixe de différents Instituts tue les lapins après une incubation d'une durée différente, ce qui dépend en partie de la taille des lapins employés. Ainsi le virus de l'Institut Pasteur tue les lapins de 2000 gr. en 11-12 jours. Le virus de Varsovie est plus fort et tue des lapins de 2500 gr. en 8-9 jours. Le virus de Breslau, New-York, Odessa, Isamara tue les lapins de 1800 gr. en 7-9 jours (Breslau en 9 jours, Isamara en 6-7 jours), les virus de Bucarest, Kiew, Moscou, Perm, tuent les lapins en 6, 9, 8, 7-8-9 jours.

Nous avons donné ailleurs (v. page 332) la technique de cette opération et nous n'avons pas à y revenir.

Dès que l'animal est mort, on enlève sa moelle avec des précautions d'asepsie les plus minutieuses. Pour cela, on commence par fixer solidement le lapin sur le ventre et on humecte ses poils avec une solution de sublimé chaud. La peau est alors incisée aux ciseaux, depuis la racine du nez jusqu'à la base de la queue, en suivant la crête des apophyses épineuses. A l'aide du bistouri, on libère et on rabat la peau de chaque côté, de façon à découvrir complètement le crâne et la face postérieure du thorax et de l'abdomen. Les omoplates sont sectionnées au niveau de leur articulation humérale et jetées sur les côtés. Avec une lame de bistouri ou la pointe des ciseaux, on détache complètement, à droite et à gauche des apophyses épineuses, les masses musculaires des gouttières, mettant ainsi à nu les lames vertébrales. On opérera avec précaution dans la région lombaire, de façon à ne pas pénétrer dans la cavité abdominale. Ceci fait, on coupe la crête des apophyses épineuses, les ligaments sus et inter-épineux et les détritus musculaires encore adhérents. On se rapproche le plus qu'on peut du canal médullaire tout en évitant avec soin de l'ouvrir. Dans les régions cervicale et dorsale, l'opération est un peu délicate. Lorsque la colonne vertébrale a été parfaitement « nettoyée », on saisit la tête de l'animal avec un davier tenu de la main gauche et appliqué un peu au-dessous des yeux. La main droite, armée de la cisaille de Liston sectionne successivement les arcades orbitaires droite et gauche. Reprenant ensuite chacune des arcades sectionnées, on s'en sert pour dénuder par un mouvement de torsion tout le péricrâne. La cisaille coupe ensuite le frontal au niveau de son extrémité antérieure; elle le soulève et le détache.

On découvre ainsi l'encéphale. Le reste des os du crâne est sectionné et enlevé. Bientôt le cervelet apparaît et on arrive au trou occipital. On pénètre alors dans le canal vertébral, en sectionnant alternativement les lames à droite et à gauche et en les détachant. On enlève ainsi peu à peu la partie postérieure des vertèbres et on finit par découvrir toute la moelle cervicale. Il faut avoir bien soin de tenir la cisaille de Liston parallèlement à la moëlle et non obliquement ou perpendiculairement par rapport à elle, de façon que l'extrémité de l'instrument ne puisse pénétrer dans la moelle même et y creuser des encoches. L'intégrité de la moelle doit être absolue dans toute sa longueur; les méninges elles-mêmes doivent être respectées et elles doivent continuer à recouvrir la substance nerveuse. Lorsqu'on arrive au niveau de la colonne dorsale, la difficulté est un peu plus considérable; les lames vertébrales sont appliquées si étroitement contre les méninges qu'on a juste la place pour introduire l'extrémité de la cisaille. C'est surtout à ce moment qu'il est important de tenir l'instrument complètement à plat. Au niveau de la colonne lombaire, l'opération est par contre très facile. Les vertèbres très larges sont reliées entre elles par des ligaments peu résistants; avec un peu d'habitude, on arrive à enlever chacune d'elles en une seule fois. On parvient ainsi rapidement à la queue de cheval, qu'on sectionne à son extrémité; une section analogue est pratiqué au niveau du collet du bulbe.

Un moyen beaucoup plus expéditif pour extraire la moelle est l'introduction dans le canal rachidien d'une baguette de verre de la grosseur approximative de la moelle et qu'on pousse dans le canal comparable à un piston de seringue et qui fait sortir la moelle. La moelle est alors libérée de ses adhérences aux corps vertébraux ainsi que de ses connexions radiculaires et elle est divisée en trois tronçons; chacun d'eux est suspendu au moyen d'un fil ou mieux par un crochet en fil de platine (Babes) dans un flacon spécial stérilisé au préalable. Le volume du flacon et sa forme diffèrent beaucoup dans les différents Instituts antirabiques.

Les nôtres sont en Hartglas de Iéna, ils ont la forme des flacons d'Erlenmeyer et sont stérilisables à une haute température, ils ont le volume d'1 litre comme celles de Paris, tandis qu'à Breslau, à New-York, à Charcow, etc., on emploie des flacons de 2 litres ou plus; à Varsovie ils ne jaugent qu'un demi-litre. Ce flacon possède en outre de l'ouverture supérieure par laquelle on introduit la moelle une tubulure inférieure par où on dépose au fond du flacon quelques cylindres de potasse, la quantité de la potasse varie également dans les différents Instituts; à Paris, à Breslau, à New-York, à Perm et Bucarest, on en met 150 gr., tandis qu'à Kiew on se contente de 5 gr. (!), à Tomsk 10 gr., à Varsovie et Moscou 20-25 gr., à Pétersbourg, Saratow, Odessa on en met 45-50 gr., à Tiflis, Samara, Ekaterinoslaw 80-90 gr., etc. Cette disposition permet l'établissement d'un courant d'air sec, qui passe sur la moelle après avoir léché le caustique. Les flacons sont bouchés par leurs deux ouvertures avec de la ouate stérile et munis d'une étiquette indiquant le jour de l'ablation; ils sont disposés en bon ordre sur une étagère, dans une chambre-étuve où un régulateur de Roux permet de maintenir constamment une température de 22-23 degrés.

Cette chambre est maintenue dans l'obscurité de façon à empêcher la lumière de venir ajouter son action antiseptique à celle des autres facteurs énumérés par ailleurs. A défaut de chambre-étuve, une étuve de Schritraux avec régulateur de Roux convient parfaitement. Il suffit de tendre sur la paroi vitrée une étoffe noire.

Plus une moelle a été ainsi desséchée de temps et plus son atténuation est considérable. En se desséchant les moelles se creusent de rides, se ratatinent et deviennent cassantes. D'abord blanches et striées de rouge par les petits vaisseaux congestionnés, on les voit brunir graduellement. A partir du dixième jour environ, elles sont d'un brun-noirâtre, comme le sang desséché, un peu transparentes et d'un aspect gras. Cette coloration est due en effet au sang qui, au cours de la dessiccation, s'est porté du centre vers la périphérie, où il s'est desséché. Les parties superficielles de la moelle sont toujours, cela va de soi, un peu plus sèches et partant plus atténuées que les parties profondes. Le fait est sans inconvénient. Rappelons que les moelles desséchées subissent un appauvrissement de leur virus en quantité plutôt qu'en qualité, car il suffit de faire passer par le lapin tel virus affaibli par la dessiccation pour revenir au virus fixe.

Il n'y a pas intérêt à prolonger la dessiccation au-delà de 13 ou 14 jours. Dans ces derniers temps même, la limite extrême de l'atténuation des moëlles a été, dans la grande majorité des Instituts, abaissée à 10 et même à 4 jours (à Breslau et à Berlin).

Voici, en partie d'après Nedriguiloff, l'effet de la dessiccation des moelles de quelques instituts antirabiques.

Les moelles de	Paris et Pétersbourg	perdent leur	virulence.	le 5-6e jour
—	Bucarest	—	—	4e jour
—	Varsovie, Moscou, New-York, Tiflis, Odessa.			6e jour
—	Isamara	—	—	4-5e jour
—	Kiev, Saratow	—	—	6-7e jour
—	Tomsk	—	—	9e jour

De 2 à 5 millimètres d'une moelle desséchée pendant 10 jours sont donc coupés avec des ciseaux stérilisés puis, dans un verre stérile et au moyen d'une baguette de verre stérilisée également, ils sont broyés et réduits en une pâte fine qui peu à peu est incorporée le plus intimement possible à 3 cm. cubes de bouillon stérilisé, de solution de peptone à 1 ou 2 o/o, de solution physiologique de chlorure de sodium ou tout simplement d'eau stérilisée. Il est préférable d'employer à la place de bouillon, dont l'injection est assez douloureuse, le sérum artificiel usité dans notre Institut depuis 15 ans et qui n'est pas du tout douloureux. Il est indispensable que cette émulsion soit bien homogène. Pour arriver à ce but, il est bon de se servir d'une baguette de verre un

peu grosse et à bout arrondi avec laquelle on triture d'abord à sec les fragments de moelle.

Lorsque ceux-ci ont été convertis en une pâte bien adhérente au fond du verre, on laisse tomber au moyen d'une pipette Pasteur une ou deux gouttes d'eau qu'on incorpore intimement à la masse du virus. Cette incorporation étant faite, on laisse tomber à nouveau un très petit nombre de gouttes; on mélange à la substance nerveuse et on recommence toujours de la même façon en ajoutant chaque fois un nombre de gouttes un peu plus considérable. Une trituration énergique de la matière nerveuse sur les parois du verre permet d'éviter les grumeaux qui obstrueraient les aiguilles et seraient cause d'un inégal répartissement du virus. Lorsque, par additions d'eau successives, la bouillie médullaire est devenue à peu près liquide, on ajoute en une ou deux fois à l'émulsion une quantité d'eau telle que chaque tronçon de moelle de 2 à 5 mill. de longueur se trouve incorporé à 3 centim. cubes de liquide. L'émulsion est alors prête à être inoculée.

Dans certains Instituts (Barcelone), on laisse l'émulsion se sédimenter et on emploie le liquide devenu presque limpide; Nedriguiloff avait remarqué que le liquide renferme beaucoup de flocons en grumeaux (Paris), tandis que, dans d'autres Instituts, elle est plus homogène. On l'aspire dans une seringue stérilisée par ébullition prolongée et on l'injecte sous la peau du flanc de la personne ou de l'animal à immuniser contre la Rage.

Le traitement est continué semblablement par l'injection sous-cutanée d'une émulsion dans 3 centim. cubes d'eau de 2 à 5 millimètres de moëlle desséchée pendant 9, 8 et 7 jours.

Ici s'arrête la série des moëlles tellement atténuée que, même injectées sous la dure-mère du lapin, elles sont incapables de lui donner la rage. Suivant Pasteur leur inoculation a préparé l'organisme à recevoir des moelles à virulence inconstante telles que celle du 6e jour, puis de moelles à virulence certaine, quoique atténuée, telles les moelles desséchées pendant 5, 4 et 3 jours. Le traitement est donc continué toujours de la même façon par l'injection sous la peau du flanc d'une émulsion de 2-5 mill. de moelle de 5, 4, 3 et parfois de 2 jours. Les inoculations se font alternativement dans le flanc droit et dans le flanc gauche. Lorsqu'on a fini d'injecter ainsi les moelles les plus virulentes, on recommence une nouvelle série de ces mêmes moelles desséchées pendant 5, 4, 3, 2 jours et cela, ainsi que nous le verrons, un nombre de fois d'autant plus considérable que le traitement doit être plus intensif, c'est-à-dire que les morsures sont plus graves.

Lorsque c'est un animal, un chien, par exemple, qu'on désire inoculer à l'aide de ce procédé, il est indiqué d'aller très vite. On peut par exemple donner à l'animal en 24 heures toute la collection des moelles puis répéter trois ou quatre fois la série des inoculations de moelles virulentes. A l'Institut Pasteur on attribue à cette méthode une efficacité certaine et une sécurité absolue en tant que procédé d'immunisation préventive. 50 chiens immunisés par Pasteur, Chamberland et Roux se sont montrés ensuite réfractaires à tous les modes d'infection, l'inoculation sous-dure-mérienne y comprise. Il ne faut cependant pas oublier qu'on ne connaît pas le nombre des chiens qui n'ont pu être immunisés par ce procédé.

De plus, il n'est pas dit que si ces 50 chiens ont été immunisés par la méthode classique, on peut également l'employer un certain temps après l'inoculation virulente. Les expériences de Bardach sur 15 chiens, qui avaient d'abord subi l'épreuve sévère de la trépanation, donnèrent une mortalité de 40 o/o. Ce chiffre est peu élevé, étant donnée l'extraordinaire sévérité de l'épreuve.

Chez l'homme, cette méthode de traitement fut appliquée pour la 1re fois, ainsi que nous l'avons vu, sur le jeune Joseph Meister, atteint de morsures profondes et multiples aux membres. Il n'est pas indiqué d'aller vite comme chez l'animal, mais au contraire très lentement. On ne fait d'ordinaire par jour que deux injections de moelle non virulentes et seulement vers la fin du traitement une seule de moelles virulentes. La formule de traitement adoptée dès le commencement par l'Institut Pasteur de Paris pour les morsures peu graves des membres est résumée dans ce tableau.

Traitement de 15 jours.

1er jour	14-13	6e jour	3	11e jour	5
2e —	12-11	7e —	5	12e —	4
3e —	10-9	8e —	4	13e —	4
4e —	8-7	9e —	5	14e —	3
5e —	6-6	10e —	5	15e —	3

La formule de traitement la plus employée est la suivante. Elle a été appliquée en effet pour les plaies nombreuses faites à la main, ainsi que pour les morsures de chat avec vêtements déchirés.

Traitement de 18 jours.

1er jour	14-13	7e jour	5	13e jour	4
2e —	12-11	8e —	4	14e —	3
3e —	10-9	9e —	3	15e —	3
4e —	8-7	10e —	5	16e —	5
5e —	6-6	11e —	4	17e —	4
6e —	5	12e —	3	18e —	3

Enfin les morsures à la tête sont l'objet d'un traitement intensif de 21 jours. En raison de la courte période d'incubation, on avait multiplié les inoculations les premiers jours afin de gagner du temps.

Traitement de 21 jours.

1er	jour	14-13-12-11	8e	jour	4	15e	jour	3
2e	—	10-9-8-7	9e	—	3	16e	—	5
3e	—	6-6	10e	—	5	17e	—	4
4e	—	5	11e	—	5	18e	—	3
5e	—	5	12e	—	4	19e	—	5
6e	—	4	13e	—	4	20e	—	4
7e	—	3	14e	—	3	21e	—	3

2. — MODIFICATIONS PRINCIPALES

Les formules usitées à l'Institut Pasteur de Paris ont été adoptées par un grand nombre d'Instituts antirabiques sans modifications ou avec des modifications insignifiantes. Elles ont subi ailleurs des variations motivées, la plupart du temps, par le désir de conférer une immunité plus solide à cause de la fréquence des morsures graves, des morsures de loup, par exemple, ou plus rapide en raison de l'arrivée tardive des malades. Les principales d'entre elles sont les suivantes :

1° Au lieu de commencer la cure par des moelles desséchées pendant 14 et 13 jours, la plupart des Instituts, parmi lesquels l'Institut de Paris, débutent par des moelles desséchées seulement pendant 10, 9, 8 ou 7 jours. Quelques-uns vont dans cette voie plus loin encore. C'est ainsi que nous-mêmes à Bucarest, Nitsch (1) à Cracovie, Neiret (2) à Tananarive, commencons par du 6 et du 5, c'est-à-dire par des moelles virulentes pour la dure-mère du lapin. Il est même arrivé à Nitsch de manquer de moelle du 6e et du 5e jour et de commencer d'emblée le traitement par des moelles du 4e et du 3e. Les personnes ainsi traitées n'auraient présenté aucun symptôme fâcheux et auraient échappé à la rage. Dans les instituts allemands, à Berlin et Breslau, on commence depuis quelques années le traitement avec la moelle de 4 jours. A Bucarest, les essais avec le virus de 4 jours n'ont pas donné de bons résultats. De même les statistiques des Instituts allemands (Berlin, Breslau), qui commencent le traitement avec le virus de 4 jours, paraissent être moins favorables que celles des Instituts où l'on commence le traitement par la moelle de 6 ou 7 jours.

2° J'avais introduit le mélange des moelles voisines pour obtenir une série de moelles d'un degré d'atténuation plus régulière. Nous donnons par exemple, au lieu de la moelle de 6 jours, un

(1) NITSCH, Bemerkungen über die Pasteur'sche Methode der Schützinpfungen gegen Tollwut. (*Wiener klin. Woch.*, 1904, n° 36, et Expériences sur la Rage de Laboratoire, 1re partie.)
(2) NEIRET, Communication manuscrite.

mélange de moelles de 7 et 6 jours, le soir celle de 6 et 5 jours, le lendemain de 5 et 4 jours, et de 4 et 5 jours, etc.

3° D'autres Instituts, au lieu de s'arrêter à la moelle du 3ᵉ jour, inoculent de la moelle du 2ᵉ. Dernièrement beaucoup d'Instituts poussent jusqu'à la moelle d'un jour et même jusqu'à la moelle fraîche. Ainsi pour des morsures graves nous n'hésitons pas à donner 4-6 inoculations par jour, en arrivant le lendemain aux moelles d'un jour et aux moelles fraîches. Ce procédé a été adopté en outre par Neiret. A Tananarive, quelques insuccès s'étant produits et ayant été attribués à la faiblesse du traitement, Neiret s'est décidé à appliquer dans les cas graves notre formule suivante, dont il n'a eu qu'à se louer.

1er jour......	6-5	8e jour........	2	14e jour.......	0
2e —	4-3	9e —	1	15e —	2
3e —	2-2	10e —	0	16e —	1
4e —	2-1	11e —	3	17e —	0
5e —	1-1	12e —	2	18e —	1
6e —	0	13e —	1	19e —	0
7e —	4-3				

A la suite de l'emploi de cette méthode intensive, les décès ont complèment disparu.

Dans des cas graves nous arrivons vite aux moelles fraîches, ayant toujours soin de préparer l'organisme par des moelles peu virulentes. Ainsi pour les morsures graves de loup, Dardach et nous-mêmes inoculons souvent déjà dès le premier jour toute la série des moelles jusqu'à celle d'un jour et nous répétons ce procédé de la manière indiquée au chapitre de la « méthode roumaine » en arrivant aux moelles fraîches.

4° Au lieu d'employer de 2 à 5 millim. de moelle par personne, quelques Instituts coupent des morceaux de 5 à 10 millimètres. La quantité de moelle destinée pour une personne est à Bucarest différente selon la gravité du cas et de la virulence de la moelle ; elle varie de 2 à 8 mm. ; à Paris de 1,2 à 5 mm. ; à Varsovie 5 à 6 mm. ; à Moscou 1 mm. ; Charcow, Ufa, Saratow, 2 mm. ; Odessa, New-York, Tiflis, 3 mm. ; à Pétersbourg 1, 4 mm., à Constantinople, Remlinger coupe 5 mill. de moelle pour les mordus ordinaires et un centimètre pour les mordus graves qui suivent le traitement intensif. L'émulsion, au lieu d'être faite dans 3 cm. cubes d'eau ou de bouillon, est faite parfois dans 5 et même 10 cent. cubes, ce qui aurait pour résultat de favoriser l'absorption. Quelques instituts augmentent la dose journalière de virus en multipliant le nombre des inoculations. Au lieu d'une ou de deux piqûres, les mordus en reçoivent parfois 3 et même 6 (Bucarest, Odessa).

5° La durée du traitement peut être prolongée. Beaucoup d'Instituts retiennent pendant 25 jours les mordus à la face. A Constantinople les mordus soumis au traitement intensif subissent un traitement de 28 jours. Les mordus par des loups ou des chacals sont gardés pendant 30 jours, tandis que la durée du traitement ordinaire est seulement de 18 jours. Voici les formules auxquelles Remlinger s'est arrêté à Constantinople après mûre réflexion.

Traitement de 18 jours

1er jour........	9-9	7e jour.......	4	13e jour.......	3
2e —	8-7	8e —	3	14e —	4
3e —	6-6	9e —	4	15e —	3
4e —	5	10e —	3	16e —	3
5e —	5	11e —	2	17e —	2
6e —	4	12e —	4	18e —	3

Traitement de 28 jours

1er jour....	9-9-8-7	11e jour........	4-5	20e jour........	2
2e — ...	8-7-6-6	12e —	3	21e —	3
3e — ...	6-6	13e —	4-5	22e —	2
4e — ...	5	14e —	3	23e —	3
5e — ...	5-5	15e —	3	24e —	2
6e — ...	4	16e —	2	25e —	3
7e — ...	3-5	17e —	3	26e —	2
8e — ...	4	18e —	2	27e —	3
9e — ...	3-5	19e —	3	28e —	2
10e — ...	2				

Traitement de 30 jours

1er jour	9-9-8-7-6-6	11e jour.......	3	21e jour.......	3
2e —	8-7-6-6-5	12e —	3-5	22e —	2
3e —	6-6-5	13e —	2	23e —	3
4e —	5-5	14e —	3	24e —	2
5e —	4-5	15e —	3-5	25e —	3
6e —	3-5	16e —	2	26e —	2
7e —	4	17e —	3	27e —	3
8e —	3-5	18e —	2	28e —	2
9e —	3	19e —	3	29e —	3
10e —	2-5	20e —	2	30e —	2

Certains Instituts conservent leurs malades davantage encore. C'est ainsi qu'à Rome le traitement des mordus graves dure 40 jours (1); à Tunis (2), dans les cas graves on fait 7 jours après la 1re série d'inoculations une 2e série comprenant les moelles du 6e, du 5e, du 4e, du 3e et du 2e jour; à Berlin, Bernbach (3) a conseillé de faire subir à toutes les personnes grièvement mordues (tête, figure, mains) une deuxième série d'inoculations un mois après la première. Cette 2e série serait entreprise dans les mêmes conditions de durée et de dosage que la première.

(1) Santo Marino Zucco, les Vaccinations antirabiques à Rome de 1889 à 1902. (*Annali d'Igiena expérimentale*, 1903, fasc. VI.)
(2) Nicolle et Chaltiel, Statistique de l'Institut Pasteur de Tunis, 1906. (*Archives de l'Institut Pasteur de Tunis*, janvier 1907.)
(3) Bernbach cité dans le *Rapport annuel des vétérinaires allemands* pour 1902.

Nous voyons d'autres Instituts diminuer la longueur du traitement au lieu de l'augmenter. A Cracovie, Nitsch estime qu'étant donnée la sévérité de sa méthode il ne fait subir aucun risque à ses mordus en les conservant à l'Institut pendant 10 jours seulement. La formule qu'il applique est la suivante :

1er jour........	6-5	5e jour.........	3-2	8e jour...	3-2
2e —	6-5	6e —	6-4	9e —	3-2
3e —	5-4	7e —	4-3	10e —	2-1
4e —	4-3				

6° La température à laquelle la moelle est desséchée diffère également dans les différents Instituts, elle est : de 12° C. à Tomsk, de 15° à Kiew et Varsovie, de 18° à Odessa et Ufa, de 20° à Pétersbourg et Samara, de 22° à Breslau, New-York, Tiflis, Saratow, Perm, de 23° à Paris, Bucarest, Charkow ; à la température du laboratoire à Cracovie. En hiver cette, température a été de 7-11°, en été de 12 à 16°.

D'après mes expériences la température de 19-23° donne à peu près le même degré d'atténuation du virus, tandis qu'une température plus basse conserve virulentes nos moelles de 4 jours.

7° Un certain nombre d'Instituts donnent aux malades un ou deux jours de repos au cours de la série des inoculations ; à Naples (1), on pratique trois séries de vaccinations, séparées chacune par un jour de repos. En cas de morsure à la face et à la tête, on fait une quatrième série semblable à la 3e. La formule usitée est la suivante :

1re série	1er jour.....	14-13
	2e —	12-11
	3e —	10-9
	4e —	8-7
	5e —	6-5
	6e —	4
	7e —	Repos
2e série	8e jour......	12-11
	9e —	10-9
	10e —	8-7
	11e —	6-5
	12e —	4-3
	13e —	Repos
3e série	14e jour......	10-9
	15e —	8-7
	16e — ...	6-5
	17e —	4-3
	18e —	2

Remarquons encore que dans un certain nombre d'Instituts le traitement intensif est appliqué non seulement aux morsures à la face ou faites par des loups, mais encore à toutes les morsures des membres inférieurs et aux morsures multiples (plus de 3 ou 4 plaies) des membres inférieurs et du tronc.

Quant aux modifications de la formule parisienne, les unes, comme

(1) CALABRESE et RUSSO, Rendiconto della Vaccinazioni antirabbiche del triennio (1901-1903). Brochure de LXIII pages. Naples, 1904.

l'octroi aux mordus d'un ou de plusieurs jours de repos, paraissent superflues; d'autres, au contraire, qui visent une immunité plus rapide et plus solide, paraissent avoir leur utilité et de nombreuses statistiques pourraient être produites à l'appui de cette opinion.

Les formules usitées à l'Institut Pasteur de Paris, excellentes dans les Instituts qui reçoivent à une époque très rapprochée de l'accident des mordus de gravité moyenne, courent le risque de se trouver en défaut lorsque les morsures de loup ou les morsures à la face prédominent, ou lorsque — par suite de la difficulté des communications par exemple — les malades n'arrivent se faire soigner que tardivement.

Il paraît indiqué alors de commencer le traitement par des moelles plus virulentes qu'à Paris, de multiplier les injections les premiers jours, de couper des morceaux de moelle plus volumineux, de pousser jusqu'à des moelles plus virulentes et de prolonger la durée du traitement.

Il semble que ce soit surtout du côté de l'injection de moelles très virulentes que l'attention doive être attirée. On sait qu'une seule inoculation sous-cutanée de virus fixe peut donner l'immunité au chien contre l'injection méningée.

Ce sont les moelles les plus virulentes qui paraissent conduire le plus rapidement l'organisme à l'état le plus réfractaire. On peut, il est vrai, vacciner des chiens au moyen de moelles dépourvues de toute virulence, mais l'immunité qui se développe dans ces conditions est inconstante et peu solide. Ainsi que nous l'avons vu, Bardach a tenté l'expérience avec des moelles du 7e jour. Sur 6 animaux traités de la sorte, deux seulement résistèrent à l'épreuve de l'injection intra-cérébrale de virus des rues. L'inoculation sous la peau des mordus graves de moelles desséchées seulement pendant 2 jours, pendant 1 jour et même de moelles fraîches, à condition que l'organisme ait été habitué progressivement à les recevoir, est donc logique et légitime. Mais jusqu'où est-il possible d'aller dans cette voie?

Est-il prudent de commencer les inoculations par des moelles desséchées pendant moins de cinq jours, de pratiquer la dessiccation à la température de laboratoire? Nous ne le croyons pas. L'atténuation du virus rabique pour l'organisme humain ne doit pas, quoique très réelle, être exagérée. En effet, la statistique des Instituts qui commencent les injections avec la moelle de 4 jours est moins bonne que celle des Instituts qui préparent l'organisme par des moelles plus atténuées; nous-mêmes, en essayant pendant 2 mois de commencer le traitement par des moelles de 4 jours,

(1) BAREGGI, In cinque casi di Rabbia paralytica (da laboratorio) nell'uomo. (*Gazetta medica lombarda*, 1889.)

avions à enregistrer un insuccès et plusieurs cas de paralysies passagères. Les cinq cas de mort observés par Bareggi (1) à la suite de l'inoculation de virus fixe sous la peau de ces mordus doivent toujours être présents à l'esprit d'un Directeur d'Institut antirabique et le prémunir contre une foi trop aveugle dans l'innocuité des produits qu'il manie.

Mes propres expériences, qui ont montré que sur les chiens traités par des injections de 1-6 cc. d'émulsion de virus fixe, 20-40 o/o ont gagné la rage, tandis que 12 chiens traités dans un seul jour par la série des moelles de 6, 5, 4, 3, 2, 1, 0 jour (1 cc. de chacun) sont restés bien portants, indiquent d'une part que le virus fixe est loin d'être tout à fait inoffensif pour le chien et d'autre part qu'on peut en effet préparer l'organisme en un seul jour par une série de moelles de 6 à 0 jour.

Il n'y a donc aucun avantage à commencer le traitement par les moelles trop virulentes du moment où l'on peut préparer l'organisme en un seul jour pour les émulsions les plus virulentes. Ici, comme partout, il faut se tenir dans un juste milieu et la sagesse paraît consister à éviter également une pusillanimité trop grande ou une hardiesse exagérée. En matière de traitement antirabique, la première surtout, mais l'une et l'autre assurément peuvent être préjudiciables aux malades.

3. — MÉTHODE DE CALMETTE A LA GLYCÉRINE

Ainsi que nous l'avons vu, M. Roux (1) a vu, en 1887, que la glycérine neutre à 30° Beaumé permet de conserver intacte, de fixer en quelque sorte la virulence du virus rabique. Non seulement le cerveau d'un lapin qui vient de succomber au virus fixe conserve après un mois et plus de séjour dans la glycérine le pouvoir de tuer d'autres lapins dans le minimum de temps, mais encore si on immerge dans de la glycérine des moelles desséchées dans l'étuve à 23 degrés pendant 6, 5, 4, 3 jours, chacune de ces moelles conserve dans ces conditions, pendant un laps de temps qui n'est guère inférieur à un mois, la virulence qui lui est propre. M. Calmette (2) a tiré de là une méthode de vaccination contre la rage qui, extrêmement précieuse dans les Instituts fréquentés par un petit nombre de mordus, rend également de grands services dans tous les autres.

Sa mise en pratique est très simple. Un certain nombre de lapins sont inoculés avec du virus fixe dans le cerveau ou sous la

(1) Roux, Note sur un moyen de conserver les moelles rabiques avec leur virulence. (*Annales de l'Institut Pasteur*, janvier 1887.)

(2) Calmette, Notes sur la Rage en Indo-Chine et sur des vaccinations pratiquées à Saïgon du 15 avril au 1er août 1891. (*Annales de l'Institut Pasteur*, 1891, pp. 633-641.)

dure-mère. A leur mort, les moelles, enlevées avec une parfaite asepsie, sont suspendues dans le flacon à deux tubulures garni de potasse et mises à l'étuve à 23° degrés absolument comme dans la méthode pasteurienne classique. A partir du 2e ou du 3e jour de la dessiccation et jusqu'au 10e ou au 12e, suivant la formule adoptée par l'Institut, on retire des flacons un ou plusieurs segments de moelles et on les immerge dans des tubes à essai remplis de glycérine et stérilisés au préalable. Quelques Instituts possèdent à cet effet des tubes spéciaux munis d'un bouchon ou d'un capuchon de verre rodé à l'émeri. De simples tubes à essai bouchés à la ouate conviennent parfaitement.

Chaque tube reçoit une étiquette indiquant le nombre de jours de dessiccation de la moelle qu'il contient et la date de la mise en glycérine. On conçoit que, cette opération étant répétée tous les jours pendant 10-12 jours, on possède au bout de ce laps de temps la collection complète des moelles atténuées du 2-3 au 10-12 jour, c'est-à-dire la série intégrale du vaccin utilisable pour le traitement antirabique. Lorsqu'un mordu se présentera, au lieu de « couper à sec », c'est-à-dire dans le flacon de potasse, un demi-centimètre de moelle du 10e jour, on coupera en glycérine une quantité équivalente de la même moelle. Le traitement sera continué par des moelles de 9, de 8, de 7, de 6 jours, absolument comme dans la méthode pasteurienne classique.

Comme il ne faut pas exagérer le pouvoir fixateur de la glycérine à l'égard du virus rabique et comme, à la longue, le virus s'atténue en réalité un peu, il est recommandé de couper un peu plus long en glycérine qu'à sec et de ne pas faire usage de moelles immergées en glycérine depuis plus d'un mois. A Lille, M. Calmette coupe des tronçons d'un centimètre de longueur. Au début du traitement, il utilise des moelles qui, desséchées pendant un laps de temps variant de 12 à 3 jours, ont séjourné en glycérine de 20 à 25 jours. Dans les derniers jours de la cure, on n'utilise que des moelles immergées pendant 5 à 10 jours (1).

Chaque tronçon de moelle est séché rapidement dans du papier buvard stérilisé, dès sa sortie de la glycérine. Il est indiqué à ce moment de procéder au moyen de deux petites pinces flambées à l'ablation des méninges qui, difficiles à écraser au cours de la pratique de l'émulsion, pourraient obstruer l'aiguille de la seringue au moment des inoculations. Cette légère perte de temps est compensée par le fait que le broyage et l'incorporation à l'eau des moelles glycérinées s'opèrent plus rapidement que pour les moelles sèches. Ajoutons que pour peu que les moelles soient intro-

(1) Vansteenberghe, Vaccinations antirabiques à l'Institut Pasteur de Lille. (*Annales de l'Institut Pasteur*, 1903, p. 606.)

duites dans la glycérine et en soient retirées avec attention, leur emploi n'expose pas plus que l'usage des moelles sèches aux lymphangites et aux abcès.

La méthode de Calmette est susceptible de rendre des services dans deux sortes de circonstances.

Dans les petits laboratoires, fréquentés seulement par un petit nombre de mordus, elle permet de réaliser une économie de temps et d'argent considérable. Pour entretenir la série des moelles, on n'a besoin en effet de faire des passages que tous les dix jours.

Neuf à dix jours après leur trépanation, les animaux vont mourir à quelques heures d'intervalle. Leurs moelles sont enlevées et mises dans les flacons; un cerveau sert à faire de nouveaux passages à l'Institut. Ce jour-là le travail est assez considérable. Par contre, dans l'intervalle de dix jours qui sépare la mort de deux séries d'animaux, on est délivré du souci des trépanations et de l'ablation de moelles. On n'a qu'à s'occuper des mordus et qu'à mettre en glycérine la quantité de moelles qu'on juge nécessaire. Celles-ci semblent être utilisées intégralement ou à peu près. L'économie réalisée de ce fait n'est pas, dans certain pays tout au moins, insignifiante. La méthode de Calmette à été adoptée par presque tous les laboratoires des colonies et des pays exotiques.

Dans un très grand nombre d'Instituts, la méthode à la glycérine est utilisée, concurremment avec le coupage à sec. En même temps qu'on a à l'étuve à 23° la série complète des moelles nécessaires au traitement, on cherche à posséder en glycérine toute la collection de ces mêmes moelles. Si quelques lapins viennent à succomber accidentellement ou si le nombre des malades en traitement vient à s'accroître subitement de façon considérable, ainsi qu'il est fréquent, on est sûr de ne jamais manquer de vaccins; à moins de ne pas craindre le gaspillage des lapins, il est très difficile de se passer complètement de la méthode à la glycérine dans tous les Instituts qui utilisent l'atténuation par la dessiccation.

Les résultats fournis par la méthode des moelles glycérinées sont tout aussi bons que ceux qui sont donnés par la méthode des moelles sèches. Quant aux résultats de la dessiccation en général, d'une part, ils se distinguent peu de ceux de la dilution ou de la chaleur, d'autre part, ils s'identifient avec les résultats de la vaccination antirabique en général.

Nous consacrerons des chapitres spéciaux aux méthodes qui diffèrent essentiellement des procédés mentionnés ici et qui peuvent être regardés comme appartenant à la méthode classique.

CHAPITRE XXVIII

TRAITEMENT DE LA RAGE PAR DES MÉTHODES AUTRES QUE LA MÉTHODE PASTEURIENNE

1. *Traitement par le virus dilué.* Essais de Pasteur. Traitement de Högyes. Expériences de Fermi. — 2. *Méthode de Babes-Puscariu.* — 3. *Méthode de Fermi* action de l'acide phénique sur le virus rabique. — 4. *Méthode de vaccination par le virus fixe non modifié.*

I. — TRAITEMENT PAR LE VIRUS DILUE

Pasteur avait essayé de vacciner contre la rage en faisant des inoculations de virus fixe dilué. Les animaux traités par cette méthode ne gagnaient pas la rage, mais ne devenaient pas réfractaires à la maladie; Pasteur renonça donc à ce procédé, qui fut repris par Högyes.

Cette méthode est basée sur l'idée émise par Pasteur que, pendant la dessiccation, le virus n'est pas changé dans sa qualité mais varie dans sa quantité. Högyes ainsi que d'autres observateurs n'ont pas obtenu, en employant de petits lapins, une série de moelles desséchées, atténuées régulièrement. Souvent les moelles desséchées plus longtemps donnaient la rage, tandis que d'autres desséchées moins longtemps étaient inoffensives. Moi-même expérimentant, en même temps que Högyes, avec des moelles diluées, j'avais abandonné cette méthode. Parfois le virus plus dilué en apparence donnait la rage, tandis qu'un autre virus moins dilué était inoffensif. Cette contradiction apparente pouvait s'expliquer par le fait qu'en émulsionnant la moelle on pouvait laisser des flocons un peu plus volumineux grâce auxquels les inoculations pouvaient devenir virulentes. En effet, un de mes chiens traités d'après la méthode forte de Högyes succomba à la rage sans même avoir été infecté par le virus des rues.

Högyes obtint cependant des résultats supérieurs à ceux qui furent obtenus à l'Institut Pasteur.

Il montra d'abord par de nombreux essais qu'une dilution de virus fixe à 1 p. 10000 ne tue pas le lapin. Une dilution de 1 p. 5000 ne donne pas sûrement la rage; si elle est virulente, elle provoque une longue incubation. L'incubation diminue encore avec des émulsions moins diluées. Enfin, les dilutions à 1 p. 10, 1 p. 100, ou à 1 p. 200 ont gardé la même virulence que le virus fixe lui-même.

Högyes essaya cette méthode sur une grande série de chiens. Ces animaux furent vaccinés par une série d'émulsions diluées et ensuite éprouvés par le virus des rues. L'auteur appliqua ensuite sa méthode dans le traitement des personnes mordues par des animaux enragés. Dernièrement, Fermi a prouvé son efficacité pour les muridés.

La préparation de la dilution est très simple ; on émulsionne soigneusement le cerveau frais de lapins succombés à la rage de passage, avec la quantité voulue de liquide physiologique. La dilution de 1 p. 10000 jusqu'à 1 p. 6000 correspond aux moelles de 14 à 8 jours. La dilution 1 p. 10000 tue après trépanation la majorité des lapins inoculés, après une incubation prolongée. Les dilutions 1 p. 2000, 1 p. 1000, 1 p. 200, 1 p. 250 tuent toujours le lapin, mais avec une incubation prolongée devenant de plus en plus courte à mesure que la concentralisation augmente. Elles correspondent aux moelles desséchées, de 8 à 3 jours. Les dilutions 1 p. 200, 1 p. 100, 1 p. 10 ont presque le même effet que l'émulsion de moelle fraîche, après une incubation de 5 à 6 jours.

Högyes emploie surtout le bulbe du lapin pour faire des dilutions, il commence avec la dilution à 1 p. 100, qui lui sert à préparer les dilutions plus fortes.

Voici quelques exemples de son traitement.

Morsures à la main et au pied.

Jours de l'inoculation		Degrés de la dilution	Quantités en cmc.
1er jour	matin...	1/10000 + 1/8000	3 — 3
	soir...	1/6000 + 1/5000	3 — 3
2e jour	matin...	1/5000	3
	soir...	1/2000	2
3e jour	matin...	1/2000	2
	soir...	1/1000	1 1/2
4e jour	matin...	1/1000	1 1/2
	soir...	1/500	1
5e jour	matin...	1/200	1
6e jour	matin...	1/6000 + 1/5000	3 — 3
	soir...	1/2000	2
7e jour	matin...	1/2000	2
	soir...	1/1000	1 1/2
8e jour	matin...	1/1000	1 1/2
	soir...	1/500	1
9e jour	matin...	1/200	1
10e jour	matin...	1/6000 + 1/5000	3 — 3
	soir...	1/2000	2

11e jour..........	matin...	1/2000	2
	soir.....	1/1000	11/2
12e jour..........	matin...	1/1000	11/2
	soir.....	1/500	1
13e jour..........	matin...	1/200	1
14e jour..........	matin...	1/100	1

Morsures à la tête et à la face.

1er jour..........	matin...	1/10000 + 1/8000 + 1/6000	3 — 3 — 3
	soir.....	1/5000 + 1/2000	3 — 2
2e jour..........	matin...	1/5000 + 1/2000	3 — 2
	soir.....	1/1000 + 1/500	11/2 — 1
3e jour..........	matin...	1/200	1
4e jour..........	matin...	1/6000 + 1/5000	3 — 3
	soir.....	1/2000 + 1/1000	2 — 11/2
5e jour..........	matin...	1/1000 + 1/500	11/2 — 1
	soir.....	1/200	1
6e jour..........	matin...	1/6000 + 1/5000	3 — 3
	soir.....	1/2000 + 1/1000	2 — 11/2
7e jour..........	matin...	1/1000	11/2
	soir.....	1/500	1
8e jour..........	matin...	1/200	1
	soir.....		
9e jour..........	matin...	1/6000 + 1/5000	3 — 3
	soir.....	1/2000 + 1/1000	2 — 11/2
10e jour..........	matin...	1/1000	11/2
	soir.....	1/500	1
11e jour..........	matin...	1/200	1
	soir.....		
12e jour..........	matin...	1/6000 + 1/5000	3 — 3
	soir.....	1/2000 + 1/1000	2 — 1,1/2
13e jour..........	matin...	1/1000 + 1/500	11/2 — 1
	soir.....	1/200	2
14e jour..........	matin...	1/6000 + 1/5000	3 — 3
	soir.....	1/2000 + 1/1000	1 — 11/2
15e jour..........	matin...	1/1000	11/2
	soir.....	1/500	1
16e jour..........	matin...	1/200	
	soir.....		1
17e jour..........	matin...	1/6000 + 1/5000	3 — 3
	soir.....	1/2000 + 1/1000	2 — 11/2
18e jour..........	matin...	1/1000	11/2
	soir.....	1/500	1
19e jour..........	matin...	1/200	1
	soir.....		
20e jour..........	matin...	1/100	
	soir.....		1

Les résultats obtenus par Högyes et ses élèves ne sont pas

plus mauvais que ceux qu'on obtient avec la méthode Pasteur; ils semblent être même un peu meilleurs.

Une dernière statistique tend à prouver que cette méthode est préférable à celle de Pasteur.

Il est possible que la différence entre les deux méthodes n'est pas réelle; elle dépend, peut-être en partie, de la façon dont en s'enquiert du sort des mordus qui ont quitté l'Institut après y avoir été traités. En tout cas, cette méthode est moins coûteuse, car elle exige moins de lapins, que la méthode de Pasteur. Elle expose moins à l'infection et elle ne donne pas lieu, ou très rarement (un seul cas publié), à des accidents paralytiques comme le fait parfois la méthode pasteurienne. Plusieurs Instituts ont adopté ce traitement.

La méthode de Protopopoff n'est qu'une modification de la méthode de Högyes. Cet auteur emploie une dilution du virus fixe de 1 pour 300 et donne pendant 5-6 jours deux injections de cette émulsion. Les résultats de ce procédé semblent être bons.

Cependant, sans contester les résultats obtenus par ce traitement je rappellerai à ce sujet le fait que de petites doses de virus fixe sont plus dangereuses que les grandes. Dans la méthode de Högyes l'effet des doses virulentes est combattu par une série des moelles très diluées; au contraire, Protopopoff ne prépare pas l'organisme et injecte d'emblée un virus dilué virulent.

Je suis persuadé qu'il serait plus avantageux de préparer l'organisme par quelques injections de virus beaucoup plus dilués, au moins pendant le premier jour du traitement.

2.— MÉTHODE DE BABÈS-PUSCARIU

J'ai constaté en 1887 (1) qu'on peut obtenir, en chauffant du virus fixe pendant 2 à 14 minutes à 58°, une diminution très régulière de la virulence. On peut ainsi obtenir une série d'atténuations plus régulières que celles qu'on obtient par la dessiccation ou les dilutions.

Le virus ainsi atténué, injecté au chien, le préserve contre les épreuves ultérieures intrabulbaire et intramusculaire, beaucoup plus sûrement que le virus atténué par les méthodes de dessiccation ou de dilution (3 succès sur 5 animaux).

J'ai employé cette méthode pour vacciner des chiens mordus. Elle m'a donné des résultats meilleurs que la vaccination pasteurienne.

J'avais employé la série suivante :

(1) Babes, Connaissances médicales, mai 1887.

Emulsion chauffée pendant :

40 minutes à	58°	qui ne	tue pas le lapin.		
32 —	58°	»	tue le lapin, en......	20	jours
24 —	58°	»	—	16	—
24 —	58°	»	—	16	—
16 —	58°	»	—	12	—
8 —	58°	»	—	12	—
4 —	58°	»	—	11	—
2 —	58°	»	—	9	—

en injectant aux chiens en 8 jours 5-3 cc. de cette série suivie du virus fixe; avant l'épreuve sérieuse interméningienne, 6 parmi 8 chiens ont résisté aux virus des rues et même 2 chiens parmi 3 traités après la trépanation n'ont pas gagné la maladie.

Puscariu (1) chauffe la moelle pendant 10 minutes à de différentes températures et obtient une série d'atténuations assez régulières.

La moelle chauffée a :

80, 70, 60..............	ne tue pas l'animal.		
50.....................	tue le lapin après	11-12	jours.
45.....................	tue le lapin —	11	—
40.....................	tue le lapin —	10	—
35.....................	tue le lapin —	9	—
30.....................	tue le lapin —	9	—

Pour le traitement de l'homme, on répète cette série plusieurs fois pendant deux semaines environ. De même, la plupart des chiens injectés par voie intra-oculaire et traités par cette série ont résisté.

Les résultats obtenus à l'Institut de Jassy par cette méthode sont encourageants. Ils sont supérieurs à ceux qu'on obtient par les méthodes de Pasteur ou de Högyes. Le seul inconvénient de cette méthode expéditive et économique paraît être l'apparition de phénomènes paralytiques un peu plus fréquents qu'au cours des autres méthodes de traitement.

Au Japon : Oshida recommande et emploie cette méthode pour le traitement courant des mordus. Cependant Onchakow et Novi, qui ont également essayé ce procédé, ne le recommandent pas.

Nous-même n'avons jamais employé notre méthode seule dans le traitement de l'homme, nous l'avons fait entrer dans la méthode roumaine. Il semble en effet que l'injection des moelles chauffées, employée exclusivement, présente l'inconvénient de produire des accidents paralytiques un peu plus souvent que les autres méthodes employées dans les différents Instituts antirabiques. (Voyez le chapitre « Méthode roumaine ».)

(1) Puscariu et Vesescu, Vaccin. antirab. avec le virus atténué par la chaleur. (*Ann. Inst. Past.*, t. IX, 1895, p. 210.)

3. — MÉTHODE DE FERMI (1)

Différentes considérations ont amené cet auteur à employer une méthode de vaccination antirabique basée sur la stérilisation des virus par l'acide phénique. Un tel vaccin serait, d'après cet auteur, plus uniforme ; il pourrait être gardé plus longtemps expédié, mis partout à la disposition du public. De cette façon les mordus pourraient être traités immédiatement sans se déplacer. La manipulation dangereuse des moelles virulentes par le personnel des Instituts est ainsi évitée. On diminue de beaucoup le nombre des lapins employés, enfin on évite l'infection par injection, les abcès, les septicémies, etc.

Cet auteur se base sur des expériences faites par lui sur des rats et des souris. Il est arrivé à immuniser 100 pour 100 des animaux, par l'inoculation de 20-30 cmc. en 10 jours d'émulsion phéniquée. Les animaux de contrôle succombent tous à la rage.

Ce résultat est excellent, surtout si on le compare avec celui de la méthode pasteurienne.

En employant sa méthode, Fermi n'a qu'un seul insuccès sur 20 animaux infectés par la voie sous-durale.

En employant la méthode de Pasteur chez les rats contre l'infection sous-cutanée, il arriva aux résultats suivants :

14 rats traités par 12 à 42 cmc. de vaccin et ensuite infectés par injection sous-cutanée de virus fixe ont tous succombé à la rage, ainsi que 6 souris infectées par 3 1/2 cmc. de vaccin.

Pour que les animaux résistent, il faut leur injecter de 54 à 90 cmc. de virus.

En infectant les muridés avec le virus des rues et en les traitant ensuite par la série de Pasteur, les résultats furent les suivants :

7 animaux traités par 20 à 45 cmc. de vaccin succombent à la rage, 2 rats noirs seulement ont résisté. Les animaux infectés avec 60 et 80 cmc. de vaccin ont tous résisté.

On vaccine des rats par la série de Pasteur et on les infecte ensuite sous la peau avec de la rage des rues. Les animaux traités pendant 10 jours avec 40 cmc. d'émulsion succombent, tandis que ceux qui ont reçu 60 cmc. résistent.

Fermi essaye une série des substances antiseptiques qu'il mélange au virus fixe, en traitant les animaux infectés sous la peau avec le virus des rues. Les résultats sont les suivants :

La moitié des animaux résistent si on leur injecte pendant huit à dix jours en tout 60 cmc. de vaccin au sublimé, ou trente cmc. de vaccin à l'hermophile. Tous les animaux résis-

(1) Claudio Fermi, Uber Immunisierung gegen Wutkrankheit. (*Zeitschrift f. Hyg. und Infectionkr.*, t. 58, p. 233.)

tent également après la vaccination avec 60 cmc. de vaccin au protargol à 1 pour 100, d'argent colloïdal à 1 pour 100, ou d'actol 1/5000, avec 50 cmc. de Larycith avec du bleu de méthylène, avec 24 cmc. de vaccin au thymol 1/2 pour 100.

Si le traitement commence 5 jours après l'infection, on peut encore sauver les animaux par trente ou vingt-quatre cmc. de vaccin au thymol.

Les résultats obtenus par l'acide phénique ont été encore plus encourageants. Après l'infection sous-durale par le virus des rues, la vaccination par le virus fixe additionné de 1 p. 100 d'acide phénique pouvait sauver 33 p. 100 des animaux; 20-30 cmc. de vaccin suffisaient. Après l'infection sous-cutanée par le virus des rues, on peut immuniser tous les rats au moyen d'une émulsion de virus fixe 10 p. 100 avec 1 p. 100 acide phénique. Par ce procédé, on peut sauver les animaux qui ont reçu en 10-15 jours 30 cmc. du vaccin. D'après Fermi, l'émulsion phéniquée garde son efficacité pendant plusieurs mois.

Les animaux vaccinés par une émulsion phéniquée à 1 p. 100 résistent également. La quantité nécessaire pour l'immunisation de la souris est de 10 cmc.

L'injection d'une solution pure d'acide phénique à 1 p. 100 possède une très faible action vaccinante. Fermi conclut de ses expériences qu'on peut vacciner avec un vaccin dénué de virulence tout aussi bien que par une substance virulente. Nos expériences ne vérifient pas cette manière de voir, car nous possédons des séries d'expériences qui nous ont prouvé que, pour combattre les infections les plus graves du chien et de l'homme. il faut absolument recourir au virus vivant.

On ne peut donc pas appliquer à l'homme les résultats obtenus chez les muridés.

Sans vouloir mettre en doute les résultats surprenants obtenus par Fermi chez les muridés, nous hésiterons à recommander cette méthode, jusqu'au jour où nous posséderons les résultats obtenus sur une grande série de chiens, de personnes mordues et surtout sur des sujets mordus par les loups enragés. Nous avons essayé, en collaboration avec S. Babes, de nous rendre compte de l'action de l'émulsion phéniquée sur le lapin.

Il résulte des expériences mentionnées sur l'action de divers agents antiseptiques sur le virus rabique (1) que ce virus est peu sensible à l'action de l'acide phénique. Le mélange de moelle filtrée sur papier Joseph avec 1 pour 100 d'acide phénique conserve sa virulence pendant plusieurs heures. Il la conserve encore de quinze à trente minutes avec 5 pour 100 d'acide phénique.

Fermi constate également que l'acide phénique en dilution à 1 pour 420 détruit en un quart d'heure le virus rabique et que cette substance n'exerce aucune action en dilution à 1 pour 520.

D'après plusieurs auteurs, la virulence de l'émulsion non filtrée mélangée avec l'antiseptique s'est conservée plus longtemps.

J'ai montré que la substance rabique, qui perd sa virulence, perd ordinairement en même temps son action immunisante et qu'il n'y a que certaines substances qu'on peut employer comme vaccin à la limite de leur virulence. Ainsi on ne peut pas vacciner les chiens avec notre virus séché de 7 jours ; seule la moelle de six jours montre un faible pouvoir immunisant (1). La moelle chauffée à 80 degrés possède un pouvoir immunisant très faible, tandis que celle qui a été chauffée à 60 degrés, et employée en plus petite quantité, constitue un bon vaccin. Enfin, il est bien constaté dans tous les Instituts antirabiques que, pour immuniser des personnes gravement mordues, il faut donner de grandes quantités de vaccin, et notamment des vaccins virulents. La vaccination de l'homme contre les morsures graves au moyen de moelles dont la virulence a été abolie par l'acide phénique ou par d'autres substances antiseptiques constituerait donc une exception à cette règle.

De plus j'ai montré, en 1889, que l'émulsion dont la virulence est abolie par la chaleur possède des propriétés toxiques; il faut donc encore se demander si les émulsions phéniquées de Fermi sont inoffensives.

Pour étudier ce problème nous avons préparé des émulsions à 1 p. 5 et à 1 p. 10 avec de l'acide phénique à 1 p. 100 que nous avons en partie fait passer sur de la ouate et du papier à filtrer. Les résultats obtenus relatés au chapitre XVII, pp. 310 et 311, prouvent que le vaccin phéniqué est loin d'être inoffensif pour le lapin. Nous hésitons donc pour le moment à employer dans le traitement antirabique de l'homme une substance ayant un effet aussi peu constant sur le lapin.

La méthode employée par Fermi pour le traitement des personnes mordues consiste dans l'injection d'une émulsion du virus fixe à 5 o/o stérilisée et conservée par l'acide phénique à 1 o/o.

Cette émulsion, qui se conserve pendant des mois, est injectée pendant 25 à 30 jours, chaque matin et soir à la dose de 3 c. cubes.

Sur 1053 personnes traitées de 1900 à 1908, 2 seulement ont gagné la rage, ce qui constitue une mortalité de 1,80 p. 1000, chiffre plus avantageux que celui qu'on obtient dans la plupart des Instituts antirabiques. Notre méthode était la seule à donner des résultats supérieurs ; en effet, sur plus de 3000 mordus nous n'avons pas eu un seul cas de mort survenue plus de 15 jours après la terminaison du traitement.

Depuis 1907, Fermi utilise le sérum-vaccin. Il n'emploie pas la

(1) Babes-Lepp, *Ann. de l'Inst. Pasteur*, juillet 1889.

méthode de Marie, mais il procède de la manière suivante. Il se sert du sérum antirabique de cheval qu'il immunise avec 10-20 cc. de virus fixe pendant 2 mois avec un repos de 15 jours après un mois de traitement, il saigne l'animal 20-22 jours après la dernière injection. Le vaccin phéniqué est mélangé avec des parties égales de sérum. On laisse reposer pendant une heure et on injecte 3 cc. par jour, comme dans la méthode simple de Fermi.

Nous ne sommes pas de l'avis de Fermi quant à la supériorité de sa méthode sur celle de A. Marie. D'abord, Fermi ne fait pas le titrage de son sérum, de sorte qu'il ignore si dans son mélange il y a un excès de vaccin. En continuant et en terminant la vaccination uniquement par ce mélange il se peut très bien que tout le virus injecté soit contrebalancé par le sérum, de sorte que la personne mordue ne recevra quelquefois aucune trace de vaccin efficace. Il faut donc s'attendre, par l'emploi de cette méthode, à des insuccès. Mes expériences ont montré en effet que (1) le virus complètement contrebalancé par le sérum antirabique ne possède plus d'action immunisante contre la rage.

L'absence d'insuccès sur 500 personnes traitées ne prouve rien contre cette objection, car le sérum a été probablement faible, mais à un moment donné il peut devenir assez fort pour paralyser l'action du virus.

Enfin il faut se demander si, après la destruction du virus rabique par l'acide phénique et après sa neutralisation d'éléments qui peuvent à la rigueur résister à l'action de l'acide phénique, il reste encore quelque substance efficace dans le mélange de Fermi. Ne serait-ce pas dans cette méthode la substance nerveuse elle-même qui, d'après mes expériences et celles de Fermi, possède une certaine action antirabique? A laquelle devrait-on attribuer en partie les résultats favorables obtenus?

4. — TRAITEMENT PAR LE VIRUS FIXE NON ATTÉNUÉ

Barregi, de Milan, en traitant en 1889 une série des mordus par le virus fixe non desséché, a eu 5 insuccès, qui ont été attribués à la méthode de vaccination, mais qui n'ont pas empêché Ferran à Barcelone d'employer dans son Institut le virus fixe non modifié.

Les personnes inoculées ont succombé rapidement après la vaccination en présentant des phénomènes paralytiques ressemblant à la rage du lapin (3).

(1) Babes, Vaccination par des toxines latentes. (*Académie de Médecine*, 1905, t. 34, p. 216.)

(2) Marie fait erreur en affirmant que Barregi a été inspiré par les recherches de Marx. Les recherches de Marx sont de beaucoup antérieures aux accidents de Milan.

(3) Bordoni-Uffreduzzi, Baumgarten, *Jahresberichte*, 1889, p. 141.

Ferran affirme (1) avoir obtenu par une méthode analogue des résultats excellents ; il ajoute cependant à l'émulsion virulente une substance dont il tient secrète la composition et qui atténue peut-être le virus. A un moment donné la mortalité n'était que de 2 o/o. Santinon parle de 652 individus traités avec 3 insuccès ; enfin, dernièrement, il semble qu'il n'ait pas eu à enregistrer d'accidents dans l'emploi du virus non atténué. Toutefois nous hésiterons à employer cette méthode ; quoique d'après nos recherches, celles de Marx et d'autres auteurs, le virus fixe ne présente, au moins par inoculation sous-cutanée qu'un faible degré de virulence pour l'homme et pour le singe.

Nous avons cependant vu que ce virus peut donner la rage au chien après inoculation hypodermique.

On peut, dans les cas de morsures, très graves arriver déjà le premier jour aux moelles virulentes, mais jamais sans avoir injecté préalablement une série de moelles atténuées par la dessiccation, la dilution, le chauffage, le mélange avec des antiseptiques appropriés ou par le mélange avec du sérum antirabique.

Ferran n'a pas publié en détail son procédé, nous ne pouvons en donner que le principe. On emploie à Barcelone depuis longtemps des injections de grandes quantités de virus frais. En 5 jours les mordus reçoivent vingt injections de ce virus.

Ferran refuse toute personne qui arrive plus de dix jours après la morsure, procédé cruel et qui n'est pas appuyé sur l'expérience. Il est au contraire prouvé par de nombreuses statistiques que la mortalité des personnes mordues par des chiens enragés se présentant 10 jours après la morsure est supérieure à celle des personnes non traitées.

Il semble qu'il n'emploie pas le virus fixe sans prendre certaines précautions ; ainsi il laisse sédimenter l'émulsion, n'emploie pour les inoculations que le liquide clair, et il y ajoute une substance dont il garde le secret.

Si, comme l'affirme Sentinon, Ferran se sert encore de virus chauffé pendant quarante minutes, nous n'avons rien à redire à ce traitement, car, dans la méthode roumaine, nous employons également le virus chauffé d'une manière systématique pour obtenir une série de virus atténués. (Voir le chapitre sur la méthode Roumaine.

Rappelons un cas de rage paralytique qui s'est manifesté 14 jours après le commencement du traitement chez une jeune femme très légèrement mordue et arrivée au lendemain de la morsure, qui avait reçu le premier jour des moelles de 4 et de 3 jours. J'ajouterai que nous ne possédons pas de moyens sûrs pour exclure toujours la possibilité de la mort par le virus fixe. Parmi

(1) Ferran, Est. sobre rabia Barcelone, *Ctrlbl. f. Backt.*, 1890, VII, p 221.

les cas de rage, surtout paralytique, qui se manifestent parfois dans les instituts qui emploient cette méthode ou une autre méthode forte sans préparation préalable des mordus, on a peut-être des cas de rage de laboratoire. Il est donc très probable que le virus fixe virulent peut, dans certains cas, donner la rage même par injection sous-cutanée. Il faudrait donc défendre dans le traitement antirabique de l'homme l'emploi de ce virus, sans préparation préalable de l'organisme par un virus suffisamment atténué.

Nous pouvons ajouter qu'*Orlowski* qui, après avoir constaté que l'injection d'une grande quantité de virus fixe peut prolonger l'incubation de la maladie, traite depuis 1902 les personnes gravement mordues par des inoculations de 10 gr. d'émulsion de toute la série de moelles desséchées; en 1903, il administre dans des cas graves 200 gr. d'émulsion en trois semaines. Ce traitement nous semble être efficace, mais trop risqué, l'organisme n'étant pas préparé et à cause de l'incorporation d'une trop grande quantité d'émulsion. Nous même en employant une grande quantité d'émulsion nous avions soin de préparer les mordus par une série de doses croissantes de dilutions médullaires.

En terminant ce chapitre nous répétons que les quelques expériences faites sur le singe et les quelques expériences faites par Nitsch et par Wissokowicz, qui avaient inoculé impunément du virus fixe dans les veines des malades, ne nous autorisent pas à employer dans le traitement courant de la rage le virus fixe non atténué sans préparation de l'organisme.

La méthode roumaine et celle de Marie seront exposées aux chapitres suivants.

CHAPITRE XXIX

LE SÉRUM ANTIRABIQUE*

1. *Sang et Sérum neuf et sérum des animaux immunisés.* Le sang et le sérum neuf des animaux n'exerce aucune action rabicide. Exception constituée par le sérum de certains oiseaux. Premières recherches sur les accidents consécutifs à l'inoculation du sang. Découverte des propriétés du sang et du sérum des animaux immunisés contre la rage. Travaux de Babes. — 2. *Neutralisation du virus par le sérum antirabique in vitro* (Babes). Recherches ultérieures de Tizzoni, de Marie et de Remlinger. Principaux animaux producteurs de sérum. Mode d'immunisation du mouton contre la rage. *Titrage* du sérum antirabique. Principales propriétés de ce sérum. Sa spécificité. Rapidité avec laquelle il neutralise le virus rabique. Il n'agit parfois que dans d'étroites limites. Théories proposées pour expliquer ce phénomène. Le virus rabique peut fixer une dose trop forte de fixateur mais la fixation est peu stable. Le sérum antirabique n'est pas *névrotoxique* pour le lapin. Rareté des accidents sériques et des phénomènes anaphylactiques. Inconvénients du sérum antirabique. Manque de corrélation entre l'activité du sérum et la quantité de virus injectée sous la peau du mouton. Chutes brusques et inexpliquées de l'activité du sérum. Nécessité des titrages fréquents. Différentes opinions sur l'activité du sérum antirabique *in vivo*. Voies d'introduction du sérum antirabique. — 3. *La séro-vaccination.* Premières recherches sur les propriétés immunisantes de sérum antirabique contrebalancé (Babès). Expériences sur le lapin et le cobaye. Application à la vaccination du mouton et du chien. Rapidité avec laquelle s'établit l'immunité. La séro-vaccination est-elle complètement inoffensive ? Comparaison du sérum antirabique employé seul et des mélanges de virus et de sérum, exactement neutralisés ou renfermant un excès soit de virus, soit de sérum. Les sérums antirabiques destinés aux usages humain et vétérinaire n'ont pas besoin d'avoir la même activité. — 4. *La méthode de fixation de l'alexine dans la rage.*

1. – SÉRUM NEUF ET SÉRUM DES ANIMAUX IMMUNISÉS

D'une façon générale, le sérum neuf des animaux n'exerce aucune action sur le virus rabique. Nous devons revenir brièvement sur ces faits que nous avons déjà eu l'occasion de signaler. Le sérum neuf du cheval, du mouton, de la chèvre n'a aucune action sur le virus fixe. Il en est de même des sérums anti-diphtéritique, anti-tétanique, anti-streptococcique et des sérums neufs du lapin et du cobaye. Ainsi que nous l'avons vu, M. Evangé-

(1) EVANGELISTA, Siero delsangue di frontal vir. rab. (*Réf. méd.*, 1891, n° 276, p. 81.)

lista (1) a prétendu que le sérum du chien normal pouvait, à la dose de 8 cmc. neutraliser en 24 heures 50 cmc. d'une émulsion épaisse de virus fixe. Mais ni nous-mêmes (1), ni Marie (2), ni Krauss (3), n'avons jamais pu constater dans le sang du chien neuf la moindre propriété neutralisante.

Il est par contre des oiseaux dont le sang présente normalement la propriété de neutraliser le virus fixe. Gibier (4), Krauss et Clairemont (5), Marie (*l. c.*) en ont cité des exemples.

Il n'existe du reste aucun rapport entre l'existence dans le sang de certains oiseaux de substances rabicides et la résistance de ces animaux à la Rage. D'une part en effet l'existence de ces substances a été constatée dans le sang d'espèces parfaitement réceptives tandis qu'elle manque chez des espèces réfractaires. M. Marie a pu donner la rage à une poule douée d'un sérum actif et il a vu d'autre part que les pigeons âgés, qui résistent presque toujours à l'inoculation intra-cérébrale de virus des rues ou de virus fixe, ne présentent jamais dans leur sang de substance immunisante. Remlinger a signalé également que le sang de la tortue grecque, dont l'état réfractaire à la rage est absolu, n'exerce qu'à l'exception du sérum sur le virus rabique la moindre action.

On peut admettre d'une façon générale certains oiseaux; le sérum des animaux neufs est inactif. Inactifs *in vitro*, ces sérums le sont également *in vivo*. On peut les injecter aux doses les plus élevées sous la peau des animaux réceptifs sans observer le moindre retard dans l'évolution de la rage inoculée. Il en est tout autrement du sérum des mammifères qui ont reçu sous la peau une quantité suffisante de virus rabique.

Essais d'inoculations du sang et du sérum. — Dans nos recherches sur le sérum antirabique nous avons constaté certains faits importants en ce qui concerne son injection (6).

En employant du sang d'une espèce différente de l'animal en expérience, Rummo a constaté des phénomènes d'intoxication.

J'avais observé, en 1890 (7), que pour vacciner avec du sang, et pour éviter des phénomènes toxiques, il est préférable de se servir du sang d'une même espèce. Au cours de recherches faites

(1) Babes, Etudes sur le sérum antirabique. (*Ann. de l'Inst. de Bucarest*, t. VI, 1898.)
(2) Marie, Et. exp. de la rage, Paris, Doin, 1909.
(3) Krauss et Moresch, Immunsubstanzen gegen Lyssa, etc. (*Ztschr. f. Hyg.*, t. 41, 1902, p. 527.)
(4) Gibier, Rech. expér. sur la rage chez les oiseaux. (*Comptes rendus de l'Ac. des Sc.*, t. 98, 1884, p. 531.)
(5) Krauss et Clairemont, Ub. exp. Lyssa bei Vögeln (*Ztschr. f. Hygiène*, t. 41, p. 1.)
(6) Babes, Asador et Mironescu, Etudes sur le sérum antirabique. (*Annales de l'Institut de Pathologie et de Bact. de Bucarest*, t. VI, 1898, p. 247.)
(7) Babes-Cerchez, Expérience sur l'att. du vir. rab., 1891. (*Ann. Inst. Pasteur*, t. V, p. 625.)

avec F. Mironescu, dans le but de chercher la valeur immunisante du sang de poule sur les lapins et les cobayes, nous avons constaté que les lapins succombent souvent dans le marasme, trois jours après l'expérience, tandis que les cobayes résistent (1).

Au cours de nos expériences faites pour immuniser les lapins avec du sang et du sérum de chien et d'âne immunisés contre la rage, nous avons constaté que les lapins ne supportent pas pendant six jours une dose quotidienne de 4 grammes de sang ou de sérum, ils tombent dans la cachexie et meurent 4-5 jours après.

Cette toxicité du sérum semble indépendante de la puissance coagulante et globulicide ; après avoir épuisé ces deux qualités, la puissance toxique reste intacte. De même, les lapins traités avec 100-150 grammes de sérum antidiphtérique par jour succombent souvent de la cachexie.

L'action toxique ainsi que les deux autres plus haut mentionnées se manifestent avec la plus grande intensité quand le sérum est introduit par voie intra-veineuse.

Nous verrons plus loin dans quelle mesure certains accidents ou insuccès dans le traitement antirabique ne peuvent être expliqués par l'anaphylaxie.

Les éléments solides du sang n'ont pas d'influence immunisante. De même, par une série d'expériences j'ai prouvé en 1890 que le sérum est plus efficace, pour prévenir et guérir la rage, que le sang, le caillot ou les globules rouges lavés. Ces substances n'ont pas empêché, dans nos expériences, l'apparition de la rage survenue à la suite d'une forte infection.

Dans nos expériences, nous avons employé d'une part du sang mélangé avec de l'oxalate de sodium, d'autre part du sérum pur ; nous n'avons constaté aucune supériorité du sang sur le sérum.

Mironescu a fait des expériences analogues et a obtenu également de meilleurs résultats avec le sérum.

Il en résulte donc que, dans la rage, le sérum doit être préféré au sang.

Le sang des animaux à résistance naturelle a été employé par les premiers expérimentateurs, qui cherchaient à faire du sang un moyen pour immuniser. Les recherches faites ont démontré que les animaux, tout en possédant un sang bactéricide, ont un sérum qui donne des résultats négatifs dans la rage.

Quelquefois, des animaux qui ont une résistance naturelle, après avoir été fortifiés expérimentalement, peuvent fournir un sang d'une certaine valeur immunisatrice. Ainsi Richet et Héricourt, après avoir inoculé des cultures d'un microbe pathogène,

(1) MIRONESCU, Sérum antirabique, thèse Bucarest, 10.

mal défini, staphylococcus pyosepticus, à des chiens ont observé que le sang des animaux qui ont résisté à l'infection possèdent un sang efficace pour vacciner des chiens infectés par le même microbe. Le sang des animaux neufs possède des propriétés immunisantes moins actives. Comme le sérum contre le staphylococcus doré, avec lequel ont probablement travaillé ces auteurs, est très peu efficace, il faut garder une certaine réserve dans l'interprétation des faits observés par ces auteurs.

En 1889 Pasteur avait émis l'idée d'immuniser des animaux avec du sang fourni par des animaux enragés, mais il a renoncé ensuite à mettre cette idée en pratique.

Hartenstein affirme que le sérum des animaux malades de tétanos peut servir de moyen prophylactique contre cette maladie, cette affirmation n'étant pas confirmée par les auteurs.

Charrin et Roger ont trouvé des substances bactéricides dans le sérum des animaux malades. Pour la rage, cette question a été étudiée par Helmann; en injectant sous la peau du sérum de chien enragé, en quantité de 10-15 grammes pendant un mois, il affirme avoir pu immuniser un animal sur quatre, les trois autres ont succombé à d'autres maladies. Ces expériences doivent être jugées avec réserve, car le seul animal survivant pouvait être naturellement réfractaire. En effet, Bardach, en faisant la transfusion de tout le sang d'un chien enragé à un autre chien, ne pouvait garantir ce dernier contre la rage.

Pour avoir un sérum doué de propriété immunisante, il faut que l'animal qui fournit le sang soit immunisé. Mais pour la rage il ne suffit pas que l'animal soit réfractaire au virus des rues; il faut une immunisation plus intense.

Dans ces expériences, on se heurte à deux obstacles : 1° les animaux qui reçoivent une grande quantité de virus fixe tombent souvent dans une cachexie suivie de mort, et 2° immédiatement après l'inoculation d'une trop grande quantité de virus fixe, le sang perd sa force immunisante.

Nous nous sommes demandé en 1888 (1) *si la vaccination n'aurait pas pour simple résultat d'engendrer dans l'économie de nouvelles substances capables de neutraliser les virus ou bien des substances toxiques sécrétées par les microbes et si, en pareille occurrence, les liquides et les cellules de l'organisme vacciné contre une maladie infectieuse quelconque n'acquerraient pas le pouvoir de transmettre l'immunité à d'autres animaux?* Ces produits agiraient alors à l'instar d'un antitoxique ou d'un antidote dans les neutralisations d'une substance toxique.

Un tel résultat serait d'un portée incalculable : nous pourrions

(1) Babes et Lepp, Rech. sur la vaccination antirabique. (*Ann. de l'Institut Pasteur*, t. III, 1889, p. 384.)

combattre une substance excessivement nocive à l'aide d'éléments complètement inoffensifs, liquides et cellules d'animaux sains immunisés. J'ai entrepris dans ce but une série d'expériences dont les suivantes ont été consignées dans le travail cité plus haut.

1° Deux chiens vaccinés et revaccinés ont servi à fournir le matériel vaccinal. Pendant six jours successifs, nous avons puisé dans la jugulaire de ces animaux des doses de dix grammes de sang, dont nous avons injecté quotidiennement 5 grammes à deux autres chiens qui n'avaient subi aucun traitement préalable. Le septième jour on a infecté ces deux derniers chiens, ainsi qu'un troisième animal de contrôle, en leur introduisant sous la dure-mère du virus rabique provenant d'un chien enragé. L'animal de contrôle a succombé au bout de seize jours, les deux autres vivent encore.

2° Deux lapins ont été infectés par voie sous-cutanée avec du virus rabique, après avoir reçu chacun, pendant sept jours successifs, des doses journalières de 5 grammes de sang de chien vacciné et revacciné. Deux autres lapins, qui n'avaient pas subi le traitement hématique, ont été infectés de la même manière comme contrôle. Ces deux derniers succombèrent à la rage au bout de huit et vingt-deux jours ; les deux premiers, après avoir survécu cinquante et soixante-deux jours, sont morts à la suite d'autres maladies ; leurs cerveaux n'étaient pas virulents.

3° Quatre chiens, dont les têtes furent rasées, furent mis dans une même cage avec un chien enragé ; ils reçurent des morsures profondes et multiples à la tête (on sait avec quelle facilité l'animal contracte la maladie dans de pareilles conditions). Deux des animaux en expériences reçurent des injections de sang vacciné pendant sept jours : ils résistèrent à la maladie ; l'un mourut, il est vrai, mais beaucoup plus tard, sans symptômes de rage ; l'autre vit encore. Les deux autres, qui ne furent pas traités, succombèrent de la rage après seize et vingt-huit jours.

En répétant les mêmes expériences, le résultat a été toujours le même.

Mais par ces expériences on poursuivait également un autre but. On sait que le traitement pasteurien consiste à introduire dans l'organisme humain du virus atténué qu'on rend graduellement plus fort et que, dans des cas graves, on va jusqu'à introduire, pour finir, la substance virulente elle-même. Il nous semble que cette substance, d'une virulence extraordinaire pour le lapin, pourrait exercer dans certains cas une influence nocive sur l'organisme, alors que le sang d'animaux immunisés contre la rage est tout à fait inoffensif. En outre, le traitement de Pasteur présente encore quelques autres inconvénients. Son action est beaucoup trop tardive : le traitement seul dure plusieurs semaines et souvent l'effet des substances vaccinales ne se manifeste qu'une ou deux semaines après la fin du traitement. Nous nous trouvons par là exposés à voir le traitement rester insuffisant et la maladie éclater avant que le vaccin ait produit l'effet désiré. La substance immunisante contenue dans le sang agit au contraire presque immédiatement; elle est donc appelée à remplacer avantageusement le vaccin pasteurien.

L'action prompte du sang immunisé peut être prouvée par une expérience bien simple : on n'a qu'à le mélanger à du virus fixe pour se convaincre aisément que ce dernier devient immédiatement inactif. Le mélange ne produit plus la rage et ne jouit pas non plus de propriétés vaccinantes.

Action du sang de chien réfractaire à la rage sur le virus rabique. — Ayant à notre disposition un certain nombre de chiens vaccinés et revaccinés contre la rage, nous en avons profité pour chercher quelle était l'action de leur sang sur le virus rabique fixe. Nous avons fait, à ce sujet, deux séries d'expériences. Dans mes premières recherches faites avec Lepp (*l.c.*), et répétées par Eremia et Talasescu, assistants à notre Institut, on avait employé trois modes d'inoculation : l'un (*a*) en injectant aux chiens et aux lapins d'expérience, d'abord le sang de chien réfractaire, puis le virus fixe ou le virus des rues; l'autre (*b*) en faisant les deux injections simultanément; le dernier (*c*) en commençant par le virus rabique, et en continuant par le sang. Dans une deuxième série d'expériences, on avait inoculé à des lapins un mélange, fait depuis 6 heures et laissé au frais, de sang et d'émulsion filtrée de virus fixe.

Première série (*a*). 1. — Un lapin reçoit sous la peau, le 4 décembre 1890, 1 cc. de sang frais retiré de la jugulaire d'un chien réfractaire. Le lendemain, nouvelle injection toute pareille, et, aussitôt après, trépanation et inoculation de virus fixe. Le 8 décembre, troisième injection de 1 cc. de sang. Le lapin meurt rabique le 11 décembre. Donc, aucune action bien sensible.

2. — Deux chiens et deux lapins reçoivent sous la peau, le 10 janvier 1891, chacun 1 cc. de sang tiré de la jugulaire d'un chien réfractaire. Le jour suivant, nouvelle inoculation de 2 cc.; et immédiatement après un des lapins est trépané et reçoit sous les méninges du virus fixe. Le 12 janvier, inoculation à tous les animaux de 3 cc. de sang, et le deuxième lapin est aussitôt traité comme le premier. Le 3 janvier, inoculation à tous les animaux de 4 cc. de sang, et immédiatement après on inocule les chiens sous les méninges avec du virus fixe. Le 14 janvier, inoculation générale de 5 cc. de sang. Les lapins meurent tous deux rabiques le 19 janvier. L'un des chiens a succombé à la rage; l'autre a résisté.

L'injection de sang immunisé semble donc avoir pour le chien, sinon pour le lapin, des propriétés vaccinantes.

(*b*) Un chien reçoit, le 4 décembre, dans des plaies faites sur la conjonctive et à l'oreille, un mélange de 1 cc. de sang de chien réfractaire et d'émulsion de virus fixe. Le 5 décembre, nouvelle inoculation de 4 cc. du mélange autour des plaies. Le chien succombe à la rage le 27 décembre, c'est-à-dire après 23 jours, ce qui indique un retard dans la marche de la maladie.

(*c*) 1. — Le 3 janvier 1891, 4 chiens reçoivent, sous les méninges, du virus de la rage des rues. L'un d'eux est gardé comme témoin. Les trois autres reçoivent chacun sous la peau, aussitôt après la trépanation, 4 cc. du sang d'un chien réfractaire, et du 4 au 8 janvier, chaque jour une injection de la même quantité. Le chien témoin meurt le 27 janvier. Des trois autres, l'un a résisté, les autres succombent à la rage après 52 et 63 jours.

2. — Un lapin reçoit sous les méninges, le 7 janvier, du virus des rues, et immédiatement après, sous la peau, 1 cc. 5 de sang de chien réfractaire. Même injection de sang le lendemain et le surlendemain. Il meurt rabique après 6 jours, le 13 janvier.

3. — Un autre lapin subit successivement le 10 janvier l'inoculation virulente sous la dure-mère et l'injection de 2 cc. de sang de chien réfractaire. Le 10, inoculation de 3 cc. de sang; le 12, de 4 cc.; le 13, de 5 cc. Le lapin meurt après 7 jours.

4. — On inocule par trépanation du virus fixe, le 8 janvier, à un lapin, et le 9, à un autre lapin. Ces animaux reçoivent sous la peau, le 10 janvier, 4 cc. de sang; le 11, 3 cc.; le 12, 4 cc.; le 13, 5 cc., le 14, 6 cc. Ils meurent tous deux rabiques le 8e jour après l'injection.

Ainsi, le sang de chien réfractaire, inoculé aux lapins avant ou après injection avec le virus de la rage des rues, n'atténue pas sensiblement sa virulence.

Chez les chiens, au contraire, l'atténuation se fait et le sang prend des propriétés vaccinantes, car sur 7 chiens inoculés par trépanation avec le virus rabique des rues, et traités ensuite par le sang de chien réfractaire, 4 ont succombé avec un retard notable et 3 ont résisté.

Voyons maintenant ce que donne l'inoculation du mélange de sang et de virus fait à l'avance.

Deuxième série. — Si on inocule aux lapins ou aux chiens un mélange de sang de chien réfractaire avec une émulsion de virus fixe, immédiatement ou bien une heure après sa préparation, ces animaux succombent parfois à la rage. Si, au contraire, on laisse le sang plus longtemps en contact avec le virus, celui-ci perd peu à peu son activité. Ainsi deux lapins sont trépanés et inoculés avec un mélange à partie égale, fait depuis 6 heures, d'émulsion de virus fixe filtré et de sang de chien réfractaire. L'un résiste, l'autre meurt après 36 jours d'une maladie qui n'était pas la rage, car l'inoculation de son bulbe est restée sans résultat.

Le virus rabique semble donc détruit par son mélange avec le sang de chien réfractaire.

En répétant la même expérience en remplaçant le sang de chien immunisé par le sang du chien neuf, les animaux meurent de la rage sans aucun retard.

Toutes ces recherches confirmèrent donc de nouveau notre affirmation faite en 1888 et publiée en 1889, que *les liquides ou les cellules des animaux immunisés ou naturellement réfractaires contre la rage sont en état de transmettre l'immunité à d'autres animaux*. Cette loi est attribuée à tort à Behring, qui l'a prononcée beaucoup plus tard. Ces recherches nous donnent en outre un moyen de préparer des vaccins antirabiques tout à fait inoffensifs.

Nous avons essayé une première application de ce moyen au traitement de 26 malades, mordus terriblement à la tête par un loup enragé. On sait quelle mortalité élevée donnent les statistiques de M. Pasteur pour les morsures de ce genre. Partant de là, nous avons ajouté pour ces mordus, au traitement de M. Pasteur, le traitement suivant : 12 d'entre eux, et notamment les plus gravement mordus, ont reçu, 4 ou 6 fois, une injection de 10 grammes de sang d'homme ou de chien immunisés. Le résultat a été très encourageant, car pendant le traitement je n'ai eu qu'un cas de mort parmi les personnes que j'avais vaccinées avec ce sang. Une seule personne, gravement mordue par ce même animal, qui n'était pas venue à Bucarest pour se faire traiter, est morte de la rage.

Ces résultats nous ont encouragé à poursuivre nos tentatives dans la même direction.

Voici quelques *détails de mon procédé de vaccination par le sang et le sérum d'animaux immunisés* (1) :

1) En dehors du fait de la vaccination de l'animal dont nous voulons utiliser le sérum, d'autres conditions encore ont de l'influence sur la valeur de ce sérum.

2) L'une de ces conditions est la distance de la dernière inoculation vaccinale. A un moment donné, aprés l'inoculation, la force immunisante du sang atteint son maximum, après quoi elle commence à diminuer.

3) L'espèce des animaux a aussi sa part d'influence ; l'homme vacciné fournit un sérum très efficace ; la brebis un sérum peu efficace ; certaines races de chiens fournissent un sérum plus fort que certaines autres (Babes). Les prises successives de sang affaiblissent la force immunisante.

4) Dans nos expériences nous avons constaté, chez un âne, que, 20 jours après la dernière inoculation avec du virus fixe, le sérum mélangé avec ce virus fixe neutralise ce dernier, 1 partie de sérum neutralise 100 parties de virus fixe.

(1) Babes et Cerchez, Expér. sur l'att. du virus rabique. (*Ann. I. Past.*, 1891, t. V, p. 625.)

5) Quand on a extrait de trop grandes quantités de sang et à des intervales rapprochés, la valeur du sérum, qui était de 1 / 50, diminue tellement que des animaux (lapins) inoculés avec un mélange de 1 de sérum pour 50 de virus ont succombé après 7 jours avec des symptômes rabiques ; le mélange de 1 p. sérum, p. 30 de virus fixe a tué les lapins au bout de 14 jours.

6) Pour être sûrs de l'efficacité du sérum, il ne suffit pas seulement d'immuniser l'animal ; ce dernier doit encore résister à l'infection par la voie sous-durale. La quantité de virus injecté doit être grande et ce n'est que dans le cas où l'organisme surmonte cette quantité de virus que nous pouvons nous attendre à une augmentation des propriétés bactéricides et antitoxiques du sang.

7) Les animaux ne résistent cependant pas à des quantités trop grandes de virus ; il arrive un moment où ils tombent dans le marasme, ou leur puissance immunisante s'affaiblit. On a proposé d'éviter ces inconvénients en espaçant les inoculations sous-cutanées de virus et en nous guidant d'après la réaction fébrile. On a constaté que l'ascension thermique qui suit l'inoculation contribue à l'augmentation de la puissance immunisante (expériences faites avec Mironescu).

Voici quelques résultats de nos *recherches sur le virus rabique neutralisé* in vitro.

1) En démontrant en 1891 (*l. c.*) expérimentalement le fait que le virus fixe rabique, laissé en contact avec du sérum d'animaux immunisés, est modifié dans son action et bientôt détruit, j'ai prouvé en même temps que le sérum normal ne possède pas cette propriété.

2) Nous avons inoculé des lapins, par voie sous-durale, avec des mélanges de virus fixe, 15, 30, 60, 100 parties, avec 1 partie de sérum ; quelques animaux succombaient avec des symptômes rabiques, quelques-uns très tard, d'autres n'ont présenté aucun symptôme de rage.

Ce résultat incertain a été obtenu alors que le sérum n'était pas encore titré ; les insuccès s'expliquent soit par un intervalle trop long après la dernière inoculation (plus de 20 jours), ou bien par de trop fréquentes prises de grandes quantités de sang. Dans ces derniers cas, le sérum mélangé avec du virus fixe dans des proportions égales, inoculé aux lapins par voie sous-durale, donnait souvent la rage après un intervalle très court.

3) Cependant le mélange de virus fixe avec du sérum dans des proportions différentes nous permet d'essayer et de constater la valeur du sérum. J'ai recommandé d'établir d'abord quelle est la valeur du sérum vis-à-vis du virus fixe dilué. On a fait des dilutions de virus fixe de 1 / 250, 1 / 350, 1 / 450, 1 / 550, 1 / 600 et 1 / 700.

Le virus fixe dilué étant inoculé par voie sous-durale chez les lapins, ceux-ci mouraient au bout de 7 jours, quand le virus était dilué jusqu'à 550 ; à partir de 600, les animaux ont succombé au bout de 8-15 jours ; notre virus fixe possède donc toute sa virulence, jusqu'à la limite d'une dilution de 1 / 550.

En examinant dans la suite la valeur du sérum par rapport à cette limite, nous avons trouvé que le sérum d'une ânesse fortement immunisée, extrait 20 jours après la dernière inoculation, pouvait neutraliser 700 parties de virus fixe rabique à 1 pour 550.

4) Le sérum d'animal vacciné ne limite pas seulement son action sur le virus rabique *in vitro;* introduit dans l'organisme par voies différentes, soit en même temps, soit avant, soit après, il continue à agir.

Il résulte de nos expériences que, parmi les chiens qui ont été inoculés avec du sang ou du sérum d'animaux fortement immunisés et puis infectés par voie sous-durale avec du virus des rues, une partie ont résisté, une autre partie ont succombé avec de grands retards par rapport aux animaux de contrôle.

Nous avons de même inoculé, avec Mironescu, du sérum d'ânesse immunisée chez les lapins dans le péritoine et sous la peau; ensuite, nous les avons infectés par voie sous-durale avec du virus fixe; ils ont succombé avec des retards, par rapport aux animaux de contrôle. Il en ressort donc évidemment que le sang ou le sérum d'animal fortement immunisé possède une valeur prophylactique.

5) Nous avons décrit la fièvre qui apparaît quelques jours après l'infection, et à laquelle nous avons donné le nom de « fièvre prémonitoire », de même que la « fièvre terminale ».

Le sang et le sérum d'un animal immunisé a de l'influence sur l'apparition de la fièvre prémonitoire, qu'il fait continuer jusqu'à la mort de l'animal; de même, sous l'influence du même sérum, la fièvre apparaît longtemps avant les autres symptômes.

Toutefois, ce n'est que dans le cas où le sang ou le sérum ont eu une valeur considérable qu'ils peuvent avoir cette influence sur la fièvre.

Une autre série d'expériences envisage les *modalités de l'efficacité du sérum antirabique.*

a) Babes et Cerchez ont montré, en 1891, que les chiens inoculés par voie sous-durale avec du virus rabique et traités ensuite avec du sérum d'animaux vaccinés montrent un assez faible degré de résistance.

b) Les lapins, infectés sous la peau avec du virus fixe, dans le cas où ils reçoivent des injections ultérieures de sérum fort, succombent avec des retards par rapport aux animaux de contrôle.

c) Nous avons inoculé, par voie sous-durale, avec du virus des rues, des chiens auxquels nous avions inoculé préalablement du sérum antirabique; une partie de ces animaux ont succombé avec de grands retards par rapport aux animaux de contrôle; une autre partie ont résisté jusqu'au bout.

d) Babes et Talasescu ont obtenu même quelques cas de disparition passagère des paralysies chez les lapins inoculés sous la dure-mère avec du virus fixe et auxquels nous avions injecté de grandes doses de sérum fort au moment de l'apparition de ces paralysies. Tizzoni, Centanni prétendent avoir obtenu aussi la guérison après l'apparition des symptômes, en employant un sérum d'une grande efficacité.

e) On suppose que le traitement de Pasteur ne devient efficace qu'à partir du quatorzième jour après l'infection. Dans les cas de morsures graves, les symptômes de la maladie font leur apparition avant les 14 jours qui suivent le traitement. En tenant compte des résultats expérimentaux relatifs à la sérothérapie de la rage, il était donc nécessaire d'essayer, chez l'homme aussi, dans ces cas, le sérum antirabique conférant une immunité passive. Déjà à partir de 1890 on a commencé à appliquer dans notre institut ce traitement chez l'homme, et on a constaté que l'homme supporte 50 grammes de sang par jour en injections. Depuis lors les cas mortels survenus pendant le traitement ont diminué pour les morsures graves ; après le traitement on n'a plus observé de pareil cas.

f) Cependant je me suis posé la question si, en combinant la méthode de Pasteur avec la sérothérapie, on aboutirait à un effet moindre qu'en appliquant ces deux méthodes d'une manière isolée. J'avais fait dans ce sens une série d'expériences, dont j'avais communiqué le résultat en 1895 à l'Académie de médecine de Paris. Il résulte de ces expériences que, pour certaines maladies, parmi lesquelles la rage, les toxines contrebalancées par le sérum sont inefficaces ; c'est pourquoi nous avons conclu que le mélange de virus fixe et de sérum antirabique neutre n'a pas d'effet vaccinatoire ou thérapeutique. Voilà pourquoi nous administrons du sérum les jours où l'on ne fait pas d'injections de virus, ou nous employons un mélange dans lequel le virus est prépondérant ou mieux encore nous l'employons à la fin du traitement.

Ceux qui ont été sauvés à la suite de ce traitement par le sérum se trouvaient dans des conditions telles tant par l'espèce de l'animal mordeur que par l'extension, le siège et la multiplicité des lésions, qu'on n'avait aucun espoir de les sauver, en les traitant exclusivement par la méthode de Pasteur.

g) Le sérum employé au cours de nos expériences nous a été fourni par un chien et un âne ; ce dernier avait été vacciné pendant l'année 1895 à plusieurs reprises d'après la méthode pasteurienne et était arrivé à tolérer impunément des injections sous cutanées de 100, 150 et 200 cc. de virus fixe.

Le chien avait été vacciné avec du virus atténué par la chaleur. La valeur du sérum de l'ânesse était de 1/80 à 100 ; celle du chien de 1/60 à 80 environ.

h) Pour plus de facilité, nous portons dans un tableau synoptique les expériences que nous avons faites sur le lapin avec le mélange de sérum immunisé et virus fixe. Le mélange a été toujours introduit par trépanation.

Titrage du sérum antirabique

Nos	NOMBRE des animaux infectés par trépanation	VIRUS FIXE (1 : 550)	SÉRUM ANTI-RABIQUE	RÉSULTAT
I	5	1 partie	1 partie	4 résistent (l'un succombe à une autre maladie).
II	1	3 parties	1 »	Résiste.
III	2	5 »	1 »	»
IV	4	10 »	1 »	1 succombe à la rage, deux à une autre maladie. Le témoin meurt de rage.
V	4	15 »	1 »	Deux résistent, deux succombent à un autre maladie. Le témoin meurt de rage.
VI	2	20 »	1 »	Résiste.
VII	12	30 »	1 »	7 résistent, 2 succombent à la rage, l'un avec un retard de 10, l'autre de 14 jours, 3 succombent à une autre maladie. Les témoins meurent de la rage.
VIII	16	50 »	1 »	7 résistent, 6 succombent à une autre maladie, 2 succombent à la rage en même temps que le témoin, 1 succombe à la rage avec un retard de 17 jours. Les témoins meurent de la rage.
IX	4	100 »	1 »	2 résistent (2 morts d'une autre maladie). Témoin meurt enragé.
X	2	150 »	1 »	1 résiste, 1 gagne la rage avec un retard de 7 jours.

Nos	NOMBRE d'animaux employés	DEGRÉ de dilution du virus et quantité employée	QUANTITÉ DE SÉRUM ANTIRABIQUE	RÉSULTAT
I	2	Dilution $\frac{1}{250}$	0	† rage en 7 jours.
II	2	» $\frac{1}{350}$	0	† rage en 7 jours.
III	2	» $\frac{1}{450}$	0	† rage en 7 jours.
IV	2	» $\frac{1}{550}$	0	† rage en 7 jours.
V	2	» $\frac{1}{600}$	0	† rage en 11 et 13 jours.
VI	2	» $\frac{1}{700}$	0	† rage en 16 jours.
VII	2	» $\frac{1}{550}$ 50 parties	1 partie	1 † autre maladie, 1 résiste
VIII	2	» $\frac{1}{550}$ 100 »	1 »	Résistent.
IX	2	» $\frac{1}{550}$ 200 »	1 »	1 † autre maladie, 1 résiste
X	2	» $\frac{1}{550}$ 300 »	1 »	2 † » »
XI	2	» $\frac{1}{550}$ 400 »	1 »	1 † » » 1 résiste
XII	2	» $\frac{1}{550}$ 500 »	1 »	1 † » » 1 »
XIII	2	» $\frac{1}{550}$ 700 »	1 »	1 † rage (?) 1 rage

Tableau montrant nos essais pour trouver la meilleure façon pour administrer le sérum antirabique (*S. ar.*)

Nos	ANIMAUX expérimentés	MODE D'INFECTION	MODE DE VACCINATION	RÉSULTAT
I	2 lapins.	Virus fixe par trépanation.	1 sang, l'autre *S. ar.* le soir du même jour.	† † enragés après 8 jours.
II	4 lapins. A, B, C. D.	Virus de passage par trépanation le 15 janvier.	A et B 20 cc. *S. ar.* 16 janvier. *C.* et *D.* 20 cc. sérum immunisé le 17 janvier.	*A* † 21 janvier autre maladie; *B* † 27 janvier enragé; *C* et *D* † enragés le 26 et le 31 janvier. Témoin † rage.
III	1 chien.	Virus de passage (premier) par trépanation le 27 janvier.	50 cc. *S. ar.* en injection hypodermique le 29 janvier.	*Résiste.*
IV	2 chiens.	Virus de passage par trépanation le 14 février.	50 cc. S. *ar.* le 16 février.	1 † rage 27 février, 1 *résiste*, témoin † enragé.
V	2 chiens: A. B.	Virus des rues par trépanation de 26 février.	A 50 cc. *S. ar.* le 28 février. *B.* 50 cc. *S. ar.* le 28 février et 60 cc. le 18 mars.	A † rage le 15 mars en même temps que le témoin; *B résiste.*
VI	5 chiens. *A*, *B*, *C*, *D*, *E*.	Virus des rues par trépanation le 15 mars.	50 cc. *S. ar.* sous la peau: *A* et *B* le 14 mars; A et *C* le 15 mars; *D* le 21 mars; *E* le 27 mars.	*C* et *E* † rage le 3 avril, *D* † rage le 8 avril, *B* † rage le 11 avril; *A résiste.* Témoin † rage.
VII	2 chiens: *A* et *B*.	Virus fixe par trépanation.	A. 50 cc. S. *ar.* immédiatement après l'infection. B. 50 cc. le lendemain.	8 jours après l'infection succombent: *B* et le témoin rage; *A* deux jours plus tard rage.
VIII	2 chiens: *A* et *B*.	Virus fixe par des plaies pratiquées sur la face.	50 cc. *S. ar.*	† rage 2 témoins 14 et 17 jours après l'infection; *A* 9 jours plus tard. *B résiste*
IX	3 chiens: *A*, *B*, *C*.	Virus fixe par trépanation.	50 cc. *S. ar.*: *A* 2 jours après l'infection, *B* 3 jours après C 4 jours après.	††† rage paralytique en 9 jours.

Nos	ANIMAUX expérimentés	MODE D'INFECTION	MODE DE VACCINATION	RÉSULTAT
X	4 lapins : A, B, C, D.	Virus fixe en injection sous-cutanée.	20 cc. S. *ar.* : A et B trois jours après l'infection ; C sept jours après l'infection.	*B* † autre maladie en 7 jours ; *D* † rage en 10 jours ; *C* en 16 jours autre maladie. *A résiste.*
XI	2 chiens.	Mordus à la tête rasée par un chien enragé.	Sang *ar.* pendant 7 jours par 4 cc. par jour.	L'un succombe après un mois à une autre maladie ; l'autre a *survécu deux mois après la morsure.* Deux témoins mordus en même temps succombent à la rage en 16 et 25 jours.
XII	3 chiens : A, B, C.	Virus des rues par trépanation.	Par 4 cc. sang *ar.* sous la peau le lendemain et 5 jours après l'infection.	*A* et *B* † *rage 52 et 63 jours après l'infection. C. résiste.* Témoin † rage en 24 jours.
I	2 chiens A et B.	Virus fixe de 2 jours par trépanation le soir.	Le matin avant l'infection, 40 et 50 cc. sang immunisant (âne et chien) sous la peau.	*A* † rage en 18 jours, *B résiste.*
II	10 chiens Nos 1, 2, 3 4, 5, 6, 7, 8, 9, 10.	Virus des rues par trépanation.	Avant et après l'infection, pendant 6 jours successifs, des doses quotidiennes sous-cutanées de 5 cc. sérum immunisant (sérum d'âne) Nos 1, 2, 3, 4, 5, 6, sérum de chien Nos 7, 8, 9, 10.	Nos 1, 10, 3 et 7 † 2, 2, 3 et 4 jours après l'infection par le traumatisme opératoire ou par des maladies intercurrentes. No 2 † rage en 26 jours. *Nos 4, 5, 6, 8, et 9 résistent.* 5 témoins † rage furieuse en 17, 17, 18, 20 et 26 jours.
III	2 lapins : Nos 1 et 2.	Le huitième jour virus des rues sous la peau.	Avant l'infection, pendant 7 jours successifs des doses quotidiennes sous-cutanées de 4 c. sang *ar.* (chien).	† *50 et 62 jours* à la suite d'une autre maladie, car leur cerveau n'était pas virulent ; 2 témoins † rage en 18 et 21 jours.

Expériences destinées à montrer le pouvoir curatif du sérum.

I. — Deux chiens sont traités de la façon suivante :

1er et 2e jours de traitement — par 5 cc. sérum immunisé en injection hypodermique.

3e — — — injection de virus fixe dans la chambre antérieure après anesthésie cocaïnique préalable et immédiatement après l'injection hypodermique de 10 cc. sérum immunisant.

4e jour de traitement par 20 cc. sérum immunisant.
11e et 12e — — 10 et 15 cc. sérum immunisant.

Ont survécu 19 mois.

II. — Trois lapins, nos 1, 2, 3, reçoivent des injections sous-cutanées de 15 cc. sérum immunisant répétées les 9, 11 et 14 juillet, et puis ils sont infectés avec du virus fixe dans la chambre antérieure le 16 juillet.

N° 1 présente de la paralysie le 28 juillet.
— 2 — — — 30 —
— 3 — — — 5 août,

Dès l'apparition de la paralysie on commence le traitement par du sang immunisant avec le résultat suivant :

Nos	MODE DE TRAITEMENT	MODIFICATIONS PRODUITES ET RÉSULTAT
1	3 cc. sang immunisé dans la jugulaire dès l'apparition de la paralysie. Deux injections de sérum immunisant pratiquées à un intervalle de 2 et 5 heures après la première.	Disparition de la paralysie en 1 heure. 14 heures après la première injection curative réapparition de la paralysie et mort le lendemain, malgré une nouvelle injection.
2	3 cc. sang immunisant dans la jugulaire immédiatement après l'apparition de la paralysie. Quatre autres injections identiques intraveineuses et intra-péritonéales pendant 2 jours successives.	Disparition de la paralysie en 2 heures. Rien de particulier pendant ces deux jours. Réapparition de la paralysie et mort, malgré une sixième injection intra-veineuse.
3	3 cc. sang immunisant dans la jugulaire immédiatement après l'apparition de la paralysie.	Amélioration qui n'a duré que quelques heures et mort le même jour.

Les témoins ont succombé à la rage le 25 et le 26 juillet.

III. — 10 lapins sont infectés et traités *par le sérum antirabique précipité par l'alcool*, comme suit :

Nos 1, 2 et 3 par 0,30 gr. sérum immunisant précipité par l'alcool. virus fixe dans la chambre antérieure après 4 jours, 0,30 gr. sérum immunisé les 2e, 4e et 6e jours après l'infection. Succombent après 39, 46, 65 jours à des maladies intercurrentes ; leur moelle n'était pas virulente. Témoin † rage en 9 jours.

N° 4 — 0,25 gr. sérum immunisant précipité par l'alcool, virus fixe dans la chambre antérieure après 14 jours, 0,30 gr. sérum précipité le lendemain et deux jours après l'infection.

Après 21 jours, deux injections sous-cutanées de 7 et 5 cc. de sang immunisant (chien). Même dose le lendemain. † 2 mois après l'infection ; moelle non virulente.

N° 5 par 0,25 gr. sérum immunisé précipité par l'alcool. Virus fixe dans la chambre antérieure après 6 jours. 0,25 gr. sérum immunisé et précipité par l'alcool le lendemain et 6 jours après l'infection. † rage en 9 jours, trois jours plus tard que le témoin.

Nos 6, 7, 8 — Virus par trépanation. 0,35 gr. sérum immunisé précipité par l'alcool après 2 jours et des doses quotidiennes de 5 cc. sérum *ar.* (chien) pendant 19 jours. † plus tard, moelle non virulente.

No 9 — 7 jours après l'infection on commence le traitement par le sérum *ar.* à la dose de 5 — 15 cc. par injection et on continue, avec des intervalles, pendant 23 jours. Après ce laps de temps, infection sous-durale avec du virus fixe. † deux mois après la première infection ; moelle non virulente.

N° 10 — Même traitement que n° 9, seulement les doses de sérum ont été plus faibles. Résiste.

Sur 88 personnes gravement mordues par des loups nous en avons perdu 28 avant la combination de la méthode pasteurienne avec le traitement par le sérum *ar.*

Nous n'avons eu que 17 morts sur 102 mordus présentant des lésions de la même intensité, après l'emploi du sérum.

Depuis, nous employons le sérum toujours dans les cas les plus graves, surtout dans les morsures de loup enragé. Nous employons de préférence un sérum fort, plutôt de chien que d'âne. L'âne et le mouton nous ont donné un sérum assez efficace dans nos expériences, mais la puissance, l'efficacité pour l'homme semblent être inférieures à celles du sérum du chien et de l'homme.

Distribution de la substance immunisante dans l'organisme. — Après avoir établi le pouvoir immunisant du sang, je m'étais demandé si les autres organes ne renferment pas aussi des substances immunisantes.

Je me basais dans mes recherches sur le fait établi que le virus rabique se trouve localisé dans certains organes.

En dehors du système nerveux central et des glandes salivaires, les grands nerfs, le bulbe de l'œil, le pancréas, les capsules surrénales et rarement la rate contiennent aussi du virus rabique.

Profitant de la mort accidentelle, le 2 déc., du chien n° 5, qui avait fourni un sérum très fort, on fit avec les organes de cet animal les expériences suivantes (1) :

1° On fit une *émulsion de 3 gr. de cerveau* dans 12 gr. de bouillon. Celle-ci fut injectée à raison de 5 gr. sous la peau d'un lapin. Deux jours après, l'animal fut trépané et on lui injecta de

(1) Babes et Lepp, Recherches sur la vaccination antirabique. (*Annales de l'Institut Pasteur*, juillet 1889.) — Babes et Lepp, *Annales Institut Pasteur*, juillet 1889. — Babes-Pavlov, Cateva incercari de seroterapie, Bucarest, 1898, p. 30.

nouveau 5 gr. d'émulsion le 8 décembre. Le 14 du même mois, l'animal meurt avec des symptômes rabiques.

2° On injecte la même émulsion mêlée avec du virus fixe 1 : 10 à deux lapins, le 4 décembre.

Le lapin *a* reçu 1 gr. mélangé à 2 gr. de virus fixe.

Le lapin *b* 1 gr. mélangé à 1 gr. de virus fixe.

3° Nous avons injecté sous la dure-mère de 2 lapins du *liquide céphalo-rachidien* dans la proportion suivante :

Le lapin *a* reçoit 1 gr. de liquide mélangé à 2 gr. de virus fixe.

Le lapin *b* 1 gr. de liquide et 1 gr. de virus fixe.

Le lapin *b* meurt enragé le 10 décembre, tandis que le lapin *a* meurt dans le marasme le 21 décembre.

4° Injection, sous la dure-mère de lapin, *du sérum* provenant et recueilli après l'autopsie du chien. Le sérum fut mélangé avec des proportions différentes de virus fixe.

Le lapin *a* reçoit virus fixe 4 gr. + 1 gr. de sérum.
Le lapin *b* — — — 2 gr. + 1 gr. de sérum.
Le lapin *c* — — — 1 gr. + 1 gr. desérum.

Tous ces lapins meurent sans avoir présenté de symptômes rabiques : le lapin *a* le 29 décembre ; le lapin *b* le 28 décembre et le lapin *c* le 14 décembre. Le cerveau du lapin *c* fut injecté à un autre lapin, ce dernier resta indemne.

5° En injectant sous la dure-mère d'un lapin un mélange de 0,50 gr. de virus fixe et d'un gramme *d'urine* (le 5 décembre), l'animal mourut enragé le 12 décembre.

6° En injectant sous la dure-mère, après la trépanation, 2 lapins avec un mélange de *corps vitreux* et de virus fixe.

Le lapin *a* reçoit 2 gr. virus fixe + 1 gr. corps vitreux.
Le lapin *b* — 1 gr. virus fixe + 1 gr. corps vitreux.

Ces deux lapins meurent enragés le 12 décembre.

7° Injection sous la peau d'un lapin de 5 gr. de *sang* le 8 décembre. Le même lapin fut injecté sous la dure-mère le 9 décembre avec du virus fixe ; l'animal meurt enragé le 15 décembre.

8) Nous fîmes des émulsions analogues *à celles faites avec du cerveau*, avec *la rate, la glande salivaire ;* un mélange de ces émulsions et de virus fixe fut injecté sous la dure-mère de 4 lapins le 12 décembre.

Lapin *a*) : virus fixe 2 gr. + émulsion rate 1 gr.
Lapin *b*) : virus fixe 1 gr. + émulsion rate 1 gr.
Lapin *c*) : virus fixe 2 gr. + émulsion glande salivaire 1 gr.
Lapin *d*) : virus fixe 1 gr. + » » » 1 gr.

Tous ces lapins meurent enragés ; les lapins *a* et *d* le 18 décembre ; le lapin *b* le 20 décembre et le lapin *c* le 10 décembre.

Toutes ces expériences montrent que la localisation dans l'organisme de la substance antirabique est différente de celle du virus. Le pouvoir antirabique des organes que nous avons expérimentés est petit en comparaison avec celui du sérum. Ce pouvoir est plus important dans le liquide céphalo-rachidien.

Le même résultat fut obtenu par *Fermi* (1) pour le liquide céphalo-rachidien. Cet auteur ne connaissait pas mes recherches, antérieures aux siennes. Il trouve que le liquide céphalo-rachidien normal possède une action immunisante moindre que le liquide provenant d'animaux immunisés.

Quelques années plus tard, Tizzoni et Schwarz (1892) (2), puis Tizzoni et Centanni (1893-1895) (1) ont préparé, en se basant sur nos travaux, un sérum à la fois prophylactique et curatif. Ce sérum était obtenu chez le mouton par inoculation de dilutions de substance nerveuse virulente traitée avec le suc gastrique. D'après ces auteurs, un animal qui recevrait en dix jours dix injections de 22 grammes de matière nerveuse traitée par le suc gastrique donnerait un sérum capable de protéger le lapin à la dose d'une goutte et demie contre une inoculation intra-cranienne pratiquée 24 heures plus tard avec le virus des rues. On pourrait admettre que 1 cmc. de sérum suffit pour protéger 25 kilogr. de poids vif. Une quantité beaucoup plus considérable de sérum (10 cc. par kilog) serait nécessaire pour protéger le lapin contre le virus fixe. Il y a dans toutes ces affirmations une notable exagération, car ni mes propres recherches, ni celles de Remlinger et Marie n'ont pu confirmer cette prétendue efficacité pour le lapin.

Dans une récente publication, *Semple* (3) résume ses recherches sur le sérum antirabique. D'après lui, ce liquide possède toutes les propriétés que je lui avais trouvées en 1888. Il ajoute quelques faits nouveaux.

Le sérum du cheval immunisé possède des propriétés antirabiques prononcées, tandis que le sérum des chevaux neufs n'en a pas. Une autre confirmation du pouvoir du sérum antirabique est due à D. W. Poor et P. Friedmann (4). Après un traitement

(1) Fermi, Potere lissicida dell'iqu. cephalo-rachidiero di animali sani morbidi et immunitati (*Policlinico*, 1908.)

(2) Tizzoni et Schwartz, la Prophylaxie et la guérison de la Rage par le sang des animaux vaccinés. (*Annales de micrographie*, 1892. p. 169.) — Tizzoni et Centanni, Sur le mode de guérir, chez les animaux, la rage développée. (*Archives italiennes de Biologie*, 1893. p. 41.) — Tizzoni et Centanni, Siero antirabbico ad alto potere immunisante, applicabila all'nomo. (*Riforma medica*, 27 déc 1893.) — Tizzoni et Centanni, Modo di preparare il siero antirabbico. (*Atti della R. accad. di Bologna*, 10 février 1895.)

(3) Semple, Préparation and use of antirabic serum and on the rabic properties of the serum of patients, etc. (*The Lancet*, V. 64, 1908, n° 4423).

(4) W. Poor et P. Friedmann, Exp. on the product. of. antirab. Serum. (Coll. stud. from theses, labor. Depart. of Health, 1908, t. II, p. 60.)

antirabique prolongés le sérum des chevaux, des moutons, des lapins et des chiens présente un pouvoir rabicide prononcé. On inocule 36 cobayes sous la peau de la patte avec 1 cmc. de virus des rues; les animaux sont divisés en 6 lots. Dans le premier on administre 1/2 heure après l'infection 2 cmc. de sérum antirabique de cheval = 75 o/o survies. Dans un autre lot on administre le traitement de Pasteur = 25 o/o survies. Le quatrième lot reçoit seulement du sérum normal = 50 o/o survie, etc.

Les mélanges neutres virus-sérum ne confèrent pas des propriétés antirabiques.

Enfin récemment S. W. Cornwall et Kesava Pai (1) arrivent à des résultats analogues.

Borger (2) prépare un sérum antirabique en immunisant des chèvres par la méthode de Hoegyes et en continuant d'injecter chaque semaine 3 gr. de virus fixe. Le sérum titré avec une émulsion de virus fixe 1/100 est neutralisé par le sérum à la dilution de 1 : 5 et 1 : 1. Ces animaux traités avec du sérum et après injection cérébrale de 0, 2 cc. d'une émulsion de virus fixe à 1/15.000, deviennent réfractaires contre l'injection intra-cérébrale mortelle. Cet auteur arrive aux conclusions suivantes.

Les propriétés antirabiques peuvent être mises en évidence par le mélange du sérum avec le virus fixe. Le sérum antirabique peut être employé avantageusement en même temps que le traitement pasteurien dans les cas de lésions graves ou chez des personnes arrivées tard. Chez les premiers on pourrait l'injecter dans la plaie même.

Les substances antirabiques se trouvent également chez l'homme ayant subi un traitement antirabique ; elles manquent chez l'homme sain et non traité.

Chez les personnes en traitement antirabique, on pourrait juger l'époque à laquelle ces personnes possèdent un sérum suffisamment actif pour combattre l'infection produite par l'animal mordeur. Le sérum de l'homme atteint de rage possède au commencement de la maladie un certain pouvoir antirabique.

Grâce à cette série de recherches sur le sérum antirabique, sa valeur et les indications de son application ont été définitivement établies.

Ma decouverte du sérum antirabique faite en 1888, c'est-à-dire plusieurs années avant les recherches de Behring, représente le premier fait connu de sérothérapie contre une maladie bien défi-

(1) J.-W. CORNWALL et KESAVA-PAI. (*Bull. of the Pasteur Inst. of Southern India*, 1908.)
(2) BORGER, Antilys. serum ger. (*Tifdsch. o, nederl. Indie, XLIX*, *f.* 4, 1909.)

nie, naturelle, et la loi que j'avais établie en 1889 en ce qui concerne le sang des animaux immunisés est essentiellement la même que celle qui a été posée beaucoup plus tard par Behring et connue sous le nom de loi de Behring.

2. — NEUTRALISATION DU VIRUS RABIQUE PAR LE SÉRUM ANTIRABIQUE

En 1895, j'avais publié les premières recherches sur la vaccination par des toxines neutralisées par des sérums spécifiques (1). Dans ce travail j'avais établi que, tandis qu'on peut vacciner par un mélange exactement neutre de toxine diphtérique et de sérum anti-diphtérique, le mélange neutre de virus rabique et de sérum antirabique ne possède aucun effet vaccinant.

Voici ce que j'avais trouvé en ce qui concerne la rage :

6 chiens ont été traités par un mélange de virus rabique et de sérum antirabique. Nous possédions à ce moment 2 chiens dont 50 centigrammes de sérum paralysaient un gramme d'émulsion (1 : 10) de moelle provenant de lapins succombés à la rage de passage; or, en traitant des chiens avec du virus mêlé avec ce sérum dans la proportion de 2 : 1, on obtient un degré remarquable d'immunité.

Il est assez difficile d'obtenir toujours un sérum de cette valeur; il faut choisir parmi des dizaines de chiens fortement immunisés par de grandes quantités de virus fixe, pour en trouver quelques-uns dont le sérum dépasse la valeur de 1.

Déjà, en 1889, j'avais attiré l'attention sur le fait qu'en forçant l'immunisation de ces chiens on en perd souvent après l'injection de grandes doses de virus fixe (de 100 grammes par exemple) ou bien que les chiens deviennent cachectiques, et leur sang perd de sa valeur immunisante. Nous avons procédé de la manière suivante : 2 chiens reçurent pendant 6 jours sous la peau, chaque jour, des doses croissantes de 1 à 5 grammes de mélange neutre; 5 jours plus tard on trépane 2 de ces chiens avec le virus fixe et on répète ensuite les injections sous-cutanées de 5 grammes de mélange pendant 6 jours. 2 chiens ont reçu la même dose de virus fixe, mais sans être mélangé avec du sérum antirabique.

Malgré ce traitement, tous les 4 chiens gagnent la rage douze à dix-huit jours après la trépanation.

Chez 2 autres chiens, on répète, dans un intervalle de deux jours, le traitement de six jours et à 2 autres on donne 3 séries

(1) Babes, Sur la vaccination par des toxines latentes (contrebalancées par des antitoxines. (*Bull. de l'Acad. de méd.*, 18 août 1895.)

d'injections sous-cutanées, chacune de six jours, ensuite, on les inocule sous les méninges avec du virus de passage.

Les 2 chiens, chez lesquels on a fait 2 séries de traitement, présentent un retard insignifiant des symptômes rabiques.

Les 2 chiens chez lesquels on avait répété 3 fois le traitement ne résistent pas à l'inoculation sous-durale du virus fixe ou du virus des rues.

D'autre part, 1 chien qui a reçu en trente jours en doses croissantes la même quantité de virus fixe, mais sans être mélangé avec l'antitoxine, a résisté à l'infection intra-cranienne avec du virus fixe. Il en est de même d'un autre chien, qui avait reçu la même quantité de sérum immunisant que les chiens précédents, mais sans mélange avec du virus fixe.

Enfin deux chiens qui ont pris en trente jours la même quantité de virus et de sérum séparément pendant et à la fin du traitement ont résisté.

Le mélange rabique et antirabique se comporte d'une façon différente, en ce sens qu'il ne produit pas une vaccination appréciable, tandis que le traitement des chiens avec du virus seul, ou avec le sérum antirabique seul, est plus efficace. Déjà mes expériences antérieures avaient montré qu'on peut vacciner et traiter contre la rage par des injections alternantes de virus et de sérum.

Chez l'homme, nous avons prouvé déjà, en 1890, que le traitement antirabique de l'homme peut être fortifié avantageusement en combinant l'injection du virus avec un traitement, par du sang des chiens fortement immunisés.

Cependant, dans cette série d'expériences, ainsi que dans beaucoup d'autres faites sur l'homme et sur le chien, nous avons injecté séparément le virus rabique et le sang immunisant.

Il a fallu cette série d'expériences pour montrer que le mélange de deux substances efficaces est loin d'avoir le même effet pour prévenir et guérir la rage.

Nous avons obtenu de meilleurs résultats en terminant le traitement par le virus atténué par une forte dose de sérum. Dans ce cas, le sérum agit par sa qualité de conférer une immunité passive ou en augmentant la quantité des anticorps produits dans l'organisme des vaccinés.

Plus récemment le sérum anti-rabique a été l'objet de nouvelles recherches de la part de A. Marie (1), de Remlinger (2), de Schnü-

(1) A. Marie, Immunisation par des mélanges de virus rabique et de sérum antirabique. (*Soc. de Biologie*, 1902, p. 1364.) — De qq. propriétés du sérum antirabique. (*Ibid.*, 1904, p. 1020.) — Préservation du chien contre la rage par les mélanges de virus fixe et de sérum antirabiques. (*Ibid.*, 1905, p. 637.) — Recherches sur le sérum antirabique. (*Annales de l'Institut Pasteur*, janvier 1905.)

(2) P. Remlinger, Vaccination des moutons contre la rage à l'aide de mélange

rer (1). Mélangé à du virus fixe, il a été appliqué à la vaccination de l'homme et des animaux (séro-vaccination). Nous étudierons successivement l'obtention du sérum antirabique, ses propriétés, son titrage, son indication et son mode d'emploi.

On peut s'adresser à différents animaux. Je me suis adressé au chien et à l'âne; Schnürer aux chiens (certaines races fourniraient un sérum particulièrement actif). Le lapin a l'inconvénient de fournir une quantité de sérum trop peu considérable. L'immunisation du cheval est délicate. On emploie le plus souvent le mouton, plus facile à manier que le chien et susceptible de fournir une quantité de sérum bien suffisante, quoique peu actif.

Alors que chez le chien la vaccination serait commencée en inoculant à l'animal dans l'espace de quelques heures toute la série des moelles ou toute la série des dilutions destinées au traitement humain et en recommençant la même opération un certain nombre de fois chez le mouton, Marie et Remlinger ont recours tout d'abord à l'inoculation par voie jugulaire. Il faut avoir soin de n'injecter la première fois que 5 cent. cubes d'une émulsion très diluée, à peine lactescente et filtrée à travers une toile. A dix ou douze jours d'intervalle on inoculera ensuite 8 fois 10 cent. cubes d'une dilution graduellement plus concentrée. Après trois ou quatre inoculations intra-veineuses, l'immunisation est poursuivie par voie sous-cutanée. On commence par injecter 1/8 de cerveau de lapin émulsionné dans 50 cent. cubes d'eau, et en espaçant les inoculations d'une semaine environ, on arrive vite à injecter en une fois un cerveau entier émulsionné dans 400 cent. cubes d'eau. Les injections sont alors poursuivies à cette même dose, qu'il ne faut pas dépasser.

On attend pour pratiquer une injection que l'absorption de la précédente, quelquefois un peu lente à s'effectuer, soit complètement terminée. L'amaigrissement de l'animal indique également qu'il faut procéder avec ménagements. Une asepsie minutieuse est de rigueur au cours de la préparation de l'émulsion et de l'inoculation sous-cutanée. La moindre négligence est susceptible d'amener au point d'inoculation des indurations et des abcès qui contribuent pour leur part à l'affaiblissement du mouton. Lorsque celui-ci a reçu sous la peau 30 à 40 cerveaux, son sérum neutralise généralement un volume égal d'émulsion virulente centésimale. On peut alors l'utiliser et il n'y a plus qu'à entretenir l'animal en lui inoculant tous les dix jours un cerveau sous la peau. Les saignées sont faites chaque mois, dix jours au moins

virus-sérum. (*Soc. de Biologie*, 1904, p. 310.) — Contribution à l'étude du mélange de sérum antirabique et de virus fixe. (*Ibid.*, 1905, p. 658.) — Contribution à l'étude du sérum antirabique. (*Ibid*, 1907, p. 961.)

(1) Schnürer, Sur l'immunisation préventive des chiens contre la rage. (*Zeitschrift für Hygiene*, 27 juillet 1905, p. 46.)

après une inoculation. Chacune d'elles fournit environ 300 grammes de sang, soit de 150 à 200 cent. cubes de sérum. Souvent, il n'y a pas, ainsi que nous le verrons, avantage à obtenir un sérum plus actif que celui qui neutralise son volume d'émulsion à 1 pour 100. Comme nous l'avons vu, on peut obtenir un sérum incomparablement plus efficace, neutralisant jusqu'à quarante fois son volume d'émulsion virulente en forçant la dose de virus injectée chaque semaine et surtout en rapprochant les inoculations. Mais il faut savoir que l'énergie de ce sérum baisse de nouveau très rapidement dès que l'on vient à espacer et à diminuer les injections virulentes et que l'inoculation de ces fortes doses de substance nerveuse ne paraît pas inoffensive. Il est rare que les moutons soumis à ces injections résistent plusieurs années. Les doses inoculées sont-elles trop fortes, trop rapprochées, on voit les animaux maigrir et succomber brusquement, sans que l'on puisse attribuer une cause infectieuse à leur mort. Quelquefois aussi cette cachexie et cette mort subite s'observent malgré toutes les précautions prises. Il est donc prudent d'avoir toujours plusieurs moutons en cours d'immunisation.

Une fois obtenu, le sérum antirabique doit être titré. L'opération très simple se pratique à l'Institut de Paris de la façon suivante. On pèse à l'aide de la balance de précision un gramme du bulbe d'un lapin qui vient de succomber au virus rabique fixe et on l'émulsionne aseptiquement et le plus finement possible dans 100 grammes d'eau distillée stérilisée. Cette émulsion centésimale est filtrée à travers une toile ou une fine mousseline. Elle va servir à faire avec le sérum des mélanges en proportions variables. Six verres stérilisés reçoivent chacun un cent. cube de sérum à titrer. On ajoute à ce cent. cube 1/2, 1, 2, 3, 5, 10 cent. cubes de l'émulsion virulente centésimale. Chacun de ces six mélanges est inoculé à la même dose d'un quart de centimètre cube sous la dure-mère de 2 ou 3 lapins ou dans le cerveau de 2 ou 3 cobayes. Les animaux sont observés avec soin et on note ceux qui prennent la rage, parfois, avec des retards considérables, et ceux qui survivent. De là, il est facile de déduire le degré d'activité du sérum. Il était actif à 1 pour 3 dans l'exemple suivant emprunté au registre d'expériences de Remlinger :

Mélange	Animal inoculé	Résultat
1 cmc. sérum + 1/2 c. cube ém. de V. F. à 1/100	Lapin (voie sous-dure-mérienne 1/4 de cent. cube).	a survécu.
id.	id.	a survécu.
id.	id.	a survécu.
1 cmc. sérum + 1 c. cube ém. V. F. à 1/100	id.	a survécu.
id.	id.	a survécu.
id.	id.	a survécu.

Mélange	Animal inoculé	Résultat
1 cmc. sérum + 2 c. cubes ém. V. F à 1/100	Lapin (voie sous dure-mérienne, 1/4 de c. cube)	a survécu.
id.	id.	a survécu.
id.	id.	a survécu.
1 cmc. sérum + 3 c. cubes ém. V. F. à 1/100	id.	a survécu.
id.	id.	a survécu.
id.	id.	mort de rage au 25e j.
1 cmc. sérum + 5 c. cubes ém. V. F. à 1/100	id.	mort de rage au 17e j.
id.	id.	mort de rage au 15e j.
id.	id.	mort de rage au 14e j.
1 cmc. sérum + 10 c. cubes ém. V. F. à 1/100	id.	mort de rage au 15e j.
id.	id.	mort de rage au 12e j.
id.	id.	mort de rage au 11e j.

On peut obtenir des sérums beaucoup plus actifs. Moi-même, chez le chien et chez l'âne, Marie, Remlinger chez le mouton, nous avons obtenu des sérums antirabiques neutralisant jusqu'à quarante fois, exceptionnellement jusqu'à 100 fois, leur volume d'émulsion virulente centésimale. De même, chez le lapin et chez le cobaye, il est très facile d'obtenir un sérum neutralisant 5 et 10 fois son volume d'émulsion.

En ce qui concerne le titrage du sérum, je préfère la méthode pratiquée à l'Institut de Bucarest; elle a une base plus sûre, le sérum étant mêlé avec une émulsion qui est à la limite de sa pleine action.

Quelles sont les principales propriétés de ce sérum antirabique ?

1° Le sérum antirabique est rigoureusement spécifique. Nous avons déjà fait remarquer que le sérum des mammifères neufs, et les divers sérums thérapeutiques n'exercent aucune action rabicide. Mais on pourrait supposer que le sang d'un animal vacciné au moyen d'injections répétées de substance nerveuse rabique aurait acquis en même temps des propriétés névrotoxiques se traduisant *in vitro* par certaines modifications de la substance cérébrale, d'où un obstacle à l'action pathogène du microbe de la rage. Un sérum de mammifère traité par des injections de substance nerveuse normale ne pourrait-il pas aussi neutraliser le virus rabique? Nos recherches de même que les expériences de Marie permettent de répondre à cette question par la négative. D'une part le sérum d'un mouton traité par des émulsions abondantes de cerveau neuf de lapin n'exerce aucun pouvoir antirabique. D'autre part, l'étude comparative de l'effet produit sur le virus fixe par un sérum antirabique et par un sérum névrotoxique de cobaye traité par des injections de matière cérébrale de chiens sains montre que l'influence du sérum névrotoxique est absolument nulle.

L'action du sérum antirabique porte donc directement sur la substance virulente ; c'est la preuve de sa spécificité.

2° Lorsque le sang d'un mammifère est doué de propriétés antirabiques, ces propriétés commencent à s'exercer pour ainsi dire instantanément et à la température de la chambre (A. Marie). Il n'a jamais été observé que le séjour à l'étuve facilite la neutralisation du virus par le sérum.

On sait que la toxine et l'antitoxine tétaniques demandent un certain temps pour se neutraliser. Aussi lorsqu'on dose le sérum anti-tétanique est-on obligé de laisser en contact le mélange toxine et anti-toxine pendant une heure (Ehrlich), pendant deux heures (Vincent). Au contraire le mélange de toxine et d'antitoxine diphtérique se neutralise très rapidement, ce qui permet de faire les essais quelques instants après le titrage (L. Martin). Le sérum antirabique se comporte plutôt comme le sérum anti-diphtéritique.

3° Le sérum antirabique n'agit parfois que dans d'étroites limites (Marie, Remlinger). Un centimètre cube neutralisera par exemple deux cent. cubes d'une émulsion virulente centésimale et ne neutralisera pas 1/2 cent. cube de la même émulsion, toutes choses étant égales d'ailleurs. Témoin le tirage suivant (Remlinger):

Mélange.	Animal inoculé.	Résultat.
1 cmc. sérum + 1/2 c. cube V. F. à 1/100.	Lapin (voie sous-dure-mérienne, 1/4 de c. cube).	mort de rage au 15e j.
id.	id.	mort de rage au 15e j.
id.	id.	a survécu.
1 cmc. sérum + 1 c. cube V. F. à 1/100.	id.	a survécu.
id.	id.	a survécu.
id.	id.	a survécu.
1 cmc. sérum + 2 c. cubes V. F. à 1/100.	id.	a survécu.
id.	id.	mort de rage au 17e j.
id.	id.	a survécu.
1 cmc. sérum + 3 c. cubes V. F. à 1/100.	id.	mort de rage au 18e j.
id.	id.	mort de rage au 13e j.
id.	id.	mort de rage au 12e j.
1 cmc. sérum + 5 c. cubes V. F. à 1/100.	id.	mort de rage au 11e j.
id.	id.	mort de rage au 10e j.
id.	id.	id.
1 cmc. sérum + 10 c. cubes V. F. à 1/100.	id.	id.
id.	id.	id.
id.	id.	id.

Il y a là un phénomène difficile à saisir, mais qui est souvent observé avec les sérums antimicrobiens. MM. Lœffler et Abel avec le B. Coli et le sérum correspondant, R. Pfeiffer avec le sérum anticholérique, Leclainche et Morel dans leurs expériences sur le bacille de l'œdème malin ont signalé des faits analogues aux précédents. La même constatation a été faite récemment par C. Bruck avec un sérum polyvalent préparé contre la septicémie du porc. On sait en effet qu'un excès de sérum antitoxique paraît être sans importance dans les phénomènes de neutralisation d'une toxine, tandis qu'un sérum bactéricide ne semble souvent agir que dans des limites assez étroites. MM. Neisser et Wechsberg, pour chercher une explication de ces phénomènes, mélangeaient des quantités constantes de bactéries et de sérum neuf avec des doses variables de sérum d'animaux immunisés, chauffés à 56°. Dans ces conditions, ils constataient un développement microbien considérable, toutes les fois que ce liquide, contenant seulement le fixateur, se trouvait en quantité trop grande par rapport à la cytase du sérum neuf. Ces savants supposaient alors que l'excès de sensibilisatrice *non fixée* se combinait avec l'alexine, empêchant ainsi cette substance bactéricide d'exercer sur les microbes son action neutralisante.

L'expérience suivante de A. Marie semble démontrer cependant que le virus rabique peut *fixer* une dose trop forte de fixateur.

A. Marie remplace par un volume d'eau équivalent l'excès de sérum (2, 5 cmc.) introduit dans un mélange virus-sérum centrifugé et il l'inocule dans le cerveau ; l'animal prend la rage comme s'il avait reçu une quantité trop faible de sérum. Toutefois la fixation de la sensibilisatrice sur le virus fixe est peu stable. A. Marie prépare deux mélanges neutres (1 cmc. V. F. + 1 cmc. sérum). Le premier est inoculé à un lapin qui résiste ; le deuxième est centrifugé, puis lavé à trois reprises à l'eau physiologique, après quoi, on injecte le mélange ramené à son volume primitif ; l'animal prend la rage. Le sérum qui a servi est alors essayé sur une émulsion rabique, il a perdu son pouvoir neutralisant. Ainsi que le fait remarquer M. Marie, cette expérience montre que, pour instable qu'elle soit, la fixation sur le virus rabique de la substance spécifique du sérum est fonction du microbe de la rage et ne paraît pas dépendre des éléments nerveux au sein desquels s'est faite la culture, puisqu'une émulsion de cerveau neuf ne parvient pas à dépouiller le sérum de la substance immunisante qu'il contient.

4° Le sérum antirabique de Paris étant obtenu par l'inoculation au mouton de doses massives de substance nerveuse de lapin, on pouvait supposer *a priori* que ce sérum serait névrotoxique pour le lapin. Il n'en est rien (Marie, Remlinger). Ce dernier auteur possède un mouton qui n'a pas reçu sous la peau moins de 130 cerveaux de lapin. Son sérum inoculé sous la dure-mère du lapin à la dose d'un cent. cube ou dans le cerveau même à la dose d'un quart de cent. cube ne détermine jamais le moindre effet névrotoxique. De cette propriété négative, on peut rapprocher l'absence de phénomènes anaphylactiques signalée par Remlinger (1) au cours des injections sous-cutanées de sérum antirabique.

Des animaux variés (cobayes, lapins, chiens) ont reçu sous la peau successivement à un mois d'intervalle : 1° du sérum normal de cheval ou de mouton, du sérum anti-diphtérique ou antitétanique ; 2° 5 à 20 c. cubes d'un mélange à parties égales de sérum antirabique et d'émulsion centésimale de virus. Que les injections aient été faites dans l'ordre indiqué ou dans l'ordre inverse, il n'a jamais été rien observé au moment de la 2e inoculation.

Il importe toutefois d'ajouter que le désaccord qui existe entre le résultat négatif de ces expériences et certains travaux récents sur la « maladie du sérum » paraît due beaucoup moins à la nature des produits employés (virus rabique, sérum de mouton) qu'à l'exagération dont cette maladie du sérum a été l'objet.

La première inoculation de sérum antirabique ne détermine elle aussi que des accidents bénins et encore de façon très inconstante. Ceux-ci consistent le plus souvent en quelques plaques d'urticaire à l'endroit des piqûres ; il est rare que l'éruption se généralise et on n'a jamais noté d'autres accidents sériques.

5° A côté de ces avantages, le sérum antirabique a des inconvénients sur lesquels il est important d'attirer l'attention.

On est loin de l'avoir « en main » comme le sérum anti-diphtérique ou le sérum anti-tétanique. Son activité est loin d'être proportionnelle à la quantité de virus injectée sous la peau de l'animal producteur. Un mouton qui en deux années n'a pas reçu moins de 130 cerveaux de lapin fournit, toutes choses égales d'ailleurs, un sérum moins actif qu'un autre mouton qui en a reçu 81 (Remlinger). De même encore, il n'est pas rare d'observer chez un même animal des chutes brusques et tout à fait inexpliquées de l'activité du sérum.

Par exemple, un mouton a fourni à différentes reprises un sérum qui neutralisait 20 fois son volume d'émulsion virulente centésimale. Une nouvelle saignée est pratiquée dans des conditions identiques et on constate que ce sérum, pour lequel on était en droit d'escompter un pouvoir neutralisant d' $\frac{1}{20}$, est à peine capable de neutraliser son volume d'émulsion à 1/100, et il faut un temps très long pour ramener ce sérum à son activité primitive. Ces sautes brusques de l'activité du sérum (qu'on ne peut mieux comparer qu'aux fléchissements subits et inexpliqués du pouvoir

(1) P. Remlinger, Absence d'anaphylaxie au cours des injections sous-cutanées de virus rabique et de sérum antirabique. (*Soc. de Biologie*, 24 novembre 1906.) — Contribution à l'étude des phénomènes d'anaphylaxie. (*Soc. de Biologie*, 12 janvier 1907.)

agglutinant maintes fois notés chez les personnes atteintes de fièvre typhoïde ou chez les animaux en voie d'immunisation contre cette affection) sont fort désagréables dans la pratique. On ne connaît jamais même approximativement la force du sérum dont on dispose ; un dosage minutieux s'impose à chaque saignée, dosage qui exige plusieurs semaines à cause de la longueur de l'incubation de la rage. Les écarts susceptibles de se produire d'une saignée à l'autre paraissent trop considérables pour qu'on puisse espérer se mettre à l'abri des causes d'erreur en mélangeant le sérum de différents animaux.

Nous avons vu qu'*in vitro* l'activité du sérum antirabique pouvait être considérée comme comprise entre 1/1 et 1/40, un centimèbre cube de sérum pouvant neutraliser d'une à quarante fois son volume d'émulsion centésimale de virus fixe. Son activité *in vivo* est plus difficile à apprécier et l'opinion sur cette activité est loin d'être unanime. Un sérum d'une force exceptionnelle injecté au chien à la dose de 5-10 grammes plusieurs jours de suite peut préserver certains animaux contre l'injection intra-cranienne par trépanation. De même le sérum fort peut exceptionnellement prévenir l'apparition de la maladie même chez le lapin si l'animal a été traité avec de grandes quantités de sérum peu de temps après l'injection intra-méningienne. Il est vrai, Tizzoni et Centanni ont avancé qu'employé à hautes doses le sérum était efficace chez le lapin 7 jours après l'inoculation du virus des rues dans le nerf sciatique et pour ces auteurs l'évolution de la maladie pourrait être enrayée même après l'apparition des premiers symptômes. Moi-même je suis loin de reconnaître au sérum antirabique une pareille efficacité.

M. Marie, en particulier, est tombé dans l'autre extrémité; il soutient qu'il est incapable à lui seul de protéger un animal contre la rage et qu'il retarde simplement l'évolution de la maladie. On relève des divergences d'opinion analogues au sujet des voies d'introduction qu'il convient d'adopter pour le sérum antirabique. Tizzoni et Centanni avaient prétendu qu'une méthode très efficace consistait dans l'inoculation d'une très faible quantité de sérum dans le système nerveux central. Pour Remlinger, ce procédé est au contraire totalement inefficace. Les meilleures voies d'administration du sérum antirabique sont les voies sous-cutanée et intra-péritonéale. La voie intra-veineuse a fait l'objet de recherches spéciales de Römer (1).

Kraus et *Holobat* (2) n'ont pas obtenu de résultats positifs en inoculant le sérum d'une manière préventive dans les nerfs (sciatique), dans les méninges, dans la peau et dans la cornée. Nous

(1) Römer, *Microbiol. Vereinig.* Wien., 1909.
(2) Kraus et Holobat, *Zeitschr. f. Immunitatsforsch.* Org. III, 1906 p. 130.

supposons que cet échec est dû à la faiblesse du sérum employé. Ces auteurs ont cependant obtenu par l'injection intraoculaire de 0,1 sérum 1-2 heure après l'infection cornéale du virus, la résistance des lapins éprouvés; le même résultat est obtenu par l'injection préventive du sérum dans le bulbe oculaire.

L'injection intrabulbaire de sérum normal n'est pas capable d'immuniser contre une infection cornéenne préalable ou ultérieure.

Il résulte donc de ces recherches que le pouvoir immunisant du sérum antirabique est réel, mais qu'il est difficile d'immuniser des animaux uniquement par ce sérum. J'ai donc renoncé à employer le sérum seul dans le traitement antirabique de l'homme et je me suis borné à l'employer en même temps que le virus fixe atténué, dans le traitement des personnes mordues gravement par des loups enragés. En traitant la moitié plus gravement atteinte des mordus par cette méthode et l'autre moitié présentant des lésions moins graves par la méthode forte de Pasteur, je me suis convaincu de la supériorité de ce traitement mixte. Dans ce traitement, il faut cependant éviter de neutraliser le sérum par le virus, car j'ai démontré que le virus neutralisé par le sérum perd toute son activité immunisante.

3. — SÉROVACCINATION DE LA RAGE

Encouragé par mes recherches (1) sur les virus neutralisés de la diphtérie et de la rage et par les résultats remarquables obtenus par M. Beredka avec les microbes pesteux, cholériques, typhiques..., etc., sensibilisés par leurs sérums spécifiques, M. Marie a répété mes recherches en examinant de nouveau des mélanges de virus fixe et de sérum antirabique présentant un pouvoir immunisant. Les expériences ont porté tout d'abord sur des lapins et des cobayes et elles ont fourni le même résultat, à savoir que le sérum neutralisé est inefficace et qu'il faut un excès de virus pour que le mélange exerce une action immunisante. Toutes les fois que la quantité de la préparation injectée a été assez considérable (3-5 cent. cubes), les animaux ont présenté, après une seule inoculation une immunité antirabique qui s'est établie très rapidement.

Ils ont été mis en état de supporter l'épreuve sévère du virus fixe ou du virus des rues dans la chambre antérieure, le jour même aussi bien que le lendemain ou le surlendemain de l'injection vaccinante. Par contre, les animaux éprouvés par inoculation intracérébrale succombent tous ou presque tous. Ultérieurement,

(1) Babes, *Bull. de l'Acad. de médecine*, 1895.

les mélanges de virus et de sérum ont été appliqués à la vaccination du mouton et du chien. M. Remlinger a montré qu'à la dose de 60 cent. cubes le mélange de virus fixe et de sérum antirabique était encore capable de préserver le mouton 3 jours après l'injection intra-oculaire.

M. Marie a vu de même qu'il était possible, à l'aide d'une injection unique d'un mélange de virus et de sérum, d'immuniser pour plusieurs mois et même pour une année le chien contre l'action d'un virus des rues, mortel pour les animaux témoins, éprouvés aussi dans l'œil.

J'avais démontré, de même que Marie, qu'un des caractères les plus remarquables de cette séro-vaccination est la rapidité qu'elle met à s'établir. Tandis que dans la vaccination pasteurienne, on doit attendre une quinzaine de jours après une longue série d'injections avant d'éprouver la résistance des animaux, on voit l'inoculation d'un mélange de virus et de sérum conférer une immunité extrêmement rapide puisqu'elle préserve de la rage trois jours encore après une injection virulente aussi sévère que celle dans la chambre antérieure.

L'innocuité de la séro-vaccination est absolue lorsqu'on emploie des mélanges exactement neutralisés de virus et de sérum. Remlinger a pu injecter 150 cent. cubes d'un mélange neutre sous la peau de l'homme sans provoquer d'autre accident qu'un léger urticaire. Un lapin de 1600 grammes a pu recevoir en une fois 80 cent. cubes de virus-sérum; un lapin de 2400 grammes, 300 cent. cubes en 4 fois, sans le moindre inconvénient. Toutefois il ne faut pas oublier qu'un mélange exactement neutralisé de sérum-virus n'est pas capable d'immuniser contre la rage. Cette innocuité est plus problématique lorsque le mélange injecté renferme un excès de virus, circonstance fréquente, étant donnée l'étroitesse des limites dans lesquelles agit le plus souvent le sérum antirabique.

Cependant, d'après Marie, même les mélanges non neutres sont incapables de donner la rage, car s'ils sont nocifs en inoculation intra-cérébrale ou sous-dure-mérienne, ils sont par contre inoffensifs en injections sous-cutanées. Tel n'est pas l'avis de Remlinger qui a vu des lapins et même un chien prendre la rage à la suite d'une inoculation sous-cutanée d'un mélange renfermant un excès de virus. Cet auteur s'est ainsi trouvé amené à comparer le pouvoir immunisant du sérum antirabique employé seul et du mélange virus-sérum, soit exactement neutralisé, soit renfermant un excès de virus ou de sérum. Les résultats obtenus sont légèrement différents suivant que les expériences portent sur le chien ou sur le lapin. D'une façon générale, les résultats les meilleurs sont fournis par le mélange virus-sérum avec virus en excès. Le sérum seul, le mélange virus-sérum avec sérum en excès viennent ensuite et les résultats les plus mauvais ont été obtenus avec le mélange exactement neutralisé. Nous aurons l'occasion de revenir sur ces expériences, lorsque nous étudierons l'application du sérum antirabique à la vaccination soit de l'homme, soit des animaux.

Il nous suffira de faire remarquer quant à présent que nos préférences étaient chez l'homme pour l'emploi du virus précédé ou suivi de l'injection du sérum seul ; chez le chien, le chat, les herbivores pour l'emploi du virus-sérum avec excès de virus ; il s'ensuit que les sérums antirabiques destinés à l'usage humain et vétérinaire n'ont pas besoin d'avoir le même degré d'activité. Il y a intérêt à injecter à l'homme le sérum le plus actif possible, mais toujours suivi ou précédé du traitement de Pasteur, tandis qu'un sérum présentant un faible excès d'émulsion virulente centésimale suffit pour la vaccination des animaux. Nous verrons que Marie (1) emploie au commencement de la vaccination antirabique de l'homme un mélange de sérum avec un excès de virus atténués pendant 4-1 jours ou bien de virus non atténué par la dessiccation. Il suppose sans doute que par ce procédé la vaccination devient plus rapidement efficace et que le mélange virus-sérum empêche une action nocive du virus assez fort avec lequel on commence actuellement le traitement antirabique. Nous verrons plus loin que cette manière de voir ne résiste pas à une critique approfondie.

4. — FIXATION DE L'ALEXINE DANS LA RAGE

La méthode de Bordet-Gengou (2) *pour la fixation de l'alexine*, Komplementablenkung (Wassermann), est fondée sur le principe que le *complément* hémolytique peut être dévié ou fixé par un système : *antigene et anticorps*, lorsqu'on interpose ce système entre le complément et le système hémolytique; ce principe a été montré vrai pour la rage.

En effet du moment ou le virus, agissant comme antigène, produit dans le sang de l'animal des anticorps, il fallait que le virus mêlé avec le sérum sanguin de l'animal immunisé forme un système spécifique dont les éléments sensibilisés ou munis d'ambocepteurs possèdent une certaine affinité pour le complément; ajoutant au mélange un système hémolytique constitué par un sérum inactivé d'un animal préparé par les globules rouges d'une autre espèce mêlée avec les globules rouges de cette dernière espèce, les globules rouges restent intactes.

(1) MARIE, la Rage expérimentale, Paris, 1908.
(2) BORDET-GENGOU, *Annales Pasteur*, vol. 16, 1902 ; vol. 15, 1901.

Si au contraire le mélange de virus et de sérum antirabique ne constitue pas un système spécifique, ce mélange n'attirera pas le complément du sérum ajouté et si on ajoute à ce mélange un système hémolytique les globules rouges seront dissous. Les expériences de déviation de complément dans la rage ont été faites par Heller et Tomarkin (1) à l'institut de Kolle Berne; ces auteurs ont préparé un sérum immunisant contre la rage en injectant au lapin pendant 24 jours la série de Pasteur. Deux à trois semaines après la dernière injection ils mélangeaient le sérum de ces lapins avec le liquide obtenu par l'expression de cerveau de lapins succombés à la rage. Ce suc centrifugé ne renferme pas de complément; d'autre part, ce suc possède la propriété de fixer seul le complément, c'est-à-dire sans être mêlé avec du sérum. Ainsi si on mélange ce suc avec une quantité double de sérum hémolytique, des globules de mouton et du complément de cobaye, l'hémolyse n'a pas lieu ou elle reste incomplète. Le sérum antirabique est centrifugé conservé dans des petites éprouvettes fermées (2).

Ces auteurs ont employé aussi le sérum provenant de l'Institut Pasteur. Ce sérum neutralise *in vitro* les émulsions rabiques.

Après avoir été en contact prolongé avec le virus rabique, ce sérum perd ses qualités rabicides, ce qui prouve que les anticorps spécifiques du sérum ont été fixés par l'émulsion rabique.

Pour se faire une opinion sur ces expériences de fixation du complément il faut essayer les substances rabiques dans leur rapport avec d'autres sérum et d'autres antigènes.

Comme sérum hémolytique, ces auteurs ont employé le sérum de lapins préparés par l'injection du sang de mouton. Ils avaient essayé aussi le sérum de lapin-chèvre, avec des globules rouges de chèvre.

Comme complément, ils ont employé du sérum de lapin et de cobaye.

Les globules rouges doivent être lavés au moins deux fois avec du sérum physiologique, puis émulsionnés à 5 o/o dans le même liquide.

Le sérum hémolytique doit être employé à dose hémolytique double.

En travaillant avec toutes ces précautions, ces auteurs n'ont pas trouvé de fixation du complément.

A

I

Sérum antirabique + Suc exprimé du cerveau (Virus des rues).

(1) HELLER-BERTARELLI. (*Centralbl. f. Bakt.* Abt. 1, t. 36, an. 1903.)
(2) HELLER, *Schutzimpfung gegen Lyssa* Iena, Ernst Fischer, 1906.

Sérum antirabique de Berne.	Résultat
0,5	Pas d'hémolyse
0,3	—
0,1	—
0,05	Très faible hémolyse.
0,03	—
0,01	Hémolyse bien apparente.

II

Expérience identique à la précédente, mais avec du virus fixe.

Sérum antirabique de Berne.	Résultat
0,5	Pas d'hémolyse.
0,3	—
0,1	—
0,05	Hémolyse faible.
0,03	Hémolyse visible.
0,01	Hémolyse intense.

III

Au lieu de virus fixe : Suc de pression de cerveaux normaux du lapin.

Sérum normal.	Résultat
0,5	Pas d'hémolyse.
0,3	—
0,1	—
0,05	Hémolyse visible
0,03	—
0,01	—

IV

Expérience identique à l'expérience III, mais avec emploi de sérum de lapin normal.

Sérum normal.	Résultat
0,5	Pas d'hémolyse.
0,3	Hémolyse forte.
0,1	—
0,05	—
0,03	—
0,01	—

V

Expérience identique à l'expérience IV, mais on emploie du suc de pression de virus des rues.

Sérum normal.	Résultat
0,5	Faibles signes d'hémolyse.
0,3	Hémolyse visible.
0,1	—
0,05	—
0,03	—
0,01	—

VI

Expérience identique à l'expérience IV, mais on emploie du suc de pression de virus fixe.

Sérum normal.	Résultat.
—	—
0,5	Hémolyse apparente.
0,3	—
0,1	—
0,05	—
0,03	—
0,01	—

B

Même expérience que A, seulement on emploie 0,4 cmc. suc de pression pour un tube. Même expérience que I-IV, mais avec 0,4 de suc de pression.

VII — XII

Le résultat n'est pas modifié, mais l'hémolyse est un peu plus forte.

XIII — XVIII

Même expérience que I-III et VII-X, mais on emploie du sérum antirabique de Paris (Dr Marie).
Mêmes résultats que les précédents.

XIX

Epreuve de contrôle pour les subtances de I-XVIII et leurs combinaisons.
En employant 0,5 cmc. liquide de contrôle.
1. Sérum antirabique de Berne + 1 cmc. sang, pas d'hémolyse.
2. Sérum antirabique (Berne) + 1 cmc. sang + Hémolysine, pas d'hémolyse.
3. Sérum antirabique (Berne) + Sang + Complément, signes faibles d'hémolyse.
4. Sérum antirabique (Berne) + Sang + Compléments hémolysine, hémolyse complète.
5-8. Sérum antirabique de Paris comme 1-4.
Résultats comme à 1-4.
9 12. Sérum normal. Le reste comme 1-4.
Résultats identiques à 1-4.
13-16. Suc de pression (virus fixe). Le reste comme 1-4.
Résultats identiques à 1-3.
17-20. Suc de pression (virus des rues). Le reste comme 1-4.
Résultats identiques à 13-16.
21-24. Suc de pression (cerveau normal). Le reste comme à 1-4.
Résultats identiques à 13-16.
25. Sang + Complément, pas d'hémolyse.
26. Sang seul; pas d'hémolyse.
27. Sang + hémolysine ; pas d'hémolyse.
28. Sang + hémolysine + Complément; hémolyse complète.

Différents auteurs ont répété ces expériences, ils insistent sur l'utilité de ramener tous les tubes au même volume avec de l'eau physiologique après mélange, les tubes sont tenus pendant 1 heure à 30°.

Si la réaction ne se produit pas, on les tient de nouveau pendant 1 heure à 30°.

Enfin on les porte 12 h. encore à la glacière. Les auteurs n'ont pas observé de déviation radicale par le système rabique. Dans quelques séries on peut observer un certain retard dans l'hémolyse, retard qui est fonction de la quantité des systèmes rabiques. Ce retard n'a cependant aucune valeur, puisque le même retard s'observe avec des cerveaux non rabiques.

Marie est arrivé au même résultat et observe une faible déviation du complément aussi bien avec des cerveaux rabiques, qu'avec des cerveaux frais.

Les expériences de Ciuca et Baroni (1) faites à peu près de la même façon n'ont pas donné de résultats positifs.

Il semble résulter de ces essais que la déviation du complément observée parfois n'est pas spécifique pour le cerveau rabique ,mais pour la substance nerveuse.

Le sérum normal ne produit jamais, ni avec la substance nerveuse normale, ni avec la substance rabique, aucune déviation. Il faut donc, pour avoir dans la rage une déviation, employer du sérum antirabique.

Ce fait ne prouve pas que le cerveau rabique soit spécifique.

En effet le sérum antirabique est préparé par des injections de substances nerveuses. C'est cette substance normale qui donne au sérum antirabique une certaine action de spécificité pour la substance nerveuse. Peut-être cette action cache-t-elle une réaction spécifique antirabique.Il faut cependant conclure que la réaction de fixation n'est pas assez sensible pour déceler d'une façon certaine les anticorps rabiques.

Tandis que la réaction ne réussit pas en employant la substance nerveuse comme antigène, on obtient une réaction bien spécifique en employant à la place de la substance nerveuse un extrait des glandes salivaires rabiques. Ainsi 0,1 de notre sérum antirabique avec du suc de la glande sous-maxillaire de 3 chiens morts de rage des rues a empêché l'hémolyse, tandis que ni la même quantité éprouvée avec le suc de glande normale, ni le sérum normal ne produisent de déviation du complément. Les recherches de Redrigailoff et Saffchenko (2) arrivent au même résultat. On pourra utiliser ces méthodes dans le diagnostic des chiens mordeurs ainsi que dans les cas douteux de la rage de l'homme.

(1) Ciuca-Baroni, *Bull. de Soc. de Biologie*, 1909.

(2) Redrigailoff et Saffchenko, Komplementbindungs Methode für die Dign. d. Tolwut, (*Ztsch. f. Immunf.*, I. Org., 1910, p. 353.)

CHAPITRE XXX

LA MÉTHODE ROUMAINE DANS LE TRAITEMENT DE LA RAGE

1. *Insuffisance des anciennes méthodes. Les bases de la méthode Roumaine.* En quoi consiste la méthode Roumaine. Passage du virus par le cobaye. Atténuation du virus, par le chauffage. — 2. *Sérothérapie dans la méthode Roumaine.* Combinaison du traitement Pasteur avec la sérothérapie. Appréciation de la valeur du sérum. Faut-il abandonner la méthode de Pasteur pour d'autres traitements ? Virus et toxines rabiques neutralisés par le sérum antirabique. Mode d'emploi du sérum. — 3. *Méthode de chauffage.* Recherches personnelles. Première application de la série chauffée au traitement de l'homme en 1893. Moelles chauffées à 80°. Recherches ultérieures de Puscariu. Méthode de traitement uniquement par le virus chauffé, préconisée par Puscariu. Ma méthode mixte. Traitement des formes à courte incubation. — 4. *Etapes de perfectionnement de la méthode Roumaine.* Expériences sur les personnes gravement mordues par des loups enragés. Les six périodes. — 5. *Méthode Roumaine dans les morsures de chiens.* Statistique. Statistique comparative. — 6. *Méthode employée actuellement à Paris.*

I. — INSUFFISANCE DES ANCIENNES MÉTHODES. BASES DE LA METHODE ROUMAINE

Depuis l'introduction du traitement antirabique en Roumanie, j'ai modifié sans cesse la méthode pasteurienne ; je ne pouvais, en effet, me contenter des résultats qu'elle fournissait. Elle se montre insuffisante contre les terribles morsures du loup enragé. Même à la suite de graves morsures de chiens, elle donne lieu à un certain nombre d'insuccès.

Ces insuccès de la méthode classique sont dus d'abord à sa faiblesse, mais surtout à ce qu'elle ne tient pas compte du fait que dans la substance vaccinante existent au moins 4 ou 5 éléments actifs, à savoir : 1° le virus, 2° les toxines, 3° les substances vaccinantes, 4° la substance nerveuse et surtout des liquides filtrables renfermés dans la substance nerveuse, 5° le sérum.

J'ai donc repris l'étude de la base expérimentale du traitement antirabique en établissant les faits suivants : 1° la série ordinaire des moelles atténuées par dessiccation n'est pas suffisante pour garantir les animaux et les hommes infectés d'une manière grave ;

2° on peut arriver rapidement aux moelles virulentes au moyen d'une préparation rapide pendant 1-2 jours par une série de moelles atténuées ; 3° plus le virus est fixé plus il est frais et fort ; plus il est employé à grandes doses, plus il renferme de substances vaccinantes et plus il est efficace ; 4° la série des virus chauffés confère une immunité plus solide que la série de Pasteur (1) ; 5° la moelle rabique renferme des toxines et il existe un rapport entre la quantité des toxines et celle des substances vaccinantes (1888-89) ; 6° le sérum des animaux fortement immunisés contre la rage peut conférer une immunité passive (1889) ; il neutralise *in vitro* le virus rabique ; 7° la substance nerveuse normale et surtout son filtrat renferme des substances immunisantes contre la rage.

J'ai donc modifié le traitement antirabique, me basant sur ces faits.

Les modifications que j'ai apportées au traitement ont toujours été fondées sur de très nombreuses expériences de laboratoire, et vérifiées par un matériel statistique abondant : nous avons comparé nos résultats non seulement avec nos statistiques antérieures, mais aussi avec celles des institutions similaires de l'étranger.

Nous pouvons appeler « méthode roumaine » la méthode du traitement antirabique mettant en profit le résultat de ces recherches et qui est pratiquée dans ces derniers temps à l'Institut bactériologique de Bucarest et en partie à l'Institut antirabique de Jassy.

Notre méthode diffère tellement de celle qu'on avait employée auparavant à Paris et dans les autres instituts antirabiques qu'il n'est plus permis de la confondre.

Le principe de notre traitement est le suivant : 1° nous nous servons d'un virus fixe fortifié encore par le passage par le cobaye. Nous employons pour des morsures graves de fortes doses de virus peu ou non atténué après une rapide préparation de l'organisme par des virus atténués ; 2° nous employons le sang des animaux fortement immunisés contre la rage, en nous basant sur la découverte faite chez nous, que les sucs organiques des animaux immunisés contre une maladie infectieuse ont le pouvoir de préserver et guérir cette maladie ; 3° nous employons des substances rabiques atténuées ou même tuées par la chaleur.

Au moyen du passage du virus des rues sur le cobaye, nous arrivons beaucoup plus rapidement à obtenir le virus fixe (et notamment à un virus fixe plus stable et plus puissant) que celui qu'on obtient par le passage du lapin au lapin. Ces animaux sont en effet moins sensibles à la rage que le cobaye ; au moyen du passage périodique sur cobaye, nous pouvons toujours renforcer et purifier notre virus fixe.

J'ai constaté que quelques passages du virus des rues sur cobaye suffisent pour donner un virus qui, inoculé au lapin, se comporte exactement comme le virus de passage de Pasteur. En passant ce virus alternativement sur cobaye et sur lapin, il acquiert une force et une fixité très grandes, plus grandes que par le simple passage de lapin à lapin.

De plus, quand le virus manifeste une tendance à la dégénérescence (prolongation d'incubation, irrégularités de durée de la maladie), il suffit de le faire passer par le cobaye pour lui rendre toute sa fixité. S'il s'établit quelque association microbienne dans le système nerveux des lapins de passage, il suffit de faire passer le virus par le cobaye pour le purifier. Il n'est pas douteux que l'efficacité de notre méthode est due en partie à cette pratique, en assurant la fixité et la pureté du virus.

Par le chauffage du virus à diverses températures, on peut obtenir une série plus régulière d'atténuations et conférant une immunité plus solide que par la dessiccation d'après le procédé Pasteur. Nous reviendrons plus loin sur ce procédé.

En chauffant le virus fixe jusqu'à la limite de sa virulence, nous pouvons obtenir des substances vaccinantes actives ; même en tuant le virus par la chaleur, l'émulsion chauffée conserve encore une certaine action vaccinante, mais à haute dose elle exerce aussi une action toxique particulière, en produisant dans des cas rares de la paralysie ou un certain état de marasme ; j'ai dénommé *toxine rabique* la substance en cause.

On peut cependant éviter l'action toxique en préparant l'organisme par l'injection des doses croissantes de virus chauffé.

2. — SÉROTHÉRAPIE DANS LA MÉTHODE ROUMAINE

Nous avons établi tout d'abord que les chiens vaccinés avec de grandes quantités de virus rabique possèdent un sang capable de préserver les chiens contre l'infection intra-cranienne par trépanation avec du virus des rues et même avec du virus fixe ; cependant, comme on ne dispose que rarement d'un sérum tellement fort et comme le titre du sérum n'est pas assez stable, un tel résultat est exceptionnel et n'a été obtenu que par peu d'expérimentateurs. On ne peut donc employer la sérothérapie comme seul moyen d'immunisation. De plus, comme le sérum confère une immunité passive passagère, et comme on ne connaît pas d'avance l'époque à laquelle la rage éclatera, le traitement de l'homme uniquement par le sérum n'est pas justifié. Au contraire, son emploi combiné avec celui de la série des moelles séchées ou chauffées est tout à fait indiqué.

Nous avons constaté ensuite que les hommes mordus terriblement à la tête par des loups enragés, et qui fatalement étaient destinés à succomber, supportaient sans inconvénient chaque jour des injections de 50 grammes de sang de chien immunisé. Après nous être convaincus que rien ne s'opposait à l'application de cette méthode à l'homme, nous avons commencé en 1890 ce traitement sur des individus mordus par des loups enragés. J'ai publié dans « les Annales de l'Institut Pasteur » de 1891 les résultats de ce traitement, combiné avec le traitement de Pasteur. On sait que ce dernier mode de traitement n'avait pas donné jusqu'alors des résultats encourageants dans les cas de morsures aussi graves. Plusieurs sujets, ainsi que des animaux mordus par un même loup et qui n'avaient pas été soumis au traitement, sont tous morts de rage. Sur 12 mordus et traités seulement par la méthode de Pasteur, 4 sont morts à la fin du traitement; tandis que sur les 12 (les plus gravement mordus) traités par la même méthode, combinée avec des injections de sang d'animaux immunisés contre la rage, on n'a eu aucun cas de mort à déplorer.

Des chiens traités de la même manière nous ont donné aussi de bons résultats.

Combinaison du traitement de Pasteur avec la sérothérapie. — A partir de ce moment j'ai continué le même traitement avec du sang de chien chez l'homme, surtout dans les cas de morsures graves, dans lesquels le traitement de Pasteur, qui ne devient efficace qu'environ 14 jours après l'injection, n'aurait pu prévenir la maladie, qui le plus souvent se déclare avant 14 jours. Dans ces cas, j'ai donné, dans les intervalles qui séparent les séries de traitement, des quantités de sang de chien immunisé variant de 10 à 50 grammes. J'ai immunisé des ânes, des brebis et des chiens contre la rage par des injections de virus rabique à doses massives. Ces animaux ont acquis en partie une grande résistance contre la maladie et leur sang est devenu assez efficace. Comparant de nouveau avec M. Mironescu l'effet thérapeutique du sang avec celui du sérum sanguin, nous avons trouvé que le sérum est à peu près deux fois plus efficace; j'ai remplacé alors le sang par le sérum.

Appréciation de la valeur du sérum antirabique. — Pour mesurer la valeur thérapeutique du sang j'ai employé la méthode suivante publiée dans les « Annales de l'Institut Pasteur » de 1893 ; j'ai mélangé une certaine quantité de sang, ou mieux de sérum d'animaux immunisés avec la même quantité, ou des quantités variables, d'une émulsion de virus fixe (dilués jusque à la limite de leur pleine action); j'ai injecté ensuite le mélange sous les méninges de lapins. J'ai constaté que le sang de quelques animaux possède 1 à 2 unités immunisantes tandis que le sang d'autres lapins ne possède que 1/2 ou 1/4 d'unité. Dans les derniers temps, M. Mironescu a pu augmenter la valeur immunisante du sang des animaux immunisés jusqu'à 50 unités. Le sérum d'autres animaux immunisés a une valeur plus petite, de sorte qu'il fallait 2 ou 4 parties de sérum pour paralyser une partie de virus fixe. Mais nous possédions un chien dont le sang avait une, valeur de plus de 60 unités ; une seule injection de 50 gr., administrée immédiatement après la trépanation avec le virus des rues garantissait contre la rage plus de la moitié des animaux. J'ai choisi alors, parmi les nombreux animaux immunisés que nous possédons, ceux dont le sang avait la plus grande valeur immunisante, et je me suis servi de leur sérum comme agent thérapeutique.

Ce sérum a pu prévenir dans quelques cas, même chez les animaux les plus sensibles, comme le lapin, l'apparition de la maladie.

La variabilité dans le pouvoir des différents sérums dépend, d'après nos recherches, en partie de l'espèce animale. Ainsi j'ai trouvé que l'homme immunisé possède un sérum très efficace tandis que la brebis ne donne pas ordinairement un sérum d'une grande valeur. Quelques races de chiens paraissent donner un sérum meilleur que les autres. Les chiens qui ont été immunisés depuis de longues années, même s'ils n'ont pas été immunisés et trépanés récemment, donnent un sérum très efficace ; 2 ou 3 séries de vaccinations pasteuriennes peuvent donner, 14 jours après la dernière injection, un bon sérum. La condition nécessaire est que ces animaux aient supporté l'injection de virus fixe par trépanation.

Une difficulté dans l'application du sérum consiste dans la variation de son titre sans cause apparente chez le même animal, de même que la longue durée de son titrage.

Faut-il abandonner le traitement de Pasteur pour le remplacer par un autre traitement? — Considérant que la méthode de Pasteur nous donne de bons résultats dans le traitement de la rage, je ne me croyais pas autorisé à l'abandonner pour accepter une autre méthode, non encore expérimentée d'une façon certaine chez l'homme ; d'autre part, il fallait constater si la combinaison de la méthode de Pasteur avec la sérothérapie n'aurait pas donné des résultats plus mauvais que l'une ou l'autre de ces méthodes appliquées isolément. Cette question était d'autant plus justifiée qu'en effet un mélange neutre de sérum et de virus fixe devient inoffensif.

Virus et toxines rabiques neutralisés par le sérum antirabique. — J'ai fait une série d'expériences pour trouver si les animaux peuvent être vaccinés avec des toxines neutralisées par l'addition de sérum. J'ai communiqué le résultat de ces expériences en 1895 à l'Académie de médecine de Paris. Il en résulte que, pour certaines maladies, comme par exemple la diphtérie, les toxines neutralisées ont un pouvoir vaccinant et thérapeutique remarquable, tandis que pour la rage le virus neutralisé ne possède aucun pouvoir vaccinant. Il fallait en conclure que, pour l'homme aussi, un mélange de virus fixe et de sérum antirabique ne devait avoir ni d'effet vaccinant ni d'effet thérapeutique.

Mode d'emploi du Sérum. — J'ai alors établi que, dans le traitement antirabique, le sérum doit être employé seulement les jours où les malades traités ne recevront pas d'injections de virus rabique, surtout au début ou à la fin de la cure. Nous nous sommes fondés sur une expérience faite sur les chevaux destinés à la sérothérapie diphtérique. Nous avons remarqué que si l'on injecte aux chevaux une grande quantité de sérum antidiphtérique avant de commencer les injections de toxine, on arrive vite à un haut degré d'immunité et on peut même commencer l'immunisation avec des doses de toxines qui auraient été mortelles pour les chevaux. De même, si on commence le traitement antirabique par le sérum, on peut continuer avec une quantité plus grande et plus efficace de virus.

L'emploi du sérum à la fin du traitement est basé sur le fait qu'il s'agit d'une immunisation passive, passagère. Il faut de plus que la distance entre la première et la dernière dose de sérum ne dépasse pas 10 jours afin d'éviter des accidents anaphylactiques.

Le sérum antirabique est employé chez nous dans les cas très graves, surtout dans les morsures de loup. Car pour les morsures faites par les chiens et les personnes qui commencent le traitement immédiatement nous n'avons presque jamais d'insuccès ; je ne me croyais donc pas autorisé à changer en rien notre traitement antirabique, qui consiste dans l'injection de quelques séries répétées de virus atténué par dessiccation ou par la chaleur suivies par des injections de virus non atténués.

Il n'en est pas de même quand il s'agit de personnes gravement mordues ou venues très tard au traitement. La méthode de Pasteur, ainsi que nous venons de le dire, est incapable de guérir les personnes chez lesquelles la maladie se manifeste avant la fin du traitement, c'est-à-dire 16 à 28 jours après la morsure. Pour sauver sûrement ces personnes, il faudrait commencer soit avec un vaccin énergique et en employant de grandes quantités de vaccin, soit avec du sérum d'une grande valeur qui agit immédiatement et non pas après 14 jours, comme le vaccin de Pasteur (virus desséché). Malheureusement, notre sérum n'a pas une assez grande valeur immunisante ; toutefois une forte dose de sérum administrée après la fin du traitement augmentera immédiatement la quantité des anticorps circulant dans le sang des mordus.

3. — MÉTHODE DE CHAUFFAGE

Recherches personnelles. — Nous donnons ici quelques détails sur cette méthode mentionnée plus haut et qui m'a donné, en 1887, de très bons résultats. Après avoir constaté que le virus rabique reste actif après un chauffage rapide jusqu'à 61°-69° tandis qu'une émulsion virulente (4 gr.) est détruite si on la chauffe pendant 4 minutes à 62 degrés ou pendant une heure à 58 degrés, j'ai procédé comme il suit, pour obtenir une série régulière d'émulsions de plus en plus fortes : 2 grammes de moelle sont bien émulsionnés dans 4 grammes d'eau stérilisée et exposés ensuite dans un bain-marie à des températures bien déterminées.

L'émulsion, maintenue, dans une éprouvette, pendant 4 minutes dans un bain à 61 degrés, et ensuite injectée sous les méninges du lapin, ne produit pas la mort. Il en est de même d'une émulsion exposée pendant 8 minutes à 60 degrés.

Une émulsion exposée	2	minutes	à 56° C	tue le lapin en	9	jours.
—	4	—	—	—	11	—
—	8	—	—	—	12	—
—	16	—	—	—	13	—
—	24	—	—	—	11	—
—	32	—	—	—	13	—
—	69	—	—	—	30	—

Chez le dernier lapin, la fièvre s'est déclarée le 7e jour; elle s'est réveillée deux jours après et 4 fois encore dans l'intervalle de 2 à 3 jours, jusqu'au moment de l'apparition de la rage avec ses symptômes caractéristiques.

J'ai publié une autre série d'expériences dans les *Connaissances Médicales* du 12 juin 1887.

J'ai procédé ainsi : j'ai mélangé 1 gramme de moelle avec 5 grammes d'eau distillée, j'ai filtré aseptiquement sur papier; 4 grammes de cette émulsion ont été exposés dans un bain-marie à 58 degrés. Les émulsions ont été chauffées de 5 à 60 minutes. 6 lapins, inoculés à diverses reprises avec cette substance chauffée de 35° à 40°, ont succombé après 10 à 14 jours. Les lapins injectés avec des émulsions chauffées à moins de 48 degrés ont succombé avec des phénomènes de rage après 9 à 16 jours.

Les lapins inoculés avec de la moelle chauffée.

2	minutes	58° C	succombent le....................	10e	jour.
4	—	—	—	11e	—
8	—	—	—	12e	—
16	—	—	—	13e	—

24 minutes	58° C	succombent le	....	16e jour.
24 —	56° C	—	....	12e —
32 —	—	—	....	12e —
60 —	58° C	—	....	résiste.

Trois lapins inoculés avec de la moelle exposée 4, 8 et 21 minutes à 60 degrés ont succombé 12 à 14 jours après l'injection.

Un chien traité 3 fois avec les émulsions exposées au bain-marie à 60 degrés pendant 60-50-40-30-20-10-5-4-3-2-1 minutes, trépané ensuite avec du virus des rues a résisté.

Deux chiens traités successivement avec une série de virus atténué par la chaleur ont aussi résisté à la trépanation avec du virus des rues (*Virchovs-Arch.*, 1887, déc.).

L'atténuation du virus est plus facile si l'on se sert de la même moelle, qu'en se servant de différentes moelles; la dessiccation ou la dilution des moelles donne des résultats plus irréguliers que le chauffage. Ce dernier mode de traitement donnant au moins 3 degrés certains d'atténuation. Une injection de 10 cc. d'émulsion chauffée à 70 degrés n'avait aucun effet nuisible sur les chiens, mais ne produisait pas non plus d'immunisation.

Première application de la série chauffée chez l'homme — Après avoir répété en 1887 et 1888 à Bucarest ces expériences avec les moelles chauffées et avoir obtenu le même effet favorable, j'ai été forcé, en 1893, d'employer souvent la moelle chauffée dans le traitement antirabique; pendant cette année, en effet, à cause d'une épizootie qui sévissait sur nos animaux, je ne disposais pas toujours d'une série complète de moelles desséchées.

J'ai noté les cas de 15 personnes mordues gravement auxquelles on a donné plusieurs séries de moelles ainsi chauffées. On a fait chaque jour 2 ou 4 injections de moelle filtrée sur papier buvard, chauffées dans des éprouvettes graduées au bain-marie à 60 degrés pendant un temps variant de 50 à 2 minutes.

Ainsi une femme mordue à la lèvre a reçu la série suivante de moelles.

1er jour	le matin	moelle de	12	et	11	jours	de la série	Pasteur
—	—	le soir	—	11	10	—	—	—
2e	—	le matin	—	chauffée	60	minutes et	50	minutes
—	—	le soir	—	—	40	—	30	—
3e	—	—	—	—	30	—	30	—
4e	—	—	—	—	20	—	10	—
5e	—	—	—	—	10	—	9	—
6e	—	—	—	—	9	—	8	—
7e	—	—	—	—	8	—	7	—
8e	—	—	—	Repos				
9e	—	—	—	—	8	—	7	—
10e	—	—	—	—	7	—	6	—
11e	—	—	—	—	6	—	5	—
12e	—	—	—	—	5	—	4	—
13e	—	—	—	—	4	—	3	—

14e jour	le soir	la moelle	chauffée et 3	minutes	et 2	minutes
15e	—	—	—	Repos		
16e	—	—	—	— 6	—	5 —
17e	—	—	—	— 5	—	4 —
18e	—	—	—	— 4	—	3 —
19e	—	—	—	— 3	—	2 —

Les personnes traitées par ce moyen sont restées indemnes. Malgré ce résultat, je n'ai pas continué ce traitement dès que la série de moelles de Pasteur fut à nouveau complétée, car les résultats obtenus par la méthode de Pasteur modifiée par nous et combinée avec l'application de sérum dans les cas graves étaient si parfaits que nous ne nous étions pas cru autorisé à l'abandonner.

Toutefois, j'ai insisté encore en 1887 sur le fait que le chauffage des moelles a l'avantage de permettre une économie de travail et d'animaux de même qu'une asepsie plus sûre, car la moelle ne doit pas être exposée longtemps au contact de l'air.

En effet, malgré les précautions prises, il arrive qu'une moelle exposée à la dessiccation dans nos bocaux commence à entrer en putréfaction ; de plus, j'ai constaté que la série d'atténuation par la chaleur est plus régulière que celle des moelles desséchées. La manipulation est plus simple.

Dans la méthode Pasteur, une moelle de la série vient à manquer, cette série reste interrompue, de même, si un grand nombre de mordus se présentent à la fois, on reste facilement dépourvu de moelles ou on est forcé d'employer toutes les moelles sans en réserver pour d'autres mordus.

Il faut souvent économiser les moelles au détriment des effets du traitement. Tous ces inconvénients ne nous ont pas déterminé, jusqu'à présent, à abandonner la méthode de Pasteur modifiée, qui, dans les trois dernières années, nous a donné des résultats absolus, c'est-à-dire que, pendant ces trois années, aucun de nos mordus n'est mort après avoir fini son traitement.

Moelles chauffées à 80°. — Nous ne pouvons passer sous silence une petite modification dans la préparation des émulsions que nous avons essayée en collaboration avec Puscariu, basée sur des expériences faites avec lui. Nous avons constaté que la moelle chauffée à 80° perd sa virulence, mais, employée en plus grandes quantités, elle est, malgré cela, capable d'immuniser. J'ai donc cherché à augmenter l'effet de notre traitement antirabique, en employant une émulsion de cerveaux de lapins morts de rage, chauffée à 80°. Dernièrement j'ai pourtant renoncé à ce procédé, qui pourrait donner lieu à des accidents paralytiques de nature toxique. Cette modification contribue probablement à l'efficacité de notre traitement.

Recherches de Puscariu. —Nos études sur les moelles chauffées ont été reprises par Puscariu à Jassy. Il a pu confirmer les avantages de cette méthode, tout en n'ayant pas connaissances de nos recherches antérieures.

Nous avons décrit, au chap. XXVIII, l'application de la méthode de Babès-Puscariu chez l'homme.

Nous avons vu que Puscariu a appliqué le même traitement à l'homme, non seulement dans les cas de nécessité, mais d'une manière exclusive et qu'il est jusqu'aujourd'hui très satisfait des résultats obtenus.

Malgré les succès obtenus par Puscariu et le résultat favorable de nos expériences sur les animaux, je n'appliquerai pas à l'homme d'une manière exclusive ce traitement par les moelles chauffées.

Nous n'obtiendrons pas, dans l'hypothèse même la plus favorable par la méthode du chauffage, un résultat meilleur que par notre méthode. Nous pourrions risquer d'arriver à des résultats moindres, c'est-à-dire à un cas de mort due à notre expérimentation.

Les inconvénients du traitement de Pasteur, selon moi, ne nous autorisent pas à de tels sacrifices pour tenter de les éviter.

Ces considérations se sont à la suite montrées pleinement justifiées, car la statistique de Jassy accuse un assez grand nombre de paralysies imputables à l'emploi exclusif de grandes doses de virus chauffé. Ces accidents ont cessé depuis qu'on y emploie seulement des moelles atténuées et en petites quantités.

Ma méthode mixte. — J'ai montré : 1° qu'une combinaison du traitement Pasteur avec l'usage de moelles chauffées donne de bons résultats ; 2° que la série de disparition du virus Pasteur est moins régulière que la série chauffée ; 3° que le mélange des moelles de virulences différentes a donné dans nos mains une série plus régulière. Me basant sur ces faits, j'ai inauguré l'application chez l'homme d'une méthode mixte, dans laquelle la méthode Pasteur non seulement conserve toute sa valeur, mais encore est renforcée par 3 ou 4 séries de virus atténués par la chaleur. De cette façon, nous assurons l'action de la série Pasteur et nous introduisons en même temps plus de vaccin dans l'organisme des mordus.

Nous traitions ainsi jusque à l'année 1894 les personnes mordues moins dangereusement : 1° avec une série de moelles sèches émulsionnées dans un liquide antirabique obtenu en chauffant le virus a 75° ; 2° avec une seconde série de moelles sèches émulsionnées dans du virus chauffé jusqu'à sa limite de virulence ; 3° avec une série de moelles émulsionnées avec un liquide chauffé de faible virulence.

De cette façon, nous assurons l'action de la série de Pasteur et nous introduisons en même temps plus de vaccin dans l'organisme des mordus.

Dans les cas plus graves nous répétons les séries et nous ajoutons des moelles chauffées à 80, 75, 70, 65, 60, 55, 50, 45, 40° en employant des quantités considérables de ces émulsions. Nous y ajoutons encore des injections de sérum antirabique.

Par cette méthode, nous pourrons abréger la durée du traitement, ce qui constitue un véritable progrès. D'ailleurs, notre méthode est parfaite pour les personnes qui peuvent terminer le traitement.

Traitement des cas à courte incubation. — Pour sauver les personnes mordues si gravement que la rage se déclare au milieu du traitement, nous devons chercher continuellement des moyens nouveaux. Le moyen le plus sûr serait une sérothérapie très efficace, car la sérothérapie a justement une action à peu près immédiate sur le virus, tandis que le vaccin obtenu avec le virus doit produire des transformations dans l'organisme pour lesquelles il faut un temps plus ou moins long. C'est précisément dans cet intervalle que peut éclater la maladie.

4. — ÉTAPES DE PERFECTIONNEMENT DE LA MÉTHODE ROUMAINE

Depuis nous avons cherché sans cesse à perfectionner notre méthode en nous basant surtout sur les résultats que nous avons obtenus après les terribles morsures de loups.

Nous donnons ici la marche de nos recherches pour arriver aux résultats définitifs.

Je n'entrerai pas ici dans l'analyse de mes publications successives (1), exposées aux chapitres respectifs, ni dans le détail des divers essais qui nous ont enfin permis d'établir la méthode roumaine actuelle, mais je crois devoir énumérer les étapes de perfectionnement de cette méthode depuis ses débuts jusqu'à présent.

La méthode roumaine a fait ses preuves dès l'origine, car ce n'est que depuis son inauguration que nous avons pu lutter avec succès contre les terribles morsures du loup enragé ; cependant elle n'est pas parfaite et, aujourd'hui encore, nous travaillons sans trêve à la perfectionner.

Le premier but à atteindre serait d'élever la valeur immunisante du sérum antirabique ; mais, bien que nous soyons parvenus plusieurs fois à produire un sérum très efficace ; d'autres fois, en opérant de la même façon, le sérum, pour des causes non encore élucidées, est resté peu actif.

Il a donc fallu que nous cherchions d'autres moyens pour assurer l'effet du traitement.

(1) V. Babes, Méthode roumaine dans le traitement de la rage. (*Annales de l'Institut de pathologie et de bactériologie de Bucarest*, année 1894-1895, Bucarest, 1898.)

Expérimentation sur des personnes gravement mordues par des loups enragés. — J'ai expérimenté dans ce but sur de nombreux animaux, et surtout sur 300 personnes qui, mordues par des loups enragés, auraient contracté la rage presque fatalement sans ce traitement : la mortalité à la suite des morsures du loup est en effet de 60 à 90 p. 100. Sur 14 individus mordus par des loups et qui se sont soustraits au traitement de notre Institut, 9 sont morts, soit 64, 3 o/o. Parmi ceux qui sont mordus à la tête, il en succombe plus de 90 o/o.

Notre traitement chez les individus mordus par des loups a toujours été individualisé et nous pouvons envisager six périodes successives (1).

Première période. — Dans la *première période*, nous avons employé la méthode intensive de Pasteur ; nous avons eu, sur 56 cas, 14 insuccès ; mais nous avons observé que les sujets contaminés succombaient à peu près tous avant le trentième jour, à dater du jour de la morsure ; ce qui indique que la vaccination est devenue efficace après trente jours de traitement.

Traitement inefficace appliqué à une personne gravement mordue à la tête par un loup enragé.

JOURS	1	2	3	4	5	6	7	8	9	10	11	12	13	14
Age de la moelle desséchée 3-2 cc émuls. 1:10	11.10 9. 8 8. 7	10.9 7.6 5 4	10.8 6.4 3.2	8.6 4.3 2.1	12 11	0 9	8 7	6 5	5 4	4 3	3 2	6 5	5 4	4 3

JOURS	15	16	17	18	19	20	21	22	23	24	25	26	27	28	29	30	31	
Age de la moelle desséchée	3 2	2 1	6 5	6 5	5 4	5 4	4 3	4 3	3 2	3 2	6 5	6 5	5 4	5 4	4	3	3	rage manifestée après 10 jours

IIe Période. — Dans la *deuxième période*, nous arrivions déjà, au premier ou au second jour de traitement, à l'injection du virus fixe et nous donnions de grandes quantités de moelle, nous fondant sur la constatation que l'injection de substance nerveuse normale peut aussi contribuer à la guérison de la rage. Or, sur 116 personnes, 17 seulement ont succombé ; aucune n'est morte après le vingtième jour à dater du jour de la morsure.

(1) Voir les détails *in* V. Babes, Ueber die Behandlung von 300 von wütenden Wölfen gebissenen Personen im Bucarester pathologisch-bakteriologischen Institute (*Zeitsch. f. Hyg. u. Infectionskr.*, 1904, XLVII, 2) et *Semaine Médicale*, 1904.

Traitement *efficace* appliqué à une personne tout aussi gravement mordue.

JOURS	1	2	3	4	5 6 7 8 9 10 11	12 13
Age de la moelle	12.10 8. 6 4. 2	10.8 6.4 3.1	8.1 6 4 3.6	10.9 9.8	6.5 4 3 2 8.7 6.5 4 3 2 5.4 2 3 1 7.6 5 4 3.2 1	10.8 7.6 8 7 6.5

JOURS	14	15	16	17	18	19	20	21	22	23	24	25	26	27	28	29	30	31
Age de la moelle	5.4 4.3	2 1	10.9 8.7	7.6 6.5	5.4 4.3	4.3 3.2	2 1	8.7	7.6	6	5	4	3	3	2	2	1	1

IIIe Période. — C'est à la *troisième période* qu'on a commencé à employer mon sérum antirabique, le 6 avril 1891, chez 25 personnes mordues terriblement à la tête; dans le premier groupe de 25 personnes venues à temps pour se faire soigner, aucune n'a succombé; mais beaucoup sont venues trop tard (plus de huit jours après la morsure) ; naturellement elles ne pouvaient être sauvées.

Voici un traitement efficace de cette époque :

Pendant 3 jours une série de moelles de 13 à 1 jour, le 4e et le 5e jour moelle fraîche, le 6e jour 10 grammes de sang d'un chien très immunisé, le 7e jour moelle de 8-1 jours, le 8e jour 20 gr. sang immunisant. Chez 3 des mordus on a donné encore à 3 reprises du sang d'homme fortement immunisé. Enfin jusque au 30e jour encore 4 séries fortes en allant jusqu'aux moelles fraîches. Les injections répétées de sang ont été parfaitement supportées.

Une personne qui n'avait pas reçu de sang succombe le 30e jour.

IVe Période. — Dans la *quatrième période*, on a fait usage de moelles chauffées en se basant sur ma constatation que des substances affaiblies et même tuées par la chaleur conservent encore des propriétés vaccinantes. Sur 33 personnes traitées de la sorte, 6 sont mortes, notamment des enfants et des vieillards, qui sont très sensibles aux graves morsures de loup. Ces personnes ont reçu encore 60-80 gr. d'un sérum d'une valeur de 1 : 70.

Ve Période. — La *cinquième période* correspond à l'emploi de plus grandes quantités de substance rabique chauffée. Sur 8 patients très gravement mordus et auxquels on a appliqué le traitement le plus intensif, en même temps qu'on leur injectait de grandes quantités de substance cérébrale rabique chauffée, un seul a succombé.

VIe Période. — Enfin dans la *sixième période*, les sujets les plus gravement mordus reçoivent le virus fixe dès le second jour, puis on leur administre des doses massives d'émulsion de virus chauffé, à 50°, 45°, 40° et aussi du sérum antirabique; sur 15 patients ainsi traités, il n'en est mort qu'un seul (6,66 o/o), (c'était un vieillard de soixante-dix ans) avant le vingtième jour qui suivait la morsure.

Voici un exemple du traitement de cette période appliqué à un paysan mordu gravement à la face par un loup enragé, arrivé le lendemain à notre Institut.

JOURS	1	2	3	4	5	6	7	8	9	10
Age de la moelle 0.3-0.2 cc. d'émulsion 1 : 10	12,10 9,8 7,6	6,4 3,2 2,1	6,4 3,2 1,0	8,7	6,5	5,4	4,3	3,2	2,1	(O)
20 gr. émulsion chauffée à 80° 50° ajoutée aux moelles				80° 80°	70° 70°	70° 70°	65° 65°	60° 55°	55° 50°	

20 grm A. R. Sérum = (S).

JOURS	11	12	13	14	15	16	17	18	19	20	21
Age de la moelle 0.3-0.2 cc. d'émulsion 1 : 10	8,7	7,6	6,5	5,4	3,4	3,2	2,1	1,0	(S)	0	(S)
20 gr. émulsion chauffée à 80°-50° ajoutée aux moelles	80°	75°	70°	65°	60	55	50				

VIIe Période. — Depuis 1906 nous avons introduit les modifications suivantes : 1° nous avons commencé le traitement avec la moelle de 6 jours, en allant déjà le premier jour jusque aux moelles de 2-1 jours; 2° nous avons réduit les émulsions chauffées de même que leur quantité (une seule série de moelles de 80°-50° à 10 cc. chacune); 3° nous avons ajouté à notre sérum physiologique 0,4 o/o de tricresol, après nous être convaincu préalablement que le tricresol ne diminue pas pendant plusieurs heures la valeur du virus; 4° le sérum est employé pendant 2-3 jours après la terminaison du traitement. Nous ajoutons également au sérum 0,4 o/o de tricresol. Le traitement dure de 20 à 30 jours. Le résultat de ce traitement est très satisfaisant, car la mortalité après les morsures graves de loups enragés se maintient à 5-6 o/o, et il n'y a pas d'insuccès proprement dit et pas de cas de mort plus tard que 15 jours après la terminaison du traitement.

Des faits qui précèdent, il résulte donc que je suis arrivé à réduire en dernier lieu la mortalité des personnes mordues par des loups enragés de plus que 60° à un peu plus de 6 o/o, ce qui est certainement le résultat le plus brillant qui ait été obtenu par un traitement spécifique. Si je faisais abstraction des malades qui ont succombé pendant la cure, ou moins de quinze jours avant sa terminaison, nos résultats, depuis la deuxième période, seraient absolument favorables, c'est-à-dire que *nous n'aurions plus aucun insuccès à enregistrer.*

5. — LA MÉTHODE ROUMAINE APPLIQUÉE AUX MORSURES DE CHIENS

Notre méthode ne s'est pas montrée supérieure uniquement quand il s'agissait de personnes mordues par des loups, mais aussi pour celles qui avaient été mordues par des chiens et d'autres animaux.

Dans la grande majorité de nos cas, la rage de l'animal mordeur a été constatée par l'examen microscopique et par l'inoculation au lapin; ces deux méthodes ayant donné toujours des résultats identiques et concluants. Sur plus de 1.000 examens, jamais au moins l'un des lapins inoculés par trépanation avec la moelle de l'animal mordeur n'a manqué de contracter une rage mortelle lorsque j'avais trouvé des lésions rabiques dans le bulbe de l'animal mordeur.

Notre traitement, ici encore, est soigneusement individualisé d'après la gravité et le siège et l'ancienneté de la morsure. Il est plus intensif que celui qui est appliqué dans la plupart des instituts étrangers; nous ne craignons pas d'arriver en peu de jours aux moelles fraîches, car nos expériences, de même que celles de M. Marx, ont prouvé sinon l'innocuité, du moins l'atténuation remarquable du virus fixe pour l'homme. Dans les cas graves, nous employons donc les moelles fraîches dès le troisième ou le quatrième jour et nous combinons dans des cas graves au traitement pasteurien l'injection d'émulsions chauffées et de sérum antirabique. Le traitement par mon sérum antirabique combiné avec la méthode pasteurienne, tel que je l'ai fait connaître, il y a quinze ans (1), a été depuis lors adopté avec modifications par M. Marie et M. Remlinger.

Voici comme exemple le traitement appliqué à un jeune homme mordu légèrement au doigt par un chien enragé. Il a commencé le traitement le lendemain de la morsure.

1er jour, 3 cc. d'émulsion 1/10 de moelle de 6-5; 2e jour, 5-4; 3e jour, 4-3; 4e jour, 3-2; 5e jour, 1-0; 6e jour pause; 7e jour 6-5; 8e jour, 5-4; 9e jour, 4-3; 10e jour, 3-2; 11e jour, 2-1; 12e jour, 0.

(1) V. Babes et Th. Cerchez, *loc. cit.*

A un garçon qui avait été mordu gravement à la face par un chien enragé et qui est arrivé à l'Institut 3 jours après, on avait appliqué le traitement suivant :

1er jour, 3 cc. des moelles de 6-5, 5-4 ; 2e jour, 4-3, 3-2 ; 3e jour, 2-1 ; 4e jour, 1-0 ; 5e jour, 6-5 ; 6e jour, 4-3 ; 7e jour, 2-1 ; 8e jour, 0 : 9e jour, pause ; 10e jour, 6-5 ; 11e jour, 5-4 ; 12e jour, 4-3 ; 13e jour ; 3-2 ; 15e jour, 2-1 ; 16e jour, 0 ; 17e jour, 20 gr. sérum ; 18e jour, 0 ; 19e jour, 20 gr. sérum.

On ne saurait nous reprocher que des accidents puissent se produire à la suite d'un traitement intensif. A ce sujet, nous n'avons qu'à signaler la publication de M. Remlinger (1) sur les accidents nerveux survenus à la suite du traitement dans la plupart des instituts antirabiques ; on y voit que des accidents nerveux se produisent dans tous. Or, notre institut étant aujourd'hui un des plus fréquentés, il arrive naturellement que chez nous de tels accidents surviennent aussi exceptionnellement, mais il est aisé d'établir qu'ils ne sont pas plus fréquents que dans d'autres instituts ayant une clientèle plus restreinte que la nôtre.

En ce qui concerne notre statistique, elle a été contrôlée d'une façon très minutieuse pour les personnes étrangères soumises à notre traitement. Ainsi le directeur du service sanitaire de la Bukowine m'écrit : « Le résultat de votre traitement sur *350 personnes* de la Bukowine auxquelles nous nous intéressions de très près est on ne peut plus brillant, *car aucune de ces personnes n'est morte de la rage, tandis que sur 41 qui n'ont pas été traitées 2 ont succombé à cette terrible maladie.*

Statistique. — Il ressort de notre statistique pour les années 1903, 1904 et 1905 qu'au cours de ces trois années se sont présentées à l'Institut de pathologie et de bactériologie de Bucarest 3.305 personnes (dont 214 n'ont pas été admises) mordues par des animaux enragés ; sur les 3.091 traitées, *aucune n'a succombé après la fin du traitement.*

Ce résultat, qui se maintient depuis plusieurs années, est le plus brillant qu'on ait obtenu depuis que le traitement antirabique a été découvert, et comme les instituts antirabiques qui se servent d'autres méthodes ont des résultats moins favorables, ainsi que je vais le montrer, il nous semble justifié de supposer que nos succès sont dus à notre méthode, à laquelle ont beaucoup contribué nos modifications en collaboration avec M. E. Pop, chef de la section antirabique de l'Institut.

Vu le grand nombre de cas étudiés, il me paraît inutile d'insister sur le détail de la constatation de la rage — qui se fait chez nous, comme je l'ai dit, par la recherche des lésions rabi-

(1) P. Remlinger, Accidents paralytiques au cours du traitement antirabique. (*Ann. de l'Inst. Pasteur*, oct. 1905.)

ques et par la voie expérimentale. Je n'insisterai pas non plus sur les cautérisations, sur lesquelles on ne peut compter que dans un très petit nombre de cas, où elles ont été pratiquées quelques minutes après la morsure, pas plus que sur la gravité des plaies, car, sur un contingent de plusieurs milliers de morsures, le rapport entre les morsures graves et les morsures légères ne varie pas dans des limites exagérées. Comme partout, les morsures à la figure et aux mains sont, chez nous, les plus nombreuses : sur 3.091 morsures elles entrent pour un total de 1.605. D'ailleurs, comme depuis des années nous n'avons pas du tout d'insuccès, le détail des morsures n'a pas d'importance.

Statistique comparative. — Etudions comparativement les résultats obtenus dans les années 1903, 1904 et 1905 par les instituts antirabiques de Paris (Institut Pasteur), de Berlin, de Vienne et de Budapest.

Dans les mêmes années 1903, 1904 et 1905, 2.110 personnes (défalcation faite de 5 malades morts moins de quinze jours après la fin du traitement), ont été traitées à l'Institut Pasteur de Paris, et sur ce nombre 8 sont mortes plus de quinze jours après la fin du traitement.

A Berlin, dans les années 1903, 1904, 1905, sur 934 cas il y eut 12 décès, parmi lesquels au moins 7 après le traitement.

A Vienne, on a traité, dans la même période, 762 personnes, dont 4 sont mortes de la rage après la quinzaine qui a suivi la fin du traitement.

A Budapest, sur 8.658 personnes mordues en 1903, 1904 et 1905, il y a eu 32 insuccès dans le même délai.

Ainsi donc :

A l'Institut de Bucarest, sur 3.091 patients traités, 0 0/0 d'insuccès ;

A l'Institut Pasteur de Paris, sur 2.110 personnes traitées, 8 insuccès, ou 0,37 0/0 ;

A l'Institut de Berlin, sur 934 cas, 7 insuccès, soit 0,74 0/0 ;

A l'Institut de Vienne, sur 762 personnes, 4 insuccès, ou 0,5 0/0 ;

A l'Institut de Budapest, sur 8.658 personnes, 32 insuccès, soit 0,36 0/0.

Voici maintenant le nombre des personnes mortes pendant le traitement ou dans la quinzaine qui a suivi celui-ci :

A Bucarest, en trois ans, sur 3.091 personnes, 4 sont mortes, soit 0,12 0/0.

A Paris, en trois ans, sur 2.115 personnes, 5 ont succombé, soit 0,23 0/0.

A Berlin, en trois ans, sur 934 personnes, 5 ont succombé, soit 0,53 0/0.

A Vienne, en trois ans, sur 762, 4 sont mortes, soit 0,52 o/o.

A Budapest, en trois ans, sur 8.658 mordus, 35 ont succombé, soit 0,40 o/o.

Il est donc évident que notre traitement est supérieur aussi pour les cas où la rage a tendance à se déclarer rapidement après la morsure, ce qui résulte d'ailleurs de nos expériences publiées plus haut, faites sur des personnes mordues par des loups.

En comparant le résultat total des cinq instituts (pendant et après le traitement), on arrive aux chiffres suivants :

A Bucarest, en trois ans, 4 malades sont morts sur 3.091, ou 0,12 o/o.

A Paris, en trois ans, 13 sur 2.115, ou 0,61 o/o ;

A Berlin, en trois ans, 12 sur 934, ou 1,28 o/o ;

A Vienne, en trois ans, 8 sur 762, ou 1,04 o/o ;

A Budapest, en trois ans, 67 sur 8.658, ou 0,77 o/o.

En comparaison avec les résultats de Paris, de Berlin ou de Budapest ; il aurait fallu, sur le nombre des patients traités chez nous, qu'il en mourût une vingtaine ; en comparaison avec ceux de Vienne il aurait dû en succomber 33 environ. Or, il n'y a eu que 4 décès, et ce résultat favorable prouve d'autant plus la supériorité du traitement par la méthode roumaine qu'il porte sur un nombre de plus de 3.000 mordus.

L'efficacité de la méthode roumaine ressort aussi de la comparaison des résultats obtenus à Bucarest avant et après son application.

Depuis 1888, époque à laquelle nous avons commencé notre traitement jusqu'en 1898 :

Sur 3.965 personnes traitées, 18 ou 0,45 o/o sont mortes pendant le traitement ou dans la quinzaine qui a suivi le traitement, et 6 ou 0,15 o/o après ce délai.

En 1898 on a commencé à appliquer aux morsures de chiens la méthode roumaine perfectionnée, mais elle n'a été bien établie qu'en 1901. Pendant cette période de transition, sur 1.648 personnes traitées il en est mort 4, soit 0,24 o/o pendant le traitement ou dans la quinzaine qui l'a suivi, et 1 personne (0,06 o/o) au delà de la quinzaine.

Depuis cette époque jusqu'au 31 décembre 1905, sur 3.947 personnes traitées on a compté 7 morts, soit 0,17 o/o, pendant le traitement ou dans la quinzaine qui a suivi le traitement, et jamais de décès au delà de cette quinzaine ; en d'autres termes, sur 3.947 cas traités, il n'y a pas eu un seul insuccès.

Il convient enfin d'observer que, sur le peu de personnes mordues en Roumanie par des animaux enragés et qui ne sont pas venues se soumettre au traitement, en une seule année 12 ont succombé. De celle-ci 9 ont été transportées à l'Institut après que la maladie se fut déclarée, les 3 autres et probablement encore plus ayant succombé en province.

J'ajoute que les succès de notre Institut sont reconnus aussi à l'étranger, car, sur les sujets traités chez nous en 1904, 105 sont des étrangers.

Il est donc juste d'attirer l'attention sur les résultats fournis par la méthode Roumaine, qui diffère de la méthode classique par son intensité, en saturant l'organisme par de grandes quantités de substances atténuées et virulentes, par l'emploi de grandes quantités d'émulsions chauffées et surtout par l'usage simultané du sérum antirabique.

Le sérum est employé dans notre traitement de différents points de vue : 1° pour atténuer les émulsions virulentes ; 2° pour produire une immunité passive, c'est-à-dire dont l'action commence immédiatement après l'inoculation ; 3° pour introduire à la fin du traitement la plus grande quantité possible d'anticorps dans l'organisme afin de prévenir la maladie jusqu'au moment où l'organisme vacciné prépare lui-même la quantité nécessaire d'anticorps ; 4° pour prévenir et pour guérir les accès paralytiques toxiques produits dans certains cas au cours du traitement antirabique.

La *méthode roumaine* a été employée avec succès par Stemple (1) dans les Indes. L'auteur vérifie d'abord la valeur du sérum antirabique et recommande la combinaison du traitement pasteurien avec la sérothérapie surtout pour les cas graves.

Il préconise aussi l'injection du sérum dans la plaie, pratique employée souvent par moi-même, mais sans résultat supérieur, dans une série de morsures par des loups enragés.

6. — LA MÉTHODE EMPLOYÉE ACTUELLEMENT A PARIS

Comme la méthode roumaine consiste essentiellement dans la combinaison de celle employée dès le commencement à l'Institut Pasteur avec l'emploi du sérum antirabique, on peut assimiler la nouvelle méthode employée à l'Institut Pasteur à la méthode roumaine. Voici, d'après A. Marie, qui avait inauguré cette méthode, le procédé suivi aujourd'hui, à Paris. Afin de concilier l'innocuité du traitement antirabique avec l'emploi des moelles les plus virulentes, et par cela même les mieux douées des propriétés vaccinales, Marie eut l'idée d'appliquer au traitement préventif de la rage chez l'homme l'emploi des mélanges virus-sérum qui lui avaient donné chez le chien de si bons résultats.

(1) M. Stemple, On the preparation and use of antirabic serum. (*The Lancet*, 1908, t. VI.)

Les avantages de cette préparation paraissent considérables. D'abord elle peut être inoculée sans aucun danger : il nous suffit de rappeler que, chez les animaux, Marie n'a jamais vu la rage éclater à la suite de l'injection d'une telle émulsion préparée avec excès de virus. Si elle peut se montrer infectante pour le cerveau, elle reste inoffensive dans une région pauvre en terminaisons nerveuses; la raison principale en est que la présence du sérum spécifique facilite singulièrement la résorption de la substance virulente.

Voici le procédé, tel qu'il est adopté à l'Institut Pasteur de Paris. On broie finement 1 gr. de bulbe du lapin de passage, et on prépare ainsi une émulsion dans 10 cc. de bouillon faible ou d'eau physiologique ; on la passe à travers un linge. A 2 cc. de cette dilution décimale on ajoute 4 cc. de sérum antirabique de mouton, et on injecte ce mélange (6 cc.) sous la peau du ventre, en deux points.

La même inoculation est répétée les trois jours suivants, après quoi le malade est soumis aux injections des moelles desséchées à partir de celle du sixième jour.

Marie recommande de commencer le traitement de l'homme par les mélanges virus-sérum. Les expériences de Remlinger ont montré que ceux-ci pouvaient encore préserver des animaux infectés dans la chambre antérieure, à la condition d'être inoculés dans les trois jours qui suivaient cette épreuve. Ces mélanges doivent donc assez rapidement conférer à l'organisme l'immunité; celle-ci est ensuite fortifiée par le traitement pasteurien.

Il ne faut pas oublier, en effet, que si l'on en juge par la date d'apparition des substances immunisantes dans leur sérum, il faut aux malades traités par la méthode pasteurienne environ vingt jours (Kraus et Kreissel) avant d'être immunisés. Marie n'a pas encore eu l'occasion de rechercher si le sang des individus traités par les mélanges virus-sérum a des propriétés antirabiques plus précoces : dans une semblable recherche, il faudrait nécessairement tenir compte du sérum injecté.

Depuis 1904, ce traitement préliminaire par les mélanges virus-sérum est appliqué à toute personne se présentant à l'Institut avec une morsure grave, que cette gravité vienne de son siège, ou bien de sa profondeur, ou enfin d'un retard dans l'application du traitement.

Les cas où les malades viennent subir les inoculations longtemps après leurs morsures sont très rares en France; mais cette méthode serait très précieuse dans les nombreux pays où il en est tout autrement.

Il n'est pas encore possible de formuler un jugement sur cette addition au traitement pasteurien : pour le faire il faudra attendre encore plusieurs années. Tout ce que nous pouvons dire, c'est que, depuis l'emploi des mélanges virus-sérum, la statistique n'a cessé d'aller en s'améliorant; la statistique des dernières années accuse cependant toujours quelques insuccès, de sorte que leur chiffre diffère peu de celui des années précédentes et reste supérieur aux nôtres.

Je dirai donc que le séro-vaccin ne présente pas un progrès dans le traitement de l'homme. En effet, on ne pouvait pas s'attendre à un meilleur résultat, car, en définitive, on traite les mordus pendant les 3 premiers jours avec des substances dont on ne connaît pas bien la valeur, car il est presque impossible de toujours contrôler la valeur du sérum employé. Le mélange injecté renfermera donc tantôt un excès de virus, tantôt un excès de sérum, tantôt les deux substances seront neutralisées. Dans ce dernier cas, on perd les trois premiers jours de traitement, car le virus neutralisé n'a pas de pouvoir immunisant. Cependant, comme les mordus arrivent à temps à l'Institut de Paris, ces trois jours perdus n'ont pas d'importance. Dans le cas où le sérum est en excès, le petit excès de sérum ne possède pas non plus une grande valeur immunisante, surtout si on considère que l'action du sérum conférant une immunité passive n'est pas de longue durée. Si le virus fixe est en excès, le reste du virus non neutralisé sera dans la plupart des cas inoffensif, mais il ne faut pas oublier que ce sont les petites quantités de virus fixe non préparées par la série des virus atténués qui chez le chien peuvent déterminer la rage. Il est vrai que le virus vaccin semble jouir encore d'autres qualités mal définies il est vrai, par exemple d'activer ou d'accélérer l'action des vaccins. Mais, jusque à la démonstration nette de ces qualités supposées du mélange, je ne pourrai pas recommander l'application chez l'homme de la méthode de Marie.

CHAPITRE XXXI

ACTION DE LA SUBSTANCE NERVEUSE NORMALE DANS LA RAGE

1. *Action de la substance nerveuse dans la rage et dans les autres maladies infectieuses et toxiques du système nerveux.* Son action dans la rage. Recherches de Babès, de Wassermann et Takaki sur le tétanos, de Babès et Baroncea sur l'épilepsie, de Aujeski et Calabrese, de Marie. Fixation de l'alexine par le mélange sérum antirabique (Bucarest), substance nerveuse normale. — 2. *Recherches de Fermi sur l'activité de la substance nerveuse normale dans la rage des muridés.* Activité de la substance nerveuse de différents animaux, de la lécitine et des extraits de substance nerveuse. Activité du sérum des animaux traités par la substance nerveuse normale. Activité de la substance blanche et de la substance grise. Vaccination par ingestion de substance nerveuse normale ou rabique. — 3. *Activité antirabique des filtrats de la substance nerveuse normale* (Marie). Action de la bile, de la saponine.

1. — ACTION DE LA SUBSTANCE NERVEUSE DANS LA RAGE ET DANS CERTAINES AUTRES AFFECTIONS INFECTIEUSES ET TOXIQUES DU SYSTÈME NERVEUX (1).

En 1892, j'ai communiqué à ce sujet à l'Académie de médecine, par l'intermédiaire de Constantin Paul, une petite note. Mon regretté ami s'était exprimé ainsi :

« Dans la méthode Pasteurienne pour le traitement de la rage le virus est tout, la substance nerveuse est peu de chose ; mais contre la rage du loup, beaucoup plus terrible que la rage du chien, le professeur Babès a été conduit à une nouvelle méthode beaucoup plus intensive que celle de Pasteur.

« Il lui a semblé que dans ces nouvelles conditions, où la quantité d'émulsion devient considérable, la matière nerveuse injectée n'est plus une quantité négligeable.

« Il a donc fait des injections de moelles saines à des doses relativement fortes pour préserver la rage du chien et il s'est convaincu qu'il y avait là une action réelle.

Ces expériences comportent 8 chiens : 4 de ces chiens furent rasés à la tête et mordus par des chiens enragés ; 3 d'entre eux

(1) Babes, Action de la substance nerveuse dans la rage, etc. (*Congrès intern. de médec.* Paris, 1900 : Sect. de path. gén.)

reçurent immédiatement des injections sous-cutanées de 5 gr. d'émulsion du bulbe de mouton normal : on les répéta chaque jour pendant 8 jours. Le chien de contrôle succomba 22 jours après la morsure, les 3 chiens traités résistèrent.

3 chiens furent traités pendant 2 jours avec une émulsion de moelle normale et trépanés ensuite avec le virus fixe de 2 jours en même temps qu'un chien de contrôle. Les chiens traités par la substance nerveuse furent injectés immédiatement après l'opération et encore 10 jours de suite avec la même quantité de substance nerveuse normale. Le chien témoin succombait de la rage 18 jours après la trépanation, un des chiens traités gagne la rage 24 jours après la trépanation, tandis que les 2 autres chiens trépanés résistent.

« Ce sont les explications du Dr Babès qui m'ont décidé à en faire l'application à la clinique, et si, comme je l'espère, nous acquérons définitivement un nouveau tonique, il faut qu'on sache que je ne réclame que d'avoir appliqué à la clinique le procédé du professeur Babès. »

Il ressort de ces citations que j'avais réussi à guérir les chiens infectés avec le virus rabique par des injections de substance nerveuse normale. Mais, en même temps, j'avais acquis des données précieuses sur l'action de ces injections dans le traitement de certaines maladies infectieuses de l'homme. J'avais constaté tout d'abord, sur plusieurs personnes, la disparition définitive ou temporaire de phénomènes neurasthéniques et d'attaques épileptiques, à la suite du traitement antirabique Pasteurien qui consiste, comme on le sait, en une série d'injections sous-cutanées ; d'émulsion de substance nerveuse de lapins ayant succombé à la rage. Pasteur avait fait, paraît-il, une observation semblable ; il croyait même un moment à la possibilité de la guérison de l'épilepsie par le traitement antirabique. Pasteur essaya d'appliquer à l'épilepsie ce mode de traitement ; mais le cas malheureux d'un enfant épileptique qui contracta une maladie nerveuse à la suite des injections antirabiques, le détourna de cette voie et le fit renoncer à ses recherches.

La communication de Constantin Paul montre bien que j'attribuais, dans certaines affections nerveuses, une réaction salutaire, non pas au virus rabique, mais bien à la substance nerveuse elle-même. Conduit par cette idée, j'ai entrepris en 1889 et 1890 le traitement qui consiste à injecter sous la peau des émulsions de cerveau de mouton à la dose de 2-5 grammes par jour. Ce traitement est fait pendant 14 à 30 jours, à raison d'une injection chaque jour ou à plusieurs jours d'intervalle.

Après la mort de mon regretté ami Constantin Paul, la méthode tomba en désuétude. Elle fut reprise dans ces derniers temps sous une autre forme. Les accidents dus aux fautes d'asepsie dans l'application du traitement d'une part, les insuccès de nombreuses préparations de substances nerveuse d'autre part ont contribué à jeter le doute dans l'esprit des médecins et des malades. La méthode avait cependant été expérimentée et discutée. Tandis que plusieurs auteurs français, italiens, russes et américains obtenaient des résultats favorables, d'autres, tels que Hun, de Philadelphie, se tenant au point de vue exclusivement physiologique, se refusent *à priori* à accorder toute sa valeur à ma méthode. Il disait que, seuls, les organes à sécrétion interne, comme les corps thyroïdes et le pancréas, pouvaient donner une substance active. J'ai objecté à cet auteur que mon procédé n'est basé sur aucune considération théorique, mais uniquement sur l'expérimentation faite sur l'homme et les animaux. L'impossibilité d'expliquer théoriquement l'action de la substance nerveuse sur le système nerveux ne peut pas constituer un motif pour rejeter les données positives de l'expérimentation. Il n'est du reste nullement prouvé que le système nerveux ne possède pas de sécrétion interne. Si on suivait ces principes on serait amené à délaisser nombre de substances médicamenteuses, dont l'action intime sur l'organisme est inconnue. On n'a pas le droit, je crois, de se retrancher derrière la physiologie pour s'opposer aux faits expérimentaux. Mes recherches sur la névroglie ont d'ailleurs prouvé que ce tissu possède la faculté de sécréter et que la vie intime, la nutrition, la sécrétion, la respiration et la défense du système nerveux se passent essentiellement à son niveau.

L'organisme sain trouve dans l'alimentation les éléments nécessaires à la réparation de ses pertes fonctionnelles. Il va sans dire qu'une alimentation avec de la substance nerveuse n'est pas indispensable pour la réparation du système nerveux, mais on ne peut cependant pas nier qu'une alimentation spécifique est préférable pour compenser les pertes d'un organe débilité. Nous n'avons qu'à rappeler l'emploi des préparations de fer et de sang dans l'anémie, de corps thyroïde, etc.

D'après Virchow (1), l'efficacité d'un médicament réside précisément dans les rapports qu'il peut avoir avec certains points de l'organisme. Cet auteur (2) fait une distinction entre l'organothérapie et la thérapie par des sucs parenchymateux, ces derniers n'exerçant pas leur action sur les organes correspondant à ceux dont ils proviennent, mais sur d'autres tissus.

L'action de la substance nerveuse ne correspondrait donc pas à une thérapie par des sucs parenchymateux, mais plutôt à une

(1) *Virchow's Archiv*, Bd. 154.
(2) *Virchow's Archiv*, 1er janv. 1900.

véritable organo-thérapie agissant en première ligne sur le système nerveux.

Les résultats obtenus par la médication thyroïdienne nous montrent encore une fois le manque de logique des affirmations de M. Hun. D'après cet auteur, toute alimentation serait en état de réparer la substance thyroïdienne. Les faits sont contraires à cette théorie, et nous devons faire ingérer aux malades de petites quantités de cet organe ou de ses extraits, pour compenser son insuffisance.

Personne ne se doutait de l'action du corps thyroïde, avant la découverte de sa sécrétion interne, connaissance à laquelle on n'est arrivé qu'à la suite des applications thérapeutiques. Nous croyons de même que l'effet salutaire des injections de substance nerveuse sur le système nerveux débilité nous conduira à la découverte d'une fonction particulière, jusqu'à présentin connue, de cette substance. Nous ne pouvons, pour le moment, il est vrai, donner aucune explication scientifique de notre méthode, mais, ce qui est certain, c'est qu'il n'y a pas de considération physiologique plausible à lui opposer.

L'action des injections nerveuses dans la rage démontre qu'il ne s'agit pas d'une action de suggestion. On ne peut mettre sur le compte de la suggestion les résultats obtenus dans l'épilepsie infantile, dans le pouls lent permanent (car l'accélération des pulsations échappe à notre conscience), dans le traitement des maladies mentales, etc. Les injections de sérum artificiel ou d'eau distillée, plusieurs fois répétées, se sont montrées complètement inefficaces dans ces cas.

Au mois de mars 1898 (1), j'ai répété mes expériences relatives à l'action de la substance nerveuse normale sur la rage (Académie des Sciences). J'avais d'abord constaté, en collaboration avec Riegler, qu'on ne peut par le procédé habituel neutraliser *in vitro* la virulence de l'émulsion rabique en la mélangeant à du bulbe normal de brebis : on inocule par trépanation 4 chiens avec notre virus de passage de deux jours (de nos lapins de 1 kgr.). On traite 3 de ces chiens pendant dix jours, chaque jour par des injections de 5 gr. d'émulsion de bulbe de mouton; le chien de contrôle meurt le 15e jour de la rage; un des chiens traités succombe le 20e jour; 2 chiens résistent. En répétant ces expériences avec 4 chiens traités de la même façon, un seul résiste. En commençant les injections 3 jours avant l'infection de 3 chiens par la voie intra-cranienne, les trois chiens résistent, tandis qu'un chien de contrôle succombe le 12e jour. A la même époque, en 1898, Wassermann et Takaki annoncent qu'ils gué-

(1) Babes, Sur le traitement de la rage par l'injection de substance nerveuse normale. (*Comptes rendus de l'Ac. des Sc.*, 28 mars 1898.)

rissent le tétanos par des injections de substance nerveuse normale, à condition de ne pas employer une toxine trop forte et de faire les injections de bonne heure.

On a objecté, surtout en France, que la substance nerveuse mélangée à de la toxine ne fait que l'englober mécaniquement sans la modifier spécifiquement. Mais cette action mécanique ne peut être invoquée quand la toxine et la substance nerveuse sont injectées séparément. La découverte de ces deux auteurs conserve donc toute sa valeur et elle vient confirmer ce que j'avais déjà constaté pour la rage.

Les constatations de Widal et Nobécourt viennent aussi à l'appui de ce que j'avance. D'après ces auteurs, les injections de substance nerveuse auraient un effet identique dans l'intoxication par la strychnine et la brucine. Cette action est d'autant plus sûre que les injections de substance nerveuse suivent de plus près celle de la toxine, et qu'elles sont pratiquées en des points plus rapprochés.

Il faut ne pas perdre de vue que cette méthode de traitement n'agit que sur les intoxications et les infections qui présentent de l'affinité pour le système nerveux. En effet, le virus tétanique, le virus rabique, la strychnine, la brucine parcourent l'organisme sans s'y arrêter, elles ne manifestent leur action que sur le cerveau et la moelle, en provoquant la maladie et la mort. Si l'on parvient à barrer à ces substances le chemin du cerveau, on empêche du même coup l'éclosion de la maladie.

On sait que, d'après Ehrlich, ces substances toxiques entreraient, avec les cellules nerveuses, dans une sorte de combinaison, à la manière d'un radical chimique avec une molécule à chaînes latérales, en changeant la constitution et les caractères de la cellule.

Les cellules nerveuses introduites par injection rencontreront la toxine, pendant leur circuit dans l'organisme ; elles la fixeront par leurs chaînes latérales, en l'empêchant de la sorte d'arriver au cerveau pour y exercer son action néfaste.

On peut encore supposer que les cellules nerveuses normales, menacées par la toxine, mettent en liberté une partie de la substance protectrice qu'elles renferment : cette substance, dissoute dans les milieux liquides de l'organisme, contribue à son tour à neutraliser l'effet de la substance toxique.

Si cette supposition est vraie, nous avons, dans la substance nerveuse injectée, non seulement des cellules capables de neutraliser la toxine, mais aussi une substance soluble antitoxique. Il va sans dire que la substance soluble anti-toxique sécrétée par les cellules nerveuses ou peut-être par la névroglie sera plus abondante si la substance injectée est récoltée à un moment où elle entre en lutte avec la toxine correspondante; la substance nerveuse provenant d'un animal immunisé contre la rage sera plus efficace que la substance nerveuse saine. Ces considérations m'ont conduit à essayer l'action de la substance nerveuse normale dans l'épilepsie toxique expérimentale. Bien qu'on ne connaisse pas encore assez l'étiologie, la localisation et le mécanisme de l'épilepsie, les récentes recherches de Marinesco, de Serieux et de Laborde portent à croire que cette maladie a, très probablement, une cause toxique. Dans une communication présentée à l'Académie des sciences en collaboration avec mon élève le Dr S. Baroncea, j'ai émis l'opinion que l'épilepsie est due à une débilité, à un vice ou une faiblesse de développement congénital ou même héréditaire des zones épileptogènes. Dans ces conditions, une légère irritation, due surtout aux substances nocives introduites par l'intestin ou aux produits de désassimilation de l'organisme, est suffisante pour troubler l'équilibre instable de la sphère épileptogène et provoquer le complexus symptomatique de la maladie.

Je crois donc que, pour lutter contre les maladies nerveuses qui frappent un système nerveux débilité, on doit empêcher l'accès du cerveau aux produits d'intoxication en les neutralisant par des injections de substance nerveuse.

Les résultats obtenus dans l'épilepsie toxique nous ont démontré la possibilité de prévenir par des injections de substance nerveuse, les accès d'épilepsie qui se produisent chez les animaux intoxiqués par l'absinthe.

Pourtant certains auteurs mettent en doute nos résultats. Nous admettons que le traitement par la substance nerveuse n'est pas spécifique; mais comme cette condition nous fait défaut pour la plupart des maladies nerveuses, ce traitement constitue pour le moment un procédé thérapeutique tout à fait justifié.

On pourrait objecter que la rage, n'étant pas une maladie toxique, ne pourrait être guérie par ce procédé. On pourrait raisonner pour la rage comme on le fait pour le tétanos. Tout d'abord, je crois qu'on ne peut pas exclure le rôle des toxines dans la rage. J'ai montré à plusieurs reprises que l'injection de grandes quantités de moelle chauffée jusqu'à destruction du virus provoque encore chez les animaux des symptômes de paralysie. L'émulsion filtrée sur filtre Chamberland produit, au bout de 1 à 2 semaines, certains phénomènes de rage non transmissible. L'émulsion de moelle rabique chauffée à 80° conserve encore un degré de toxicité suffisante pour faire succomber les lapins avec des paralysies ou dans le marasme. Il semble donc que, malgré la présence du parasite dans le cerveau, les symptômes rabiques sont provoqués en premier lieu par sa toxine, qui produit les foyers inflammatoires caractéristiques autour des cellules nerveuses.

Si l'on considère même la rage comme une maladie purement et exclusivement parasitaire, il n'y a pas de motif pour nier *a priori* l'influence salutaire de la substance nerveuse.

Nous savons en effet que le parasite peut rester longtemps dans l'organisme avant de s'attaquer au système nerveux. Si l'on intervient pendant ce laps de temps, en offrant aux cellules nerveuses de la substance nerveuse, celle-ci pourrait empêcher indirectement l'action du parasite. On pourrait aussi facilement expliquer, au moins en partie, l'action de la substance nerveuse normale, en supposant que cette substance renferme les corps anti-microbiens nécessaires pour détruire le virus rabique qui se trouve dans l'organisme et qui fournit en même temps la substance sensibilisatrice ou intermédiaire.

Dans mes premières communications j'avais déjà fait ressortir la supériorité des vaccinations pasteuriennes. Elle peut s'expliquer par le fait que les cellules nerveuses des animaux succombés à la rage secrètent en plus grande quantité les substances capables d'exercer une attraction sur le parasite de la rage et de se combiner avec sa toxine.

Dans les derniers temps Calabrese et Aujeski reprennent la question. Le premier de ces auteurs est arrivé à des résultats négatifs ; dans ses expériences, la substance nerveuse a été incapable de neutraliser le virus fixe, tant *in vitro* que dans l'organisme. A la suite d'injections intra-oculaires de virus des rues, les animaux auraient succombé, malgré les injections ultérieures de substance nerveuse normale.

Les premiers résultats de Calabrese correspondent aux résultats que j'avais consignés (mars 1898) dans ma communication faite à l'Académie des sciences de Paris : « J'ai tout d'abord cherché, en collaboration avec M. Riegler, si l'on pourrait paralyser (neutraliser) le virus fixe *in vitro* par la substance nerveuse; mais, tandis que nous avons constaté qu'une partie du sang de nos chiens les plus immunisés peut paralyser jusqu'à 50 parties de virus, une partie de substance de bulbe de brebis ou de lapins neufs ne réussit pas à paralyser une partie de virus, et même 10 parties de bulbe normal n'ont pas d'effet appréciable sur une partie de virus fixe. » Il est donc tout à fait inadmissible d'opposer les résultats de Calabrese aux miens, vu que nous avons constaté la même chose, savoir : que la substance nerveuse normale ne détruit pas la virulence du virus rabique.

Les essais ultérieurs m'ont démontré que la substance nerveuse peut quelquefois agir sur le virus rabique, dans certaines conditions encore moins bien connues : la filtration sur certains filtres, et même sur papier, par exemple. Les expériences de Calabrese et de Aujeski étant réalisées dans des conditions toutes différentes, leurs résultats ne peuvent en aucune façon être comparés aux miens.

Calabrese affirme que les injections de substance nerveuse ne garantissent pas les animaux, qu'elles soient faites avant ou après l'infection. Cette affirmation ne me paraît pas fondée. Calabrese injecte probablement la substance nerveuse sous la peau après l'injection intra-oculaire avec du virus fixe. Il ne tenait pas compte du fait que son action est beaucoup plus faible que celle du traitement pasteurien et qu'elle ne peut agir que contre un virus faible. Du reste, l'injection de substance nerveuse ne devient efficace que si on la pratique avant et après l'infection. J'ai affirmé ce fait dans ma communication, en admettant que l'action préventive et curative de la substance nerveuse normale est liée « à la condition de donner une quantité assez abondante de substance nerveuse et de ne pas employer un virus trop fort ».

Chez le lapin surtout, l'immunisation ne réussit qu'exceptionnellement : « Chez le lapin, les résultats ont été beaucoup moins nets, ce qui s'explique par le fait qu'on ne peut qu'exceptionnellement sauver ces animaux, même par la méthode de Pasteur, si l'on commence le traitement après la trépanation. »

Dans la communication de Calabrese, les expériences concordent au moins avec les conclusions ; le travail d'Aujeski n'a pas cet avantage.

Je dois commencer par déclarer que je ne comprends pas le but de la publication de cet auteur. Il ne s'est pas donné la peine de lire mon travail des « Comptes Rendus » dans lequel j'avais dit clairement que la substance nerveuse n'exerce *in vitro* aucune influence sur le virus rabique. Pour obtenir une action quelconque, il faut procéder, d'une façon toute particulière, que je ne puis pas reproduire à volonté.

Calabrese et Aujeski considèrent comme un fait nouveau, constaté par eux et par Högyes, l'action antirabique de la substance nerveuse des animaux immunisés ; j'avais cependant de mon côté constaté antérieurement (Académie de médecine de Paris 1892 et travail cité) l'existence d'une substance antirabique, non seulement dans le sang, mais même dans le système nerveux central, surtout dans le liquide céphalo-rachidien, qui a le même pouvoir antirabique que le sérum des animaux immunisés. J'ai pu prouver qu'à certaines époques de l'immunisation le sang renferme des substances antirabiques bien que leur présence ne puisse être démontrée dans la substance cérébrale ; à d'autres époques, au contraire, la substance nerveuse seule renferme des principes antirabiques. Ces faits concordent avec les constatations de Centanni (1).

Aujeski rapporte que Högyes aurait entrepris depuis 1888 des recherches à ce sujet ; mais j'ai vainement cherché cette publication, je ne l'ai point trouvée.

Les recherches de Calabrese, Högyes et Aujeski n'ont donc autre valeur que de confirmer les résultats que j'avais déjà obtenus. A ce point de vue elles sont d'autant plus précieuses qu'il existe encore des auteurs qui se refusent de croire au pouvoir antirabique du sérum provenant d'animaux immunisés contre la rage.

Aujesky, en répétant mes essais sur l'action de la substance nerveuse normale sur les animaux infectés par le virus rabique et se conformant cette fois à mon mode opératoire, confirme cependant pleinement mes constatations antérieures :

« Deux chiens (A. 6.000 grammes, B. 5.500 grammes) reçoivent chaque jour, depuis le 24 janvier jusqu'au 11 février 1898, des injections hypodermiques de 10 centimètres cubes d'émulsion de moelle saine diluée dans 10 fois son volume de sérum physiologique. Les injections ont été répétées jusqu'au 25 février, de sorte que chaque chien a reçu pendant cet intervalle de 34 jours une quantité totale de 30 grammes de moelle. Le lapin de contrôle a succombé au bout de 25 jours avec des symptômes de rage; les deux animaux traités ont résisté (2).

A la suite de cette expérience, il ne restait à toute personne impartiale que deux alternatives possibles : se fier ou ne pas se fier à l'exactitude de l'expérience. Dans le premier cas, la possibilité de garantir les animaux contre l'infection rabique par des injections de substance nerveuse s'impose comme *conclusion nécessaire;* dans le second, on doit répéter l'expérience pour pouvoir fonder sa conviction. Mais l'auteur ne fait ni l'un ni l'autre : il trouve au contraire bon d'affirmer tout simplement que le résultat obtenu, quoique positif, n'est pas assez concluant.

Aujeski rapporte enfin un fait que j'avais déjà depuis longtemps constaté, que les animaux injectés avec de la substance nerveuse normale ne résistent pas à un virus rabique plus fort; il arrive à la conclusion formulée par moi et par Marx (3), savoir : que les vaccinations pasteuriennes constituent un moyen spécifique capable d'inciter les organes appropriés à former des substances spécifiques contre la toxine.

Aujeski sait parfaitement que j'ai nettement proclamé la supériorité des vaccinations pasteuriennes sur les injections de sub-

(1) Centanni, *Deutsche med. Woch.*, 1895, n°s 44,45.
(2) Aujeszki, *Centralblatt f. Bakt.*, 1900.
(3) Marx, *Deutsche med. Woch.*, n° 41.

stance nerveuse normale, ainsi que l'inefficacité de ces dernières dans le traitement des lapins. Ne pouvant m'attribuer une opinion contraire, il s'efforce de produire l'impression que je me suis trompé dans mes recherches. D'ailleurs, je n'ai même jamais dit qu'on pouvait garantir le chien contre une nouvelle infection par des injections de substance nerveuse normale, celle-ci étant actuellement incapable de conférer une immunité active.

Le travail de Aujeski ne fait que confirmer mes résultats et contribuer par là à nous orienter sur la valeur des injections de substance nerveuse normale dans le traitement antirabique de Pasteur.

Arrivé au terme de nos observations, je dois constater que, malgré les attaques et les publications peu bienveillantes, la méthode d'injections de substance nerveuse normale s'affirme de plus en plus et acquiert une base expérimentale de plus en plus solide. Nous sommes donc autorisé à affirmer de nouveau ce que nous avions déclaré devant l'Académie des Sciences de Paris, savoir : que le bulbe normal renferme des substances capables de s'opposer à l'infection rabique, tétanique, aux toxines épileptogènes, aux alcaloïdes et aux différents virus atteignant le système nerveux. Nous croyons que toutes ces affections nerveuses sont susceptibles de cette méthode thérapeutique.

On a voulu dernièrement attribuer à différents savants le principe de l'immunisation par la substance nerveuse normale.

Marie suppose que ce principe découle de l'hypothèse émise par Pasteur sur la présence d'une substance vaccinante contenue à côté du virus dans la moelle rabique. Or, Pasteur ne parlait que de moelles rabiques et nullement de moelles normales ; il pensait probablement à une substance chimique produite par le virus.

Bardach et Gamaleia montrèrent que, dans les moelles rabiques virulentes, il existe encore une certaine quantité de virus rabique ou plutôt une substance vaccinante qui peut provoquer l'immunité. En tout cas, toutes ces recherches n'ont rien de commun avec les constatations que j'ai faites sur l'action vaccinante de la substance nerveuse normale contre la rage.

2. — FIXATION DE L'ALEXINE PAR LE MÉLANGE SÉRUM ANTIRABIQUE (BUCAREST) ET SUBSTANCE NERVEUSE NORMALE

Les recherches faites par différents auteurs ainsi que par moi-même, en vue de constater l'existence d'un rapport spécifique entre le sérum antirabique et la substance nerveuse, ont établi que le mélange sérum antirabique et substance rabique ne produit qu'une faible fixation de l'alexine.

Les mêmes expériences faites en employant comme antigène la substance nerveuse normale ont donné le même résultat, c'est-à-dire une faible fixation de l'alexine (déviation du complément).

On peut donc admettre que la substance nerveuse normale possède des récepteurs pour les ambocepteurs antirabiques, fait qui plaiderait pour l'analogie de l'action de la substance nerveuse rabique et normale. Cependant une expérience faite par Busila montre que le sérum antirabique possède une affinité plus grande pour les cultures de certains microbes que pour la substance nerveuse.

Ainsi, en comparant le pouvoir fixateur du mélange sérum normal et substance rabique ; substance nerveuse normale et produits du bacille de Busila (variété du subtilis), on constate que ces mélanges n'ont pas de pouvoir fixateur sur l'alexine. Au contraire, si l'on compare le pouvoir fixateur du mélange : sérum antirabique de Bucarest (B) et substance nerveuse normale ; sérum antirabique B et substance nerveuse rabique fixe ou des rues ; enfin sérum antirabique B. et Bacilles Busila, on trouve que le mélange de sérum normal et rabique possède un pouvoir fixateur prononcé. En ajoutant le système hémolytique, une petite partie seulement des globules rouges est dissoute, tandis que le mélange du sérum B et du Bacille Busila absorbe toute l'alexine ; le système hémolytique reste alors incolore avec les globules rouges intacts.

Notre sérum antirabique, étant plus efficace, pour fixer le complément, que celui de Marie, donnait cependant le même résultat avec la substance nerveuse normale et avec la substance rabique. La valeur de ces expériences se trouve diminuée non seulement par le fait qu'un extrait microbien possède une action fixatrice supérieure au cerveau rabique, mais surtout parce que l'action fixatrice du mélange sérum B et substance nerveuse normale peut être interprétée d'une autre manière. On peut supposer que dans ce cas le pouvoir fixateur du mélange provient du fait que le sérum antirabique étant préparé par des injections de substance nerveuse a gagné une certaine spécificité pour la substance nerveuse normale.

3. — RECHERCHES DE FERMI SUR L'ACTION DE LA SUBSTANCE NERVEUSE NORMALE DANS L'INFECTION RABIQUE DES MURIDÉS

A la suite des travaux de Aujeski (1), Calabrese (2), Galaville et Rimbaud, la question de l'action de la substance nerveuse nor-

(1) Aujeszki, Ub. Immun. geg. Wut mit norm. Nervensubst. (*Ctrbl. f. B.* 1900, t. XXVII, p. 5.)

(2) Calabrese, les Centres nerv. d'anim. sains ou immunisés peuvent-ils neutraliser le virus rab.? (*Sem. méd.*, févr. 1899.)

male sur la rage a été négligée ou traitée avec beaucoup de réserve par les auteurs.

En 1907, Fermi reprend la question et arrive à des conclusions surprenantes. Cet auteur, pour se ménager tout le mérite d'une nouvelle découverte, affirme que les recherches par lesquelles j'avais prouvé l'action de la substance nerveuse normale sur la rage étaient insuffisantes; je ne possédais pas, d'après cet auteur, d'animaux chez lesquels on pouvait produire avec certitude la rage par voie sous-cutanée.

Fermi affirme que je n'ai obtenu que 2 cas positifs sur des chiens infectés par voie sous-cutanée. Nous avons vu que ces objections sont dénuées de fondement. J'ai remplacé chez le chien, avec plein succès, l'injection sous-cutanée par des injections sous-durales faites avec du virus atténué; j'ai obtenu même par cette méthode très sévère des résultats concluants sur une série assez grande d'animaux. Si Fermi avait lu avec attention la communication d'Aujeski (*l. c.*), il aurait vu que cet auteur a également obtenu des résultats positifs. Aussi malgré les affirmations contraires de Fermi les expériences d'Aujeski démontrent également l'action antirabique de la substance nerveuse normale.

Cet auteur oublie avant tout qu'on ne peut pas contester la réalité d'une découverte quand on veut se l'approprier.

Les résultats obtenus par Marie avec le filtrat de cerveau normal viennent aussi à l'appui du résultat de mes recherches. Enfin, en étudiant de près les travaux de nos adversaires, on se convainc facilement qu'ils n'ont pas suivi exactement mon procédé et qu'ils ne se sont pas entourés d'assez de précautions pour pouvoir démontrer expérimentalement l'efficacité de la substance nerveuse normale.

Ces auteurs auraient dû remarquer qu'on n'aurait pas pu prouver par leur procédé l'activité de la vaccination pasteurienne et qu'il faut pour la prouver choisir avec soin une infection atténuée.

Il ne peut donc être question, comme l'affirme Fermi, de l'abandon de mes recherches et j'ai donc tout le droit d'insister sur la priorité de ma découverte.

Toutefois je suis heureux de constater que Fermi (1), en travaillant avec son virus sur des muridés, a rendu beaucoup plus facile l'étude de l'action de la substance nerveuse normale. Il a donc le mérite d'avoir facilité la confirmation de ma découverte, et nullement celui de l'avoir détruite.

Si Kraus ne pouvait confirmer les résultats de Fermi, cela tient surtout à la différence des conditions d'expérimentation.

Kraus éprouve après 20 jours les animaux traités par la sub-

(1) Fermi, Normale Hirnsubstanz und antirabischer Impfstoff gegen Lyssa. (*Centr. f. Bakt.*, 1909, tome LII, page 536.)

stance nerveuse normale, tandis que Fermi les éprouve le même jour, ou à quelques jours de distance.

Il faut tout d'abord dans ces expériences de contrôle se placer dans les conditions de l'expérimentateur que l'on veut contrôler.

Fermi résume le résultat de ses recherches faites sur 430 muridés (rats et souris).

Il a constaté d'abord que le pouvoir immunisant de l'émulsion fraîche de substance nerveuse normale est à peu près la même ou même plus grande que celui de la substance nerveuse rabique. En effet, sur 27 rats infectés par voie sous-cutanée avec du virus des rues et traités ensuite par la substance nerveuse normale (cc. d'émulsion 10 0/0 donné en 15 jours), tous ont été sauvés, tandis que, sur 4 rats infectés en même temps et traités par la série de Pasteur, 3 rats seulement ont été sauvés. Les animaux de contrôle (18 rats) infectés, par le virus fixe ont tous succombé de la rage.

On obtient le même résultat en traitant des muridés (infectés par le virus des rues) avec des émulsions de substance nerveuse diluée (1 : 100 — 40.000) normale ou virulente.

Ainsi sur 24 muridés traités par la substance nerveuse 1 : 10, 1 : 20, 1 : 40, 17 ont été sauvés, tandis que, sur 26 traités par l'émulsion virulente diluée, 20 ont résisté.

Par la dessiccation, la substance nerveuse normale perd plus facilement son efficacité que le virus de passage.

La moelle normale ou virulente chauffée 14 minutes à 75°
perd toute action vaccinante.

Les résultats de Fermi ont été contredits par Kraus, Fujami et Krajeschkin. Nous avons alors entrepris des recherches nouvelles en suivant la technique employée par Fermi.

Nous avons expérimenté sur 140 souris, 24 cobayes, 24 lapins et 6 chiens (1).

Voici quelques-uns de nos résultats :

a) Six souris ont été infectées par voie sous-cutanée avec 0,2 centimètre cube d'une émulsion au 1 : 5 de bulbe de chien mort de la rage des rues. Quatre cobayes ont reçu en même temps sous la peau 0,25 centimètre cube de la même émulsion.

Entre le 22e et 30e jour toutes les souris ont succombé en présentant une paralysie du train postérieur et une conjonctivite purulente. Deux cobayes seulement ont succombé : l'un le 22e et l'autre le 23e jour, avec des phénomènes d'apathie et de parésie.

b) Douze souris injectées de la même manière avec du virus fixe de Bucarest succombent toutes le 8e et le 9e jour après l'in-

(1) Babes et Simici, Sur l'action de la subst. nerv. norm. dans la rage. (*Comp. rend. de la Soc. de Biol.*, LXVII, n° 2, p. 71.)

fection, présentant de la paralysie et une conjonctivite caractéristique.

c) Six souris et quatre cobayes infectés de la même manière ont été traités vingt-quatre heures après l'infection, par notre méthode antirabique, c'est-à-dire en recevant pendant 17 jours 0,25 centimètre cube de moelle desséchée pendant 5 à 0 jour. Toutes les souris, à l'exception d'une, ont résisté, 2 cobayes ont succombé à la rage le 38e et le 39e jour après l'infection.

d) Dix souris et quatre cobayes ont été infectés de la même manière et ensuite traités, en commençant vingt-quatre heures après l'infection, par des injections sous-cutanées de bulbe frais de mouton.

Chaque animal a reçu, pendant 17 jours, de 0,2 à 0,25 centimètre cube d'une émulsion de moelle normale dans l'eau physiologique au 1 : 10. Pendant le traitement une souris et un cobaye ont succombé avec des symptômes de faiblesse progressive.

Quatre souris et deux cobayes ont succombé encore entre 3 et 15 jours après le traitement, avec des symptômes de rage qui ont duré de 2 à 3 jours et 5 souris et un cobaye ont résisté. Il en résulte que nos résultats, quoique moins brillants que ceux du savant italien ont toutefois confirmé la réalité de ma découverte.

La substance nerveuse normale ainsi que la substance rabique ne perdent pas leur pouvoir vaccinant après avoir été traitées par l'acide chlorhydrique, 3 mgr. neutralisé.

4. — ACTIVITÉ DU SÉRUM DES ANIMAUX TRAITÉS PAR LA SUBSTANCE NERVEUSE NORMALE

D'après Fermi, le sérum des chiens traités par l'émulsion de substance nerveuse normale devient immunisant. Les souris infectées par le virus fixe et traitées par 0,75 à 2,5 cc. de sérum pendant 3 jours restent bien portantes. Le même résultat fut obtenu par un mélange de sérum et de virus fixe 10 o/o + acide phénique à 1 o/o. Le sérum ne possède pourtant pas d'effet vaccinant injecté 3 jours au plus après l'infection.

Le mélange de sérum et de virus fixe phéniqué injecté pendant 5 jours, 2 fois par jour à 1/4 cc. par injection, sauve les animaux, si le traitement est commencé 24 jours après l'infection.

Le sérum des lapins immunisés mélangé à des parties égales d'émulsion normale phéniquée sauve quelques muridés alors même que le traitement a commencé 72 heures après l'infection.

Le sérum des chiens immunisés par la substance nerveuse normale neutralise le virus fixe *in vitro*.

Le suc testiculaire normal ne possède pas le moindre pouvoir immunisant.

Le sérum possède, dans les expériences de Fermi, une action immunisante plus puissante que les émulsions rabiques ou normales. Ainsi on peut sauver sûrement par l'immun-sérum les muridés infectés par le virus de passage. Le sérum des animaux non préparés ne possède pas de propriétés immunisantes.

Nous avons répété ces expériences avec Simici (1), en inoculant chaque jour, pendant huit jours consécutifs, à un chien de 14 kilogrammes, 10 centimètres cubes d'une émulsion au 1/10 de cerveau de mouton normal. Six jours après la dernière inoculation nous avons saigné le chien et nous avons recueilli le sérum.

Douze souris préalablement infectées par injection sous-cutanée d'une émulsion au 1/5 de virus fixe ont été traitées par ce sérum de la manière suivante :

Chaque souris recevait, vingt-quatre heures après l'infection, 3 centimètres cubes de sérum par jour. Tous les animaux ont succombé après la troisième inoculation.

Nous avons cherché alors si cet insuccès n'était pas dû au sérum du chien, qui pourrait être toxique pour les souris. Nous avons pour cela administré à six souris, chaque jour, 0,3 centimètre cube de sérum du chien normal. Quatre d'entre elles ont succombé après la quatrième injection.

Nous basant sur cette observation, nous avons repris les expériences en tâchant d'habituer les animaux petit à petit. Nous avons administré le sérum à des doses répétées et augmentées progressivement.

Dans la seconde expérience, nous avons employé le sérum d'un chien de 16 kilogrammes préparé de la même façon à peu près que celui de l'expérience précédente, avec cette seule différence que les inoculations d'émulsion nerveuse normale avaient été prolongées chez ce chien pendant douze jours; l'animal recevait en plus, chaque jour, comme alimentation, une cervelle de mouton normal.

Seize souris blanches, préalablement infectées avec le virus fixe, ont servi à cette expérience.

Nous avons commencé, vingt-quatre heures après l'infection, à les traiter par le sérum du chien préparé de la façon suivante :

Les trois premiers jours, chaque souris recevait journellement 0,1 centimètre cube de sérum; dans les trois jours suivants, 0,2 centimètre cube et, pendant deux autres jours 0,3 centimètre cube de sérum.

(1) Babes et Simici, Action du sérum de chien traité par la substance nerveuse normale sur des souris infectées préalablement avec le virus fixe. (*Comptes rend. de la Soc. de Biol.*, t. LXVIII, 1910, n° 2, p. 70.)

Quatre souris ont succombé trois jours après la dernière inoculation en présentant des symptômes de paralysie des membres postérieurs. Les douze autres souris ont survécu.

Quatre souris infectées en même temps que les autres, mais qui n'ont pas reçu de ce sérum, ont succombé toutes, entre le neuvième et le quatorzième jour après l'infection.

Six souris infectées de la même manière et qui n'avaient reçu que des injections de sérum *de chien neuf* à la même dose ont également succombé de la rage dans le même laps de temps.

Il résulte de ces expériences qu'on peut immuniser un grand nombre de souris infectées par voie sous-cutanée avec le virus de passage, en leur administrant à dose croissante le sérum provenant d'un chien auquel on a injecté 10 centimètres cubes de substance nerveuse normale de mouton, et qui a été alimenté pendant plusieurs jours avec de la cervelle de mouton normal.

Il n'est pas douteux qu'il s'agit dans ce cas de l'immunisation du chien contre certaines substances renfermées dans le cerveau normal (lipoïdes). L'injection du sérum de ce chien produit chez la souris une immunité passive contre ces substances qui jouent certainement un rôle important dans la production de la rage.

Il semble, d'après les recherches de Fermi, que la substance nerveuse normale possède exactement les mêmes propriétés immunisantes contre la rage que l'émulsion de virus de passage. La seule différence serait la diminution plus rapide par la dessiccation de l'efficacité de la substance nerveuse normale.

Les auteurs qui ont contrôlé ces résultats n'ont pas obtenu les mêmes succès et, comme Remlinger et Kraus et Fujami Krajeschkin, ont eu au contraire des résultats tout à fait négatifs, il faut se demander si ces auteurs se sont conformés exactement aux conditions dans lesquelles s'est placé Fermi. Il faut donc attendre d'autres travaux de contrôle pour pouvoir se prononcer. En attendant on ne peut nier des résultats obtenus sur une aussi grande échelle et contrôlés par nous également sur des grandes séries d'animaux.

En tout cas, les recherches de Fermi ont remis à l'ordre du jour l'étude de l'efficacité de la substance nerveuse normale dans la rage.

La substance nerveuse de différents animaux ne possède pas, d'après Fermi (1), le même degré de pouvoir immunisant. Aussi la substance nerveuse de la dinde serait moins efficace que celle du lapin, du chien, du mouton et du bœuf.

Le cerveau de la dinde injecté à des animaux traités préalablement par le virus des rues n'arrive à en sauver que les 2/3.

(1) FERMI, *Gazzetta degli Osped. et della clin.*, 1907, n° 84.

Le cerveau de la poule est dénué de tout pouvoir immunisant; celui de la grenouille est très peu actif, mais par contre très toxique.

5. — ACTIVITÉ ANTIRABIQUE DES LIPOIDES

Fermi chercha quelle était la substance active contenue dans la substance nerveuse à laquelle on peut attribuer l'action antirabique. Il examina la lécithine, la cholestérine, le protagon, l'extrait éthéré de substance cérébrale du bœuf, ainsi que son résidu ; il étudia enfin l'action immunisante du jaune d'œuf et de la bioplastine.

L'extrait éthéré du cerveau de bœuf est très peu actif, comme vaccin, mais il est très toxique. La cholestérine et la lécithine ne donnent en général pas d'immunisation; une émulsion 2 o/o de lécitine huileuse est un peu plus efficace. Le mélange de lécithine et de cholestérine est beaucoup plus actif. On pouvait sauver par ce mélange 80 o/o des animaux infectés (rats et souris). Le jaune d'œuf n'a qu'une action insignifiante : sur 4 animaux traités, un seul fut sauvé. La bioplastine Léronos semble avoir une action plus efficace (69 o/o animaux furent guéris après infection par le virus des rues). Cette substance est inefficace contre le virus fixe.

Après avoir montré qu'on peut sauver les muridés infectés depuis 8 jours par le virus des rues en leur injectant du sérum de lapin immunisé par de la substance nerveuse normale, Fermi essaie d'immuniser des animaux avec du sérum de lapin traité ou immunisé par des lipoïdes. Le résultat fut nul avec le sérum des animaux traités par l'extrait éthéré. En répétant ces expériences et en remplaçant l'extrait éthéré par la lécithine, la cholestérine ou le jaune d'œuf, les animaux infectés furent en partie sauvés.

En employant un mélange de sérum, de vaccin antirabique, de lécithine et de cholestérine, Fermi (1) affirme que la lécithine et la cholestérine augmentent l'action du vaccin et du sérum. Les animaux en expérience ont résisté alors même que le mélange fut injecté 72 heures après l'infection par le virus fixe.

J'avais montré avec Riegler qu'on peut parfois neutraliser le virus fixe filtré sur le papier *in vitro* par des quantités considérables de substance nerveuse normale; ce fait fut confirmé par Fermi. Almagy affirme qu'on peut également neutraliser le virus fixe par la cholestérine.

(1) FERMI, Immunisierende und Lyssizide Wirkung des Cholestrins Lezitins und verschiedener Lezitin enthaltende tierischer Teile. (*Centralbl. für Bakt.*, 1908. Vol. XLVIII, Heft 3, pag. 357.)

Fermi ainsi que Marie ont montré au contraire que la cholestérine et la lécithine sont sans action *in vitro* sur le virus fixe.

Fermi donne la liste suivante des substances vaccinantes.

a) Animaux infectés préalablement par une injection sous-cutanée de virus des rues.

1) traités par 5 o/o de substance nerveuse normale ou du virus fixe : résultats positifs 100 o/o.

2) Lécithine 36 o/o.

3) Jaune d'œuf frais 81 o/o.

4) Jaune d'œuf sec 75 o/o.

5) Mélange de cholestérine et de lécithine 70 o/o.

6) Bioplastine 67 o/o.

7) Blanc d'œuf 62 o/o.

8) Cholestérine pure 11 o/o.

b) Animaux préalablement infectés par injection sous-cutanée du virus fixe.

1) Par le mélange de cholestérine et lécithine 25 o/o. Résultats positifs 90 o/o.

2) Par la lécithine 12,5 o/o.

3) Par le vaccin de Pasteur ou par la substance nerveuse normale 0 o/o.

Ces recherches sont trop récentes et encore insuffisamment contrôlées. Il est difficile d'en tirer des conclusions.

6. — ACTIVITÉ DE LA SUBSTANCE BLANCHE ET DE LA SUBSTANCE GRISE DU CERVEAU

Fermi affirme qu'il existe une différence entre l'action antirabique de la substance nerveuse *in toto* et entre celle de la substance blanche ou de la substance grise employées séparément.

Après avoir séparé la substance grise de la substance blanche du cerveau humain normal, Fermi injecte des rats pendant 15 jours avec une émulsion contenant 5 o/o de substance blanche ; tous les rats succombent ; si l'on injecte seulement la substance grise aux muridés infectés par le virus des rues, on obtient les mêmes résultats négatifs. Au contraire, si on mélange la substance blanche avec la substance grise, sur 5 rats traités un seul prend la maladie.

En injectant à des rats de la substance blanche d'un chien enragé, 4 rats sur 5 succombent à la rage. En injectant seulement avec de la substance grise, 3 animaux sur 5 restent en vie. En traitant les rats avec un mélange des deux substances, on sauve 4 animaux sur 5. Si l'on injecte alternativement la substance blanche ou la substance grise l'une le matin l'autre le soir,

(1) Fermi, *Centralbl. f. Bakt.*, 1908, n° 3.

on sauve moins d'animaux que par le mélange des deux substances.

Se basant sur ces résultats surprenants, Fermi suppose que la théorie de Pasteur est fausse : le traitement antirabique ne dépend pas du virus et de ses produits, mais il repose seulement sur l'action de la substance nerveuse normale. Fermi ne mentionne à cette occasion ni mes recherches sur l'action antirabique de la substance nerveuse, ni mes doutes exprimés sur l'interprétation de Pasteur.

7. – VACCINATION PAR INGESTION DE SUBSTANCE NERVEUSE RABIQUE OU NORMALE

J'avais établi avec Talasescu (1), malgré les affirmations de Nocard, qu'on peut parfaitement immuniser des chiens contre la rage en leur faisant ingérer une grande quantité de cerveaux rabiques de lapin.

En effet, du moment que le suc gastrique est capable de transformer le virus rabique en vaccin, il était intéressant de vérifier si l'ingestion de substance virulente ne confère pas un pouvoir vaccinant.

Nocard, se basant sur quelques expériences, affirme que non.

Nous avons choisi un chien de taille moyenne qui fut nourri, du 25 au 30 septembre 1892, chaque jour avec deux cerveaux frais de lapins de passage. Le 12 novembre il fut éprouvé par injection sous-dure-mérienne avec le virus d'un loup enragé. En même temps on inocula un chien témoin. Le premier chien reçut du 12 au 20 novembre deux cerveaux par jour. Le chien de contrôle gagne la rage le 25 novembre, tandis que le chien n° 1 reste indemne.

Fermi (2), ayant repris cette expérience sans connaître la nôtre, qui était très antérieure, arrive à la même conclusion, c'est-à-dire qu'on peut parfaitement vacciner en faisant ingérer de la substance rabique.

Cet auteur avait encore étendu le champ de ses expériences en constatant qu'on peut sauver les muridés en leur faisant ingérer de la substance nerveuse normale. Voici quelques-unes des expériences de Fermi.

8 souris furent nourries pendant 30, 20 et 10 jours avec de la substance rabique et infectées ensuite par du virus des rues ;

(1) Babes-Talasescu, Etude sur la rage. (*Ann. de l'Institut Pasteur*, 1892.)

(2) Fermi, Immunisierung der Muriden durch Futterung mit Wut, und normaler Nervensubstanz gegen nachfolgende Infection von Strassenvirus. (*Zeitschr. f. Hygiene*, 1908, f. 60, p. 221.)

89 o/o furent sauvées. Les animaux nourris pendant 30 jours ont tous survécu.

L'ingestion de 60 gr. de substance nerveuse normale pendant 30 jours a permis de résister, à toutes les souris éprouvées dans la suite par injection sous-cutanée de virus des rues.

Les souris traitées par la voie rectale avec la substance nerveuse normale ou rabique résistent également à l'infection ultérieure par le virus rabique.

Ce résultat, tout aussi surprenant que ceux qui furent obtenus par l'emploi du sérum antirabique et de la substance nerveuse en injection sous-cutanée, ne peuvent être expliqués que par une sensibilité extraordinaire des muridés non seulement pour le virus rabique, mais surtout pour différentes substances exerçant une action vaccinante contre la rage.

J'avais, longtemps avant Fermi, constaté l'action du sérum antirabique, de la substance nerveuse normale, ainsi que l'action vaccinante de la substance rabique ingérée; si ces affirmations exactes n'ont pas pu être vérifiées dans toute leur étendue par les auteurs, la faute doit être attribuée non à moi, mais à la façon peu soigneuse et au contrôle peu exact des recherches qu'on avait faites sur d'autres animaux que des muridés. Toutefois, il faut attendre des travaux de contrôle très soigneux avant d'admettre définitivement les résultats de Fermi.

Voici les résultats de nos expériences de contrôle faites en suivant les indications de Fermi.

Huit souris ont reçu journellement un gramme de cerveau de mouton dans leur nourriture, et cela durant 25 jours. Le second jour toutes ont été inoculées avec 0 gr. 2 de virus des rues à 1/5, en injection sous-cutanée.

Cinq souris ont succombé du 17e au 20e jour après l'injection, avec des symptômes de rage; 3 ont survécu.

Trois souris injectées en même temps, et qui servaient de témoins, ont succombé également.

En répétant cette expérience sur dix autres souris nourries avec de la substance nerveuse normale, quatre seulement ont résisté à l'injection du virus des rues. Nous avons essayé (1) d'immuniser les souris par l'introduction par la voie buccale de virus fixe. Sept souris ont reçu chaque jour du virus fixe frais mêlé à de l'orge. A chacun de ces animaux on a donné 0 gr. 5 de substance nerveuse par jour. Toutes les souris sont mortes entre le 9e et le 15e jour avec des symptômes caractéristiques de rage. L'émulsion de leur cerveau a produit la rage en 8 jours chez le lapin

(1) Babes et Simici, Sur l'action de la substance nerveuse normale dans la rage. (*Comptes rend. de la Soc. de Biologie*, t. LXVIII, 1910, n° 2, p. 71.)

éprouvé par voie sous-durale. L'expérience répétée sur seize autres souris a donné le même résultat.

Il résulte de ces expériences :

1° Que notre virus fixe se rapproche, comme virulence pour les souris, du virus de Sassari. Il tue les souris à coup sûr, même par injection sous-cutanée ;

2° Que la possibilité d'immuniser contre la rage au moyen de la substance nerveuse normale (fait que j'avais déjà démontré en 1898 pour le chien), existe d'une manière plus démonstrative pour les souris ;

3° Qu'on peut rendre réfractaires contre l'injection sous-cutanée du virus des rues à peu près la moitié des souris traitées par l'injection ou l'ingestion de substance nerveuse normale ;

4° Nos résultats obtenus sur des muridés sont de beaucoup inférieurs à ceux de Fermi ;

5° Comme le traitement des souris par notre méthode de traitement antirabique (méthode roumaine) donne pour les souris des résultats supérieurs, nous pouvons confirmer l'affirmation faite par nous en 1898 que l'immunisation antirabique peut s'obtenir par l'emploi de la substance nerveuse normale ; mais qu'elle donne des résultats moins bons que la méthode pasteurienne modifiée.

8.— ACTIVITÉ ANTIRABIQUE DES FILTRATS DE SUBSTANCE NERVEUSE NORMALE

Tandis que Marie ne pouvait se convaincre du fait que la substance nerveuse normale est capable de vacciner contre la rage, il s'est convaincu cependant que la substance soluble du cerveau normal possède des propriétés immunisantes. Cet auteur broie dans l'appareil Latapie 10 grammes de cerveau d'un lapin préalablement saigné. La substance nerveuse est ensuite émulsionnée dans 100 gr. d'eau. On filtre alors à travers une bougie Chamberland ; le filtrat est injecté dans les veines des lapins ; chaque animal reçoit 4 cc. Tandis que le témoin, éprouvé comme les autres dans l'œil, prend naturellement la rage, les animaux traités résistent.

Si l'on injecte sous la peau le liquide filtré, le résultat devient inconstant. Il en est de même, si on injecte ensuite les animaux dans le cerveau. Comme l'injection du filtrat provoque une hyperleucocytose et un amaigrissement souvent mortel, il faut supposer que la matière cérébrale contient des toxines. Ces substances sont précipitables par le sulfate d'ammoniaque ; elles provoquent un amaigrissement et de la cachexie.

J'avais établi que l'émulsion de cerveau normal filtré sur papier possède des propriétés immunisantes. Marie constate que cette substance se trouve surtout dans le filtrat; ces deux résultats ne sont pas en contradiction. Si Marie s'était servi exactement de mon procédé il aurait vu que l'immunisation peut être obtenue également par mon procédé; l'essentiel de ma découverte est en définitif l'action immunisante de la substance nerveuse normale filtrée sur papier. Si la filtration sur filtre Berkefeld ou sur des précipités offrant les caractères des nucléoprotéines, donne de meilleurs résultats, cela ne peut en rien infirmer ma première constatation. D'ailleurs les résultats de Fermi sur les souris, contrôlés par moi montrent que la filtration de la substance nerveuse normale sur filtre Berkefeld n'est pas indispensable pour obtenir l'immunisation antirabique.

En continuant ses travaux, Marie (1) est parvenu à isoler de la substance nerveuse des composés thermostabiles, qui représentent, il paraît, son pouvoir antirabique.

Dans ce but on prépare une émulsion de matière cérébrale que l'on additionne d'une quantité convenable d'acide acétique cristallisable. La masse est reprise après filtration par l'acide, puis soumise à la centrifugation; on précipite le liquide surnageant par une solution de NaCl et on isole enfin par filtration la solution active, que l'on peut dyaliser de manière à se débarrasser de l'excès d'acide acétique et de sels. Il s'agit d'un acide-albuminoïde ne contenant pas de phosphore, précipitable de sa solution par la dialyse, par neutralisation, de même que par le sulfate de magnésie à saturation. L'ébullition n'y détermine pas de coagulum. Elle présente les réactions de coloration communes aux substances albuminoïdes.

Un mélange de cette substance préalablement neutralisée par dialyse ou par NaOH avec virus fixe 1/100 a perdu tout propriété pathogène. Le même virus mêlé avec le sérum ou l'acétate de soude reste au contraire virulent. Certains de ces extraits du cerveau normal sont capables de neutraliser jusqu'à 5 fois son volume d'émulsion virulente 1/100.

L'encéphale de diverses espèces d'animaux de laboratoire (singes, chiens, lapins, cobayes) renferme la même substance antirabique.

Il semble donc résulter de ces recherches que ce ne sont pas des substances liquides du cerveau qui, en englobant le virus, le rendent inoffensif, mais qu'il s'agit d'une substance albuminoïde ou peut-être d'une substance inconnue simplement liée et entraînée par l'albuminoïde qui présente le pouvoir antirabique.

(1) Marie, Propriétés neutralisantes d'une substance isolée du cerveau normal. (*C. R. de l'Acad. des Sc.*, t. CL, 27 juin 1910, p. 1775.)

Il faut se demander si l'immunisation contre la rage n'est pas due à une augmentation ou à une mise en liberté de cette substance. Dans ce cas, on pourrait comparer cette immunisation à celle qui est obtenue dans d'autres maladies infectieuses où elle est due également à l'augmentation des substances thermostatiles : bactériotropines ou ambocepteurs.

Pour savoir si l'immunisation produite par cette substance est du même ordre que celle qui est produite par les moelles rabiques, Marie se livre à deux considérations peu convaincantes, d'ordre théorique. D'abord, Marie affirme que si une substance soluble joue un rôle prépondérant dans l'action antirabique, il ne comprend pas pourquoi elle est sans action dans la rage déclarée. Etant donné que les composés solubles sont fixés aux éléments solides de la moelle, leur action ne doit guère entrer en ligne de compte dans la vaccination pasteurienne. Cet auteur suppose que les moelles de 10-14 jours ne sont pas dépourvues d'éléments virulents, mais sont très faibles pour donner la rage.

Marie compare cette moelle aux dilutions de Högyes, qui naturellement renferment une petite quantité de virus. Il en est de même pour le filtrat qui a passé sur bougie Berkefeld.

S'il était indispensable de se servir de moelles desséchées de 10 à 14 jours pour vacciner contre la rage, on pourrait admettre qu'elles renferment une petite quantité de virus ; mais j'ai montré qu'on ne peut pas vacciner avec ces moelles, et qu'on a partout abandonné leur emploi dans le traitement antirabique. Il n'y a plus aucune raison de supposer qu'elles sont encore virulentes.

Marie reconnaît que dans le traitement antirabique la quantité du virus joue un certain rôle et il cherche à le prouver en affirmant que la substance rabique ne se multiplie pas au lieu d'inoculation. Cette supposition n'est pas prouvée par des faits bien établis ; pas plus que l'opinion qui soutient qu'à la suite de l'introduction de vaccin antirabique on ne produit jamais de maladie vaccinale. Au contraire, on peut constater des troubles et souvent une élévation de température qui plaide pour une certaine activité du vaccin pendant l'incubation.

N'est-il donc pas plus rationnel de supposer que l'introduction d'une grande quantité de substance rabique peu virulente ou inoffensive agit simplement par la substance nerveuse et non par le vaccin.

Les expériences que j'ai faites dans le traitement des morsures de loup semblent appuyer cette hypothèse.

Nous avons essayé d'expliquer l'action de la substance nerveuse dans la rage en partant de la théorie d'Ehrlich et en supposant l'existence, sur les éléments nerveux, de récepteurs capables de fixer les substances solubles actives qui se trouvent dans les centres nerveux.

Marie a essayé d'immuniser les animaux contre le tétanos en les traitant par des injections répétées de substance cérébrale de cobayes sur laquelle il avait fixé une dose de toxine tétanique. Cet auteur a toujours échoué et n'a jamais pu conférer aux animaux l'immunité antitétanique. Il suppose cependant que si l'on avait inoculé les animaux avec de la moelle de mammifères ayant succombé au tétanos, on serait arrivé à conférer l'immunité.

Mes propres recherches ont montré le contraire : en effet, par l'injection de quantités énormes de cerveau de souris succombées au tétanos, on ne peut jamais immuniser d'autres souris.

On ne peut donc, comme le veut Marie, comparer à ce point de vue le tétanos avec la rage.

Puisque la substance soluble du cerveau normal semble avoir une action vaccinante plus forte que la substance cérébrale elle-même, il faut se demander si les substances solubles du cerveau rabique ne jouissent pas également d'une action immunisante supérieure aux émulsions de cerveau rabique.

Heller a trouvé que le suc cellulaire de cerveau rabique, obtenu avec l'appareil Mac-Fadyan, possède un certain pouvoir immunisant. Cependant le suc obtenu en traitant 1 gr. de virus fixe pendant 13 heures présentait une certaine toxicité, il fallait donc d'abord habituer l'organisme à des doses croissantes de cette substance. Heller fait à 10 lapins 5 à 7 inoculations de suc rabique. Un de ces animaux meurt de rage, les quatre résistent à l'épreuve sous-cutanée.

Je crois que ces résultats ne sont pas assez démonstratifs ; il eût fallu obtenir l'immunité contre l'épreuve intracranienne, pour pouvoir affirmer que les substances solubles du cerveau rabique jouent un rôle quelconque dans l'immunisation antirabique.

Marie, supposant que les substances cérébrales normales possèdent des propriétés fixatrices vis-à-vis des poisons microbiens, a essayé de démontrer la présence de ces poisons, en inoculant le liquide obtenu par la filtration de l'émulsion rabique à 1 pour 15 à travers le filtre Berkefeld. Dans 2 cas, après 15 à 20 jours d'incubation, les animaux inoculés furent en effet pris de paralysie et succombèrent.

D'autres lapins furent injectés avec du virus fixe dans la chambre antérieure, ils résistèrent.

Ascoli, Blasi et Travalli, ainsi que nous-même avons obtenu des paralysies non rabiques en employant le filtrat d'émulsion virulente. Marie suppose que, dans ses expériences, les microbes rabiques filtrent en quantité trop faible pour donner la rage, mais suffisante pour donner des paralysies.

Roux avait montré que les dilutions de cerveau virulent traité par l'éther confèrent aux lapins l'immunité dans la moitié des cas.

Marie suppose que, dans cette expérience, le virus rabique étant complètement détruit ainsi que les corps microbiens, les poisons rabiques avaient seuls une action vaccinante.

En somme, toutes ces expériences peuvent être expliquées de différentes façons; elles ne prouvent pas, d'une manière irréfutable, que les substances solides du cerveau rabique ne possèdent pas des propriétés immunisantes; elles ne prouvent pas non plus le contraire.

9. — ACTION ANTIRABIQUE DE LA BILE, DE LA SAPONINE

Nous avons vu que la bile des animaux rabiques possède une certaine action rabicide sur le virus fixe.

Mes recherches, ainsi que celles de Salomon (1), ont confirmé jusqu'à un certain point ces constatations.

M. Eisler (2), en examinant les différents constituants de la bile, constate d'abord que les sels biliaires possèdent la même action; il montre ensuite que les albuminoïdes et les lipoïdes de la bile n'ont pas d'action sur le virus tandis que les sels biliaires le tuent d'une manière certaine.

Landsteiner et Russ ont montré que la saponine est très toxique pour le virus de la peste des poules, de même que pour le le trypanosoma Levis.

Cette substance ajoutée au virus fixe (1 cm. de virus fixe en solution à 1 pour 10 + 1 cmc. de solution de saponine à 1 pour 100) empêche l'action du virus. Les animaux infectés sous la dure-mère par ce mélange résistent en grande partie.

Comme la cholestérine paralyse l'action hémolytique de la saponine, Eisler essaye d'ajouter au mélange saponine-virus fixe 0,02 gr., de cholestérine en solution éthérée pour, 0,02 gr. de saponine. L'action rabicide de la saponine se trouve paralysée.

La solanine possède aussi une certaine action, quoique plus faible. Les différentes couleurs benzidiniques ou l'atoxyl, qui exercent une action nocive sur les trypanosomes, n'agissent pas sur le virus fixe.

Eisler obtient un sérum rabicide en faisant des injections d'un mélange de saponine et de virus; il injecte 30 centigr. d'une émulsion à 5 o/o ce mélange neutre. Cet auteur fait remarquer que, ces toxiques exerçant surtout une action sur les protozoaires, il n'est donc pas impossible que le virus rabique soit un agent de cette nature.

(1) Salomon, *Centralblatt für Bacteriologie*, t. XXVIII, 1908.

(2) Eisler, Uber den Einfluss der Galle, Glycoside und Farbstoffe auf das Lyssavirus. (*Centralblat fur Bacteriologie*, t. XV, 1908.)

CHAPITRE XXXII

MODIFICATIONS DE L'ÉCONOMIE AU COURS DU TRAITEMENT ANTIRABIQUE

1. *Phénomènes physiologiques.* — *Objectifs.* Douleur et rougeur au point d'inoculation. Constipation. Agitation vespérale. Adénite axillaire. — *Subjectifs.* Augmentation de la Leucocytose totale. — Mastzellose. Apparition dans le sang de substances rabicides. — 2. *Phénomènes Pathologiques.* — A) *Locaux.* Indurations. Abcès. Phlegmons. — B) *Généraux.* Urticaire. Erythème polymorphe. Eruption scarlatiniforme. Etude spéciale des phénomènes paralytiques. Physionomie clinique. Observations. Degré de fréquence. Pathogénie. Hypothèse d'une association microbienne ou toxinique à détermination médullaire. Hypothèse d'une manifestation hystérique. Hypothèse d'une rage canine atténuée et guérie par le traitement pasteurien. Hypothèse de la Toxine rabique. Rôle primordial des Idiosyncrasies. Prophylaxie et traitement des accidents paralytiques. — 3. *Traitement antirabique et états morbides antérieurs.* Il n'existe aucune contre-indication au traitement antirabique. Précautions à prendre chez les artério-scléreux. Réveil du paludisme. Action de la cure sur un certain nombre d'états morbides. Hystérie et traitement antirabique. — 4. *Traitement antirabique et maladies intercurrentes.* Il est sans action sur elles et ne doit jamais être interrompu. Elles sont sans action sur lui.

1. — MODIFICATIONS PHYSIOLOGIQUES AU COURS DU TRAITEMENT ANTIRABIQUE

Phénomènes objectifs. — Dans la grande majorité des cas, la vaccination antirabique ne détermine chez celui qui la subit aucun phénomène objectif ou subjectif digne d'être noté. La douleur produite par l'injection est modérée; elle disparaît complètement après une ou deux minutes. En préparant l'émulsion avec du sérum artificiel ou avec du sérum physiologique (pratique de l'institut de Bucarest), le patient ne ressent aucune douleur, même pas au moment de l'inoculation. Au point d'inoculation on ne constate aucune particularité ou tout au plus — surtout chez les personnes obèses — une rougeur plus ou moins diffuse, très légère, rarement un vrai érythème. Cette rougeur se rencontre encore chez les personnes à la peau très blanche et sensible; elle se produit beaucoup plus souvent chez les intellectuels et les citadins que chez les paysans.

Dans les premiers temps de la vaccination pasteurienne, on avait cru remarquer que cette rougeur augmentait avec le degré de virulence de l'émulsion, et Gamaleïa (1) aurait même noté sur lui-même cette particularité. Cette opinion toute théorique n'a nullement été ratifiée par la suite.

Comme une rougeur analogue se produit également à la suite d'injections de substance nerveuse normale, on ne peut lui attribuer un caractère de spécificité en rapport avec la rage, comme le prétendent certains auteurs. Cette rougeur est tantôt limitée, tantôt plus diffuse, tantôt uniforme; tantôt elle présente une partie plus pâle au milieu, elle apparaît tantôt au commencement du traitement, tantôt quelques jours ou une semaine après le commencement du traitement; ordinairement cette rougeur disparaît le lendemain; plus rarement, elle est accompagnée d'une infiltration plus dure, qui persiste pendant plusieurs jours.

Chez les personnes en cours de traitement, la constipation est la règle. Elle n'est jamais assez intense pour susciter quelque complication.

Quelquefois, soit que la rougeur locale soit un peu plus vive que d'ordinaire et s'accompagne d'une légère induration, soit indépendamment de toute manifestation au point d'inoculation, les mordus accusent le soir quelques élancements au point où les injections ont été pratiquées le matin; il existe en même temps une élévation de température modérée (37,5 à 38°), un peu d'agitation et d'insomnie. Ces phénomènes, qu'un bain tiède atténue très rapidement, durent, en l'absence de toute thérapeutique, de 2 à 3 heures, puis disparaissent spontanément.

L'induration est fréquente chez les personnes qui reçoivent une très grande quantité de virus (jusqu'à 6 injections par jour). Chez les personnes qui ont été mordues par des loups enragés, on observe souvent des indurations autour d'une ou de plusieurs piqûres. Ces indurations persistent un ou plusieurs jours; elles sont d'une couleur rose et modérément sensibles. D'autres fois on voit des indurations confluentes ressemblant à une cuirasse siégeant sur les parties antérieures ou latérales du ventre. Les indurations étendues disparaissent également quelques jours après la terminaison du traitement.

Quelquefois aussi, on note, au cours du traitement, une tuméfaction des ganglions axillaires. Absolument indolore, elle passe inaperçue de la plupart des malades. Quelques-uns la découvrent par hasard et la signalent alors au médecin. Kraiouchkine (2) a noté sa présence dans 1/5 des cas. Ce chiffre paraît bien au-dessus

(1) GAMALEIA, De la méthode pastorienne pour prévenir de la rage les personnes mordues (tiré de la 1re livraison des *Travaux de la Station Bactériologique d'Odessa*. Odessa, 1886).

(2) KRAIOUCHKINE, *loc. cit.*

de la réalité. Kraïouchkine attribue cette adénite à la souillure de l'émulsion par des microbes vulgaires et Kronglewsky (1) se range aussi à cette interprétation. Tel n'est pas notre avis. D'une part, en effet, cet engorgement ganglionnaire s'observe alors que les régions inoculées ne présentent pas la moindre trace d'inflammation. D'autre part, on ne la voit pas apparaître dans les cas heureusement rares où, au niveau de ces mêmes régions, il existe une lymphangite bien caractérisée, voire même de véritables abcès. Il est probable qu'elle est liée à l'absorption du vaccin lui-même.

En effet, celui-ci est absorbé en grande partie par les lymphatiques tandis que le virus est transmis aux centres par les nerfs.

Une tuméfaction analogue des ganglions axillaires a été notée par C. Paul (2) chez des neurasthéniques auxquels il injectait des émulsions de substance cérébrale de brebis saines. Ceci ne prouve rien contre l'hypothèse que nous émettons et la confirme plutôt. On conçoit mal, en effet, qu'intimement fixé sur les éléments nerveux le vaccin puisse être absorbé indépendamment d'eux.

Phénomènes subjectifs. — Tels sont les phénomènes plutôt subjectifs qu'on note à l'état normal chez les personnes en cours de traitement. Si nous passons à l'étude des phénomènes objectifs, nous voyons tout d'abord que d'intéressantes particularités ont été notées du côté du sang.

Nicolas et Bancel (3) ont noté que, sous l'influence des vaccinations antirabiques, on voit se produire chez l'homme, comme du reste chez les animaux, une augmentation nette de la leucocytose totale. Celle-ci s'accroît de façon en général progressive et atteint son maximum à la fin du traitement.

Elle baisse après la dernière injection et revient alors rapidement à son taux primordial. La vaccination antirabique ne produit pas de variation nette dans le rapport des diverses variétés de globules blancs entre elles. Il n'y a pas de polynucléose ou de mononucléose constante et typique ; cependant il semble bien y avoir une légère tendance à la polynucléose. On n'observe pas de variation du pourcentage physiologique des divers mononucléaires. Il est à noter enfin que les effets produits par l'injection à l'homme ou à l'animal de pulpe de moelle saine sont, d'après Nicolas et Bancel, en tous points comparables à ceux qui sont

(1) Kronglewsky, De l'inoculation aux personnes du virus rabique d'après la méthode de Pasteur. (*Gazette de médecine militaire russe*, avril et mai 1887.)

(2) Constantin Paul, Du traitement de la neurasthénie par la transfusion nerveuse. (*Bulletin de l'Académie de médecine*, 1892, n° 7, 3e série, t. XXVII.)

(3) Nicolas et Bancel, Leucocytose au cours de la vaccination antirabique chez l'homme et les animaux. (*Soc. de Biologie*, 17 juin 1905, et *Journal de Physiologie et de Pathologie générale*, 15 novembre 1905.)

produits par la moelle rabique. Il se produit de l'hyperleucocytose très marquée et rien de plus.

Les résultats auxquels est arrivé C. Franca (1) sont légèrement différents. Il a attiré l'attention sur l'existence, chez la presque totalité des individus soumis au traitement antirabique, d'une mastzellose très marquée. Chez les individus qui ont reçu des moelles de 5, 4 et 3 jours, la formule hémoleucocytaire est la suivante :

Lymphocytes + mononucléaires..	augmentés.
Polynucléaires..................	diminués.
Eosinophiles....................	en quantité normale ou augmentés.
Mastzellen......................	en quantité normale.

Immédiatement après l'emploi de la moelle de 2 jours, la formule est d'ordinaire :

Lymphocytes + mononucléaires..	augmentés
Polynucléaires..................	diminués
Eosinophiles....................	en quantité normale ou légèrement augmentés
Mastzellen......................	augmentées.

Après la 2e série de moelles de 2 jours (18e jour du traitement employé à l'Institut de Lisbonne), la formule devient :

Lymphocytes + mononucléaires..	augmentés
Polynucléaires..................	diminués
Eosinophiles....................	augmentés ou en quantité normale.
Mastzellen......................	fortement augmentées.

C'est cette formule qu'on rencontre d'ordinaire peu après la fin du traitement. La mastzellose peut s'élever à 2, 4 o/o. C. Franca la considère comme étant en rapport avec les progrès de l'immunisation. Comme nous ne savons pas si une mastzellose analogue ne se produira pas après plusieurs injections de substance nerveuse normale, nous ne pouvons pas pour le moment nous associer à cette hypothèse, nous croyons que ce phénomène indique plutôt une modification de la nutrition cellulaire ou une réaction cellulaire à la suite de l'introduction répétée dans les tissus de substance nerveuse.

Apparition des substances antirabiques. — Un phénomène beaucoup plus important et plus étroitement lié à l'immunisation du mordu est l'apparition dans son sang de propriétés antirabiques. L'existence de substances rabicides dans le sang des animaux traités a été démontré pour la 1re fois en 1889 par Babès et Lepp (2). Chez l'homme, elles ont surtout été mises en évidence

(1) C. FRANCA, Formule hémo-leucocytaire des individus soumis au traitement antirabique. Comm. à la IIIe section du XVe congrès international de médecine. Lisbonne, avril 1906.

(2) BABES et LEPP, *Annales de l'Institut Pasteur*, 1889.

par les travaux de Kraus et Kreissl (1).Ces auteurs ont démontré que ces substances — qui n'existent pas dans le sérum de l'homme sain — ne se montrent pas davantage au cours même du traitement ou aussitôt que celui-ci est terminé. Elles font leur apparition 18 à 22 jours après la dernière injection et sont susceptibles alors de persister un temps fort long. On conçoit l'importance de ces constatations si elles étaient confirmées. Lorsqu'une personne est vaccinée contre la variole,c'est seulement du 6e au 8e jour après la petite opération que l'immunité lui est conférée. Au cours de la vaccination antirabique, les choses se passent de même avec cette différence que ce serait seulement du 18e au 22e jour après la dernière injection que l'immunité apparaît chez les personnes soumises au traitement classique de Pasteur. Cependant, le traitement roumain fait apparaître l'immunité bien avant ce terme et les recherches de Högyes ont également établi que l'immunité apparaît déjà 10 jours environ après l'infection. Les personnes mordues à la face ou aux mains, celles qui ont reçu un virus hypervirulent (virus de loup, virus renforcé du chien, etc.), ou celles qui tardent à venir se faire soigner peuvent tout de même contracter la rage au cours du traitement antirabique, sans qu'il y ait lieu d'incriminer la méthode pasteurienne ou celui qui l'applique.

J.-W.Cornwall et Vesava Paï (2) arrivent également à des résultats différents de ceux de Kraus. Ces auteurs ont cherché le pouvoir rabicide du sérum des personnes qui ont subi le traitement classique de Pasteur; 10 parties de leur sérum antirabique mêlé avec 1 partie de virus fixe exposés pendant une heure à 37° C. avaient toujours paralysé l'action du virus. En examinant maintenant le sérum des mordus entre le 10e et 15e jour du traitement, ce n'était qu'exceptionnellement que 200 parties de sérum pouvaient paralyser 1 partie de virus. Le sérum des personnes éprouvé de 10 à 25 jours après la terminaison du traitement (200 de sérum pour 1 partie virus) n'a jamais montré dans 7 essais le moindre effet sur le virus. Il en résulterait que le traitement antirabique, d'après Pasteur, n'agit pas simplement en produisant du sérum antirabique, mais qu'il doit agir en activant surtout d'autres moyens de défense de l'organisme.

Du côté des urines, on ne note aucun phénomène intéressant. Le rein supporte très bien les injections pasteuriennes. La présence de l'albumine n'a point été constatée et des analyses très minutieusement faites n'ont jamais montré du côté des échanges nutri-

(1) Kraus et Kreissl, Uber den Nachweis von Schutzstoffen gegen Hundswut beim Menschen. (*Centr. f. Bact.* I Abt. originale, 1902, Bd XXXII, pp. 810-820.)

(2) Cornwall et Vesava-Pai, *Bulletin of the Pasteur Institute of Southern India*, 1908.

tifs de modifications tant soit peu importantes. Della Torre et Gargano (1) ont cru devoir s'assurer que le vaccin ne s'éliminait ni par l'urine, ni par la salive et que, par conséquent, ces liquides étaient, chez les personnes en cours de traitement, tout à fait inoffensifs.

2. — TROUBLES PATHOLOGIQUES

Les manifestations pathologiques qu'on peut observer au cours de la vaccination antirabique sont de deux sortes : locales ou générales.

Il nous suffira de signaler brièvement les premiers de ces symptômes. Imputables à une faute d'asepsie ou d'antisepsie au cours des diverses manipulations qui aboutissent à l'injection de l'émulsion vaccinante, ils peuvent toujours être évités. Ils consistent dans des indurations au lieu d'injection, dans des abcès d'allure torpide, mais souvent extrêmement volumineux, et exceptionnellement dans de véritables phlegmons. La cause doit en être recherchée soit dans une stérilisation imparfaite des verres, seringues, aiguilles..., etc., soit dans une négligence au cours des émulsions (chute de poussières ou de gouttelettes virulentes) ou encore dans ce fait que tous les microbes ne s'atténuent pas dans les moelles desséchées sur de la potasse aussi vite que le virus rabique. La virulence de certains micro-organismes peut demeurer intacte pendant un temps fort long ; leur vitalité peut persister bien davantage encore (diplocoque de Fränkel 7 mois 1/2 ; streptocoque pyogène, 8 mois et plus) (2). On conçoit donc qu'une moelle enlevée quelques heures seulement après la mort de l'animal ou souillée au cours de l'ablation puisse ne pas être exempte de danger. C'est pour éviter cette éventualité que nous n'attendons pas la mort de nos lapins ; il faut craindre une infection de la moelle pendant la longue agonie des lapins de passage. Pour regrettables et douloureux que soient ces accidents, ils ne présentent aucune gravité. Des bains antiseptiques chauds et des compresses de sublimé tièdes amènent assez facilement la résolution des plaques d'induration. Abcès et phlegmons guérissent avec une très grande rapidité dès qu'ils ont été incisés.

Beaucoup plus difficiles à éviter et souvent aussi beaucoup plus graves sont les phénomènes d'ordre général sur lesquels nous devons maintenant attirer l'attention. Ils consistent en éruptions, et surtout en paralysies.

(1) Della Torre et Gargano, Alcune osservazioni sopra gli individui assoggettati alla cura Pasteur. (*Rivista critica di clinica medica*, anno III, n° 31, 1902.)

(2) Czarnecka, Ueber die Konservierung der Lebensfähigkeit und Virulenz der Mikroben im Markgewebe beim Eintrocknen. (*Centr. f. Bakt.*, I Abb. originale, Bd. XXVIII, pp. 164-165, 1902.)

La plus bénigne des éruptions qu'on peut observer au cours du traitement antirabique est l'urticaire. Il est à peu près constant chez les personnes qui ont reçu sous la peau, conjointement avec des moelles atténuées par la chaleur ou la dessiccation, du sérum d'animal hyperimmunisé contre la rage. Il se manifeste alors quatre à cinq jours après la première injection du sérum. Dans l'immense majorité des cas tout se borne à quelques placards à l'endroit où les piqûres ont été pratiquées ; l'éruption n'est que faiblement prurigineuse et son apparition s'accompagne d'une élévation thermique insignifiante. Plus rarement, l'urticaire ou un érythème est généralisé à la plus grande partie des téguments de l'abdomen et du thorax, les démangeaisons sont vives et la température s'élève à 38,5 ou 39. Après 3 ou 4 jours tout rentre dans l'ordre. La coexistence d'autres accidents sériques : douleurs articulaires, anurie..., etc., est absolument exceptionnelle. Chez des individus doués très probablement d'une idiosyncrasie particulière, on peut voir l'urticaire se produire, indépendamment de toute injection de sérum, à la suite de la simple inoculation de moelles desséchées, chauffées ou diluées. Dans ces conditions toutefois, il est extrêmement rare et toujours très atténué et très bénin.

Nicolas et Favre (1) ont signalé un cas d'érythème polymorphe purpurique consécutif à la vaccination antirabique. Il s'agissait d'une fillette de 8 ans qui, 6 à 7 jours après la fin du traitement, fut ramenée à l'Institut. Elle se plaignait d'un malaise général, de maux de tête, de douleurs articulaires, de troubles de la déglutition. A l'examen, on trouvait de l'hypertrophie du foie et de la rate, de l'albuminurie et une éruption polymorphe surtout marquée aux genoux, aux coudes, à la fesse droite et à la hanche gauche. On constatait à la fois la présence d'éléments surélevés rappelant l'érythème noueux, de placards urticariens et de taches purpuriques. La guérison se fit en quelques jours.

Il s'agit sans doute dans ces cas d'accidents légers d'anaphylaxie à la suite de l'introduction du sérum d'une espèce éloignée de l'homme, ou bien des substances albuminoïdes de la même nature. De même que dans la maladie sérique, ces accidents n'atteignent que des personnes prédisposées.

L'érythème scarlatiniforme paraît devoir comporter un pronostic plus sérieux. 40 personnes sont vaccinées à Varsovie le 29 novembre 1901 (2). 22 tombent malades. Elles présentent des symptômes généraux et dans les flancs une rougeur diffuse dont

(1) Nicolas et Favre, Erythème polymorphe purpurique consécutif à la vaccination antirabique. (*Société médicale des hôpitaux de Lyon*, 17 janvier 1905.)

(2) Palmirski, Accidents scarlatiniformes au cours du traitement antirabique. (*Gazette Médicale de Botkine*, 1902, n° 5.)

le point de départ est la petite plaie d'inoculation. Chez quatre enfants, l'éruption est généralisée et simule à s'y méprendre l'éruption de la scarlatine. Tous quatre succombèrent. Les autres se remirent peu à peu. L'Institut fut fermé, désinfecté et les vaccinations ne furent reprises que le 20 décembre avec des moelles fraîches envoyées de Saint-Pétersbourg. Il n'y avait guère de doute en effet que ces accidents fussent produits par une souillure du produit inoculé.

Accidents paralytiques. — Les accidents paralytiques susceptibles d'apparaître au cours du [traitement antirabique nous retiendront plus longtemps. Nous en avons parlé, au point de vue de leur interprétation, au chapitre XXII ; nous en revenons surtout au point de vue clinique. Bien que ces paralysies se présentent le plus souvent sous le masque assez inquiétant de la myélite aiguë, elles sont en grande partie essentiellement et spontanément curables. Sans importance au point de vue de la pratique des vaccinations, elles offrent un grand intérêt scientifique, car leur pathogénie prête aux théories les plus opposées.

De toutes les observations recueillies par Remlinger (1) en vue d'un travail spécial, il est facile de dégager le tableau clinique suivant :

Sans rapport avec la date de la morsure, entre le 8e et le dernier jour du traitement antirabique, ou encore pendant la semaine qui suit sa terminaison, une personne présente d'abord de l'inappétence, la langue chargée, un état fébrile léger, de l'anorexie, une courbature intense, des douleurs lombaires violentes. Le lendemain, il existe de la parésie des membres inférieurs, caractérisée par une sensation de faiblesse, une démarche hésitante et chancelante. Quelquefois tout se borne là ; après quelques jours. le malade s'améliore et sa guérison est complète au bout d'une semaine ou deux. Dans d'autres cas les prodrômes mentionnés sont suivis le lendemain d'une parésie ou d'une paralysie faciale ordinairement passagère. Plus souvent la parésie des jambes augmente rapidement et devient bientôt une paraplégie absolue. Le moindre mouvement est impossible au malade. Les manifestations du côté de la sensibilité sont variables. On note tantôt de l'hyperesthésie cutanée avec exagération des réflexes tendineux, tantôt de l'anesthésie avec abolition.

La vessie et le rectum se paralysent à leur tour et on observe de l'incontinence ou de la rétention des matières. Souvent les phénomènes restent localisés aux membres inférieurs et aux sphincters. Mais, d'autres fois, la paralysie suit nettement une marche ascendante et revêt le type classique de la maladie de

(1) P. Remlinger. Accidents paralytiques au cours du traitement antirabique. (*Annales de l'Institut Pasteur*, octobre 1905.)

Landry. On observe — précédée par une phase de douleurs lancinantes — une paralysie ou une parésie des membres supérieurs. On peut observer également une paralysie des muscles de la face et des troubles bulbaires, tels que dyspnée, tachycardie, dysphagie, etc. Après une période très inquiétante où on se demande si ces manifestations bulbaires ne vont pas amener un dénouement fatal, les symptômes s'arrêtent, puis s'améliorent. En un laps de temps qui varie le plus souvent entre 10 et 20 jours, les phénomènes paralytiques se dissipent, la motilité revient peu à peu et la guérison est complète en quelques jours, plus rarement en quelques semaines. Les sphincters sont souvent les premiers à recouvrer leur tonicité. Ajoutons que le fait d'interrompre le traitement antirabique, de le poursuivre ou de le renforcer à l'aide par exemple d'injections intra-veineuses, paraît absolument sans effet sur la marche de la paralysie. Ce n'est que par des injections de sérum antirabique, 10 à 20 grammes par jour, administrées pendant 4 à 5 jours, que j'ai vu, dans plusieurs cas, une amélioration rapide se manifester, tandis que, dans quelques cas même, ce traitement ne pouvait pas influencer la maladie. Souvent on peut voir cette paralysie se porter non sur la moelle, mais sur les nerfs périphériques de la face (facial, moteur oculaire commun) isolément ou concurremment avec les nerfs des membres supérieurs et inférieurs.

Quelques observations feront bien saisir la physionomie très particulière de ces sortes de paralysie.

Observation I (personnelle et inédite de Remlinger). — *Accidents paralytiques bénins. Guérison rapide.*

S... K..., 64 ans, a été mordu ou égratigné (il ne sait pas au juste) à l'arcade sourcilière gauche le 2 janvier 1906. Le chien a été examiné par un vétérinaire qui l'a déclaré enragé ; il a été tué 2 jours après l'incident précité. S... K... arrive à l'institut antirabique de Constantinople le 10 janvier et le traitement des morsures à la face est commencé de suite. Au niveau de l'arcade sourcilière on note une petite plaie linéaire de 1 cm.1/2 de long ; elle est presque entièrement cicatrisée et il est bien difficile de dire si elle se rapporte à une morsure ou à un coup de griffe. Aucune particularité à signaler jusqu'au 25 janvier. Ce jour-là (16e du traitement), S... K... se plaint de fièvre et de courbature généralisée. Le lendemain, cette courbature a beaucoup augmenté. Le malade éprouve des lancées dans les membres inférieurs et supérieurs, des douleurs lombaires, des douleurs de ceinture. Il se tourne et se retourne en tous sens dans son lit n'arrivant pas à trouver une position qui lui convienne. Le 27 (18e du traitement), même état et en plus commencement de parésie de membres inférieurs. Le malade se sent très faible sur ses jambes ; il flagelle et doit être soutenu. Le 28, les douleurs ont disparu, mais la parésie a augmenté et c'est à grand peine que S... peut se tenir debout La force est également très diminuée aux membres supérieurs et le malade ne peut serrer que très faiblement la main qu'on lui tend. La sensibilité au contact, à la piqûre, à la température est intacte. Les réflexes cutanés et tendineux sont abolis de façon complète. Rien à noter du côté de la vessie ou du rectum si ce n'est un peu de constipation. Les jours suivants, l'état demeure stationnaire. La paralysie des membres inférieurs est incomplète. Etendu dans son lit, le malade fait, quoique avec lenteur, tous les mouvements qu'on lui demande; il peut se lever sans le secours d'aucun aide, mais une fois debout il chancelle et ne peut marcher s'il n'est soutenu. La paralysie est moindre encore aux membres supérieurs où elle se traduit seulement par une diminution assez sensible de la force musculaire. Aucun trouble de la sensibilité ni des sphincters Abolition des réflexes. Bon état général. Au bout d'une semaine l'état du malade s'améliore rapidement, les forces reviennent; bientôt il peut se promener dans la salle et retourner dans son pays. Il ne présentait ni hystérie, ni neurasthénie, ni maladie d'aucune sorte pouvant expliquer le développement de cette paralysie; le traitement antirabique avait été interrompu le 29 janvier au 20e jour; il n'a pas été repris par la suite.

Observation II (personnelle de Remlinger) (1). — *Paralysie ascendante aiguë au cours du traitement antirabique. Guérison lente.*

H..., 13 ans, a été mordu à la cuisse droite, le 19 août 1903, par un chien reconnu enragé à l'examen vétérinaire. Quatre petites morsures superficielles qui ont un peu saigné et n'ont pas été cautérisées. Le pantalon a été déchiré.

H... se présente à l'Institut antirabique le 26 août, sept jours après la morsure, en même temps qu'un autre enfant mordu par le même chien. Le traitement de ce dernier enfant n'a présenté aucune particularité et il a échappé à la rage.

Jusqu'au 6 septembre, H... se porte très bien. Le 6 au matin (12e jour du traitement), il vient nous trouver avant les inoculations, le visage pâle, les traits tirés, la physionomie anxieuse. Il se plaint d'une courbature intense, généralisée à tous les muscles, à toutes les articulations et en même temps d'une grande sensation de faiblesse dans les membres inférieurs. C'est à grand'peine qu'il se tient debout. Il attribue les symptômes à une douche froide prise la veille. Continuation des injections.

Le lendemain, la courbature musculaire et articulaire est tellement intense qu'elle arrache à l'enfant des cris et des larmes. Il existe une paralysie complète des membres inférieurs. Rétention d'urine depuis la veille au soir. On est obligé de procéder au sondage. Pas de fièvre. Suspension du traitement antirabique.

8 septembre. L'état s'est aggravé. La courbature douloureuse, qui, la veille, ne s'étendait qu'au tronc et aux membres, a gagné les muscles du cou et de la face. Le malade ne remue la tête et n'ouvre la bouche qu'au prix de vives souffrances. La paralysie des membres inférieurs est absolue. Les membres supérieurs commencent à se paralyser, eux aussi. La rétention d'urine continue. Constipation. Sensibilité intacte au toucher et à la piqûre. Réflexes tendineux abolis. L'interrogatoire et l'examen ne révèlent aucune affection dont pourraient dépendre ces symptômes. Aucune maladie vénérienne. Aucun stigmate hystérique. L'apyrexie continue. Un peu de dyspnée, qui paraît en rapport avec la courbature musculaire. Pas de tachycardie. On craint l'apparition de phénomènes bulbaires pour le lendemain.

(1) P. Remlinger, *loc. cit.*

9 septembre. Les craintes ne sont pas réalisées. L'état demeure stationnaire. Aux menbres supérieurs, la paralysie a cependant un peu augmenté.

Du 11 au 16 septembre, la courbature diminue, puis disparaît. Le malade présente, comme symptômes, une paralysie complète des membres inférieurs et incomplète des membres supérieurs, avec conservation de la sensibilité et abolition des réflexes; une rétention d'urine permanente et une constipation opiniâtre.

18 septembre. La force et les mouvements reviennent lentement aux membres supérieurs. Aux membres inférieurs, la paraplégie persiste absolue. La rétention d'urine fait place à de l'incontinence. Des purgatifs et des lavements ont raison de la constipation. Une escarre sacrée peut être évitée.

25 septembre. Le malade arrive à remuer légèrement le gros orteil gauche. Le lendemain, il remue tous les orteils du pied gauche. Puis il soulève la jambe gauche et fait quelques mouvements avec le gros orteil droit. Lentement, progressivement, les mouvements reviennent aux membres inférieurs, tandis qu'aux membres supérieurs l'amélioration est beaucoup plus rapide. L'incontinence urinaire, la constipation disparaissent également.

Le 5 octobre, le malade peut se lever et faire quelques pas. Dès lors, la convalescence s'établit vite. H... quitte l'hôpital le 14, trente-huit jours après le début de sa maladie. Un peu d'anémie et d'amaigrissement. Pas d'atrophie musculaire. Réflexes normaux. Miction et défécation normales. Toujours aucun stigmate hystérique. H... a été revu deux mois plus tard en parfait état.

Observation III (empruntée à Courmont et Lesieur) (1). — *Paralysie de Landry extrêmement grave au cours du traitement antirabique.*

Stéphane B..., 56 ans, négociant, léché aux mains sur des écorchures le 11 février 1906 par un chien atteint de rage sûre (constatée par un vétérinaire).

Traitement pasteurien commencé le 15 février, arrêté au 16e jour (2 mars).

Cinq autres personnes, léchées par le même chien, traitées à la même époque, ont subi sans incident toutes les inoculations.

Dans les antécédents de B..., rien de notable, sauf une légère grippe il y a quelques semaines, et, depuis quelques années, à la suite de pertes d'argent, un certain état de dépression nerveuse.

2 mars 1906. Début dans la nuit par des douleurs abdominales, un peu de diarrhée et une sensation de gêne au niveau de la gorge.

3 mars. Le malade vient encore se faire injecter, mais il se plaint davantage de gêne au niveau de la gorge, avec angoisse. Il éprouve un peu de difficulté à émettre les sons et à parler; la voix est nasonnée; faiblesse et parésie des membres inférieurs ; au niveau de la paroi abdominale la sensibilité est émoussée, ce qui donne au malade l'impression de paroi en bois ou en carton. Pas d'autres troubles de la sensibilité. Mictions normales. Pas de selles.

4 mars. Le malade ne peut se rendre à l'Institut. Les phénomènes nerveux se sont très accusés. Engourdissement des membres inférieurs, qui paraissent au malade recouverts d'une couche de ouate. Le malade ne peut plus se tenir seul debout ; ses jambes se dérobent et il s'effondre.

(1) Courmont et Lesieur, Etudes cliniques sur la rage humaine. (*Journal de Physiologie et de Pathologie générale*, 15 novembre 1904.)

Si on le soutient sous les bras, il peut faire quelques pas en traînant les pieds. Force musculaire notablement diminuée des deux côtés également et sensibilité subjective donnant au malade l'impression d'engourdissement. Sensibilité objective très diminuée au contact et à la piqûre jusqu'à la ceinture. Membres supérieurs intacts. Réflexes tendineux et cutanés diminués. Un peu de gêne de la déglutition. Les sons sont mal timbrés.

Pouls et respiration normaux. Température normale.

Les mictions se font bien. La constipation persiste.

Quatre milligr. de sulfate de strychnine en injection.

On suspend le traitement antirabique.

5 mars. Les phénomènes nerveux se sont accrus. La sensation d'engourdissement s'est généralisée aux membres supérieurs.

Le malade ne peut absolument plus se tenir debout. La sensibilité reste très diminuée, mais non abolie, aux membres inférieurs et au tronc.

Les membres supérieurs commencent à perdre leur force. La faiblesse et la maladresse sont surtout marquées au niveau des doigts. Parésie de muscles cervicaux et des muscles de la nuque.

La déglutition est encore plus troublée. La parole à haute voix est impossible et l'articulation des mots difficile. Les mouvements des lèvres et de la langue sont gênés.

Les réflexes tendineux et cutanés persistent, quoique affaiblis.

La langue est saburrale ; le malade se plaint de sensations gustatives désagréables. Respiration un peu gênée, sans dyspnée vraie. 20 respirations à la minute.

Pouls à 100-104. La température reste normale.

La constipation persiste. Les mictions restent faciles. Pas d'albuminurie. Pas de sucre.

6 mars. L'état s'est considérablement aggravé. L'impotence et la faiblesse générale sont très grandes. La force musculaire et très diminuée. Le malade mobilise un peu ses membres inférieurs et supérieurs, mais faiblement et, il ne peut leur faire exécuter aucun mouvement précis, coordonné. Il éprouve une grande sensation de lassitude. Tous ses téguments jusqu'à la face et au crâne lui donnent l'impression de parchemin collé sur la peau.

Sensibilité très diminuée. Les réflexes très diminués toujours persistent.

La face est envahie par le processus parétique et les mouvements de la mimique se font mal. Occlusion de la bouche et des yeux incomplète. Déglutition très difficile. Les boissons repassent par les fosses nasales ou déterminent de la toux en tombant sur le larynx et dans la trachée. L'émission des sons est impossible. Le malade ne parle plus qu'à voix chuchotée et sans pouvoir articuler distinctement. La langue est parésiée. Toujours sensations gustatives désagréables.

Un peu de dyspnée et de râles trachéaux. Il ne peut expectorer. Respiration : 32 par minute, superficielle. Rien à l'auscultation.

Pouls à 120, régulier mais faible ; à plusieurs reprises menace de syncope.

Mictions normales, pas d'albumine ni de sucre.

Pas de nouvelles selles depuis un lavement purgatif.

Température, 37,8 le matin ; 38,2 le soir.

On donne la strychnine en injection sous-cutanée. 3 milligr. dans la journée. Injection de caféine.

7 mars. État stationnaire. Il semble que le malade fasse un peu mieux effort pour chasser les mucosités.

La respiration est toujours rapide : 32, et le pouls précipité : 124. Température 38 le matin, 38,4 le soir.

8 mars. Légère amélioration. La température est redescendue à peu près à la normale. 37,6 le matin et 37,8 le soir.

Les râles trachéaux ont diminué. Les mouvements des paupières s'exécutent mieux et l'occlusion peut se faire presque complètement. Le malade peut mouvoir un peu la tête. Les tendances syncopales sont moindres. La respiration est moins rapide (28) et le pouls également (116).

9 mars. Amélioration très grande. Les râles trachéaux ont complètement cessé. La respiration et le pouls se sont ralentis jusqu'à la normale. La sensation du masque parcheminé a disparu sur les téguments du crâne et de la face. Les muscles de la face ont repris en partie leur action. La déglutition est moins gênée, mais l'état de la motilité et de la sensibilité est resté stationnaire sur le tronc et les membres.

On continue seulement 2 injections de 1 milligr. de sulfate de strychnine. Un lavement purgatif pour combattre la constipation.

10 mars. L'amélioration progresse. Le malade peut mouvoir la tête assez facilement. La mimique est revenue. La parole se fait mieux, presque à haute haute voix, et l'articulation des mots est meilleure. La sensibilité et la motilité reviennent aux membres supérieurs encore très faibles.

Les membres inférieurs sont dans le même état.

11 mars. L'amélioration progresse encore. La sensibilité et la motilité reparaissent aux membres inférieurs. Les membres supérieurs ont recouvré une grande partie de leur activité.

12 mars. Le malade va tout à fait mieux. La motilité et la sensibilité sont revenues partout, mais avec une grande faiblesse. La déglutition, la phonation, la mimique sont presque normales. La sensation de ventre de carton persiste seule avec la constipation.

14 mars. Amélioration progressive. Le malade se lève et peut, soutenu, marcher jusqu'à une chaise longue, puis se recoucher sans incident.

17 mars. Le retour à l'état normal est complet ; il ne reste qu'un peu de faiblesse musculaire générale. La sensibilité abdominale reparaît. Les selles se font spontanément.

Octobre. Le malade, revu à plusieurs reprises depuis cette époque, est en parfaite santé et n'a plus éprouvé aucun malaise.

Observation IV. — Babes-Mironescu, Bucarest (1). *Paralysie des jambes, faciale, thoracique, de la vessie et du rectum. Mort. Moelle non virulente, absence des corps de Negri.*

A. Gh..., 42 ans, mordu le 9-IX-1908, par un chien enragé (nodules rabiques, expérience positive) présente des morsures multiples profondes aux mains, le traitement commence le 14-IX, par la moelle chauffée et par la moelle séchée. Dans l'anamnèse on note neurasthénie, alcoolisme modéré. Tombe malade le 25-IX, avec céphalalgie, langue chargée, gastralgie, anorexie, grande faiblesse des membres. Le malade ne présente pas de fièvre, insomnie. Paralysie flasque, douloureuse, des jambes, ataxie, motilité active très réduite. Réflexes abolis. Le malade s'assied difficilement, il ne peut pas marcher. La paralysie prend le diaphragme, le thorax.

Le 28-IX, il est reçu à l'hôpital ; on y constate la paralysie complète des membres inférieurs, paralysie faciale bilatérale ; la sensibilité est intacte,

(1) Babes-Mironescu, *Soc. de biol.*, 7 mai 1908.

abolition de la contractilité électrique, réaction de dégénérescence avec difficulté de la respiration, intelligence intacte. Le 29, coma et mort. Néphrite. 3 lapins éprouvés dans le cerveau par la moelle et le bulbe restent bien portants. On trouve dans la moelle et le bulbe des lésions d'une myélite aiguë transversale. Pas de corps de Negri. 3 animaux, éprouvés par l'injection intrarachidienne, restent bien portants.

Observation V. — *I. Koch* (1), *Berlin. Paralysie flasque des extrémités et de la face, paraesthésie. Parésie vésicale et rectale ; guérison.* I. K..., 67 ans, mordu par un chien enragé le 12-I-1910, commence le traitement par la moelle de 4 jours le 15-I. Le 27-I, inappétence, céphalalgie, insomnie suivie de parésie des jambes. On constate de l'artério-sclérose, de l'ataxie de Babinski ; réflexes abolis. Hyposensibilité des bras. L'état s'aggrave jusqu'au 5-II, en présentant une paralysie vésicale, rectale et faciale bilatérale ; irritabilité faradique intacte. Irritation anodique et cathodique intacte, pas de réaction des dégénérescences ; amélioration lente. Le 24-III, il présente encore une paralysie faciale (ectopium, impossibilité de siffler, etc.).

Observation VI. — *Paralysie double du facial et du moteur oculaire commun au cours du traitement antirabique. — Empruntée à Saharthez* (*Gazette des hôpitaux*, *5 et 8 décembre 1891*) *et résumée.*

Homme de 42 ans, légèrement mordu à l'avant-bras gauche le 11 août 1891 dans des circonstances qui permettent d'exclure à peu près sûrement la rage. Une semaine après l'accident, part pour Paris où il suit, le traitement anti-rabique pendant 17 jours. Les deux dernières inoculations entraînent une grande lassitude, qui s'accroît les jours suivants. 3 jours après la fin du traitement, le 6 septembre, faiblesse générale, céphalée intense, insomnie, sensation de constriction épigastrique et surtout paralysie bilatérale du facial et du moteur oculaire commun (1). Les lèvres et les joues sont paralysées ; le malade ne peut ni siffler, ni souffler, ni sucer, ni prononcer certaines lettres ; il bredouille en parlant ; les rides du visage sont effacées, l'occlusion des paupières, le relèvement des ailes du nez ne s'effectuent qu'imparfaitement. Il existe de la photophobie, du myosis, de la diplopie ; les mouvements du globe oculaire sont très limités ; les jours suivants, les symptômes généraux s'amendent, mais les phénomènes paralytiques persistent. C'est seulement dans le courant du mois d'octobre qu'ils commencent à rétrocéder. La diplopie disparaît la dernière. Le malade ne présentait aucun symptôme d'hystérie ou de neurasthénie.

Quel est, au cours du traitement antirabique, le degré de fréquence de ces paralysies ? La première observation publiée paraît être celle de Laveran (2) en 1891. Puis sont venus les faits de Sabarthez (3), de Novi et Poppi (4), de Bordoni Uffreduzzi (5), de Iro Novi (6), de Kraï-

(1) I. Koch. Z. Kenntn, Atyp. Wutfälle (*Ztschr. f. Hyg.*, t. LXVII, 1910, p. 40.)

(2) Laveran, la Rage confirmée peut-elle s'atténuer ? Peut-elle guérir ? (*Soc. médicale des hôp. de Paris*, 24 mars 1891.)

(3) Sabarthez, Rage atténuée produite très probablement par les inoculations pasteuriennes (*Gazette des hôpitaux*, 5 et 8 décembre 1891.)

(4) Novi et Poppi, la Prima guarigione di un caso grave di Rabbia nell'uomo. (*Bulletino della Scienza mediche di Bologna*, 1892.)

(5) Bordoni-Uffreduzzi, A proposito di un caso di guarigione di Rabbia nell'uomo. (*Riforma medica*, 1892, et *Annales Pasteur*, 1895.)

(6) Iro Novi, la Cura del Pasteur nell' Instituto antirabbico do Bolognal dal 10 gennaio 1894 et 30 juigno 1897. (In *Bulletino della Scienza mediche di Bologna*, 1897.)

ouchkine (1), de Rendu (2), de Brault (3), de Roux (4), de Calabrese (5), de Daddi (6), de Zaccaria (7), etc. Le mémoire de Remlinger renferme, outre un cas personnel, 9 observations inédites dues à Iro Novi, Segré, Orlowski, Chaillon de Blasi et une statistique arrivant à 40 observations sur un total de 107.712 personnes ayant subi le traitement pasteurien. Depuis 1905 une vingtaine d'observations sont publiées; elles sont dues en particulier à Pampoukis (8), Courmont et Lesieur (9), Nedrigailoff et Ostrjanin (10), Babes et I. Koch, etc. On arrive ainsi à 60-70 observations publiés. Ce chiffre est certainement inférieur à la réalité. D'une part en effet, lorsque les accidents se manifestent après la fin du traitement, alors que le mordu est revenu dans sa famille, il y a bien des chances pour que le médecin qui a pratiqué les inoculations n'en soit pas averti, surtout pour les cas légers, par exemple, dans les paralysies de la face qui d'après mes observations sont les plus fréquentes. De l'autre, nous avons acquis la preuve que certains Instituts dissimulaient leurs cas de paralysie dans la crainte qu'il n'en résultât quelque discrédit pour eux ou la méthode pasteurienne. Est-il besoin de faire remarquer que, même si ces cas atteignaient la centaine, ils constitueraient un accident tout à fait exceptionnel, ne pouvant être mis en comparaison un seul instant avec les bienfaits de la vaccination antirabique?

La pathogénie de ces paralysies a donné lieu à des interprétations très différentes, que nous devons maintenant discuter. Leur cause doit-elle être cherchée dans le virus, dans la toxine rabique, dans une association microbienne ou dans une toxine étrangère à la rage, le microbe ou la toxine à localisation médullaire ayant envahi l'organisme par la voie de la morsure ou par celle des émulsions? Brouarde la émis l'hypothèse que le cas de Rendu, observe chez un garçon d'amphithéâtre piqué au doigt au cours de l'autopsie d'un homme atteint de rage, devait trouver son explication dans une intoxication par une toxine cadavérique à localisation médullaire. M. Chaillou a trouvé une méningo-myélite à pneumocoque chez une femme morte un mois après le début d'une paraplésie survenue au cours du traitement pasteurien. Enfin, M. Noord. Hœgt (11) attribue la paralysie qu'il a observée chez une de ses malades à une intoxication par des produits de putréfaction existant dans la moëlle du lapin de passage. Pour obvier à cet inconvénient bien hypothétique, il n'attend plus la mort spontanée des lapins. Il les que systématiquement au neuvième jour. Tel n'est pas notre avis :

(1) Kraioukhkine, Sur l'effet des injections sous-cutanées du virus de la rage. (*Archives des Sciences Biologiques de St-Pétersbourg*, 1890.)

(2) Rendu, Paralysie ascendante aiguë survenue au cours du traitement antirabique. (*Académie de médecine*, 15 juin 1897.)

(3) Brault, Paralysie ascendante survenue au cours du traitement antirabique. (*Académie de médecine*, 30 juin 1897.)

(4) E. Roux, *Académie de médecine*, 15 juin 1897.

(5) Calabrese, Contributo allo studio della Rabbia paralitica nell'uomo (*Riforma medica*, juillet 1897.)

(6) Daddi, Sulli forme guaribili della rabbia nilluppata nell'uomo. (*Rivista critica di clinica medica*, 1900, n° 26.)

(7) Zaccaria, Rendi conto della vaccinazione antirabbiche nel quinq., 1898-1902. Pisa, 1903.

(8) Pampoukis, Sur les accidents paralytiques survenant au cours du traitement antirabique. (*Grèce médicale*, 1-15 juin 1906.)

(9) Courmont et Lesieur, *loc. cit.*

(10) Nedrigailoff et Ostrjanin, Zür Frage über die Gründe der Paralysen nach der Pasteur-schen Vaccination. (*Cent. f. Bakteriologie*, I Abt. Referate. Bd XXXIX n°s 23-25, 25 mai 1907.)

(11) Noordhœk Hœgt, Compte-rendu annuel de l'Institut Pasteur de Weltewreden (Archipel Malais).

Les personnes qui suivent le traitement antirabique n'ont — cela va de soi — aucune immunité contre les myélites infectieuses à pneumocoques, à streptocoques...., etc. Nous croyons toutefois que cette coïncidence ne rend compte que d'un bien petit nombre des paralysies qui se produisent au cours du traitement antirabique. La constance du tableau clinique plaide contre les infections secondaires, dont la conséqnence paraît être une certaine variété du complexus symptomatique. La bénignité du pronostic, qu'on retrouve dans la presque totalité des observations publiées, cadre mal avec l'habituelle gravité des myélites infectieuses. Enfin, si ces accidents paralytiques étaient dus à une intoxication par les produits de putréfaction des moelles, ils devraient être plus fréquents dans les pays chauds que dans les pays froids, en été qu'en hiver, toutes choses qui ne résultent nullement de l'examen des observations. De plus, comme une série de personnes reçoit la même moelle, il faudrait que l'infection en série soit la règle, la paralysie en séries est au contraire tout à fait exceptionnelle.

Il ne paraît pas davantage possible de considérer ces paralysies comme des manifestations hystériques. Si quelques auteurs notent chez leurs malades l'existence d'un tempérament émotif spécial, la plupart des observations insistent au contraire sur ce que ces accidents se sont souvent manifestés chez des personnes présentant un système nerveux sain, un caractère des moins impressionnables. Le médecin qui fait l'objet de l'observation de Daddi était persuadé que le chien qui l'avait mordu n'était pas enragé, et il ne s'inquiétait nullement de son état. Les stigmates hystériques ont été trouvés absents dans tous les cas où ils ont été recherchés. L'existence à peu près constante de troubles sphinctériens est un argument très important contre l'hypothèse d'hystérie. Le diagnostic d'inflammation ou tout au moins de congestion médullaire s'impose en quelque sorte. On sait enfin que le symptôme réalisé le plus souvent chez les mordus par la névrose n'est pas la paralysie, mais le spasme hydrophobique, qui, pour le public, caractérise essentiellement la rage. C'est un point sur lequel ont insisté les nombreux auteurs qui ont décrit l'hystérie rabiforme. On trouve dans la littérature médicale de nombreuses observations de troubles nerveux variés, survenus au cours du traitement antirabique chez des hystériques, des neurasthéniques ou simplement des émotifs. L'existence des phénomènes paralytiques ne se trouve mentionnée nulle part.

Les accidents paralytiques qu'on observe au cours du traitement pasteurien constituent-ils une rage d'origine canine, atténuée et guérie par les inoculations? Telle paraît avoir été l'opinion de M. Laveran, dont la communication est intitulée :

« La rage confirmée peut-elle s'atténuer? Peut-elle guérir? » Tel est l'avis d'Ivo Novi, de Bordoni-Uffreduzzi, de Daddi, de I. Koch, ainsi que le prouvent déjà les titres de leurs mémoires : *La prima guarigione di un caso grave di Rabbia nell'uomo* (Novi); *A proposito di un caso di guarigione di Rabbia nell'uomo* (Bordoni-Uffreduzzi); *Sulle forme guaribili della Rabbia sviluppata nell'uomo* (Daddi); *Zur Kenntniss atyp. Tollwutfälle* (I. Koch). Cette manière de voir a été adoptée pour les observations qui les concernent par Zaccaria, Chmielewsky et Skschivan, etc. En faveur de cette interprétation, on ne peut faire valoir qu'exceptionnellement (cas de Laveran, de Daddi) les phénomènes paralytiques s'accompagnant de douleurs au niveau des morsures. Ces douleurs cependant manquent dans la grande majorité des observations. Parfois même elles seraient remplacées par des douleurs au niveau des piqûres. On conçoit mal, d'autre part, le mécanisme par lequel les inoculations pasteuriennes transformeraient la rage de l'animal mordeur — rage furieuse dans l'immense majorité des cas — en une rage paralytique, atténuée. Au reste, bien que la durée de la rage déclarée soit moins longue lorsqu'elle est furieuse, on ne peut guère considérer la rage paralytique comme une rage atténuée et M. Gamaleia a insisté sur ce qu'elle se manifeste le plus souvent à l'occasion de morsures profondes, multiples et de morsures de loups. Puis si ces phénomènes paralytiques représentaient une rage atténuée par le traitement, ils devraient surtout apparaître à l'occasion de morsures graves, à la face, par des loups. Or, il n'en est rien et toutes les observations que nous avons relatées ont trait à des morsures bénignes. De plus, nous voyons la paralysie apparaître 12 jours après une morsure à la main droite (de Blasi), 10 à 12 jours après une morsure à la main par un chat (Chaillou), 17 jours après une morsure légère au bras (Calabrèse), 16 jours après une morsure à la jambe (Zaccaria). Ces périodes d'incubation sont vraiment bien courtes pour une rage déterminée par la morsure. Enfin, argument péremptoire, l'animal mordeur, extrêmement peu suspect dans certaines observations (Sabarthez, Brault), n'était sûrement pas enragé dans d'autres, puisqu'il a été retrouvé vivant ultérieurement (Tonin, Nedrigaïloff et Ostrjanin), puisque son cerveau inoculé au lapin, par trépanation, n'a pas été capable de reproduire la rage (Chaillou, Babès, Jourdran et Neiret); Franzius a bien prétendu que la salive de son malade inoculée à plusieurs lapins avait fait mourir l'un d'eux de la rage des rues, mais Chmielewsky et Skschiwan, qui ont voulu vérifier le fait, n'ont obtenu que des résultats négatifs.

La preuve la plus évidente infirmant cette interprétation est la constatation que les paralysies commencent toujours 6-12 jours après le commencement du traitement ; il importe peu si les malades ont été mordus le même jour ou une semaine avant le commencement du traitement, s'ils étaient mordus très légèrement ou gravement. La plupart des malades ont été mordus si légèrement que, parmi des milliers de cas semblables, jamais la rage n'éclate dans la quinzaine qui suit la morsure, tandis qu'au contraire les paralysies commencent justement à cette époque, ou même avant.

Reste à attribuer les phénomènes paralytiques aux émulsions vaccinantes et aux substances virulentes qu'elles introduisent en grande quantité dans l'organisme. Le virus lui-même doit être mis hors de cause. Les accidents se sont produits le 8ᵉ jour du traitement (de Blasi), du 8ᵉ au 10ᵉ (Chaillou, Lebell, Orlowski), le 10ᵉ (Calabrese), le 11ᵉ (Ivo Novi), le 12ᵉ (Bordoni-Uffreduzzi, Remlinger). Dans le cas de Brault, la paralysie a débuté le 5ᵉ jour du traitement, mais n'a été complète que le 14ᵉ. Il peut donc s'écouler seulement 1, 4, 5, 6, 7 jours entre le début des accidents et l'inoculation de la première moelle virulente (VI) pratiquée généralement le 4ᵉ ou le 5ᵉ jour du traitement. Ces périodes d'incubation sont beaucoup trop courtes.

Reste à incriminer, dans la genèse des paralysies, la toxine rabique (Babès-Remlinger). La brusquerie habituelle du début de ces paralysies, la *restitutio ad integrum* sont en faveur de cette hypothèse. On peut faire valoir également que ces accidents paraissent être les plus nombreux quand on emploie la méthode de vaccination par des moelles chauffées comme à Jassy (7 cas sur 2.850 inoculés) ; l'atténuation du virus par la chaleur (30° à 80°) étant la moins favorable à la destruction de la toxine.

Je suis porté à attribuer une partie de ces accidents à un traitement trop peu préparant par des injections atténuées En effet, à un moment donné, notre virus s'était beaucoup fortifié et tuait les lapins en 6 jours. En même temps nous avons essayé de commencer le traitement par le virus de 4 jours. C'est en effet à cette époque que survint une série de 4 cas de paralysies plus ou moins graves. Du jour où nous avons changé le virus et où nous avons commencé de nouveau par le virus de 6 jours, les accidents ont cessé.

Ces paralysies ne s'observent presque jamais au contraire avec la méthode d'Högyes (Budapesth-Madrid — un seul cas sur plus de 10.000 personnes inoculées), la dilution du virus se prêtant seulement à l'injection d'une quantité de toxine infinitésimale. On peut objecter, il est vrai, que les phénomènes paralytiques ne subissent, du fait de la continuation du traitement antirabique, aucune aggravation. Mais ne peut-on pas objecter de même, à la théorie de la rage atténuée d'origine canine, que la suspension des inoculations n'exerce, elle non plus, aucune action néfaste sur la paralysie?

Il est toutefois un point sur lequel on ne saurait trop insister. C'est que l'action paralysante de la toxine rabique ne peut s'exercer que moyennant une idiosyncrasie tout à fait spéciale, idiosyncrasie absolument indépendante de l'hystérie, de l'émotivité et que ne peuvent faire prévoir ni l'âge ni le sexe ni le tempérament du mordu.

On constate seulement que ce sont plutôt des syphilitiques, des alcooliques, les personnes faibles, d'une situation sociale plus élevée, des fonctionnaires, des médecins, des dames qui sont exposés à ces accidents.

Ajoutons que — bien que le fait ait été signalé (Babes, Nedrigailoff et Ostrjanin) — ces paralysies se produisent très rarement en séries. Presque toujours elles apparaissent dans des Instituts antirabiques à l'état isolé. Les personnes qui, ayant commencé le traitement le même jour que les paralysés, ont reçu identiquement la même série d'émulsions, ne présentent aucun symptôme, si atténué fût-il... Cette considération permet d'éliminer, dans la genèse des accidents, l'hypothèse d'une confusion, d'une méprise ou d'une négligence quelconque. La prophylaxie de ces paralysies se réduit pour ainsi dire à néant puisqu'une idiosyncrasie que souvent rien ne peut faire prévoir paraît jouer dans leur genèse un rôle primordial.

La supériorité de l'atténuation du virus par dilution, l'infériorité de l'atténuation par la chaleur ne ressortent pas des statistiques avec une netteté suffisante pour qu'on doive adopter l'une et rejeter l'autre (1). On conseillera aux personnes qui suivent le traitement d'éviter avec grand soin le refroidissement, noté dans plusieurs observations comme cause occasionnelle. L'existence d'une courbature intense avec sensation de faiblesse dans les membres inférieurs permettra de prévoir l'apparition de la paralysie. Le plus sage en pareil cas paraît être d'interrompre le traitement antirabique, quitte à le reprendre lorsque les accidents se seront amendés. De toutes les observations dont on trouve la trace dans la littérature médicale, 6 seulement se sont terminées par la mort.

Quant au traitement de la paralysie elle-même, la strychnine peut être indiquée, mais il semble que le médecin doive surtout avoir en vue le : *non nocere*, et que, suivant le conseil de M. Roux (2), il doive éviter toute médication active, laisser la mala-

(1) A la suite de sept cas de paralysie qu'ils ont observés, MM. Puscariu et Lebell ont modifié le type de leurs inoculations (voyez le chap. XXXVIII), en éliminant les émulsions chauffées à 40, à 35, à 30 degrés et en diminuant la durée du traitement. Depuis lors, les accidents sont devenus plus rares.

(2) E. Roux, *Académie de médecine*, 15 juin 1897.

die suivre son évolution naturelle vers la guérison. J'ai toutefois observé dans plusieurs cas une amélioration rapide se produire immédiatement après l'injection de 10-20 cc. de notre sérum antirabique, qui jouit sans doute de propriétés antirabiques.

Il est vrai que, dans un de mes cas, chez un individu extrêmement neurasthénique, ces injections ont encore empiré l'état général et dans un cas de myélite ascendant l'injection du sérum n'a pas pu empêcher la terminaison fatale.

Je procède donc de la manière suivante en présence d'un commencement de paralysie. J'interromps le traitement, le malade garde le lit. Il reçoit une injection de 10 grammes de sérum antirabique qui dans 6 cas produisit une amélioration rapide de la paralysie. Si le malade supporte bien ces injections, on les répète pendant 4-5 jours. (Voyez encore le chapitre XXII.)

3. — TRAITEMENT ANTIRABIQUE ET ÉTATS MORBIDES ANTÉRIEURS

On peut émettre sous forme d'axiome l'opinion qu'aucun état morbide ne contre-indique le traitement antirabique. Chez les personnes âgées, parvenues à un état avancé d'artério-sclérose, il est assez fréquent de voir apparaître, au cours des injections, des vertiges, de l'insomnie, de l'anorexie, de l'amaigrissement et un degré assez marqué de faiblesse générale. Il peut être indiqué alors de procéder avec quelque ménagement et de donner par exemple au malade 24 heures de repos tous les 3 ou 4 jours. Moyennant cette précaution, la cure s'achève toujours sans encombre. Les accidents paralytiques ne sont pas plus fréquents du reste chez les vieillards que chez les adultes. Les enfants même âgés de quelques mois et encore à la mamelle supportent admirablement, quoi qu'on en ait dit, le traitement antirabique. La grossesse n'est pas davantage une contre-indication, quel que soit le mois auquel survienne la morsure ; l'allaitement non plus. Les albuminuriques, les diabétiques ne retirent ordinairement de la vaccination ni inconvénient ni avantage ; il faut toutefois observer que nos deux cas de paralysie mortelle à la suite du traitement se rapportent à des personnes atteintes d'une néphrite chronique prononcée. Les tuberculeux, des cardiaques et toutes les affections aiguës ou chroniques en général, exception faite pour les quelques cas particuliers que nous allons envisager maintenant, supportent parfaitement le traitement.

Liron a signalé, il est vrai, un insuccès, chez une personne atteinte de rhumatisme articulaire aigu. Il s'est agi bien probablement d'une simple coïncidence. Pampoukis a signalé que, chez les paludiques, le traitement antirabique déterminait fréquemment le réveil de la diathèse et provoquait de nouveaux accès. Remlinger, à Constantinople, a eu souvent l'occasion de vérifier ce fait, qui a d'autre part été confirmé à Alger par Murat (1).

C'est généralement du 4e au 6e jour du traitement que les accès se produisent. Ils sont bénins et cèdent rapidement à la quinine. Les formes pernicieuses n'ont jamais été observées. Ces accès toutefois se manifestent souvent chez des personnes qui n'avaient plus eu de manifestation du paludisme depuis de très longues années. Tel le virus de la peste bovine joue vis-à-vis de la piroplasmose latente le rôle d'un véritable agent provocateur (Nicolle et Adil Bey). De même encore le piroplasma fait très souvent un retour offensif chez les chevaux en cours d'immunisation contre la horse-sickness (Theiler).

On connaît les rapports étroits des virus de la rage, de la peste bovine et de la peste du cheval qui, les uns et les autres, traversent les filtres. Il ne semble pas du reste que, chez les paludéens, le traitement antirabique donne des résultats moins favorables que chez les sujets ordinaires. Seul Liron a signalé un insuccès dans ces conditions. Nous discuterons dans un autre chapitre la question de savoir si la vaccination antirabique, de même qu'elle peut provoquer le retour des accès chez les personnes en puissance de paludisme, est capable de favoriser l'éclosion de la rage chez les sujets en incubation...

Le traitement antirabique a paru dans quelques cas avoir par la constipation qu'il détermine une influence heureuse sur certains états diarrhéiques. La disparition des douleurs fulgurantes des tabétiques signalée par Hembo est peut-être plus sujette à caution. J'ai observé que des neurasthéniques, des mélancoliques, voire des épileptiques, se trouvaient parfois notablement améliorés après le traitement pasteurien.

Souvent, au contraire, les neurasthéniques supportent mal le traitement, au début. Ils accusent une surexcitation nerveuse, des douleurs, de l'insomnie, de l'inappétence, de l'insomnie, des céphalalgies, mais ces symptômes passent bientôt. Le fait toutefois est loin d'être constant. Remlinger a vu, chez une femme de 55 ans très gravement mordue, le traitement intensif être suivi de crises subintrantes, qui ont provoqué la mort. Pour pouvoir juger ce cas il faudrait savoir si cette femme était épileptique. Les manifestations hystériques ne sont pas rares au cours de traitement antirabique.

Le point du départ paraît en être la morsure avec la crainte de ses conséquences, bien plus que le traitement lui-même. Une

(1) MURAT, Note sur le réveil du paludisme par le traitement antirabique. (*Archives des Laboratoires des hôpitaux d'Alger*, juin 1905.)

suggestion appropriée en vient facilement à bout. Ces manifestations, simulant la rage d'une façon plus ou moins parfaite (hystérie rabiforme), peuvent être prises pour de la rage et occasionner au Directeur de l'Institut des ennuis variés (1). Nous avons suffisamment insisté ailleurs sur le diagnostic de la rage et de l'hystérie pour n'avoir pas à y revenir ici.

4. — TRAITEMENT ANTIRABIQUE ET MALADIES INTERCURRENTES

De même qu'aucun état pathologique ne dispense de soumettre au traitement antirabique les sujets chez lesquels celui-ci est indiqué, de même il n'existe aucune maladie qui, survenant au cours de la cure pasteurienne, doive la faire interrompre. Le flux menstruel, l'apparition d'une pneumonie, d'une fièvre éruptive, d'une dothiénentérie, l'accouchement même ne constituent nullement une contre-indication. La vaccination contre la rage est une lutte de vitesse entre le virus et le vaccin cheminant tous deux vers les centres nerveux par des voies différentes. Toute interruption de traitement peut permettre au virus de devancer le vaccin. Cette considération doit primer toutes les autres et faire poursuivre la cure dans tous les cas malgré le surcroît de fatigue et d'ennui qui peut en résulter pour le patient. Le traitement antirabique n'exerce du reste, sur toutes les maladies intercurrentes qui peuvent se présenter, d'influence d'aucune sorte. Il ne paraît ni utile, ni nuisible; il paraît indifférent.

Dans certaines maladies qui se manifestent au eours du traitement il faut tout de même se demander si le traitement ne joue pas un rôle quelconque. I. Koch (2) suppose même que certains états gastriques fébriles, surtout chez les enfants, ne sont qu'une rage atténuée, avortée.

En effet, parfois les enfants tombent malades au cours du traitement avec de l'inappétence, des gastralgies, de la fièvre passagère, mais rien ne nous autorise à admettre dans ces cas une manifestation de la rage. Assez souvent des adultes affaiblis présentent également au commencement du traitement la langue chargée, de l'inappétence. On pourrait à la rigueur admettre que les toxines rabiques ne sont pas étrangères à ces troubles passagers.

Certaines affections — les diverses manifestations de la syphilis secondaire par exemple — s'atténuent en cas d'affection fébrile, telle que la fièvre typhoïde, pour reparaître, la maladie terminée. Le virus rabique subit-il dans les mêmes conditions un temps d'arrêt dans sa marche vers les centres? Rien ne permet de le

(1) Courmont et Lesieur, *loc. cit.*
(2) I. Koch. Z. Kenntnissatypischer Wutfälle. (*Zeitschr. f. Hyg.*, t. LXVII, 1910, p. 31.)

supposer. D'autres infections se favorisent les unes les autres soit par la débilitation générale de l'organisme qu'elles entraînent, soit en vertu du rôle favorisant de certaines associations microbiennes. En thèse générale, rien ne permet de supposer que l'apparition de la rage puisse être favorisée par une maladie intercurrente quelconque. Le cas échéant, il n'est donc pas plus indiqué de renforcer le traitement que de l'atténuer ou de le suspendre. Enfin, de même que le traitement antirabique ne modifie en rien les maladies intercurrentes, de même celles-ci sont sur lui tout à fait sans action également; en particulier, ordinairement elles ne paraissent diminuer son efficacité.

Il y a cependant des exceptions à cette règle. Tel est le fait que j'ai signalé après des morsures de loup. J'ai notamment observé que, sur un certain nombre de sujets mordus gravement, les personnes dont les plaies étaient infectées, suppurantes ou gangréneuses, gagnaient la rage plus fréquemment et plus rapidement que celles dont les plaies étaient aseptiques ou guéries (1). Nous verrons que certaines maladies nerveuses intercurrentes, de même que des traumatismes, des refroidissements, des émotions peuvent également hâter, ou produire l'éclosion de la maladie.

(1) Babès, *Annales de l'Institut de P. et Bact. de Bucarest*, II vol., 1890.

CHAPITRE XXXIII

LES STATISTIQUES DES INSTITUTS ANTIRABIQUES *

Nécessité de statistiques comparables entre elles. — Règles à suivre pour leur établissement. — Insuccès apparents et Insuccès réels de la méthode pasteurienne. — Résultats globaux du traitement pasteurien. — Statistiques de Högyes, de Bernstein. — Statistique personnelle. — Amélioration progressive des résultats. — Comparaison des statistiques des divers Instituts antirabiques. — Circonstances de nature à expliquer les différences observées d'un Institut à un autre. — Nombre des morsures de loup. — Retard apporté à venir suivre le traitement. — Négligence des autorités pour annoncer les cas mortels. — Résultats plus satisfaisants chez les Européens que dans les races indigènes. — Influence de la méthode employée. — Causes d'insuccès du traitement antirabique en général. — Les virus renforcés. — Influence du siège des morsures, de leur nombre. — Influence de la saison, de l'âge, du sexe..., etc. — Insuccès à la suite de traumatismes, d'émotions vives..., etc. — Influence néfaste de l'alcoolisme. — Appréciation impartiale des services rendus par la méthode pasteurienne. — Mortalité rabique avant et après la découverte pasteurienne. — Mortalité chez les personnes qui ne se soumettent pas aux inoculations. — Toutes les personnes mordues par un animal enragé ne contractent pas la rage. — La moitié environ des personnes qui suivent le traitement antirabique a été mordue par un animal non enragé. — Conclusions. — Résultats fournis par la méthode pasteurienne dans le traitement de la rage du loup. — Le traitement antirabique est-il capable de favoriser l'éclosion de la rage chez une personne en incubation ? — La mort se produit-elle plus tôt chez les personnes traitées ou non traitées ? — Statistiques de Paris, de Bucarest, de Varsovie et Cracovie (Nitsch). — Statistique de Constantinople (Remlinger). — Causes d'erreur dans les statistiques de Nitsch. — Conclusion.

Les Instituts antirabiques ont pour la plupart conservé l'habitude, qui vient de Pasteur lui-même, de publier périodiquement leurs statistiques. Il va de soi que, pour fournir des résultats comparables, celles-ci doivent être dressées selon des règles identiques. Ces règles ont été dictées par l'Institut Pasteur de Paris et elles sont appliquées universellement, ou à peu près.

Au mois de mai ou au mois de juin — de manière à donner aux insuccès le temps de se produire et d'être communiqués à l'Institut — on établit la liste des personnes qui ont subi, au cours de l'année précédente, le traitement antirabique dans toute son intégrité. Il va de soi que les sujets qui ont interrompu la cure pour une raison ou pour une autre ne doivent pas entrer en ligne de compte. Les mordus sont répartis suivant 3 tableaux, dits tableaux A, B, C.

Le tableau A contient les personnes mordues par des animaux reconnus enragés en vertu d'une preuve expérimentale absolue (apparition de la rage chez un animal inoculé ou mordu en même temps que la personne traitée).

Certains Instituts introduisent dans ce tableau à juste raison les personnes dont l'examen histologique (nodules rabiques et corpuscules de Negri) a prouvé la rage de l'animal mordeur.

Dans le tableau B figurent les sujets pour lesquels la rage de l'animal mordeur a été déclarée par certificat vétérinaire. C'est le tableau le plus chargé.

Enfin le tableau C contient les individus mordus par des animaux suspects de rage.

La suspicion résulte le plus souvent des circonstances de la morsure rapportées par la victime. Par exemple un chien errant s'est jeté sur une personne sans provocation aucune et l'a mordue. Il s'est attaqué ensuite à différents animaux qu'il a rencontrés, puis il s'est enfui et on a perdu sa trace. La suspicion peut résulter également de l'examen anatomo-pathologique de l'animal mordeur (corps étranger dans l'estomac); l'existence des lésions décrites par moi ou celles de van Gehuchten, en même temps que la présence de corpuscules de Negri, devrait faire entrer le cas examiné dans le tableau A.

Dans chacun de ces 3 tableaux, une subdivision vise le siège des morsures : tête ; mains, tronc et membres.

A ces données absolument indispensables doivent s'ajouter des renseignements très importants visant l'espèce à laquelle appartiennent les animaux mordeurs (chiens, chats, loups, bœuf, cheval, homme..., etc.), le nombre des morsures, le nombre de jours écoulés entre l'accident et le commencement du traitement antirabique. Enfin il n'est pas dépourvu d'intérêt de spécifier l'âge et le sexe des mordus, l'existence ou l'absence de cautérisation, etc.

Les personnes ayant succombé à la rage sont réparties en trois catégories suivant que la mort est survenue au milieu du traitement, pendant la quinzaine qui a suivi la dernière inoculation ou plus de quinze jours après la fin du traitement. Ces dernières seules comptent comme insuccès et figurent à ce titre dans les pourcentages. D'une part, en effet, certaines expériences sur les chiens ont montré que l'immunité n'était acquise que quinze jours après la dernière inoculation. D'autre part, Kraus et Kreissl ont fait voir que ce n'était qu'à partir du vingtième jour après la fin de leur traitement qu'il était possible de mettre en évidence dans le sang de l'homme les substances antirabiques. Nous avons vu cependant que mes propres expériences, de même que celles de Högyes ont prouvé que l'immunité s'établit souvent à une époque antérieure (voyez le chap. XXX) à condition de renforcer le traitement. Lorsque la rage apparaît chez un individu dans les quinze jours qui suivent la fin du traitement, on suppose que le virus avait commencé de se développer dans les centres nerveux au cours des vaccinations. Chez de tels malades, le traitement a été ou trop tardif ou trop faible. Il n'a pas été mis en échec puisque les conditions de son efficacité n'étaient point réalisées. Les cas de mort qui surviennent dans ces conditions constituent les « insuccès apparents » de la méthode pasteurienne. Ils doivent être soigneusement distingués des « insuccès réels ». Il est bon de joindre à la statistique l'observation détaillée de chaque insuccès réel ou apparent. Les statistiques du traitement pasteurien se trouvent enfin très heureusement complétées par la relation des cas de rage qui, pendant la période correspondante, se sont produits sur le territoire visé chez des personnes non soumises aux inoculations, de même que chez des animaux.

Résultats globaux fournis par le traitement. — Quels sont les résultats globaux fournis dans ces conditions par les statistiques du traitement pasteurien ?

Högyes (1) a rassemblé les statistiques générales de 24 laboratoires antirabiques pour une période de 10 années, de 1886 à 1895. Il a trouvé que, sur 54.620 personnes inoculées, 423 sont mortes, ce qui donne un pourcentage de 0,77 o/o.

Une statistique plus récente de Bernstein (2) porte sur 40 instituts antirabiques et 18 années de fonctionnement. Elle montre que, sur 104.347 personnes traitées, 560 sont mortes de rage 14 jours ou plus après la fin du traitement (0,54 o/o). On arrive à une mortalité de 0,73 o/o si on ajoute les cas de mort survenus pendant la quinzaine qui a suivi le traitement.

Remlinger a compulsé les 27 dernières statistiques dont il a trouvé trace dans la littérature médicale. Il est arrivé ainsi à un total de 152.859 personnes ayant subi le traitement antirabique complet. Ces 152.859 personnes ont fourni 705 cas de mort survenus plus de quinze jours après la fin du traitement, ce qui donne une mortalité de 0,46 o/o. — Ces données sont inscrites dans le tableau suivant, qui permet en même temps de comparer entre elles les statistiques des divers Instituts antirabiques.

(1) Högyes, *Lyssa* (Pathologie, Nothnagel), p. 175.
(2) Bernstein, Sur les résultats du procédé d'Immunisation de Pasteur contre la rage. (*Fortschritte der Medicin*, 20 février 1905.)

Instituts.	Epoque.	Nombre des cas.	Nombre des décès.	Pourcentage.
Tunis	de l'ouverture à 1906	2.490	9	0,36 0/0
Paris	de 1886 à 1905	29.973	129	0,41 —
Buda Pesth	1890 à 1905	32.508	126	0,46 —
Alger	1886 à 1895	4.194	59	1,20 —
	1894 à 1905	5.395	19	0,35 —
Marseille	1893 à 1903	3.563	13	0,36 —
Lyon	1900 à 1906	5.374	6	0,11 —
	1898 à 1902	1.415	6	0,92 —
Berlin	1906 à 1907	312	3	0,99 —
Vienne	1892 à 1903	1.937	13	0,68 —
Kharkoff	1892 à 1901	9.740	56	0,59 —
Lille	1895 à 1902	1.807	4	0,22 —
Pernambuco	1889 à 1903	486	1	0,20 —
Sofia	1902 à 1904	1.081	6	0,55 —
Rome	1889 à 1902	1.940	7	0,37 —
Naples	1886 à 1908	8.446	45	0,53 —
Faenza	1898 à 1902	779	1	0,12 —
Milan	1889 à 1903	2.942	24	0,83 —
Florence	1889 à 1901	1.254	2	0,15 —
Jassy	1891 à 1905	3.038	5	0,16 —
Le Caire	1899 à 1901	375	1	0,26 —
New-York	1890 à 1901	1.608	10	0,62 —
Bucarest	1888 à 1905	9.250	11	0,13 —
Lisbonne	1893 à 1905	8.844	44	
Constantinople	1900 à 1905	4.100	15	0,50 —
Saint-Pétersbourg	1901	592	1	0,16 —
Kerson	1901 à 1902	600	5	0,83 —
Varsovie	1900	923	9	0,97 —
	1892	324	11	3,39 —
Kazauli	1905 à 1906	1.149	7	0,61 —
Sassari	1900 à 1908	1.053	2	0,69 —
Turin	1886 à 1895	2.554	22	0,86 —
Palerme	1887 à 1895	2.221	9	0,40 —
Moscou	1892	107	9	8,40 —
Odessa	1892	324	11	3,39 —
Samara	1892	53	3	7,67 —
Saïgon	1886 à 1895	110	2	1,82 —
		152.859	705	0,46 —

Il faut noter que ces chiffres ne donnent qu'une idée vague sur les résultats du traitement antirabique. D'une part, les individus mordus par des loups enragés augmentent beaucoup la mortalité de certains Instituts tandis que la suppression des cas mortels survenus dans la quinzaine qui suit la terminaison du traitement donne pour d'autres Instituts des résultats plus favorables et non comparables.

Statistique de l'Institut Pasteur de Paris de 1886 à 1906

Années.	Personnes traitées.	Morts.	Mortalité.
1886	2.671	25	0,94 0/0
1887	1.770	14	0,79
1888	1.622	9	0,55
1889	1.830	7	0,38
1890	1.540	5	0,32

Années.	Personnes traitées.	Morts.	Mortalité.
1891	1.559	4	0,25
1892	1.790	4	0,22
1893	1.648	6	0,36
1894	1.387	7	0,50
1895	1.520	5	0,33
1896	1.308	4	0,30
1897	1.521	6	0,39
1898	1.465	3	0,20
1899	1.614	4	0,25
1900	1.420	4	0,28
1901	1.321	5	0,38
1902	1.105	2	0,18
1903	628	2	0,32
1904	755	3	0,39
1905	727	3	0,41
1906	772	1	0,13
1907	786	3	0,38
1908	524	1	0,19
1909	467	1	0,21
1910	401	0	

Nous devons ajouter que si on prend la statistique d'un Institut antirabique en particulier depuis sa fondation jusqu'à l'époque actuelle, on constate une tendance nette à l'amélioration des résultats. Témoins par exemple les statistiques de l'Institut Pasteur de Paris de 1886 à 1906.

Cause des différences notées entre les divers Instituts. — Tous les Instituts fournissent, on l'a vu, de chiffres sensiblement identiques. La mortalité oscille le plus souvent entre 0,20 et 0,40 p. 100. Elle s'élève exceptionnellement au-dessus de 0,50 p. 100 et, exceptionnellement aussi, elle descend au-dessous de 0,10 p. 100. Quels sont les facteurs qui d'un Institut à l'autre peuvent amener ces légères variations ? La fréquence plus ou moins grande des morsures de loups doit figurer ici en première ligne. Quelque idée qu'on se fasse de l'essence même du phénomène (plaies beaucoup plus profondes siégeant surtout à la tête, abondance plus grande des microbes rabiques, progression plus rapide le long des cordons nerveux, etc...) le virus du loup est beaucoup plus dangereux pour l'homme que celui du chien. Avant la méthode pasteurienne, la mortalité à la suite des morsures de loup était en effet des 60 à 90 o/o, tandis que la mortalité à la suite de morsures de chiens s'élevait seulement à 5 à 20 o/o. On conçoit donc que certains Instituts — en particulier d'Instituts russes (Wilna, Kharkoff, par exemple) doivent au grand nombre de morsures de loups des pourcentages de mortalité relativement élevés. La rapidité très variable, suivant les pays, avec laquelle les mordus viennent suivre le traitement antirabique a également une importance très grande. Elle est sous la dépendance de plusieurs facteurs : le caractère plus ou moins inquiet du mordu, la sollicitude très diverse des autorités et le degré de facilité des communications. La statistiques d'un certain nombre d'Instituts (Paris, Lyon, Lille, Naples, Sofia, Pernambuco, etc.)... montrent que l'immense majorité des malades arrive pour suivre le traitement dans la semaine même de la morsure. A Constantinople, par contre, le jour moyen de réception des malades est le douzième, et il n'est pas rare de voir des mordus à la face, même par des loups, arriver à l'Institut au cours de la troisième et même de la quatrième semaine. Or, ce ne sont pas seulement les morts pendant le traitement ou pendant la quinzaine suivante qui sont plus fréquents dans ces conditions. Il y a encore des insuccès réels, ainsi que le prouve la statistique suivante de Diatroptoff :

Se sont présentés après leur morsure dans la :	Nombre de vaccinés.	Morts.	0/0
1re semaine	4.602	26	0,56
2e semaine	961	16	1,66
3e semaine	313	10	3,19

On conçoit donc, jusqu'à un certain point, que Ferran à Barcelone refuse impitoyablement toutes les personnes qui se présentent après le 10e jour. Il va sans dire que nous sommes loin d'approuver ce procédé.

Dans notre Institut nous avons noté 8 morts sur 6.766 mordus par des chiens enragés qui se sont présentés dans la première semaine après la morsure, et notamment :

Sur 3406 personnes arrivées le 1-2e jour : 3 morts.

Sur 2541 personnes arrivées le 3-5e jour : 2 morts.

Sur 809 personnes arrivées le 5-6e jour : 1 mort.

Il en résulte qu'il n'y a pas une différence essentielle de mortalité chez les personnes arrivées le premier ou le cinquième jour. Ce n'est que vers le septième jour que commence à se manifester une plus grande mortalité.

Cependant, même pour les personnes arrivées après le 10e jour après la morsure de chien, notre statistique montre encore une mortalité inférieure à celle des personnes non traitées. Sur 220 personnes arrivées du 10e au 15e jour, il n'y a eu que 3 cas de rage, tandis que la mortalité des personnes mordues et non traitées dépasse 5 o/o.

Ajoutons que dans les Instituts (Algérie, Malaisie, Inde, Indo-Chine, etc.), où des indigènes sont soignés côte à côte avec des européens, la grande fréquence des insuccès chez les premiers a été attribuée au nombre plus considérable des morsures à nu et à la hâte beaucoup moins grande qu'ils apportent à venir suivre le traitement à Alger; le chiffre des insuccès chez le indigènes s'est élevé à 1,31 o/o contre 0,43 o/o chez les européens, soit 3 fois plus (Murat) (1). Des faits analogues ont été signalés aux Indes, en Indo-Chine, etc.

Une autre circonstance de nature à influer sur les résultats des divers instituts antirabiques est la méthode qui y est appliquée. Les différents procédés d'atténuation de moelles (dessiccation, chauffage, dilution) ne donnent pas des résultats tout à fait identiques. L'intensité avec laquelle chacune de ces méthodes est employée joue un rôle considérable.

Ainsi, en 1886, les statistiques de l'Institut antirabique d'Odessa présentaient avec celles de l'Institut Pasteur de Paris un écart considérable. Pasteur émit l'opinion que les insuccès constatés tenaient au traitement qui avait été trop simple pour des morsures graves. Gamaleïa, qui injectait la série des moelles du 14e au 5e jour, poussa plus avant les vaccinations et tandis que le traitement simple lui avait donné une mortalité de 5,88 o/o, le traitement intensif donna : 0,80 o/o.

A Bucarest (2), on avait appliqué aux mordus par des loups la méthode forte de Pasteur, et sur 56 cas, il y a eu quatorze insuccès. Dans une 2e période, on arrive à injecter du virus fixe après des injections préparatoires faites le même jour. Déjà au 1er ou au 2e jour du traitement on inocule de plus grandes quantités de moelles; sur 116 personnes, 17 seulement succombent à la rage. Plus tard, l'administration de doses massives d'émulsion de virus chauffé à 50°, 45°, 40° et aussi de sérum antirabique permet d'abaisser la mortalité à 6,66 o/o.

Mais en dehors de ces causes essentielles expliquant les différences des résultats obtenus, il faut tenir compte également des causes inhérentes à la méthode statistique. Comme il s'agit de fractions de centièmes et de millièmes, un seul insuccès peut donner pour un petit nombre de traités une statistique défavorable en apparence, tandis que si, sur un petit nombre des cas, il n'y a pas d'insuccès le résultat paraît être plus favorable qu'il n'est en réalité.

Ainsi par exemple A. Marie avait à Paris, avec sa méthode de séro-vaccination, 0, 38 o/o d'insuccès, et ce chiffre se maintenait encore l'année suivante.

On aurait pu en conclure que cette méthode est moins bonne que l'ancienne méthode qui avait donné moins d'insuccès. Mais, vu le petit nombre de traités, ce jugement serait tout aussi prématuré que l'opinion contraire qu'on pourrait se former en con-

(1) MURAT, *Archives des laboratoires des hôpitaux d'Alger*, avril 1906.

(2) BABES, Uber die Behandlung von 300 von wüthenden Wölfen gebissenen Personen im Bukarester pathologisch-bakteriologischen Institute. (*Zeistchrift. für Hygiene und Infektionskrankheiten*, 1904, XLVII, 2).

sultant la statistique de l'année 1910 où, sur 401 traités, il n'y avait pas un seul insuccès. Comme le traitement fortifié ne donne qu'un pour mille ou des fractions d'un pour mille d'insuccès, le fait que sur 401 mordus il n'y a pas un seul cas de rage ne prouve rien pour la supériorité de la méthode employée.

Une autre faute beaucoup plus fréquente est due à la négligence des autorités ou à l'indolence de la population, qui ne signalent pas aux Instituts antirabiques les cas de rage arrivés après la fin du traitement; quelques cas ignorés peuvent changer essentiellement la statistique et la faire paraître de beaucoup plus favorable.

Nous avons vu que, dans les Instituts antirabiques, avec le temps, le taux de mortalité baisse d'année en année, ce qui dépend en partie du perfectionnement du traitement, mais également du fait que, la réputation de l'Institut devenant de plus en plus grande, on voit se présenter au traitement des personnes à peine mordues à travers des habits ou simplement léchées par des chiens dont la rage est nullement prouvée. Dans ce même ordre d'idées entrent les cas douteux. Dans certains Instituts on admet au traitement beaucoup plus de cas très légers ou très douteux que dans d'autres, ce qui influence sensiblement la statistique de ces Instituts.

Enfin la durée différente du traitement dans les différents Instituts peut également influencer la statistique en ce sens que, dans les Instituts où l'on traite les mordus pendant 8 jours, la statistique sera moins favorable que celle des Instituts où le traitement dure 14 jours ou plus. Dans le premier cas, il y a naturellement moins de cas non comptés et se déclarant en plein traitement dans le deuxième cas.

Le degré de fréquence des morsures de loup, la rapidité plus ou moins grande avec laquelle les mordus viennent suivre le traitement, le degré d'intensité de la méthode de vaccination employée, la négligence des autorités, la durée du traitement dans les différents Instituts, tels sont donc les principaux facteurs qui expliquent les résultats légèrement différents que donnent les divers Instituts antirabiques. Nous devons passer en revue maintenant les conditions communes à tous les Instituts qui sont de nature à influer sur les résultats obtenus, autrement dit rechercher la cause des insuccès non plus de tel Institut en particulier, mais de tous les Instituts en général. Il convient d'envisager séparément les insuccès apparents et les insuccès réels.

Les insuccès de la méthode Pasteurienne en général. — a) *Causes des insuccès apparents.* — Ainsi que nous l'avons déjà expliqué maintes fois, le traitement antirabique est regardé comme une lutte de vitesse entre le virus qui, du siège de la morsure, gagne le système nerveux central surtout par la voie des nerfs périphériques, et le vaccin, qui, absorbé par voie sanguine et lymphatique, doit avoir immunisé les centres avant que le virus n'y parvienne.

Il est aisé de déduire de là les causes variées qui vont produire des insuccès apparents ou réels de la méthode. Et tout d'abord nous retrouvons ici deux facteurs déjà signalés au paragraphe précédent : le retard apporté à venir à l'Institut et le degré de virulence du virus rabique déposé dans la plaie.

Cette conception doit être légèrement modifiée par le fait que le virus arrive souvent très rapidement, en quelques jours, aux centres nerveux. Dans ces cas, dans lesquels le traitement antirabique est cependant efficace, il faut supposer que le virus, quoique ayant pénétré dans les centres, n'a pas encore été fixé d'une manière définitive par les éléments nerveux, de sorte que le vaccin peut encore arriver à temps pour détacher le virus et le rendre inoffensif.

Le tableau que nous avons reproduit dressé par Diatroptoff et surtout le nôtre montrent trop bien l'importance qu'il y a à se faire vacciner aussitôt après la morsure. On conçoit que, pour les malades qui se présentent aux inoculations dans les premiers huit jours, les chances d'insuccès sont des plus minimes, puisqu'elles ne concernent que les cas de rage d'une incubation inférieure à environ 25 jours. Les personnes qui ne subissent pas les vaccinations avant la 2e semaine s'exposent davantage, la maladie pouvant éclater entre le 30e et le 40e jour, ainsi que cela se voit pour les morsures graves à la face. Enfin ce serait commettre une lourde faute que de reculer le traitement à 3 semaines après l'accident; le succès des inoculations serait soumis aux chances d'une incubation déjà longue de 50 à 60 jours. C'est surtout en cas de morsure à la face ou aux mains et en cas de morsure de loup qu'il y a une importance capitale à mettre la plus grande diligence à venir suivre le traitement. Les mordus par des loups, chez qui les inoculations ne peuvent être commencées qu'après le 6e jour, n'ont que bien peu de chance d'échapper à la rage.

Les morsures de loups ne sont pas les seules à présenter une gravité spéciale. Les morsures de renard, de chacal, paraissent aussi plus graves que celles de chien. Chez le chien même on rencontre de temps à autre, ainsi que nous l'avons dit, du virus renforcé capables de tuer le lapin en 8-10 jours par inoculation-sous-duremérienne. Ces faits expliquent certains insuccès de la vaccination.

L'exemple suivant, rapporté par Remo Segré (1), est typique. A Novarra, un gros chien, reconnu enragé à l'inoculation expérimentale, mord, les 4 et 5 juillet 1903, 9 personnes et un certain nombre d'animaux. De ces 9 personnes, 2 mordues légèrement ne suivent pas de traitement antirabique et échappent à la rage; 3 autres, mordues légèrement, suivent le traitement et échappent également à la maladie. Mais quatre autres personnes mordues plus gravement meurent de rage : 20, 30, 34 et 44 jours après la morsure. Deux d'entre elles se trouvaient au 17e jour du traitement lorsque les premiers symptômes firent leur apparition. Chez la 3e ils se manifestèrent 6 jours et chez la 4e 24 jours après la fin du traitement.

Il faut cependant rappeler le fait constaté dans notre Institut que, sur dix-huit personnes traitées après avoir été mordues par des chiens présentant un virus renforcé pour le lapin, aucune n'a succombé à la rage.

Le siège des morsures a, au point de vue de la production des insuccès, une importance très considérable. Plus la région est rapprochée des centres d'une part, plus elle est riche en filets nerveux d'autre part, plus le danger est grand. Les morsures à la face et au cuir chevelu sont les plus graves qui puissent se présenter. Viennent ensuite les morsures aux mains et aux membres supérieurs. Les morsures aux membres inférieurs et au tronc sont les plus bénignes. A la face, certaines morsures, celles par exemple qui sont situées à l'émergence des nerfs maxillaire supérieur ou sus-orbitaire, ou encore au niveau du nez, empruntent une gravité toute particulière due à l'extrême réduction du trajet que doit parcourir le virus pour parvenir aux centres.

Le tableau suivant, tiré des statistiques de l'Institut Pasteur de Paris, nous donne pour une période de dix années le chiffre des insuccès réels observés, en fonction du siège des morsures.

	Morsures à la tête.			Morsures aux mains.			Morsures aux membres.		
	Cas traités.	Morts.		Cas traités.	Morts.		Cas traités.	Morts.	
1896.	105	1		703	0		500	3	
1897.	151	0		864	4		506	2	
1898.	132	0		914	2		419	1	
1899.	188	1		962	2		464	1	
1900.	126	0		852	3		442	1	
1901.	123	1		800	4		395	0	
1902.	92	0		682	2		331	0	
1903.	38	1		239	0		251	1	
1904.	39	1		415	1		301	1	
1905.	43	0		406	2		278	1	
	1.037	5	(0,48 0/0)	6.837	20	(0,29 0/0)	3.887	11	(0,28 0/0)

(1) Remo Segré, *Settimo Biennio dell'Instituto antirabico di Milano*, 1902-1903, Milan, 1905.

De même, parmi les personnes mortes au cours du traitement, le chiffre le plus élevé est pour celles qui ont été mordues à la face : 12 personnes sur 684 (1,75 o/o) étaient mordues à la tête; 9 personnes sur 4.396 (0,20 o/o) étaient mordues aux mains; 5 personnes sur 2.839 (0,17 o/o) étaient mordues aux membres.

Le nombre des morsures, leurs dimensions, leur profondeur en particulier ont également une grande importance. On conçoit, en effet, que la quantité de virus reçue par l'organisme soit directement en proportion de ces différents facteurs et que le traitement antirabique ait d'autant plus de chance de demeurer inefficace que la quantité de virus inoculée par l'animal mordeur est considérable. L'infection des plaies peut également avoir quelque influence, étant donnée l'action favorisante qu'exercent sur le virus rabique certaines associations microbiennes. Ainsi, parmi les morsures graves des loups enragés qui se sont présentées à l'Institut de Bucarest, celles qui étaient accompagnées d'abcès, de phlegmons, de gangrènes, de nécroses d'os fracturés, ont été presque toujours mortelles.

b) *Causes des insuccès réels.*—Si nous passons maintenant aux insuccès réels, c'est-à-dire aux cas de mort qui se produisent après l'époque à laquelle l'organisme devait être immunisé (date qu'on peut fixer avec approximation pour le traitement ordinaire à 15 jours après la fin du traitement), nous retrouvons d'abord très nettement l'influence des facteurs précédents : nature de l'animal mordeur, siège des morsures, nombre et dimensions des morsures, retard apporté à venir suivre le traitement. Les statistiques apprennent aussi que les insuccès sont un peu plus fréquents l'été que l'hiver. Pendant la saison chaude, les moelles se dessèchent et par conséquent s'atténuent plus vite. Il y a là un élément dont il est bon de tenir compte au cours des inoculations.

Les résultats des vaccinations sont un peu moins bons chez les enfants que chez les adultes. Leur jeune âge les rend d'une part plus sensible au virus et d'autre part les morsures à la face et au cuir chevelu sont chez eux plus fréquentes. Ils présentent en outre, de même que les jeunes animaux, une susceptibilité particulière pour le virus. Le sexe paraît être sans influence. D'après Nitsch (1), les hommes meurent de rage deux fois plus que les femmes, mais ils sont mordus deux fois plus souvent. Les insuccès s'élèvent dans les deux cas à un taux très sensiblement identique. Chez l'homme l'incubation de la rage est plus longue de 15 jours que chez la femme. On aurait tort de voir là un effet plus favorable de vaccination, car la même particularité s'observe chez les hommes qui contractent la maladie sans s'être soumis aux injections.

(1) NITSCH, Bemerkungen über die Pasteurs'che Methode der Schutzimfungen gegen Tollwuth. (*Centralbl. f. Bakter.*, I Abt. Originale, 19 nov. et 11 décembre 1906.)

A côté des insuccès, dont on trouve facilement la cause dans le retard apporté par le malade à venir suivre le traitement, dans la nature de l'animal mordeur, le siège ou le nombre des morsures, il en est d'autres dont la cause échappe à première vue et dont l'explication paraît beaucoup plus délicate.

Certaines observations sont de nature à faire admettre que l'organisme, pendant les mois qui suivent le traitement, se trouve placé entre le virus et l'anti-virus dans une sorte d'équilibre instable. Celui-ci peut être rompu au profit du virus par un traumatisme, un refroidissement, un choc moral, parfois plusieurs de ces causes réunies. M. Chantemesse (1) a cité l'observation d'un homme qui, mordu et vacciné au commencement de l'année 1886, fait une chute au mois de juillet 1888 et continue à travailler malgré une pluie battante. Le lendemain, des douleurs se manifestent dans le membre mordu. Quatre jours plus tard, cet homme succombait à la rage.

Un enfant observé par M. Lemaistre (2) reçoit un pot d'eau sur la figure quelque temps après avoir subi le traitement. Aussitôt, la rage se déclare.

Six mois après le traitement, un marchand du Caire (3) est violemment frappé à la tête par un indigène; il tombe et se fait une entorse. Le blessé ne tarde pas à présenter ces modifications du caractère si souvent notées comme signe prémonitoire de la rage, et bientôt il succombe après avoir présenté tous les signes de la maladie sous sa forme furieuse la plus caractéristique.

Au Caire également (4) un policier était de faction six mois après avoir subi le traitement pasteurien. Un gros chien s'élance sur lui sans le mordre et s'éloigne ensuite. L'agent est très effrayé; il perd l'appétit, la bonne humeur, puis il présente tout à coup les symptômes de la rage et succombe (5).

Citons encore cette remarque de Nocard (6) que la plus grande fréquence des refroidissements chez les douaniers expliquerait chez eux la fréquence relative des insuccès du traitement pasteurien. Un certain nombre de faits expérimentaux — ceux de Kraiouchkine en particulier (7) — montrent très nettement que, si on soumet à l'action du froid des chiens inoculés avec du virus rabique, ils contractent la maladie plus facilement que les témoins. La saignée, la privation de nourriture, l'influence du traumatisme demeurent par contre sans action. Dans notre

(1) Chantemesse, *Société Médicale des hôpitaux*, 24 mars 1891.
(2) Lemaistre, *Académie de médecine*, 19 juin 1900.
(3) Pfister, *Münchener medizinische Wochenschrift*, 30 août 1904.
(4) Pfister, *loc. cit.*
(5) *La Clin. vet.*, Sez. pract. settim , 1909, p. 705.
(6) Nocard, *Académie de médecine*, 19 juin 1900.
(7) Kraiouchkine, *loc. cit.*

Institut on a infecté avec des streptocoques de virulence moyenne et des staphylocoques les lapins inoculés par trépanation avec le virus fixe. On produisait à ces animaux des fractures d'os ou des hématomes, des plaies ouvertes, des brûlures. Les animaux ainsi traités contractèrent la rage à peu près en même temps que les animaux témoins. Seulement le froid avait accéléré d'un jour l'éclosion de la maladie, tandis que la chaleur humide de 35° l'avait retardé dans une série d'expériences.

Angelici arrive à peu près aux mêmes résultats. Ni l'injection d'alcool (à 33 p. 100) ou de quinine (1 p. 100), ni les traumatismes crâniens n'accélèrent l'éclosion de la rage de passage. Seuls les bains froids à 20° pendant 20 minutes ont ce résultat à condition d'être appliqués dans la seconde moitié du temps d'incubation.

On ne peut toujours trouver aussi facilement que dans les observations précédentes la cause déterminante des insuccès du traitement antirabique. Bien souvent elle se dérobe aux investigations les plus minutieuses. MM. Kraus et Kreissl (1) ont émis l'hypothèse que, dans ces cas, il n'y avait pas eu dans le sang de formation de substances antirabiques. Ceci recule la difficulté sans la résoudre, Pourquoi, chez certains individus la vaccination pasteurienne n'est-elle pas suivie de formation de substances antirabiques ? L'alcoolisme paraît susceptible d'empêcher cette formation. M. Delérade (2) a montré que les animaux alcoolisés au cours de la vaccination n'acquéraient aucune immunité, et de fait on a maintes fois constaté que les insuccès du traitement pasteurien se rapportaient à des individus nettement alcooliques. Mais, d'autres fois, chez les enfants, chez nos musulmans de Constantinople..., etc., ce facteur ne saurait être invoqué et force est d'avouer que la cause de certains insuccès échappe entièrement. Fait digne de remarque : la rage qui éclate chez les personnes ayant subi le traitement pasteurien ne se présente nullement sous une forme atténuée. Elle ne diffère ni par l'acuité des symptômes, ni par la rapidité de l'évolution, de la maladie qu'on observe chez les mordus non inoculés. M. Roubinov (3) a tenté d'exploiter ce fait pour combattre le traitement antirabique.

Le fait n'est du reste pas spécial à la rage. Si la variole, la peste, la diphtérie, le tétanos sont moins graves lorsqu'ils surviennent chez des vaccinés, le choléra revêt un caractère de gravité absolument identique suivant qu'il apparaît chez des personnes vaccinées ou non (Haffkine).

Appréciation impartiale des services rendus par la vacci-

(1) Kraus et Kreissl, *loc. cit.*
(2) Deléarde, *Annales de l'Institut Pasteur*, 1897.
(3) Roubinov, *Rousski Vratch*, 24 juillet 1904.

nation antirabique. — **1° Dans la rage du chien.** — L'étude détaillée des insuccès de la méthode pasteurienne doit nous conduire à l'appréciation impartiale des résultats qu'elle fournit et des services qu'elle rend. La question revient naturellement à comparer la mortalité due à la rage avant la découverte de Pasteur et à l'époque actuelle. On sait qu'au début du fonctionnement des Instituts antirabiques, la surprise fut grande de constater un nombre aussi considérable de cas de morsures par des animaux enragés. Les Instituts furent accusés d'inoculer nombre de personnes chez qui le traitement n'était nullement indiqué. A cela il fut répondu que si, avant les découvertes pasteuriennes le chiffre des individus mordus semblait beaucoup moins élevé, la raison en était due au silence que l'on faisait autour d'une maladie incurable. Au désir de ne pas effrayer les mordus, s'ajoutait la peur de leur nuire. Souvent en effet on refusait le travail à des personnes qu'on supposait pouvoir être dangereuses parce qu'elles avaient été mordues par un animal enragé.

Ces explications furent très critiquées. Peter essaya même de les tourner en ridicule. Elles étaient cependant l'exacte vérité. De nombreuses statistiques l'ont établi. Avant l'ère pasteurienne les morsures n'étaient pas plus rares que de nos jours et la mortalité chez les personnes mordues par des animaux enragés s'élevait de 12 à 58 p. 100. La statistique de Leblanc montre que 16 p. 100 des personnes mordues par des chiens enragés contractent la rage. La statistique de Faber donne le chiffre de 20 p. 100; celle de Vienne celui de 10 p. 100. La proportion indiquée par Bouley est beaucoup plus élevée. 266 mordus ont fourni 152 morts.

Des chiffres précédents il est intéressant de rapprocher ceux que fournissent à l'époque actuelle les personnes qui, mordues par des animaux enragés, recourent aux soins des empiriques ou même négligent tout traitement. De 1887 à 1889, dans le département de la Seine, 189 personnes mordues par des animaux enragés ont fourni 24 cas de mort (12,69 p. 100). En cinq années, Högyes a rassemblé patiemment 855 observations de personnes mordues par des animaux enragés et qui n'ont pas été soumises aux inoculations. La mortalité s'est élevée chez elle à 13,91 p. 100. A cela il faut ajouter que chaque année, et dans tous les pays, il meurt dans ces conditions un nombre considérable d'individus. Du mois d'août 1894 au mois de décembre 1897, 40 personnes meurent de rage en Grèce après avoir été soignées par des empiriques (Pampoukis). En Turquie, on eut en quatre années connaissance de 28 cas de rage chez des personnes qui n'avaient pas subi le traitement pasteurien. En Roumanie, pendant la seule année 1890, douze personnes non traitées au moins succombent. En Allemagne, en 1905, 11 personnes meurent de la rage. 3 seulement avaient été soumises au traitement. Le pourcentage de la mortalité des sujets mordus par des animaux enragés était de 0,93 p. 100 chez les traités contre 17,8 p. 100 chez les non traités.

L'immense majorité des auteurs fixe entre 10 et 20 p. 100 la proportion des personnes qui, mordues par un animal enragé et non soignées, contractent la rage. Remlinger admet pour sa part un chiffre intermédiaire aux deux précédents, soit 15 p. 100. Moi-même, en considérant le grand nombre de morsures qui restent inconnues, tandis que les cas de mort par la rage sont bien connus et en comparant la statistique des morsures avant et après l'institution du traitement pasteurien, je suis persuadé que le chiffre de 10 p. 100 de mortalité est même exagéré et qu'on doit admettre pour les personnes mordues par des chiens enragés et non traitées une mortalité de 5 p. 100 environ (1).

Cependant, toutes les personnes traitées dans les Instituts antirabiques n'ont pas été mordues par des animaux enragés. Pour des raisons multiples qui découlent des considérations développées aux chapitres précédents, un certain nombre de sujets admis à la cure parce qu'ils avaient été mordus par un animal suspect de rage ont en réalité été mordus par un animal atteint d'une autre maladie, voire même par un chien sain. Quelle est l'importance de cette cause d'erreur dans l'appréciation des statistiques ? D'après le résultat de l'inoculation du bulbe des animaux mordeurs au lapin, Rodet à Montpellier estime que le traitement s'est trouvé justifié dans 52 p. 100 des cas; Murat, à Alger, donne un chiffre un peu plus faible, soit 41,6 p. 100. La majorité des auteurs est d'avis qu'en fixant à 50 p. 100 la proportion des mordus par des animaux non enragés qui suivent le traitement antirabique, on est au-dessus de la vérité. Nous-mêmes avons constaté sur un matériel de 4.206 cas que, sur les 1.640 cerveaux de chiens examinés, la rage a été constatée par l'expérimentation ou par l'examen histologique dans 809 cas, ce qui fait 64 p. 100 environ. Mais il reste un nombre beaucoup plus grand de cas où le chien est disparu ou qu'il n'a pas été examiné.

Voici le calcul fait par Remlinger. Dans beaucoup de cas, il n'y avait pas de morsure ou bien une morsure à travers des vêtements, avec infection très incertaine, de sorte qu'on peut bien admettre pour les personnes non atteintes d'une manière efficace un pourcentage supérieur à 50 p. 100. Si, d'une part, 85 p. 100 des personnes mordues par un animal enragé échappent à la rage bien qu'en ne suivant aucun traitement ; si d'autre part 50 p. 100 des personnes inoculées dans les Instituts antirabiques sont mordues par des ani-

(1) Babes, *Notwendigkeit d. Abänderung d. Pasteur'schen Verfahrens*, *Ztschr. f. Hyg.*, t. LVIII, 1908, p. 401.

maux non enragés et si enfin on observe, malgré ce traitement pasteurien, une mortalité globale de 0,50 p. 100 il s'en suit que, sur 1000 personnes inoculées dans un Institut antirabique, 70 échappent à la mort par le seul fait des inoculations.

En faisant l'application de ces données à la statistique de Bernstein, on voit que, sur 104.447 personnes, 7.793 doivent au traitement antirabique d'avoir échappé à la mort. Dans la statistique que nous avons publiée d'autre part et qui porte sur 131.579 personnes, 9.819 individus ont été sauvés. D'après Remlinger, ces chiffres se passent d'autant plus de commentaires qu'en fixant à 50 p. 100 le nombre des personnes mordues par des chiens non enragés et à 85 p. 100 celui des individus qui échapperaient à la rage en ne suivant aucun traitement, on est certainement au-dessus de la vérité. Mon expérience ne me permet pas d'admettre en tout ce calcul, vu ma conviction que la mortalité des personnes non traitées est beaucoup au-dessous de 15 o/o. Le nombre des personnes sauvées par le traitement serait donc de 4.000 environ et non de 9.819.

2° Dans la rage du loup. — Cependant, les résultats fournis par les vaccinations pasteuriennes dans le traitement de la Rage du loup sont encore moins sujets à contestation, Renauld a ressemblé 254 cas de morsures par des loups enragés, Vallet 395, du Mesnil 342, Bombarda 168, Gamaleia 135, soit un total de 1.296 cas ayant fourni une mortalité de 62 o/o. De même tout récemment sur 14 individus mordus en Roumanie par des loups et qui se sont soustraits au traitement pasteurien, 9 sont morts, soit 64 o/o. On admet généralement que, parmi les personnes mordues à la tête par des loups enragés, il en succombe plus de 90 o/o. Il faut faire remarquer aussi que si, sur 100 mordus par des chiens, 50 environ n'ont pas été mordus par un chien enragé, les morsures par des loups sains sont absolument exceptionnelles et l'immense majorité des mordus par des loups qui suivent le traitement antirabique ont bien été mordus par un animal enragé. Or c'est à 15-20 o/o que la méthode pasteurienne classique est arrivée à abaisser la mortalité à la suite des morsures de loups. A Bucarest, je suis arrivé à réduire à 6,66 o/o cette même mortalité. En faisant abstraction des malades ayant succombé pendant la cure, ou moins de quinze jours avant sa terminaison, il n'y a même plus depuis plusieurs années un seul insuccès à enregistrer, Remlinger résume les bienfaits de la méthode pasteurienne en disant :

Une personne mordue par un chien enragé à 1 chance sur 6 de succomber à la rage si elle ne subit pas le traitement et 1 chance sur 200 si elle se soumet aux inoculations. Cette chance tombe même à 1/400 et à 1/1000 dans les Instituts qui fournissent une mortalité très faible de 0,25 p. 100 ou de 0,10 p. 100. Une personne mordue par un loup enragé a 1 chance sur 1,66 de prendre la rage, 1 chance sur 1,11 si elle a été mordue à la tête. Si cette personne se soumet aux inoculations par la méthode classique, ses chances de mort tombent à 1 p. 5 ou 1 p. 6. Elles atteignent même 1 p. 15 si le traitement suivi est la méthode intensive telle qu'elle est appliquée à l'Institut de Bucarest.

Le traitement antirabique peut-il favoriser l'apparition de la rage chez une personne en incubation ? — Les statistiques de la méthode pasteurienne doivent être appliquées à l'étude d'une dernière question. Il est admis aujourd'hui que le traitement pasteurien est à lui seul incapable de donner la rage. Nous renvoyons, pour l'étude de cette question, à ce que nous avons dit du virus fixe et de son atténuation pour l'homme. Mais on sait que les virus-vaccins (charbon rouge, charbon symptomatique, pasteurelloses) sont loin d'être inoffensifs chez les animaux en état d'infection latente. Les micro-organismes qui sommeillaient reçoivent un coup de fouet du fait de la vaccination et la mort s'en suit rapidement. Elle ne se serait pas produite si les animaux n'avaient pas été vaccinés (1). Il existe les plus grandes analogies entre les vaccins précités et le vaccin antirabique. N'est-on pas, dès lors, en droit de se demander si les mêmes accidents ne sont pas, à titre exceptionnel il est vrai, susceptibles de se produire avec le vaccin antirabique ?

Nitsch rassemble les cas de mort qui, au cours (2) des dix dernières années, se sont produits chez les personnes traitées à Paris, à Varsovie et à Cracovie plus de 9 jours après le début du traitement antirabique. Ces cas sont au nombre de 140 (3). Il établit pour chacun d'eux, avec le plus grand soin, la chronologie du décès et rapproche les chiffres obtenus de ceux qui fournit l'étude chronologique de 100 cas de mort par rage chez des personnes n'ayant pas subi le traitement.

Le tableau suivant donne les résultats de cette opération.

Morts après la morsure.

	Jusqu'à 25 jours	Du 26e au 30e	Du 31e au 36e	Du 36e au 40e	Du 41e au 50e	Du 51e au 60e	Plus de 60
Traités........	14	28	16	10	21	12	39
Non traités......	6	4	7	5	21	8	49
Pourcentage :							
Traités.........	10 %	20 %	11,43 %	7,14 %	15 %	8,57 %	27,86 %
Non traités.....	6 %	4 %	7 %	5 %	21 %	8 %	49 %

(1) Leclainche et Vallée, les Accidents consécutifs aux vaccinations. (*Annales de l'Institut Pasteur.*) — Vallée et Carré, Même sujet. (*Recueil de Médecine vétérinaire*, 30 juillet 1904.)

(2) Nitsch, Bemerkungen über die Pasteurs'che Methode der Schutzimpfungen gegen Tollwuth. (*Centralblatt für Bakteriologie*, I, Abteilung. Originale. Bd XLII, Heft 7 et 8, 19 novembre — 11 décembre 1906.)

(3) Les morsures de loup ne sont pas comptées.

Ce tableau montre que la mort se produit plus tôt chez les personnes qui subissent le traitement que chez celles qui n'y sont point soumises. Dans les 30 premiers jours qui suivent la morsure, on trouve une mortalité de 30 p. 100 chez les traités et de 10 p. 100 seulement chez les non traités. Au contraire, après le 40e jour, il meurt 51 p. 100 de traités et 78 p. 100 de non traités.

Il est classique de dire que le traitement pasteurien allonge la période d'incubation et que, si la mort doit se produire malgré les inoculations, elle a lieu à une période plus éloignée que si celles ci n'avaient pas été faites.

Une expérience rapportée par Pasteur paraît donner une base solide à cette opinion. Sept chiens neufs reçurent sous la peau du ventre une quantité égale de virus fixe; l'un prit la rage sept jours après, les six autres résistèrent. On les soumit ultérieurement à l'épreuve de l'injection sous-dure-mérienne avec du virus des rues ; quatre se montrèrent réfractaires, l'inoculation sous-cutanée les ayant vaccinés, les deux autres prirent la rage paralytique, mais seulement 27 et 28 jours après leur préparation ; l'incubation avait été retardée.

Bardach cite aussi l'observation d'un chien qui, vacciné après une inoculation sous-dure-mérienne, ne contracta la maladie qu'après 46 jours. Ainsi que nous l'avons vu, des cas de mort se produisent parfois un temps très long après la vaccination et on attribue généralement au traitement suivi cette prolongation de l'incubation. Les chiffres suivants de Nitsch infirmeraient cette manière de voir.

Morts après la morsure.

	Du 100e au 200e jour	Du 201e au 300e	Du 301e au 400e	Du 401e au 500e	Du 501e au 600e	Du 601e au 700e	Total.
Traités.....	10	4	2	1	0	1	18
Non traités.	22	5	1	0	2	0	30

Autrement dit, il meurt plus de 100 jours après la morsure 12,5 p. 100 de personnes traitées et 30 p. 100 de personnes non traitées.

Nitsch compare enfin ses chiffres personnels avec ceux de Bauer, qui publia, en 1886, une étude statistique sur 500 cas de mort chez des personnes n'ayant pas subi de traitement antirabique (1). D'après Bauer, il meurt de ces derniers 13,42 p. 100 avant le 30e jour, 46 p. 100, après le 60e, 19,25 p. 100 après le 100e. La conclusion de Nitsch est que, s'il est indéniable que la méthode pasteurienne a ramené, de 10 p. 100 et au delà, à 1 p. 100 la mortalité des personnes mordues, il n'en est pas moins vrai

(1) Bauer, Uber die Inkubationsdauer der Wutkrankheit beim Menschen. (*Münchener medicinische Wochenschrift*, 1886, nos 36-39.)

que la mort se produit plus tôt chez les personnes traitées, et que les longues incubations sont plus fréquentes chez les personnes qui ne se soumettent pas à la méthode pasteurienne.

Remlinger s'est livré pour l'Institut de Constantinople à un travail identique à celui entrepris par Nitsch pour Paris, Varsovie et Cracovie. Il n'a tenu compte ni des morsures de loups, ni des morts survenues dans les neuf premiers jours du traitement pasteurien. Cinquante cas de mort furent notés du 15 novembre 1900 au 15 novembre 1906 ; ces cas survinrent 10 jours ou plus après le commencement du traitement. 28 cas de mort furent notés en Turquie pendant la même période chez des personnes n'ayant pas subi de traitement et la date de la mort a pu être fixée pour 20 d'entre eux. Le tableau suivant fixe la chronologie de tous ces décès :

Morts après la morsure.

	Jusqu'à 25 jours	Du 26e au 30e	Du 31e au 35e	Du 36e au 40e	Du 41e au 50e	Du 51e au 60e	Plus de 60	Total.
Traités.....	3	7	10	5	13	2	10	50
Non traités.	7	3	1	3	2	2	2	20
Pourcentage :								
Traités.....	6 0/0	14 0/0	20 0/0	10 0/0	26 0/0	4 0/0	20 0/0	
Non traités.	35 0/0	15 0/0	5 0/0	15 0/0	10 0/0	10 0/0	10 0/0	

Ce tableau montre qu'en Turquie la mort se produit plus tardivement chez les personnes qui subissent le traitement que chez celles qui n'y sont point soumises. Dans les trente premiers jours qui suivent la morsure, on trouve une mortalité de 20 p. 100 chez les traités et de 50 p. 100 chez les non traités Au contraire, après le quarantième jour, il meurt 50 p. 100 des traités et 30 p. 100 des non traités.

Si nous comparons cette statistique à celle de Bauer, nous voyons qu'avant le trentième jour il meurt en Turquie 50 p. 100 des mordus qui ne suivent pas le traitement au lieu de 13,42 0/0 (Bauer). Après le soixantième jour, il en meurt 10 p. 100, et non 46 p. 100 (Bauer).

Plus de 100 jours après la fin du traitement, il meurt en Turquie 10 p. 100 des personnes qui ont suivi le traitement (12,5 p. 100 dans la statistique de Nitsch) et 5 p. 100 de celles qui n'ont pas été traitées (30 p. 100 dans la statistique de Nitsch ; 19,24 p. 100 dans celle de Bauer).

A l'inverse des statistiques de Paris, Varsovie et Cracovie dépouillées par Nitsch, la statistique de Constantinople montre donc que :

1° Chez les personnes qui ne se soumettent pas à la cure pasteurienne, la mort se produit plutôt que chez les personnes traitées ;

2° Les longues périodes d'incubation sont plus fréquentes chez les traités que chez les non traités.

D'après Remlinger, les chiffres qui précèdent sont plus favorables encore à la méthode pasteurienne qu'ils ne paraissent, et les statistiques de Nitsch sont grevées d'une cause d'erreur nullement négligeable, qu'il importe de signaler. On est en droit de comparer la durée d'incubation de la rage chez les personnes traitées et non traitées que si on suppose la gravité des morsures égale dans les deux cas. L'incubation est d'autant plus courte que les morsures sont plus graves. Quelques rares exceptions ne sauraient prévaloir contre cette loi générale universellement admise. Or, il est évident que ce sont surtout des morsures bénignes — morsures uniques au tronc ou aux membres, morsures à travers les vêtements — qui échappent au traitement. Les morsures graves — morsures à la face, morsures multiples aux mains en particulier — sont presque toujours traitées. Une forte proportion d'incubations courtes chez les personnes qui suivent le traitement et d'incubations longues au contraire chez des mordus non traités n'a dès lors rien qui doive surprendre. Elle s'explique d'une façon très simple sans qu'il soit nécessaire d'invoquer un coup de fouet donné au virus rabique par la vaccination pasteurienne.

Il y a du reste intérêt, à l'encontre de ce qu'a fait Nitsch, à envisager uniquement la rage du loup, beaucoup moins irrégulière dans son incubation que la rage du chien. Puis, à côté des documents statistiques, il y a lieu de tenir grand compte de certains faits cliniques :

1° Certains mordus viennent suivre le traitement antirabique alors qu'ils présentent déjà, du côté de la morsure, des phénomènes subjectifs (piqûres, brûlures, lancements) et objectifs (rougeur, turgescence), considérés à juste titre comme prémonitoires. Si la méthode pasteurienne était capable de donner un coup de fouet à la maladie, ce serait assurément dans des cas semblables. Or il n'en est rien. Presque toujours, soumis à un traitement intensif, ces malades échappent à la rage;

2° La grande majorité des personnes qui, après avoir été mordues par un animal enragé, suivent le traitement pasteurien, doivent, semble-t-il, être considérées comme se trouvant en incubation. Que le traitement agisse en empêchant le virus d'atteindre les centres ou en neutralisant le virus dans les centres mêmes, son action prédisposante devrait, dès lors, être fréquente et s'exercer également dans certains cas bénins. Or, même pour Nitsch, elle est exceptionnelle et il y a une corrélation évidente entre les cas de mort au cours du traitement ou peu de temps après sa terminaison et la gravité des morsures;

3° L'action favorisante du traitement pasteurien sur l'éclosion de la rage devrait être d'autant plus marquée que le traitement est plus intensif. Or, c'est le contraire qui se produit. Un traitement intensif diminue non seulement les insuccès, mais encore les cas de mort pendant le traitement ou la quinzaine suivante.

Remlinger ne croit donc pas que le traitement antirabique puisse hâter ou favoriser l'éclosion de la maladie chez une personne en incubation ; il croirait plutôt à l'opinion contraire.

Mais nous verrons que l'opinion de Remlinger que *les personnes non traitées meurent plus tôt que les personnes traitées, et les longues périodes d'incubation sont plus fréquentes chez les sujets traités* n'est pas non plus à l'abri d'une critique serrée.

Comment expliquer la contradiction entre ces deux auteurs distingués ? J'avais depuis longtemps déjà étudié la question, en me basant sur des données beaucoup plus solides, c'est-à-dire sur des morsures par des loups enragés. J'ai d'abord constaté que *le succès du traitement pasteurien est en rapport direct et constant avec la réduction du temps d'incubation.* Ainsi pendant un traitement faible, environ 20 p. 100 des personnes mordues par des loups succombent, la mortalité survient du *14*e au *30*e jour après la morsure. En employant un traitement plus énergique, il ne meurt plus que 10 p. 100 des mordus et la rage se déclare exclusivement du *15*e au *20*e jour après la morsure ; en augmentant encore l'intensité du traitement par la toxine rabique, on arrive à une mortalité de 5 p. 100 et alors les rares cas de rage se déclarent dans les 15 jours qui suivent la morsure. On peut dire que chez 5 p. 100 des personnes enragées non traitées la rage se déclare également le 15e jour (statistique du Comité consultatif et enquête des médecins, statistique de Bauer, statistique roumaine), ce qui correspond à ma statistique pour les morsures de loup. On doit donc conclure que, par le traitement antirabique, on arrive à sauver les personnes chez lesquelles le traitement a eu le temps de devenir efficace. Si le traitement est trop faible, on aura une grande mortalité, qui commence au 13e jour et qui va à peu près jusqu'au 30e jour. *Plus le traitement est efficace, moins on aura une mortalité tardive.* Ces faits d'une grande importance ne sont pourtant pas bien connus ; on s'est contenté de dire que le traitement ne devient efficace que 15 jours après la fin du traitement, mais cette affirmation est tout à fait gratuite, car tout dépend du rapport existant entre le temps écoulé depuis la morsure, le commencement du traitement et l'intensité et la longueur de ce traitement. Cette affirmation ne sert qu'à expliquer au public les insuccès de la méthode. L'essentiel c'est de prévenir la rage à courte incubation qui se manifeste de 13 à 20 jours après la morsure.

Je n'hésite pas à déclarer que les cas de rage après traitement à longue incubation sont presque toujours dus à une erreur dans le traitement et que tous les Instituts antirabiques devraient adopter dans un intérêt humanitaire une méthode strictement individualisée, qui ne donne pas d'insuccès lointain, c'est-à-dire qui ne donne pas d'insuccès après le 30e jour qui suit la morsure.

En effet, avec notre méthode, depuis 5 ans, sur plus de 4.000 traités, je n'ai jamais eu de ces insuccès.

Si les Instituts antirabiques tenaient compte de ce principe, ils devraient changer leur méthode de traitement pour arriver à combattre les morsures les plus graves qui donnent la rage en 15 à 20 jours. En prévenant cette rage précoce, on prévient aussi en même temps d'une manière certaine la rage qui devait se manifester plus tard.

En étudiant la question à ce point de vue, on peut avancer que les traitements antirabiques à Paris, Varsovie et Cracovie sont trop faibles, car, malgré ces traitements, il y a une assez grande mortalité avant le 30e jour. Si on considère que les 140 morts ayant subi ce traitement correspondent à peu près à 14.000 personnes mordues et que les 100 personnes mortes n'ayant pas été traitées correspondent seulement à 1.000 personnes mordues, on peut affirmer que, parmi les mordus traités, 30 p. 100 seulement sont morts dans les 30 premiers jours, tandis que parmi les non traités il en est mort 10 p. 100. Il faut en conclure que, dans les premiers mois, le traitement a déjà réussi à diminuer de beaucoup la mortalité. On ne peut donc tirer aucun argument défavorable de la constatation de Nitsch.

Une plus petite mortalité après 30-40 jours est sans doute encore plus favorable au traitement. Elle montre de plus que le traitement a été encore plus favorable pour les longues incubations que pour les incubations courtes. Ce qu'il faut reprocher à ce traitement, c'est qu'il n'est pas arrivé à supprimer tout à fait la mortalité à longue incubation et de ne pas avoir réduit, d'une manière beaucoup plus radicale, la mortalité après une courte incubation. Nous sommes arrivé à ce résultat par l'emploi d'une méthode beaucoup plus efficace. En effet, l'Institut antirabique de Berlin, se basant sur nos publications, est arrivé à des résultats supérieurs aux résultats antérieurs en supprimant les moelles desséchées plus de 5 jours et en donnant une quantité suffisante de virus frais.

Nous connaissons les résultats de Constantinople : 20 p. 100 des traités et 10 p. 100 des non traités meurent dans les 30 jours qui suivent la morsure, ce qui correspond à 0,2 p. 100 de mordus traités, contre 5 p. 100 de non traités. Cette très petite mortalité après courte incubation est très défavorable au traitement ; elle montre que la plupart des cas de mort se sont produits plus tard; le traitement n'était donc pas assez fort pour agir sur les morsures à longue incubation (première condition à remplir par un traitement efficace même assez faible).

On sait qu'il est possible de retarder la mort des animaux en expériences, par différents traitements ou par une atténuation du virus. Mes expériences sur les morsures de loups ont montré que ces pratiques n'étaient pas applicables au traitement antirabique de l'homme, chez qui tout dépend de l'efficacité et de la rapidité du traitement, afin d'empêcher l'envahissement des centres nerveux par le virus. Plus le traitement sera fort, plus il sera efficace pour les incubations courtes; ce fait a d'ailleurs été signalé déjà depuis longtemps par Pasteur.

La preuve absolue que le traitement pasteurien ne contribue pas à prolonger l'incubation ni à la raccourcir est donnée également par l'exemple du traitement appliqué aux personnes mordues par des loups. Ce traitement extrêmement intense n'a jamais provoqué la rage avant le 13e jour. Les personnes traitées se sont donc comportées absolument comme les sujets non en traitement. Si le traitement pasteurien avait pour effet de précipiter l'éclosion de la rage, il est certain qu'il devrait y avoir depuis le traitement pasteurien des cas précipités d'une incubation plus courte de 13 jours. Une autre preuve est fournie par mes derniers résultats sur le traitement des sujets mordus par des loups enragés : sur 30 personnes gravement mordues à la tête, il devait en mourir au moins 20 de rage. Cependant il n'en est mort qu'un seul, ches qui la rage a éclaté le 13e jour après la morsure. Ces personne- avaient été traitées d'une façon très intensive, de sorte que tour ces les personnes chez qui la rage devait éclater après le 13e jour ont été sauvées. C'est en même temps une preuve absolue que l'organisme a été déjà immunisé le 14e jour après le commencement du traitement, c'est-à-dire que mon traitement fort n'a nullement besoin de 25 ou de 14 jours après sa terminaison pour devenir efficace. Dans le cas de mort cité, il ne s'agit pas d'un raccourcissement du temps d'incubation, car dans les cas de morsures par des loups sur 20 personnes mordues, presque toujours chez l'une d'elles la maladie a éclaté avant le 15e jour. Ainsi sur 16 personnes mordues par des loups, près de Brives en 1784, 10 sont mortes de rage, et notamment une le 15e jour, les autres après 18, 19, 28, 30, 33, 35, 44, 52 et 68 jours.

La même proportion se retrouve dans le cas de morsures par des chiens, d'après l'enquête du Comité d'Hygiène. Sur 170 cas de mort, 8 se sont produits avant le 15e jour; la personne morte dans le cas cité plus haut peut donc être rangée dans la catégorie des personnes chez qui l'incubation aurait été, même sans traitement, à peu près de 14 jours. Si le traitement de Pasteur avait le pouvoir de prolonger l'incubation chez l'homme, ce cas ne serait pas explicable. Dans ces conditions par ce traitement extrêmement fort et extrêmement efficace (car au lieu de 20 morts il n'y en a eu qu'un seul), le cas de rage devait se produire non le 13e jour, mais très tard, après des mois.

Avec notre méthode roumaine, malgré les succès presque absolus du traitement, sur environ 400 mordus par des loups et 10.000 mordus par des chiens, jamais nous n'avons eu de mortalité avec incubation prolongée chez les personnes soignées à temps. Ces recherches statistiques sont de la plus haute importance, car elles nous donnent un critérium très certain pour juger l'efficacité du traitement. Elles prouvent que le traitement antirabique est défectueux et surtout trop faible dans la plupart des Instituts antirabiques.

En ce qui concerne les statistiques antirabiques dans leurs rapports avec les différentes méthodes de vaccination, nous renvoyons aux chapitres traitant de ces méthodes ainsi qu'au chapitre « statistique ».

CHAPITRE XXXIV

LE TRAITEMENT ANTIRABIQUE CHEZ LES ANIMAUX *

Les animaux ont fort peu bénéficié de la découverte de Pasteur. Importance de la vaccination des herbivores, du chien, du chat... etc. — 1. *Vaccination du chien.* Vaccination par la méthode pasteurienne classique. Vaccination par injection sous-cutanée du virus fixe frais. Vaccination par inoculation intra-péritonéale. Vaccination par inoculation intra-veineuse. Vaccination par la méthode d'Högyes. La séro-vaccination. Durée de l'immunité qu'elle confère. Rapidité d'action. Comparaison des résultats fournis par les mélanges neutres et non neutres. Possibilité d'employer ces derniers chez le chien. Technique de la vaccination. — 2. *Vaccination des herbivores.* Vaccination par la méthode d'Högyes. Vaccination par injection intra-veineuse. Recherches initiales de Galtier. Recherches de Roux et de Nocard. Technique de l'opération. Résultats obtenus. Episode de Karadjé Keuï. Documents statistiques. Il ne faut pas exagérer l'innocuité de l'inoculation intra-veineuse de virus rabique. Complications qui résultent de cette donnée pour la vaccination intrajugulaire. La séro-vaccination. Technique de l'opération chez le mouton et chez les autres herbivores. Importance de la cautérisation des morsures.

Chez l'homme, la technique des inoculations antirabiques est connue dans ses moindres détails et on peut dire qu'il n'existe plus de pays civilisé où une personne mordue par un chien enragé ou suspect ne soit immédiatement soumise au traitement préventif. Il est curieux de constater combien peu, par contre, les animaux ont bénéficié de la découverte de Pasteur. D'une part, on ne trouve dans la littérature médicale que quelques rares exemples de vaccination d'animaux contre la rage. D'autre part, la technique des inoculations ou tout au moins l'indication exacte des doses à employer ne figure dans aucun traité classique et, en présence d'un traitement à effectuer, on se trouve embarrassé. Le mouton, le bœuf, le cheval sont très réceptifs à la rage et ils se trouvent souvent placés dans des conditions qui les exposent à la contamination. La législation sanitaire des différents pays comporte à leur égard, s'ils viennent à être mordus, des mesures draconiennes qu'on pourrait éviter au moyen de la vaccination préventive. Le chien et le chat vivent côte à côte avec nous ; ils nous rendent des services ; beaucoup sont unis à nous par les liens de l'amitié. Or, en l'absence d'un procédé de vaccination donnant quelque sécurité, les lois nous obligent à les mettre en observation pendant des mois ou de les abattre s'ils viennent à être mordus ou simplement léchés par un animal enragé. N'y a-t-il pas là une anomalie? Nous mettrons successivement au point l'état de nos connaissances sur la vaccination du chien et sur celle des herbivores.

1. — VACCINATION DU CHIEN

Les procédés de laboratoire ne manquent pas pour immuniser le chien contre la rage. Proposée déjà en 1884 par Bouley, Pasteur, dès le mois d'août 1886, prévenait Gamaléia qu'on pouvait vacciner le chien très rapidement en lui inoculant sous la peau des moelles à virulences progressives allant de la moelle de 10 jours jusqu'à la moelle fraîche. On fait toutes les inoculations dans la durée d'une journée et on les renouvelle le lendemain. On réussit presque à coup sûr à immuniser l'animal contre l'injection sous-cutanée ou intra-musculaire de virus des rues. La préservation contre des épreuves plus sévères, telles que l'inoculation sous-dure-mérienne ou intra-oculaire, est plus inconstante.

Cette vaccination a été de nouveau préconisée par Högyes, qui recommande la vaccination des chiens de maison, de bouchers, de chasse et en général des chiens de prix. Pour que cette vaccination devienne efficace, il fallait vacciner tous les chiens, ce qui est absolument impraticable, car en France, par exemple, il y a près de 2 millions et demi de chiens ; à Paris seulement il y en a plus de 200.000.

L'Institut antirabique de Bucarest et probablement tous les autres Instituts sont souvent sollicités de procéder à la vaccination des chiens mordus par des animaux enragés.

Pendant plusieurs années, nous avons cédé à certaines insistances, mais les résultats obtenus ont été peu satisfaisants ; nous avons traité les chiens mordus par la série de Pasteur ou par des séries de vaccin plus fort.

Nous basant sur le fait que le virus fixe inoculé sous la peau est beaucoup moins virulent pour les chiens que le virus des rues, nous avons souvent obtenu l'immunité par injection d'une grande quantité de virus fixe. Il faut cependant avouer que 20 à 30 p. 100 de chiens traités gagnent la rage à la suite de ce procédé. Nous avons aussi traité quelques chiens mordus, avec des fortes doses de virus fixe, après une courte préparation, par des moelles desséchées. Malgré ces traitements intenses nous avons eu assez souvent des insuccès ; en effet quelques animaux vaccinés ont tout de même gagné la rage; sur 36 chiens mordus et traités, 2 ont succombé à la maladie.

Au mois de mai 1888, Pasteur m'avait recommandé de vacciner les chiens comme les hommes, le succès étant constant, surtout après des morsures récentes; les vaccinations devaient être encore plus efficaces si les chiens n'avaient pas été mordus. Il me semble que cette recommandation n'était pas fondée. Nous avons essayé cependant au début de traiter les chiens, parfois en même temps que les personnes mordues et en employant le même procédé. Parfois nous avons gardé comme contrôle en même temps que le chien traité d'autres chiens mordus. Ainsi furent traités 15 chiens qui reçurent, en 10 jours, 2 séries d'inoculations.

MOELLE

1er jour.
13 + 12 (matin)
12 + 11 (midi)
11 + 10 (soir)

2e jour.
10 + 9 (matin)
9 + 8 (midi)
8 + 7 (soir)

3e jour.
7 + 6 (matin)
6 + 5 (soir)

4e jour.
5 + 4 (matin)
4 + 3 (soir)

5e jour.
3 + 2 (matin)
3 + 2 (soir)

6e jour.
2 + 1 (matin)
2 (soir)

7e jour.
1 (midi)

8e jour.
8 + 7 (matin)
7 + 6 (midi)
6 + 5 (soir)

9e jour.
5 + 4 (matin)
4 + 3 (soir)

10e jour.
3 + 2 (matin)
2 + 1 (soir)

D'autres chiens furent traités d'une manière encore plus compliquée pendant 20 ou 30 jours, selon la gravité du cas. Ainsi, par exemple, un chien présentant des morsures multiples à la tête reçut en 30 jours 60 injections en recevant au quatrième jour la moelle d'un jour. Ce chien est resté bien portant. Un autre chien fut inoculé en même temps que son propriétaire, tous les deux gravement mordus à la face; le troisième jour après la morsure ils reçurent de la moelle d'un jour. Le traitement dura 30 jours en allant jusqu'à la moelle de deux jours et recevant le premier jour en tout 15 grammes d'émulsion 1 pour 10. La personne mordue ainsi que son chien sont restés bien portants.

Dans un autre cas 13 personnes furent mordues par un loup enragé (15 octobre 1888); 8 animaux (chiens, bœuf, porcs) furent mordus par le même loup. Un de ces chiens fut amené à Bucharest avec la personne mordue. Ce chien, qui avait eu la tête déchirée par le loup, a suivi le même traitement que la personne, qui portait des plaies multiples à la tête. Le traitement fut le suivant :

1er jour.
11 + 9

2e jour.
8 + 7
7
6
4

3e jour.
10 + 8
7 + 6
5 + 4
3 + 2

4e jour.
7
7 + 6
6

5e jour.
6 + 5
5 + 4
4

6e jour.
6 + 5
5
5 + 4

7e jour.
4
4 + 3
3

8e jour.
10 + 9
9 + 8

9e jour.
8
7

10e jour.
8 + 7
7 + 6

11e jour.
6
5

12e jour.
6 + 5
5 + 4

13e jour.
4
3

14e jour.
9 + 8
8

15e jour.
8 + 7
6
4
2

16e jour.
5
4
3
2

17e jour.
8
7
6
5

18e jour.
6
5

19e jour.
4
3

20e jour.
3

21e jour.
10
9
8

22e jour.
7
6

23e jour.
6
5

24e jour.
5

25e jour.
4

26e jour.
3

Ce seul chien ne prit pas la rage, tandis que trois autres chiens mordus par le même loup, les bœufs et les porcs mordus devinrent enragés.

En 1889, le 15 août, une personne fut mordue en même temps que son chien et son cheval; les morsures de la personne furent nombreuses à la figure, celles du cheval et du chien multiples au museau. Le traitement fut identique pour l'homme et le chien. Commencement du traitement 5 jours après la morsure. Ils reçoivent le premier jour 16 cmc. d'une émulsion 1 pour 10; le 4e jour on arrive à la moelle d'un jour. Le traitement dure 20 jours. Le cheval reçoit 8 injections intraveineuses d'une moelle de 8 à 1 jour. Le chien et le cheval sont restés bien portants.

Dans un autre cas, un chien et son maître furent gravement mordus : le chien au museau et à la tête, le maître aux lèvres. Les deux subirent le même traitement commencé le 4e jour après la morsure. Ils reçoivent le 1er jour 6 inoculations en allant de la moelle de 12 jours à la moelle de 4 jours. Le second jour ils vont jusqu'à la moelle de 2 jours; le troisième jour jusqu'à la moelle d'un jour; le traitement dure 24 jours. Le chien devient enragé le lendemain de la fin du traitement; tandis que la personne mordue reste bien portante après avoir reçu un traitement supplémentaire consistant en une série de moelles de 8 jours jusqu'à 2 jours à la dose de 4 gr. par inoculation.

Un autre chien mordu à la tête par un chien enragé a été traité dès le troisième jour après la morsure. Il gagne la rage au cours du traitemen, le 22e jour après la morsure. Il avait reçu un traitement assez fort.

1er jour.
12
11
10
9
8

2e jour.
7
6
5
4
3

3e jour.
2
1

4e jour.
8
7
6
5
4

5e jour.
3
2
1
0

etc.

Ces quelques insuccès nous ont déterminé à ne pas traiter les chiens contre la rage, ou à les traiter seulement exceptionnellement tout en les tenant en observation pendant les trois mois qui suivent la morsure.

D'ailleurs cette observation de 3 mois nous semble insuffisante, car on connaît des observations où les chiens ont gagné la rage beaucoup plus tard.

Il serait en tout cas plus raisonnable de tuer tous les chiens mordus par des animaux enragés ou suspects.

Si les filets nerveux ont été évités, la rage ne se déclare pas et l'animal a d'autant plus de chances d'échapper à la maladie; d'une part, il acquiert une immunité d'autant plus solide, d'autre part que la quantité de virus injectée a été plus considérable. L'immunité acquise de cette façon est solide; dans un grand nombre de cas, elle a permis à l'animal de résister à l'inoculation sous-dure-mérienne; elle est durable et on l'a vue se maintenir deux ans et davantage. Il est difficile, néanmoins, d'appliquer ce procédé à la pratique, car quelques précautions qu'on prenne au cours d'une inoculation sous-cutanée, on n'a jamais la certitude qu'un filet nerveux n'a pas été rompu ou dilacéré. On n'est pas sûr par conséquent que la rage ne se déclarera pas et malgré les faits encourageants de Bardach, de Kraïouchkine, de Remlinger (1), la vaccination du chien en un temps à l'aide d'une inoculation de doses massives de virus rabique fixe est destinée à rester un procédé de laboratoire. L'inoculation dans le péritoine du chien d'une grande quantité de virus fixe aurait sur l'infection sous-cutanée l'avantage d'une innocuité plus grande, mais l'inconvénient d'une difficulté technique un peu plus considérable. Les recherches de Marx (2) ont établi que l'immunité pouvait être conférée au chien par une seule injection intrapéritonéale d'une dilution de matière cérébrale virulente provenant du lapin tué avec le virus fixe. Le virus des rues ne provoque au contraire aucune immunité. L'immunité paraît être complète et solide, mais il importe de prendre de grandes précautions pour éviter au cours de l'opération la souillure des muscles de la paroi abdominale ou la blessure de l'intestin.

M. Krasmitski (3) a avoué que chez le chien et le lapin les injections intra-veineuses de virus rabique ne sont pas dangereuses à condition toutefois que le virus soit en émulsion filtrée et diluée, que l'émulsion soit chauffée à 37° degrés et poussée avec lenteur.

(1) Voyez Remlinger, Contribution à l'étude du virus rabique fixe. Son innocuité relative pour le chien (*Soc. de Biologie*, 19 novembre 1904) et l'adaptation du virus rabique fixe à l'organisme du lapin (*Journal de Physiologie et Pathologie générales*).

(2) Marx, Beiträge zur Lyssaimmunität. (*Deutsche med. Wochenschrift*, 1899, p. 671.)

(3) Krasmitski, Immunisation antirabique au moyen des injections intravasculaires de virus. (*Annales de l'Institut Pasteur*, 25 juin 1902.)

Au moyen de ces injections on rendrait des animaux plus rapidement réfractaires à la rage et on obtiendrait une immunité plus solide qu'avec les autres modes de vaccination. C'est ce que M. Krasmitski a tenté d'appliquer à la vaccination du chien. Dans une première série d'expériences, sur quatre chiens inoculés dans les muscles du membre postérieur avec une émulsion de virus des rues et traités ensuite par deux injections intra-veineuses (veine saphène interne du membre postérieur) de 10 c. cubes chacune d'émulsion diluée de virus fixe, un seul prend la rage; les chiens de contrôle sont devenus enragés.

Un second lot de 4 chiens est inoculé avec du virus des rues de la même façon et traité 2 à 3 jours après l'infection avec une émulsion filtrée et diluée de virus fixe : le premier reçoit en deux injections dans la veine saphène 36 c. cubes; le second 43 c. cubes en 2 fois; le troisième 80 c. cubes en 4 injections. Tous trois résistent, tandis qu'un quatrième chien de contrôle, traité par les injections sous-cutanées, prend la rage après une période d'incubation de 23 jours.

Dans une 3e série d'expériences, les chiens sont infectés sous la dure-mère; 4 avec une émulsion épaisse de virus, 4 autres avec une émulsion toujours virulente mais filtrée et diluée. Les premiers traités ensuite au moyen de 3 à 5 injections dans la veine saphène interne reçoivent 26 à 80 cc. en tout d'émulsion filtrée de virus fixe et succombent. Les quatre autres ont reçu en 4 ou 5 injections intra-veineuses 50 à 95 c. cubes d'émulsion filtrée et diluée de virus fixe; l'un d'eux est mort deux mois après l'infection sans présenter de symptômes suspects; les trois autres sont demeurés en bonne santé. Est-il possible de tirer de ces expériences un procédé d'inoculation du chien contre la rage ? Nous ne le croyons pas.

Remlinger et Mustapha Effendi, (1) injectant avec lenteur dans la veine jugulaire du chien une émulsion de virus rabique fixe filtrée et diluée comme le demande Krasmitski, voient sur 10 expériences l'inoculation entraîner la mort 4 fois à la suite d'une atteinte de rage classique. Deux fois la rage se déclara, mais fut suivie de guérison. Quatre fois, l'injection ne fut suivie d'aucun effet nocif et les animaux acquirent l'immunité. L'injection du virus rabique dans la jugulaire du chien est donc loin d'être inoffensive. En admettant que l'inoculation dans la veine saphène soit plus bénigne, elle est délicate à réaliser, elle demande pour être efficace à être répétée plusieurs fois, toutes choses qui en font un procédé de laboratoire très intéressant, mais nullement susceptible d'applications pratiques.

(1) Remlinger et Mustaffa Effendi, Deux cas de guérison de la rage expérimentale chez le chien. (*Annales de l'Intitut Pasteur.*)

On a également tenté d'appliquer à la vaccination du chien la méthode des dilutions. Högyes le premier a montré qu'au moyen de son procédé on pouvait protéger le chien contre tout mode d'inoculation du virus rabique.

Il faut distinguer cependant entre l'inoculation intra-crânienne ou intra-oculaire et l'inoculation sous-cutanée. Tandis que, dans le premier cas, les vaccinations ne sont actives que faites avant l'introduction du virus, dans le deuxième on a des résultats positifs en faisant les vaccinations avant et après l'infection.

Ce dernier fait a été mis en évidence par une expérience dans laquelle 8 chiens mordus par un chien enragé et traités ensuite par la méthode des dilutions survécurent, tandis que, sur les 8 chiens de contrôle, 5 ont contracté la rage (Högyes). La méthode des dilutions très simple et très facile à mettre en pratique rend des services dans les laboratoires lorsqu'on a besoin d'avoir des chiens immunisés contre la rage. Récemment encore, elle a été utilisée dans ce but par Schnurer (1). Il est indiqué d'aller vite comme pour l'injection des moelles desséchées.

On commence par inoculer à l'animal sous la peau du flanc 6 c. cubes d'une dilution de virus fixe à 1/10000 et à 1/3000, puis d'heure en heure 3 c. cubes d'une dilution à 1/6000, 1/5000, 1/4000, 1/2000, 1/1000, 1/500, 1/200. Les injections sont reprises le lendemain et le surlendemain à partir d'1/5000 et en poussant jusqu'à 1/100.

Les résultats sont très satisfaisants lorsque l'épreuve intramusculaire et même intra-oculaire est faite après les injections; ils sont moins satisfaisants lorsque celle-ci les précède. Il n'est pas rare de voir la méthode échouer chez les chiens mordus par un animal enragé, lorsque les dilutions ne peuvent être injectées que quelques jours après l'accident.

Il ne faut pas non plus oublier que, sur 5 chiens traités d'après Högyes immédiatement après des morsures à la tête, j'ai eu un insuccès, accident rare, mais qui n'est pas sans importance si l'on veut employer la méthode en grand.

M. Marie (2) a appliqué récemment à la vaccination du chien la méthode des mélanges de virus fixe et de sérum antirabique. Il a montré qu'à l'aide d'une seule injection de virus-sérum il était possible de préserver le chien de la rage des rues pendant une année au moins. C'est du côté de la séro-vaccination que se trouve peut-être l'avenir de l'immunisation du chien. Aussi devons-nous entrer dans quelques détails à ce sujet. La quantité de la prépa-

(1) SCHNURER, l'Immunisation du chien contre la rage. (*Zeitschrift f. Hygiene und Infektionskrankh*, 27 juillet 1905.)

(2) MARIE, Préservation du chien contre la rage par le mélange de virus fixe et de sérum antirabique. (*Société de Biologie*, 16 décembre 1905.)

ration immunisante employée par M. Marie variait entre 10 et 60 c. cubes suivant l'animal. Elle était composée d'environ 1/3 d'émulsion virulente pour 2/3 d'un sérum antirabique de mouton capable de neutraliser *in vitro* la moitié de son volume d'une émulsion centésimale de virus fixe.

L'injection faite en une seule fois sous la peau du ventre n'a jamais, dans les expériences de M. Marie, donné la rage aux animaux et cette unique injection de virus-sérum a toujours permis d'immuniser le chien pour une durée de plusieurs semaines, contre l'action d'un virus des rues, mortel pour les animaux témoins éprouvés aussi dans l'œil.

Combien de temps dure cette immunité? Deux chiens inoculés en février 1904 résistent encore un an après à l'infection oculaire, répétée deux fois en février et en mai 1905 et à laquelle succombent les témoins. Sur un deuxième lot de 6 chiens immunisés en avril 1904, 2 succombent accidentellement en novembre, sans que le cerveau soit virulent ; les quatre autres résistent à l'épreuve intra-oculaire faite dix mois plus tard. Un des caractères de ce procédé d'immunisation anti-rabique est la rapidité avec laquelle elle s'établit. Elle préserve les chiens 3 jours encore après une injection virulente aussi sévère que celle dans la chambre antérieure. En faisant remarquer la sévérité de l'injection oculaire à laquelle on ne saurait comparer la morsure la plus grave, M. Marie conclut de ses recherches qu'il est possible de préserver le chien contre la rage des rues avec une seule injection et pour la durée d'une année.

Les travaux de Marie ont été confirmés par Schnurer (1) et par Remlinger (2). Schnurer s'adresse au chien et à la chèvre comme producteurs de sérum antirabique et il constate que l'immunité conférée à l'aide de la séro-vaccination est élevée, rapide et de longue durée. Tous les chiens qui, après avoir été vaccinés, ont été éprouvés à l'aide de morsures d'animaux enragés ou au moyen d'inoculations intra-musculaires de virus des rues, ont survécu. Il y a eu quelques cas de mort à la suite de l'épreuve sous-dure, mérienne. Cependant les animaux peuvent être vaccinés également contre cette inoculation très sévère.

Ainsi : un chien reçoit en 4 jours par la méthode d'Högyes 55 centigr. de virus fixe. Trois semaines plus tard, on constate qu'il est immunisé contre l'inoculation sous-dure-mérienne. Un mois après, on le saigne et on injecte sous la peau d'un autre chien 10 c. cubes d'un mélange de 20 c. cubes de son sérum pour 10 c. cubes d'émulsion de virus fixe à 1/10. Vingt jours

(1) SCHNURER, *loc. cit.*
(2) REMLINGER, Contribution à l'étude du sérum antirabique. (*Société de Biologie*, 25 mai 1907.)

plus tard, l'animal était à son tour inoculé sous la dure-mère et il résistait à cette épreuve. Schnurer s'est assuré enfin que, pendant et après l'immunisation, la salive des chiens ne devient pas virulente, les animaux ne présentent donc aucun danger au point de vue de la propagation de la Rage. Notons encore que Schnurer conseille l'inoculation au chien de solutions virulentes complètement saturées par le sérum. Dans un cas il vit succomber à la rage paralytique un chien qui avait reçu une grande quantité de moelle (1 gr. 8), dont la virulence n'avait pas été suffisamment affaiblie par la dose de sérum ajoutée (environ 4 cc. 5).

C'est surtout ce dernier point qui a fait l'objet des recherches de Remlinger. Le sérum antirabique n'agit en général, comme nous l'avons vu, que dans d'étroites limites. Un centimètre cube neutralise par exemple un centimètre cube d'émulsion virulente centésimale et ne neutralise pas un centimètre cube et demi. Il était dès lors indiqué de comparer chez le chien le pouvoir immunisant du sérum antirabique employé seul et du mélange virus-sérum soit exactement neutralisé, soit renfermant un excès de virus ou de sérum. Les animaux étaient éprouvés dans l'œil 30 jours après l'injection vaccinante. Par exception, ceux qui avaient reçu du sérum seul étaient éprouvés au cinquième jour. Les résultats ont montré que le sérum exactement neutralisé injecté sous la peau du chien à la dose de 20-40 c. cubes s'est montré inefficace. De même que dans mes premières constatations, tous les animaux éprouvés par Remlinger dans l'œil un mois après l'inoculation sont morts. L'inoculation, sous la peau, de sérum antirabique seul (20 c. cubes), de mélange virus-sérum (20-40 c.cubes) avec un excès de 20 c. cubes de sérum, ont présenté un chiffre de survies identique (33 p. 100). Les résultats de beaucoup les meilleurs ont été fournis par l'injection de mélange virus-sérum (20 à 40 c. cubes) avec un excès de virus (6-12 c. cubes d'émulsions à 1 p. 100). La proportion des survies s'est élevée dans ces conditions à 62 p. 100. Bien que le virus fixe présente à l'égard du chien une atténuation manifeste, un tel mélange n'est pas, à vrai dire, tout à fait inoffensif et Remlinger a vu, comme Schnurer, un de ses animaux succomber à la rage paralytique avant toute épreuve. Le fait présente une certaine importance, quoique, dans le cas de Schnurer, la salive de l'animal était dépourvue de virulence. Comme dans d'autres cas la salive aurait pu garder sa virulence et d'autre part comme dans le grand nombre de chiens qu'on devait vacciner les insuccès deviennent nombreux, je recommanderais de s'abstenir dans la pratique journalière de n'importe quel procédé de vaccination des chiens. Remlinger, au contraire, recommande la séro-vaccination des chiens ; il se base sur les considérations suivantes : Etant donné d'une part qu'il n'existe pas chez le chien de procédé de vaccination pratique et d'une efficacité reconnue, étant donné d'autre part qu'un accident dans le genre de celui que nous venons de relater est exceptionnel et que la rage paralytique est infiniment moins dangereuse que la rage furieuse, la mort fortuite d'un chien du fait de la séro-vaccination n'empêche nullement cette méthode d'être le procédé de choix. La vaccination du chien apparaît dès lors comme une opération très simple à la portée de tout laboratoire et même de tout praticien. Il n'y a aucun avantage à employer un sérum doué d'un fort pouvoir immunisant. Le mieux est de faire usage d'un sérum très facile à obtenir chez n'importe quelle espèce animale et neutralisant son volume d'émulsion centésimale de virus. Le virus sera emprunté soit au virus fixe d'un Institut antirabique, soit au virus de l'animal mordeur. D'une façon comme de l'autre, il en sera pesé 50 centigrammes ou 1 gramme qui seront émulsionnés fixement et aseptiquement dans 50 ou 100 grammes d'eau stérilisée. L'émulsion sera passée à travers une toile ou un papier filtre, puis incorporée au sérum dans la proportion de 2/3 d'émulsion pour 1/3 de sérum (neutralisant, ainsi que nous l'avons supposé, son volume d'émulsion centésimale). Le mélange sera injecté séance tenante sous la peau du flanc dans la proportion de 10 c. cubes par kilog. d'animal. Chez les animaux jeunes, chez les sujets mordus à la tête comme chez les races à poils ras, cette dose pourra être légèrement élevée et portée par exemple à 15 c. cubes. Les chats paraissent être justiciables du même procédé opératoire.

La séro-vaccination de la Rage a-t-elle suffisamment fait ses preuves pour qu'on soit autorisé à solliciter une révision de la législation sanitaire en matière de rage canine? Conviendrait-il d'autoriser dès maintenant les propriétaires à faire vacciner leurs chiens en cas de morsure ou du moins à ne pas abattre ceux d'entre eux qui, vaccinés à l'aide du virus-sérum, seraient mordus ou léchés moins d'un an après cette vaccination par un animal enragé? Il serait téméraire de l'affirmer. La question toutefois peut aujourd'hui bien être posée, et c'est déjà un grand progrès.

S'il s'agissait seulement de sauver par ces procédés un certain nombre de chiens ou de chats, on pourrait sans doute les recommander, mais il s'agit surtout du danger que présente pour l'homme l'animal mordu. A ce point de vue, il faut absolument renoncer à la vaccination ou au traitement des chiens et des chats jusque au moment ou on n'aura pas trouvé une méthode absolument sûre. Même si 1 pour 100 ou 1 pour mille de ces animaux mordus peuvent gagner la rage après le traitement, ce seul cas peut produire plus de désastre que l'observation prolongée ou l'extermination des chiens et des chats mordus. On ne peut compter ni sur l'innocuité de la forme paralytique, ni sur celle de la salive constatée dans un seul cas de Schnurer. La rage paralytique du chien n'est pas inoffensive et, dans un cas, j'ai vu la rage furieuse se déclarer après le traitement mélange virus-sérum. La salive de l'animal dans ces cas est parfaitement virulente plusieurs jours avant la manifestation de la rage.

La seule concession qu'on puisse faire aujourd'hui c'est de vacciner les animaux de prix qui ont été mordus et de leur faire subir ensuite un isolement sévère de 3 mois.

2. — VACCINATION DES HERBIVORES

Le cheval, le bœuf, le mouton, la chèvre, les herbivores en général sont un peu mieux partagés au point de vue de la rage que les chiens et les chats. En cas de morsure, la loi ne prescrit pas l'abatage immédiat, mais la mise en surveillance et l'interdiction pour le propriétaire de s'en dessaisir, sauf pendant les huit jours qui suivent la contamination, délai dans lequel il peut les livrer à la boucherie. Il serait donc important de prémunir les herbivores contaminés. Dans un troupeau de bœufs, de moutons ou de chèvres mordus par un chien enragé, la proportion des animaux qui succombent est toujours élevée (jusqu'à 80 p. 100 de l'effectif). Or, l'inoculation n'est guère entrée dans la pratique. La plupart des instituts antirabiques se refusent même absolument à vacciner d'autre animal que l'homme. D'où parfois des protestations, en partie justifiées, semble-t-il (1).

A quels procédés convient-il de recourir pour l'immunisation des herbivores?

La méthode d'Högyes n'a été, à notre connaissance, appliquée qu'une seule fois. Voici la description de ce fait épizootique due à MM. Kuntz et Aujeszky (2).

Le 20 septembre 1900, dans un haras de 47 poulains, 2 animaux tombent malades de la rage et succombent le lendemain. On ne put déterminer exactement comment ils avaient été infectés. Les domestiques se rappelaient qu'au commencement de septembre un chien errant s'était introduit pendant la nuit dans le haras et avait causé beaucoup de désordre parmi les poulains. Peut-être ce chien était-il enragé et avait-il mordu quelques animaux? Il se peut aussi que les poulains aient été infectés plus tôt, dès le mois d'août. A cette époque, en effet, le chien d'un domestique dispa-

(1) A différentes reprises, dans les dernières années, des Sociétés de médecine vétérinaire ont émis le vœu que des expériences fussent entreprises dans le but de rendre le traitement préventif des herbivores aussi pratique que celui de l'homme.

(2) KUNTZ et AUJESZKY, Massenhafte Schutzimpfungen von Füllen gegen Tollwut. (*Veterinarius* Bd XXIV, nº 14, 1910.)

rut et fut abattu comme chien errant dans une commune voisine.

L'examen des poulains montra que, les deux cas de mort mis à part, 7 animaux présentaient des traces de morsures (une plaie au nez, les autres au cou ou aux membres postérieurs). Comme, en raison du temps écoulé, d'autres morsures pouvaient être cicatrisées, on résolut d'immuniser tout le haras : 45 animaux. Le traitement commença le 5 octobre avec du matériel préparé et envoyé par le professeur Högyes, directeur de l'Institut antirabique de Budapest. Au moment de commencer les inoculations, un troisième poulain présenta des symptômes de rage. 44 animaux restèrent. L'immunisation se fit en trois temps de la manière suivante :

Premier temps. — *1er jour* (5 octobre). Chaque animal reçoit sous la peau 15 cent. cubes d'une dilution de virus rabique à 1/2000 au côté gauche du cou et, deux heures plus tard, au côté droit du cou, 15 cent. cubes d'une dilution à 1/1000.

2e jour (6 octobre). Aux poulains qui pesaient plus de 400 kilog., 10 cent. cubes d'une dilution à 1/500. Aux poulains d'un poids moindre, 8 cent. cubes de la même dilution. Deux heures plus tard, injection d'une dilution à 1/250 à la dose de 10 ou de 8 cent. cubes, selon le poids du corps.

3e jour (7 octobre). 10 ou 8 cent. cubes d'une dilution à 1/100.

Deuxième temps. — Cinq jours de repos, les 8, 9, 10, 11, 12 octobre. Le 13, le 14 et le 15, mêmes injections que le 5, le 6 et le 7. Repos le 16 et le 17 octobre.

Troisième temps. — Aux poulains de 350 à 400 kilog., on injecte 3 cent. cubes ; aux poulains de 400 à 500 kilog., on injecte 4 cent. cubes ; aux poulains de plus de 500 kilog., on injecte 5 cent. cubes d'une dilution à 1/10. L'immunisation est alors considérée comme terminée.

Il ne se manifesta aucune complication et tous les animaux échappèrent à la rage. On ne saurait toutefois affirmer que ce sont les inoculations qui les ont sauvés. Kuntz et Aujeszky le font remarquer avec juste raison. Il semble même qu'on puisse aller plus loin et émettre l'opinion que le résultat eût été identique si les vaccinations n'avaient pas été pratiquées. On connaît la grande sensibilité du cheval pour le virus rabique, le peu de durée chez lui de la période d'incubation... Comment admettre que des inoculations sous-cutanées pratiquées un ou deux mois après les morsures ont été efficaces? Ce n'est pas du côté de l'injection sous-cutanée de moëlles atténuées par la dilution ou la dessiccation, mais du côté de procédés doués d'une rapidité d'action beaucoup plus considérable, qu'il faut chercher un procédé de vaccination des herbivores.

De quelques expériences sur des moutons, M. Galtier (1) avait conclu que les injections intra-vasculaires de virus rabique (il opérait surtout avec la salive d'animaux enragés) immunisait les herbivores au lieu de leur donner la rage. Mais comme il éprouvait les animaux immunisés par l'inoculation de bave rabique sous la peau et que ce procédé ne donne pas sûrement la rage, un doute subsistait. Roux et Nocard ont eu recours aux injections intra-jugulaires de substance cérébrale de lapin ayant succombé soit au virus fixe, soit au virus des rues, et pour s'assurer de la valeur de l'immunité acquise, ils éprouvèrent les animaux vaccinés par inoculation intra-oculaire.

Dans ces conditions à l'abri de toute critique, Roux et Nocard (2) confirment l'opinion de Galtier sur la possibilité de rendre les animaux réfractaires à la rage au moyen d'injections intra-veineuses; ils montrent en outre que cet état réfractaire se développe relativement vite et peut protéger l'animal (mouton, chèvre, bouc, vache, veau) contre l'injection la plus dangereuse, l'injection intra-oculaire, à condition que la première vaccination soit faite bientôt (24 heures) après l'infection. On conçoit qu'on puisse tirer de là un procédé de vaccination. La sévérité de l'épreuve intra-oculaire permet de prévoir que les suites de l'infection accidentelle seront prévenues si le traitement est appliqué 3 ou 4 jours après une contamination moyenne. La technique suivante est donnée par Nocard et Leclainche (3). « Il faut injecter dans les veines du virus pur, c'est-à-dire que l'on doit rejeter la salive rabique et prendre le virus dans le bulbe d'un animal mort de la rage. L'émulsion de matière nerveuse est préparée en broyant des fragments du bulbe dans un mortier ou dans un verre avec de l'eau, de façon à obtenir un liquide laiteux facile à aspirer dans la seringue. Pour éviter d'introduire dans les veines des grumeaux de matière nerveuse qui produiraient des embolies et la mort, on passe l'émulsion à travers une toile de batiste très fine. Toutes ces opérations sont faites avec pureté, c'est-à-dire que les ciseaux qui servent à prélever les fragments du bulbe, le verre ou le mortier, la toile et la seringue seront stérilisés dans l'eau bouillante. Pour faire l'émulsion, on emploie de l'eau bouillie puis refroidie. Il est facile d'introduire la canule de la seringue à travers la peau dans la veine jugulaire, si on a soin de faire gonfler celle-ci en la comprimant à la base du cou.

(1) Galtier, l'Injection de virus rabique dans le torrent circulatoire ne provoque pas l'éclosion de la rage et semble conférer l'immunité. (*Comptes rendus de l'Ac. des Sciences*, 1881, p. 224.) Nouvelles expériences tendant à démontrer l'efficacité des injections intra-veineuses de virus rabique en vue de préserver. (*Comptes rendus de l'Ac. des Sciences*, 1888, pp. 798 et 1189.)

(2) Roux et Nocard, Vaccination des ruminants contre la rage. (*Annales de l'Inst. Pasteur*, 1888, p. 341.)

(3) Maladies microbiennes des animaux, 3e édition, tome II, page 483.

On injecte lentement, en 2 fois, 10 à 15 cent. cubes du liquide chez le cheval et le bœuf, 4 à 6 centimètres cubes chez la chèvre et le mouton. Les accidents sont très rares si l'émulsion est bien tamisée. Les chevaux et les bœufs de travail seront laissés à l'écurie ou à l'étable, au repos absolu, pendant au moins un mois. On évite toute cause de refroidissement pendant un ou deux mois après l'intervention. »

Les résultats obtenus par ce procédé sont très inconstants. Remlinger et Mustapha Effendi (1), immunisant ainsi un troupeau de 12 bœufs et de 10 buffles mordus par un chien enragé, ont eu un chiffre d'insuccès considérable. Voici la relation de ce fait épizootique.

Le 5 avril 1903, au village de Karakdjé-Keuï (mutessarifat de Tchataldja, Turquie d'Europe), un chien de berger, mordu un mois auparavant par un loup enragé, contractait lui-même la maladie, et, dans un accès de fureur, mordait 16 bœufs, 10 buffles, et une douzaine de chiens. Les chiens étaient immédiatement abattus par les soins du mudir, et un spécialiste était demandé pour vacciner les bœufs et les buffles. En raison de l'éloignement et de la difficulté des communications, les inoculations n'ont pu être commencées que le 10 au matin, soit exactement 120 heures après l'accident. Chez tous les animaux, les morsures siégeaient à la face. Elles étaient le plus souvent multiples et n'avaient subi aucune cautérisation. Chez 4 bœufs, elles avaient été, dès le lendemain, le point de départ de phénomènes septiques (gonflement, fièvre, inappétence) qui avaient entraîné la mort, en sorte que les vaccinations ont porté seulement sur 12 bœufs et 10 buffles. Le cerveau entier d'un lapin ayant succombé au virus fixe est émulsionné finement dans 250 centimètres cubes d'eau distillée. Ce sont ces proportions respectives de virus et d'eau qui ont paru réaliser le mieux le « liquide laiteux facile à aspirer dans la seringue » que conseillent MM. Nocard et Leclainche (2). L'émulsion passée à travers une mousseline fut ensuite injectée dans la veine jugulaire à raison de 10 centimètres cubes par tête d'animal. L'opération s'effectua très facilement. Il n'y eut d'accident d'aucune sorte. Quelques heures plus tard, les animaux allaient au pâturage et mangeaient comme d'habitude. Après une journée de repos, il fut procédé à une deuxième séance. Celle-ci consista dans l'injection intra-jugulaire de 10 centimètres cubes d'une émulsion de virus fixe à raison de deux cerveaux de lapin pour 250 centimètres d'eau. Pas plus que la première fois, il n'y eut d'accidents emboliques ou autres. Le traitement fut alors

(1) Remlinger et Mustapha Effendi, Vaccination des herbivores contre la rage. (*Recueil de médecine vétérinaire*, 15 mai 1904.)

(2) Maladies microbiennes des animaux, 3e édition, tome II, p. 483.

considéré comme terminé. Il fut seulement conseillé de laisser les animaux au repos pendant quelques semaines et de leur éviter avec soin toute cause de refroidissement.

Un mois après la vaccination, les bœufs et les buffles commencèrent à succomber à la rage, soit furieuse, soit paralytique. Les cas de mort se succédèrent à de faibles intervalles pendant les deux mois qui suivirent l'immunisation. Il ne s'en produisit plus ensuite. 4 bœufs et 4 buffles sont seuls demeurés indemnes. La mortalité s'est élevée au chiffre énorme de 63,63 o/o. Les classiques estimant que dans un troupeau de bovidés mordus par un chien et non traités, de 60 à 80 o/o des animaux succombent à la maladie, la vaccination s'est donc montrée inefficace. Le tableau suivant donne la nature des animaux inoculés, le nombre et le siège des morsures, et fait connaître dans chaque cas le résultat du traitement.

Numéro de l'animal	Nom du propriétaire	Nature de l'animal	Nombre et siège des morsures.	Résultat.
1	Istimate......	Vache....	7 morsures sur le pourtour des 2 narines...........	Mort.
2	Phanarioti....	Vache....	1 morsure à la paupière supérieure droite........	Mort.
3	Husseïn......	Vache....	1 morsure à la paupière supérieure droite.........	Mort.
4	Nikolaki......	Bœuf....	3 morsures, 2 à la narine gauche et 1 à la narine droite.................	A survécu.
5	Kotchanaki....	Vache....	1 morsure à la narine droite	A survécu.
6	Kotchanaki....	Veau.....	1 morsure à la narine droite	Mort.
7	Tewtik........	Vache....	3 morsures aux commissures labiales droite et gauche.	Mort.
8	Thoma........	Veau.....	3 morsures, 1 à la lèvre supérieure et 2 au pourtour des narines...........	Mort.
9	Yorghi........	Vache...	4 morsures à la narine gauche................	Mort.
10	Orthodoxi.....	Veau.....	6 morsures au pourtour des narines............	Mort.
11	Tanach.......	Vache....	Aucune trace apparente de morsure............	A survécu.
12	Cosma........	Vache....	1 morsure à la narine droite.................	A survécu.
13	Karaoglou....	Buflesse...	1 morsure entre les 2 narines...............	Mort.
14	Yorghi.......	Buffletin...	1 morsure entre les 2 narines................	A survécu.
15	Alexi.........	Bufflesse...	Nombreuses petites morsures autour des narines.	Mort.
16	Mitagui.......	Bufflesse...	2 morsures à la narine gauche................	A survécu.
17	Mehmed-Tchaouch.....	Bufflesse...	3 morsures, 1 au niveau la commissure labiale et 2 à la narine gauche...	Mort.
18	Dimitri-Yorgaki........	Bufflesse...	1 morsure entre les 2 narines................	Mort.

Numéro de l'animal	Nom du propriétaire	Nature de l'animal	Nombre et sièges des morsures.	Résultat.
19	Chérif........	Bufflesse...	1 morsure dans la narine droite...........	Mort.
20	Dimitri.......	Bufflesse...	2 morsures entre les narines................	A survécu.
21	Manol........	Buffletin...	2 morsures autour de la rine droite..........	A survécu.
22	Mihal.........	Buffletin...	Aucune trace apparente de morsure	Mort.

A quoi faut-il attribuer dans cette observation le chiffre élevé des insuccès ? C'est sans doute à la sévérité du virus (virus de loup étant passé une seule fois par l'organisme du chien). C'est aussi à la gravité des morsures qui, presque toutes, siégeaient sur le pourtour des narines, dans une région riche en nerfs, voisine de centres et dépourvue de poils. C'est surtout sans doute au retard apporté à pratiquer la vaccination. Les travaux de Roux et Nocard permettaient de prévoir que les suites d'une inoculation accidentelle seraient prévenues si le traitement était appliqué 3 jours après la contamination. Or, c'est seulement 120 heures après la morsure et après des morsures graves que cette inoculation a pu être pratiquée. Il est malheureusement exceptionnel que la vaccination puisse être commencée moins de trois à quatre jours après la morsure. Le tableau suivant en fait foi (1).

Auteur	Nature de l'animal mordu	Nombre et siège des mesures	Nombre d'heures écoulées entre la morsure et le commencement du traitement	Résultat du traitement.
Moncet..	Vache..	?	94 heures..	A survécu.
Moncet..	Vache..	?	79 heures..	A survécu.
Moncet..	Vache..	?	118 heures..	A survécu.
Rabiaux.	Ane....	1 morsure profonde à la lèvre supérieure...........	5 jours...	Mort après un mois et demi.
Conte...	Cheval..	2 morsures à la lèvre supérieure...	5 jours...	Mort après 6 mois.
Conte...	Cheval..	Membre postérieur droit............	7 jours...	Mort 84 j. après la morsure.
Conte...	Cheval..	3 morsures sur les bords des lèvres et à l'aile du nez....	108 heures	Mort 205 jours après la mors.
Conte...	Cheval..	2 morsures aux membres antérieurs	4 jours...	Résultat incon.
Conte...	Cheval..	4 plaies à la lèvre supérieure et entre les naseaux......	76 heures	Mort 145 jours après la morsure.

Au total, sur 8 animaux inoculés, 5 succombent à la rage,

(1) Conti, Traitement préventif de la rage chez le cheval par les injections intraveineuses de virus rabique. (*Revue vétérinaire*, 1er juillet 1902.)

mortalité 62, 50 o/o. Dans une observation plus récente de Delannoy (1) quatre vaches mordues par un chien de berger reconnu enragé à l'examen vétérinaire sont soumises au traitement antirabique « quelques » jours plus tard. On leur injecte, à trois reprises séparées par un intervalle de 24 heures, 3 cent. cubes d'une émulsion de virus fixe soigneusement filtrée. L'inoculation était poussée dans la veine auriculaire. Après cinq mois, aucune vache n'avait pris la rage. Tels sont les seuls faits dont on trouve la relation dans la littérature médicale. Nous savons que le chiffre des cas publiés est très inférieur au chiffre réel des vaccinations pratiquées, mais que les résultats obtenus sont plutôt moins satisfaisants encore que ceux que nous venons d'indiquer. Pour l'appréciation de la méthode de vaccination intra-jugulaire, il faut également tenir compte de ce que l'innocuité de l'injection intra-veineuse de virus rabique ne doit pas être exagérée. Sur 9 moutons auxquels ils injectent dans la jugulaire 5 à 10 cent. cubes d'une émulsion de virus fixe « laiteux, facile à aspirer dans la seringue », Remlinger et Mustapha Effendi (2) observent 2 fois la mort. Le premier des deux animaux succomba à une rage paralytique classique. Chez le second, mort douze jours après l'inoculation, la symptomatologie fut celle de la rage paralytique, mais la maladie ne peut pas être reproduite en série et il parut logique de mettre sur le compte de la toxine rabique les symptomes observés et la mort de l'animal.

Observation I. — Le 21 juillet 1903, on injecte dans la veine jugulaire d'un mouton adulte 5 cent. cubes d'une dilution « laiteuse » de virus rabique fixe. Le 6 août (16e jour), l'animal devient triste. Il refuse de manger. Le 7 août, au matin, on constate une paralysie très marquée des membres postérieurs. Dans la journée, elle s'étend aux membres antérieurs. Mort dans la nuit du 7 au 8.

Un fragment du bulbe est émulsionné dans de l'eau stérilisée, et l'émulsion est inoculée à la dose de quelques gouttes sous la dure-mère de deux lapins, et à la dose de 2 cent. cubes sous la peau de deux autres lapins. Tous ces animaux ont succombé à une rage paralytique classique, les premiers, onze jours, les seconds, quinze et seize jours après l'inoculation. Deux autres moutons ayant reçu dans la jugulaire, le même jour que l'animal précédent, 6 cent. cubes de la même émulsion, ont échappé à la rage.

Observation II. — Le 28 décembre 1903, deux moutons adultes reçoivent dans la jugulaire 10 cent. cubes d'une émulsion « laiteuse » de virus rabique fixe. L'un de ces animaux n'a présenté aucun symptôme morbide. Le second montre, le 7 janvier (10e jour), de la tristesse et de l'inappétence. Le 8, au matin, l'anorexie est absolue et les membres postérieurs sont légèrement parésiés. La paralysie s'accuse dans la journée. Le soir, elle est très nette, mais toujours limitée

(1) Delannoy, Traitement antirabique chez les herbivores. (*Journal de médecine vétérinaire et de Zootechnie*, janvier 1904.)
(2) *Loc. cit.*

aux membres postérieurs. Nous nous attendions à trouver, le lendemain chez notre malade le tableau complet de la rage paralytique, mais il mourut dans la nuit. A l'autopsie, aucune lésion capable d'expliquer la mort. Une émulsion du bulbe a été inoculée à des lapins par trépanation et sous la peau. Tous ces animaux sont demeurés indemnes.

De ces faits, il faut conclure que l'inoculation jugulaire est capable de donner la rage aux herbivores au lieu de les immuniser. Il importe donc de procéder avec ménagement et de commencer les vaccinations par une dose très faible de virus. La dose sera progressivement augmentée. Le mieux serait naturellement qu'elle ne fût pas établie approximativement mais déterminée scientifiquement en fonction de l'espèce et du poids de l'animal mordu, en fonction aussi du siège et de la gravité des morsures. Tous ces points appellent de nouvelles recherches. Il ne semble pas qu'on puisse immuniser un herbivore en moins de quatre ou cinq séances et on conçoit quelle complication résulte de ce fait pour un procédé qui n'est ni d'une application très facile ni à la portée du premier venu.

Nous croyons donc que, de même que pour le chien, c'est encore du côté de la séro-vaccination qu'il faut chercher la clef du problème de la vaccination des herbivores. D'une première série d'expériences, Remlinger (1) concluait qu'à la dose de 60 cent. cubes le mélange exactement neutralisé de virus fixe et de sérum anti-rabique était encore capable de préserver le mouton trois jours après l'injection intra-oculaire. En tenant compte de la sévérité de ce mode d'inoculation et de la gravité moindre de l'inoculation par morsure, on pouvait espérer que le traitement des animaux mordus réussirait s'il était entrepris de six à huit jours après l'accident. Des recherches ultérieures (2) lui ont montré que les mélanges non neutres avaient un pouvoir immunisant supérieur aux mélanges exactement neutralisés et qu'il était prudent d'élever les doses précédentes. Nous conseillons donc de procéder chez les herbivores de la même façon que chez le chien.

On injectera en une fois sous la peau du mouton et de la chèvre 100 cent. cubes d'un mélange formé de 60 cent. cubes d'une émulsion centésimale de virus fixe et de 40 cent. cubes de sérum antirabique (neutralisant son volume d'émulsion centésimale); chez le bœuf et chez le cheval, les doses à injecter semblent devoir être *à priori* au moins cinq fois plus fortes. Nous n'avons toutefois aucune expérience qui nous permette d'affirmer le fait. Ainsi que nous l'avons déjà fait remarquer, l'injection sous-cutanée d'un mélange virus-sérum non exactement neutralisé ne peut pas être

(1) P. Remlinger, Vaccination du mouton contre la rage à l'aide du mélange virus-sérum. (*Soc. de Biologie*, 29 octobre 1904.)

(2) P. Remlinger. Contribution à l'étude du sérum antirabique. (*Soc. de Biologie*, 25 mai 1907.)

donnée comme absolument inoffensive. Elle est toutefois à notre avis beaucoup moins dangereuse que l'inoculation intra-jugulaire même maniée avec précaution. Etant donnée la mortalité très élevée qu'on observe dans les troupeaux à la suite de morsures d'animaux enragés, il n'y a aucun argument à tirer de là contre l'emploi de la méthode. Nous ne saurions trop insister enfin sur l'importance qu'il y a là à pratiquer chez les herbivores la cautérisation des morsures faites par des animaux enragés ou suspects. La cautérisation doit être, cela va de soi, pratiquée le plus tôt possible après l'accident et le plus énergiquement possible, de préférence au moyen du fer rouge. Les caustiques chimiques, acide nitrique,acide sulfurique peuvent être également employés; à défaut de caustiques,il est indiqué de débrider les plaies et de les arroser largement avec de l'eau ou si faire se pouvait avec du jus de citron ou de l'essence de térébenthine.Dans un troupeau attaqué par un chien enragé, il n'est pas toujours facile de savoir quels animaux ont été mordus et de reconnaître le siège des morsures. Il convient de procéder à une visite minutieuse des animaux et de se comporter vis-à-vis de toute plaie suspecte comme si elle était sûrement contaminée.

Il faut se demander si l'injection de mélange virulent de sérum-virus à grandes doses, 200 grammes, par exemple, pour le mouton, donnera des résultats supérieurs à l'injection de 100 grammes. Comme il est difficile de titrer le sérum avant chaque traitement, on ne sait pas toujours si le mélange est exactement neutralisé ou s'il y a excès de sérum ou de virus. En conséquence, je ne recommanderai pas pour le moment la séro-vaccination antirabique pour les herbivores.

En jugeant d'après les résultats presque absolus que j'ai obtenus par ma méthode d'injection de très grandes doses de virus chauffé, cette méthode doit s'imposer aussi pour le traitement des herbivores.

J'ai réussi à sauver 3 moutons par une injection sous-cutanée de 40 cent. cubes de sérum fort (1/10) suivie, le lendemain, de 150 grammes de virus fixe 1/20 chauffé à 50° et le surlendemain de 150 gr. de virus fixe 1/20 chauffé à 45°. Ces animaux avaient été infectés 30 heures auparavant par une injection intra-oculaire du virus des rues.

Fermi propose de traiter des animaux par des émulsions de virus fixe mélangées avec 1 o/o d'acide phénique. Il ne faut cependant pas oublier que chez l'homme une grande quantité d'acide phénique introduite dans l'organisme (1,5-4 grammes) n'est pas indifférente et peut produire des symptômes alarmants sans toutefois assurer l'effet utile du traitement.

CHAPITRE XXXV

INSTALLATION ET FONCTIONNEMENT D'UN INSTITUT ANTIRABIQUE *

1. *Principaux Instituts antirabiques.* — 2. *Installation d'un Institut.* — Pièces nécessaires. — Chambre aseptique pour l'ablation des moëlles et la préparation des émulsions. Chambre-étuve. Local pour les lapins inoculés. Salles d'hospitalisation. Chambre d'isolement. Liste des objets nécessaires au fonctionnement d'un Institut. Dépense approximative. — 3. *Fonctionnement d'un Institut antirabique.* Quel virus employer. Envoi ou transport de virus. Coupage à sec et en glycérine. Interrogatoire des entrants. Individualisation des cas. Recommandation à faire aux mordus. Pratique des inoculations. Incidents qui peuvent se produire au cours du traitement. Suspension des injections. Renforcement du traitement. Précaution à prendre à l'égard des lapins. Protection contre les maladies infectieuses. Poids. Alimentation. Observation des animaux morts. Différents cas qui peuvent se présenter. Dangers des injections organiques et cadavériques. Température à laquelle doit se faire la dessiccation. Contrôle de la marche de l'atténuation du virus. Nécessité d'une asepsie rigoureuse. Différents modes de stérilisation. Interdiction du balayage à sec. Précautions à prendre au cours de l'ablation des moelles et de la préparation des émulsions. Recherche des corps de Negri et inoculations expérimentales. Services rendus par l'immersion en glycérine. Archives d'un Institut antirabique. Liste des différents registres qui doivent les constituer. Statistique annuelle. Comment s'assurer du sort des mordus ? — Nécessité de rendre toutes les statistiques comparables entre elles. Fontionnement économique d'un Institut. Liste des objets nécessaires annuellement. Budget.

1. — PRINCIPAUX INSTITUTS ANTIRABIQUES

Les premiers succès obtenus par les vaccinations pasteuriennes eurent un retentissement rapide et, à partir de l'année 1886, des Instituts antirabiques commencèrent à se fonder dans presque tous les pays. Il y en a aujourd'hui une centaine à la surface du globe. Les plus connus, en raison des statistiques qu'ils font paraître ou des travaux qu'ils fournissent, sont les suivants :

Europe.

Allemagne : Berlin, Breslau.
Autriche : Cracovie, Budapesth, Vienne.
Belgique : Bruxelles.
Bulgarie : Sofia.

Espagne : Barcelone, Madrid.
France : Bordeaux, Lille, Lyon, Marseille, Montpellier, Paris.
Grèce : Athènes.
Italie : Bologne, Faenza, Florence, Messine, Milan, Naples, Padoue, Palerme, Pise, Rome, Sassari, Turin.
Roumanie : Bucarest, Jassy.
Russie : Charkow, Moscou, Odessa, Perm, Pétersbourg, Samara, Tiflis, Varsovie, Wilna.
Suisse : Berne.
Turquie : Constantinople.

Asie.

Calcutta, Hanoï, Kassali, Saïgon, Shangaï, Tokio.

Afrique.

Alger, Le Caire, Malte, Tananarive, Tunis.

Amérique.

Buenos Ayres, Chicago, Lima, Mexico, New-York, Rio de Janeiro, Pernambuco.

Océanie.

Welhawreden.

2. — INSTALLATION D'UN INSTITUT ANTIRABIQUE

L'installation d'un Institut est fort simple et ne comporte pas de difficultés. Nous aurons spécialement en vue dans ce qui va suivre un laboratoire utilisant la méthode pasteurienne, ce qui est de beaucoup le cas le plus fréquent.

Il est naturellement préférable que les locaux où doit se faire le traitement de la rage aient été spécialement bâtis dans ce but. Mais n'importe quel édifice peut au besoin être transformé en laboratoire antirabique. L'Institut de Maidor Pacha à Constantinople a été aménagé dans une ancienne prison, et il est fort convenable.

Les pièces indispensables sont :

1° Une salle d'attente pour les mordus ;

2° Une petite pièce pour la réception des entrants, leur interrogatoire et leur inscription. Elle pourra renfermer en même temps les archives de l'Institut ;

3° Une autre petite pièce destinée au pansement des plaies. Elle sera située à proximité de la salle d'inoculations et munie de quelques chaises longues sur lesquelles pourront s'étendre les personnes prises de lépothymies ou de syncopes. Le fait se voit parfois lors des premières inoculations. Il ne s'observe ultérieurement qu'à titre tout à fait exceptionnel et presque toujours par contagion;

4° Une salle d'inoculations;

5° Une chambre pour la trépanation des lapins et l'ablation des moëlles;

6° Une petite pièce aseptique pour la préparation des émulsions;

7° Une chambre étuve pour la dessiccation;

8° Un local pour la stérilisation;

9° Un local spécial pour les lapins;

10° Une chambre laboratoire pour le contrôle bactériologique des moelles et pour le diagnostic rapide de la rage (nodules rabiques, corpuscules de Negri);

11° Un chenil et une petite salle d'autopsie pour chiens seront annexés à l'Institut.

Le chenil servira à la fois à mettre en observation les animaux suspects et à abriter ceux sur lesquels des expériences auront été pratiquées. Il serait également indiqué d'avoir dans chaque Institut une étable avec quelques grands animaux, moutons, ânes ou chevaux, destinés à la préparation du sérum antirabique.

Le sérum sera utilisé à la fois pour renforcer l'action du vaccin chez l'homme dans les cas graves et pour l'immunisation des herbivores.

La pièce où se pratique l'ablation des moelles et surtout celle où se préparent les émulsions doivent être aussi aseptiques que possible (mosaïque, peinture à l'huile, tables aux plaques de lave, etc.) Elles seront faciles à laver et à désinfecter au besoin. Leur ameublement sera réduit au strict minimum.

La chambre étuve destinée à l'atténuation des moelles doit être plongée dans une obscurité rigoureuse. Elle sera maintenue à une température de 22 ou 23 degrés au moyen d'un poële à gaz muni d'un Régulateur de Roux.

Il est préférable qu'elle soit située au nord, car il est plus facile d'élever la température que de l'abaisser.

Des étagères fixées au mur sont destinées à recevoir les flacons contenant les moelles. La chambre sera protégée contre l'entrée de l'air au moment de l'ouverture des portes à l'aide d'un paravent ou d'un tambour.

Il sera préférable de mettre les flacons contenant les moelles dans une armoire placée dans la chambre étuve. En été la température sera maintenue dans l'armoire par de la glace ou par un courant d'eau.

La pièce des stérilisations ne se prête à aucune considération particulière. Un four Pasteur, un ou plusieurs autoclaves, plusieurs fourneaux à gaz en constituent les éléments essentiels. Par contre, le local où seront maintenus les lapins trépanés doit être l'objet de soins particuliers d'installation. On doit pouvoir le laver avec la plus grande facilité à l'eau et au crésyl. Les cages doivent être entièrement métalliques. Une disposition spéciale permettra de changer les litières et de les maintenir propres pendant toute la période de survie des lapins, et particulièrement lorsqu'ils sont paralytiques, sans qu'il soit nécessaire d'ouvrir les portes. Une gouttière à parois de verre placée au-dessous des cages et parcourue par un courant d'eau sert à enlever les urines et les immondices qui passent au travers du plancher troué. Nous avons vu que les lapins trépanés mouraient d'ordinaire l'été avec deux jours de retard sur l'hiver. Il est bon que le local qu'ils occupent puisse être maintenu à une température à peu près constante afin d'uniformiser le plus possible les périodes d'incubation et à amener à quelques heures près la mort au même moment.

A beaucoup d'Instituts antirabiques se trouvent annexées quelques pièces destinées à l'hospitalisation des mordus pauvres venus de la province. Cette disposition est indispensable dans des localités où les hôtels où les hôpitaux hésitent à recevoir des personnes mordues par des animaux enragés. A notre Institut de Bucarest se trouve annexé un asile avec 30 lits. Le nombre des mordus arrivés de la province et de l'étranger atteint 2.500 à 3.000 par an. Il est très utile d'avoir là une salle de bains où tous les mordus seront envoyés avant la 1re inoculation et 2 ou 3 fois au cours du traitement. Parfois aussi cette salle servira le soir à donner un bain sédatif à quelques personnes nerveuses se plaignant d'insomnie ou de douleur au niveau des piqûres.

Enfin chaque Institut antirabique doit posséder une petite salle d'isolement destinée à recevoir les mordus qui de temps à autre prennent la rage au cours du traitement et les enragés qui peuvent être envoyés du dehors. Il n'est pas nécessaire que ce local soit capitonné comme certaines cellules des établissements d'aliénés; il suffit qu'il possède un lit solide fixé au mur dans lequel le mordu pourra, en cas de nécessité, être attaché. Il va de soi qu'afin de ne pas impressionner les personnes en cours de traitement cette pièce sera située le plus loin possible des salles d'inoculation et d'hospitalisation.

On le voit, il n'y a ni dans l'installation, ni dans l'aménagement d'un Institut antirabique rien de bien spécial et nous estimons que dix à quinze mille francs suffisent à fonder dans un local quelconque un petit laboratoire de vaccinations. Nous donnons ici la liste complète des objets nécessaires au fonctionnement d'un tel Institut. Elle épargnera quelque travail, le cas échéant.

Un autoclave Chamberland.
Un four Pasteur.
Une étuve de Schribeaux avec Régulateur de Roux.
Un poêle à gaz avec Régulateur de Roux.
Une étuve pour culture de microbes.
Une installation pour préparer quelques milieux de culture (Gélose), étagères, fils de platine.

Un microscope complet à immersion.
Une installation pour pouvoir faire le diagnostic microscopique de la rage (nodules rabiques, corpuscules de Negri).
Une glacière.
Une balance de précision.
Une balance à lapin.
Une soufflerie.
6 becs de Bunsen.
Un filtre Chamberland avec bougie de rechange.
Un grand tonneau en verre pour recevoir l'eau filtrée.
6 plateaux en zinc pour lapins.
100 flacons pour la dessiccation des moëlles.
100 verres à expériences.
6 grands cristallisoirs.
6 cristallisoirs moyens.
6 petits cristallisoirs.
3 thermomètres de 10 à 250 degrés.
3 thermomètres de 10 à 60 degrés.
3 thermomètres médicaux.
6 seringues de 3 cent. cubes.
200 aiguilles droites.
2 pinces à forcipressure.
6 aiguilles courbes (pour inoc. sous-dure-mériennes).
10 aiguilles à suture.
6 ciseaux droits.
3 ciseaux courbes.
6 bistouris à manche métallique.
3 cisailles de Liston.
2 trépans.
1 davier de Farabeuf.
6 petites pinces.
6 petits ciseaux.
2 crochets (pour enlever les rondelles osseuses).
4 grands flacons pour solutions antiseptiques.
200 tubes à essai.
12 supports en verre.
10 kilogr. de verre pour pipettes.
10 kilogr. de baguettes de verre.
50 kilogr. de potasse.
50 kilogr. de glycérine neutre à 30.
Un registre d'observations.
5 autres registres.
50 mains de papier à filtre.
100 kilog. de papier épais pour la stérilisation de verres.
400 feuilles imprimées pour la liste journalière des malades.
2 appareils distributeurs de savon liquide.
2 grands flacons à robinet pour des solutions antiseptiques.
2 brosses pour les mains.
6 marmites pour faire bouillir les instruments.
50 mètres de caoutchouc à gaz.
20 kilog. de coton ordinaire pour la stérilisation de la verrerie.
20 kilog. de ouate hydrophile pour la désinfection de la peau de l'abdomen.
10 bobines de fil.
2 sarraux.
6 blouses.
2 chaises longues.
2 fauteuils.
12 chaises.
6 bancs.
3 tables ordinaires.
3 tables avec plaques en lave artificielles.
4 armoires dont une stérilisable pour instruments.
6 serviettes de toilette.
Objets de pansements divers pour le pansement des morsures.
Plumes, encres, papeterie diverse, étiquettes antiseptiques et médicaments divers.
Seaux, brosses, torchons..., etc.

3. — FONCTIONNEMENT D'UN INSTITUT ANTIRABIQUE

Un institut antirabique étant installé, comment doit-il fonctionner ? Et tout d'abord quel virus va-t-il employer? Il peut utiliser (cela va de soi) un virus des rues qu'il aura lui-même amené à la fixité à l'aide d'un des nombreux procédés que nous avons indiqués. Il est beaucoup plus simple et préférable, à notre avis, d'emprunter le virus fixe d'un Institut pré-existant. Ce virus sera plus éloigné du virus des rues, mieux adapté par suite du grand nombre des passages à l'organisme du lapin et nous avons vu, lorsque nous avons comparé le virus des rues et le virus fixe, que la chose n'était nullement indifférente. Les virus des différents Instituts n'amènent pas la mort des lapins de passage dans des délais identiques. Le fait paraît importer fort peu au point de vue thérapeutique et il est indifférent d'employer un virus tuant le lapin en 6-7 ou en 12-13 jours. Quoi qu'il en soit, le virus sera adressé ou transporté au nouvel Institut dans de la glycérine neutre. Pratiquement, il ne faut pas compter qu'un cerveau de lapin conserve sa virulence en glycérine pendant plus d'un mois. En cas de voyage lointain, il est indispensable de procéder en cours de route à des passages de lapin à lapin. La chose du reste ne comporte guère de difficultés. On fera chaque fois plusieurs passages de façon à se prémunir avec sûreté contre des morts accidentelles, toujours possibles en voyage.

Il est préférable de pratiquer les inoculations le matin et même de bon matin, afin de ne pas exposer les travailleurs à perdre du fait du traitement la plus grande partie de leur journée. De bon matin donc on coupe dans des verres stérilisés, préparés dès la veille conformément à la liste du jour, le nombre des morceaux de moelle du 10ᵉ, du 9ᵉ, du 8ᵉ, du 7ᵉ..., du 4ᵉ, du 3ᵉ, du 2ᵉ jour, nécessaires aux vaccinations de la matinée. L'opération doit se faire naturellement avec des instruments flambés et rapidement afin d'éviter toute contamination par les poussières atmosphériques. La quantité de moelle à couper pour les mordus est susceptible de varier avec l'âge de la moelle (on coupera davantage de moelles non virulentes que de moelles virulentes), son épaisseur, la température à laquelle a été faite la dessiccation (on coupera plus long l'été que l'hiver), la gravité, des cas, etc. D'une façon générale, la longueur de chaque bout de moelle variera entre 5 et 10 millimètres. En glycérine, il est indiqué de couper environ une fois et demie plus long qu'à sec, surtout si l'immersion remonte à plus de 8 jours. Les fragments sont séchés au moyen de papier filtre stérilisé et débarrassés, à l'aide de pinces flambées, des méninges adhérentes. On prépare ensuite les émulsions.

Il est procédé entre temps à l'interrogatoire des entrants. C'est une opération très importante qui ne doit jamais être accomplie à la légère. Beaucoup de personnes sont adressées à l'Institut par les municipalités, par les commissaires de police, par des médecins ou des vétérinaires et n'ont nullement besoin d'être traitées. Par exemple, elles ont été mordues sur des vêtements épais qui n'ont subi aucune solution de continuité, ou l'animal qui les a mordues est encore vivant. Le nom de ces personnes, leur adresse et le motif qui fait refuser ou différer le traitement sont inscrits sur un cahier spécial. Dans certains cas, elles pourront, afin de mettre à couvert la responsabilité de l'Institut, être priées de signer leurs déclarations. D'autres personnes, au contraire, viennent consulter pour un cas qu'elles jugent insignifiant et doivent être inoculées d'urgence. Dans certains cas où les mordus apportent la tête ou le cerveau de l'animal mordeur, il peut être indiqué de procéder le jour même à la recherche des nodules des corpuscules de Negri et de différer jusqu'à cette épreuve le commencement du traitement. Nous rappelons toutefois que si une constatation positive est une indication formelle du traitement antirabique, l'absence de ces formations constitue en faveur de la non-existence de la rage une simple présomption et n'implique nullement la non-application de la vaccination.

Le nom des personnes admises à suivre le traitement ainsi que les renseignements fournis par leur interrogatoire, par le vétérinaire qui a examiné l'animal mordeur, par les recherches qui ont pu être faites à l'Institut antirabique même sont inscrits au registre spécial. Le tableau ci-dessous reproduit le modèle adopté

N°	N° des inoculations	DATES	AGE et quantité de la MOELLE	Moelles chauffées	Sérum
Nom et prénoms					
Age et profession					
Adresse					
Espèce de l'animal mordeur					
Date de la morsure					
Siège des morsures					
Nombre des morsures					
Etat des morsures					
Vêtements déchirés, etc.					
Cautérisation : fer rouge					
— agents chimiques					
Date des cautérisations					
Renseignements Vétérinaires.					
Nom et adresse du Vétérinaire					
Certificat					
Résultats de l'examen de l'animal					
— avant sa mort					
— après sa mort					
Renseignements particuliers.					
A qui appartient l'animal ?					
Qu'est-il devenu ?					
Modifications de la voix					
Modifications du caractère					
D'autres personnes ont-elles été mordues ?					
D'autres animaux ?					
Renseignements du Laboratoire.					
Animal amené le					
Examen nécroscopique					
Constatations histologiques					
Résultat des inoculations					
Etat du mordu au départ de l'Institut					
— 3 mois après					

par la grande majorité des Instituts. En cas de morsures multiples, nous reproduisons par dessin ou par photographie la partie mordue. En possession de tout ou partie de ces renseignements, le médecin doit éviter d'inscrire banalement le mordu dans une des trois catégories du traitement (intensif, moyen, bénin) en usage dans la plupart des Instituts. Il doit « individualiser » chaque cas et après mûre réflexion faire choix de la formule à appliquer qui pourra fort bien sortir des modes habituellement adoptés. On ne doit pas se désintéresser du traitement des plaies et faire panser avec soin toutes celles qui existent. Une morsure tout à fait récente serait cautérisée séance tenante. On peut enfin renouveler de vive voix au mordu quelques-unes des recommandations que celui-ci a déjà pu trouver affichées dans la salle d'attente, mais qu'il peut être bon de faire pénétrer plus profondément dans son esprit (1).

L'interrogatoire des entrants étant terminé, on prépare les émulsions qui leur sont destinées et les inoculations commencent. Les mordus sont inscrits par ordre d'arrivée sur la liste du jour dont on trouvera un modèle ci-dessous. Elle comprend 7 colonnes;

Liste des Inoculations du 190

NOMBRE DE JOURS du TRAITEMENT	NOM ET PRÉNOMS	N° des Inoculations	AGE de la MOELLE	Moelles chauffées	Sérum	Observations

la 1re indique le nombre de jours de traitement que le malade doit subir; la 2e donne ses noms et prénoms; la 3e le numéro de l'ino-

(1) Remlinger s'est arrêté à Constantinople à la rédaction suivante :

Les personnes qui suivent le traitement antirabique doivent prendre un grand bain le jour de leur arrivée à l'Institut et deux ou trois fois au cours du traitement. Elles se nettoieront avec soin la peau du ventre. Il leur est recommandé de venir se faire inoculer avec la plus grande régularité, d'éviter la fatigue, les refroidissements, et de s'abstenir le plus possible de boissons alcooliques. A part cela, elles n'ont rien à changer à leur vie, ni à leur régime alimentaire.

Le traitement pasteurien est inoffensif et incapable en particulier de donner la rage. Il confère l'immunité seulement une quinzaine de jours après qu'il est terminé. Les cas

culation subie; la 4e l'âge de la moelle à injecter; la 5e et la 6e l'indication des moelles et du sérum. Il existe enfin une colonne d'observations. L'appel se fait en commençant par les malades nouveaux; il se poursuit par les mordus qui reçoivent les mêmes moelles V, IV, III, II; l'ordre des inoculations n'est donc bientôt plus conforme à l'ordre d'arrivée. La peau de l'abdomen est frottée avec un tampon d'ouate hydrophile imbibée d'une solution antiseptique et les injections pratiquées dans la région de l'hypocondre ou du flanc. Les malades qui ont à subir deux inoculations pendant les premiers jours n'en reçoivent bientôt plus, sauf exception, qu'une seule, alternativement du côté droit et du côté gauche. On se sert d'une seringue — de préférence d'une seringue de Strauss-Collin — stérilisable par ébullition prolongée dans une solution de borate de soude à 40/1000. Le même instrument peut servir pour tous les malades puisqu'ils sont inoculés par ordre de virulence croissante. Une même aiguille, stérilisée une fois pour toutes, peut servir également pour toutes les inoculations, à condition d'être trempée après chaque injection dans de l'huile maintenue à la température de 110° environ. Nous employons pour maintenir l'huile de vaseline à cette température un tube à essai fabriqué en verre résistant et muni d'une tubulure latérale portant un thermomètre qui plonge dans l'huile. Le tout est chauffé par une lampe à alcool.

L'huile a également pour avantage de rendre la piqûre moins douloureuse. Les injections sont chez nous absolument indolores, grâce à l'emploi de sérum artificiel à la place de bouillon. On peut aussi stériliser par ébullition autant d'aiguilles qu'il y a d'injections à pratiquer.

Les aiguillles sont retirées au moment de servir de la solution où elles ont bouilli et adaptées à la seringue.

Pendant les premiers jours du traitement, les mordus graves, particulièrement les mordus à la face, sont convoqués à nouveau l'après-midi pour une nouvelle série d'inoculations. En cas de morsure de loup, il est indiqué de multiplier davantage encore les injections et par conséquent de conserver les mordus à l'Institut pendant toute la journée.

Nous faisons porter aux patients une large compresse de tulle stérilisé.

Ainsi que nous l'avons vu, les injections ne donnent lieu, dans l'immense majorité des cas, à aucune modification de la peau.

de rage qui, tout à fait exceptionnellement, se produisent au cours du traitement ne sont donc dus ni à la méthode pasteurienne, ni au médecin qui l'applique. Ils sont le résultat de la gravité des morsures ou du retard apporté à venir se faire soigner.

J'ai supprimé les deux dernières phrases pouvant effrayer inutilement les personnes mordues.

Quelquefois, il se produit une rougeur très légère. Un pansement humide sera appliqué sur les réactions plus intenses sous forme de placards érythémateux ou indurés et un bain tiède sera conseillé pour le soir. La constipation sera, le cas échéant, combattue à l'aide de laxatifs légers. Les paludéens seront soumis au traitement préventif par la quinine, qui leur sera administrée d'autre part au cas où des accès se produiraient.

Exceptionnellement, on donnera au cours des inoculations un ou deux jours de repos à des vieillards artério-scléreux que le traitement fatigue et auxquels il occasionne de l'anorexie, de l'insomnie, des vertiges. A part cela, le traitement antirabique doit être poursuivi, quoi qu'il arrive, quelle que soit la situation médicale ou extra-médicale qui se présente, et les mordus doivent être avertis fréquemment au cours des inoculations de l'importance qu'il y a pour eux à suivre le traitement ponctuellement. Il n'existe à vrai dire d'autre contre-indication à la poursuite du traitement antirabique que la survie dûment constatée de l'animal mordeur ou que l'apparition chez le mordu de la rage elle-même. Les accidents paralytiques sont exceptionnels. Nous les avons trop longuement étudiés pour avoir à y revenir. Nous rappellerons seulement qu'il paraît indifférent alors de poursuivre ou d'interrompre les injections, mais que le plus sage est peut-être de les suspendre. Ces paralysies sont d'un pronostic bénin et ont une tendance naturelle à guérir. Il faut éviter avec soin à leur égard toute thérapeutique agressive. Souvent l'injection de sérum antirabique (20-50 c. c.) fait cesser rapidement ces accidents.

Les mordus graves doivent être interrogés de temps à autre au point de vue des sensations subjectives (élancement, fourmillement, démangeaisons) éprouvées du côté de leur plaie ou du membre mordu, ainsi que des modifications objectives (rougeur, turgescence) dont la cicatrice de la morsure pourrait être le siège. Nous avons insisté par ailleurs sur la grande valeur pronostique et diagnostique de ces phénomènes. S'ils viennent à se produire au cours des inoculations, il est indiqué d'inoculer rapidement au malade des doses massives d'émulsions vaccinantes. On a vu parfois (E. Roux) ces symptômes disparaître sous l'influence d'un traitement intensif et les malades échapper à la rage.

Dans tout Institut antirabique, les lapins doivent être, soit avant la trépanation, soit après elle, l'objet d'une très grande attention. On sait que ces animaux sont sujets à un grand nombre de maladies infectieuses (pasteurelloses, influenza, septicémies diverses). La plupart d'entre elles ont une marche très rapide; elles sont très contagieuses et en quelques heures peuvent ravager tout un clapier. On évitera donc de faire venir de sources différentes, et au fur et à mesure des besoins, les lapins destinés aux trépanations. Cette pratique exposerait à introduire à l'Institut des lapins en incubations qui mourraient le lendemain ou le surlendemain de la trépanation, après avoir contaminé non seulement les autres lapins, mais encore le local. L'Institut antirabique doit posséder une réserve où les animaux ne sont reçus qu'après avoir été soumis à une quarantaine. Les lapins à trépaner proviennent tous de la réserve. Leur hygiène et leur régime alimentaire en particulier doivent être là l'objet de soins minutieux.

Le poids des lapins à employer pour le traitement a une grande importance. D'une part le rendement en moelle est en fonction de ce poids. D'autre part, les moelles grêles s'atténuent beaucoup plus rapidement que les moelles épaisses et il y a là une cause d'erreur importante à signaler. De bons lapins sont ceux du poids de 2 à 3 kilogr. A Paris, les lapins usités pour le traitement pèsent 2 kilogr et demi ; 1.500 grammes est une limite inférieure qu'il ne faut jamais dépasser. Lorsqu'on emploie la méthode pasteurienne classique, il est indispensable de procéder chaque jour avec une très grande régularité à la trépanation des lapins. La régularité n'a plus besoin d'être absolue si on emploie concurremment avec le coupage à sec la méthode à la glycérine. Si on applique exclusivement la méthode de Calmette, il suffit de trépaner un lot de lapins tous les dix jours.

Dans le cas de la méthode pasteurienne classique, deux à trois lapins par jour suffisent pour un Institut dont le chiffre quotidien des traités varie de 60 à 80.

Les animaux trépanés seront nourris l'été avec du fourrage vert (luzerne, trèfle, sainfoin) et aussi avec des choux, de la salade. L'hiver, on aura recours aux betteraves, aux carottes. En toute saison on peut leur donner du son mouillé. Les inconvénients de l'eau paraissent avoir été très exagérés. Il est toutefois inutile de donner à boire aux lapins lorsqu'on les alimente de fourrage frais.

Ces lapins doivent être examinés chaque jour. Il peut se faire que quelques-uns viennent à mourir avant d'être pris de rage. Ils seront rejetés. Leur autopsie toutefois sera pratiquée et on s'efforcera de déterminer la cause de la mort (méningite causée par une souillure du virus inoculé ou une faute d'asepsie ; entérite déterminée par une alimentation défectueuse ; maladie infectieuse..., etc.). La cage sera passée à l'étuve ou systématiquement désinfectée avec le plus grand soin, puis aérée et laissée inoccupée pendant quelques jours. D'autres animaux peuvent être pris de rage, mais mourir prématurément, soit au septième ou au huitième dans un laboratoire, où la mort ne se produit d'ordinaire que le dixième ou le onzième. On les rejettera également. Il est vraisemblable que ces animaux ont succombé à la rage, mais la richesse du système nerveux en virus rabique est fonction de la durée de la maladie. Il est à craindre, par conséquent, que la moelle des animaux mort prématurément renferme peu de virus et on agira sagement en n'employant pas ces lapins.

Pour une raison identique, Remlinger évite de sacrifier les lapins prématurément (1) ainsi que cela se pratique dans quelques instituts (au 9ᵉ jour, nous-mêmes, Noordœk Hœgt à Weltewreden). Nous recommandons cette pratique pour éviter la diffusion du virus et l'infection qu'on ne peut nullement empêcher en mettant ces lapins agonisants dans une glacière. Il semble qu'un lapin qui succombe avec un retard de 24 ou de 48 heures puisse être utilisé sans le moindre inconvénient. Afin d'éviter les infections agoniques et *post mortem*, Remlinger met les lapins à la glacière pendant les 24 heures qui précèdent la mort et il procède sans aucun retard à l'ablation de la moelle. Tous les microbes ne s'atténuent pas, comme le virus rabique, par la dessiccation sur la potasse et un microbe d'infection cadavérique pourrait être, pour les mordus, cause d'accidents locaux et généraux graves. Dans notre laboratoire, un petit tronçon de moelle est à chaque ablation ensemencé en bouillon et mis à l'étuve à 37°. La moelle n'est utilisée pour le traitement que si les ensemencements demeurent stériles.

La température de la chambre-étuve doit être vérifiée au moins une fois par jour. Dans les pays chauds, il est fréquent que, malgré toutes les précautions, cette température s'élève au-dessus de 23 degrés. Les moelles seront mises alors dans une cave obscure ou dans une armoire spéciale autour de laquelle on fera circuler un courant d'eau froide. Rappelons que, d'une façon générale, il est préférable de pratiquer l'atténuation des moelles au-dessous de 22 plutôt qu'au-dessus.

Il est bon du reste de contrôler de temps à autre la rapidité avec laquelle s'atténue le virus. Des prélèvements d'égale dimension seront pratiqués au niveau des moelles cervicales desséchées pendant V, VI et VII jours ; ces fragments seront émulsionnés dans une même quantité d'eau stérilisée et des lapins de même poids recevront sous la dure-mère un nombre égal de gouttes de ces émulsions. Les animaux de l'Institut Pasteur inoculés avec la moelle du VIIᵉ jour doivent échapper à la rage ; ceux qui ont reçu sous la dure-mère de la moelle du Vᵉ jour doivent contracter

(1) Il arrive parfois qu'on enlève les moëlles des lapins morts au 7ᵉ ou au 8ᵉ jour et qu'on les répartit dans des flacons à potasse en mettant un signe sur l'étiquette. Des passages sont faits avec le bulbe et les moëlles sont utilisées si les lapins trépanés succombent à la rage. Cette façon de faire ne donne aucune garantie, car dès le 3ᵉ jour après la trépanation, le bulbe des lapins de passage inoculé sous la dure-mère est, comme nous l'avons vu, souvent susceptible de donner la rage.

la maladie bien qu'avec un peu de retard. La virulence des moelles du VIe jour est très inconstante.

Les petits lapins qu'on emploie forcément dans la plupart des Instituts antirabiques après une longue série de passages succombent de la rage 7 jours après la trépanation. Leur moelle se dessèche plus rapidement, de sorte que les moelles de V jours ne sont plus virulentes ; la virulence des moelles de III jours est inconstante ou donne la maladie avec un retard de quelques jours.

Nous avons vu cependant qu'au contraire nos moelles de 1 à 0 jour sont essentiellement plus fortes que celles de l'Institut Pasteur, de sorte que les animaux du même poids infectés par notre virus succombent après 6 à 7 jours, tandis qu'infectés par le virus Pasteur ils vivent 9 à 10 jours.

Une asepsie rigoureuse doit être, dans un Institut antirabique, un objet de préoccupations constantes. Les flacons destinés à la dissiccation des moelles, les verres à émulsion, les baguettes pour la trituration, les carrés de papier filtre pour l'assèchement des virus glycérinés seront stérilisés par un séjour d'une demi-heure à 180 degrés au four Pasteur. La solution de sérum artificiel, de peptone ou l'eau distillée des émulsions, les tubes de glycérine destinés à recevoir les moelles seront stérilisés de même par un séjour de 15 minutes à 120 degrés à l'autoclave. Les instruments destinés à l'ablation des moelles, aux trépanations, les seringues et aiguilles des inoculations seront mis à bouillir pendant une demi-heure dans une solution à 40/1000 de borate de soude. Ils seront laissés dans cette solution dans l'intervalle des opérations.

Il y a avantage à répartir les instruments destinés à l'ablation des moelles dans trois récipients. Dans un premier, on mettra une pince, un bistouri et une paire de ciseaux (incision des téguments et rabattement) ; dans un deuxième (enlèvement des parties molles, nettoyage de la colonne vertébrale, ablation des lames) un davier, une cisaille de Liston, une paire de ciseaux, une pince et un bistouri ; enfin, dans une troisième, une pince, un bistouri et une paire de ciseaux (section des racines, section de la moelle elle-même ; prélèvement au niveau du plancher du 4e ventricule d'un peu de substance nerveuse pour les passages). Dans les laboratoires, les stérilisations sont confiées d'ordinaire à des employés subalternes. Il importe de contrôler de temps à autre leurs opérations au moyen d'ensemencements appropriés.

L'emploi du balai doit être rigoureusement proscrit sinon dans tout l'Institut antirabique, du moins dans la chambre-étuve et dans les pièces destinées à l'ablation des moelles et aux émulsions. Le nettoyage sera assuré exclusivement par le passage de linges humides. Personne ne doit pénétrer dans ces différentes salles en dehors des heures de travail ; encore à ce moment doivent-elles contenir le moins de monde possible de façon à éviter la mobilisation des poussières. Un aide ou deux tout au plus suffisent du reste dans un Institut antirabique; une plus grande quantité de personnel présente plus d'inconvénients que d'avantages.

La personne qui procède à l'ablation des moelles et à la préparation des émulsions doit mettre par-dessus ses vêtements de ville une blouse stérilisée; elle opérera de préférenee les bras nus et aura toujours en vue une économie de mouvements défavorable au déplacement des germes. Il faut prendre garde de ne pas passer les manches au-dessus des verres d'émulsions. Enfin il convient de se méfier des gouttelettes de Flügge au même titre que des poussières. L'ablation des moelles et surtout la préparation des émulsions doivent se passer dans le plus grand silence. L'asepsie de ces opérations sera contrôlée, de temps à autre, à l'aide d'ensemencements, particulièrement sur milieux solides.

Dans aucun Institut antirabique, on ne doit négliger les recherches de nature à mettre en évidence les services rendus et à répondre à certaines critiques. On doit donc insister auprès des autorités compétentes pour que, chaque fois que la chose sera possible, le cerveau des animaux mordeurs soit adressé à l'Institut dans de la glycérine neutre. A défaut de glycérine ou de personne capable d'enlever le cerveau, il est toujours facile de sectionner la tête d'un chien ou d'un chat et de charger le mordu de l'apporter à l'Institut. La recherche des nodules rabiques et des corpuscules de Negri sera donc pratiquée et il sera surtout procédé aux inoculations expérimentales qui seules impliquent certitude.

Nous rappelons que le chien, le lapin, le cobaye, la souris, le rat peuvent être employés pour ces inoculations et que, suivant le degré de pureté du virus, celles-ci peuvent être pratiquées par voie sous-dure-mérienne, intra-oculaire, intra-musculaire et sous-cutanée. Nous recommandons d'injecter au moins 2 animaux, un lapin et un cobaye, ou un rat tacheté.

Le virus rabique se conserve longtemps en glycérine tandis que les microbes adventices, les espèces de la putréfaction en particulier, sont rapidement détruits. Il y a donc avantage à ne pas procéder de suite aux inoculations mais à conserver pendant quelques jours les virus dans de la glycérine. Des parties de la corne d'Ammon et du bulbe mise dans le formol 1 : 10 et dans l'acétone et une autre partie du bulbe. Il sera possible de cette façon de recourir à des modes d'inoculation plus sévères, à l'épreuve sous-dure-mérienne ou intra-oculaire. Lorsque la tête entière de l'animal aura été adressée à l'Institut, le cerveau sera enlevé, immergé en glycérine pendant 5 à 6 jours. Lorsque le bulbe est envoyé directement dans de la glycérine, il est prudent de le changer de flacon et de le mettre dans une nouvelle glycérine stérilisée à l'Institut même. Les inoculations pourront être pratiquées après deux ou trois jours. Nous ferons remarquer que les inoculations sont entreprises par les laboratoires à titre de renseignement particulier. Sauf cas exceptionnels, il ne peut y avoir que des inconvénients à mettre les mordus au courant des résultats qu'ils ont fournis. Il est inutile d'insister sur le fait que, dans aucun cas, on n'est en droit d'attendre le résultat des inoculations pour commencer le traitement antirabique.

Les archives de l'Institut doivent être tenues avec grand soin. Elles doivent comprendre :

1° Le registre d'inscription des malades admis à suivre le traitement. A côté des renseignements fournis par l'interrogatoire du mordu, par le vétérinaire, par les recherches du laboratoire, on y relate chaque jour le numéro de la moelle reçue ; on y note, le cas échéant, les particularités de la cure ; on indique enfin l'état du malade à sa sortie ;

2° Un second registre où toutes les personnes inscrites au précédent sont transcrites par ordre alphabétique avec l'indication des jours d'entrée et de sortie et celle du numéro qu'elles occupent au registre d'inscription. L'établissement de ce registre facilite beaucoup, en cas d'insuccès, la recherche de la personne à laquelle il se rapporte et par conséquent l'établissement de la statistique ;

3° Un registre de consultations. On y inscrit toutes les personnes pour lesquelles le traitement antirabique n'a pas été reconnu nécessaire, avec l'indication du motif. Quelques pages sont réservées à l'observation aussi détaillée que possible des personnes qui, ne s'étant pas présentées à l'Institut, ont contracté la rage. C'est généralement par les journaux politiques que ces faits arrivent à la connaissance du laboratoire antirabique. Il ne faut jamais négliger de procéder à leur sujet à une enquête et d'inscrire le résultat sur le cahier ;

4° Le registre des examens anatomo-pathologiques, des inoculations expérimentales et des expériences diverses entreprises à l'Institut ;

5° Le dossier de chaque mordu. Il est constitué par les certificats de vétérinaire, les attestations de médecins, les lettres diverses qui ont pu accompagner le mordu. A la sortie du malade, le dossier est mis dans une chemise sur laquelle sont inscrits le nom et le numéro du registre d'inscription.

Ces dossiers sont rangés dans des cartonniers.

Ils peuvent sans inconvénient être détruits après cinq ans.

Par tradition, la plupart des Instituts antirabiques publient leur statistique annuelle. Cette habitude est excellente et doit être respectée. On doit donc chercher de son mieux à savoir ce que sont devenus les mordus. Dans quelques pays, les autorités municipales sont chargées de faire une enquête après 2 ou

3 mois et de renseigner l'Institut. Il paraît préférable de remettre en même temps à chaque personne au moment de son départ une carte postale timbrée d'avance qu'elle adressera à l'Institut après 3 mois et qui annoncera qu'elle a échappé à la rage. Au fur et à mesure de leur réception, les réponses sont inscrites aux registres. Il est procédé à une enquête sur le compte des personnes qui ont négligé après 6 mois de donner de leurs nouvelles. Ainsi que nous l'avons déjà mentionné, il est à désirer que les statistiques de tous les instituts antirabiques soient comparables entre elles. Aussi les mordus doivent-ils être répartis en catégories identiques. Les tableaux A, B, C de l'Institut Pasteur de Paris doivent être admis partout : animaux reconnus enragés expérimentalement; animaux reconnus enragés à l'examen vétérinaire; animaux suspects de rage avec subdivision dans chaque cas pour les morsures à la tête, aux mains et aux membres. Les cas de mort qui se produisent plus de quinze jours après la fin du traitement sont comptés comme insuccès. On indiquera néanmoins le nombre de malades morts au cours de vaccinations et pendant la quinzaine suivante. Toutes les observations, sans excepter celles des malades qui ont pris la rage, doivent être publiées en détail. Il va de soi que les statistiques ne doivent pas être publiées trop hâtivement, mais qu'il convient d'attendre 6 mois au moins après la fin de chaque exercice. En cas de décès après ce terme, la statistique suivante portera une rectification.

Enfin, le côté économique du fonctionnement d'un Institut antirabique ne doit pas être négligé. On s'efforcera d'assurer la marche régulière des vaccinations avec le moins de frais possible. Le budget dont un Institut doit pouvoir disposer varie naturellement beaucoup avec le pays, le nombre des mordus traités, etc..., etc. Voici approximativement, pour un Institut traitant par la méthode pasteurienne environ 1.000 mordus par an, la liste des objets nécessaires et les dépenses annuelles qu'entraîne leur fourniture.

Dans ce chiffre ne sont pas compris certaines dépenses très variables d'un Institut à l'autre telles que : traitement du personnel, chauffage, éclairage, réparations, etc.

	fr.		fr.
1.200 lapins à 3 francs	3.600	Glace	500
100 cobayes à 2 francs	200	70 kilos de potasse à 4 fr.	280
Chiens, rats tachetés, souris blanches	160	100 kilos de glycérine à 2 fr.	200
Destruction du matériel infectieux (four, acide sulfurique, chaux)	100	40 flacons pour moelle à 3 fr.	120
Eau	1.200	Seringues et aiguilles pour inoculations	100
Gaz	1.200	Coton, gaze, matériel de pansement	200
Orge, son, légumes pour les rongeurs; pain et viande pour les chiens	1.100	Pinces, ciseaux, bistouris	100
		Réparation d'instruments	100
		15 kilos de verre pour tubes à essai	60

	fr.		fr.
10 kilogr. de verre pour baguettes	40	1 grand registre d'observations	25
20 kilogr. de verre pour pipettes	80	Registres divers	20
50 verres à expérience	50	Savon	70
10 supports en verre	20	Papeterie diverse	80
4 blouses	100	Antiseptiques divers	20
6 serviettes	20	Médicaments divers	30
Fil	5	Laboratoire bactériologique et histologique	300
50 mains de papier filtre	30	Blanchissage	40
150 kilogr. de papier ordinaire pour la stérilisation	60		10.200

Les grands Instituts, servant en même temps à des études spéciales sur la rage, nécessiteront un budget au moins deux fois plus important.

CHAPITRE XXXVI

TRAITEMENT DE LA RAGE DÉCLARÉE CHEZ L'HOMME

CAS ABORTIFS. — CAS DOUTEUX. — TRAITEMENT DES CAS CONFIRMÉS

Comme, malheureusement, nous ne possédons aucun moyen pour combattre la rage déclarée, ce chapitre peut être traité en peu de lignes.

Cas abortifs ou douteux. — Nous avons vu qu'on ne connaît pas chez l'homme de cas indiscutables abortifs de rage et que la plupart des cas décrits comme tels par différents auteurs se rapportant aux parésies ou de paralysies survenus après le traitement antirabique et imputables à la toxine rabique ne possèdent aucun caractère de la rage. Il en est de même des troubles gastriques survenus chez les enfants et les adultes soumis au traitement antirabique; ces cas guérissent dans la grande majorité des cas. On peut hâter souvent la guérison par l'injection de 20-50 cc. de sérum antirabique. Si *les cas douteux*, largement exposés aux chapitres du diagnostic de la rage humaine guérissent, cela indique qu'il ne s'agissait pas de rage, mais d'accès hystériques ou autres, qu'on peut expliquer par la peur de gagner la maladie. Si dans ces cas les malades ont pris n'importe quel médicament, on sera porté à admettre que ce médicament possède une action réelle sur la rage. Nous avons énuméré, dans le chapitre de l'Historique, les nombreux médicaments ou pratiques, qui, pour un moment, ont paru représenter des moyens sûrs pour combattre la rage, mais qui tous se sont montrés impuissants en face de cas de maladie confirmée.

Traitement de la rage confirmée. — Dans *la rage confirmée*, tous les essais thérapeutiques restent sans effet. Roux recommande chez les personnes en traitement, chez lesquelles se manifestent les premiers symptômes, de continuer le traitement en injectant de grandes quantités de virus fort; mes propres recherches n'ont pas confirmé l'efficacité de ce procédé. Il faut d'abord se demander si la femme chez laquelle Roux avait observé la disparition des premiers symptômes était en effet à la veille de la manifestation de la maladie; en employant le même procédé chez un grand nombre de personnes, je n'ai jamais pu empêcher une seule fois le progrès de la maladie. Enfin, il faut se demander comment l'injection de grandes doses d'émulsions, dont l'action ne se manifeste qu'après des semaines, pourrait arrêter immédiatement la manifestation de la maladie. Si, dans quelques cas, extrêmement rares, la rage déclarée paraît avoir guéri (cas de Bordoni, de Broll, de Lebell et Vesescu?), il ne faut pas attribuer la guérison à un traitement quelconque.

Moi-même j'avais employé dans ce but l'injection sous-cutanée ou intra-veineuse de grandes doses d'une série de substances actives dans différentes maladies à microbes invisibles, des sels organiques (arsenicaux, atoxyl, salvarsan, arsacétine, etc.), sans avoir observé le moindre succès.

Le même insuccès a été observé en traitant les malades par des injections massives et répétées de sérum antirabique fort, soit sous-cutanées, soit intraveineuses, soit intrarachidiennes. Les injections du virus ou de précipités de 1-2 kgr. de sang ou de plusieurs cerveaux rabiques, ou du mélange virus-vaccin à des doses de 100-200 cc. n'ont pas eu le moindre effet. Dans deux cas, il nous a semblé que l'injection répétée d'un mélange d'acide phénique et de camphre en parties égales, 5 cc. de chacun, avait fait cesser pour plusieurs heures les manifestations rabiques en prolongeant en même temps la vie des malades de 1 à 2 jours.

Il faut espérer qu'une désinfection encore plus radicale de l'organisme ou un sérum de beaucoup plus fort aura raison de la terrible maladie.

En attendant, il faut faire tout son possible pour atténuer les souffrances terribles des malades. On donnera de grandes doses de curare, 0,2-0,3 gr. par heure (Penzoldt) (2). En même temps on administre à l'intérieur de grandes doses de chloral, 1-2 gr. par voie buccale ou rectale. Les accès d'excitation ne cèdent souvent qu'à la suite d'injections de morphine ou de narcose par le chloroforme. Des bains de vapeur, la galvanisation, mais surtout le calme absolu et l'obscurité auront au moins l'effet d'empêcher ou d'atténuer les crises. Les malades peuvent souvent calmer leur soif en suçant des fruits juteux, tels que des oranges.

(1) Babes, Behandlung der Wutkrt d. Menschen in Hdb. d. ges. Therapie, IV Aufl., I. Iena, 1909.

(2) Penzoldt, Beitr. z. Path. u. Ther. d. Wut (*Berl. kl. W.*, 1882, n° 2).

EXPLICATION DES PLANCHES

PLANCHE I

Lésions des organes à l'exception des centres nerveux dans la rage

N° 1. — Le *foie* dans la rage des rues du chien. Eosine-Bleu de méthylène, gross, 400 env.

Nodule embryonnaire dans le tissu interstitiel (*n*) composé de cellules mononucléaires groupées par place comme de jeunes cellules endothéliales.

V. Vaisseau renfermant des hématies ; *e*, cellules endothéliales tuméfiées,

Les cellules hépatiques possèdent souvent plusieurs noyaux pâles, elles renferment des granulations homogènes colorées en violet (*gr*).

N° 2.— *Ganglion nerveux* de la glande sous-maxillaire du chien succombé de rage des rues, mêmes traitement et gross. que dans la fig. 1.

On observe auprès de cellules claires, *c*, d'autres foncées ou protoplasme violet et un noyau atrophié, homogène, bleu, entourées d'une zone de cellules mononucléaires proliférées (*cd*).

N, nerf.

N° 3. — *Glande sous-maxillaire* du chien mort de rage des rues. Même coloration, gross. 800 env. La glande est profondément modifiée, les acines renferment différentes cellules. Les unes provenant des cellules glandulaires sont desquamées et dégénérées (*ed*), leur protoplasme est mal limité, leur noyau décoloré, déformé. On y trouve de plus des polynucléaires au noyau fragmenté vésiculaire et d'autres mononucléaires au noyau petit et foncé, phagocytes renfermant des hématies (*ph*).

Le tissu interstitiel est proliféré, renfermant des grandes cellules conjonctives fibroblastes, présentant de fréquentes mitoses.

N° 4. — Le *rein* du chien enragé (rage des rues) coloré par le scharlact et l'hématoxyline, faible grossissement.

La substance corticale de la surface (*e*), jusque aux pyramides (*pg*), présente une infiltration embryonnaire péri-vasculaire prononcée (*vc*) et qui augmente vers la limite de la substance corticale. Elle est surtout abondante autour des cordons fibreux (*c*) qui se trouvent dans la zone limitant et qui sont en rapport avec les grandes veines de cette région. Dans la partie inférieure de la substance corticale on constate une infiltration graisseuse abondante des cellules qui tapissent les anses et les parties tubes intermédiaires (*gr*). Les glomérules des foyers embryonnaires présentent une prolifération nucléaire du voisinage *gl, gl'*. (L'infiltration graisseuse de la région indiquée est fréquente chez le chien.)

N° 5. — La rate dans la rage des rues (enfant), coloration par le scharlack et l'hématoxyline, gross. 200 env.

La rate un peu tuméfiée présente une série de petits nodules à peine visibles à l'œil nu.

f. Petit nodule (follicule) entouré d'une zone de cellules denses et fortement colorées.

C. Le centre du nodule est nécrotique, pâle, coloré en rose pâle. On y distingue de grands éléments ronds au protoplasme diffus, pâle et le reste du noyau coloré en bleu pâle (*c*). Entre ces cellules on remarque des noyaux allongés, courbes, tantôt bien colorés, tantôt pâles. Enfin, la partie nécrosée renferme une quantité de grains de graisse, *g*. à *v*., vaisseau de la parois épaissi. *P*., pulpe.

N° 6. — Le *testicule* du lapin mort de la rage de passage. Bleu de méthylène, safranine : *i*, tissu interstitiel ; *c*, canalicule spermatique ; *sb*, spermatoblaste *Sp*, spermatozoïdes modifiés, la tête épaissie, bossus, la queue grossie et plus courte.

N° 7. — Cette figure montre la structure fine du testicule du lapin normal avec le même traitement et le même grossissement : *i*, tissu interstitiel ; *spe*, spermatocytes ; *sps*, spermatoblastes ; *sp*, spermatozoïde normal.

N° 8. — *Epidydime* du chien enragé (rage des rues), scharlach, hématoxyline, faible grossissement.

C., canal spermatique ; *cg*, cellules granulo-graisseuses.

N, foyer embryonnaire autour duquel on observe dans le tissu interstitiel, de même que dans les canalicules voisines, des éléments proliférés et dégénérés, de même que des cellules et granulations graisseuses.

N° 9. — Testicule du chien tué dans la période de rage furieuse avec excitation génitale, scharlach-hématoxyline, faible grossissement.

C, Canalicule spermatique.

G, Couche de graisse dans la zone de la formation des spermatozoïdes : *s*, spermatozoïdes ; *g'*, tissu interstitiel épaissi par l'apparition des grandes quantités de graisse occupant les cellules interstitielles hypertrophiées, de même que les espaces interfibrillaires, intra-cellulaires et péri-vasculaires.

N° 10.— *Testicule* d'un enfant mort de rage. Scharlach-hématoxyline, gross. 100 env.

C, canalicules spermatiques présentant le type infantile : *i*, tissu intertistiel ; *v*, vaisseaux, veines et capillaires dilatés et oblitérés par des masses compactes homogènes de graisse (*g*) et renfermant par places quelques hématies (*v*).

PLANCHE II

Lésions fines dans la rage en rapport avec différentes formations particulières.

Figure 1. — Rage des rues du chien. *Ependyme* du plancher du IV° ventricule : *e*, ependyme non modifié. Dans la couche nevroglique sous-ependymaire on voit de grands globes hyalins, *h*.

Figure 2. — Rage des rues du chien, *cerveau*, substance blanche des circonvolutions temporales : *v*, hématies dans une capillaire ; *c*, cylindre-axe ; *h*, globes hyalins, renfermant par place des espèces de croissants ressemblant à ceux du parasite de la malaria renfermant un corps central et du pigment. On distingue encore des mononucléaires grands et petits de même qu'un polynucléaire, enfin des espèces lymphatiques.

Figure 3. — *Glande parotide* du chien enragé (rage des rues) : *v*, une plus grande veine tapissée en partie par une masse particulière foncée pigmentée aux noyaux pâles formant une espèce de plasmodie ramifiée, colorée (*gr*), grains rouges, probablement des plaques sanguines ; *S*, glande salivaire.

Figure 4. — *Glande parotide* du chien enragé : *S*, glande non modifiée ; *S'*, acine glandulaire renfermant des cellules gonflées vacuolaires, renfermant dans leurs protoplasme des groupes des petits bâtonnets ; *v*, petit vaisseau sanguin dilaté renfermant des hématies et tapissé de granulations (plaques sanguines ?)

Figure 5.—Rage des rues du chien, partie médiane et dorsale des *cornes antérérieures* : *v*, vaisseaux renfermant des hématies et quelques leucocytes. Autour du vaisseau on aperçoit des cellules particulières au petit noyau comprimé, périphérique et dont le protoplasme renferme une quantité de bâtonnets fins, métachromatiques (*cgr*) (colorés en teint rougeâtre par la thionine). De telles cellules se rencontrent encore autour des cellules nerveuses (*cm*) : *n*, cellule nerveuse avec des corpuscules de Nitsch hyperchromatiques.

Figure 6. — *Méninges* du sillon antérieur dans un cas de rage des rues du chien : *v*, veine renfermant un nématode probablement la larve d'une filarie ; (*p*) *im*, infiltration mononucléaire péri-vasculaire.

Figure 7. — Lésion précoce du chien inoculé par le virus fixe : *v*, petit vaisseau des *cornes antérieures* renfermant des endothéliums gonflés et détachés ; (*e*), des polynucléaires dégénérées (*p*) et des formations particulaires pyriformes ressemblant aux pyroplasmes (*cp*) ; une telle formation (noyau modifié) intra-cellulaire dans un autre vaisseau.

n, cellules nerveuses peu modifiées ; *m*, mononucléaires entourant les cellules nerveuses.

Figure 8. — *Vaisseaux* irrités *des commissures* dans la rage des rues du chien : *v*, vaisseau dilaté renfermant des hematies et des leucocytes en partie chargées de pigment (*p'*) et tapissé par des endothéliums tuméfiés (*e*).

gr, granulations chromatiques auprès des endothéliums proliférés ; *f*, fibroblastes.

Figure 9. — Petit vaisseau de la *moelle* dans la rage des rues du chien. Le vaisseau est oblitéré par un thrombus granulé renfermant une formation allongée chromatique au protoplasme verdâtre et au noyau petit, allongé, homogènes (*c'*) ; des semblables formations on voit également en dehors du vaisseau ; (*c*, parmi les grandes cellules mononucléaires (*p*), entourant le vaisseau.

Figure 10. — Rage des rues du chien : *v*, vaisseau dilaté près du *canal central* de la moelle renfermant des hématies de la fibrine ; (*f*), de même que des cellules rondes aux noyaux en croissant ou fusiformes tapissant le vaisseau en même temps que des endothéliums proliférés.

po, zone de mononucléaires péri-vasculaires. Parmi les cellules qui entourent le vaisseau on distingue des grands mononucléaires ; (*m*), des petites cellules homogènes au noyau en croissant c^{III}, c^{IV}, de cellules plus grandes aux noyaux multiples fusiformes disposés d'une manière concentrique.

Figure 11. — Formations analogues de la même région dans un autre cas de rage des rues.

Tissu embryonnaire à grandes cellules mononucléaires aux grands noyaux et nucléoles (*cp*), entre lesquelles on distingue des formations particulières luisantes au protoplasme homogène un peu verdâtre ; *e*, tantôt petites, grandeur des hématies environ, allongées au noyau également très coloré, tantôt des formations en croissant ; c^{VI}, ayant une vacuole à leur partie concave, tantôt des formations plus grandes allongées, concentriques au rayon en biscuit c^{V}.

Figure 12. — Limite latérale des *cornes antérieures* du chien mort de rage des rues : *n*, cellules nerveuses ; *sc*, substance grise ; *gr*, prolongements dans la substance blanche ; *sa*, renfermant des granulations roses ; *v*, petit vaisseau tapissé par une quantité de granulations rouge foncé.

Figure 13. — *Plancher* du bulbe de chien dans la rage des rues.

n, cellule nerveuse dégénérée, pâle, vacuolaire avec des granulations fines rouges (Ziehl-Tannine).

PLANCHE II (Suite).

nu, noyau foncé granulé détaché au nucléole gonflé.

La cellule est entourée de petites cellules mononucléaires au protoplasme granulé : c^{VII} petite cellule nerveuse peu modifiée; *gr*, granulations fixes chromatiques dans le cytoplasme et autour de la cellule dégénérée.

Figure 14. — Dégénérescence d'une *cellule nerveuse du bulbe* dans la rage du chien.

n', cellule nerveuse au cytoplasme pâle, vacuolaire, avec des fines granulations; *nu*, noyau dégénéré, homogène détaché, présentant des granulations colorées plus grandes; *s*, petite veine remplie d'hématies et tapissée de cellules particulières petites, allongées foncées au petit noyau foncé.

Figure 15. — Même cas, cellule nerveuse allongée, dégénérée, au noyau dégénéré et granulé.

Figure 16. — Moelle du chien mort de rage des rues.

n, grande cellule nerveuse dégénérée présentant des granulations rouges dans le cytoplasme. Le noyau est pâle, au nucléole tuméfié vacuolaire foncé.

La cellule est entourée de cellules au grand noyau et nucléole, plusieurs de ces éléments présentent des noyaux fragmentés, fusiformes ou en croissant.

Figure 17. — *Cornes antérieures* de la moelle cervicale du chien (rage des rues prolongée).

n'', cellule nerveuse dégénérée; de sa périphérie se détachent des éléments plats (*d*) remplissant l'espace péricellulaire. On y trouve encore des cellules homogènes au noyau en croissant, *nu''*, noyau détaché, foncé, au nucléole tuméfié.

Autour de la cellule on distingue différents éléments particuliers.

C^{VIII}, élément rond renfermant des globules foncés, disposés d'une manière circulaire : *ne*, cellules névrogliques; *p*, polynucléaires; *v*, petite veine entourée de mononucléaires.

Figure 18. — Une *cellule dégénérée* du même cas.

La cellule nerveuse *n''* dégénérée. Le cytoplasme réduit à une masse pâle sinueuse. Au milieu on distingue le noyau tout à fait détaché, ovalaire, massif, foncé, granulé et le nucléole gonflé. Autour de la cellule on observe une série de petites cellules foncées mononucléaires (*cm*).

PLANCHE III

Lésions précoces de la rage du chien.

Figure 1. — Lésions des cellules nerveuses de la moelle lombaire 5 jours après la trépanation par le virus de passage.

Cette figure est reproduite d'une manière plus exacte sur la planche II, fig. 7.

Figure 2. — Lésions de la moelle 4 jours après la trépanation par le virus de passage.

cn, cellules nerveuses peu modifiées hyperchromatiques par l'augmentation des corpuscules de Nissl. Ces cellules sont entourées par des groupes de cellules, *nr*, au protoplasme granulé violet et aux prolongements.

cg, des cellules ramifiées d'origine névroglique.

v, vaisseau rempli d'endothéliums proliférés

Figure 3. — Lésions trouvées dans les cornes antérieures de la partie cervicale du chien sacrifié 5 jours après avoir été trépané par le virus de passage (même traitement). Le chien présente un peu de fièvre et la tristesse.

cn, les cellules nerveuses montrent une forme particulière de chromatolyse concentrique.

cn', chromatolyse avancée et commencement de l'invasion cellulaire dans la cellules nerveuse. Tuméfaction des cellules de la capsule (névroglie).

cn', lésions plus avancées, formation de sinuosités et des corpuscules métachromatiques périnucléolaires.

v, petit vaisseau oblitéré par la prolifération des endothéliums.

c, cellules monucléaires au voisinage des cellules nerveuses.

Figure 4. — Une cellule de la corne antérieure de la moelle lombaire dans le même cas, présentant une chromatolyse complète, avec dégénérescence du noyau et disparition du nucléole.

PLANCHE IV

Figure 1. — *Intoxication subaiguë du chien par l'arsenic.* Ganglion spinal traité par le Flemming-Lugaro coloré par l'hématoxyline de Dealfield. Fort grossissement.

A, petite cellule nerveuse au protoplasme coloré homogène et au noyau normal.

B, Cellule nerveuse dégénérée avec le réseau fibrillaire (*f*) épaissi. Dans le noyau on observe des granulations disséminées ; *K*, une formation ronde, colorée en rose présentant au milieu une petite vacuole dans laquelle on distingue un petit corpuscule arrondi, coloré en rouge comme le nucléole de la cellule *A*.

C, Cellule encore plus modifiée avec le noyau atrophié, bleu, situé à la périphérie de la cellule (*n''*). *N*, fibre nerveuse avec le cylindre-axe fibrillaire ; *cc*, noyaux de la capsule.

Figure 2. — *Corpuscules de Negri dans la corne d'Ammon* d'un chien mort de rage des rues (Man) ; grossissement 500.

n, Cellules nerveuses avec des parties densifiées et vacuolisées du protoplasme et avec le noyau non modifié (*K*).

N, Corpuscules de Negri situés dans des vacuoles du cytoplasme aux bords densifiés (artifice de préparation?)

Dans le corpuscule on distingue la capsule extérieure violette homogène, la capsule interne un peu granulée et densifiée, enfin une partie pâle centrale (vacuole) et dans son intérieur un corpuscule chromatique.

N' Corpuscule de Negri oblong situé au prolongement de la cellule avec deux corpuscules centraux.

N'', Corpuscule de Negri à la périphérie de la cellule nerveuse présentant deux prolongements protoplasmiques. Le corpuscule avec les deux prolongements fait l'effet d'une cellule fusiforme dont le noyau est représenté par le corpuscule de Negri.

N''', Deux autres corpuscules aux prolongements.

N^{IV}, Petits corpuscules homogènes sans corpuscules centraux.

St, Cellules étoilées dans le voisinage des cellules nerveuses.

c, Capillaire avec son noyau et renfermant des hématies.

Figure 3. — *Développement des Corpuscules de Negri* au commencement de la rage des rues du chien. Corne d'Ammon (Man, modifié). Fort grossissement (1000).

N, Cellule nerveuse renfermant plusieurs corpuscules de Negri. Par places le cytoplasme est fortement coloré et vacuolisé (*p*). A la periphérie, on trouve des éléments fusiformes (*sp*).

N'', un tel élément fusiforme renfermant un petit corpuscule de Negri.

K, noyau et une vacuole plus grande.

N, grand corpuscule de Negri produisant une hernie du protoplasme. On y voit une capsule violette et un corpuscule central carré.

N' Corps de Negri avec rétraction du cytoplasme avec capsule et corpuscule central.

N', Cellule nerveuse plus petite et pâle appartenant à une couche plus profonde renfermant des petits corpuscules. *N'''*, corpuscule de Negri oblong, foncé, *n*^{IV} petit corpuscule auquel on distingue encore les caractères du corpuscule de Negri : *N*^{V} corpuscule plus petit sans différenciation appréciable.

n'', Grande cellule nerveuse dans laquelle on peut suivre la formation des corpuscules de Negri ; *N*^{IV}, représente une tuméfaction globulaire du cytoplasme qui devient métachromatique dans le même sens que les corpuscules de Negri, mais elle passe sans limite précise dans les parties voisines normales. Au sein du cytoplasme modifié on observe des vacuoles renfermant les mêmes corpuscules intérieurs que dans les corpuscules de Negri. Une seconde partie modifiée du cytoplasme se trouve au-dessous du noyau *n*^{VII}. Ici la partie modifiée commence à se détacher; *c*, capillaire et globules rouges.

Figure 4. — Corpuscules de Negri dans la corne d'Ammon d'un enfant succombé de la rage, gross. 1000 : *n*, cellule nerveuse. Au-dessus du noyau de la cellule (*n*), on voit un grand corps de Negri avec deux corpuscules internes en se continuant dans un long filament métachromatique et qui entre dans le prolongement cellulaire.

Figure 5. — Corpuscule de Negri, dans une couche profonde : *n*, corpuscule de Negri. Dans cette cellule on trouve encore quelques cellules migratrices.

Figure 6. — Corpuscules de Negri dans une cellule nerveuse de la corne d'Ammon du chien, coloré par la méthode de Ramon y Cajal et Giemsa. Grossissement 700 env. : *n*, cellule nerveuse avec des neurofibrilles non modifiés (*f*) ; *K*, noyau ; *nc*, nucléole ; *N*, corpuscule de Negri coloré en rose, dans son intérieur le corpuscule intérieur coloré en verdâtre ; *c*, cellule ronde.

PLANCHE V

Figure 7. — Cellule nerveuse de la corne d'Ammon d'un enfant succombé de la rage.

Faible coloration, d'après Cajal, et par le bleu de méthylène. Gross. 800 env.

n, cellule nerveuse avec le protoplasme vaculaire, renfermant un corpuscule de Negri (*N*). Dans son intérieur on reconnaît des granulations noires, dont l'une est plus grande, ovalaire, avec une vacuole centrale et avec une zone pâle (*g*), tandis que les autres sont extrêmement petites, avec des zones à peine perceptibles. Dans le noyau on trouve un corpuscule ovalaire violet avec une zone pâle (nucléine ou chromatogène ?). *K*, cellule satellite; *K'*, cellule plus grande allongée; *b*, hématie.

Figure 8. — Cellule nerveuse de la corne antérieure de la moelle (Cajal-Giemsa), fort grossissement : *n*, cellule nerveuse; *k*, noyau et nucléole gonflés; *f*, neurofibrilles ou prolongement qui, entrant dans les cellules se gonflent, deviennent plus diffuses et se colorent en vert.

Entre ces fibres on trouve des corpuscules noirs (*gr*), ou verts (*gr'*) entourés de zones pâles (ces corpuscules paraissent plus grands dans les dessins qu'en nature) : *t*, terminaison des fibrilles, *c*, noyaux.

Figure 9. — Cellule nerveuse encore plus modifiée (on). Dans les prolongements on ne voit plus de fibrilles, la cellule même est dentellée, elle ne renferme que des restes verts, des fibrilles, elle est criblée de petites vacuoles renfermant chacune une granulation noire (*gr*) ou verte.

K. Noyau de la cellule irrégulière foncé, avec nucléole gonflé et sur le point de disparaître. La cellule est entourée de nombreuses cellules mononucléaires (nodule rabique).

Figure 10. — Moelle d'un chien mort de la rage des rues. Même traitement : *n*, cellule nerveuse dans laquelle pénètrent des neurofibrilles qui, en entrant dans les cellules, se gonflent et prennent une couleur verte. Elles occupent presque toute la cellule (*f'*).

Entre ces fibrilles on trouve de nouveau les petites granulations noires entourées de zones claires.

Le noyau est comme sequestré, contracté, déformé, homogène, vert foncé avec le nucléole gonflé.

n', cellule nerveuse tout à fait dégénérée, déformée, au cytoplasme écumeux sans neurofibrilles. On n'en trouve que quelques-uns à la périphérie. Du noyau il n'en reste qu'une ombre brunâtre (*K'*). Dans les plus petites vacuoles on rencontre les granulations noires; *c*, petite cellule aux prolongements; *Z*, petit nodule périvasculaire : *f''*, neurofibrilles hypertrophiés en dehors des cellules.

Figure 11. — Ganglion spinal du chien mort de rage des rues, Ramon y Cajal, gross. 800.

C, Cellule nerveuse avec des fibrilles périphériques. Au centre les fibrilles sont gonflées, diffuses, à peine distinctes. Entre elles des granulations noires.

N'', noyau, présentant un noyau fibrillaire.

C^{II}, cellule nerveuse sans noyau avec des neurofibrilles épaissies et avec des granulations noires; C^{III}, petite cellule nerveuse au cytoplasme brun ; C^{IV} et C^{V}, cellules nerveuses avec neurofibrilles épaissies; C^{VI}, cellule nerveuse pâle au protoplasme vacuolisé et avec les granulations noires d'une finesse extrême, restes des fibrilles autour du noyau.

Celui-ci renferme des grands corpuscules jaunes (*n'*), *f'*, *f''*, cylindres axils sans neurofibrilles; *Sp*, fibre spirale avec des fibrilles; *e*, vaisseau à l'endothélium tuméfié.

Figure 12. — Ganglion spinal du chien succombé de la rage des rues, coloration Ramon y Cajal-Giemsa, gross. 700 env.

C, Cellule nerveuse au noyau pâle renfermant quelques fibres brunes. Le nucléole à peine visible. Au centre du cytoplasme on voit des cordons mal limités verdâtres (fibrilles tuméfiées) et entre les fibrilles des granulations noires caractéristiques (*gr*). A la périphérie de la cellule il y a des neurofibrilles brunes épaissies, de même que des corpuscules de Negri (*n*).

c', Cellule nerveuse dégénérée avec granulations et restes des fibrilles : *n*, cellules capsulaires.

TABLE ALPHABÉTIQUE DES MATIÈRES

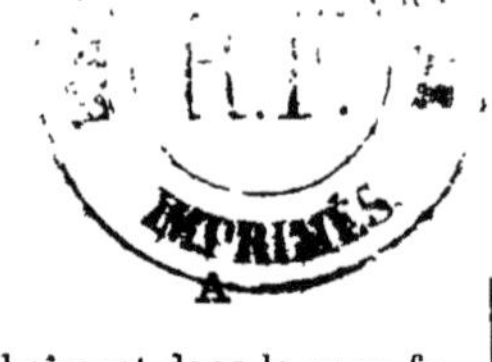

A

B

C

D

E

F

G

H

I

L

M

N

S

T

U

V

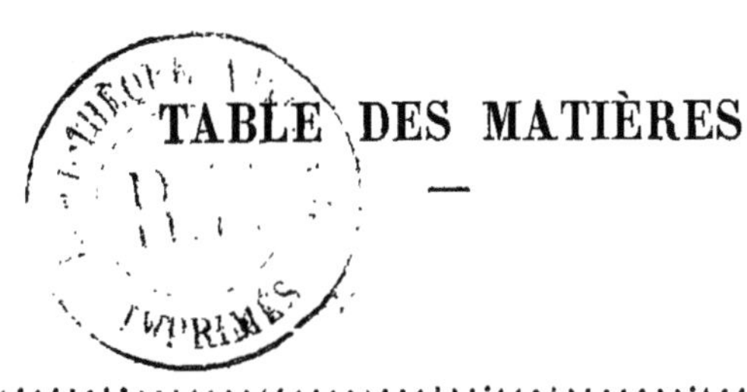

TABLE DES MATIÈRES

CHAPITRE I

Origine. Synonymes. Définition. Historique de la rage jusqu'aux travaux de Pasteur.

CHAPITRE II

Distribution géographique de la rage, épidémiologie, statistique.

CHAPITRE III

Législation.

CHAPITRE IV

Prophylaxie.

CHAPITRE V

La rage au point de vue de la Médecine pratique. Conduite à tenir par un médecin praticien, par un vétérinaire, par une personne mordue.

CHAPITRE VI

Infection rabique et Incubation de la rage chez l'homme.

CHAPITRE VII

Symptômes et diagnostic de la rage chez l'homme.

CHAPITRE VIII

Symptômes de la rage chez les principaux animaux mordeurs.

CHAPITRE IX

Anatomie pathologique de la rage.

CHAPITRE X

Lésions fines du système nerveux dans la rage.

CHAPITRE XI

Travaux plus récents sur les lésions rabiques.

CHAPITRE XII

Lésions des ganglions nerveux dans la rage.

CHAPITRE XIII

Les corpuscules de Negri et les autres formations microscopiques particulières trouvées dans la rage.

CHAPITRE XIV

Bactéries trouvées dans la rage.

CHAPITRE XV

Localisation du virus rabique.

CHAPITRE XVI

Nature du virus rabique.

CHAPITRE XVII

Les modifications de virulence du virus rabique.

CHAPITRE XVIII

Contamination clinique et propagation du virus rabique.

CHAPITRE XIX

Différents procédés d'inoculation de la rage. Diagnostic expérimental.

CHAPITRE XX

Symptomatologie de la rage expérimentale.

CHAPITRE XXI

Virus des rues et virus fixe.

CHAPITRE XXII

Toxines rabiques et autres substances toxiques pouvant intervenir dans la rage, ou dans le traitement antirabiquo.

CHAPITRE XXIII

Pathogénie et physiologie pathologique de la rage.

CHAPITRE XXIV

Historique de la découverte Pasteurienne du traitement de la rage.

CHAPITRE XXV

Etude générale des procédés d'immunisation contre la rage.

CHAPITRE XXVI

Application pratique de la destruction du virus rabique et traitement de la plaie de morsure.

CHAPITRE XXVII

Traitement de la rage par la méthode Pasteurienne classique.

CHAPITRE XXVIII

Traitement de la rage par des procédés autres que la méthode Pasteurienne.

CHAPITRE XXIX

Le sérum antirabique.

CHAPITRE XXX

La méthode Roumaine dans le traitement de la rage.

CHAPITRE XXXI

Action de la substance nerveuse normale dans la rage.

CHAPITRE XXXII

Modifications de l'économie au cours du traitement antirabique.

CHAPITRE XXXIII

Les statistiques des Instituts antirabiques.

CHAPITRE XXXIV

Le traitement antirabique chez les animaux.

CHAPITRE XXXV

Installation et fonctionnement d'un Institut antirabique.

CHAPITRE XXXVI

Traitement de la rage déclarée de l'homme.

Poitiers. — Imprimerie G. Roy, 7, rue Victor-Hugo

Les Actualités Médicales

Collection de volumes in-16 de 96 pages et figures, cartonnés à 1 fr. 50

Le Rachitisme, par le Pr A.-B. Marfan, 1911. 1 vol. in-16............. 1 fr. 50
Hygiène de la Peau, par J. Nicolas, Pr à la Fac. de Lyon, 1911. 1 vol. in-16, 1 fr. 50
Diagnostic de la Syphilis, par le Dr P. Gastou. 1910. 1 vol. in-16...... 1 fr. 50
L'Ultra-microscope, par le Dr P. Gastou. 1910. 1 vol. in-16........... 1 fr. 50
Hygiène du visage, par le Dr P. Gastou 1910, 1 vol. in-16 .... 1 fr. 50
Les Courants de haute frequence, par le Dr Zimmern. 1910. 1 vol. in-16. 1 fr. 50
Les Opsonines, par le Dr R. Gaultier. 1909, 1 vol. in-16.............. 1 fr. 50
L'Artériosclérose, par le Dr Gouget. 2e *édition*. 1911. 1 vol. in-16..... 1 fr. 50
Moustiques et Fièvre jaune, par Chantemesse et Borel. 1 vol. in-16. 1 fr. 50
Mouches et Choléra, par Chantemesse et Borel. 1 vol. in-16......... 1 fr. 50
La Déchloruration, par le Pr F. Widal et Javal. 1 vol. in-16.......... 1 fr. 50
Traitements des maladies nerveuses, par Lannois et Porot. 1 vol... 1 fr. 50
Exploration du Tube digestif, par le Dr Gaultier. 1 vol. in-16....... 1 fr. 50
Les Dilatations de l'Estomac, par le Dr Gaultier. 1 vol. in-16......... 1 fr. 50
Les Traitements des Entérites, par le Dr Jouaust. 1 vol. in-16....... 1 fr. 50
Les Myélites syphilitiques, par le Dr Gilles de la Tourette. 1 vol.... 1 fr. 50
La Syphilis de la Moelle, par Gilbert et Lion. 1 vol. in-16.......... 1 fr. 50
Traitement de la Syphilis, par le Dr Emery. 1 vol. in-16............ 1 fr. 50
La Diphtérie, par H. Barbier et G. Ulmann. 1 vol. in-16............ 1 fr. 50
Cancer et Tuberculose, par le Dr Claude. 1 vol. in-16 .... 1 fr. 50
Les Rayons de Röntgen, par le Dr Béclère. 3 vol in-16.............. 1 fr. 50
Les Accidents du Travail, par le Dr G. Brouardel. 1 vol. in-16....... 1 fr. 50
Diagnostic des Maladies de la Moelle, par le Dr Grasset. 1 vol...... 1 fr. 50
Diagnostic des Maladies de l'Encéphale, par le Dr Grasset. 1 vol... 1 fr. 50
Calculs biliaires et pancréatites, par le Dr R. Gaultier. 1 vol. in-16 . 1 fr. 50
Les Médications nouvelles en obstétrique, par le Dr Keim. 1 vol..... 1 fr. 50
La Mécanothérapie, par le Dr Régnier. 1 vol. in-16.................. 1 fr. 50
Le Diabète et ses complications, par le Dr R. Lépine. 2 vol. in-16, chaque 1 fr. 50
Les Albuminuries curables, par le Dr J. Teissier. 1 vol. in-16........ 1 fr. 50
Le Rhumatisme articulaire aigu, par les Drs Triboulet et Coyon. 1 vol. 1 fr. 50
Les Régénérations d'organes, par le Dr P. Carnot. 1 vol. in-16....... 1 fr. 50
La Fatigue oculaire, par le Dr Dor. 1 vol. in-16..................... 1 fr. 50
Thérapeutique oculaire, par le Dr Terrien. 1 vol. in-16.............. 1 fr. 50
Diagnostic de l'Appendicite, par le Dr Auvray. 1 vol. in-16............ 1 fr. 50
Les Auto-Intoxications de la grossesse, par B. de Saint-Blaise. 1 vol. 1 fr. 50
Traitement des névralgies et névrites, par le Dr Plicque............. 1 fr. 50
Radiothérapie et Photothérapie. par le Dr Régnier. 1 vol. in-16..... 1 fr. 50
Les Enfants retardataires, par le Dr Apert. 1 vol. in-16............. 1 fr. 50
La Goutte, par le Dr Apert. 1 vol. in-16.............................. 1 fr. 50
Les Oxydations de l'organisme, par Enriquez et Sicard. 1 vol......... 1 fr. 50
Les Maladies du Cuir chevelu, par le Dr Gastou. 1 vol. in-16......... 1 fr. 50
Le Cytodiagnostic, par le Dr Marcel Labbé. 1 vol. in-16.............. 1 fr. 50
La Démence précoce, par les Drs Deny et Roy. 1 vol. in-16.......... 1 fr. 50
Les Folies intermittentes, par Deny et Camus. 1 vol. in-16........... 1 fr. 50
Chirurgie intestinale d'urgence, par le Dr Mouchet. 1 vol. in-16....... 1 fr. 50
La Protection de la santé publique, par le Dr Mosny. 1 vol. in-16... 1 fr. 50
La Médication phosphorée, par H. Labbé. 1 vol. in-16.............. 1 fr. 50
La Médication surrénale, par Oppenheim et Lœper. 1 vol. in-16........ 1 fr. 50
Les Médications préventives, par le Dr Nattan-Larrier. 1 vol. in-16.. 1 fr. 50
Les Rayons N et les Rayons N', par le Dr Bordier. 1 vol. in-16..... 1 fr. 50
Le Traitement de la Surdité, par le Dr Chavanne. 1 vol. in-16... ... 1 fr. 50
Le Rein mobile, par le Dr Legueu. 1 vol. in-16..................... 1 fr. 50
La Technique histo-bactériologique moderne, par le Dr Lefas...... 1 fr. 50
L'Obésité, par le Dr Le Noir. 1 vol. in-16........................... 1 fr. 50
L'Ionothérapie électrique, par Delherm et Laquerrière.... .... 1 fr. 50
Syphilis et Cancer, par le Dr Horand. 1 vol. in-16..................... 1 fr. 50
LaRadioscopie de l'Estomac, par Cluné et Delaforge.. .... 1 fr. 50
L'Alimentation des Enfants, par Péhu. 1 vol. in-16 .... 1 fr. 50
La Diathèse urique, par H. Labbé. 1 vol. in-16..................... 1 fr. 50
Les États neurasthéniques, par A. Riche, 1 vol. in-16.. .... 1 fr. 50

Poitiers. — Imp. G. Roy, 7, rue Victor-Hugo.

www.ingramcontent.com/pod-product-compliance
Ingram Content Group UK Ltd.
Pitfield, Milton Keynes, MK11 3LW, UK
UKHW021935200726
13855UKWH00007B/30